# Pediatria
## na Prática Diária

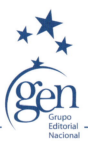

O GEN | Grupo Editorial Nacional – maior plataforma editorial brasileira no segmento científico, técnico e profissional – publica conteúdos nas áreas de ciências da saúde, exatas, humanas, jurídicas e sociais aplicadas, além de prover serviços direcionados à educação continuada e à preparação para concursos.

As editoras que integram o GEN, das mais respeitadas no mercado editorial, construíram catálogos inigualáveis, com obras decisivas para a formação acadêmica e o aperfeiçoamento de várias gerações de profissionais e estudantes, tendo se tornado sinônimo de qualidade e seriedade.

A missão do GEN e dos núcleos de conteúdo que o compõem é prover a melhor informação científica e distribuí-la de maneira flexível e conveniente, a preços justos, gerando benefícios e servindo a autores, docentes, livreiros, funcionários, colaboradores e acionistas.

Nosso comportamento ético incondicional e nossa responsabilidade social e ambiental são reforçados pela natureza educacional de nossa atividade e dão sustentabilidade ao crescimento contínuo e à rentabilidade do grupo.

# Pediatria
## na Prática Diária

**AUTORES**

### Paulo Sérgio Sucasas da Costa

Professor Titular do Departamento de Pediatria da Faculdade de Medicina
da Universidade Federal de Goiás (UFG).
Professor do Programa de Pós-Graduação em Ciências da Saúde da UFG.
Especialista em Pediatria. Mestrado e Doutorado em Pediatria pela Universidade de São Paulo (USP).
Pós-Doutorado pela University British of Columbia
(Vancouver, Canadá).

### Alessandra Vitorino Naghettini

Professora Associada do Departamento de Pediatria da Faculdade de Medicina
da Universidade Federal de Goiás (UFG).
Médica do Serviço de Nefrologia Pediátrica do Hospital das Clínicas da Universidade Federal de Goiás (HC-UFG).
Ex-Coordenadora do Programa de Pós-Graduação em Ensino na Saúde da Faculdade de Medicina da UFG.
Doutorado em Pediatria pela Universidade Federal de São Paulo (Unifesp).

**EDITORES**

### Celmo Celeno Porto

Professor Emérito da Faculdade de Medicina da Universidade Federal de Goiás (UFG).
Doutorado em Medicina pela Universidade Federal de Minas Gerais (UFMG).
Especialista em Clínica Médica e Cardiologia.
Membro Titular da Academia Goiana de Medicina.
Membro Honorário da Academia Nacional de Medicina.

### Arnaldo Lemos Porto

Especialista em Clínica Médica e Cardiologia.
Coordenador do Centro de Cardiologia do Hospital Santa Helena de Goiânia.
Membro Titular da Academia Goiana de Medicina.

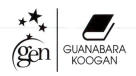

- Os autores deste livro e a editora empenharam seus melhores esforços para assegurar que as informações e os procedimentos apresentados no texto estejam em acordo com os padrões aceitos à época da publicação, *e todos os dados foram atualizados pelos autores até a data do fechamento do livro.* Entretanto, tendo em conta a evolução das ciências, as atualizações legislativas, as mudanças regulamentares governamentais e o constante fluxo de novas informações sobre os temas que constam do livro, recomendamos enfaticamente que os leitores consultem sempre outras fontes fidedignas, de modo a se certificarem de que as informações contidas no texto estão corretas e de que não houve alterações nas recomendações ou na legislação regulamentadora.

- Data do fechamento do livro: 27/08/2020

- Os autores e a editora se empenharam para citar adequadamente e dar o devido crédito a todos os detentores de direitos autorais de qualquer material utilizado neste livro, dispondo-se a possíveis acertos posteriores caso, inadvertida e involuntariamente, a identificação de algum deles tenha sido omitida.

- **Atendimento ao cliente: (11) 5080-0751 | faleconosco@grupogen.com.br**

- Direitos exclusivos para a língua portuguesa
  Copyright © 2021 by
  **EDITORA GUANABARA KOOGAN LTDA.**
  *Uma editora integrante do GEN | Grupo Editorial Nacional*
  Travessa do Ouvidor, 11
  Rio de Janeiro – RJ – CEP 20040-040
  www.grupogen.com.br

- Reservados todos os direitos. É proibida a duplicação ou reprodução deste volume, no todo ou em parte, em quaisquer formas ou por quaisquer meios (eletrônico, mecânico, gravação, fotocópia, distribuição pela Internet ou outros), sem permissão, por escrito, da EDITORA GUANABARA KOOGAN LTDA.

- Capa: Editorial Saúde

- Imagem da capa: iStock – Makkuro_GL.

- Editoração eletrônica: Edel

- Ficha catalográfica

**CIP-BRASIL. CATALOGAÇÃO NA PUBLICAÇÃO**
**SINDICATO NACIONAL DOS EDITORES DE LIVROS, RJ**

C875p

Costa, Paulo Sérgio Sucasas da
Porto : pediatria na prática diária / Paulo Sérgio Sucasas da Costa, Alessandra Vitorino Naghettini ; editores Celmo Celeno Porto, Arnaldo Lemos Porto ; [colaboração Adriana Helena Matos Abe ... [et al.]]. - 1. ed. - Rio de Janeiro : Guanabara Koogan, 2021.

Inclui bibliografia e índice
ISBN 978-85-277-3643-5

1. Pediatria. 2. Crianças - Cuidado e tratamento. I. Naghettini, Alessandra Vitorino. II. Porto, Celmo Celeno. III. Porto, Arnaldo Lemos. IV. Abe, Adriana Helena Matos. V. Título.

20-65619     CDD: 618.92
             CDU: 616-053.2

Leandra Felix da Cruz Candido - Bibliotecária - CRB-7/6135

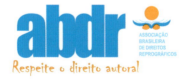

# Colaboradores

**Adriana Helena Matos Abe**
Preceptora do Ambulatório de Pediatria do Hospital das Clínicas da Universidade Federal de Goiás (HC-UFG). Mestrado em Ciências da Saúde pela UFG. Especialista em Gastropediatria e Hepatologia Pediátrica pelo HC-UFG.

**Adriana Maluf Elias Sallum**
Médica Assistente do Instituto da Criança do Hospital das Clínicas da Faculdade de Medicina da Universidade de São Paulo (ICr/HCFMUSP). Mestrado e Doutorado em Pediatria pela USP. Membro da Pediatric Rheumatology European Study Society e da Pan American League of Associations for Rheumatology.

**Alexandra Vilela Goncalves**
Médica Especialista em Hematologia e Hemoterapia pelo Centro Infantil Boldrini, Campinas. Médica no Hemocentro do Estado de Goiás e do Hospital das Clínicas da Universidade Federal de Goiás (HC-UFG). Graduação em Medicina pela UFG. Residência em Pediatria pela Universidade Estadual de Campinas (Unicamp).

**Aline Mara Morais Pereira Machado**
Médica Residente (R4) de Alergia e Imunologia Pediátrica do Hospital da Criança, Brasília. Pediatra pelo Hospital das Clínicas da Universidade Federal de Goiás (HC-UFG). Graduada em Medicina pelo Instituto Tocantinense Presidente Antônio Carlos (ITPAC), Araguaína.

**Alinne Rodrigues Belo**
Especialista em Neuropediatria pelo Instituto de Gestão Estratégica de Saúde do Distrito Federal (IGESDF). Pediatra pelo Hospital das Clínicas da Universidade Federal de Goiás (HC-UFG). Graduação em Medicina pela UFG.

**Amanda Vieira Evangelista da Rocha**
Especialista em Infectologia Pediátrica pelo Hospital de Doenças Tropicais Dr. Anuar Auad (HDT), Goiás. Pediatra pelo Hospital das Clínicas da Universidade Federal de Goiás (HC-UFG). Graduação em Medicina pela Fundação UnirG.

**Ana Carla de Carvalho Dantonio**
Cardiologista pediátrica do Hospital Materno Infantil de Goiás. Professora da Faculdade de Medicina da Faculdade Alfredo Nasser (UNIFAN). Especialista em Ecocardiografia Pediátrica pelo Instituto Lilian Lopes – ECOKID. Cardiologista Pediátrica pelo Instituto do Coração do Hospital das Clínicas da Faculdade de Medicina da Universidade de São Paulo (InCor – HCFMUSP). Pediatra pelo Hospital do Servidor Público Estadual de São Paulo.

**Ana Carolina Lemes David**
Pediatra do Hospital Materno Infantil e Infectologista do Hospital Maternidade Dona Iris, Goiás. Graduação em Medicina pela Universidade Anhanguera (Uniderp), Mato Grosso do Sul.

**Ana Carolina Oliveira Menezes**
Residência Médica em Cirurgia Pediátrica pelo Hospital Infantil Darcy Vargas, São Paulo. Mestrado em Urologia Pediátrica pela Universidad Internacional de Andalucía, Málaga – Espanha. Graduada em Medicina e Residência em Cirurgia Geral pela Universidade Federal do Tocantins (UFT).

**Ana Cristina Bezerra**
Médica Coordenadora da Endocrinologia do Hospital da Criança de Brasília José Alencar (HCB). Especialização e Mestrado em Endocrinologia Pediátrica pela Faculdade de Ciências Médicas da Santa Casa de Misericórdia de São Paulo (FCMSCSP). Graduação em Medicina pela Escola Bahiana de Medicina e Saúde Pública.

**Ana Lúcia Ozório Maroclo de Sousa**
Professora Adjunta de Dermatologia do Instituto de Patologia Tropical e Saúde Pública da Universidade Federal de Goiás (IPTSP-UFG). Mestrado e Doutorado em Medicina Tropical e Saúde Pública pelo IPTSP-UFG.

**Ana Lúcia Santos Abreu**
Médica do Departamento de Pediatria, Setor de Nefrologia Pediátrica, da Universidade Federal de São Paulo – Escola Paulista de Medicina (Unifesp-EPM). Mestrado em Pediatria pela Unifesp.

**Ana Mateus Simões Teixeira e Silva**
Professora de Pediatria da Faculdade de Medicina da Universidade de Rio Verde (UniRV). Especialista em Nefropediatria pelo Hospital das Clínicas da Universidade Federal de Goiás (HC-UFG). Nefrologista Pediátrica no HC-UFG. Pediatra e Graduação em Medicina pela UFG.

**Ana Paula Lindoso Lima**
Especialista em Cardiologia pelo Instituto Dante Pazzanese de Cardiologia em São Paulo. Arritmologista pelo Instituto do Coração do Hospital das Clínicas da Faculdade de Medicina da Universidade de São Paulo (InCor –HCFMUSP). Residência de Clínica Médica do Hospital das Clínicas da Universidade Federal de Goiás (HC-UFG).

### Ana Paula Vecchi
Professora Adjunta de Medicina da Escola de Ciências Médicas da Pontifícia Universidade Católica de Goiás (PUC-GO). Doutorado em Ciências Médicas pela Universidade de São Paulo (USP). Pediatra e Especialista em Reumatologia Pediátrica pelo Instituto da Criança do Hospital das Clínicas da Faculdade de Medicina da Universidade de São Paulo (ICr/HCFMUSP).

### Ana Paula Viana de Siqueira
Médica Residente (R4) de Pediatria Intensiva do Hospital Pequeno Príncipe, Curitiba. Pediatra pelo Hospital das Clínicas da Universidade Federal de Goiás (HC-UFG). Pós-Graduação *Lato Sensu* em Atenção Básica em Saúde da Família e Graduação em Medicina pela Faculdade de Medicina de Catanduva (FAMECA).

### Andyara Cecílio Brandão
Gastropediatra do Hospital das Clínicas da Universidade Federal de Goiás (HC-UFG). Especialista em Gastroenterologia Pediátrica pela Faculdade de Medicina do HC-UFG. Experiência na área médica de Pediatria, atuando principalmente em Gastroenterologia e Hepatologia Pediátricas.

### Anelise Daher Vaz Castro
Professora Adjunta na Faculdade de Odontologia da Universidade Paulista, Goiânia. Coordenadora do Curso de Especialização em Odontopediatria da Associação Brasileira de Odontologia. Pós-Doutorado pelo Programa de Pós-Graduação em Odontologia (PPGO) da Universidade Federal de Goiás (UFG). Doutorado em Ciências da Saúde pela UFG.

### Anete Sevciovic Grumach
Professora do Departamento de Saúde Coletiva e Responsável pelo Laboratório de Imunologia Clínica da Faculdade de Medicina do ABC (FMABC). Mestrado e Doutorado no Departamento de Pediatria da Faculdade de Medicina da Universidade de São Paulo (FMUSP). Pós-Doutorado pelo Instituto de Imunologia da Universidade de Heidelberg, Alemanha.

### Anita Justino da Silva Almeida
Especialista em Pediatria pela Universidade Federal de Goiás (UFG). Graduação em Medicina pela Fundação UnirG.

### Anna Cecília Andriolo
Dermatologista pela Sociedade Brasileira de Dermatologia (SBD). Residência em Dermatologia no Hospital do Servidor Público Estadual de São Paulo. Graduação em Medicina pela Universidade Federal de Goiás (UFG).

### Annelyse de Araujo Pereira
Especialista em Reumatologia Pediátrica pela Universidade Federal de São Paulo (Unifesp). Pediatra pelo Hospital das Clínicas da Universidade Federal de Goiás (HC-UFG). Graduação em Medicina pela Pontifícia Universidade Católica de Goiás (PUC-GO).

### Antônio Rubens Alvarenga
Professor Assistente de Pediatria da Universidade Federal de Goiás (UFG). Professor Adjunto da Disciplina de Pediatria do Centro Universitário UniEVANGÉLICA e da Pontifícia Universidade Católica de Goiás (PUC-GO). Coordenador da Liga Acadêmica de Pediatria da UFG. Mestrado em Ciências da Saúde pela Universidade Federal de Minas Gerais (UFMG).

### Bárbara Pimenta Novais Máximo
Residente em Pneumologia Pediátrica pelo Hospital das Clínicas da Universidade Federal de Goiás (HC-UFG). Pediatra pelo HC-UFG. Graduação em Medicina pela UFG.

### Beatriz Resende Mariano Bittar
Especialista em Ecocardiografia Pediátrica e Congênito pelo Instituto do Coração do Hospital das Clínicas da Faculdade de Medicina da Universidade de São Paulo (InCor – HCFMUSP). Especialista em Cardiologia Pediátrica pelo InCor – USP. Residência Médica em Pediatria pelo Hospital das Clínicas da Universidade Federal de Goiás (UFG).

### Beatriz Tavares Costa Carvalho
Professora Associada de Pediatria da Universidade Federal de São Paulo (Unifesp). Mestrado, Doutorado e Livre-Docência em Pediatria pela Unifesp. Coordenadora da Disciplina de Alergia e Imunopatologia do Programa de Pós-Graduação em Pediatria da Unifesp.

### Breno Álvares de Faria Pereira
Professor Assistente de Pediatria da Universidade Federal de Goiás (UFG). Especialização em Reumatologia pelo Hospital das Clínicas da UFG. Aperfeiçoamento em Clinical Fellowship pela Children's Hospital of Philadelphia e em Clerkship pela Uppsala Akademiska Sjukhuset, Suécia.

### Camila Maia de Moraes
Pneumopediatra pelo Hospital das Clínicas da Universidade Federal de Goiás (HC-UFG). Residência em Pediatria pela UFG. Graduação em Medicina pela UFG.

### Camilla Sousa Santos
Especialista em Neuropediatria pela Universidade Federal de São Paulo (Unifesp). Residência em Pediatria pela Universidade Federal de Goiás (UFG). Graduação em Medicina pela Universidade Federal de Pelotas (UFPel).

### Carla Amaral Vieira
Residente em Neonatologia e Residência Médica em Pediatria pelo Hospital Maternidade Dona Iris. Graduação em Medicina pelo Centro Universitário UniEVANGÉLICA, Goiás.

**Carolina Iracema de Oliveira Rego**
Médica Assistente do Setor de Oncologia Pediátrica do Hospital Araújo Jorge e do Banco de Sangue do Hospital de Urgências Governador Otávio Lage de Siqueira (HUGOL). Especialização em Pediatria pela Universidade Estadual de Campinas (Unicamp) e Hematologia e Hemoterapia Pediátrica pela Unicamp/Boldrini. Graduação em Medicina pela Universidade Federal de Goiás (UFG).

**Clarissa Harumi Omori**
Especialista em Reumatologia Pediátrica pelo Instituto da Criança da Faculdade de Medicina da Universidade de São Paulo (FMUSP). Especialista em Pediatra e Graduação em Medicina pela FMUSP.

**Claudete Bento Silva**
Endocrinopediatra pelo Hospital das Clínicas da Universidade Federal do Paraná (UFPR). Residência em Pediatria pela Universidade Federal de Goiás (UFG). Graduação em Medicina pela UFG.

**Cláudia Borges Rodrigues Teixeira**
Chefe do Setor de Infectologia Pediátrica do Hospital de Doenças Tropicais Dr. Anuar Auad (HDT), Goiás. Graduação em Medicina pela Universidade Federal do Pará (UFP).

**Clovis Artur Almeida da Silva**
Professor Associado do Departamento de Pediatria da Faculdade de Medicina da Universidade de São Paulo (FMUSP). Responsável pela Unidade de Reumatologia do Instituto da Criança do Hospital das Clínicas da FMUSP. Coordenador do Grupo Brasileiro de Crianças e Adolescentes com Lúpus Eritematoso Sistêmico Pediátrico. Mestrado, Doutorado e Livre-Docência no Departamento de Pediatria pela FMUSP.

**Daniel Raylander da Silva Rodrigues**
Pediatria pelo Hospital das Clínicas da Universidade Federal de Goiás (HC-UFG). Médico Socorrista do SAMU, Anápolis e Aeromédico do Corpo de Bombeiros de Goiás. Graduação em Medicina pelo Centro Universitário UniEVANGÉLICA.

**Danielle Barbosa de Macedo**
Médica Plantonista da UTI Neonatal do Hospital das Clínicas da Universidade Federal de Goiás (HC-UFG) e do Hospital Materno Infantil de Goiás. Especialização em Neonatologia pela UFG. Residência em Pediatria e Graduado em Medicina pela UFG.

**Daniélli C. Bichuetti-Silva**
Médica Chefe do Serviço de Alergia e Imunologia do Hospital das Clínicas da Universidade Federal de Goiás (HC-UFG). Mestre e Doutora em Ciências da Saúde pela Universidade Federal de São Paulo (Unifesp). Alergista e Imunologista pela Unifesp e pela Associação Brasileira de Alergia e Imunopatologia (ASBAI).

**Danilo de Freitas Magalhães**
Professor de Pediatria e Neonatologia da Universidade de Rio Verde (UniRV). Mestre em Ciências da Saúde pela Universidade Federal de Goiás (UFG). Residência Médica em Neonatologia pelo Hospital das Clínicas da UFG. Residência Médica em Pediatria e Graduação em Medicina pela UFG.

**David Cruvinel Isaac**
Professor Associado de Oftalmologia da Universidade Federal de Goiás (UFG). Residência Médica em Oftalmologia pela Universidade Estadual de Campinas (Unicamp). *Fellowship* em Retina e Vítreo pela Unicamp. Doutorado em Ciências da Saúde pela Universidade de Brasília (UnB). Graduação em Medicina pela UFG.

**Edward Esteves Pereira**
Professor Adjunto, Chefe do Serviço de Cirurgia Pediátrica e Preceptor da Residência Médica na Universidade Federal de Goiás (UFG). Mestrado em Técnica Operatória e Cirurgia Experimental pela Universidade Federal de São Paulo (Unifesp). Doutorado em Ciências da Saúde pela UFG. Residência Médica em Cirurgia Geral e Cirurgia Pediátrica na Unifesp. Cirurgião Coordenador da Oncologia Cirúrgica Pediátrica do Hospital de Câncer de Goiás (HCG).

**Eliane Terezinha Afonso**
Professora Adjunta de Medicina do Adolescente e Pediatria da Faculdade de Medicina da Universidade Federal de Goiás (UFG) e da Pontifícia Universidade Católica de Goiás (PUC-Goiás). Mestrado e Doutorado em Medicina Tropical pelo do Instituto de Patologia Tropical e Saúde Pública da Universidade Federal de Goiás (IPTSP-UFG). Residência Médica em Pediatria pelo Hospital Geral de Goiânia e Residência Médica em Medicina Preventiva e Social pelo IPTSP-UFG. Graduação em Medicina pela UFG.

**Elisa Oliveira Dafico Pfrimer**
Professora de Medicina do Adolescente e Pediatria da Faculdade de Medicina da Universidade Federal de Goiás (UFG). Mestre em Medicina Tropical pelo Instituto de Patologia Tropical e Saúde Pública da Universidade Federal de Goiás (IPTSP-UFG). Especialista em Pediatria. Graduação em Medicina pela UFG.

**Estela Muszkat Jatene**
Médica do Hospital das Clínicas da Universidade Federal de Goiás (HC-UFG). Residência em Clínica Médica pelo Hospital Brigadeiro, São Paulo. Graduação em Medicina pela Fundação do ABC, São Paulo.

**Evelyn da Cunha Rabelo**
Pediatra pelo Hospital das Clínicas da Universidade Federal de Goiás (HC-UFG). Graduação em Medicina pela Pontifícia Universidade Católica de Goiás (PUC-Goiás).

**Everaldo Ruiz Júnior**
Preceptor de Residência Médica em Pediatria do Hospital Materno Infantil de Goiânia. Mestrado em Ciências da Saúde pela Universidade Federal de Goiás (UFG). Título de Especialista em Pediatria e Oncologia Pediátrica e Residência em Oncologia e Hematologia Pediátrica no Hospital das Clínicas da Faculdade de Medicina de Ribeirão Preto (HCFMRP-USP). Residência em Pediatria e Graduação em Medicina no HCFMRP-USP.

**Fabiana Calaça de Moraes**
Especialista em Pediatria. Graduação em Medicina pela Universidade Federal de Goiás (UFG).

**Fátima Maria Lindoso da Silva Lima**
Professora Titular aposentada da Faculdade de Medicina da Universidade Federal de Goiás (UFG). Mestrado e Doutorado em Pediatria pela Universidade Federal de São (Unifesp). Especialização em Gastroenterologia pela Unifesp e em Pediatria pela Santa Casa de Misericórdia de São Paulo.

**Fernanda Aparecida de Oliveira Peixoto**
Professora Adjunta de Pediatria da Faculdade de Medicina da Universidade Federal de Goiás (UFG). Chefe da UTI Neonatal e Coordenadora da Residência de Neonatologia do Hospital das Clínicas da UFG. Doutorado pela UFG e Mestrado pela Universidade Federal de Minas Gerais (UFMG). Especialização em Pediatria e Terapia Intensiva pela Santa Casa de Misericórdia de São Paulo.

**Fernanda de Oliveira César**
Intensivista Pediátrica pelo Hospital da Criança de Brasília José Alencar. Residência em Pediatria e Graduação pela Universidade Federal de Goiás (UFG).

**Fernanda Dornela de Melo**
Médica do Pronto-Socorro do Hospital das Clínicas da Universidade Federal de Goiás (HC-UFG). Especialização em Pediatria e Graduação em Medicina pela UFG.

**Fernando Oliveira Mateus**
Infectologista Pediátrico pelo Hospital de Doenças Tropicais Dr. Anuar Auad (HDT), Goiás. Residência em Pediatria pela Universidade Federal de Goiás (UFG). Graduação em Medicina pela Fundação UnirG.

**Flavia Tandaya Grandi**
Especialista em Dermatologia pelo Hospital das Clínicas da Universidade Federal de Goiás (HC-UFG). Médica Graduada pela UFG.

**Flávio Henrique Alves de Lima**
Professor do Departamento de Pediatria da Faculdade de Medicina da Universidade Federal de Goiás (UFG) e da Pontifícia Universidade Católica de Goiás (PUC-GO). Médico da Unidade de Cuidados Intermediários Neonatais do Hospital Materno Infantil de Goiânia. Mestrado em Saúde Coletiva pelo Núcleo de Estudo em Saúde Coletiva (NESC) da UFG. Doutorado em Ciências da Saúde pela Faculdade de Medicina da UFG. Especialista em Pediatria e Graduação em Medicina pelo Hospital das Clínicas da Universidade Federal de Goiás (HC-UFG).

**Giselle Lopes de Aguiar Faria**
Nefropediatra pelo Hospital das Clínicas da Universidade Federal de Goiás (HC-UFG). Residência em Pediatria pela Santa Casa de Misericórdia de Goiás. Graduação em Medicina pela Universidade Federal do Triângulo Mineiro (UFTM).

**Guilherme Lopes Barbosa**
Professor Adjunto de Pediatria da Faculdade de Medicina da Universidade Federal de Goiás (UFG). Mestre em Medicina Tropical e Graduação em Medicina pela UFG.

**Heloisa de Sousa Gomes Rodrigues**
Professora Associada da Disciplina de Odontopediatria da Universidade José do Rosário Vellano (Unifenas). Mestrado e Doutorado em Odontologia pela Faculdade de Odontologia da Universidade Federal de Goiás (UFG). Especialista em Odontopediatria pela Associação Brasileira de Odontologia (ABO), Goiás.

**Heloísa Helena de Souza Marques**
Chefe da Unidade de Infectologia do Instituto da Criança do Hospital das Clínicas da Faculdade de Medicina da Universidade de São Paulo (ICr/HCFMUSP). Doutorado pela FMUSP.

**Hercília Deusdará Cruvinel**
Endocrinologista Infantil do Hospital Geral de Goiânia e Professora do Departamento de Medicina da Pontifícia Universidade Católica de Goiás (PUC-GO). Especialização em Endocrinologia Pediátrica pela Santa Casa de Misericórdia de São Paulo e pela Sociedade Brasileira de Pediatria (SBP). Graduação em Medicina pela Universidade Federal de Goiás (UFG).

**Isabella de Paula Eleutério**
Dermatologista pelo Hospital das Clínicas da Universidade Federal de Goiás (HC-UFG). Graduação em Medicina pela UFG.

**Isabella Delminda Godinho Santiago**
Neuropsiquiatra Infantil e Pediatra pela Universidade Federal de Goiás (UFG). Graduação pela Faculdade de Medicina de Marília (FAMEMA).

**Isis Cristiane Fonseca Oliveira Helou**
Pneumopediatra pelo Hospital das Clínicas da Universidade Federal de Goiás (HC-UFG). Residência em Pediatria pela UFG. Graduação em Medicina pelo Centro Universitário UniEVANGÉLICA, Goiás.

**Jackeline Gomes Guerra**
Professora Adjunta de Dermatologia da Universidade Federal de Goiás (UFG). Doutorado em Medicina (Dermatologia) pela Universidade Federal do Rio de Janeiro (UFRJ). Mestrado em Medicina Tropical pela UFG.

**Jéssica Canuto Arantes**
Especialista em Pediatria pelo Hospital das Clínicas da Universidade Federal de Goiás (HC-UFG) e em Endocrinologia Pediátrica pela Santa Casa de Misericórdia de São Paulo. Médica Graduada pela UFG.

**João Bosco Siqueira Júnior**
Professor Adjunto da Universidade Federal de Goiás (UFG). Ex-Assessor do Ministério da Saúde nas Áreas de Dengue e Doenças Transmissíveis. Mestrado e Doutorado em Medicina Tropical pela UFG.

**Johnathan Santana de Freitas**
Chefe da Divisão Pediátrica da Empresa Brasileira de Serviços Hospitalares (EBSEHR) – Hospital das Clínicas da Universidade Federal de Goiás (HC-UFG). Professor de Pediatria do Centro Universitário. Mestrado em Ciências da Saúde pela UFG. Nefrologista Pediátrico pela UFG. Professor de Pediatria pelo Centro Universitário UniEVANGÉLICA, Goiás.

**Joji Sado Filho**
Mestrado e Doutorado em Ciências da Saúde pela Universidade Federal de Goiás (UFG). Anestesiologista do Hospital das Clínicas da UFG. Médico e Anestesiologista pela Faculdade de Medicina da UFG.

**Juliana Alves de Sousa Caixeta**
Professora de Medicina do Centro Universitário UniEVANGÉLICA, Goiás. Doutorado em Ciências da Saúde pela Universidade Federal de Goiás (UFG). Mestrado em Otorrinolaringologia pela Universidade Federal de São Paulo (Unifesp). Especialização em Otorrinolaringologia Pediátrica pela Unifesp. Médica e Otorrinolaringologista pela Universidade Estadual de Campinas (Unicamp).

**Juliana Themudo Lessa Mazzucchelli**
Médica da Disciplina de Alergia, Imunologia Clínica e Reumatologia do Departamento de Pediatria da Universidade Federal de São Paulo (Unifesp). Mestrado em Ciências pela Disciplina de Alergia, Imunologia Clínica e Reumatologia do Departamento de Pediatria da Unifesp. Especialista em Pediatria da Sociedade Brasileira de Pediatria (SBP) e Alergia e Imunologia Clínica pela Associação Brasileira de Alergia e Imunopatologia (ASBAI). Médica pela Faculdade de Medicina da Universidade de São Paulo (FMUSP).

**Juliane Moreira Barbosa**
Residência Médica em Otorrinolaringologia pelo Hospital das Clínicas da Universidade Federal de Goiás (HC-UFG). Graduação em Medicina pela UFG.

**Julio César Gontijo Junior**
Alergista e Imunologista Pediátrico pela Universidade Federal de São Paulo (Unifesp). Residência Médica em Pediatria pelo Hospital das Clínicas da Universidade Federal de Goiás (HC-UFG). Graduação em Medicina pela UFG.

**Karolline Alves Viana**
Professora de Odontopediatria da Faculdade de Odontologia da Universidade Federal de Goiás (UFG). Mestrado e Doutorado em Odontologia pela UFG. Especialista em Atenção à Saúde Materno-Infantil pela UFG e em Odontopediatria pela Associação Brasileira de Odontologia (ABO).

**Kátia Tomie Kozu**
Médica Assistente do Instituto da Criança do Hospital das Clínicas da Faculdade de Medicina da Universidade de São Paulo (ICr/HCFMUSP). Especialização em Reumatologia Pediátrica pelo HCFMUSP. Mestrado em Pediatria pelo ICr-USP.

**Laís Ferreira Borges**
Neonatologista pelo Hospital das Clínicas da Universidade Federal de Goiás (HC-UFG). Pediatra pela Santa Casa de Misericórdia de Goiás. Graduação em Medicina pela Pontifícia Universidade Católica de Goiás (PUC-GO).

**Laís Gomes de Carvalho**
Pneumologista Pediátrica pela Universidade Federal de Goiás (UFG). Pediatra pelo Centro Universitário UniEVANGÉLICA, Goiás. Graduação em Medicina pela Universidade Presidente Antônio Carlos (UNIPAC).

**Laura Maria de Lima Belizário Facury Lasmar**
Professora Associada do Departamento de Pediatria da Faculdade de Medicina da Universidade Federal de Minas Gerais (UFMG). Mestrado e Doutorado em Medicina pela UFMG. Coordenadora do Grupo de Pesquisas em Pneumologia Pediátrica da UFMG, da Residência Médica e do Curso de Especialização em Pneumologia Pediátrica da UFMG.

**Leila Borges**
Especialista em Alergia e Imunologia pela Universidade Federal de São Paulo (Unifesp). Graduação em Medicina pela Escola Bahiana de Medicina e Saúde Pública.

**Leila Cristina Pedroso de Paula**
Preceptora das Residências de Endocrinologia e Endocrinopediatria do Hospital de Clínicas de Porto Alegre da Universidade Federal do Rio Grande do Sul (UFRGS). Mestrado e

Doutorado em Endocrinologia pela UFRGS. Especialista em Endocrinologia Pediátrica pelas Sociedades Brasileiras de Pediatria e de Endocrinologia. Graduação em Medicina pela UFRGS.

### Lian Padovez Cualheta
Infectopediatra pelo Hospital Universitário de Brasília (UnB). Pediatra pelo Hospital das Clínicas da Universidade Federal de Goiás (HC-UFG). Graduação em Medicina pela Universidade Presidente Antônio Carlos (UNIPAC).

### Lilian de Fátima Guedes de Amorim
Professora do Curso de Especialização em Odontopediatria da Associação Brasileira de Odontologia (ABO), Goiás. Doutorado em Odontologia pela Faculdade de Odontologia da Universidade Federal de Goiás (FO-UFG). Mestrado em Ciências da Saúde pela Universidade de Brasília (UnB). Especialização em Odontopediatria pela Universidade Federal de Santa Maria (UFSM). Graduação em Odontologia pela UFG.

### Lívia Fiorotto Campos
Especialista em Pneumopediatria pelo Hospital das Clínicas da Universidade Federal de Goiás (HC-UFG). Pediatra pelo Hospital Materno Infantil de Goiás. Médica pela Faculdade de Medicina da UFG.

### Lívia Maria Lindoso Lima
*Fellow* de Gastroenterologia, Hepatologia e Nutrologia no Instituto da Criança do Hospital das Clínicas da Faculdade de Medicina da Universidade de São Paulo (ICr/HCFMUSP). *Research Fellowship* na Emory University-GA, Estados Unidos. Residência em Pediatria pelo Hospital das Clínicas da Universidade Federal de Goiás (HC-UFG). Graduação em Medicina pelo Centro Universitário UniEVANGÉLICA, Goiás.

### Lívia Maria Serradourada de Castro
Pediatra pelo Hospital Materno Infantil de Goiânia. Especialista em Neonatologia pelo Hospital das Clínicas da Universidade Federal de Goiás (HC-UFG).

### Luana Kratka de Sousa
Médica Intensivista Pediátrica pela Fundação de Ensino e Pesquisa em Ciências da Saúde (Hospital de Base do Distrito Federal). Preceptora do Serviço de Emergência Pediátrica do Hospital Materno Infantil de Brasília. Residência em Pediatria pelo Hospital das Clínicas da Universidade Federal de Goiás (HC-UFG).

### Lucas Rocha Alvarenga
Professor de Pediatria da Universidade Estadual de Campinas (Unicamp). Mestrado pelo Programa de Saúde da Criança e do Adolescente da Unicamp. Gastroenterologista, Hepatologista e Nutrólogo Pediátrico pela Unicamp. Pediatra pelo Hospital das Clínicas da Universidade Federal de Goiás (HC-UFG).

### Luciane Ribeiro de Rezende Sucasas da Costa
Professora Titular da Faculdade de Odontologia da Universidade Federal de Goiás (FO-UFG). Mestrado, Especialização e Doutorado em Ciências Odontológicas/dontopediatria pela Universidade de São Paulo (USP). Pós-Doutorado em Odontopediatra pela University of British Columbia, Vancouver, Canadá.

### Luísa Oliveira de Paiva
Especialista em Dor pelo Hospital das Clínicas da Faculdade de Medicina da Universidade de São Paulo (FMUSP). Mestranda em Ciências da Saúde pela Universidade Federal de Goiás (UFG). Residência Médica em Anestesiologia pela UFG. Graduação em Medicina pela UFG.

### Luiz Eduardo de Paula e Silva
Professor Convidado do Departamento de Pediatria da Universidade Federal de Goiás (UFG). *Fellowship* em Ortopedia Pediátrica na Universidade Autônoma de Madri – Hospital Universitário La Paz, Espanha. Residência Médica em Ortopedia pelo Hospital das Clínicas da UFG. Graduação em Medicina pela UFG.

### Lusmaia Damaceno Camargo Costa
Professora Adjunta do Departamento de Pediatria da Universidade Federal de Goiás (UFG). Coordenadora da Residência em Pneumologia Pediátrica do Hospital das Clínicas da UFG. Doutorado em Ciências da Saúde pela UFG. Mestrado em Ciências Médicas pela Universidade Estadual de Campinas (Unicamp). Especialização em Pneumologia Pediátrica e Alergia pela Unicamp. Residência e Graduação em Medicina pela UFG.

### Maíra Silva Lottke
Médica da UTI Neonatal do Hospital das Clínicas da Universidade Federal de Goiás (HC-UFG). Especialização em Neonatologia e em Pediatria pelo Hospital das Clínicas da UFG. Graduação em Medicina pela UFG.

### Maly de Albuquerque
Médica Infectopediatra do Hospital das Clínicas da Universidade Federal de Goiás (HC-UFG) e do Hospital de Doenças Tropicais. Especialista em Infectologia Pediátrica pela Sociedade Brasileira de Imunologia (SBI) e pela Sociedade Brasileira de Pediatria (SBP). Mestrado e Doutoranda em Ciências da Saúde pela UFG. Graduação em Medicina pela Universidade Federal de Uberlândia (UFU).

### Marcelo José Strazzeri Bönecker
Professor Titular da Disciplina de Odontopediatria da Faculdade de Odontologia da Universidade de São Paulo (FOUSP). Livre-Docência em Odontopediatria pela FOUSP. Pós-Doutorado no Dental Research Institute Wits University, África do Sul. Doutorado em Odontopediatria pela FOUSP e no Department Epidemiology and Public Health – University College London, Inglaterra. Mestrado em Odontopediatria pela FOUSP.

**Márcio Rodrigues Costa**
Professor de Cirurgia (Urologia) da Faculdade de Medicina da Universidade Federal de Goiás (UFG). Médico do Hospital das Clínicas da UFG e do Hospital do Rim de Goiânia. Mestrado e Doutorado em Ciências da Saúde pela UFG. Residência em Cirurgia Geral e de Urologia no Hospital das Clínicas da UFG. Graduação em Medicina pela UFG.

**Marcos Ávila**
Professor Titular de Oftalmologia da Faculdade de Medicina da Universidade Federal de Goiás (UFG).

**Maria Aparecida Alves da Silva**
Mestrado e Doutorado pelo Programa de Pós-Graduação da Faculdade de Educação da Universidade Federal de Goiás (UFG). Consultora do Ministério da Saúde (MS). Psicóloga da Divisão de Vigilâncias das Violências e de Promoção da Saúde da Secretaria Municipal da Saúde de Goiânia, Goiás.

**Maria Beatriz Duarte Gavião**
Professora Titular da Faculdade de Odontologia da Universidade Estadual de Campinas (Unicamp). Mestre e Doutor em Ciências Odontológicas pela Universidade de São Paulo (USP). Graduação em Odontologia pela Pontifícia Universidade Católica (PUC) de Campinas.

**Maria Clara Alves Moreira**
Neonatologista dos Hospitais Israelita Albert Einstein, Amparo Maternal e Santa Catarina. Residência Médica em Neonatologia na Universidade de São Paulo (USP). Residência Médica em Pediatria e Graduação em Medicina pela Universidade Federal de Goiás (UFG).

**Maria Cristina de Andrade**
Chefe da Disciplina de Especialidades Pediátricas e do Setor de Nefrologia Pediátrica na Universidade Federal de São Paulo (Unifesp). Mestrado e Doutorado em Ciências da Saúde (Pediatria) pela Unifesp. Especialização em Nefrologia Pediátrica pela Unifesp. Graduação em Medicina pela Faculdade de Medicina de São José do Rio Preto (FAMERP), SP.

**Maria das Graças Nunes Brasil**
Professora do Departamento de Saúde Mental e Medicina Legal da Faculdade de Medicina da Universidade Federal de Goiás (UFG) e do Departamento de Medicina e Psicologia da Pontifícia Universidade Católica de Goiás (PUC-GO). Doutorado em Ciências da Saúde pela UFG. Mestrado em Psiquiatria, Psicanálise e Saúde Mental pela Universidade Federal do Rio de Janeiro (UFRJ).

**Maria Helena Alves Canuto**
Professora Aposentada do Departamento de Pediatria da Universidade Federal de Goiás (UFG). Mestre em Pediatria pela Universidade Federal de Minas Gerais (UFMG). Graduação em Medicina pela UFG.

**Maria Ivone Oliveira Pinto Vilela**
Professora Associada do Departamento de Pediatria da Faculdade de Medicina da Universidade Federal de Goiás (UFG). Mestrado e Doutorado pelo Programa de Pós-Graduação em Ciências da Saúde da Universidade Federal de Minas Gerais (UFMG). Residência Médica em Pediatria e Graduação em Medicina pela UFG.

**Maria Paula Miranda Chaim**
Psicóloga Clínica e Professora de Pós-Graduação *Lato Sensu* na Especialização em Psicologia Clínica e Complexidade Humana no Instituto de Psicologia de Goiânia. Mestrado em Psicologia, Especialista em Gestalt-terapia e Graduação em Psicologia pela Pontifícia Universidade Católica de Goiás (PUC-GO). Especialista em Neuropsicologia pelo Hospital Israelita Albert Einstein, SP.

**Maria Selma Neves Costa**
Chefe do Setor de Urgência Pediátrica do Hospital das Clínicas da Universidade Federal de Goiás (HC-UFG). Doutora em Ciências da Saúde pela UFG. Mestre em Pediatria pela Universidade Federal de Minas Gerais (UFMG). Especialização em Qualidade em Saúde e Segurança do Paciente pela Fundação Oswaldo Cruz (Fiocruz).

**Mariana Bomfim Teixeira**
Alergista e Imunologista Pediátrica do Hospital de Base do Distrito Federal. Residência Médica em Pediatria no Hospital Materno Infantil de Brasília. Graduação em Medicina pela Universidade de Uberaba.

**Mariana Caetano Alves**
Especialista em Pediatria pelo Hospital das Clínicas da Universidade Federal de Goiás (HC-UFG). Graduação em Medicina pela Universidade Federal do Tocantins (UFT).

**Marília da Silva Garrote**
Mestranda em Ciências da Saúde pela Universidade Federal de Goiás (UFG). Pneumologista Pediátrica pelo Hospital das Clínicas da UFG. Pediatra pelo Hospital Materno Infantil de Goiás e Graduação em Medicina pela Universidade Federal de Mato Grosso (UFMT).

**Marla Moreira Avelar**
Professora da Unidade de Saúde da Criança e Neonatologia da Pontifícia Universidade Católica de Goiás (PUC-GO). Médica Pediatra do Hospital das Clínicas da Faculdade de Medicina da Universidade Federal de Goiás (UFG). Médica Pediatra da Secretaria Municipal de Saúde e da Maternidade Dona Iris. Especialista em Problemas do Desenvolvimento na Infância e na Adolescência pela Faculdade de Desenvolvimento do Rio Grande do Sul (FADERGS). Graduação em Medicina pela UFG.

**Marta Maria Alves da Silva**
Médica do Hospital das Clínicas da Universidade Federal de Goiás (UFG). Coordenadora da Área Técnica de Vigilância e Prevenção de Violências e Acidentes do Ministério da Saúde (MS). Mestrado em Saúde Coletiva pela Universidade Estadual de Campinas (Unicamp). Graduação em Medicina pela UFG.

**Maurício Pessoa de Morais Filho**
Especialista em Cirurgia e Patologias do Quadril. Residência Médica em Ortopedia e Traumatologia pelo Hospital das Clínicas da Universidade Federal de Goiás (HC-UFG). Graduação em Medicina pela UFG.

**Maysa Campos Mota de Oliveira**
Residente em Nefrologia Pediátrica pelo Hospital das Clínicas da Universidade Federal de Goiás (HC-UFG). Pediatra pelo Hospital das Clínicas da UFG. Graduação em Medicina pelo Centro Universitário UniEVANGÉLICA, Goiás.

**Maysa Martins Carvalho**
Professora de Pediatria do Centro Universitário UniEVANGÉLICA, Goiás. Mestranda em Ciências da Saúde pela Universidade Federal de Goiás (UFG). Pediatra pelo Hospital das Clínicas da UFG. Graduação em Medicina pelo Centro Universitário UniEVANGÉLICA, Goiás.

**Meire Luzia Gonçalves**
Pediatra e Neonatologista pelo Hospital das Clínicas da Universidade Federal de Goiás (HC-UFG). Graduação em Medicina pela Pontifícia Universidade Católica de Goiás (PUC-GO).

**Melissa Ameloti Gomes Avelino**
Professora Associada de Otorrinolaringologia da Faculdade de Medicina da Universidade Federal de Goiás (UFG). Pós-Doutorado em Otorrinolaringologia e Cirurgia de Cabeça e Pescoço (ORL-CCP) pela Universidade Federal de São Paulo (Unifesp). Mestrado, Doutorado em ORL-CCP pela Unifesp. *Fellow* em Otorrinolaringologia Pediátrica pela Unifesp.

**Mirna de Sousa**
Cardiologista Pediátrica pelo Instituto do Coração do Hospital das Clínicas da Faculdade de Medicina da Universidade de São Paulo (InCor – HCFMUSP). Especialização em Ecocardiografia pela Universidade de São Paulo (USP). Residência Médica em Pediatria pela USP. Graduação em Medicina pela Universidade Federal de Goiás (UFG).

**Naflésia Bezerra Oliveira Corrêa**
Professora da Disciplina de Gastropediatria da Faculdade de Medicina da Universidade Federal de Goiás (UFG). Mestrado e Doutorado em Ciências da Saúde pela Universidade Federal de Minas Gerais (UFMG). Especialista em Gastropediatria e em Pediatria e Graduação em Medicina pela UFG.

**Natália Vianna Rodrigues**
Professora do Departamento de Pediatria da Universidade Federal do Tocantins (UFT). Pediatra pelo Hospital das Clínicas da Universidade Federal de Goiás (HC-UFG). Graduação em Medicina pela UFT.

**Natália Vieira Dias**
Residência em Alergia e Imunologia Pediátrica pela Universidade Federal de São Paulo (Unifesp). Residência em Pediatria pelo Hospital das Clínicas da Universidade Federal de Goiás (HC-UFG). Graduação em Medicina pelo Centro Universitário UniEVANGÉLICA, Goiás.

**Paola Cole Brugnera**
Médica do Programa de Diabetes do Hospital da Criança de Brasília José Alencar. Especialista em Endocrinopediatria pelo Hospital da Criança de Brasília José Alencar. Residência Médica em Pediatria pelo Hospital das Clínicas da Universidade Federal de Goiás (HC-UFG).

**Patrícia dos Santos Oliveira**
Gastroenterologista Pediátrica pela Secretaria de Estado da Saúde (SES), Distrito Federal – Escola Superior de Ciências da Saúde (ESCS). Pediatra pelo Hospital das Clínicas da Universidade Federal de Goiás (HC-UFG). Médica pela UFG.

**Patrícia Marques Fortes**
Pediatra do Hospital das Clínicas da Universidade Federal de Goiás (HC-UFG). Supervisora da Residência Médica em Nefrologia Pediátrica do HC-UFG. Mestrado e Doutorado em Ciências da Saúde pela Faculdade de Medicina da UFG. Nefrologista Pediátrica pela Universidade Federal de São Paulo (Unifesp).

**Paula Regina Ribeiro Novaes**
Residente em Pediatria no Hospital das Clínicas da Universidade Federal de Goiás (HC-UFG). Graduação em Medicina pela Universidade de Uberaba (Uniube).

**Paulo Veríssimo Barbosa d'Almeida**
Doutorando em Ciências da Saúde pela Universidade Federal de Goiás (UFG). Mestrado em Odontologia pela UFG. Especialização em Odontopediatria pela Associação Brasileira de Odontologia (ABO), Distrito Federal. Especialização em Odontologia – Saúde Coletiva pela Universidade de Brasília (UnB). Graduação pela Faculdade de Odontologia de Campos, Rio de Janeiro.

**Pedro Takanori Sakane**
Médico e Pediatra pela Faculdade de Medicina da Universidade de São Paulo (FMUSP). Diretor Técnico da Divisão de Saúde e Ex-Chefe do Serviço de Infectologia do Instituto da Criança do Hospital das Clínicas da Faculdade de Medicina da Universidade de São Paulo (ICr/HCFMUSP).

**Rafael Alfaia**
Médico do Pronto-Socorro de Pediatria do Hospital das Clínicas da Universidade Federal de Goiás (HC-UFG). Pediatra pelo HC-UFG. Graduação em Medicina pela UFG.

**Rafaela Moura de Oliveira**
Residência Médica em Pediatria pelo Hospital e Maternidade Dona Íris. Graduação em Medicina pela Pontifícia Universidade Católica de Goiás (PUC-GO).

**Rafaella Fungaro Baragatti**
Professora Assistente na Faculdade Alfredo Nasser (UNIFAN), Goiás. Pneumopediatra pelo Hospital das Clínicas da Universidade Federal de Goiás (HC-UFG). Pediatra pela Universidade Federal de Viçosa (UFV). Graduação em Medicina pela Universidade de Ribeirão Preto (UNAERP).

**Ranielly Ribeiro Venturini**
Nefropediatra pelo Hospital Pequeno Príncipe, Paraná. Residência em Pediatria pelo Hospital das Clínicas da Universidade Federal de Goiás (HC-UFG). Médica pela Universidade Federal do Tocantins (UFT).

**Raphaela Guimarães**
Pediatra pelo Hospital Materno Infantil, Goiás. Graduação em Medicina pelas Faculdades Integradas da União Educacional do Planalto Central, Distrito Federal.

**Raquel Vidica Fernandes**
Coordenadora da Residência Médica em Pneumologia Pediátrica da Universidade Federal de Goiás. Mestrado em Saúde da Criança e do Adolescente pela Universidade Federal de Minas Gerais (UFMG). Doutoranda em Ciências da Saúde pela UFG. Especialista em Pneumologia Pediátrica pela UFMG.

**Renata Machado Pinto**
Professora do Departamento de Pediatria da Faculdade de Medicina da Universidade Federal de Goiás (UFG). Doutorado em Ciências da Saúde pela UFG. Mestrado em Genética pela Pontifícia Universidade Católica de Goiás (PUC-GO). Endocrinologista Pediátrica e Pediatra pela Universidade Federal de Uberlândia (UFU). Graduação em Medicina pela UFU.

**Renata Rodrigues Rosa**
Médica do Pronto-Socorro de Pediatria do Hospital das Clínicas da Universidade Federal de Goiás (HC-UFG). Pediatra do Hospital Estadual de Urgências Governador Otávio Lage de Siqueira (HUGOL). Infectologista Pediátrica pelo Hospital de Doenças Tropicais Dr. Anuar Auad (HDT), Goiás. Pediatra pelo Hospital das Clínicas da UFG. Especialista em Prevenção e Controle de Infecção Relacionada a Assistência à Saúde pela Universidade Federal de São Paulo (Unifesp). Graduação em Medicina pela UFG.

**Roberto Gonçalves de Faria Junior**
Intensivista Pediátrico pelo Hospital Materno Infantil de Brasília. Pediatra pelo Hospital das Clínicas da Universidade Federal de Goiás (HC-UFG). Graduação em Medicina pela Pontifícia Universidade Católica de Goiás (PUC-GO).

**Rodolpho Lemes de Oliveira**
Ortopedista e Traumatologista pelo Hospital das Clínicas da Universidade Federal de Goiás (HC-UFG). Graduação em Medicina pela UFG.

**Sandra Márcia de Almeida Castro**
Médica da Prefeitura Municipal de Terezópolis de Goiás. Pediatra pela Universidade Federal de Goiás (UFG). Graduação em Medicina pela UFG.

**Saul Martins de Paiva**
Professor Titular do Departamento de Saúde Bucal da Criança e do Adolescente da Universidade Federal de Minas Gerais (UFMG). Pós-Doutorado em Saúde Pública pela McGill University, Canadá. Doutorado em Odontopediatria pela Faculdade de Odontologia da Universidade de São Paulo (FOUSP). Mestrado em Odontopediatria pela Universidade Federal de Santa Catarina (UFSC). Graduação em Odontologia pela Pontifícia Universidade Católica de Minas Gerais (PUC-MG).

**Sebastião Leite Pinto**
Professor do Departamento de Pediatria e Puericultura da Faculdade de Medicina da Universidade Federal de Goiás (UFG) e do Departamento de Medicina da Pontifícia Universidade Católica de Goiás (PUC-GO). Médico da Secretaria Municipal de Saúde (SMS) de Goiânia. Mestrado em Ciências Ambientais e Saúde pela PUC-GO. Consultor de Saúde da Criança da Coordenação Geral de Saúde da Criança e Aleitamento Materno do Ministério da Saúde (MS). Pediatra pelo Hospital das Clínicas da UFG. Residência Médica em Medicina Preventiva e Social pelo Sistema Único de Saúde de Goiás (SUS-GO).

**Soliel Shandy Costa Paiva**
Pediatra pelo Hospital das Clínicas da Universidade Federal de Goiás (HC-UFG). Graduação em Medicina pela Pontifícia Universidade Católica de Goiás (PUC-GO).

**Solomar Martins Marques**
Professor do Departamento de Pediatria da Universidade Federal de Goiás (UFG). Doutorado em Ciências da Saúde pela UFG. Mestre em Medicina Tropical – Epidemiologia pelo Instituto de Patologia Tropical e Saúde Pública da Universidade Federal de Goiás (IPTSP-UFG). Pediatra pelo Hospital Geral de Goiânia. Acupuntura Médica pela Sociedade Médica Brasileira de Acupuntura (SMBA).

**Taiane Medeiros Terra**
Professora do Serviço de Dermatologia do Hospital das Clínicas da Universidade Federal de Goiás (HC-UFG). Dermatologista pela UFG. *Fellow* em Cirurgia Dermatológica e Tumores Cutâneos pela UFG. Graduação em Medicina pela UFG.

**Talita de Toledo Lima**
Mestrado e Doutoranda em Ciências da Saúde pela Universidade Federal de Goiás (UFG). Oftalmologista e Fellowship em Retina e Vítreo pelo Hospital das Clínicas da UFG, Centro de Referência em Oftalmologia (CEROF). *Fellow* em Retina pelo Children's Hospital Los Angeles – Keck School of Medicine – University of Southern California, Estados Unidos. Graduação em Medicina pela UFG.

**Talita Lopes Maciel**
Médica do Pronto-Socorro de Pediatria do Hospital das Clínicas da Universidade Federal de Goiás (HC-UFG) e do Hospital Materno Infantil de Goiás. Especialização em Neuropsiquiatria da Infância e Adolescência pela Faculdade de Medicina da UFG. Residência Médica em Pediatria e Graduação em Medicina pela UFG.

**Taynara Meiga Fernandes**
Residente em Pneumologia Pediátrica pelo Hospital das Clínicas da Universidade Federal de Goiás (HC-UFG). Pediatra pelo Hospital das Clínicas da UFG. Graduação em Medicina pelo Centro Universitário UniEVANGÉLICA, Goiás.

**Thaís Bomfim Teixeira**
Pós-Graduação em Oncogenética pelo Hospital de Câncer de Barretos, São Paulo. Residência Médica em Genética Médica pela Universidade Federal de Minas Gerais (UFMG). Graduação em Medicina pela Universidade de Uberaba (Uniube).

**Thaynara Leonel Bueno**
Intensivista Pediátrica pelo Hospital Materno Infantil de Brasília, Distrito Federal. Pediatria pelo Hospital das Clínicas da Universidade Federal de Goiás (HC-UFG). Graduação em Medicina pela UFG.

**Walter Belda Júnior**
Professor Associado do Departamento de Dermatologia da Faculdade de Medicina da Universidade de São Paulo (FMUSP). Doutorado em Medicina (Dermatologia) pela Universidade de São Paulo (USP). Livre-Docência em Dermatologia pela Universidade Estadual de Campinas (Unicamp) e pela USP.

**Wildlay dos Reis Lima**
Endocrinopediatra pelo Hospital de Base do Distrito Federal. Pediatra pelo Hospital das Clínicas da Universidade Federal de Goiás (HC-UFG). Graduação em Medicina pela UFG.

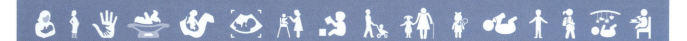

# Prefácio

Reza o ditado que quem salva uma vida salva o mundo. Assim, se a *Pediatria na Prática Diária* beneficiar uma única criança ou adolescente, nossa missão estará cumprida.

Este livro foi organizado com o objetivo de ser essencialmente prático. Para isso, todos os capítulos foram construídos a partir de conhecimentos consolidados por anos de experiência, acrescidos de informações recentes publicadas em periódicos de impacto.

*Pediatria na Prática Diária* destina-se aos profissionais de saúde, quase sempre sobrecarregados de trabalho, que lidam diariamente com crianças e adolescentes em seus consultórios, nas Unidades Básicas de Saúde e de Pronto Atendimento, nos Serviços de Emergências e Urgências e em Hospitais, pois sabemos que o tempo para consultar tratados clássicos e periódicos especializados é escasso. Nasceu daí a proposta de colocar em um livro o essencial para permitir que profissionais exerçam com eficiência as atividades do dia a dia.

Agradecemos a todos os colegas que compreenderam a desafiadora tarefa de fornecer um conteúdo de maneira clara, apresentando os problemas enfrentados por milhares de profissionais da saúde que atendem crianças e adolescentes, sempre motivados pelo desejo de levar a seus pacientes cuidados fundamentados em evidências científicas.

Este livro foi organizado em 23 partes, que representam as grandes áreas de Pediatria. Os autores foram escolhidos a partir de suas respectivas expertises, buscando conceitos atuais para a compreensão das melhores propostas terapêuticas para cada problema.

Desejamos expressar nosso reconhecimento pelo alto padrão gráfico resultante do trabalho de todos os envolvidos na produção da obra, com uma referência especial à Juliana Affonso, Superintendente Editorial da Editora Guanabara Koogan, Tatiane Carreiro da Silva (Coordenadora) e Priscila Cerqueira (Produtora).

*Paulo Sérgio Sucasas da Costa*
*Alessandra Vitorino Naghettini*
**AUTORES**

*Celmo Celeno Porto*
*Arnaldo Lemos Porto*
**EDITORES**

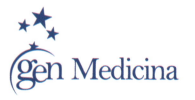

**Atualize-se com o melhor conteúdo da área.**

Conheça o GEN Medicina, portal elaborado pelo GEN | Grupo Editorial Nacional para prover conteúdo científico atualizado e de alta qualidade por meio de artigos, vídeos, entrevistas, depoimentos, casos clínicos e muito mais.

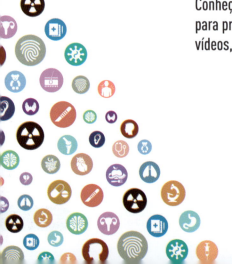

# Sumário

**PARTE 1  Introdução, 1**

1. O Papel do Pediatra na Prevenção de Doenças Crônicas | Do Pré-Natal à Adolescência, 3
   *Lucas Rocha Alvarenga • Antônio Rubens Alvarenga*

**PARTE 2  Sinais e Sintomas Comuns, 7**

2. Adenomegalia, 9
   *Anita Justino da Silva Almeida • Fernando Oliveira Mateus*

3. Cefaleia, 11
   *Bárbara Pimenta Novais Máximo • Camilla Sousa Santos • Isabella Delminda Godinho Santiago • Maria das Graças Nunes Brasil*

4. Dor Abdominal Crônica, 14
   *Lívia Maria Lindoso Lima • Fátima Maria Lindoso da Silva Lima*

5. Edema, 17
   *Anita Justino da Silva Almeida*

6. Febre, 20
   *Taynara Meiga Fernandes • Maysa Campos Mota de Oliveira • Paulo Sérgio Sucasas da Costa*

7. Sopro Cardíaco, 22
   *Ana Paula Viana de Siqueira • Beatriz Resende Mariano Bittar*

8. Tosse, 29
   *Sandra Márcia de Almeida Castro • Raquel Vidica Fernandes*

9. Vômitos, 30
   *Maria Selma Neves Costa*

**PARTE 3  Anomalias Genéticas, 33**

10. Erros Inatos do Metabolismo, 35
    *Thaís Bomfim Teixeira • Mariana Bomfim Teixeira*

11. Síndrome de Down, 38
    *Thaís Bomfim Teixeira • Mariana Bomfim Teixeira*

**PARTE 4  Doenças da Pele e do Tecido Celular Subcutâneo, 45**

12. Dermatites, 47
    *Flavia Tandaya Grandi • Taiane Medeiros Terra • Jackeline Gomes Guerra*

13. Eritema Multiforme, 51
    *Isabella de Paula Eleutério • Taiane Medeiros Terra • Jackeline Gomes Guerra*

14. Escabiose, 53
    *Maria Ivone Oliveira Pinto Vilela • Ana Lúcia Ozório Maroclo de Sousa*

15. Esclerodermia, 54
    *Taiane Medeiros Terra • Flávia Tandaya Grandi • Jackeline Gomes Guerra*

16. Estrófulo, 58
    *Isabella de Paula Eleutério • Flávia Tandaya Grandi • Jackeline Gomes Guerra*

17. Onicomicose, 60
    *Taiane Medeiros Terra • Isabella de Paula Eleutério • Jackeline Gomes Guerra*

18. Pediculose, 62
    *Maria Ivone Oliveira Pinto Vilela • Ana Lúcia Ozório Maroclo de Sousa*

19. Pitiríase Versicolor, 63
    *Anna Cecília Andriolo • Luana Kratka de Sousa • Walter Belda Júnior*

20. Tinhas ou Dermatofitoses, 65
    *Flávia Tandaya Grandi • Isabella de Paula Eleutério • Jackeline Gomes Guerra*

**PARTE 5  Doenças dos Olhos, 69**

21. Catarata Congênita, 71
    *Talita de Toledo Lima • David Cruvinel Isaac • Marcos Ávila*

22. Conjuntivite, 72
    *Talita de Toledo Lima • David Cruvinel Isaac • Marcos Ávila*

23. Estrabismo, 76
    *Talita de Toledo Lima • David Cruvinel Isaac • Marcos Ávila*

24. Glaucoma Congênito, 78
    *Talita de Toledo Lima • David Cruvinel Isaac • Marcos Ávila*

25. Retinoblastoma, 80
    *Talita de Toledo Lima • David Cruvinel Isaac • Marcos Ávila*

26. Retinopatia da Prematuridade, 82
    *Talita de Toledo Lima • David Cruvinel Isaac • Marcos Ávila*

**PARTE 6  Doenças dos Ouvidos, do Nariz e da Garganta, 87**

27. Adenoidite, 89
    *Juliane Moreira Barbosa • Melissa Ameloti Gomes Avelino*

28. Amigdalite, 90
    *Juliana Alves de Sousa Caixeta • Melissa Ameloti Gomes Avelino*

29. Cerume Impactado, 93
    *Juliana Alves de Sousa Caixeta • Melissa Ameloti Gomes Avelino*

30. Otite, 95
    *Juliana Alves de Sousa Caixeta • Melissa Ameloti Gomes Avelino*

31 Síndrome da Apneia Obstrutiva do Sono/Distúrbios Respiratórios do Sono, 98
*Juliana Alves de Sousa Caixeta • Melissa Ameloti Gomes Avelino*

32 Sinusite, 101
*Melissa Ameloti Gomes Avelino • Talita Lopes Maciel*

33 Surdez, 103
*Juliane Moreira Barbosa • Melissa Ameloti Gomes Avelino*

## PARTE 7  Doenças da Traqueia, dos Brônquios, dos Pulmões e das Pleuras, 107

34 Asma, 109
*Lusmaia Damaceno Camargo Costa • Maíra Silva Lottke • Lívia Fiorotto Campos • Isis Cristiane Fonseca Oliveira Helou*

35 Atelectasia, 111
*Raquel Vidica Fernandes • Lusmaia Damaceno Camargo Costa*

36 Bronquiectasia, 113
*Lusmaia Damaceno Camargo Costa • Roberto Gonçalves de Faria Junior*

37 Bronquiolite, 115
*Maria Clara Alves Moreira • Lusmaia Damaceno Camargo Costa*

38 Bronquiolite Obliterante Pós-Infecciosa, 118
*Raquel Vidica Fernandes • Laura Maria de Lima Belizário Facury Lasmar*

39 Crise Asmática, 119
*Marília da Silva Garrote • Raquel Vidica Fernandes • Lusmaia Damaceno Camargo Costa • Maíra Silva Lottke • Isis Cristiane Fonseca Oliveira Helou • Laís Gomes de Carvalho*

40 Derrame Pleural, 123
*Raquel Vidica Fernandes • Lusmaia Damaceno Camargo Costa*

41 Fibrose Cística, 125
*Camila Maia de Moraes • Laís Gomes de Carvalho • Lusmaia Damaceno Camargo Costa*

42 Insuficiência Respiratória Aguda, 128
*Rafaella Fungaro Baragatti • Raquel Vidica Fernandes*

43 Pneumonia Adquirida na Comunidade, 130
*Lusmaia Damaceno Camargo Costa • Fernanda Dornela de Melo*

## PARTE 8  Doenças do Coração e do Pericárdio, 133

44 Arritmias, 135
*Mirna de Sousa*

45 Cardiomiopatias, 139
*Mirna de Sousa*

46 Cardiopatia Congênita Acianogênica, 141
*Mirna de Sousa*

47 Cardiopatia Congênita Cianogênica, 144
*Mirna de Sousa*

48 *Cor Pulmonale*, 146
*Mirna de Sousa*

49 Derrame Pericárdico, 148
*Mirna de Sousa*

50 Endocardite Infecciosa, 151
*Mirna de Sousa*

51 Hipertensão Pulmonar, 154
*Mirna de Sousa*

52 Insuficiência Cardíaca, 160
*Mirna de Sousa*

53 Valvopatias, 164
*Ana Carla de Carvalho Dantonio*

## PARTE 9  Doenças da Cavidade Bucal, 169

54 Aftas, 171
*Karolline Alves Viana • Saul Martins de Paiva • Luciane Ribeiro de Rezende Sucasas da Costa*

55 Atenção Primária à Saúde Bucal da Infância à Adolescência, 172
*Luciane Ribeiro de Rezende Sucasas da Costa • Paulo Veríssimo Barbosa d'Almeida*

56 Cárie Dentária, 175
*Marcelo José Strazzeri Bönecker • Anelise Daher Vaz Castro*

57 Halitose, 178
*Heloisa de Sousa Gomes Rodrigues • Maria Beatriz Duarte Gavião • Luciane Ribeiro de Rezende Sucasas da Costa*

58 Traumatismo Dentoalveolar, 180
*Lilian de Fátima Guedes de Amorim • Luciane Ribeiro de Rezende Sucasas da Costa*

## PARTE 10  Doenças do Sistema Digestório, 183

59 Colestase Neonatal, 185
*Naflésia Bezerra Oliveira Corrêa • Andyara Cecílio Brandão • Lucas Rocha Alvarenga*

60 Constipação Intestinal, 188
*Lívia Maria Lindoso Lima • Fátima Maria Lindoso da Silva Lima • Lucas Rocha Alvarenga*

61 Doença Celíaca, 190
*Maysa Campos Mota de Oliveira • Taynara Meiga Fernandes • Andyara Cecílio Brandão • Lucas Rocha Alvarenga*

62 Doença do Refluxo Gastresofágico, 194
*Talita Lopes Maciel • Naflésia Bezerra Oliveira Corrêa • Andyara Cecílio Brandão • Lucas Rocha Alvarenga*

63 Doença Inflamatória Intestinal, 198
*Lívia Maria Lindoso Lima • Fátima Maria Lindoso da Silva Lima*

64 Doença Ulcerosa Péptica, 202
*Naflésia Bezerra Oliveira Corrêa • Andyara Cecílio Brandão*

65 Hepatite Autoimune, 204
*Naflésia Bezerra Oliveira Corrêa • Andyara Cecílio Brandão • Lucas Rocha Alvarenga*

66 Insuficiência Hepática Aguda, 207
*Daniel Raylander da Silva Rodrigues • Andyara Cecílio Brandão • Lucas Rocha Alvarenga*

67 Pancreatite, 210
*Naflésia Bezerra Oliveira Corrêa • Andyara Cecílio Brandão*

## PARTE 11 Doenças do Sistema Endócrino, 213

68 Diabetes Melito Tipo 1, 215
*Wildlay dos Reis Lima • Renata Machado Pinto*

69 Distúrbio do Crescimento, 217
*Maria Ivone Oliveira Pinto Vilela • Estela Muszkat Jatene*

70 Distúrbios do Desenvolvimento Sexual, 220
*Claudete Bento Silva*

71 Hiperparatireoidismo Primário, 222
*Renata Machado Pinto • Hercília Deusdará Cruvinel*

72 Hiperplasia Congênita de Suprarrenal, 224
*Hercília Deusdará Cruvinel • Renata Machado Pinto*

73 Hipertireoidismo, 226
*Claudete Bento Silva*

74 Hipogonadismo, 227
*Claudete Bento Silva*

75 Hipotireoidismo, 229
*Claudete Bento Silva*

76 Puberdade Precoce, 230
*Paola Cole Brugnera • Ana Cristina Bezerra • Hercília Deusdará Cruvinel • Renata Machado Pinto*

77 Puberdade Retardada, 234
*Renata Machado Pinto • Leila Cristina Pedroso de Paula • Maysa Martins Carvalho*

78 Tireoidite, 238
*Claudete Bento Silva*

## PARTE 12 Aspectos Nutricionais, 241

79 Aleitamento Materno, 243
*Soliel Shandy Costa Paiva • Sebastião Leite Pinto • Marla Moreira Avelar*

80 Alimentação no Primeiro Ano de Vida, 246
*Maria Ivone Oliveira Pinto Vilela*

81 Alimentação Saudável, 248
*Carla Amaral Vieira*

82 Dislipidemia, 249
*Renata Machado Pinto • Hercília Deusdará Cruvinel*

83 Obesidade, 251
*Renata Machado Pinto • Hercília Deusdará Cruvinel*

## PARTE 13 Doenças dos Rins e das Vias Urinárias, 255

84 Bacteriúria Assintomática, 257
*Maria Cristina de Andrade • Ana Lúcia Santos Abreu*

85 Diabetes Insípido, 258
*Maysa Martins Carvalho • Patrícia Marques Fortes*

86 Disfunção do Trato Urinário Inferior, 260
*Patrícia Marques Fortes*

87 Doença Renal Crônica, 262
*Johnathan Santana de Freitas • Giselle Lopes de Aguiar Faria*

88 Enurese Noturna, 263
*Ana Mateus Simões Teixeira e Silva • Márcio Rodrigues Costa*

89 Glomerulonefrite Difusa Aguda, 265
*Alessandra Vitorino Naghettini*

90 Hematúria, 266
*Annelyse de Araujo Pereira • Patrícia dos Santos Oliveira • Patrícia Marques Fortes*

91 Hipertensão Arterial, 269
*Thaynara Leonel Bueno • Patricia Marques Fortes • Bárbara Pimenta Novais Máximo*

92 Infecção do Trato Urinário, 278
*Maria Cristina de Andrade • Ana Lúcia Santos Abreu*

93 Nefrolitíase, 281
*Giselle Lopes de Aguiar Faria • Johnathan Santana de Freitas*

94 Síndrome Nefrótica, 282
*Patrícia Marques Fortes • Luana Kratka de Sousa*

## PARTE 14 Doenças do Sistema Hematopoético, 285

95 Anemia Ferropriva, 287
*Alexandra Vilela Gonçalves*

96 Coagulopatias, 290
*Alexandra Vilela Gonçalves*

97 Doença Falciforme, 293
*Alexandra Vilela Gonçalves • Meire Luzia Gonçalves*

98 Leucemia Linfoblástica Aguda, 298
*Everaldo Ruiz Júnior • Raphaela Guimarães*

99 Linfomas, 301
*Carolina Iracema de Oliveira Rego*

100 Púrpura Trombocitopênica Idiopática, 304
*Alexandra Vilela Gonçalves*

## PARTE 15 Doenças do Sistema Imunológico, 309

101 Defeitos do Complemento, 311
*Daniélli C. Bichuetti-Silva • Anete Sevciovic Grumach*

102 Defeitos Primários da Imunidade Humoral, 313
*Daniélli C. Bichuetti-Silva • Leila Borges*

103 Imunodeficiências Combinadas, 316
*Daniélli C. Bichuetti-Silva • Juliana Themudo Lessa Mazzucchelli*

104 Imunodeficiências Primárias, 318
*Daniélli C. Bichuetti-Silva • Beatriz Tavares Costa Carvalho*

## PARTE 16 Doenças dos Ossos, das Articulações, das Bursas e dos Tendões, 323

105 Artrite Séptica, 325
*Maurício Pessoa de Morais Filho*

106 Escoliose, 327
*Maurício Pessoa de Morais Filho*

107 Osteomielite, 329
*Rodolpho Lemes de Oliveira*

108 Torcicolo Congênito, 333
*Luiz Eduardo de Paula e Silva*

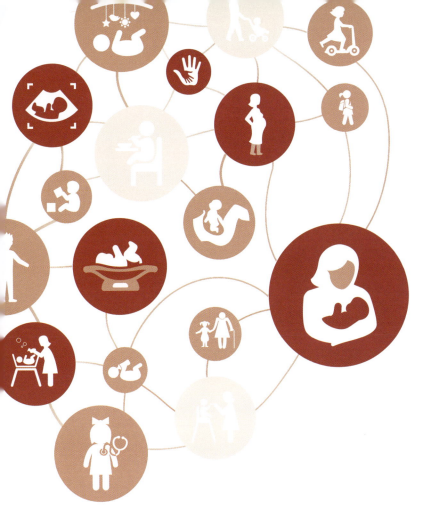

# Introdução

**Parte 1**

**Capítulo 1**  O Papel do Pediatra na Prevenção de Doenças Crônicas | Do Pré-Natal à Adolescência, 3

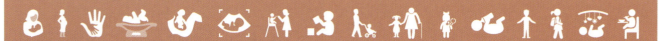

# 1 O Papel do Pediatra na Prevenção de Doenças Crônicas | Do Pré-Natal à Adolescência

Lucas Rocha Alvarenga • Antônio Rubens Alvarenga

A infância corresponde ao momento mais vulnerável e, ao mesmo tempo, mais importante do desenvolvimento humano e merece atenção especial. Há mais de 1 século, a Pediatria emergiu como uma área de atuação com intuito de aumentar a consciência de que os problemas de saúde das crianças são diferentes dos problemas de saúde dos adultos e que a resposta de uma criança às doenças varia de acordo com a idade. A grande melhoria na saúde infantil ocorreu nas regiões industrializadas no século XX com a introdução dos antibióticos e das vacinas; além disso, com o maior entendimento da nutrição infantil e das condições sanitárias, houve significativa redução das doenças infecciosas e da mortalidade infantil. A Pediatria é a única especialidade dedicada a todos os aspectos do bem-estar de crianças e adolescentes, incluindo sua saúde física, mental e psicológica, seu crescimento e desenvolvimento, essenciais para a prevenção de doenças com aparecimento tardio, proporcionando pleno potencial na vida adulta.

O pediatra, independentemente da sua área de atuação específica, tem como função básica a prevenção e promoção da saúde. Daí surgiu o termo puericultura (*puer*, criança), utilizado pela primeira vez por Ballexserd na Suíça, em 1762, no livro *Tratado de Puericultura*. O Instituto da Criança do Hospital das Clínicas da Faculdade de Medicina da Universidade de São Paulo modernizou o termo para "origem desenvolvimentista da saúde e da doença" em texto publicado em 2010.

O pediatra, como educador, deve reconhecer que as crianças e suas necessidades de saúde são mais bem compreendidas dentro da interligação entre sua biologia, família e comunidade e deve abordar a puericultura sempre lembrando que as raízes de várias doenças no adulto se iniciam na infância e, portanto, são completamente preveníveis.

Reconhecendo as mudanças nas necessidades das crianças em nossa sociedade, os pediatras e outros prestadores de cuidados de saúde infantil devem se tornar conhecedores ao máximo de questões atuais e emergentes que afetam a saúde das crianças, a fim de coordenar efetivamente os serviços preventivos nas suas práticas médicas.

Com o avanço da tecnologia diagnóstica e da Epigenética, essa atuação deve iniciar-se na assistência perinatal, ou seja, em conjunto com neonatologistas, obstetras, geneticistas e toda a equipe multiprofissional necessária no acompanhamento de um casal desde o momento em que decidem ter filhos. Nesse contexto, a Bioética torna-se fundamental.

A puericultura efetiva-se no acompanhamento adequado do pré-natal e do parto, seguido de avaliação periódica e sistemática da criança no seu crescimento e desenvolvimento, com orientações sobre vacinação, prevenção de acidentes, aleitamento materno e introdução alimentar no período de desmame, higiene ambiental e individual, e direcionamento aos adolescentes. Com o intuito de reduzir a morbimortalidade infantil, o controle de doenças infecciosas mais prevalentes também deve ser enfatizado, em especial de doenças respiratórias e diarreicas.

A transição da vida intrauterina para a extrauterina é um evento fisiológico de elevado risco. Segundo os dados do Programa de Reanimação Neonatal da Sociedade Brasileira de Pediatria (SBP), 1 em cada 10 neonatos precisa de ajuda para realizar essa transição. A ventilação pulmonar é o procedimento mais importante e efetivo na reanimação em sala de parto e, quando necessária, deve ser iniciada nos primeiros 60 segundos de vida (*golden minute*).

As intervenções para reduzir a morbimortalidade neonatal associada à asfixia perinatal incluem:

- Medidas de prevenção primária, com melhora da saúde materna, reconhecimento de situações de risco no pré-natal, disponibilização de recursos humanos capacitados para reconhecer e tratar complicações obstétricas e sistema de regulação que possa permitir à gestante de risco um atendimento adequado no pré-natal e parto
- Capacitação para reanimação neonatal imediata. Toda maternidade deve estar equipada com material necessário de acordo com as novas Diretrizes de Reanimação Neonatal 2016 da SBP e toda equipe deve estar treinada e atualizada com cursos de reciclagem periódicos oferecidos pela SBP
- Tratamento de complicações do processo asfíxico, reconhecendo seu diagnóstico e realizando a terapêutica dirigida às necessidades individuais do recém-nascido.

Com essas intervenções, houve queda de 22% na mortalidade neonatal precoce associada à asfixia no país. Porém, a asfixia ainda é responsável por 20% dos óbitos neonatais precoces e por um grande percentual de encefalopatias crônicas não progressivas.

O período neonatal é extremamente importante, entre outros aspectos, para a execução de testes de triagem neonatal, entre eles: teste do pezinho, responsável pela detecção precoce de doenças genéticas e metabólicas (fenilcetonúria, hipotireoidismo congênito, hiperplasia congênita suprarrenal, hemoglobinopatias, fibrose cística e deficiência de biotinidase), idealmente realizado entre o 3º e o 7º dia de vida; teste do coraçãozinho, triagem precoce de cardiopatias congênitas críticas dependentes do canal arterial (transposição de grandes vasos, atresia de artéria pulmonar, hipoplasia do coração esquerdo e coarctação de aorta); teste da orelhinha, capaz de detectar alterações auditivas entre o ouvido externo e a cóclea; teste do olhinho, que permite rastrear alterações precoces de doenças oculares graves (retinoblastoma, catarata congênita, glaucoma congênito e outras); teste da linguinha, que evita disfunções na amamentação e futuramente no desenvolvimento da fala.

O aleitamento materno (AM) é a mais sábia estratégia natural de vínculo, afeto, proteção e nutrição para a criança e constitui a mais sensível, econômica e eficaz intervenção para a redução da morbimortalidade infantil. Os índices de prevalência de aleitamento materno exclusivo no Brasil ainda estão muito abaixo do ideal. Todo profissional da saúde conhece a importância do AM, porém o apoio que as mães recebem não está sendo suficiente para superar as dificuldades, principalmente no início do processo de amamentação. Ao contrário de outros mamíferos, este processo no ser humano não é puramente instintivo e necessita de aprendizado, respeitando diferenças culturais, fisiológicas e técnicas durante todo o período.

Segundo parâmetros da Organização Mundial da Saúde (OMS) em 2008, a duração mediana considerada muito boa de AM seria de 23 a 24 meses. Atribuem-se ao AM subótimo, conforme esta classificação da OMS, 55% das mortes por doenças diarreicas e 53% das causadas por infecções do trato respiratório inferior em crianças de 0 a 6 meses, 20% e 18% dos 7 aos 12 meses, respectivamente, e 20% de todas as causas de morte no segundo ano de vida. Estudos mostram que o AM exclusivo nos primeiros 6 meses de vida diminui o risco de alergia à proteína do leite de vaca, dermatite atópica e outros tipos de alergias, incluindo asma e sibilos recorrentes.

Há evidências sugerindo que o AM apresenta benefícios a longo prazo. Uma revisão publicada pela OMS em 2007 concluiu que os indivíduos amamentados apresentaram pressões sistólica e diastólica mais baixas, níveis menores de colesterol total e risco 37% menor de apresentar diabetes melito tipo 2. A exposição precoce ao leite de vaca (antes dos 4 meses) é considerada um importante determinante de diabetes melito tipo 1, podendo aumentar o risco do seu aparecimento em 50%. Estima-se que 30% dos casos poderiam ser prevenidos se 90% das crianças até 3 meses não recebessem leite de vaca. A maioria dos estudos que avaliaram a relação entre obesidade em crianças maiores de 3 anos e o tipo de alimentação no início da vida constatou menor frequência de sobrepeso/obesidade em crianças que haviam sido amamentadas. O AM contribui para melhor capacidade cognitiva pela presença de substâncias no leite materno que otimizam o desenvolvimento cerebral e fatores comportamentais ligados ao ato de amamentar. O exercício que a criança faz para retirar o leite da mama é muito importante para o desenvolvimento adequado de sua cavidade oral, propiciando melhor conformação do palato duro, o que é fundamental para o alinhamento correto dos dentes e uma boa oclusão dentária. O AM pode melhorar a qualidade de vida das famílias, uma vez que as crianças amamentadas adoecem menos, necessitam de menos atendimento médico, hospitalizações e medicamentos. Além disso, quando a amamentação é bem-sucedida, mães e crianças podem estar mais felizes, melhorando a qualidade de vida dessas famílias.

O AM deve ser exclusivo até os 6 meses de idade e complementado até os 2 anos ou mais. A alimentação da criança desde o nascimento e nos primeiros anos de vida tem repercussões ao longo de toda a vida do indivíduo. A partir de 6 meses, recomenda-se a introdução de alimentos complementares, já que antes desse período o leite materno é capaz de suprir todas as necessidades nutricionais do recém-nascido. Assim, a alimentação complementar deve prover suficientes quantidades de água, energia, proteínas, gorduras, vitaminas e minerais, por meio de alimentos seguros, culturalmente aceitos, economicamente acessíveis e que sejam agradáveis à criança. Além de complementar as necessidades nutricionais, a introdução de alimentos aproxima progressivamente a criança dos hábitos alimentares da família, e o sucesso da alimentação complementar depende de paciência, afeto e suporte por parte de todos os cuidadores da criança. Este período de introdução da alimentação complementar é de elevado risco para a criança, tanto pela oferta de alimentos inadequados, quanto pelo risco de sua contaminação devido a manipulação ou preparo inadequados, favorecendo a ocorrência de doença diarreica e desnutrição. A adequação nutricional dos alimentos oferecidos para as crianças após o 6º mês de vida é fundamental para a prevenção de anemia, deficiência de vitamina A, sobrepeso e baixo peso.

Os hábitos alimentares da infância são formados por meio de complexa rede de influências genéticas e ambientais. O comportamento dos pais em relação à alimentação infantil pode gerar repercussões duradouras no comportamento alimentar de seus filhos até a vida adulta. Oferecer adequada orientação às mães, durante esse período, é de fundamental importância, e essa tarefa deve ser realizada por profissionais de saúde. Esse profissional torna-se promotor da alimentação saudável quando consegue traduzir os conceitos técnicos de forma prática, em linguagem simples e acessível, contemplando as necessidades nutricionais para cada fase do desenvolvimento.

Nesse contexto, obter a alimentação ótima para as crianças deve ser um componente essencial da estratégia global para garantir a segurança alimentar e nutricional de uma população. Embora seja atribuição dos profissionais da saúde a sua promoção e da família a sua execução, o sucesso final da ação depende também da definição de políticas governamentais adequadas e da participação e apoio de toda a sociedade civil. No Quadro 1.1 apresentamos os "Dez passos para uma alimentação saudável: guia alimentar para crianças menores de 2 anos", que é um manual técnico para subsidiar os profissionais da saúde a promover práticas alimentares saudáveis para a criança pequena.

**Quadro 1.1** Dez passos para uma alimentação saudável: guia alimentar para crianças menores de 2 anos.

- Passo 1: dar somente leite materno até os 6 meses, sem oferecer água, chás ou qualquer outro alimento
- Passo 2: ao completar 6 meses, introduzir de forma lenta e gradual outros alimentos, mantendo o leite materno até os 2 anos de idade ou mais
- Passo 3: ao completar 6 meses, dar alimentos complementares (cereais, tubérculos, carnes, leguminosas, frutas e legumes) 3 vezes/dia, se a criança estiver em aleitamento materno
- Passo 4: a alimentação complementar deve ser oferecida de acordo com os horários de refeição da família, em intervalos regulares e de forma a respeitar o apetite da criança
- Passo 5: a alimentação complementar deve ser espessa desde o início e oferecida de colher; iniciar com a consistência pastosa (papas/purês) e, gradativamente, aumentar a consistência até chegar à alimentação da família
- Passo 6: oferecer à criança diferentes alimentos ao dia. Uma alimentação variada é uma alimentação colorida
- Passo 7: estimular o consumo diário de frutas, verduras e legumes nas refeições
- Passo 8: evitar açúcar, café, enlatados, frituras, refrigerantes, balas, salgadinho e outras guloseimas, nos primeiros anos de vida. Usar sal com moderação
- Passo 9: cuidar da higiene no preparo e manuseio dos alimentos; garantir o seu armazenamento e conservação adequados
- Passo 10: estimular a criança doente e convalescente a se alimentar, oferecendo sua alimentação habitual e seus alimentos preferidos, respeitando a sua aceitação

As crianças são mais frágeis fisicamente, intelectualmente inexperientes e inseguras, não têm controle da própria segurança e ainda estão desenvolvendo suas habilidades de reação aos perigos. Com o passar do tempo, elas aprimoram suas habilidades motoras, cognitivas e sensoriais; porém, enquanto este processo não está completo, a criança é vulnerável a uma série de perigos, exigindo cuidados especiais e atenção integral. Por isso, é muito importante adequar os ambientes nos quais elas passam a maior parte do tempo ("casa segura") e educar seus cuidadores para reconhecerem estes perigos e terem uma supervisão ativa das crianças. Muitos equipamentos de segurança podem ser adequados, e para a prevenção de acidentes com crianças valem a criatividade e o bom senso para adequar de acordo com a realidade e a estrutura dos diversos ambientes. Conhecer as particularidades e diferentes características do desenvolvimento de cada faixa etária também é um bom caminho para compreender a incidência de determinados acidentes neste processo.

Outra importante forma de prevenção ou redução da gravidade da lesão é a noção básica de primeiros socorros por parte das famílias, professores, agentes de saúde e cuidadores profissionais, caso aconteça um acidente com a criança.

O custo com os acidentes é muito maior que o custo com prevenção. Segundo o Relatório de Prevenção de Acidentes com Crianças da OMS, o custo da morte de uma criança para a família, para a sociedade e para o governo é incalculável, e as sequelas não são apenas físicas para a criança, mas também emocionais, sociais e financeiras para toda a família. Estudos da ONG Safe Kids Worldwide mostram que 90% dos acidentes podem ser evitados com medidas simples de mudança de comportamento, de adequação, criação e fiscalização de leis, de desenvolvimento e popularização de equipamentos de segurança e de políticas públicas eficazes para a promoção da prevenção. Uma estratégia preventiva será mais efetiva se for de fácil implementação na população geral, com baixos custos e tiver prioridade financeira entre outras opções familiares, o que pode ser conseguido mediante incentivos socioeconômicos.

Cada etapa do desenvolvimento da criança em toda consulta médica deve ser encarada como um momento novo para reforçar aos cuidadores a importância de prevenir acidentes. Não subestime a idade e a capacidade da criança, dê autonomia gradual sem abandonar a supervisão direta e promova a educação sem violência.

O uso de vacinas é um dos principais mecanismos de proteção para crianças no combate às doenças infectocontagiosas. O número de vacinas desenvolvidas nos últimos 40 anos é superior ao número de novas vacinas que foram obtidas nos 164 anos passados entre a descoberta da primeira vacina, em 1796, e a década de 1960. A era de ouro no desenvolvimento de vacinas ocorreu no período que vai do final da Segunda Guerra Mundial até 1980, com a propagação de vírus em cultivo de células *in vitro*. Os anos 1980 e 1990 são marcados pelo surgimento das primeiras vacinas modernas, baseadas no ciclo da tecnologia de DNA e da genética molecular, surgindo em 1986 a primeira vacina de DNA recombinante, contra hepatite B.

Em um país como o Brasil, com mais de 200 milhões de habitantes, erradicar ou manter sob controle todas as doenças imunopreveníveis é uma missão que enche de orgulho todo cidadão brasileiro. O que foi alcançado pelo Brasil, em imunizações, está muito além do que foi conseguido por qualquer outro país de dimensões continentais e de tão grande diversidade socioeconômica.

Desde que foi criado, em 18 de setembro de 1973, o Programa Nacional de Imunizações tornou-se uma ação de governo caracterizada pela redução das desigualdades regionais e sociais e inclusão social, na medida em que assiste todas as pessoas, em todos os recantos do país, sem distinção de qualquer natureza. Atualmente a maioria dos cidadãos brasileiros convive em um panorama de saúde pública de reduzida ocorrência de óbitos por doenças controladas por vacinas. As campanhas nacionais de vacinação, voltadas em cada ocasião para diferentes faixas etárias, proporcionaram o crescimento da conscientização social a respeito da cultura em saúde.

Pela importância dessa prevenção, é papel fundamental dos profissionais da saúde que lidam com crianças a orientação atualizada sobre o calendário vacinal e todos os seus benefícios. Em qualquer momento que se atenda uma criança, deve ser questionado aos cuidadores sobre o assunto para que se reduzam as oportunidades perdidas de vacinação.

A Pediatria é a arte de acompanhar todo o crescimento e desenvolvimento do ser humano, culminando em um período muito específico e peculiar: a adolescência, período que compreende uma série de transformações corporais, psicológicas e de inserção social, constituindo um momento de particular vulnerabilidade pelas intensas e rápidas modificações que nela ocorrem – a puberdade, a evolução da sexualidade, o afastamento progressivo dos pais, as atitudes reivindicatórias, as contestações e as percepções paradoxais de invulnerabilidade do adolescente; todas elas com repercussões diretas na vida adulta. Trata-se de um período da existência em que o sujeito começa a interagir com o mundo externo de modo mais autônomo sem, aparentemente, ter de assumir as responsabilidades da vida adulta. Contudo, esta situação é de extrema ambivalência, visto que, se por um lado não lhe é exigido assumir os compromissos da vida adulta, por outro, não lhe é permitido "comportar-se" como uma criança. Na indecisão de como se conduzir, o adolescente se arrisca, oscilando entre condutas de risco "calculado", decorrente de uma ação pensada, e de risco "insensato", em que, gratuitamente, se expõe, com grande chance de ocorrerem insucessos, podendo comprometer sua saúde de forma irreversível.

A tendência de ver a adolescência como um "período de transição" tem favorecido o esquecimento das necessidades desta população, o desrespeito com relação a seus direitos, e grande exigência, muitas vezes inadequada, quanto ao cumprimento de seus deveres como cidadão. No entanto, a adolescência não pode ser considerada um período de transição, caracterizando-se muito mais como parte de um processo de amadurecimento e de intenso aprendizado de vida.

Nas últimas duas décadas, a atenção à saúde do adolescente vem se tornando uma prioridade em muitos países, devido à constatação de que a formação do estilo de vida do adolescente é crucial, não somente para ele, como também para as gerações futuras.

Seguindo a orientação da Organização Pan-Americana da Saúde (OPAS), o Programa de Saúde do Adolescente procura atuar de forma preventiva, incentivando atividades de promoção da saúde. Entretanto, percebe-se ainda grande dificuldade da sociedade em debater assuntos polêmicos, principalmente em questões ligadas à sexualidade, prejudicando a divulgação de informações que poderiam favorecer a adoção de práticas saudáveis de vida. Por outro lado, os profissionais da saúde não encaram como sua a tarefa de participar na formação dos jovens, limitando-se ao atendimento de acordo com sua área de competência técnica. Na maioria das vezes, eles não estão capacitados para prestar uma abordagem integral na atenção ao adolescente. Estas restrições impedem uma orientação adequada dos jovens, gerando o que se chama de oportunidades perdidas de promoção da saúde.

Buscar a participação dos jovens nesse processo pedagógico de autocuidado deve ser um desafio permanente para os profissionais da saúde. Deve-se considerar que a juventude atual mantém outra relação com o mundo, com as diversidades de grupos sociais, com a mídia, os modos de produção, enfim, com a própria vida. Assim, mobilizar e aglutinar jovens pressupõe a adoção de metodologias participativas e de estratégias inovadoras.

Uma vez que o pediatra influencia diretamente todo o processo de crescimento e desenvolvimento, desde a concepção até o início da vida adulta, sua importância nessa caminhada é inegável. O profissional deve estar sempre atento às necessidades de cada faixa etária e atualizado para melhor orientar as crianças e seus cuidadores. Dessa forma, inúmeras comorbidades serão prevenidas e a qualidade de vida dos adultos será aumentada.

## Bibliografia

Brasil. Ministério da Saúde. Cadernos de Atenção Básica. Saúde da criança: aleitamento materno e alimentação complementar. 2015.
Brasil. Ministério da Saúde. Programa Nacional de Imunizações. 2017.
Brasil. Ministério da Saúde. Saúde do adolescente: competências e habilidades. 2008.
Brasil. Ministério da Saúde. Dez passos para uma alimentação saudável: guia alimentar para crianças menores de dois anos. 2013.
Hagan JFJ, Duncan PM. Maximizing children's health: screening, anticipatory guidance. In: Kliegman RM, Stanton BF, St. Geme JW et al. (Eds.). Nelson textbook of pediatrics. 20. ed. Philadelphia: Elsevier Saunders; 2016. pp. 37-40.
Sociedade Brasileira de Pediatria (SBP). Programa de Reanimação Neonatal da Sociedade Brasileira de Pediatria. 2016.
Willis E. Preventive pediatrics issues for child health care providers. Pediatr Clin North Am. 2015; 62(5):42-3.

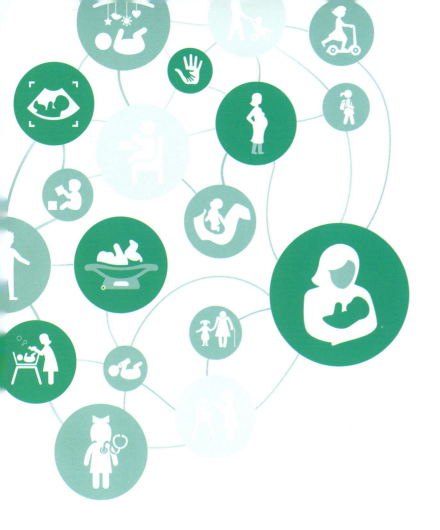

# Sinais e Sintomas Comuns

**Parte 2**

**Capítulo 2**  Adenomegalia, 9
**Capítulo 3**  Cefaleia, 11
**Capítulo 4**  Dor Abdominal Crônica, 14
**Capítulo 5**  Edema, 17
**Capítulo 6**  Febre, 20
**Capítulo 7**  Sopro Cardíaco, 22
**Capítulo 8**  Tosse, 29
**Capítulo 9**  Vômitos, 30

# 2 Adenomegalia

CID-10: R59

Anita Justino da Silva Almeida • Fernando Oliveira Mateus

## Introdução

Adenomegalia, ou linfadenopatia, corresponde ao aumento de um linfonodo, mediante inflamação e hiperplasia do mesmo, em resposta a uma grande diversidade de estímulos patológicos. É classificada pelo tempo de duração em aguda e crônica e pela região em localizada, com único ou múltiplos linfonodos na mesma cadeia, ou generalizada, com dois ou mais linfonodos em diferentes cadeias. Algumas características nos levam a pensar em linfonodos patológicos. O tamanho do linfonodo a ser considerado aumentado varia com sua localização. Nas cadeias cervicais e axilares, é considerado aumentado quando atinge diâmetro maior que 1 cm; na região epitroclear quando o diâmetro estiver maior que 0,5 cm; e na região inguinal quando o diâmetro estiver maior que 1,5 cm. Em neonatos qualquer linfonodo palpável é anormal.

O quadro é considerado como agudo até 4 semanas, e nesse período é prudente a observação dos pacientes com nódulos localizados e um quadro clínico benigno. Investigação mais profunda é necessária quando se suspeita de malignidade, ou quando linfonodomegalia persiste por mais de 6 semanas, ou progride, apesar do uso de antibióticos.

## Causas

Quando há presença de adenomegalia, devemos avaliar faixa etária do paciente, estado vacinal, condições de moradia, exposição a animais de estimação, viagem recente de alto risco, antecedentes de infecção das vias aéreas superiores (IVAS), uso de medicamentos e hipersensibilidade a fármacos, tamanho do linfonodo, tempo de evolução, se é localizada ou generalizada, se há sinais inflamatórios, sua consistência e localização, se há formação de conglomerado e aderência a planos profundos ou à pele, e sinais e sintomas sistêmicos como febre, perda de peso, *rash* cutâneo, hepatoesplenomegalia, massa abdominal ou torácica e tumorações, para se estabelecer o diagnóstico.

As adenomegalias apresentam múltiplas etiologias, sendo a infecciosa a causa mais comum, seguida por doenças autoimunes e processos neoplásicos em menor frequência.

Nas adenomegalias localizadas, um grupo importante são as adenomegalias cervicais; em crianças, 75% dos casos decorrem de processos infecciosos ou inflamatórios. Podemos ainda dividir as adenomegalias cervicais em unilaterais agudas (IVAS, faringite estreptocócica e doença de Kawasaki), bilaterais agudas (infecção estreptocócica e infecção estafilocócica) e subagudas/crônicas (infecção por micobactérias, doença da arranhadura do gato, toxoplasmose, vírus Epstein-Barr [EBV], citomegalovírus [CMV] e AIDS). Adenomegalias supraclaviculares, que são consideradas de alto risco, apresentam causas neoplásicas (neoplasias intra-abdominais e de mediastino) e não neoplásicas (tuberculose, histoplasmose e coccidioidomicose). Há ainda as adenomegalias axilares (infecções de membro superior, paredes torácica e abdominal, vacinação com BCG, doença da arranhadura do gato e tumores como linfoma não Hodgkin) e adenomegalias inguinais (infecções de membro inferior e infecções sexualmente transmissíveis [IST]).

Adenopatia generalizada sempre deve ser investigada. Em pacientes com linfadenopatia generalizada, o exame físico deve se concentrar na procura de sinais de doença sistêmica. Deve-se lembrar que esplenomegalia e linfadenopatia ocorrem simultaneamente em muitas condições, incluindo síndromes do tipo mononucleose, leucemia linfocítica, linfoma e sarcoidose. Outras causas incluem amiloidose, dermatomiosite, doença de Still, febre tifoide, brucelose, rubéola, sarampo, doença de Lyme, doença de Kawasaki, doença do soro, artrite reumatoide, lúpus eritematoso sistêmico, hepatite B, sífilis secundária, linfadenite por tuberculose, HIV, CMV e EBV.

## Manifestações clínicas

A adenomegalia deve ser avaliada quanto às suas características: consistência (aspecto fibroelástico sugere inflamação; flutuação com supuração sugere tuberculose; aspecto firme sugere cronicidade; aspecto endurecido apresenta maior chance de malignidade); mobilidade (linfonodos fixos ou emaranhados sugerem carcinoma metastático, enquanto linfonodos livremente móveis podem ocorrer em infecções, doença do colágeno e linfoma; a avaliação da mobilidade dos linfonodos supraclaviculares é mais bem conduzida quando o paciente realiza a manobra de Valsalva); dor (relacionada a etiologias infecciosas e inflamatórias). Sinais e sintomas associados contribuem para a definição da etiologia: sintomas focais inflamatórios sugerem quadro agudo infeccioso, e outros sintomas como febre, perda de peso, artralgia e pouco crescimento podem estar associados a um quadro maligno ou uma doença inflamatória sistêmica.

## Diagnóstico diferencial

O diagnóstico diferencial inclui grande espectro de patologias, em que 22% das crianças que parecem ter adenomegalias em cabeça e pescoço na verdade apresentam outro tipo de massa, como cisto tireoglosso, cisto dermoide, cisto branquial, malformação linfática e hemangioma. As causas comuns de adenomegalia em crianças estão exemplificadas no Quadro 2.1.

Quadro 2.1  Doenças associadas a adenomegalia.

| Doença | Achados clinicolaboratoriais | Confirmação diagnóstica |
|---|---|---|
| Síndrome *mono-like* | Fadiga, mal-estar, febre, linfocitose atípica | – |
| • Vírus Epstein-Barr* | Esplenomegalia em 50% de pacientes | IgM específica + |
| • Toxoplasmose* | 80 a 90% dos pacientes são assintomáticos | IgM específica + |
| • Citomegalovírus* | Frequentemente sintomas leves; os pacientes podem ter hepatite | IgM específica + |
| Infecção aguda pelo HIV* | Doença *flu-like*, exantema | Teste rápido + |
| Doença da arranhadura do gato | Febre em um terço dos pacientes; adenomegalia cervical ou axilar | Normalmente critérios clínicos; IgM específica +; biopsia, se necessário |
| Faringite (estreptococo do grupo A) | Febre, exsudatos amigdalianos, linfonodos cervicais | Teste rápido; cultura |
| Tuberculose* | Linfonodos cervicais indolores | PPD, biopsia |
| Hepatite B* | Febre, náuseas, vômito, icterícia | Provas de função hepática, HBsAg |
| Lúpus eritematoso sistêmico* | Artrite, erupções cutâneas, serosite, distúrbios hematológicos e renais, transtornos neurológicos | Critérios clínicos, fatores antinucleares +, complemento reduzido |
| Artrite idiopática juvenil* | Artrite | Critérios clínicos, fator reumatoide |
| Linfoma* | Febre, sudorese noturna, perda de peso em 20 a 30% dos pacientes | Biopsia |
| Leucemia* | Discrasias sanguíneas, equimoses | Blastos, mielograma |
| Doença do soro* | Febre, mal-estar, artralgia, urticária; exposição a anticorpos ou medicamentos | Critérios clínicos, complemento reduzido |
| Doença de Kawasaki* | Febre, conjuntivite, exantema, lesões em mucosa | Critérios clínicos |

*Causas de adenomegalia generalizada. IgM: imunoglobulina M; PPD: derivado proteico purificado; HBsAg: antígeno de superfície da hepatite B.

## Investigação

A história e o exame físico detalhados geralmente são suficientes para estabelecer o diagnóstico. Se a história e o exame físico são sugestivos, mas não há diagnóstico firmado para uma etiologia específica, é necessário efetuar outros testes que serão solicitados conforme a suspeita clínica.

As investigações incluem: hemograma, hemocultura, velocidade de hemossedimentação (VHS), proteína C reativa (PCR), sorologias, HIV, PPD, teste *mono spot* (EBV), fator antinuclear (FAN), fator reumatoide, sorologia para hepatite B (HBsAg), enzimas musculares, eletroneuromiografia, biopsia muscular, VDRL, FTA-ABs, radiografia de tórax e ultrassonografia (US). Quando houver suspeita de malignidade, a primeira linha de investigação é a biopsia excisional seguida de exame histológico. Esta é a única maneira de diagnosticar a doença de Hodgkin e o linfoma não Hodgkin. As indicações para biopsia excisional e exame histológico incluem os pacientes com linfadenopatia generalizada, nos quais os estudos iniciais não são diagnósticos, e os pacientes com linfadenopatia persistente localizada, com estudos iniciais não diagnósticos e alto risco de malignidade. Outro exame é a biopsia aspirativa por agulha (FNA), mas este exame tem sua indicação limitada, devido a um elevado número de resultados não diagnósticos por causa da pequena quantidade de tecido obtido e a incapacidade para examinar a arquitetura do linfonodo.

## Manejo

Devemos ter sempre em mente a história natural da doença. Muitas vezes o quadro clínico é autolimitado e não requer tratamento. Se há suspeita de um processo reacional, geralmente a observação clínica associada à pesquisa sorológica e o uso de antibiótico serão suficientes. Os sintomas sistêmicos, quando presentes, devem orientar a investigação de doença sistêmica, deixando a adenomegalia como investigação complementar.

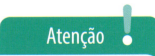

**Atenção**

A tarefa do médico é diferenciar eficientemente os poucos pacientes com doença grave dos muitos com doença autolimitada. Na maioria dos casos, uma história cuidadosa e o exame físico irão identificar uma causa facilmente diagnosticável da linfadenopatia, como infecção do sistema respiratório superior, faringite, doença periodontal, conjuntivite, linfadenite, tinhas, picadas de insetos, imunização recente, doença da arranhadura do gato ou dermatite, e nenhuma outra avaliação é necessária. Em pacientes com linfadenopatia localizada inexplicável e um quadro clínico de 3 a 4 semanas, um período de observação é apropriado antes da biopsia. Os pacientes com linfadenopatia localizada e um quadro clínico preocupante ou com linfadenopatia generalizada precisarão de avaliação adicional, que muitas vezes inclui biopsia. A biopsia cirúrgica deve ser reservada para pacientes com linfadenomegalia não resolvida com tratamento clínico.

## Bibliografia

Atas E, Kesik V, Fidanci MK. Evaluation of children with lympadenopaty. Turk Ped Ars. 2014; 49:30-5.

Ferrer R. Lymphadenopathy: differential diagnosis and evaluation. Am Fam Physician. 1998; 58:1313-20.

Friedmann AM. Evaluation and management of lymphadenopathy in children. Pediatr Rev. 2008; 29:53-60.

Habermann TM, Steensma DP. Lymphadenopathy. Mayo Clin Proc. 2000; 75:723-32.

Libman H. Generalized lymphadenopathy. J Gen Intern Med. 1987; 2:48-58.

Lopez FA, Campos Jr D. Tratado de pediatria: Sociedade Brasileira de Pediatria. 2. ed. São Paulo: Manole; 2010.

Rajasekaran K, Krakovitz P. Enlarged neck lymph nodes in children. Pediatr Clin North Am. 2013; 60(4):793-1018.

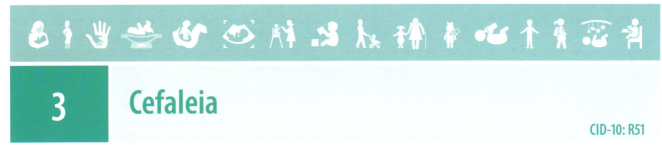

# 3 Cefaleia

CID-10: R51

*Bárbara Pimenta Novais Máximo • Camilla Sousa Santos • Isabella Delminda Godinho Santiago • Maria das Graças Nunes Brasil*

## Introdução

Cefaleia é uma queixa bastante comum nos consultórios pediátricos e nos prontos-socorros; acomete cerca de 60% das crianças e adolescentes. Embora, na maioria dos casos, seja uma condição benigna, como distúrbio primário (tensional ou enxaqueca) ou secundário a processos infecciosos, é causa de preocupação dos pais, temerosos por condições malignas, como tumor cerebral. Portanto, os médicos devem seguir uma abordagem diagnóstica criteriosa e um manejo adequado para melhorar a funcionalidade da criança e diminuir a ansiedade dos pais.

## Formas clínicas

A classificação da cefaleia é baseada em quatro padrões de manifestação clínica: aguda, aguda recorrente, crônica não progressiva e crônica progressiva. Cefaleia aguda é um evento de dor isolada, sem história prévia, frequentemente benigna, decorrente de distúrbio primário ou de processos infecciosos. Quando há sintomas neurológicos, o diagnóstico deve ser feito rapidamente. No caso da aguda recorrente, a dor se repete com características semelhantes. Para ser considerada crônica, deve haver relato de cefaleia pelo menos 15 dias por mês em um período de 3 meses. A cefaleia aguda recorrente e a crônica não progressiva são, geralmente, causadas por cefaleia primária, com uma prevalência estimada de 20 a 25% para tensional e 8% para migrânea.

A cefaleia crônica progressiva, mais preocupante, é caracterizada por aumento progressivo da frequência e da intensidade da dor, necessitando, na maioria das vezes, de exame complementar de imagem. As principais causas de cada padrão estão descritas no Quadro 3.1.

## Avaliação

A avaliação da cefaleia em crianças deve incluir uma história clínica bem feita, identificando o padrão da dor, sua qualidade, progressão, fatores desencadeantes, história de traumatismo,

**Quadro 3.1** Causas de cefaleia.

| Aguda | Aguda recorrente | Crônica não progressiva | Crônica progressiva |
|---|---|---|---|
| • Migrânea<br>• Meningite<br>• Encefalite<br>• Hemorragia intracraniana<br>• Traumatismo<br>• Intoxicações<br>• Vasculites<br>• Tumor | • Cefaleia tensional<br>• Migrânea<br>• Sinusopatia<br>• Cefaleia associada a convulsão<br>• Neuralgia do trigêmeo<br>• Exposição recorrente a substâncias tóxicas | • Cefaleia tensional crônica<br>• Migrânea<br>• Sinusopatia crônica<br>• Apneia do sono<br>• Hipertensão intracraniana idiopática<br>• Doença da tireoide | • Elevação da pressão intracraniana<br>• Tumor<br>• Malformações vasculares<br>• Trombose do seio cavernoso<br>• Hipertensão intracraniana idiopática<br>• Vasculites |

alterações sensoriais e visuais associadas. Deve-se definir o quão incapacitante é a dor para a vida diária do paciente: quantas vezes se ausenta da escola ou das atividades extraescolares, ou mesmo quantas vezes comparece às atividades, mas não tem o desempenho adequado. As questões sociais e emocionais devem ser investigadas, principalmente em relação aos adolescentes que, em algumas ocasiões, deverão ser entrevistados na ausência dos pais.

É importante questionar os antecedentes familiares em relação a cefaleia, doenças neurológicas ou outras condições clínicas que poderiam estar associadas a causas secundárias de cefaleia.

O exame físico direciona a avaliação. Além do exame geral, o exame neurológico deve ser minucioso, incluindo avaliação dos pares cranianos, sinais de irritação meníngea e papiledema.

A migrânea é uma causa comum de cefaleia aguda recorrente. É um distúrbio primário caracterizado por dor unilateral ou bilateral, latejante ou em "facada", associada a sintomas autonômicos (náuseas, vômito ou dor abdominal), fotofobia e fonofobia. Pode ser classificada como migrânea com ou sem aura, quando há ou não distorções visuais, como escotomas, ou perdas visuais antes do início da dor. Há um forte fator genético envolvido; quando a história familiar para migrânea é negativa, alguns estudiosos consideram como fator de risco para lesões intracranianas.

Os tumores cerebrais apresentam manifestações clínicas variáveis de acordo com a idade do paciente, o tipo e a localização. Aqueles que aumentam a pressão intracraniana geralmente causam cefaleias que despertam a criança durante o sono; são piores pela manhã e provocam vômito.

A cefaleia tensional é a mais frequente na faixa etária pediátrica. Pode ser episódica ou crônica, descrita como dor em aperto, com localização variável. A intensidade tende a ser mais leve, e a duração, mais curta que a da migrânea. Mais adiante, é apresentado o fluxograma da avaliação associada ao manejo e possíveis diagnósticos (Figura 3.1).

## Exames complementares

Sabe-se que história clínica detalhada e exame físico completo são, frequentemente, suficientes para identificar a etiologia da cefaleia, sem necessidade de exames complementares. No entanto, pacientes com sintomas sistêmicos, com queixas neurológicas ou exame neurológico anormal, história de cefaleia grave de início súbito, mudança no padrão da dor, dor que desperta a criança durante o sono, devem realizar um estudo de neuroimagem. O exame de escolha é a ressonância magnética por ter maior sensibilidade para identificar alterações estruturais, processo infeccioso ou inflamatório e isquemia, mas a tomografia computadorizada é preferível quando houver suspeita de hemorragia ou fratura.

Atentar para a orientação da Academia Americana de Neurologia sobre a neuroimagem:

- Não é indicada para crianças com cefaleia recorrente e exame neurológico normal
- Deve ser considerada para crianças com exame neurológico anormal e/ou convulsão associada
- Deve ser considerada para crianças com cefaleia de forte intensidade de início súbito ou mudança no padrão da dor.

## Tratamento

Estabelecido o diagnóstico de cefaleia primária, o manejo se inicia explicando ao paciente e à família sobre a benignidade do quadro. O tratamento é constituído de mudanças no estilo de vida, tratamento do quadro agudo, estratégias complementares e prevenção.

### *Mudanças no estilo de vida*

O diário da dor realizado pelo paciente contribui na identificação dos fatores desencadeantes e, consequentemente, no tratamento na medida em que o paciente aprende a evitá-los. É importante ter uma alimentação saudável, com adequada ingesta de água e restrição do consumo de cafeína, além da prática de atividade física regular. A higiene do sono também é necessária, mantendo um sono regular e evitando o uso de eletrônicos antes de dormir.

### *Tratamento agudo*

O plano terapêutico deve abranger também o tratamento das crises de cefaleia. Deve-se informar aos pais que o uso de sintomáticos deve ser instituído precocemente na cefaleia intensa, já que estudos demonstram maior eficiência da intervenção precoce. No entanto, há que se explicar que essas medicações não devem ser usadas mais que 3 vezes/semana. Para os anti-inflamatórios não esteroides, o uso máximo é de 15 dias por mês e, para os triptanos, 10 dias por mês. Trata-se de evitar a cefaleia causada pelo uso abusivo de medicação. Os medicamentos mais utilizados estão descritos no Quadro 3.2. Opioides e barbitúricos não são indicados devido ao risco de cronificação da dor.

### *Estratégias complementares*

A terapia comportamental complementa a terapia farmacológica e pode, inclusive, substituí-la em algumas situações, mas a combinação de ambas tem demonstrado maior benefício terapêutico a longo prazo. A abordagem psicológica baseada na terapia de relaxamento e na terapia cognitivo-comportamental mostrou um efeito mais duradouro na melhora do humor e na redução da dor crônica.

### *Prevenção*

A terapia preventiva deve ser considerada quando o paciente apresenta cefaleia incapacitante por 4 ou mais dias por mês. Deve ser iniciada na menor dose possível com aumento

# CAPÍTULO 3 Cefaleia

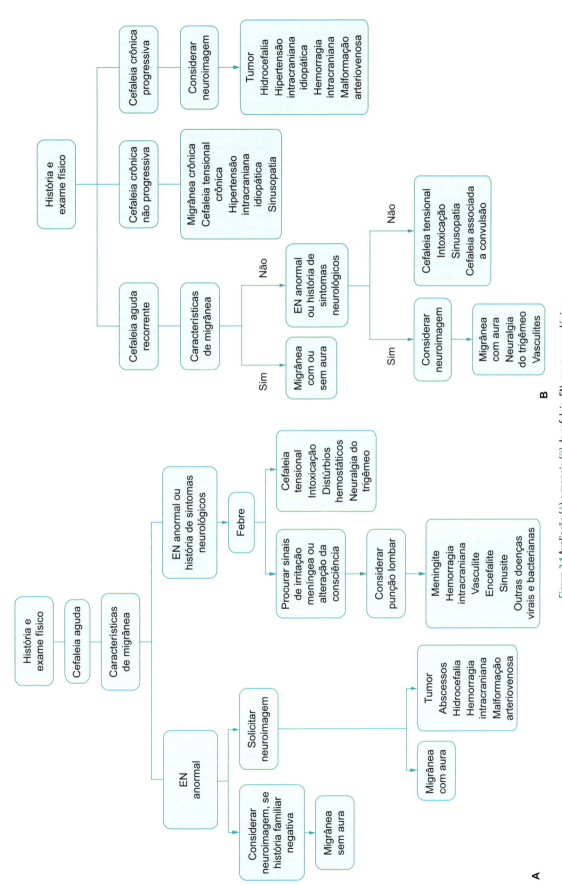

Figura 3.1 Avaliação (A) e manejo (B) da cefaleia. EN, exame neurológico.

Quadro 3.2 Medicações para tratamento agudo das crises de cefaleia.

| Medicação | Dose |
|---|---|
| Paracetamol | 10 a 12,5 mg/kg a cada 4 a 6 h; máximo de 4.000 mg/dia |
| Ibuprofeno | 10 mg/kg a cada 4 a 6 h; máximo de 3.000 mg/dia |
| Naproxeno | 5 a 7 mg/kg a cada 8 a 12 h; máximo de 1.250 mg/dia |
| Rizatriptana (usada em crianças de 6 a 17 anos) | 5 a 10 mg (pode ser repetida 1 vez em 2 h); máximo de 15 mg/dia |
| Sumatriptana (usada em crianças maiores de 12 anos) | Uso nasal: 20 mg |
| Almotriptana (usada em crianças de 12 a 17 anos) | 6,25 a 12,5 mg (pode ser repetida 1 vez em 2 h); máximo de 25 mg/dia |

gradual, se necessário, diminuindo os riscos de efeitos adversos. Os principais medicamentos estão no Quadro 3.3, mas a escolha deve ser individualizada, considerando as comorbidades de cada paciente. Por exemplo, indivíduos obesos devem usar topiramato e evitar valproato. Já uma criança com transtorno do sono se beneficiaria com a amitriptilina.

### Evolução e prognóstico

Não há estudos que acompanhem a evolução e o prognóstico de crianças e adolescentes a longo prazo. A curto prazo, no entanto, estudos demonstram que o tratamento adequado da cefaleia desde o início do quadro é, sim, eficiente no controle da dor episódica e crônica.

### Bibliografia

Adam HM, Foy JM. Signs & symptoms in pediatrics. American Academy of Pediatrics; 2015.

Quadro 3.3 Medicações preventivas de cefaleia.

| Medicação | Dose |
|---|---|
| Amitriptilina | 10 a 50 mg à noite |
| Ciproeptadina | 0,25 a 1,5 mg/kg/dia |
| Propranolol | 2 a 4 mg/kg/dia |
| Verapamil | 4 a 10 mg/kg/dia divididos em 3 vezes |
| Ácido valproico | 20 a 40 mg/kg/dia |
| Gabapentina | 10 a 40 mg/kg/dia |
| Topiramato | 1 a 2 mg/kg/dia |

Blume HK. Pediatric headache: a review. Pediatr Rev. 2012; 33:562-76.
Faedda N, Cerutti R, Verdecchia P et al. Behavioral management of headache in children and adolescents. J Headache Pain. 2016; 17:80.
Pomeranz AJ, Sabnis S, Busey SL et al. Pediatric decision-making strategies. 2. ed. Philadelphia: Elsevier; 2016.

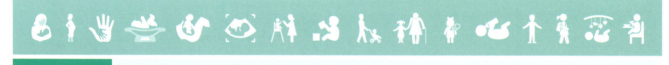

# 4 Dor Abdominal Crônica

CID-10: R10.4

*Lívia Maria Lindoso Lima • Fátima Maria Lindoso da Silva Lima*

### Introdução

A dor abdominal crônica é um fenômeno subjetivo, resultante da interação complexa do sistema nervoso central e o sistema nervoso entérico, aliada à percepção que envolve aspectos cognitivos, emocionais e culturais. É um problema comum em escolares e incide em 10 a 18% das crianças entre 4 e 16 anos de idade. Predomina no sexo feminino (em torno de 1,5:1) em relação ao sexo masculino. É caracterizada por, pelo menos, três episódios de dor, suficientemente fortes para interferir nas atividades habituais da criança por um período mínimo de 3 meses ou mais. Pode ser de origem orgânica ou funcional.

### Causas

Em 70 a 90% dos casos, a dor abdominal crônica é de origem funcional, sendo o restante decorrente de patologias orgânicas (Quadro 4.1). Em crianças e adolescentes predispostos, a interação do eixo cérebro-intestino, assim como fatores ambientais, estilo de vida e hábitos, temperamento individual, influenciam diretamente a ocorrência de dor abdominal funcional.

**Quadro 4.1** Principais causas de dor abdominal crônica por sistemas em crianças e adolescentes.

| Sistema gastrintestinal | Sistema genitourinário |
|---|---|
| • Doença do refluxo | • Hidronefrose |
| • Gastrite por *Helicobacter pylori* | • Infecção do sistema urinário |
| • Doença péptica | • Urolitíase |
| • Esofagite | • Dismenorreia |
| • Intolerância à lactose | • Doença inflamatória pélvica |
| • Doença celíaca | • *Mittelschmerz* |
| • Parasitose intestinal | **Miscelânea** |
| • Doença inflamatória intestinal | • Febre familiar do Mediterrâneo |
| • Divertículo de Meckel | • Tumores |
| • Malrotação com volvo (intermitente) | • Anemia falciforme |
| • Obstipação intestinal | • Intoxicação por chumbo |
| **Fígado e vias biliares** | • Porfiria |
| • Colelitíase | |
| • Cisto de colédoco | |
| • Abscesso hepático | |
| • Pancreatite crônica | |

No consenso ROMA IV, a dor abdominal crônica de origem funcional (DACF) na faixa pediátrica foi dividida, de acordo com sintomas predominantes, em: dispepsia funcional, síndrome do intestino irritável, enxaqueca abdominal, dor abdominal funcional da infância, síndrome da dor funcional na criança e aerofagia.

## Manifestações clínicas

É importante identificar se o sintoma da dor vem em decorrência de alterações gastrintestinais funcionais ou se resulta de patologias orgânicas. Para tal, devem ser realizados anamnese minuciosa, buscando detalhar desde a primeira crise, e exame físico completo, visando identificar os sinais de alarme. É importante formular algumas questões à criança ou aos seus pais: Como é a dor? Qual a sua intensidade? Quando ela se manifesta? Qual a sua localização? O que a desencadeia (identificar eventos estressores)? O que a piora ou a melhora? Existem outros sintomas associados à dor?

Sinais de alerta sugerem patologia orgânica, dentre eles: idade de início antes de 4 anos, perda de peso ou desaceleração do crescimento linear, episódios persistentes de vômito, febre recorrente, dor longe do umbigo, dor que desperta a criança do sono, recusa alimentar em função da dor, sangramento gastrintestinal, diarreia noturna, artrite, doença perirretal, puberdade retardada e história familiar de doença péptica, doença celíaca e doença inflamatória intestinal. A DACF tem localização predominantemente periumbilical, os episódios de dor geralmente duram menos de 1 hora, resolvem-se espontaneamente, e podem ser acompanhados por palidez, náuseas, tonturas, cefaleia ou fadiga.

## Diagnóstico diferencial

O diagnóstico diferencial deve ser feito com a dor abdominal orgânica, que pode ser secundária a várias entidades clínicas, entre elas: obstrução do sistema urinário, pielonefrite recorrente, calculose renal ou biliar, doença do refluxo, doença péptica, intolerância à lactose, doença inflamatória intestinal, doença celíaca, pancreatite crônica, anemia falciforme e constipação intestinal funcional oculta.

## Exames complementares

Para diagnóstico de dor abdominal recorrente (DAR) não devem ser solicitados testes complementares exaustivos e de forma indiscriminada para descartar causas orgânicas de dor. Exames complementares serão realizados na ocorrência dos sinais e sintomas apresentados na Figura 4.1. A realização de anamnese criteriosa e exame físico minucioso são importantes já na primeira consulta. A completa análise das queixas e dos outros componentes da história, e exame meticuloso e bem ordenado ajudam no diagnóstico, direcionam a investigação e tranquilizam a criança e seus pais.

## Manejo

As causas descritas no Quadro 4.1 e na Figura 4.1 têm tratamento específico e sua discussão foge ao escopo deste capítulo.

No caso da dor crônica funcional, uma boa relação médico-paciente/família é um importante componente no manejo da dor abdominal funcional. O paciente e sua família devem acreditar que as suas queixas e preocupações são valorizadas pelo profissional de saúde. As causas de doenças orgânicas específicas devem ser abordadas (geralmente por uma revisão dos sinais e sintomas da doença que estão ausentes) e tratadas em suas especificações. A explicação da DACF por meio de um modelo biopsicossocial de doença funcional pode ser útil, uma vez que molda a doença em termos de ser um diagnóstico positivo, em vez de um diagnóstico de exclusão. É necessário identificar os prováveis fatores desencadeadores, evitando os gatilhos, o que pode ser benéfico no tratamento da dor abdominal funcional em crianças e adolescentes, devendo ser mantido um diário da dor.

Uma revisão sistemática publicada em 2015 evidenciou que intervenções dietéticas não são eficazes no tratamento da DACF em crianças. Restrição dietética pode resultar em deficiências de nutrientes (p. ex., cálcio, vitamina D) e, quando houver dieta restritiva, esta deve estar dentro de um padrão de nutrição adequada. Embora estudos de alta qualidade sejam escassos, alguns dados mostram a eficácia da hipnoterapia, da terapia cognitivo-comportamental e dos probióticos na DACF. Os dados sobre os suplementos de fibra são inconclusivos.

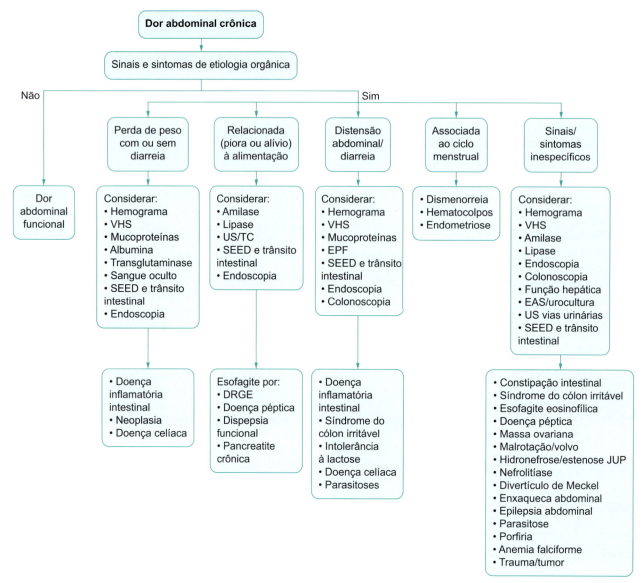

**Figura 4.1** Investigação e diagnóstico diferencial da dor abdominal crônica em pediatria. VHS: velocidade de hemossedimentação; US: ultrassonografia; TC: tomografia computadorizada; EPF: exame parasitológico de fezes; SEED: seriografia de esôfago, estômago e duodeno; JUP: junção ureteropélvica. Adaptada de Pomeranz et al., 2016.

## Bibliografia

Anthony M, Loizides MD, Katherine AO et al. Abdominal pain. In: Signs & symptoms in pediatrics. American Academy of Pediatrics, Elk Grove Village; p. 13-27.

Devanarayana NM, Rajindrajith S, Silva HJ. Recurrent abdominal pain in children. Indian Pediatrics. 2009; 46:389-99.

Dhroove G, Chogle A, Saps M. A million-dollar work-up for abdominal pain: is it worth it? J Pediatr Gastroenterol Nutr. 2010; 51(5):579-83.

Duarte MA, Mota JAC. Dor abdominal recorrente. J Pediatr. 2000; 76(2):S165-72.

Gijsbers CF, Kneepkens CM, Schweizer JJ et al. Recurrent abdominal pain in 200 children: somatic causes and diagnostic criteria. Acta Paediatr. 2011; 100(11):208-14.

Gray L. Chronic abdominal pain in children. Aust Fam Physician. 2008; 37(6):398-400.

Motta MEFA, Silva, GAP. Dor abdominal. In: Freire LMS. Diagnóstico diferencial em Pediatria. Rio de Janeiro: Guanabara Koogan; 2008. pp. 427-31.

Pomeranz AJ et al. Abdominal pain. In: Pomeranz AJ, Sabnis S, Busey SL, Kliegman RM eds. Pediatric decision-making strategies. 2nd edition. Elsevier, Philadelphia, PA; p. 72-75.

Rasquin A, Di Lorenzo C, Forbes D et al. Childhood functional gastrointestinal disorders: child/adolescent. Gastroenterology. 2006; 130(5):1527-37.

Rutten JM, Korterink JJ, Venmans LM et al. Nonpharmacologic treatment of functional abdominal pain disorders: a systematic review. Pediatrics. 2015; 135(3):522-35.

Saps M, Velasco-Benitez CA, Langshaw AH et al. Prevalence of functional gastrointestinal disorders in children and adolescents: comparison between Rome III and Rome IV criteria. J Pediatr. 2018;199:212-6.

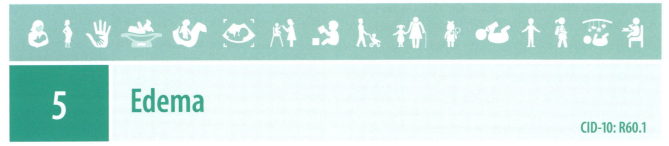

# 5 Edema

CID-10: R60.1

*Anita Justino da Silva Almeida*

## Introdução

Edema consiste em acúmulo anormal de líquido nos tecidos corporais. Na maioria dos casos, apresenta-se principalmente no compartimento de líquido extracelular, mas pode envolver também os líquidos intracelulares. Pode ser localizado ou generalizado. Inúmeros distúrbios e doenças podem cursar com edema, sendo que a maioria das causas de edema são doenças autolimitadas. Existem diferentes condições capazes de produzir aumento da filtração capilar de líquido e proteínas para o interstício, sendo três fatores principais: aumento da pressão hidrostática nos capilares, diminuição da pressão coloidosmótica do plasma e aumento da permeabilidade capilar, com consequente extravasamento de proteínas e líquido através dos poros dos capilares.

## Causas

Enteropatia perdedora de proteínas, síndrome nefrótica, fibrose cística e síntese reduzida de albumina causando diminuição da pressão oncótica, doença hepática e subnutrição são as principais causas de edema pela diminuição da pressão oncótica devido à perda de proteína.

Aumento do volume de sangue pela retenção de sódio, insuficiência cardíaca congestiva, retenção primária de sódio pelos rins, glomerulonefrite aguda, púrpura de Henoch-Schönlein, edema pré-menstrual, edema da gravidez, obstrução venosa, pericardite constritiva, edema agudo de pulmão, hipertensão portal, síndrome de Budd-Chiari, obstrução venosa local/trombose venosa profunda e tromboflebite são as principais causas de edema pelo aumento da pressão hidrostática.

Aumento da permeabilidade capilar, reação alérgica, angioedema induzido pelo inibidor da enzima conversora de angiotensina, reações inflamatórias (queimadura, celulite), angioedema hereditário, picada de animais peçonhentos e outras causas como edema do recém-nascido, hipotireoidismo (mixedema), linfedema e edema da pálpebra superior causado pelo vírus Epstein-Barr (mononucleose infecciosa) são as principais etiologias de edema por obstrução linfática.

## Avaliação

A avaliação de uma criança com edema começa com uma história completa e minuciosa. Devem ser avaliadas a idade do paciente, a localização do edema (face ou extremidades) e sua extensão (localizado ou generalizado), além da duração dos sintomas, pois o estabelecimento de tempo é importante para distinguir uma condição adquirida de uma condição congênita. Ficar atento se há queixas associadas que sugiram doença sistêmica ou disfunção orgânica, buscar história patológica pregressa e familiar de alergias e medicamentos que a criança usou. Averiguar se ocorreram diarreia ou vômito. Avaliar se houve ganho de peso, se roupas e sapatos ficaram apertados, já que tais mudanças podem ser ignoradas pelos pais por julgarem ser sinais normais de crescimento. O exame físico inclui avaliação de parâmetros de crescimento da criança e de todos os sistemas, incluindo os sinais vitais. A avaliação do sistema cardiovascular deve ser minuciosa, pois o surgimento de taquicardia, taquipneia, ritmo de galope, estertores, hepatomegalia é visto em pacientes com insuficiência cardíaca; enquanto a taquipneia e estertores são indicativos de edema pulmonar. Na criança com derrame pericárdico, os achados clássicos de pulso paradoxal, bulhas abafadas e turgência de jugular podem estar presentes. No entanto, vários estudos de pacientes com tamponamento visível ao ecocardiograma não apresentavam esses achados do exame físico em 30 a 50% dos pacientes. Os níveis aumentados da pressão arterial podem refletir hipervolemia decorrente de insuficiência renal aguda ou crônica ou glomerulonefrite. Aferições de pressão arterial devem ser interpretadas em relação a idade, sexo e percentil de estatura do paciente.

Se houver edema generalizado, deve-se avaliar se a criança apresenta derrame pleural, edema pulmonar, ascite, edema de região genital. Ao examinar os pulmões, o achado de diminuição do murmúrio vesicular e macicez à percussão é condizente com derrame pleural e estertores com edema pulmonar. A ascite está associada a distensão abdominal, embotamento afetivo e piparote positivo. Os pacientes com síndrome nefrótica também podem ter edema periorbital proeminente; este achado é geralmente pior pela manhã e há melhora com a deambulação. O edema generalizado pode ser um sinal de uma doença grave subjacente.

O edema localizado é uma queixa mais comum em pediatria do que o edema generalizado. Geralmente, é causado por traumatismo, infecção, ou secundário a uma reação alérgica. A anamnese e os achados do exame físico, muitas vezes, levam a um diagnóstico específico sem a necessidade de testes adicionais. Dor à palpação indica traumatismo ou infecção; febre, eritema e calor ocorrem com uma causa infecciosa. Na face e em extremidades distais, devemos ficar atentos, pois picadas de insetos podem produzir inchaço e calor, o que pode ser difícil de distinguir de celulite. Uma resposta terapêutica com anti-histamínico oral ou intramuscular ou uma dose de epinefrina pode ajudar a diferenciar uma reação alérgica de outras causas de edema localizado.

Curiosamente, o edema da pálpebra superior bilateral pode ser encontrado em pacientes com mononucleose infecciosa. Este edema (sinal de Hoagland) pode ocorrer em até 50% dos pacientes, nos primeiros dias da doença, e não apresenta desconforto significativo. Quando ocorre edema localizado na face, é importante que o médico avalie cuidadosamente a criança para ver se há envolvimento das vias respiratórias. Se uma criança apresenta edema facial grave ou recorrente, especialmente se houver um história familiar de um problema semelhante, o diagnóstico de angioedema hereditário deve ser investigado.

Algumas características locais do edema podem auxiliar na identificação da sua etiologia, como temperatura local (calor – sugere causa inflamatória; frio – sugere insuficiência arterial associada ou condições de baixo débito cardíaco), dor local (sugere quadros inflamatórios, geralmente de instalação aguda ou traumatismo), característica da pele sobre o edema (lisa e brilhante – formas agudas; enrugada e hiperpigmentada – formas crônicas; coloração [cianose e palidez] causas vasculares; somente palidez – hipoproteinemia; hiperemia – causa inflamatória; lesões cutâneas associadas – úlceras: insuficiência venosa, bolhas e pústulas: erisipela).

No geral, a maioria das crianças que desenvolvem edema terá um diagnóstico benigno e curso autolimitado.

## Diagnóstico diferencial

Diagnóstico diferencial de edema localizado: insuficiência venosa crônica, trombose venosa profunda, linfedema, angioedema, síndrome da veia cava superior, mononucleose infecciosa, urticária. O edema facial também pode ser causado por sinusite, celulite orbitária ou problemas dentários (abscesso dentário). Estes pacientes irão apresentar uma história de dor de dente ou dor facial, congestão nasal, eritema e/ou febre. Uma história de exposição ambiental leva ao diagnóstico de outras causas comuns de edema localizado, incluindo queimaduras solares, queimaduras e dermatite induzida por plantas, picadas de animais peçonhentos e picadas de insetos.

Diagnóstico diferencial de edema generalizado: insuficiência cardíaca congestiva, pericardite constritiva, derrame pericárdico, *cor pulmonale*, miocardiopatia, síndrome nefrótica, glomerulonefrite, nefropatia diabética, hipertensão portal, cirrose hepática, kwashiorkor, enteropatia perdedora de proteína, síndrome de má absorção, hipotireoidismo, hiperaldosteronismo secundário, idiopática. Condições menos graves podem ser causadas por certos medicamentos (anticoncepcionais orais, corticosteroides, lítio, agentes anti-inflamatórios não esteroides, bloqueadores dos canais de cálcio e outros), todavia este inchaço geralmente se resolve quando a medicação é interrompida.

Uma abordagem diagnóstica do edema na criança é apresentada na Figura 5.1.

## Exames complementares

Os quadros clínicos geralmente são floridos, típicos, e pode-se, na maioria das vezes, chegar ao diagnóstico sem exames complementares. Entretanto, pode existir dificuldade na etiologia do edema nos pacientes que se apresentam, nas fases iniciais, sem outros achados no exame físico. Nestes casos a investigação laboratorial tem utilidade. Ela deve ser direcionada para as causas mais prováveis, conforme a apresentação clínica do paciente e/ou seus fatores de risco.

A pesquisa das condições mais comuns inclui: exames de imagem – radiografia de tórax, ecodopplercardiograma, eletrocardiograma (ECG), ultrassonografia (US) de abdome, US dos rins e vias urinárias, US do sistema venoso do membro afetado; exames laboratoriais – exame de elementos e sedimentos anormais da urina (EAS), proteinúria de 24 horas, ureia, creatinina, albumina sérica, proteínas totais, transaminase glutâmico-oxalacética (AST), transaminase glutâmico-pirúvica (ALT), bilirrubinas, atividade de protrombina, eletrólitos, triglicerídeos, velocidade de hemossedimentação (VHS), hemograma, exame parasitológico de fezes (EPF).

## Tratamento

A intervenção terapêutica mais eficaz é tratar a causa subjacente. A única situação de edema generalizado que põe a vida do paciente em risco e exige medidas imediatas é o edema pulmonar. Existem outras exceções de edema localizado em que deve ser instituído o tratamento imediato, como o edema de glote alérgico e a hipertensão intracraniana. Em todas as outras situações o tratamento deve ser instituído com calma, devido ao risco de provocar transtornos hidreletrolíticos e/ou depleção do volume circulante com prejuízo na perfusão dos órgãos.

# CAPÍTULO 5  Edema

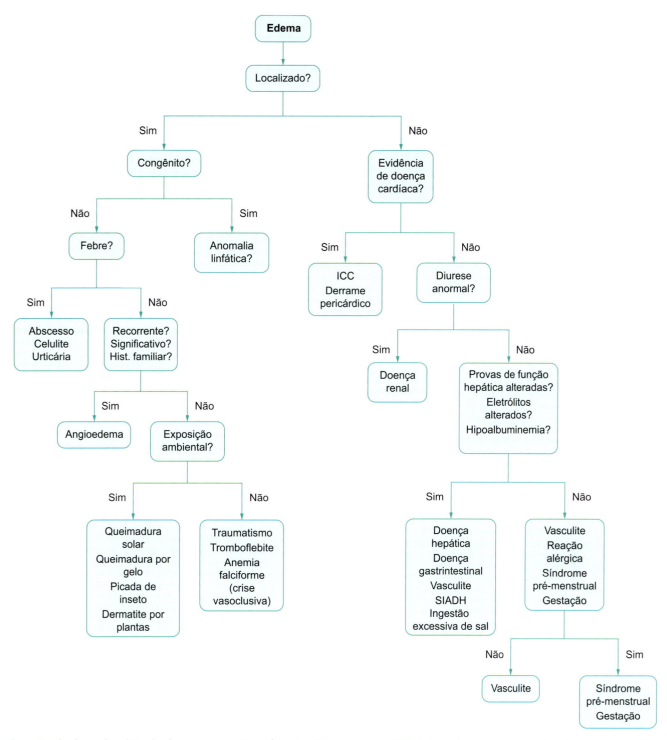

Figura 5.1 Abordagem diagnóstica do edema na criança. ICC: insuficiência cardíaca congestiva; SIADH: síndrome da secreção inapropriada do hormônio antidiurético.

## Bibliografia

Guyton A, Hall J. Tratado de fisiologia médica. 10. ed. Guanabara Koogan; 2002. pp. 156-64; 260-4.

Rocha LOS, Rocha ALS. Edema. In: Lopez M, Laurentys-Medeiros J. Semiologia médica. Rio de Janeiro: Revinter; 2001. pp. 196-212.

Rose BD. Pathophysiology and etiology of edema. UpToDate; 2005.

Sterns RH. Idiopathic edema. UpToDate; 2015.

Valentini RP. Evaluation and management of edema in children. UpToDate; 2015.

Valentini RP. Pathophysiology and etiology of edema in children. UpToDate; 2015.

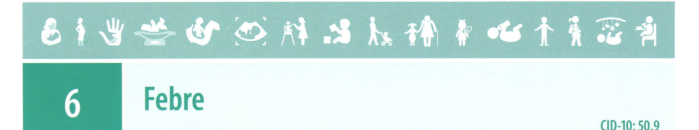

# 6 Febre

CID-10: 50.9

Taynara Meiga Fernandes • Maysa Campos Mota de Oliveira • Paulo Sérgio Sucasas da Costa

## Introdução

A temperatura do corpo humano pode ser influenciada por vários fatores, como período do dia, local anatômico da aferição, idade, sexo, dieta, temperatura ambiental, vestuário e até mesmo "variação individual" do termostato hipotalâmico. Porém, em indivíduos normais essa variação de temperatura é ampla e flutua entre 35,5 e 37,7°C. O ponto mais alto é alcançado no início da noite, e o mais baixo, no início da manhã. Em geral, crianças apresentam temperatura corporal mais alta do que os adultos, devido à maior área de superfície corporal em relação ao peso e à alta taxa metabólica. Não há consenso para a definição dos valores de febre em pediatria. Nield e Kamat (2020) definem a febre a partir da temperatura retal maior ou igual a 38°C, enquanto a Sociedade Brasileira de Pediatria a define como a temperatura axilar maior ou igual a 37,8°C.

## Fisiopatologia

A temperatura corporal é regulada por neurônios termossensíveis localizados no hipotálamo pré-óptico ou anterior, os quais respondem às mudanças da temperatura sanguínea, bem como por receptores de calor e frio localizados na pele e nos músculos. Esse sistema termorregulador modula a produção e a perda de calor para que a temperatura central se mantenha dentro de níveis adequados.

A febre pode ser desencadeada por três mecanismos diferentes. O primeiro e mais comum mecanismo envolve a presença de pirógenos endógenos e exógenos que aumentam o ponto de ajuste (*set point*) do termostato hipotalâmico mediado pela produção central de prostaglandina E2 ($PGE_2$). Os pirógenos incluem as interleucinas (IL) 1Aβ e 6, fator de necrose tumoral α (TNF-α), interferonas β e γ, leucócitos estimulados e outras células que também atuam como pirógenos endógenos. As doenças infecciosas, linfoproliferativas e inflamatórias, e até mesmo alguns fármacos, podem causar febre mediante a produção de pirógenos endógenos. Além disso, algumas substâncias produzidas pelo corpo não são especificamente pirógenos, mas são capazes de estimulá-los. Tais substâncias incluem complexos antígeno-anticorpo na presença de complemento, componentes do complemento, produtos de linfócitos, ácidos biliares e metabólitos de esteroides androgênicos.

As substâncias exógenas incluem principalmente patógenos infecciosos e fármacos. Agentes microbianos, toxinas ou outros produtos desses microrganismos são os mais comuns pirógenos exógenos e estimulam macrófagos e outras células para produzirem pirógenos endógenos. A endotoxina é uma das poucas substâncias que podem diretamente afetar a termorregulação no hipotálamo, bem como estimular liberação endógena de pirógenos (Figura 6.1). Alguns fármacos podem causar febre, como a vancomicina e a anfotericina B.

A alteração do *set point* hipotalâmico pelos pirógenos induz produção de calor com atividade motora (calafrios), catabolismo de gordura marrom e aumento da retenção

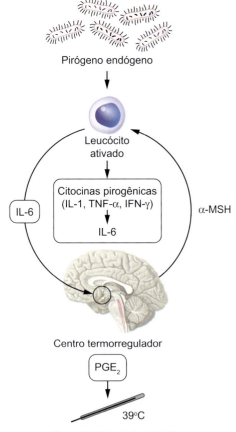

**Figura 6.1** Fisiopatologia da febre.

periférica de calor (vasodilatação), culminando na febre. O uso de antitérmicos (anti-inflamatórios) bloqueia a produção de $PGE_2$ e ocasiona efeitos inversos (vasodilatação periférica e sudorese).

O segundo mecanismo está relacionado com produção de calor exacerbada em relação à perda. Isso ocorre, por exemplo, no envenenamento por salicilato e na hipertermia maligna.

O último mecanismo envolve perda de calor ineficiente. Pode ocorrer em crianças com displasia ectodérmica ou vítimas de exposição grave ao calor.

### Manifestações clínicas associadas

As manifestações clínicas em uma criança febril podem variar desde ausência de sintomas até mal-estar e prostração extremas. As crianças podem se queixar de sensação de calor ou frio, apresentar rubor facial, tremores, fadiga, hiporexia e irritabilidade. A transpiração excessiva, associada à baixa aceitação de líquidos, pode causar desidratação. Alterações na frequência cardíaca, mais comumente taquicardia, e a taquipneia também podem ocorrer. Normalmente, a frequência cardíaca (FC) aumenta em 10 bpm a cada 1°C elevado para crianças maiores de 2 meses de idade. Eventualmente, algumas infecções causam redução da FC durante a febre, como a dengue e a febre tifoide. Os valores de referência da FC estão elucidados no Quadro 6.1.

### Causas

A maioria das causas dos episódios febris agudos pode ser diagnosticada por história cuidadosa e exame físico detalhado e requer poucos exames laboratoriais. As causas infecciosas constituem a etiologia mais provável da febre aguda e os vírus respiratórios e gastrintestinais são responsáveis pela maioria dos casos de febre em todas as faixas etárias. Entretanto, uma discussão ampla de todas as causas de febre em crianças está além do escopo deste capítulo. Cabe, no entanto, apresentar a classificação da febre em categorias maiores (Quadro 6.2).

**Quadro 6.1** Valores normais de frequência cardíaca para a idade.

| Idade | Batimentos por minuto (variação média) |
|---|---|
| 0-7 dias | 95-160 (125) |
| 1-3 semanas | 105-180 (145) |
| 1-6 meses | 110-180 (145) |
| 6-12 meses | 110-170 (135) |
| 1-3 anos | 90-150 (120) |
| 4-5 anos | 65-135 (110) |
| 6-8 anos | 60-130 (100) |
| 9-16 anos | 60-110 (85) |

**Quadro 6.2** Diagnóstico diferencial da febre em categorias.

- Infecção
- Doença autoimune
- Doença neoplásica
- Doença metabólica (p. ex., hipertireoidismo)
- Doença inflamatória crônica
- Doença hematológica (p. ex., doença falciforme, reação transfusional)
- Febre pós-imunização ou medicamentosa
- Febre de origem central
- Febre factícia (síndrome de Munchausen)

Adaptado de van der Jagt, 2015.

### Tratamento

As condições do paciente (grau de febre, estado geral) para a indicação de antitérmico variam na literatura, de modo que alguns autores chegam a sugerir que febre com temperatura inferior a 39°C em crianças saudáveis geralmente não requer tratamento medicamentoso, sugerindo hidratação adequada que reponha líquidos perdidos devido ao aumento da demanda metabólica. Quando a criança se torna mais irritada, o tratamento sintomático é invariavelmente necessário. Se a criança apresentar comorbidades prévias, cardiopulmonares, distúrbios metabólicos ou neurológicos que a coloquem no grupo de risco para descompensação grave pela febre, ela deve receber tratamento medicamentoso precoce com antipiréticos. Raramente os antipiréticos alteram o curso das doenças infecciosas (como os anti-inflamatórios na dengue).

Hiperpirexia (> 41°C) indica alta probabilidade de distúrbios do hipotálamo ou hemorragia do sistema nervoso central e deve ser tratada com antipiréticos. Alguns estudos mostram que a hiperpirexia pode estar associada a risco significativamente aumentado de infecção por bactérias graves, mas outros estudos não fundamentaram essa relação.

A febre causada por etiologias específicas tende a cessar quando a condição de base é devidamente tratada como, por exemplo, a administração de antibióticos para tratar infecções bacterianas, em que se observa a resolução da febre em até 72 horas após seu início. Evidências são escassas para alternativas complementares para o tratamento da febre, como banhos mornos e cobertores de resfriamento. Álcool e soluções alcoólicas não devem ser usados para essa finalidade. A absorção dos vapores do álcool através dos pulmões pode causar toxicidade e até mesmo a morte.

Os antipiréticos tratam a febre, reduzindo a produção de prostaglandinas. Ao escolher o antitérmico a ser usado, deve-se considerar a potencial toxicidade e eficácia. Se usados adequadamente, esses medicamentos são seguros.

Paracetamol, dipirona e ibuprofeno são utilizados no Brasil. No entanto, apenas ibuprofeno e paracetamol são recomendados para uso em crianças pela Food and Drug Administration (FDA).

O paracetamol pode ser usado em crianças com menos de 3 meses e em casos de arboviroses (dengue, chikungunya e zika vírus). A dose usual oral é de 10 a 15 mg/kg/dose a cada 6 horas. Hepatotoxicidade por paracetamol está principalmente relacionada ao erro de medicação, especificamente em relação a dosagem, frequência e duração do tratamento. Em geral, deve-se lembrar que a toxicidade em crianças tende a ocorrer após a administração de doses únicas que variam de 120 a 150 mg/kg, correspondendo a cerca de 15 vezes o recomendado.

O ibuprofeno é utilizado em crianças acima de 6 meses de idade na dose de 5 a 10 mg/kg/dose, até 4 vezes/dia. Ele inibe a função plaquetária devido ao seu efeito na síntese de prostaglandinas, mas isso é reversível com a descontinuação do fármaco, e a disfunção plaquetária é de curta duração. Quando bem indicado, a dose oral usual em crianças maiores de 6 meses é de 5 a 10 mg/kg/dose a cada 6 horas.

A dipirona é um antitérmico de uso comum no Brasil, mas não é prescrito na América do Norte devido às reações adversas hematológicas. No Brasil é bastante utilizado na faixa pediátrica. Pode ser administrado a partir dos 3 meses de idade, na dose usual, oral, venosa ou intramuscular de 6 a 15 mg/kg/dose a cada 6 horas. As reações adversas mais comuns são sintomas gastrintestinais, insuficiência renal e hepática, discrasias sanguíneas (agranulocitose) e erupções cutâneas.

O ácido acetilsalicílico, atualmente, não é utilizado no tratamento da febre em Pediatria devido, principalmente, a sua associação com a síndrome de Reye, particularmente quando usado em crianças com varicela ou *influenza*. Além disso, esse medicamento tem vários outros efeitos adversos, incluindo inibição da função plaquetária, gastrite e sangramento gastrintestinal, além de poder levar a exacerbação da asma.

O uso de antitérmicos combinados em uso intermitente (p. ex., intercalar paracetamol com ibuprofeno) possui dados limitados na literatura. É mais seguro o uso de um único antipirético. O conhecimento das causas e da fisiopatologia da febre se faz necessário para evitar o uso abusivo de antitérmicos, mediante orientação dos pais quanto ao processo autolimitado da maioria das causas infecciosas virais da febre.

Finalmente, é importante lembrar que não se deve usar antitérmico profilático em situações de imunização pelo potencial efeito deletério na resposta imune da vacina administrada.

## Bibliografia

Chiappini E, Venturini E, Remaschi G et al. 2016 Update of the Italian Pediatric Society guidelines for management of fever in children. J Pediatr. 2017; 180:177-83.

Chusid MJ. Fever of unknown origin in childhood. Pediatr Clin North Am. 2017; 64(1):205-30.

Machado BM, Gilio AE. Febre: fisiologia e orientação terapêutica. In: Marques HHS, Sakane PT, Baldacci ER. Infectologia (Coleção Pediatria). Universidade de São Paulo. São Paulo: Manole; 2011. pp. 3-9.

Nield LS, Kamat D. Fever. In: Kliegman RM, Stanton BF, St. Geme JW, Blum NJ et al. (Eds.). Nelson textbook of pediatrics. 20. ed. Philadelphia: Elsevier Saunders; 2020. pp. 1432-8.

van der Jagt EW. Fever. In: Signs and symptoms in pediatrics. Chicago: American Academy of Pediatrics; 2015. pp. 343-59.

Ward MA, Hannemann NL. Fever: pathogenesis and treatment. In: Feigin and Cherry's textbook of pediatric infectious diseases. 8. ed. Philadelphia: Elsevier Saunders; 2019. pp. 52-5.

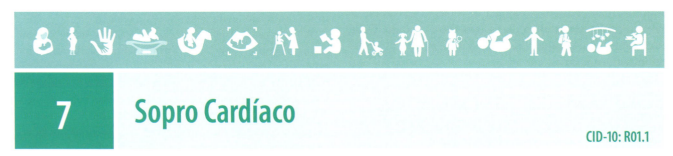

# 7 Sopro Cardíaco

CID-10: R01.1

*Ana Paula Viana de Siqueira • Beatriz Resende Mariano Bittar*

## Introdução

Sopro cardíaco corresponde a um som extra, produzido pela vibração resultante da turbulência do fluxo sanguíneo através das câmaras cardíacas e dos vasos sanguíneos. Sopros são comuns em crianças assintomáticas e representam o motivo mais frequente de encaminhamento ao cardiologista.

O sopro cardíaco inocente é o mais prevalente na infância (Figura 7.1) e ocorre em 40 a 90% das crianças saudáveis em algum momento durante a infância, sendo a maioria em idade escolar. Embora a incidência do sopro inocente exceda em mais de 27 vezes a de sopros devido a defeitos cardíacos congênitos na população pediátrica, o sopro pode ser a única

# CAPÍTULO 7  Sopro Cardíaco

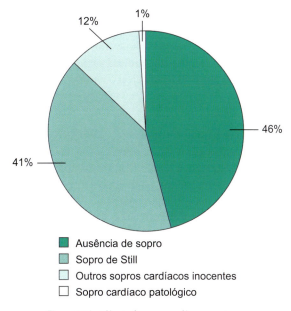

Figura 7.1 Incidência de sopro cardíaco em criança.

Quadro 7.1 Caracterização do sopro cardíaco.

| Característica | Descrição |
| --- | --- |
| Tempo | Tempo de ocorrência no ciclo cardíaco: sistólico, diastólico ou contínuo |
| Duração | Comprimento de um sopro do começo ao fim |
| Intensidade | Escala de Levine-Harvey. Localizar a área com maior intensidade |
| Localização | O precórdio é dividido em quatro áreas:<br>• Mitral (ápice cardíaco): quinto espaço intercostal na linha hemiclavicular<br>• Tricúspide: quarto ou quinto espaço intercostal ao longo da borda paraesternal esquerda<br>• Pulmonar: segundo espaço intercostal à esquerda próximo do limite esternal esquerdo<br>• Aórtica: segundo espaço intercostal direito ao longo da borda esternal direita |
| Configuração | Mudança de intensidade ao longo do ciclo cardíaco |
| Qualidade | Áspero, soprando, musical |
| Irradiação | Costas, axilas, pescoço |
| Resposta às manobras | A mudança de posição pode resultar em mudanças na ausculta |

manifestação de uma patologia cardíaca na criança. A ausência de sopro precordial também não exclui doença cardíaca congênita ou adquirida.

A prevalência estimada de doença cardíaca congênita em crianças é de cerca de 1% ou menos, sendo significativamente mais prevalente em menores de 10 anos.

Estima-se uma incidência de 8 a 9 casos para 1.000 nascidos vivos, o que representa aproximadamente 1,35 milhão de recém-nascidos por ano com cardiopatia congênita. A prevalência de doença cardíaca adquirida é ainda menor, sugerindo que a maioria das crianças que tenham um sopro não tenha doença cardíaca subjacente.

As mudanças na circulação do recém-nascido (RN) logo após o parto, para adaptação à vida extrauterina, podem levar a sopros transitórios nas primeiras horas de vida. Assim, a detecção de um sopro depende de quanto tempo após o nascimento o RN é examinado. Os sopros auscultados nas primeiras horas de vida podem refletir um canal arterial em fechamento, regurgitação tricúspide transitória do estresse perinatal ou sopro de fluxo pulmonar periférico. Logo, a prevalência de sopro diminui significativamente ao longo dos primeiros dias de vida.

O sopro cardíaco deve ser caracterizado conforme o Quadro 7.1, para que o seu processo fisiopatológico determinante seja identificado. A descrição do sopro irá orientar a necessidade de investigação, acompanhamento ou encaminhamento para o cardiologista pediátrico.

A ausculta cardíaca não deve ser executada apenas nos focos auscultatórios clássicos, devendo incluir as bordas esternais esquerda e direita, a região axilar, a região subclavicular, a fúrcula, a base do pescoço e as costas (Figura 7.2).

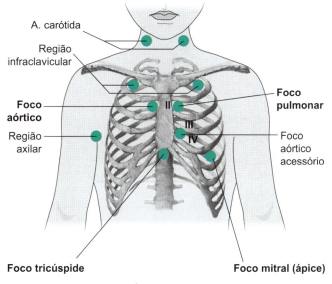

Figura 7.2 Áreas de ausculta cardíaca.

## Classificação

Os sopros cardíacos são classificados de acordo com o tempo no ciclo cardíaco (Figura 7.3) em: sistólicos (ouvidos na fase sistólica: B1 a B2), diastólicos (B2 a B1) e contínuos (durante todo o ciclo cardíaco).

O ciclo cardíaco é composto por quatro componentes principais: a primeira bulha (B1), o período sistólico, a segunda bulha (B2) e o período diastólico. B1 é causado pelo

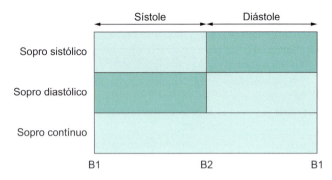

Figura 7.3 Classificação do sopro de acordo com o tempo no ciclo cardíaco.

fechamento das valvas mitral e tricúspide e é mais audível na borda inferior esquerda do esterno. B2 é causado pelo fechamento das valvas aórtica e pulmonar. O terceiro som (B3) é ouvido no início da diástole e o quarto som (B4), no final da diástole. O ritmo de galope (B4) está associado a miocardiopatia e insuficiência cardíaca congestiva.

A maior dificuldade na criança é a ausculta de B2, que é um som normalmente desdobrado com a respiração, aumentando na inspiração e diminuindo ou tornando-se único com a expiração. A ausência do desdobramento (segunda bulha única) ou desdobramento amplo pode indicar anormalidade. Outras alterações da ausculta cardíaca igualmente importantes são hiperfonese ou hipofonese de bulhas, desdobramentos fixos, cliques e estalidos.

Os sopros sistólicos são divididos em sopros de ejeção, sopros holossistólicos (pansistólicos) e sopros sistólicos tardios. Os sopros de ejeção, que podem ser inocentes ou patológicos, começam logo após B1 e geralmente terminam antes de B2. Os sopros sistólicos de ejeção geralmente implicam aumento do fluxo ou estenose em um dos fluxos de saída ventricular (aórtico ou pulmonar). Os sopros holossistólicos estão relacionados ao sangue que sai do ventrículo através de uma abertura anormal (comunicação interventricular [CIV]) ou insuficiência valvar atrioventricular (mitral ou tricúspide). Em lactentes com frequência cardíaca rápida, muitas vezes é difícil distinguir entre sopro de ejeção e sopro holossistólico.

## Causas

O sopro cardíaco pode ser inocente, patológico ou devido à doença não cardíaca que causa alteração da ausculta. A avaliação clínica sistemática com a história completa e o exame físico devem ser realizados para estabelecer o diagnóstico. Informações sobre as condições gestacionais, os antecedentes pessoais e os antecedentes familiares devem ser coletadas. Se o sopro for detectado no período neonatal, devem-se obter as informações de pré-natal.

O sopro inocente também é denominado de fisiológico, benigno, inócuo, funcional ou inorgânico e ocorre em um coração anatômica e funcionalmente normal (Quadro 7.2). O tipo mais comum é o sopro vibratório de Still. O sopro patológico (ou orgânico) é causado por doenças cardíacas estruturais decorrentes de defeitos cardíacos congênitos ou de doença cardíaca adquirida (Quadro 7.3). Os sopros diastólicos e os auscultados nos focos aórtico e tricúspide são mais propensos a serem patológicos. Os sopros contínuos são patológicos, com exceção do zumbido venoso.

Comunicação interventricular (CIV), comunicação interatrial (CIA), estenose aórtica, estenose pulmonar, tetralogia de Fallot, síndrome da hipoplasia do coração esquerdo e anomalia de Ebstein são exemplos de cardiopatias congênitas com sopro cardíaco. A CIV é a doença cardíaca congênita mais comum, enquanto a tetralogia de Fallot é a doença cardíaca congênita cianótica mais comum. A persistência do canal arterial (PCA) gera um sopro fisiológico em recém-nascidos, mas torna-se patológico se persistir.

Quadro 7.2 Tipos clássicos de sopros inocentes.

| Tipo de sopro | Idade de apresentação | Descrição | Diagnóstico diferencial |
|---|---|---|---|
| Sopro vibratório de Still | 2 a 6 anos | Sistólico; vibratório, musical; borda inferior esquerda do esterno; curta duração; discreta a baixa intensidade; mais alto em posição supina e situações de alto débito cardíaco (febre e anemia); nenhum clique associado; diminui ou desaparece com a manobra de Valsalva | Comunicação interventricular; miocardiopatia hipertrófica; estenose subaórtica |
| Sopro de ejeção pulmonar | 8 a 14 anos | Sistólico; borda esternal esquerda; nenhum clique associado; intensidade aumenta na expiração, em posição supina e em pacientes com pectus excavatum; irradia para as costas | Comunicação interatrial; estenose pulmonar |
| Sopro de ramos pulmonares | Recém-nascidos | Sistólico; borda esternal esquerda; baixa intensidade; irradia para os lados direito e esquerdo do tórax, axilas e dorso | Persistência após os 6 meses de idade sugere estenose de ramos pulmonares patológica |
| Sopro supraclavicular (sopro carotídeo) | 2 a 14 anos | Sistólico; média intensidade; irradia para o pescoço | Estenose aórtica; estenose pulmonar |
| Zumbido venoso | 3 a 8 anos | Contínuo supraclavicular; pode diminuir ao comprimir levemente a veia jugular no pescoço | Persistência do canal arterial; fístulas arteriovenosas |

## Quadro 7.3 Característica semiológica dos defeitos cardíacos.

| Doença cardíaca | Sopro | Ausculta |
|---|---|---|
| Anomalia de Ebstein | Holossistólico | – |
| Coarctação de aorta | Sistólico | – |
| Comunicação interatrial (CIA) | Protomesossistólico<br>Diastólico: se ampla | Borda superior esquerda do esterno, irradiando para a parte de trás |
| Comunicação interventricular (CIV) | Holossistólico | Borda inferior esquerda do esterno; frêmito na borda esternal esquerda baixa |
| D-transposição das grandes artérias | Holossistólico | – |
| Estenose aórtica | Sistólico | Borda superior do esterno; frêmito na borda esternal direita alta; mais alto no foco aórtico; semelhante à estenose pulmonar; intensidade não varia com a respiração; B2 hipofonética |
| Estenose mitral | Diastólico | B1 hiperfonética |
| Estenose pulmonar | Sistólico | Borda superior esquerda do esterno, irradiando para as costas; frêmito na borda esternal esquerda alta; mais alto no foco pulmonar; semelhante à estenose aórtica; intensidade varia com a respiração; B2 hipofonética |
| Estenose tricúspide | Diastólico | – |
| Fístula arteriovenosa | Contínuo | – |
| Hipertensão arterial pulmonar | Sistólico ou diastólico (se insuficiência tricúspide ou pulmonar) | Clique B2; B2 hiperfonética |
| Insuficiência aórtica | Diastólico | B1 hipofonética |
| Insuficiência mitral | Sistólico | Ápice; irradiação para região axilar |
| Miocardite hipertrófica obstrutiva | Sistólico | Borda inferior esquerda do esterno |
| Persistência do canal arterial (PCA) | Sistólico contínuo | Borda superior esquerda do esterno |
| Prolapso de valva mitral | Telessistólico | Clique mesossistólico |
| Regurgitação tricúspide | Holossistólico | – |
| Tetralogia de Fallot | Sistólico | Alta intensidade |

As valvopatias reumáticas são a causa mais comum de doença cardíaca adquirida, sendo a principal a lesão de valva mitral (48% das doenças cardíacas adquiridas e 12,4% de todas as doenças cardíacas). As miocardiopatias são as cardiopatias adquiridas mais frequentes após as valvopatias reumáticas. Traumatismo e doença de Kawasaki são patologias que podem causar sopro cardíaco.

O tempo, a classificação e a localização de intensidade máxima do sopro cardíaco são os parâmetros mais úteis para delinear a sua etiologia (Quadro 7.4).

## Fatores de risco

Os fatores de risco para a ocorrência de sopro cardíaco estão relacionados a condições maternas durante a gestação, a história pessoal e a história familiar. A idade materna avançada está associada a aumento no risco de todos os defeitos cardíacos congênitos. A miocardiopatia hipertrófica tem sido observada em filhos de diabéticas. Os filhos de mulheres com lúpus eritematoso sistêmico, ou com outras doenças do colágeno, podem ter bloqueio atrioventricular (BAV) congênito e CIV. Infecção viral materna, como rubéola no primeiro trimestre, pode resultar em recém-nascidos com PCA, estenose pulmonar periférica e CIV.

O uso de álcool durante o primeiro trimestre de gravidez está associado a recém-nascidos com CIV. O tratamento materno com carbonato de lítio durante a gravidez está

## Quadro 7.4 Característica semiológica do sopro inocente e do patológico.

| Característica | Sopro inocente | Sopro patológico |
|---|---|---|
| Tempo | Curto; sistólico precoce | Longo; diastólico; sistólico tardio; contínuo |
| Intensidade | Baixa | Intensa |
| Localização | Borda inferior esquerda do esterno | Borda superior esquerda do esterno |
| Timbre | Vibração; musical; sibilante | Rude |
| Irradiação | Ausente | Ampla |
| Clique | Ausente | B2 forte; desdobramento B2 |
| Mudança com postura | Desaparece ou reduz | Persiste ou aumenta |

associado à ocorrência da anomalia de Ebstein, e o uso de hidantoína, à ocorrência de estenose pulmonar, estenose aórtica, coarctação de aorta e PCA. Miocardiopatia e disfunção cardiovascular ocorrem em mais de 60% dos neonatos asfixiados. Há associação entre doença cardíaca e peso ao nascimento ≤ 2.500 g.

A história pessoal de febre reumática, anomalias cromossômicas e outras anomalias congênitas são fator de risco para a ocorrência de sopro cardíaco patológico. CIV é comum em pacientes com síndrome de Down, e a coarctação de aorta é uma das principais alterações na síndrome de Turner. A história familiar de cardiopatia congênita também é fator de risco e ocorre mais comumente em parentes de primeiro grau.

## Manifestações clínicas

A avaliação geral da criança com sopro cardíaco (Quadro 7.5) é tão importante quanto a avaliação específica do sistema cardiovascular. Ela se inicia no primeiro contato ao observar a aparência do paciente com o objetivo de identificar sinais de dismorfismo ou de doenças hereditárias e genéticas. A manifestação mais comum desse paciente é dispneia ao esforço. As arritmias e a cianose são muito indicativas das cardiopatias, enquanto outros sinais e sintomas são comuns a várias outras doenças.

É fundamental analisar os antecedentes pessoais tais como vômito e regurgitações frequentes (malformações vasculares compressivas), artrite e/ou artralgia (cardiopatias adquiridas: febre reumática, miocardites infecciosas), pneumonias de repetição e/ou sibilância (cardiopatias com hiperfluxo pulmonar, p. ex., CIA ou CIV) e anemia, que pode causar alterações transitórias da ausculta cardíaca (estado hipercinético), evoluir com acometimento do sistema cardiovascular (anemia falciforme) e agravar os quadros de insuficiência cardíaca.

Os sinais vitais devem ser aferidos com a criança tranquila e interpretados de acordo com os padrões por faixa etária, incluindo frequência cardíaca, frequência respiratória, saturação de oxigênio, pulsos nos quatro membros, pressão arterial, peso, altura. Aferir a pressão arterial nos quatro membros deve ser parte do exame de rotina quando houver suspeita de doença cardíaca.

A assimetria do tórax pode sugerir hipertrofia ou dilatação cardíaca. A palpação do tórax possibilita estabelecer a localização e extensão do *ictus* e a presença de frêmitos. O *ictus* é palpável no 4º espaço intercostal esquerdo (EICE) para fora à esquerda da linha hemiclavicular no recém-nascido, e, no escolar e no adulto, no 5º EICE para dentro da linha hemiclavicular. Cardiopatias com hiperfluxo pulmonar, como PCA, CIV, insuficiência aórtica e mitral, cursam com aumento do diâmetro anteroposterior do tórax e o *ictus cordis* desviado. A detecção de frêmito deve levantar a suspeita de cardiopatia.

**Quadro 7.5** Avaliação clínica da criança com sopro cardíaco.

| | |
|---|---|
| Sintomas | Assintomático, déficit ponderoestatural, crises hipoxêmicas RN: baixo ganho ponderoestatural, cansaço e sudorese durante amamentação, desconforto respiratório, icterícia prolongada<br>Crianças maiores: tolerância ao exercício diminuída, dispneia, palpitação, tontura, síncope, dor torácica, cefaleia |
| História patológica pregressa | Febre reumática, cirurgia cardíaca, anemia falciforme, pneumonias de repetição, doença genética, quimioterapia cardiotóxica, hipertensão arterial, doença de Kawasaki, traumatismo |
| Histórico da gravidez | Idade materna, patologias maternas, medicações maternas, ultrassonografia fetal |
| História familiar | Doença cardíaca estrutural, morte súbita |
| Exame físico | Geral: cianose, palidez, edema, cicatrizes de cirurgia cardíaca prévia, dismorfismo, eritema marginado<br>Cervical: alterações do pulso, sopros, frêmitos, batimentos visíveis ou palpáveis em fúrcula (sugestivos de estados hipercinéticos, doenças da aorta e da valva aórtica); exame da tireoide<br>Tórax: abaulamento precordial (hipertrofia cardíaca crônica), sulco de Harrison (*shunts* esquerda-direita), *pectus carinatum* ou *excavatum* (prolapso de valva mitral)<br>Osteomuscular: baqueteamento digital, artrite<br>Sistema cardiovascular: arritmias cardíacas, estase jugular, hipertensão arterial, sopros, cliques, frêmitos<br>Sistema respiratório: estertores pulmonares, taquidispneia, edema pulmonar<br>Abdome: hepatomegalia, ascite, esplenomegalia, circulação colateral, ausculta em busca de sopros sugestivos de fístulas arteriovenosas ou aneurismas |

Os pulsos bilaterais radiais e femorais devem ser examinados e comparados simultaneamente. Os pulsos fracos podem ser uma variante normal do exame, mas podem indicar disfunção ventricular ou estenose valvar aórtica grave. Pulsos fracos resultantes de doença cardíaca significativa são muitas vezes associados a outros sinais e sintomas de insuficiência cardíaca congestiva (taquicardia, taquipneia e hepatomegalia) ou tempo de enchimento capilar lento (maior que 2 segundos) e extremidades distais frias.

Pulsos fortes nos membros superiores e fracos ou ausentes em membros inferiores sugerem coarctação da aorta. Pulsos fortes ocorrem nos estados hipercinéticos, PCA com repercussão hemodinâmica, grandes fístulas arteriovenosas sistêmicas, insuficiência aórtica (pulso em martelo d'água) e nos prematuros. Os pulsos assimétricos associam-se com malformações vasculares regionais e coarctação de aorta (pulso radial direito mais amplo que o esquerdo).

## Diagnóstico diferencial

Os sopros cardíacos podem surgir na ausência de doença cardíaca estrutural, por exemplo, em pacientes com grande malformação arteriovenosa não cardíaca, miocardite grave ou hipertensão arterial. Situações de alto débito cardíaco, como exercício, febre, infecção, hipertireoidismo e ansiedade, também podem causar sopros.

A anemia ferropriva geralmente causa, associados a outros sintomas, sopros cardíacos sistólicos. Doenças neurológicas devem ser investigadas em pacientes com sopro cardíaco.

A dor torácica clinicamente inexplicável, que é uma queixa frequente e pode estar relacionada à alteração cardíaca, também está associada a uma alta prevalência de distúrbios psiquiátricos.

## Exames complementares/comprovações diagnósticas

A ferramenta primária para identificar o sopro precordial é a ausculta cardíaca não invasiva usando um estetoscópio. Os sopros cardíacos são revelados na ausculta em mais de 50% das crianças e adolescentes com uma incidência máxima entre 8 e 12 anos.

A diferenciação dos sopros inocentes dos patológicos é, em grande parte, clínica, devido às características auditivas distintivas dos sons. Na maioria dos casos, história patológica pregressa, exame clínico, eletrocardiografia (ECG), radiografia e exames laboratoriais são suficientes para a diferenciação dos sopros cardíacos. Evidências atuais mostram que a radiografia e a eletrocardiografia têm sensibilidade abaixo de 10% na avaliação de crianças com sopros cardíacos.

A ecocardiografia é o exame padrão-ouro para confirmar possível existência de anormalidades encontradas nos sons cardíacos, todavia não é indicada na triagem. O exame é relativamente dispendioso para rastrear a população pediátrica com sopro, e a resolução do exame pode revelar detalhes da função cardíaca que podem ser fisiológicos, porém interpretados como patológicos. Alguns estudos mostraram que a estenose pulmonar e a PCA são as lesões mais suscetíveis de serem mal diagnosticadas por ultrassonografia.

Os estudos observaram que as indicações comuns do ecocardiograma são: sopro, dor torácica, síncope e palpitações. Sopro cardíaco de alta intensidade e em menores de 10 anos de idade aumenta a suspeita de doença estrutural, devendo ser realizado ecocardiograma. O diagnóstico mais frequente no ecocardiograma é a comunicação interventricular. A idade do paciente ao diagnóstico varia de 1 dia a 15 anos e 10 meses. Aqueles com doença cardíaca congênita são significativamente mais jovens (idade média de 9 meses) em comparação com aqueles com doenças cardíacas adquiridas (idade média de 132 meses).

Os achados ecocardiográficos considerados inocentes incluem: forame oval pérvio, comunicação interatrial tipo *ostium secundum* com < 4 mm, persistência de veia cava superior esquerda drenando em seio coronário intacto, regurgitação mínima ou leve de uma valva atrioventricular, regurgitação pulmonar mínima ou leve e regurgitação aórtica mínima. Setenta e oito por cento dos sopros auscultados nas primeiras 48 horas de vida de recém-nascido assintomático apresentam ecocardiograma normal.

A ecocardiografia transesofágica, a ressonância magnética cardíaca e o cateterismo cardíaco podem ser indicados para melhor caracterização de sopros cardíacos, dependendo das circunstâncias clínicas e do resultado do ecocardiograma transtorácico.

As recomendações para realização de ecocardiograma em pacientes com sopro cardíaco são as seguintes:

- Pacientes assintomáticos com sopros diastólicos, contínuos, holossistólicos ou sistólicos tardios
- Paciente com sopro cardíaco associado a cliques de ejeção ou irradiação para o pescoço
- Pacientes com sopros cardíacos e sinais ou sintomas de insuficiência cardíaca, isquemia miocárdica, síncope, tromboembolismo, endocardite infecciosa ou outras evidências clínicas de doença cardíaca estrutural
- Pacientes assintomáticos com sopro grau III
- Pacientes com ausculta cardíaca descrita como patológica
- Pacientes assintomáticos com ECG ou radiografia de tórax com alteração
- Paciente com diagnóstico inicial de sopro inocente que apresenta modificações na ausculta cardíaca e/ou na história clínica que possam sugerir doença cardiovascular
- Sopro cardíaco em menores de 24 meses
- Recém-nascido com: arritmia, anomalias extracardíacas, hidropisia fetal, suspeita de anomalias cromossômicas, suspeita de doença cardíaca na ultrassonografia gestacional
- Recém-nascido cuja mãe tem: cardiopatia congênita, diabetes, doenças do colágeno, história pregressa de ingestão de drogas, álcool e medicamentos de risco
- História familiar de: cardiopatia congênita nos parentes de primeiro grau, doenças hereditárias, síndromes genéticas, miocardiopatia hipertrófica.

## Complicações

O atraso no diagnóstico e no tratamento de sopro cardíaco patológico pode levar a aumento da morbidade e mortalidade do paciente pediátrico. Estenose aórtica e miocardiopatia hipertrófica são causas comuns de morte súbita na infância e adolescência. Hipertensão pulmonar, disfunção ventricular, insuficiência cardíaca, acidente vascular cerebral, abscesso cerebral, embolia pulmonar, enterocolite necrosante e endocardite podem ocorrer se o tratamento adequado não for realizado.

Patologias cardíacas que cursam com hiperfluxo pulmonar, como CIA, CIV e PCA, se não diagnosticadas e tratadas a tempo, podem evoluir com hipertensão pulmonar secundária ou síndrome de Eisenmenger.

## Tratamento

O tratamento do sopro cardíaco irá depender da sua etiologia e da repercussão hemodinâmica causada no paciente (Capítulo 45, *Cardiomiopatias*).

O médico deve explicar claramente aos pais que o sopro inocente é uma alteração da ausculta e que não indica presença de defeito cardíaco significativo. Portanto, não requer nenhum tratamento e desaparece espontaneamente.

Aproximadamente 25% das crianças com cardiopatia congênita têm lesão crítica, ou seja, um defeito estrutural associado à hipoxemia no período neonatal que requer intervenção cirúrgica antes de 1 ano e que, sem intervenção, pode levar a alta morbidade e mortalidade.

## Evolução e prognóstico

A evolução dos pacientes com sopro cardíaco é diretamente influenciada pela gravidade dos defeitos anatômicos. Os pais devem ser alertados de que os sopros inocentes podem desaparecer e reaparecer ao longo do curso de vida da criança e esta não necessita de restrição das atividades físicas.

A doença cardíaca congênita é uma das principais causas de mortalidade infantil nos EUA. A detecção precoce e a pronta intervenção são cruciais na redução da mortalidade infantil. Recém-nascido com cardiopatia congênita crítica que recebe alta hospitalar sem o diagnóstico evolui para choque, hipoxia e óbito precoce.

Paciente adulto com cardiopatia congênita tem risco de apresentar distúrbio do ritmo (taquicardia supraventricular, taquicardia ventricular, bloqueio cardíaco, morte súbita), formação de aneurisma e lesões valvares.

## Prevenção

O valor do exame físico do sistema cardiovascular deve ser enfatizado na formação médica. Saber diferenciar o sopro inocente do patológico baseado na história e no exame físico evita a solicitação de exames diagnósticos desnecessários e que geram ansiedade nos pais.

A identificação da maioria dos sopros cardíacos por médicos da atenção primária da saúde ajudaria a melhorar os resultados de saúde em geral, especialmente em áreas com alta população de crianças e nas áreas rurais onde talvez não seja fácil chegar ao cardiologista pediátrico. Dessa forma, é necessário melhorar as habilidades da ausculta cardíaca e da realização do exame físico cardiológico pelos profissionais.

Pacientes pediátricos devem ter vigilância e orientação sobre obesidade, hipertensão arterial, atividade física adequada e uso de tabaco e drogas. Pacientes com doenças hereditárias, como mucopolissacaridoses, distrofias musculares (tipo Duchenne), neurofibromatose, osteogênese imperfeita, esclerose tuberosa, anemia falciforme e arritmias congênitas, devem ter avaliação cardiovascular durante toda a vida, pois alterações estruturais cardíacas podem surgir no curso da doença. O rastreamento de coarctação da aorta deve ser feito nas primeiras horas e nos primeiros dias de vida pela palpação sistemática do pulso femoral. O rastreamento sistemático da saúde mental dos pacientes pode melhorar a detecção de transtornos psiquiátricos e afastar causa cardíaca.

A oximetria de pulso no membro superior direito e membro inferior é um teste não invasivo e indolor que estima a porcentagem de hemoglobina oxigenada no sangue e é usado como um teste de triagem neonatal para cardiopatia congênita crítica, conhecido como teste do coraçãozinho. Apresenta alta sensibilidade (75%) para casos críticos e sensibilidade moderada (49%) para todas as principais cardiopatias congênitas. A combinação da ausculta cardíaca e da oximetria de pulso foi superior a cada estratégia sozinha, demonstrando significativamente maior sensibilidade com um aumento não significativo de falso-positivos.

O exame possibilita detectar principalmente lesões como síndrome da hipoplasia do coração esquerdo, atresia pulmonar, tetralogia de Fallot, drenagem venosa pulmonar anômala, transposição das grandes artérias, atresia tricúspide e tronco arterioso comum. Outras lesões que podem ser detectadas incluem: coarctação de aorta, dupla via de saída do ventrículo direito, anomalia de Ebstein, interrupção do arco aórtico, estenose tricúspide grave e patologias com ventrículo único. O tempo recomendado do exame é após 24 horas de vida para limitar falso-positivos associados à variação normal durante o período de transição neonatal, mas dentro de 72 horas para evitar atraso no diagnóstico.

## Bibliografia

Al-Ammouri I, Ayoub F, Dababneh R. Is pre-discharge echocardiography indicated for asymptomatic neonates with a heart murmur? A retrospective analysis. Cardiol Young. 2016; 26(6):1056-9.

Bernstein, D. History and Physical Examination. In: Kliegman RM, Stanton BF, St. Geme JW et al. (Eds.). Nelson textbook of pediatrics. 20. ed. Philadelphia: Elsevier Saunders; 2016. pp. 2163-9.

Binka EK, Lewin LO, Gaskin PR. Small steps in impacting clinical auscultation of medical students. Glob Pediatr Health. 2016; 3:2333794X16669013.

Chelo D, Nguefack F, Menanga AP et al. Spectrum of heart diseases in children: an echocardiographic study of 1,666 subjects in a pediatric hospital, Yaounde, Cameroon. Cardiovasc Diagn Ther. 2016; 6(1):10-9.

Gupta LJ, May JW. Managing a "new" murmur in healthy children and teens. Clin Pediatr (Phila). 2017; 56(4):357-62.

Kang G, Xiao J, Wang Y et al. Prevalence and clinical significance of cardiac murmurs in schoolchildren. Arch Dis Child. 2015; 100(11):1028-31.

Klausner R, Shapiro ED, Elder RW et al. Evaluation of a screening program to detect critical congenital heart defects in newborns. Hosp Pediatr. 2017; 7(4):214-8.

Naik RJ, Shah NC. Teenage heart murmurs. Pediatr Clin North Am. 2014; 61(1):1-16.

Sachdeva R, Travers CD, McCracken CE et al. Temporal trends in utilization of transthoracic echocardiography for common outpatient pediatric cardiology diagnoses over the past 15 years. J Am Soc Echocardiogr. 2017; 30(3):201-8.

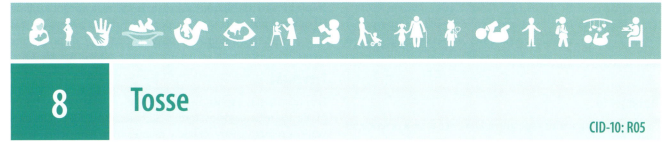

# 8 Tosse

CID-10: R05

*Sandra Márcia de Almeida Castro • Raquel Vidica Fernandes*

## Introdução

A tosse está entre os sintomas que mais afligem e angustiam crianças e familiares. A maioria dos casos deve-se a uma infecção viral aguda e autolimitada, porém pode ser sinal de uma doença mais grave. É de suma importância que se realize uma anamnese completa, com dados referentes a história neonatal, frequência e duração dos sintomas, aspecto da secreção, fatores ambientais e desencadeantes, comorbidades, cartão vacinal e história familiar. Exame físico minucioso que inclua todos os sistemas também é útil para que se obtenham mais dados que possam, mesmo que indiretamente, estar relacionados a um quadro crônico, como por exemplo baixo ganho ponderal e estatural. Por ser uma manifestação tão importante e frequente, que gera angústia em todos os envolvidos, devem-se explicar adequadamente suas características, sua duração e seu tratamento.

## Classificação

Duas classificações podem ser feitas para a tosse. A primeira, em relação ao período de duração, classifica a tosse em aguda ou crônica (acima de 1 a 3 semanas ou recorrente). A segunda diz respeito à localização, podendo ser desencadeada em via aérea superior, via aérea inferior ou ambas. Essas classificações nem sempre podem ser aplicadas em crianças mais jovens, porém servem para orientar a condução do quadro, evitando a realização de testes e tratamentos desnecessários.

## Causas

Diversas são as causas que podem ter como manifestação a tosse; entre as principais estão infecções de vias aéreas virais e bacterianas, alergias, processo inflamatório ou imune, doenças crônicas, malformação congênita ou adquirida.

## Fatores de risco

Exposição a alergênios como perfumes, poeira, pólen, ácaros, mofo, entre outros, pode deflagar a tosse em pacientes asmáticos. Doença do refluxo gastresofágico (DRGE), infecções de vias aéreas, malformações torácicas ou do aparelho respiratório e comorbidades, como as neurológicas, também podem ser fatores desencadeantes para a tosse.

## Manifestações clínicas

A tosse é uma exalação forçada com o objetivo de remover irritantes ou secreção da via respiratória. O reflexo da tosse pode ser deflagrado em qualquer porção do sistema respiratório ou pode ser de origem central. Apresenta três fases:

- Fase inspiratória: inspiração profunda e fechamento da glote
- Fase compressiva: aumento da pressão intratorácica e contração coordenada dos músculos expiratórios
- Fase expiratória: abertura rápida da glote levando a uma liberação explosiva do ar intratorácico, ou seja, a tosse que faz com que o irritante seja expulso da via aérea.

Caso a remoção do agente não tenha sido satisfatória ou retorne, novo processo se reinicia.

## Diagnóstico diferencial

Os diagnósticos diferenciais mais importantes são: laringotraqueobronquite, asma, pneumonia, rinossinusite, faringoamigdalite, coqueluche, infecção viral de vias respiratórias, malformação congênita, aspiração de corpo estranho, causa neurológica, refluxo gastresofágico.

## Exames complementares

Em quadros agudos, com uma hipótese diagnóstica feita após detalhada anamnese e exame físico não são necessários exames subsidiários. Nos casos em que a causa não é tão clara ou em que há piora clínica, podem ser solicitados hemograma, proteína C reativa (PCR) e radiografia de tórax para rastreamento. Na suspeita de DRGE, pH-metria esofágica ou endoscopia digestiva alta devem ser realizadas. Testes de função pulmonar para diferenciar causas obstrutivas ou restritivas também são úteis.

### Complicações

A tosse em si não causa complicações, porém em um quadro persistente pode levar a dor torácica e abdominal devido ao uso excessivo da musculatura.

### Tratamento

Não existe tratamento específico. Deve ser feita a orientação sobre o curso da doença e o tempo que pode durar. Se for um quadro viral, por exemplo, é um sintoma remanescente, e a orientação da família quanto à duração e à evolução do quadro é muito importante. Medicações comumente utilizadas para adultos não têm comprovação científica da eficácia em crianças nem dos riscos que podem causar, devendo ser evitadas principalmente em menores de 4 anos. Hidratação abundante e higiene nasal com soro fisiológico ajudam a aliviar o quadro.

### Evolução e prognóstico

Na maioria das vezes trata-se de um quadro autolimitado com resolução espontânea e bom prognóstico, sem deixar sequelas. Não é uma manifestação exclusiva da infância e acompanhará o paciente por toda a vida, a depender das infecções de vias aéreas ou outras causas às quais for exposto.

### Prevenção

É preciso evitar exposição a alergênios ou desencadeantes de processos inflamatórios, tomar cuidados específicos para prevenir o refluxo gastresofágico, manter o cartão vacinal atualizado e fazer a higiene adequada das mãos após tossir ou ter contato com secreções.

### Bibliografia

Anne GG. Chronic or recurrent respiratory symptoms. In: Kliegman RM, Stanton BF, St. Geme JW, Schor Nf (Eds.). Nelson textbook of pediatrics. 20. ed. Philadelphia: Elsevier Saunders; 2016. pp. 2027-8.

Green JL, Wang GS, Reynolds KM et al. Safety profile of cough and cold medication use in pediatrics. Pediatrics, 2017; 139(6):e20163070:4-7.

Marcus MG. Cough. In: Adam HM, Foy JM. Signs & symptoms in pediatrics. Elk Grove Village: American Academy of Pediatrics; 2015. pp. 135-42.

Pomeranz AJ, Sabnis S, Busey SL et al. Pediatric decision-making strategies. 2. ed. Philadelphia: Elsevier Saunders; 2016. pp. 30-2.

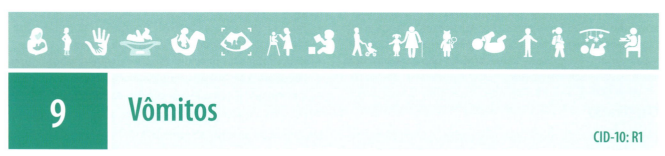

# 9 Vômitos

CID-10: R1

*Maria Selma Neves Costa*

### Introdução

O vômito consiste na expulsão forçada do conteúdo gástrico pela boca a partir da contração da musculatura abdominal. Trata-se de um sintoma bastante comum na infância, decorrente de diversas enfermidades e, apesar de estar associado a causas benignas, deve ser considerado um sinal de potencial gravidade.

### Causas

Os vômitos podem ser decorrentes de uma ampla gama de afecções, incluindo doenças gastrintestinais, infecciosas, neurológicas, renais, endócrinas e psiquiátricas. O Quadro 9.1 apresenta uma lista ampla de causas de vômitos de acordo com a faixa etária e a origem (abdominal e extra-abdominal). Embora seja uma manifestação inespecífica, o vômito alerta para a possibilidade de doença grave. Portanto, diante de uma criança com vômito de início recente, devem ser consideradas entre as hipóteses diagnósticas doenças que ameaçam a vida, incluindo cetoacidose diabética, hipertensão intracraniana, obstrução intestinal e, quando houver febre, meningite e dengue grave.

### Avaliação clínica

A avaliação de uma criança que apresenta vômitos deve conter:

- Anamnese
    - Aspecto dos vômitos (alimentares, biliosos, sanguinolentos)
    - Volume/frequência/duração/fatores desencadeantes (tosse, alimentação)
    - Sintomas/sinais associados: letargia, febre, mialgia, oligúria ou poliúria, perda de peso, diarreia, dor abdominal, cefaleia

**Quadro 9.1** Causas de vômitos de acordo com a faixa etária e origem.

### Lactentes e pré-escolares

*Causas gastrintestinais*

- Congênitas: regurgitação/refluxo gastroesofágico, atresia/estenose (fístula traqueoesofágica, atresia intestinal, pâncreas anular), volvo, íleo meconial (fibrose cística), doença celíaca, doença de Hirschsprung
- Adquiridas: diarreia aguda, alergia alimentar, intolerância à proteína do leite de vaca, esofagite eosinofílica, estenose pilórica, intussuscepção, hérnia encarcerada, enterocolite necrosante neonatal

*Causas não gastrintestinais*

- Infecciosa: otite, infecção urinária, pneumonia, infecção das vias respiratórias superiores, sepse, meningite
- Metabólica: acidúrias orgânicas, galactosemia, fructosemia, hiperplasia de suprarrenal, acidose tubular renal, hiperamonemia, doença mitocondrial
- Sistema nervoso central: traumatismo, tumor, infecção, aumento da pressão intracraniana.

### Escolares/Adolescentes

*Causas gastrintestinais*

- Apendicite
- Intoxicação alimentar
- Doença péptica: úlcera, gastrite, duodenite, infecção por *Helicobacter pylori*
- Traumatismo: hematoma duodenal, pancreatite traumática, pancreatite, perfuração intestinal
- Pancreatite: viral, trauma, induzida por fármacos
- Vesícula biliar: colelitíase
- Doença de Crohn
- Aderências: congênitas ou secundárias a cirurgia abdominal anterior
- Síndrome da artéria mesentérica superior

*Causas não gastrintestinais*

- Medicamentos: anticolinérgicos, álcool, reação idioss incrática (p. ex., codeína), quimioterapia
- Radioterapia
- Sistema nervoso central/psiquiátricos: vômito cíclico, enxaqueca, anorexia nervosa, bulimia nervosa
- Cetoacidose diabética
- Gravidez

---

Mais do que um sintoma a ser tratado, os vômitos são um sinal de alerta a ser averiguado. Portanto, na abordagem de uma criança que apresenta vômitos, são recomendados alguns passos de segurança:

- Evitar o foco no tratamento sintomático dos vômitos em detrimento da busca pelo diagnóstico, priorizando a exclusão de doenças que ameaçam a vida, mesmo as menos frequentes, como cetoacidose diabética e meningite
- A maioria dos episódios de vômitos cessa com a terapia de reidratação oral (TRO), e, quando indicado, o antiemético deve ser prescrito para favorecer a realização da TRO, e não para substituí-la

- Exame físico
  - Estimativa da depleção de volume (há desidratação, em que grau?)
  - Avaliação do peso e repercussão na curva ponderal
  - Busca insistente por alterações que possam indicar doenças que ameaçam a vida, como sinais de irritação meníngea, irritação peritoneal, hipertensão intracraniana, manifestações sugestivas de dengue grave.

### Exames complementares

Na maioria dos casos, os vômitos são decorrentes de uma doença orgânica. Os exames complementares dependem da idade do paciente, do tempo de evolução e dos sintomas associados. A Figura 9.1 exemplifica uma sugestão de investigação de acordo com a apresentação clínica.

### Tratamento

- Reposição de perdas: deve ser feita, preferencialmente, com o uso de terapia de reidratação oral
  - Para evitar desidratação: devem ser oferecidos 100 a 200 m$\ell$ de solução de reidratação oral após cada episódio de vômito, sempre em pequenas quantidades a curtos intervalos de tempo
  - Para tratar desidratação leve a moderada:
    - Solução de reidratação oral: 75 m$\ell$/kg em 3 a 4 h
  - Para tratar desidratação grave:
    - Soro fisiológico: 20 m$\ell$ por kg em 1 h (conforme a gravidade, esse volume pode ser repetido várias vezes, e a velocidade pode ser aumentada)
- Uso de antiemético: evidências apoiam a eficácia (e provável custo-benefício) do uso de ondansetrona para cessar vômitos persistentes mesmo após a introdução da terapia de reidratação oral, visando reduzir a necessidade de hidratação venosa e de hospitalização. Recomenda-se a prescrição em dose única e por via oral. Dosagem conforme o peso da criança: de 8 a 15 kg, 2 mg; de 16 a 30 kg, 4 mg; 30 kg ou mais, 8 mg. Caso a via oral não seja possível: 0,1 a 0,15 mg/kg (máximo de 4 mg) por via intravenosa.

### Atenção

- Evitar a prescrição de antiemético "se necessário (SOS)", pois a ocorrência de vômitos pode indicar agravamento do quadro com necessidade de imediata mudança de conduta, e não apenas de tratamento sintomático. Isso ocorre, por exemplo, nos casos de suspeita de dengue, quando os vômitos constituem sinal de alerta e podem indicar dengue grave
- Nem sempre é possível definir o diagnóstico, mas é fundamental excluir os que necessitam de intervenção imediata (pense "qual diagnóstico não posso deixar de considerar?").

**Capítulo 10**      Erros Inatos do Metabolismo, 35
**Capítulo 11**      Síndrome de Down, 38

# 10 Erros Inatos do Metabolismo

CID-10: E70-72, E74-77

*Thaís Bomfim Teixeira • Mariana Bomfim Teixeira*

## Introdução

Os erros inatos do metabolismo (EIM) constituem um grupo de doenças genéticas que cursam com alterações em vias metabólicas, levando a deficiência ou acúmulo de determinadas substâncias no organismo. As alterações podem afetar a síntese, a degradação, o transporte e/ou o processamento de determinadas substâncias.

Os EIM isoladamente são considerados doenças raras, porém mais de 500 tipos diferentes já foram descritos, tornando mais expressivo o número de pacientes com o diagnóstico. Nos casos tratáveis, o diagnóstico e o manejo precoces tornam possível uma evolução mais favorável, podendo reduzir consideravelmente as complicações. Por isso, a suspeita de EIM deve ser investigada, em paralelo com outras doenças em que sintomas persistentes ou que não respondem ao tratamento convencional podem ser causados por alterações metabólicas.

Os EIM podem se apresentar em qualquer idade, desde o período neonatal até a idade adulta (inclusive em idosos). Podem estar ou não relacionados a história familiar positiva. Como sua grande maioria apresenta herança autossômica recessiva, a história de consanguinidade entre os pais deve ser considerada.

## Classificação

Em 2006, Saudubray et al. propuseram uma classificação dos EIM em três grupos, de acordo com a sua fisiopatologia:

- Grupo 1: associados a intoxicação
- Grupo 2: envolvendo o metabolismo energético
- Grupo 3: envolvendo moléculas complexas.

### Grupo 1 | Intoxicação

Este grupo engloba os EIM intermediários que podem cursar com intoxicação aguda ou progressiva devido ao acúmulo de pequenas moléculas, em decorrência de um bloqueio metabólico.

As doenças que fazem parte desse grupo podem ter alterações associadas a:

- Metabolismo dos aminoácidos (fenilcetonúria, doença da urina em xarope de bordo, homocistinúria, tirosinemia)
- Metabolismo dos ácidos orgânicos (acidemias metilmalônicas, propiônica, isovalérica)
- Ciclo da ureia
- Intolerância a açúcares (frutose, galactosemia)
- Intoxicação por metal (doença de Wilson, síndrome de Menkes, hemocromatose)
- Porfirias.

São características comuns a esse grupo não interferir no desenvolvimento fetal, apresentar intervalos livres de sintomas, que podem ser agudos (vômito, insuficiência hepática, complicações tromboembólicas, coma) ou crônicos (atraso no desenvolvimento, ectopia do cristalino, miocardiopatias). O quadro clínico pode ser desencadeado por febre, doenças intercorrentes, ingestão de determinados alimentos, catabolismo.

O diagnóstico pode ser feito por meio de pesquisa de aminoácidos, ácidos orgânicos e cromatografia de acilcarnitinas. A maioria dessas doenças é tratável, e durante uma emergência é necessário que se consiga remover as toxinas acumuladas, o que pode ser feito mediante dietas especiais, procedimentos com circulação extracorpórea, ou com uso de medicamentos (carnitina, benzoato de sódio, penicilamina etc.).

### Grupo 2 | Metabolismo energético

Trata-se de doenças caracterizadas clinicamente por deficiência na produção ou no consumo de energia no fígado, miocárdio, músculo, cérebro, entre outros. Podem estar associadas a energia mitocondrial ou citoplasmática.

Os defeitos mitocondriais são mais graves e, geralmente, não passíveis de tratamento. São eles as acidemias lácticas congênitas (defeitos no transportador de piruvato, piruvato-carboxilase e piruvato-desidrogenase e do ciclo de Krebs), distúrbios da cadeia respiratória mitocondrial (que alteram a própria cadeia respiratória, ou um transportador mitocondrial ou a síntese da coenzima Q10), da oxidação dos ácidos graxos e de corpos cetônicos. Somente os defeitos da síntese da coenzima Q10 e os distúrbios de corpos cetônicos são parcialmente tratáveis.

São características comuns a este grupo: hipoglicemias, hiperlactatemia, hepatomegalia, hipotonia grave generalizada, miopatia, miocardiopatia, atraso no crescimento, insuficiência cardíaca, colapso circulatório, morte súbita na infância e envolvimento cerebral. Alguns distúrbios mitocondriais e da via pentose-fosfato podem se apresentar no período fetal, levando a quadro de dismorfismos e malformações. Os defeitos de energia citoplasmática geralmente são menos graves e incluem distúrbios da glicólise, metabolismo do glicogênio e gliconeogênese, hiperinsulinismos (todas tratáveis), distúrbio do metabolismo da creatinina (parcialmente tratável) e defeitos da via da pentose-fosfato (não tratáveis). Recentemente descobriu-se que a glicólise vesicular pode fornecer uma fonte de energia intrínseca constante para um movimento axonal rápido das vesículas em longas distâncias e isso pode estar associado a distúrbios neurodegenerativos ainda inexplicados.

O diagnóstico das doenças desse grupo é difícil e dependente de testes funcionais, análises enzimáticas mediante biopsias ou culturas celulares e/ou análise molecular.

## Grupo 3 | Moléculas complexas

Este grupo se refere a doenças relacionadas às organelas celulares (lisossomos, peroxissomos, retículo endoplasmático, aparelho de Golgi e mitocôndrias) e doenças associadas a síntese, remodelação, reciclagem, transporte e catabolismo de moléculas complexas.

Os sintomas, na maioria das vezes, são permanentes, progressivos, independentes de eventos intercorrentes (infecções) e não estão relacionados a ingestão alimentar.

Pertencem a esse grupo as doenças relacionadas aos distúrbios de depósito lisossômico (DDL), distúrbios peroxissômicos, defeitos de transporte intracelular e de processamento (deficiência de alfatripsina), distúrbios congênitos da glicosilação (GDG) e defeitos na síntese do colesterol.

São encontradas alterações bioquímicas, como defeitos metabólicos de fosfolipídios, triglicerídeos, esfingolipídios, isoprenoides (colesterol), ubiquinonas, dolicol, plasmalógenos e ácidos graxos de cadeia longa.

## Apresentação clínica

A suspeita de um erro inato do metabolismo pode ser levantada por triagem neonatal, história familiar e/ou história clínica.

O Programa Nacional de Triagem Neonatal tem em seu escopo seis doenças: fenilcetonúria (PKU), hipotireoidismo congênito (HC) primário, doenças falciformes (DF) e outras hemoglobinopatias, fibrose cística (FC), hiperplasia adrenal congênita (HAC) ou hiperplasia congênita da suprarrenal e deficiência de biotinidase (DB).

Quando o paciente não apresenta história familiar e/ou alterações na triagem neonatal, devemos nos atentar aos sinais e sintomas, levando-se em consideração o período de aparecimento dos sintomas e os órgãos acometidos.

No período pré-natal é importante estar atento a malformações, displasias (heterotopia cortical, cistos corticais, rins policísticos, cistos hepáticos), hepatoesplenomegalia, hidropisia e restrição de crescimento intrauterino (RCIU).

Durante o período neonatal até 1 ano de vida, o quadro clínico é inespecífico e pode se apresentar com hipotonia, distúrbios respiratórios, sucção débil, vômito, diarreia, desidratação, letargia e convulsões. Porém, essas alterações também podem fazer parte de outras entidades clínicas como infecções. O pediatra deve estar atento à história familiar: questionando história de irmão falecido em período neonatal ou que apresente alguma alteração em investigação, como atraso no desenvolvimento neuropsicomotor, convulsões, intolerância ou "alergia" alimentar, entre outros.

Nos casos de pacientes com história gestacional e parto sem intercorrências e que inicia com quadro de irritabilidade, dificuldade para se alimentar, vômito, letargia, sonolência, alteração do tônus muscular, convulsão ou apneia, que não respondem ao tratamento sintomático; associado a acidose metabólica, disfunção hepática, cardiológica, renal ou hormonal, deve-se pensar em EIM do grupo 1 (intoxicação). Podem ainda apresentar alterações urinárias como odor e/ou coloração anormal. Os sintomas muitas vezes são confundidos com septicemia. O intervalo entre o nascimento e o aparecimento dos sintomas pode variar de horas ou dias a meses. Os exames de triagem para recém-nascidos com alterações clínicas geralmente apresentam-se normais e podem induzir diagnósticos errôneos de hipoxia ou sepse atípica.

Nos pacientes que se enquadram no grupo 2 (metabolismo energético), o quadro clínico pode se apresentar com dismorfismos e malformações (principalmente do cérebro). Os recém-nascidos podem apresentar sintomas de encefalopatias agudas, com alterações laboratoriais de acidose metabólica com ânion *gap* aumentado, hipoglicemia e hiperamonemia. Hiperlactatemia frequentemente está presente e, ao contrário do grupo 1, letargia e coma raramente surgem precocemente.

Algumas doenças do grupo 3 se apresentam no período neonatal com regressão neurológica, hidropisia fetal ou ictiose nos DDL, e com disfunções neurológicas agudas, hipotonia, convulsões, dismorfismos, malformações e envolvimento de outros órgãos nos casos graves de GDG.

## Avaliação clínica e laboratorial

Sempre que houver suspeita de erros inatos do metabolismo, é importante que se faça uma investigação minuciosa com coleta de sangue e urina. Em alguns casos é possível identificar odor urinário característico (xarope de bordo e odor adocicado nas acidemias isovaléricas e glutárica tipo II). É importante lembrar que algumas fraldas apresentam substâncias para neutralizar o odor urinário, não sendo indicada a análise pela urina na fralda. É um marcador pouco específico, porém pode ser usado como forma de suspeição.

A cromatografia de aminoácidos possibilita a avaliação de ácido aspártico, ácido glutâmico, asparagina, histidina, serina, glutamina, arginina, tirosina, alanina, triptofano, metionina, valina, fenilalanina, isoleucina e leucina. Devem ser consideradas na interpretação dos resultados: variações neonatais transitórias (hipertirosinemia, cistinúria-lisinúria); interferência da ingestão proteica nos valores encontrados; variações circadianas de até 30% (concentrações são mais altas pela tarde e mais baixas pela manhã). Medicações podem interferir no resultado (p. ex., ácido ascórbico, aspartame, ácido acetilsalicílico, sulfametoxazol + trimetoprima, anticonceptivos orais, glicose, indometacina, insulina, progesterona, testosterona, ácido valproico), assim como gravidez, infecções agudas, diabetes descompensado e traumatismos.

A acidose metabólica dos ácidos orgânicos geralmente é acompanhada de um elevado ânion *gap*. Os EIM que cursam com acidose metabólica podem ser causados por acúmulo de lactato, corpos cetônicos, ácidos orgânicos ou combinação de ambos, ou então por uma perda de bicarbonato.

O pH normal do sangue não exclui diagnóstico de hiperlactatemia, pois o pH se mantém normal até que o lactato atinja níveis séricos de 6 mmol/$\ell$. A amônia e o lactato devem ser dosados em todos os recém-nascidos de alto risco. Níveis altos de lactato na ausência de infecção ou hipoxia são um achado significativo, e níveis moderados (3 a 6 mmol/$\ell$) podem ser observados em acidemias orgânicas e nas hiperamonemias. As acidemias propiônicas, isovaléricas e metilmalônicas podem induzir granulocitopenia e trombocitopenia, o que pode levar a um diagnóstico errôneo de sepse.

A coleta de plasma, urina, sangue em papel-filtro e liquor pode ajudar no diagnóstico. Na suspeita de EIM, a coleta desses materiais deve ser feita antes do início do tratamento para que não ocorram alterações nos resultados.

Em crianças e/ou adultos, deve-se levar em consideração o diagnóstico de EIM em casos de quadro agudo inexplicável, recorrente ou refratário. O início pode ser precipitado por um evento intercorrente, febre por exemplo, porém não necessariamente. A ingestão excessiva de proteínas, o jejum prolongado, o exercício prolongado e todas as condições que estimulem o catabolismo proteico podem desencadear descompensações.

Os pacientes podem apresentar quadros de encefalopatia, evoluindo com quadros de coma que podem ou não estar associados a sinais neurológicos focais ou não, confusão mental, vômito, distúrbios de movimento e história vaga de febre. Quadros de acidente vascular cerebral (AVC) também podem fazer parte dos sinais e sintomas.

Podem estar presentes quadros recorrentes de dores abdominais fortes, neuropatia, desidratação (que pode ser secundária a poliúria, hiperventilação ou sudorese), insuficiência cardíaca, hepática, ascite, edema, dores ósseas e em extremidades, alterações psiquiátricas agudas semelhantes a histeria, esquizofrenia ou intoxicação por álcool ou drogas. Intolerância a exercícios e mioglobinúria recorrente podem estar presentes com queixas de mialgia, cólicas, fraqueza em membros e aumento de creatinofosfoquinase (CK), e em algumas vezes com falência renal aguda.

O protocolo de investigação para EIM de início tardio é bem semelhante ao usado na triagem neonatal, e a coleta do material deve ser feita, de preferência, durante as crises agudas e antes e depois do tratamento.

O quadro clínico crônico pode se apresentar com deficiência intelectual, atraso no desenvolvimento neuropscicomotor, epilepsia, regressão neurológica, sintomas psiquiátricos (ocorre mais comumente em adolescentes e adultos), autismo. Os sintomas neurológicos podem envolver tanto o sistema nervoso central quanto os periférico e neurossensorial. A relação entre a clínica e as alterações laboratoriais não está bem estabelecida.

Outros sistemas podem estar envolvidos e apresentar quadros de deficiência auditiva (normalmente neurossensorial, simétrica e no início de alta frequência), macro ou microcefalia, anormalidades na fundoscopia, atrofia óptica, alopecia, ictiose, hiperqueratose, cútis *laxa*, nódulos, xantomas, entre outros. Vários outros sistemas podem também estar acometidos.

## Tratamento

Por apresentar quadros agudos graves, o tratamento de alguns EIM não pode tardar a começar, por isso a investigação deve seguir em paralelo com a triagem de doenças comuns relacionadas ao quadro.

Em casos graves de descompensação aguda, medidas de suporte devem ser iniciadas o mais precocemente, e, se possível, coletas de sangue e de urina devem ser feitas antes de o tratamento ser instituído para que não haja interferência no diagnóstico.

O tratamento na urgência visa à estabilização hemodinâmica e inclui, se necessário, suporte ventilatório, remoção de metabólitos acumulados (diálise), suspensão temporária da alimentação, prevenção do catabolismo e oferta calórica parenteral.

O tratamento específico deve ser direcionado de acordo com os grupos de classificação e mecanismos fisiopatológicos de cada distúrbio.

Importante salientar o acompanhamento multiprofissional, incluindo estimulação com fisioterapia, terapia ocupacional, fonoaudiologia, acompanhamento psicológico e nutricional.

Os casos devem ser encaminhados para o aconselhamento genético visando a informações a respeito de possível recorrência em familiares.

## Conclusão

O diagnóstico dos EIM é relativamente complexo e, por isso, muitas vezes os casos são subdiagnosticados. São importantes a divulgação e o conhecimento dessa entidade clínica, possibilitando o diagnóstico precoce, o tratamento adequado e a redução da morbimortalidade.

## Bibliografia

Blau N, Clarke JT, Hoffmann GF et al. (Eds.). Physician's guide to the treatment and follow-up of metabolic diseases. Springer-Verlag Berlin Heidelberg; 2006. pp. 25-34.

Brasil. Ministério da Saúde. http://portalsaude.saude.gov.br/index.php/o-ministerio/principal/secretarias/1083-sas-raiz/dahu-raiz/programa-nacional-de-triagem-neonatal/l2-programa-nacional-de-triagem-neonatal/26162-coleta-de-sangue.

Brunoni D, Perez ABA. Guia de genética médica. Série Guias de medicina ambulatorial e hospitalar da EPM – UNIFESP. São Paulo: Manole; 2013.

Kim CA, Albano LMJ, Bertola DR. Genética na prática pediátrica. Barueri: Manole; 2010. pp. 131-5.

Nussbaum RL, McInnes RR, Willard HF. Thompson & Thompson: genética médica. 8. ed. Rio de Janeiro: Elsevier; 2016.

Saudubray JM, Baumgartner MR, Walter J. Inborn metabolic diseases: diagnosis and treatment. 6. ed. Springer-Verlag Berlin Heidelberg; 2016.

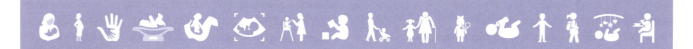

# 11 Síndrome de Down

CID-10: Q90.9

*Thaís Bomfim Teixeira • Mariana Bomfim Teixeira*

## Introdução

A síndrome de Down, ou trissomia do 21, é o distúrbio cromossômico mais comum e mais bem conhecido, além de ser a principal causa genética que cursa com deficiência intelectual. No Brasil, nasce 1 criança com síndrome de Down a cada 600 a 800 nascimentos.

## Apresentação clínica

Os pacientes com síndrome de Down apresentam características clínicas bem definidas, embora nem todos possuam todas as características.

Os sinais que podem ser observados desde o período neonatal por meio da ultrassonografia:

- Sinais maiores: atresia gastrintestinal, defeito de septo atrioventricular, defeito de septo ventricular, exoftalmia
- Sinais menores: aumento da translucência nucal/edema ou prega nucal, hipoplasia de osso nasal e pielectasia.

As principais características notadas ao nascimento são: hipotonia (80%), reflexo de Moro mais fraco (85%), hiperflexibilidade de articulações (80%), excesso de pele na região posterior do pescoço (80%), fácies plana (90%), fenda palpebral voltada para cima (80%), malformação de orelhas (60%), displasia de pelve (70%), displasia da falange média do quinto dedo (60%) e prega simiesca ou prega palmar única (45%).

Os pacientes com síndrome de Down podem apresentar ainda outras alterações:

- Gerais: tendência em manter a boca aberta, protrusão da língua, pescoço curto, diástase do músculo reto abdominal, baixa estatura, aumento de peso na adolescência, deficiência intelectual, déficit na marcha, convulsões (menos de 9%), estridor, roncos e sibilos, dispneia, cianose, sopros cardíacos, fatigabilidade fácil na alimentação, sucção ruim, distensão abdominal
- Craniofaciais: braquicefalia, microcefalia leve, fontanela ampla, atraso no fechamento das fontanelas, cabelos finos e escassos, fenda palpebral estreita e voltada para cima, prega epicantal, raiz e dorso nasal pequenos e deprimidos, face achatada e arredondada, hipoplasia de face média, orelhas pequenas e de implantação baixa, boca pequena com lábios voltados para baixo
- Dos olhos: fina opacificação do cristalino, erro de refração (em geral, miopia), nistagmo, estrabismo, catarata, manchas de Brushfield na íris, obstrução do ducto nasolacrimal, anomalias na retina, ceratocone
- Das orelhas: perda auditiva (condutiva, neurossensorial ou mista), acúmulo de líquido em orelha média
- Dos dentes: dentes hipoplásicos, doença periodontal, localização irregular, atraso na dentição primária (terminando por volta dos 4 a 5 anos) e na secundária
- De mãos e pés: mãos pequenas, clinodactilia de 5º dedo das mãos, prega simiesca (ou prega palmar única), prega plantar entre o 1º e o 2º dedo, sindactilia de 2º e 3º dedos
- Osteomusculares: metacarpais e falanges curtas, hipoplasia de falange média de 5º dedo, hipoplasia pélvica, ângulo acetabular raso, tórax carinado, fusão incompleta dos arcos vertebrais da coluna vertebral inferior, apenas 11 costelas, instabilidade atlantoaxial, frouxidão ligamentar, escoliose, *genu valgum*, pés planos, diminuição da densidade óssea
- Cardiovasculares: defeito de septo interventricular, defeito de coxim endocárdico, persistência do canal arterial, defeito de septo interatrial, artéria subclávia anômala, prolapso de valva mitral, regurgitação aórtica, tetralogia de Fallot, hipertensão pulmonar
- Geniturinárias: pênis pequeno, volume testicular diminuído, criptorquidia, infertilidade, extrofia de bexiga, hipospadia, válvula uretral posterior, hipoplasia renal, refluxo vesicoureteral, ácido úrico elevado, insuficiência renal crônica
- Gastrintestinais: fístula traqueoesofágica, atresia duodenal, onfalocele, estenose pilórica, pâncreas anular, doença de Hirschsprung, ânus imperfurado, colelitíase, refluxo gastresofágico, constipação intestinal na infância, diarreia crônica sem causa aparente no adulto, doença celíaca
- Endocrinológicas: distúrbios da tireoide (hipotireoidismo, bócio simples, hipertireoidismo), menopausa precoce
- Oncológicas: leucemia, certa "proteção" em relação a tumores sólidos (neuroblastoma, nefroblastoma, câncer gastrintestinal, uterino e do sistema nervoso central), com exceção dos tumores de células germinativas, retinoblastoma, siringoma e possivelmente tumores pancreáticos e ósseos

- Dermatológicas: acantose *nigricans*, dermatite atópica, alopecia areata, queilite, fissura de língua, furunculose, língua geográfica, onicomicose, hiperqueratose palmoplantar
- Imunológicas: contagem de linfócitos T e linfócitos B de leve a moderadamente reduzidas, ausência de expansão normal de linfócitos na infância, timo com tamanho reduzido, diminuição de IgA na saliva, diminuição da quimiotaxia dos neutrófilos, diminuição da resposta dos anticorpos às imunizações.

## Diagnóstico clínico

Em geral, a síndrome de Down é facilmente diagnosticada clinicamente. No entanto, no caso de alterações nos exames séricos da gestante é importantíssima a realização do exame do cariótipo para a confirmação diagnóstica e para o aconselhamento genético.

O diagnóstico pode ser feito no período pré-natal por meio do cariótipo realizado por:

- Biopsia de vilo corial: exame de células trofoblásticas obtidas por punção aspirativa transabdominal entre a 11ª e a 13ª semana de gestação. Risco de complicação: 0,5 a 1%
- Amniocentese: exame em fibroblastos em amostra de líquido amniótico, obtida entre a 16ª e a 22ª semana de gestação. Risco de complicação: 0,5 a 1%
- Cordocentese: exame em linfócitos do sangue do cordão umbilical fetal obtido através da punção transabdominal, realizada após a 24ª semana. Risco de complicação: 1 a 2%.

Pode ser realizada ainda a pesquisa de DNA fetal livre em sangue materno, mediante a qual é realizada a pesquisa de alterações numéricas, normalmente nos cinco principais cromossomos (13, 18, 21, X e Y) associados a crianças com malformações devido a cromossomopatias. É feita por meio da coleta de sangue materno após a 9ª semana de gestação.

Caso o teste indique alto risco, é necessária confirmação mediante material fetal que pode ser obtido por amniocentese ou cordocentese.

O exame de CGH *array* (hibridização genômica comparativa) também detecta a trissomia do cromossomo 21, porém não é possível dizer que se trate de uma trissomia livre ou uma translocação.

Em caso de necessidade de um resultado mais rápido, pode-se realizar um FISH (técnica de hibridização por fluorescência), cujo resultado pode ficar pronto em 24 a 48 horas, embora também não seja possível avaliar a presença de translocações.

Cerca de 95% dos pacientes com diagnóstico de síndrome de Down apresentam trissomia livre do cromossomo 21. O cariótipo nesse caso se apresenta, por exemplo, como 47,XX,+21 (Figura 11.1A). Trabalhos mostraram que em 75 a 80% dos casos ocorre a não disjunção durante a meiose I materna; nesse caso, a idade materna avançada (a partir dos 35 anos) é um fator de risco (Quadro 11.1). Em 5% dos casos, a causa é paterna, sendo mais frequente durante a meiose II.

Aproximadamente 4% dos casos têm 46 cromossomos, com uma translocação robertsoniana envolvendo o cromossomo 21q e algum outro cromossomo (inclusive o próprio 21). Nesses casos, o terceiro cromossomo 21 está ligado a outro cromossomo, e os dois juntos são contados como um único cromossomo, por isso 46 cromossomos. Isso não está relacionado a idade materna elevada, porém pode ter um risco elevado para futuros filhos, já que um dos genitores pode ter uma translocação balanceada (em que não há aumento do material genético), podendo gerar gametas não balanceados. Teoricamente, o risco para futuros filhos seria de 1 em 3; no entanto, estudos populacionais têm mostrado o risco de 10 a 15% para filhos de mães com translocação e um pequeno percentual (2 a 3%) para filhos de pais com a translocação balanceada.

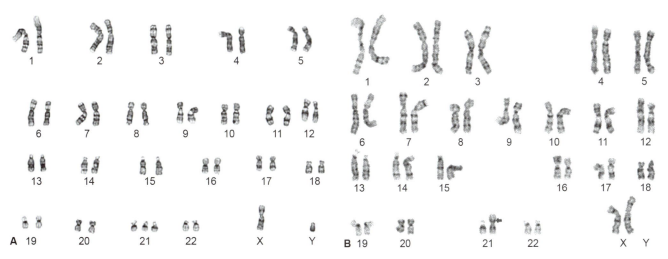

Figura 11.1 Cariótipos masculinos demonstrando a trissomia do 21. **A.** Trissomia livre do 21 (47,XX,+21). **B.** Translocação 21;21 (46,XX,+21,der[21;21][q10;q10]).

Existe a possibilidade de ser uma translocação 21q21q, em que o cromossomo é formado por dois braços longos do cromossomo 21 (Figura 11.1B). Um pequeno percentual dos pacientes possui esse quadro, sendo imprescindível a avaliação do cariótipo dos pais, pois, se algum tiver uma translocação balanceada 21q21q, a chance de futuros filhos terem síndrome de Down é praticamente de 100%.

Em 2% dos casos os pacientes com síndrome de Down são mosaicos, tendo uma população de células com cariótipo normal e outra população que apresenta a trissomia do 21; a porcentagem entre uma população e outra é variável.

As várias formas de apresentação da trissomia do 21 ao cariótipo têm pouco efeito sobre o fenótipo do paciente (Figura 11.2).

## Acompanhamento

O acompanhamento deve começar desde o período pré-natal, no qual as gestantes com alto risco (idade materna avançada, translucência nucal alterada, entre outras alterações vistas à ultrassonografia) devem ser orientadas a respeito da investigação diagnóstica. Caso o diagnóstico seja confirmado, a gestante deve ser encaminhada ao serviço de aconselhamento genético, à realização de ecocardiograma fetal e à avaliação cuidadosa da ultrassonografia morfológica. Deve-se discutir a respeito da maternidade onde será realizado o parto, e o neonatologista deve ser informado das condições do feto.

### Do nascimento ao 1º mês de vida

- Reflexo vermelho
- Triagem auditiva neonatal
- Ecocardiograma (de preferência antes da alta hospitalar) independentemente das manifestações clínicas ou do ecocardiograma fetal
- Deglutograma (se houver sintomatologia)

**Quadro 11.1** Prevalência de síndrome de Down de acordo com a idade materna ao nascimento.

| Idade materna (anos) | Prevalência ao nascimento | |
| --- | --- | --- |
| | % | 1 em |
| 34 | 0,23 | 430 |
| 35 | 0,3 | 338 |
| 36 | 0,39 | 259 |
| 37 | 0,5 | 201 |
| 38 | 0,62 | 162 |
| 39 | 0,88 | 113 |
| 40 | 1,2 | 84 |
| 41 | 1,5 | 69 |
| 42 | 1,9 | 52 |
| 43 | 2,7 | 37 |
| 44 | 2,6 | 38 |
| 45 ou + | 3,4 | 30 |

Fonte: Morris et al., 2002.

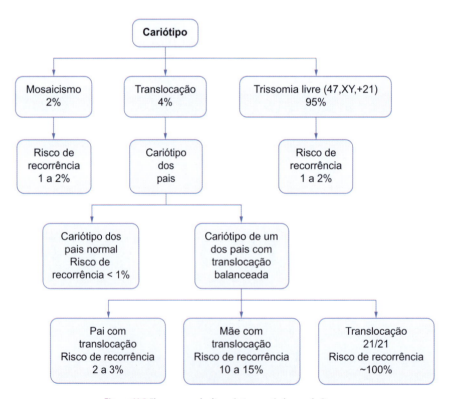

Figura 11.2 Fluxograma de diagnóstico na síndrome de Down.

- Radiografia de abdome (se houver distensão abdominal e vômitos, para pesquisar atresia duodenal e/ou atresia anal)
- Radiografia de coluna cervical (avaliar instabilidade atlantoaxial)
- Orientar quanto à não realização de procedimentos com excesso de extensão ou flexão da coluna cervical
- Atentar para a eliminação de mecônio nas primeiras 24 horas
- Cariótipo
- Hemograma (avaliação de policitemia, reação leucemoide, distúrbio mieloproliferativo transiente com associação de pancitopenia, hepatoesplenomegalia e leucócitos imaturos na circulação)
- Triagem neonatal com pesquisa de hipotireoidismo congênito
- Informar sobre a suscetibilidade a infecções respiratórias
- Imunização contra o vírus sincicial respiratório nos pacientes com malformações cardíacas
- Ultrassonografia renal (controverso).

## De 1 mês a 1 ano

- Revisar os testes laboratoriais, incluindo provas de função tireoidiana
- Revisar a radiografia de coluna
- Avaliar sinais de dificuldade alimentar (refluxo, fadiga, sudorese, cianose) e constipação intestinal (hipotireoidismo, malformação de sistema digestório ou doença de Hirschsprung)
- Avaliar sinais e sintomas motores de cardiopatia congestiva (taquipneia, ganho de peso insuficiente)
- Discutir com a família a respeito de sinais de apneia obstrutiva do sono (dificuldade respiratória, roncos, despertares frequentes, aumento da sonolência diurna, piora do comportamento)
- Avaliar sinais de mielopatia (força muscular, alterações intestinais ou do funcionamento da bexiga, pescoço rígido e fraqueza)
- Perguntar sobre episódios recorrentes de ausência de reação aos estímulos ou movimentos repetitivos dos membros para avaliar possíveis quadros convulsivos
- Orientar quanto aos serviços de suporte (fisioterapia, fonoaudiologia, terapia ocupacional, entre outros)
- Avaliar o crescimento com as curvas da população em geral, de acordo com a idade. Os gráficos usados para a síndrome de Down não refletem mais a tendência de crescimento dos pacientes com a síndrome
- Avaliar o meato acústico com otoscopia ou timpanometria (otites médias)
- Avaliar acuidade visual, reflexo vermelho (catarata)
- Avaliar o desenvolvimento dentário
- Avaliar a língua (protrusão, fissura, língua geométrica)
- Respiração oral (estreitamento da nasofaringe, alargamento de adenoide e amígdalas)
- Pescoço rígido ou torcicolo (possível instabilidade atlantoaxial [IAA] e posterior compressão da medula espinal)
- Roncos e sibilos (anormalidades de vias respiratórias inferiores, como laringomalacia, traqueomalacia, compressão de via respiratória de grande calibre, bronquiomalacia, fístula traqueoesofágica ou doença do refluxo gastresofágico grave)
- Cianose, sopros cardíacos, taquicardia (malformação cardíaca complexa)
- Micropênis, criptorquidia e hipospadia nos meninos e visualização dos pequenos lábios (grandes lábios são mais curtos e mais grossos que o normal)
- Exame neurológico cuidadoso com atenção para hipertonia e/ou fraqueza (sugerem IAA e subsequente compressão da medula espinal)
- Avaliação auditiva aos 6 e 12 meses
- Repetir exame de TSH com 6 e 12 meses
- Solicitar hemoglobina aos 12 meses e, depois disso, anualmente. O volume corpuscular médio (VCM) não é útil para avaliação, já que 45% das crianças com síndrome de Down têm ele aumentado mesmo na ausência de doença cardíaca
- Para avaliar deficiência de ferro, solicitar ferritina e proteína C reativa ou contagem de reticulócitos anualmente
- Deglutograma, se sintomático (hipotonia, lentidão para se alimentar, asfixia, sintomas respiratórios recorrentes, atraso de crescimento)
- Radiografia com contraste para avaliar malformações gastrintestinais em pacientes com constipação intestinal grave
- Referenciar ao:
  - Oftalmologista, preferencialmente até os 6 meses (estrabismo, cataratas, nistagmos)
  - Otorrinolaringologista, se houver dificuldade de avaliar o meato acústico
  - Pneumologista, se houver sinais de apneia obstrutiva do sono
  - Endocrinologia, se houver alteração nos níveis de TSH
  - Cardiologista, se houver sinais de cardiopatia congestiva
  - Neurocirurgião/ortopedista, se houver sinais de mielopatia compressiva
- Avaliar o cartão vacinal
- Orientar quanto à posição da coluna cervical em terapias e procedimentos
- Monitorar hematomas, petéquias e padrão alimentar (sinais e sintomas de leucemia)
- Tranquilizar os pais a respeito de que a dentição decídua é tardia/irregular, e que hipodontia é comum
- Disponibilizar aconselhamento genético.

## De 1 a 5 anos

- Avaliar padrão alimentar (50% têm índice de massa corporal [IMC] no percentil 85)
- Avaliar sinais de otite serosa média e infecção de orelha média (50 a 70% entre 3 e 5 anos) que podem levar a perda auditiva condutiva

- Avaliar sinais e sintomas sugestivos de apneia obstrutiva do sono (dificuldade respiratória, roncos, despertares frequentes durante o sono, aumento da sonolência diurna e piora de problemas de comportamento)
- Monitorar sinais e sintomas de cardiopatia congestiva (taquipneia, dificuldades alimentares, baixo ganho de peso)
- Revisar sinais e sintomas de doença celíaca (diarreia, constipação intestinal, retardo do crescimento, anemia, desconforto abdominal, problemas de crescimento e desenvolvimento)
- Avaliar dificuldades associadas a problemas intestinais (constipação intestinal, hipotonia, adequação da ingestão de líquidos), que podem indicar hipotireoidismo, malformações intestinais e doença de Hirschsprung
- Avaliar semestralmente sinais de mielopatia relacionados a IAA, como mudança na marcha, mudança no uso de braços/pernas, alteração na função intestinal/bexiga, dor de garganta, pescoço rígido, inclinação da cabeça, torcicolo, fraqueza, hiper-reflexia
- Pelo risco aumentado de convulsões, avaliar períodos recorrentes de insensibilidade ou movimentos repetitivos
- Avaliar desenvolvimento neuropsicomotor e programas de intervenção (fisioterapia, fonoaudiologia, integração escolar)
- Perguntar sobre sinais sugestivos de autismo ou outras questões comportamentais
- Avaliar crescimento com os gráficos específicos para a idade (os gráficos para síndrome de Down não refletem o crescimento atual dos pacientes com a síndrome)
- Avaliar o desenvolvimento dentário e da língua (protrusão, fissuras e língua geométrica)
- Avaliar padrão respiratório. Respiração oral pode indicar nasofaringe estreita ou aumento de adenoides e tonsilas
- Estridor e sibilos são sugestivos de anormalidade de vias aéreas (laringomalacia, traqueomalacia, compressão de grandes vias respiratórias, bronquiomalacia, fístula traqueoesofágica, refluxo gastresofágico grave)
- Cianose, sopros cardíacos e taquicardia podem indicar malformações cardíacas complexas
- Torcicolo, rigidez ou dor no pescoço, fraqueza dos membros superiores e inferiores e hipertonia devem alertar sobre IAA e posterior compressão da medula espinal
- Avaliar xerose (pele seca), dermatite atópica, ceratodermia palmoplantar (pele grossa), queilite (fissuras e pele vermelha e escamosa nos cantos da boca), vitiligo, alopecia areata
- Monitorar marcha e mobilidade (elasticidade ligamentosa, hipermobilidade articular e hipotonia podem prejudicar o desenvolvimento, levar a luxações de quadril adquiridas e instabilidade patelofemoral)
- Exame de TSH anualmente ou mais frequente, se o paciente apresentar sintomas
- Solicitar exame de IgA, se houver sinais sugestivos de doença celíaca
- Hemoglobina anualmente
- Proteína C reativa e ferritina ou contagem de reticulócitos, se houver risco de deficiência de ferro ou hemoglobina < 11 g/d$\ell$
- Audiograma e timpanometria semestralmente até que os níveis normais de audição sejam estabelecidos bilateralmente, após audiograma anual
- Estudo do sono/polissonografia para crianças com 4 anos
- Nenhuma avaliação radiológica cervical de rotina para crianças assintomáticas deve ser realizada
- Para pacientes com sintomas neurológicos, solicitar radiografia cervical em posição neutra (se normal, pode avaliar radiografia com flexão/extensão)
- Se houver constipação intestinal grave, solicitar radiografia contrastada para investigar malformações gastrintestinais e doença de Hirschsprung
- Referenciar ao:
  - Oftalmologista anualmente
  - Neurocirurgião/ortopedista, se houver sintomas de compressão da medula espinal
  - Ortopedista, se houver marcha alterada ou sinais de luxação ou instabilidade patelofemoral
  - Otorrinolaringologista, se houver alterações auditivas
  - Pneumologista, se houver sinais e sintomas sugestivos de obstrução respiratória
  - Endocrinologista, se houver alterações na função tireoidiana
  - Gastroenterologista, se a triagem para doença celíaca detectar alterações
  - Cardiologista, se houver sinais e sintomas de cardiopatia congestiva ou hipertensão pulmonar
  - Psiquiatra/psicólogo, se houver história sugestiva de autismo, hiperatividade ou outros sinais psiquiátricos
  - Fisioterapeuta, se houver dificuldades motoras básicas
- Avaliar vacinação, incluindo vacina antigripal, pneumocócita 23-valente
- Informar a importância de cuidados da posição cervical durante terapias e procedimentos
- Monitorar hematomas, petéquias ou perda de apetite (sinais e sintomas de leucemia)
- Tranquilizar os pais a respeito de que a hipodontia é comum em 30 a 60% das crianças
- Informar sobre a importância de intervenção precoce, fisioterapia, terapia ocupacional e fonoaudiologia
- Aos 3 anos, encorajar a educação individualizada em escola
- Educar os pais acerca dos riscos da exploração sexual
- Orientar dieta e exercícios para prevenir obesidade
- Orientar quanto aos riscos de esportes de contato e trampolim.

## Dos 5 aos 13 anos

- Monitorar crescimento e desenvolvimento
- Avaliar o crescimento usando os gráficos para a idade
- Rever sinais sugestivos de doença celíaca (diarreia, constipação intestinal grave, falha no crescimento, anemia, desconforto abdominal e problemas de desenvolvimento e comportamento)
- Avaliar anualmente sinais de compressão raquimedular relacionados a IAA (mudança de marcha, alteração no uso dos braços/pernas, mudança na função intestinal/bexiga, pescoço rígido, cabeça inclinada, torcicolo, fraqueza e hiper-reflexia)
- Revisar sinais neurológicos (incluindo convulsões)
- Avaliar sinais de obstrução respiratória superior (respiração intensa, roncos, sono incomum, despertar frequente durante o sono, sonolência diurna e pioras nos problemas de comportamento)
- Discutir com os pais quaisquer problemas de pele (pele seca, dermatite atópica, seborreica)
- Monitorar marcha e mobilidade
- Avaliação audiológica anualmente
- Exame de TSH anualmente ou antes, se houver sinais sugestivos de disfunção da tireoide
- Exame de hemoglobina anualmente
- Proteína C reativa e ferritina ou contagem de reticulócitos, se houver risco de deficiência de ferro ou hemoglobina < 11 g/dℓ
- IgA, se houver sinais sugestivos de doença celíaca
- Estudo do sono ou polissonografia para todos com sinais sugestivos de obstrução respiratória superior
- Nenhuma avaliação radiológica cervical de rotina para crianças assintomáticas deve ser realizada (as radiografias simples não preveem bem quais crianças correm risco maior de IAA)
- Referir ao:
  - Oftalmologista a cada 2 anos
  - Neurocirurgião/ortopedista, se houver sinais e sintomas de mielopatia compressiva
  - Otorrinolaringologista/pneumologista, se houver sinais sugestivos de obstrução respiratória superior ou alterações no estudo do sono
  - Endocrinologista, se houver sinais de disfunção tireoidiana
  - Gastroenterologista, se houver sinais de doença celíaca
  - Cardiologista, se houver sinais de alteração cardíaca
  - Psiquiatra/psicólogo/terapeuta comportamental, se houver sinais sugestivos de autismo, transtorno de déficit de atenção e hiperatividade, ou outros transtornos psiquiátricos
  - Ortopedista, se houver marcha anormal sugestiva de deslocamento ou instabilidade patelofemoral
- Aconselhar os pais a respeito de atividades de alto risco para a coluna cervical
- Monitorar hematomas, petéquias ou perda de apetite (sinais e sintomas de leucemia)
- Avaliar os cuidados dentários
- Avaliar o desenvolvimento escolar
- Encorajar a independência com a higienização e o autocuidado
- Discutir comportamentos sexuais, como masturbação
- Orientar quanto às mudanças da puberdade e orientar quanto à fertilidade e à contracepção
- Na puberdade, discutir a necessidade da avaliação de um ginecologista e orientar sobre os riscos de ocorrência da síndrome de Down em possíveis futuras gestações (50%)
- Discutir sobre controle de natalidade, doenças sexualmente transmissíveis e esterilização opcional.

## Dos 13 aos 21 anos

- Monitorar crescimento e desenvolvimento
- Avaliar o crescimento usando os gráficos para a idade
- Rever sinais sugestivos de doença celíaca (diarreia, constipação intestinal grave, retardo do crescimento, anemia, desconforto abdominal e problemas de desenvolvimento e comportamento)
- Avaliar anualmente sinais de compressão medular relacionados a IAA (mudança de marcha, alteração no uso dos braços/pernas, mudança na função intestinal/bexiga, pescoço rígido, cabeça inclinada, torcicolo, fraqueza e hiper-reflexia)
- Revisar sinais neurológicos (incluindo convulsões)
- Avaliar sinais de obstrução respiratória superior (respiração ruidosa, roncos, sono incomum, despertar frequente durante o sono, sonolência diurna e pioras nos problemas de comportamento)
- Discutir com os pais quaisquer problemas de pele (pele seca, dermatite atópica, seborreica)
- Examinar anualmente doença de valva mitral e aórtica adquirida (novo sopro, ritmo de galope, fadiga, falta de ar, dispneia induzida por exercício)
- Monitorar aparecimento de catarata, erros de refração e ceratocone
- Evolução audiológica anual
- Exame de TSH anualmente
- Exame de hemoglobina anualmente
- IgA, se houver sinais sugestivos de doença celíaca
- Estudo do sono ou polissonografia, se houver sinais sugestivos de obstrução das vias respiratórias superiores
- Ecocardiograma para pacientes com novos sinais de cardiopatia
- Encaminhar para:
  - Oftalmologista a cada 3 anos
  - Neurocirurgião/ortopedista, se houver sinais de mielopatia compressiva

- Otorrinolaringologista/pneumologista, se houver sinais sugestivos de obstrução das vias respiratórias superiores ou anormalidades no estudo do sono
- Endocrinologista, se houver alteração na função tireoidiana
- Gastroenterologista, se a triagem para doença celíaca detectar alterações
- Cardiologista, se houver sinais de cardiopatia
- Ortopedista, se houver sinais de marcha anormal, sugestiva de deslocamento patelofemoral
• Aconselhar os pais a respeito de atividades de alto risco para a coluna cervical
• Monitorar hematomas, petéquias ou perda de apetite (sinais e sintomas de leucemia)
• Avaliar os cuidados dentários
• Discutir questões relacionadas à transição para a idade adulta, incluindo planejamento financeiro e possibilidade de trabalho remunerado
• Encorajar a independência em relação a higiene e o autocuidado
• Discutir sobre comportamentos sexuais, como masturbação
• Orientar quanto às mudanças da puberdade e orientar quanto à fertilidade e à contracepção
• Na puberdade, discutir a necessidade de avaliação de um ginecologista e orientar acerca dos riscos de ocorrência da síndrome de Down em futuras gestações (50%)
• Discutir sobre controle de natalidade, doenças sexualmente transmissíveis e esterilização opcional.

## Diagnóstico diferencial

Muitas vezes a síndrome de Down pode ser confundida em crianças sem síndrome que apresentam um ou mais sinais menores comuns, como hipotonia e/ou prega simiesca.

Várias crianças que tiveram o diagnóstico de síndrome de Smith-Magenis, após cariótipo solicitado para confirmar síndrome de Down, apresentavam deleção do 17p11.2. As principais características que se sobrepõem são: braquicefalia, rosto arredondado, fissura palpebral para cima, hipoplasia de face média, nariz pequeno e alargado e manchas de Wolfflin-Kruckmann na íris, que podem ser confundidas com manchas de Brushfield. Com o tempo as crianças vão apresentando sinais mais típicos da síndrome de Smith-Magenis.

A síndrome de Zellweger, uma doença peroxissômica, apresenta algumas características em comum com a síndrome de Down, como hipotonia, fontanelas alargadas, face plana, narinas antivertidas, prega epicantal, manchas de Brushfield, cataratas, hélices anormais, prega palmar única e defeitos de septo cardíaco. Os sinais que distinguem são grave atraso no desenvolvimento precoce, convulsões, hepatomegalia, contraturas, epífises pontilhadas e migração cerebral anômala na síndrome de Zellweger. O diagnóstico pode ser confirmado pela presença elevada de ácidos graxos de cadeia longa no plasma.

## Prognóstico

A estimulação precoce com fisioterapia, terapia ocupacional, entre outros, melhora o desenvolvimento das crianças com a síndrome.

A supervisão precoce da saúde e os avanços na assistência médica aumentaram a expectativa de vida dos pacientes com a trissomia do 21. As infecções frequentes do sistema respiratório são consideradas um componente significativo de morbidade. Embora a incidência de infecções respiratórias possa não ser muito alta, as crianças com síndrome de Down apresentam um período prolongado de tempo de doença e precisam de tratamento adicional.

A expectativa de vida para pessoas com síndrome de Down aumentou consideravelmente nas últimas décadas – de 25 anos em 1983 para 60 anos atualmente.

## Bibliografia

Brasil. Ministério da Saúde. Secretaria de Atenção à Saúde. Departamento de Ações Programáticas Estratégicas. Diretrizes de atenção à pessoa com síndrome de Down. Brasília: Ministério da Saúde; 2013.

Cassidy SB, Allanson JE. Management of genetic syndromes. John Wiley & Sons; 2010.

Down JL. Observations on an ethnic classification of idiots. 1866. Ment Retard. 1995; 33(1):54-6.

Ivan D, Cromwell P. Clinical practice guidelines for management of children with Down syndrome: Part I. J Pediatr Health Care. 2014; 28(1):105-10.

Ivan D, Cromwell P. Clinical practice guidelines for management of children with Down syndrome: Part II. J Pediatr Health Care. 2014; 28:280-4.

Jones KL, Jones MC, Del Campo M. Smith's recognizable patterns of human malformation. Elsevier Health Sciences; 2013.

Kim CA, Albano LMJ, Bertola DR. Genética na prática pediátrica. São Paulo: Manole; 2010. pp. 131-5.

Morris JK, Mutton DE, Alberman E. Revised estimates of the maternal age specific live birth prevalence of Down's syndrome. J Med Screen. 2002; 9:2-6.

Nussbaum RL, McInnes RR, Willard HF. Thompson & Thompson: genética médica. 8. ed. Rio de Janeiro: Elsevier; 2016.

Paladini D, Volpe P. Ultrasound of congenital fetal anomalies. Differential diagnosis and prognostic indicators. Informa Healthcare; 2007.

Ram G, Chinen J. Infections and immunodeficiency in Down syndrome. Clin Exp Immunol. 2011; 164(1):9-16.

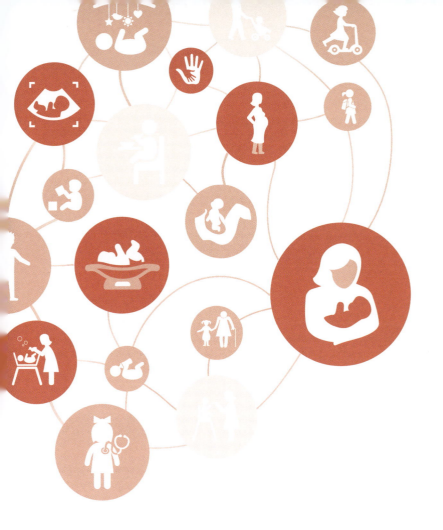

# Doenças da Pele e do Tecido Celular Subcutâneo

**Parte 4**

| | |
|---|---|
| Capítulo 12 | Dermatites, 47 |
| Capítulo 13 | Eritema Multiforme, 51 |
| Capítulo 14 | Escabiose, 53 |
| Capítulo 15 | Esclerodermia, 54 |
| Capítulo 16 | Estrófulo, 58 |
| Capítulo 17 | Onicomicose, 60 |
| Capítulo 18 | Pediculose, 62 |
| Capítulo 19 | Pitiríase Versicolor, 63 |
| Capítulo 20 | Tinhas ou Dermatofitoses, 65 |

# 12 Dermatites

CID-10: L 20-L 30

*Flavia Tandaya Grandi • Taiane Medeiros Terra • Jackeline Gomes Guerra*

## Introdução

Dermatites (eczemas) são dermatoses inflamatórias, pruriginosas, com características clínicas e histopatológicas em comum e bem definidas. As lesões elementares que definem os eczemas são eritema, vesículas, crostas e descamação. Clinicamente, dividem-se em três tipos de acordo com sua apresentação:

- Agudas: lesões vesiculares, secretantes e eritematosas
- Subagudas: lesões mais secas, eritematosas e algumas vezes descamativas
- Crônicas: lesões espessadas, liquenificadas e descamativas.

Histopatologicamente, observa-se quadro inflamatório na epiderme e na derme, com espongiose.

Na infância, podemos observar diversos tipos de dermatites, sendo a atópica a mais frequente, diferente da disidrótica e da decorrente de insuficiência venosa, raras nessa faixa etária.

Neste capítulo apresentaremos as principais características das seguintes dermatites:

- Dermatite ou eczema de contato
- Dermatite ou eczema atópico
- Dermatite da área das fraldas
- Dermatite seborreica.

## Dermatite de contato

É definida como reação inflamatória decorrente do contato direto ou indireto com alguma substância. As suas principais subdivisões são a dermatite irritativa e a dermatite de contato alérgica.

### Dermatite irritativa

A dermatite irritativa é uma reação inflamatória, não imunológica, caracterizada por bolhas, vesículas, edema, eritema, descamação, e outras manifestações dependendo da fase e do agente irritante, que ocorre na pele e/ou mucosas. Depende, sobretudo, da natureza do agente agressor, com pouca influência da resposta do indivíduo. Por exemplo, substâncias muito ácidas ou muito alcalinas são agentes irritantes dependendo da concentração, pois agridem a pele, cujo pH fisiológico é de cerca de 4,5 a 5,5. Diversas substâncias podem causar esta irritação dependendo de seu peso molecular, capacidade de penetração na pele, dano à barreira cutânea, pH, estado iônico, veículo, concentração e duração da exposição.

A dermatite irritativa é classificada em aguda e cumulativa crônica. A forma aguda é provocada por irritantes fortes, como amoníaco, soda cáustica, gasolina, querosene, ácido tricloroacético (ATA). Evolui com bolhas, vesículas, secreção, eritema e edema, além de dor e ardor local. A forma crônica é decorrente do contato com irritantes fracos e geralmente está associada ao excesso de umidade devido a oclusão ou contato repetido com água. O exemplo mais comum é a dermatite da área das fraldas quando decorrente de irritação primária por urina e fezes. A dermatite perioral, cujo agente irritante é a própria saliva também é muito comum na infância. Em adolescentes e adultos, é frequente a dermatite de mãos em indivíduos que lavam frequentemente louças e roupas.

Alguns diagnósticos diferenciais devem ser lembrados, como a dermatite alérgica de contato, a dermatite *venenata* por plantas, acidentes por animais peçonhentos e reações adversas a medicamentos. Nos casos de dermatite da área das fraldas, devemos pensar na possibilidade de dermatite atópica, psoríase invertida, dermatite seborreica e raramente em histiocitose.

O diagnóstico da dermatite irritativa aguda é eminentemente clínico, a partir da história e do exame físico. Geralmente, as lesões se restringem aos locais de contato com a substância, podendo haver maior extensão gravitacional.

O tratamento da dermatite irritativa baseia-se na exclusão do agente agressor. Muitas vezes, faz-se necessário o uso de anti-inflamatórios ou corticosteroides tópicos e/ou sistêmicos, a depender da extensão e da gravidade da lesão. Quanto aos casos crônicos, a hidratação é essencial; usam-se bastante os hidratantes com silicone. Casos refratários tendem a responder à terapia com UVA ou UVB de banda estreita. Vale ainda lembrar que, no caso da dermatite crônica de mãos, não estão indicados corticosteroides sistêmicos.

### Dermatite de contato alérgica

É a resposta inflamatória na pele e/ou nas mucosas devido ao contato direto ou indireto com agentes sensibilizantes, sendo os mais envolvidos sulfato de níquel, tiomersal, antibióticos tópicos como neomicina, parafenilenodiamina, bicromato de potássio, derivados da borracha, perfumes e cloreto de cobalto. Geralmente, as substâncias possuem baixo peso molecular, são haptenos, facilitando sua penetração na pele e desencadeando resposta imunológica de hipersensibilidade tardia, tipo IV da classificação de Gell e Coombs.

O quadro clínico depende do agente e de características individuais, diferentemente da dermatite irritativa, e pode ser agudo, subagudo ou crônico. Em raras ocasiões são encontradas lesões liquenoides, hipercrômicas, hipocrômicas ou até eritema polimorfo-símiles.

O diagnóstico se dá por anamnese e exame físico, e, quando isso for insuficiente, indica-se o teste de contato. Na anamnese, é importante perguntar sobre exposição, hábitos de vida, ocupação e atividades de lazer, procurando possíveis agentes envolvidos. No exame físico, deve-se atentar para a característica das lesões, localização, disseminação, formato e distribuição.

Os principais diagnósticos diferenciais da dermatite alérgica de contato são dermatite irritativa, atópica, seborreica, eczema numular, desidrose, dermatofitoses, intertrigo candidiásico, pitiríase rósea de Gilbert, dermatite factícia e psoríase.

Em relação ao tratamento, assim como na dermatite irritativa, é necessária a exclusão da substância envolvida. Como sintomáticos, pode-se usar corticosteroide tópico e/ou sistêmico, dependendo da extensão e gravidade do caso, ou imunomoduladores tópicos se houver contraindicação aos corticosteroides, sobretudo em pálpebras e região escrotal, e anti-histamínicos para controle do prurido. Devem-se evitar corticosteroides injetáveis de depósito, pois dificultam a investigação etiológica, uma vez que interferem nos testes de contato.

## Dermatite atópica

A dermatite atópica é uma dermatose inflamatória crônica, de alta prevalência mundial, muitas vezes recidivante, caracterizada por lesões eczematosas agudas, subagudas ou crônicas, pruriginosas, de localização típica, dependendo da faixa etária, e comumente associada com outras doenças atópicas, como asma e/ou rinite.

A etiopatogenia da dermatite atópica é multifatorial: fatores genéticos, ambientais, psicológicos, alterações do sistema nervoso autônomo, do sistema imunológico e da barreira lipídica e infecções ou colonizações bacterianas.

Quando um dos pais tem a doença, a probabilidade de o filho ser atópico é de 56%, ao passo que, se ambos os pais a tiverem, essa taxa aumenta para 81%. Além disso, a maioria dos indivíduos com dermatite atópica têm altos níveis de IgE e de eosinófilos circulantes, e o próprio ato de coçar contribui para o desenvolvimento da dermatite por exacerbar a resposta imunológica mediante liberação de citocinas, formando um ciclo "prurido-coçadura" que agrava o quadro.

Clinicamente, as lesões eczematosas e pruriginosas se apresentam em cada faixa etária da seguinte forma (Figura 12.1):

- Crianças: de zero a 2 anos de idade: as lesões localizam-se preferencialmente na face e superfície extensora dos membros, sendo eczematosas agudas, com vesículas, eritema e secreção
- Pré-puberes (de 2 a 12 anos): as lesões encontram-se principalmente nas dobras cubitais, poplíteas e pescoço, tipo eczema subagudo, com eritema, escamação e menos secreção
- Adultos (a partir de 12 anos de idade): lesões crônicas, liquenificadas, distribuídas em qualquer parte do corpo, ainda com preferência em superfícies flexoras.

Menos frequentemente, ainda é possível observar quadros cutâneos como: xerose/asteatose, ictiose vulgar, hiperlinearidade palmar, queratose pilar, eczema de mamilo, prega de Dennie-Morgan, sulco infra-auricular, dermatoviroses e infecções bacterianas.

Além dos achados clínicos, poucos exames subsidiários são necessários. No teste cutâneo de leitura imediata (TCLI) por puntura (*prick test*) teste radioalergossorvente (RAST) e teste de contato atópico, vários alergênios são testados, como ácaros, fungos e alimentos, embora sejam, em alguns casos, de difícil realização, pois comumente a pele do antebraço está com lesões. A dosagem de IgE pode ser especialmente útil nos casos associados à doença respiratória, assim como as provas cutâneas para aeroalergênios e alimentos.

Os diagnósticos diferenciais da dermatite atópica são inúmeros, incluindo líquen plano, dermatofitoses, dermatite herpetiforme, linfomas, deficiência de niacina e piridoxina, dermatite associada ao vírus linfotrópico de células T humano tipo 1 (HTLV-1), entre outros.

O tratamento é realizado de acordo com a fase, faixa etária e extensão da doença. Os cuidados gerais são fundamentais para o controle da doença. São eles:

- Banhos mornos e rápidos
- Toalhas de algodão
- Não usar amaciantes
- Hidratar a pele nos primeiros 3 min após o banho e repetir a aplicação
- Evitar banhos de piscina com cloro
- Sabonetes líquidos com pH fisiológico
- Evitar uso de sabões com fragrâncias e corantes
- Evitar ar-condicionado, carpetes, tapetes, poeira e mofo
- Retirar etiquetas das roupas
- Usar roupas leves e de algodão
- Manter as unhas curtas
- Evitar alimentos com aditivos e corantes.

Quanto ao tratamento medicamentoso, os corticosteroides tópicos são a primeira escolha, sobretudo os de baixa e moderada potências como a hidrocortisona e a desonida. Os de média potência, como a mometasona e a betametasona, devem ser prescritos para casos graves. Todos devem ser usados 1 a 2 vezes/dia, com ciclos de 2 semanas e 1 semana de intervalo. Alguns itens importantes: ocluir as lesões apenas se forem graves ou espessas; preferir pomadas e cremes; evitar loções e géis. Os anti-histamínicos clássicos controlam o prurido; assim, o uso de dexclorfeniramina, meclastina e hidroxizina tem caráter adjuvante no tratamento. Como segunda escolha no tratamento tópico, temos os imunomodulares, como

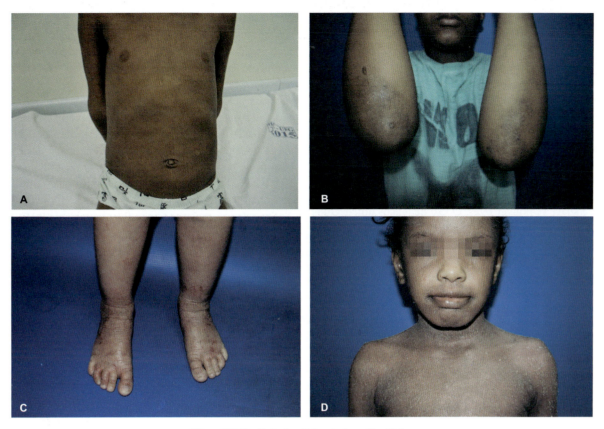

Figura 12.1 Manifestações clínicas da dermatite atópica.

o pimecrolimo creme 1% (para crianças acima de 2 anos de idade) e o tacrolimo pomada 0,03 e 1% (para crianças acima de 12 anos de idade), 2 vezes/dia, por até 6 semanas.

Para casos graves e como terapia de resgate para a crise, os corticosteroides sistêmicos podem ser usados, porém por curto período de tempo, devido a seus efeitos colaterais. Não há recomendação do uso de corticosteroides injetáveis de depósito. Prefere-se a prednisona ou a prednisolona 1 mg/kg/dia durante, no máximo, 2 semanas, se possível, reduzindo a dose a partir do sétimo dia. O deflazacorte na dose de 1,5 mg/kg/dia é boa opção por ter menos efeitos adversos, porém tem maior custo.

Casos graves são tratados com imunossupressores, como ciclosporina oral, azatioprina ou metotrexato, sendo o primeiro fármaco de escolha para crianças. A fototerapia também é uma opção em casos de doença moderada a grave.

As complicações mais frequentes são as infecções virais ou bacterianas. A mais grave é a infecção causada pelo contato com o herpes-vírus simples, da varicela ou da vaccínia, que pode determinar um quadro grave, denominado erupção variceliforme de Kaposi ou eczema herpético. Outras infecções virais mais frequentes nos atópicos são as verrugas e o molusco contagioso, que podem estar presentes em grande número. A infecção pelo *Staphylococcus aureus* é frequente, podendo não ser aparente, mas provocar piora da dermatite.

## Dermatite da área das fraldas

A dermatite da área das fraldas não é uma entidade única e engloba diversas dermatoses inflamatórias que afetam as regiões cobertas pelas fraldas. Neste tópico abordaremos a etiologia responsável pela maioria dos acometimentos, que é a dermatite da área das fraldas por irritação primária, que ocasionalmente se torna complicada devido a outras afecções.

É a afecção cutânea mais frequente na primeira infância e estima-se que acometa de 20 a 70% das crianças com idade inferior a 2 anos, com pico entre 6 e 9 meses de idade.

Em relação à etiopatogenia, a oclusão da pele pela fralda, juntamente com a hidratação/maceração/fricção local aliada a irritantes como urina e fezes, provocam o aumento da permeabilidade local e penetração desses irritantes na pele, resultando em inflamação e, muitas vezes, infecções secundárias, tanto bacterianas quanto por *Candida*. Além disso, o uso inapropriado de sabonete, antissépticos e loções limpadoras exacerba o processo inflamatório.

As lesões acometem toda a região coberta pelas fraldas: genital, períneo, nádegas, parte proximal das coxas e hipogástrio, tipicamente poupando as dobras e sendo mais intensas em áreas convexas. O quadro clínico é caracterizado inicialmente por eritema de grau e intensidade variáveis, com brilho e pregueamento, que evolui para edema, pápulas, vesiculações, erosões e até mesmo ulcerações, tardiamente resultando em descamação local.

O tratamento consiste em manter a região limpa e seca, aumentando a frequência de troca das fraldas. Além disso, deve-se evitar o uso das mesmas sempre que possível, para diminuir a irritação e a maceração. A higiene da pele deve ser feita apenas com água morna e algodão se houver urina, e com sabonete suave se houver fezes. O uso de lenços umedecidos deve ser feito apenas em situações de locomoção, pois contêm substâncias químicas e sabões. Se a pele estiver íntegra, não há necessidade de uso rotineiro de cremes; porém, se estiver lesionada, deve ser prescrita pasta de óxido de zinco, dióxido de titânio e amido ou cremes com dexpantenol.

Se, ao exame, for notado apenas eritema leve, deve-se aumentar a frequência de trocas e utilização das fraldas; limpar primeiramente a região com algodão embebido em óleo para remover o creme de barreira e resíduos de fezes, e em seguida lavar com sabonete suave em água corrente. Pode-se também recomendar o uso de compressas com solução de Burow 1:30, 2 a 3 vezes/dia (ação calmante e antisséptica).

Se houver eritema persistente ou intenso ou pápulas ou vesículas, deve-se, além dos cuidados anteriores, prescrever corticosteroide tópico de baixa potência (hidrocortisona 1%), 1 a 2 vezes/dia durante no máximo 7 dias.

Em caso de manutenção de eritema intenso ou pápulas, erosões e pústulas ou lesões satélites, deve-se suspeitar de infecção por *Candida* e, portanto, prescrever creme antifúngico (cetoconazol, nistatina 100.000 U/g ou nitrato de miconazol 1%), 2 vezes/dia durante 7 a 15 dias. Além disso, corticosteroide tópico pode ser revezado com o creme antifúngico.

Se houver pústulas, erosões e crostas, com suspeita de infecção bacteriana secundária, deve-se receitar creme de neomicina, gentamicina ou mupirocina 2%, 2 vezes/dia durante 7 a 15 dias.

Em caso de piora das lesões mesmo com o tratamento correto, devemos avaliar e pesquisar diagnósticos diferenciais para o quadro, como psoríase, dermatose por IgA linear e histiocitose das células de Langerhans.

## Dermatite seborreica

A dermatite seborreica é uma doença de etiologia desconhecida que tem duas formas clínicas distintas de acordo com a faixa etária acometida.

No lactente, a doença é mais comum entre 4 e 6 semanas de vida, mas pode ocorrer desde os primeiros dias de vida até 1 ano de idade. O quadro clínico característico é composto por placas eritematodescamativas inicialmente em couro cabeludo, onde se manifestam como escamas graxentas e amareladas no vértex ("crosta láctea"). Na face, o acometimento é comum nas pregas retroauriculares, região central da fronte, glabela, sobrancelhas, eminência malar, prega nasolabial e ouvido externo. A área das fraldas também pode ser afetada, assim como as áreas axilar e cervical. Nesta faixa etária, geralmente é autolimitada, com duração de semanas a meses.

Em crianças maiores e nos adolescentes, a doença não é tão frequente, mas clinicamente assemelha-se à doença do adulto, com acometimento da região da glabela, do sulco nasogeniano, da região retroauricular, do couro cabeludo (caspa), dos olhos (blefarite), do meato acústico externo, do tórax e das regiões de dobras, tendendo à recorrência.

Sua etiopatogenia é desconhecida, envolvendo teorias como aumento da atividade das glândulas sebáceas e fatores nutricionais, e também associação com imunodeficiência e tensão emocional.

O diagnóstico é clínico. Como diferenciais, têm-se dermatofitose, dermatite atópica, dermatite da área das fraldas, candidose e psoríase.

Em virtude da benignidade da doença e de sua evolução na maioria das vezes autolimitada, o tratamento instituído normalmente é composto por hidratação local com vaselina, óleo mineral ou óleo de amêndoa 1 vez/dia, xampu infantil, cetoconazol creme 2% ou xampu 3 vezes/semana e hidrocortisona creme 1% em dias alternados nas lesões por 3 a 5 dias. Ademais, os inibidores tópicos da calcineurina (tacrolimo) podem ser usados 1 vez/dia durante 7 dias, se houver acometimento de face e orelhas. Neste caso, usar pimecrolimo apenas em crianças maiores de 6 meses, tacrolimo pomada 0,03% entre 2 e 12 anos e tacrolimo 0,1% apenas em jovens maiores de 12 anos de idade.

## Bibliografia

Cestari SCP. Dermatologia pediátrica. São Paulo: Atheneu; 2012.
Fernandes JD, Machado MCR, Oliveira ZNP. Quadro clínico e tratamento da dermatite da área das fraldas – Parte II. An Bras Dermatol. 2009; 84(1):47-54.
Oliveira ZNP. Dermatologia pediátrica. Barueri: Manole; 2009.
Wollenberg A, Barbarot S, Bieber T et al. Consensus-based European guidelines for treatment of atopic eczema (atopic dermatitis) in adults and children: part II. J Eur Acad Dermatol Venereol. 2018; 32:850-78.

# 13 Eritema Multiforme

CID-10: L51

*Isabella de Paula Eleutério • Taiane Medeiros Terra • Jackeline Gomes Guerra*

## Introdução

O eritema multiforme ou eritema polimorfo faz parte de um espectro de doenças inflamatórias com mecanismos imunopatológicos de hipersensibilidade ainda pouco conhecidos, composto também por apresentações graves como a síndrome de Stevens-Johnson e a necrólise epidérmica tóxica.

Apesar da maior incidência entre 20 e 40 anos de idade, o eritema multiforme é relativamente comum na população em geral, acometendo a faixa pediátrica em 20% dos casos.

O eritema polimorfo é marcado pelo acometimento mucocutâneo agudo, por vezes recorrente, vesicobolhoso e ulcerativo, com quadro sintomatológico inespecífico prévio ao aparecimento das lesões características, conhecidas como "em alvo" pelo aspecto em anéis concêntricos.

## Causas

A patogênese do eritema multiforme parte de uma reação de hipersensibilidade com um número diversificado de fatores desencadeantes.

Herpes-vírus simples (HSV) 1 e 2, adenovírus, enterovírus e *Mycoplasma pneumoniae* são alguns dos principais exemplos de agentes infecciosos relacionados.

Quanto aos medicamentos, os principais agentes são sulfonamidas, cefalosporinas, penicilinas, quinolonas, barbitúricos, anti-inflamatórios não esteroides, anticonvulsivantes e alopurinol, sendo as cefalosporinas responsáveis por um percentual importante dos casos.

Radioterapia, gravidez e malignidades também estão implicadas na sua etiologia, e em aproximadamente 50% dos casos nenhuma causa pode ser encontrada.

## Manifestações clínicas

As lesões comumente são precedidas por mal-estar, febre e mialgia. No local de origem da erupção pode ocorrer sensação de prurido ou ardência.

Posteriormente surgem as lesões iniciais maculopapulares, eritematosas e arredondadas com um padrão comumente simétrico e predominando em dorso da mão, palmas (Figura 13.1), plantas e superfícies extensoras dos membros e, em seguida, tronco. As lesões iniciais podem coçar, arder ou ser assintomáticas.

A erupção em alvo ou íris compõe o quadro dermatológico mais típico, aparece em 24 a 48 horas após as lesões iniciais e resulta da propagação centrífuga da mácula avermelhada, com bordas bem definidas e regulares, enquanto o centro se torna cianótico, purpúrico ou preenchido por lesão vesicobolhosa (Figura 13.2). O diâmetro médio da lesão é de 1 a 3 cm.

Nas mucosas existem lesões em até 70% dos casos, e podem preceder o acometimento cutâneo, atingindo mais comumente lábios, palato e cavidade oral (Figura 13.3).

As vesículas tendem a romper-se, formando zonas de superfície irregular com pseudomembranas bastante dolorosas. A duração completa do quadro é, em média, de 1 mês.

## Diagnóstico diferencial

O eritema multiforme difere da síndrome de Stevens-Johnson e da necrólise epidérmica tóxica por apresentação mais branda, recidivas frequentes, principalmente se associado ao herpes-vírus, pródromo pouco sintomático e menor acometimento mucoso.

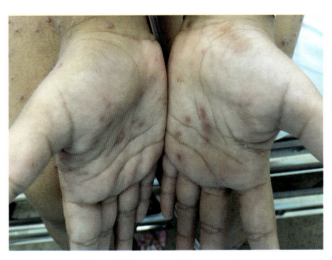

**Figura 13.1** Eritema multiforme em mãos.

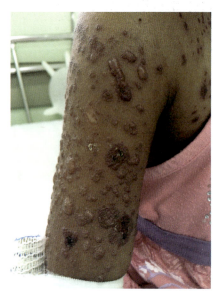

Figura 13.2 Lesão vesicobolhosa em membro.

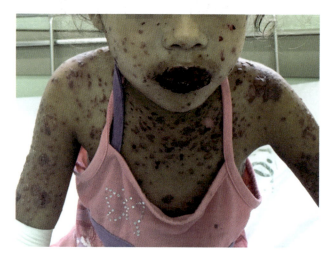

Figura 13.3 Lesões vesicobolhosas em face e mucosa.

Outros diagnósticos diferenciais são penfigoide bolhoso, dermatite herpetiforme, erupções medicamentosas, vasculite leucocitoclástica, lúpus eritematoso, urticária e exantemas virais.

## Exames complementares

O diagnóstico é composto pelo quadro clínico associado ao relato de exposição a fatores etiológicos relacionados. A biopsia é indicada nos casos mais atípicos. Quanto aos exames séricos, nos casos mais graves, pode ser encontrado aumento da velocidade de hemossedimentação (VHS) e leucocitose.

## Tratamento

O tratamento pode ser feito com corticosteroide tópico nos casos leves. Já nas apresentações mais graves pode ser necessário corticosteroide sistêmico (prednisolona 0,5 a 1 mg/kg/dia) até que o controle seja atingido, com posterior redução gradual.

Nos casos de etiologia medicamentosa, a suspensão dos possíveis fármacos relacionados é a principal medida inicial.

O uso de antibiótico é recomendado no eritema multiforme associado ao *Mycoplasma pneumoniae*. O aciclovir pode ser usado quando o agente desencadeante for o herpes-vírus.

Soluções de peróxido de hidrogênio usadas para bochechos podem aliviar a dor relacionada às lesões de mucosa.

Os casos que evoluem para espectros mais graves, como síndrome de Stevens-Johnson ou necrólise epidérmica tóxica, necessitam de tratamento semelhante ao empregado para grandes queimados, realizado preferencialmente em UTI.

## Evolução e prognóstico

O eritema multiforme é uma patologia de bom prognóstico e que cursa com melhora espontânea das lesões, mas apresenta risco de recidiva de aproximadamente 40%, principalmente quando associado ao HSV.

Nos casos de síndrome de Stevens-Johnson e necrólise epidérmica tóxica, a ausência de tratamento evolui majoritariamente para o óbito, devido à gravidade da apresentação que vem acompanhada de desidratação importante e infecções pulmonares e cutâneas.

## Bibliografia

Antoon JW, Goldman JL, Lee B. Incidence, outcomes, and resource use in children with Stevens-Johnson syndrome and toxic epidermal necrolysis. Pediatr Dermatol. 2018; 35:182-7.

Habif TP. Dermatologia clínica: guia colorido para diagnóstico e tratamento. Elsevier Brasil; 2012.

Pérez MAR, Álvarez JFD. Erythema multiforme minor. From mouth to skin. Medicina Clínica (English Edition). 2017; 148(4):195.

Rapini RP. Dermatopatologia prática. Elsevier Brasil; 2014.

Soares CV, Kapper CP, Seibt FCO *et al*. Relato de caso: eritema multiforme em criança em idade escolar. Cinergis. 2015; 16(3):157-9

# 14 Escabiose

CID-10: B86

*Maria Ivone Oliveira Pinto Vilela • Ana Lúcia Ozório Maroclo de Sousa*

## Introdução

A escabiose é uma dermatozoonose de alta prevalência, recentemente listada pela Organização Mundial da Saúde como uma das doenças mais frequentemente negligenciadas, acometendo cerca de 300 milhões de pessoas por ano mundialmente.

## Causa

Escabiose, ou sarna, é uma infecção parasitária contagiosa, causada pelo ácaro *Sarcoptes scabiei* da variedade *hominis*, um artrópode da ordem Acarina.

## Manifestações clínicas

Acomete predominantemente crianças que vivem em condições de pobreza e aglomerados, embora possa ser encontrada em todas as faixas etárias e condições socioeconômicas. Ocorre em ambos os sexos de forma semelhante, e surtos podem ocorrer em instituições como hospitais, berçários, prisões e escolas. A via de transmissão é predominantemente pelo contato direto pele com pele. A lesão dermatológica resultante geralmente surge 3 a 4 dias após o contato com o ácaro e deve-se à penetração deste na pele, à própria reação do hospedeiro e ao dano causado pelo prurido. A forma clássica de apresentação consiste em prurido intenso (predominantemente noturno), e lesões eritematocrostosas (Figura 14.1), vesiculares, lineares (que correspondem ao sulco escavado pelo parasita) e vários tipos de lesões secundárias, incluindo escoriações, eczematização e impetiginização. A localização das lesões varia de acordo com a faixa etária. As crianças menores de 2 anos podem apresentar lesões em face, tronco, palma das mãos, planta dos pés e couro cabeludo. Nas maiores, predominam em regiões interdigitais, pregas axilares, região submamária, genitais e nádegas.

## Diagnóstico diferencial

O diagnóstico diferencial depende do tipo de lesão. As lesões papulovesiculares podem ser confundidas com picada de inseto, varicela, exantemas virais, erupções por drogas, dermatite herpertiforme e foliculite. As lesões eczematosas podem ser confundidas com a dermatite atópica e seborreica.

## Comprovação diagnóstica

Na prática, o diagnóstico é feito empiricamente pela correlação dos sintomas clínicos de prurido noturno associado a lesões dermatológicas presentes nos locais sugestivos e história de contato com caso de escabiose ou presença de prurido em outros membros da família. Se necessário, a confirmação diagnóstica pode ser feita pela pesquisa direta de ácaro ou ovos na lesão – microscopia (padrão-ouro).

## Exame complementar

A videodermatoscopia vem sendo empregada no diagnóstico da escabiose, consistindo em um método eficaz, não invasivo e com acurácia equivalente ao raspado da lesão. A técnica consiste na observação da superfície da pele com aparelho de alta resolução.

## Tratamento

O tratamento engloba o paciente e seus contatos, e descontaminação de roupas e toalhas. Os fármacos de uso tópico mais utilizados são permetrina 5% em creme ou loção, enxofre precipitado em pasta d'água ou vaselina 5 a 10% por 3 dias (particularmente indicado para lactentes e gestantes), monossulfiram (diluindo-se para crianças 1 parte para 3 partes de água) e deltametrina (muito irritante). Pode ser usada a ivermectina por via oral em crianças a partir de 5 anos, na dose de 200 µg/

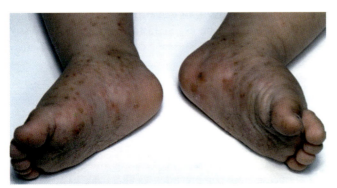

**Figura 14.1** Escabiose com lesões eritematocrostosas em extremidade de um lactente.

kg em dose única que deverá ser repetida após 1 semana. Cada comprimido contém 6 mg. A medicação tópica é aplicada em todo o corpo, inclusive na face e no couro cabeludo (criança e idoso). Deve-se deixar a medicação no corpo por um período de 8 a 12 horas. Reaplicar a medicação após 1 semana. A permetrina 5% é considerada atualmente como a medicação padrão-ouro, com eficácia em torno de 90% e baixa toxicidade, podendo ser utilizada em adultos, crianças, gestantes, lactantes e mesmo em doentes com superfície cutânea escoriada.

Revisão sistemática recente demonstrou eficácia similar de ivermectina e permetrina. Nos casos com infecção secundária, deve-se tratar com antibiótico tópico ou sistêmico. O prurido eventualmente e por até 4 semanas devido à reação de hipersensibilidade e pode ser tratado com anti-histamínicos e corticosteroide tópico de média potência.

> **Atenção**
>
> Apesar de se dispor de um tratamento eficaz, as causas de falha do tratamento ainda ocorrem, na maioria das vezes, secundárias a erro na aplicação, como aplicação errada da medicação na face e no couro cabeludo (medida importante no tratamento da criança e do idoso), não tratamento dos contatos e não reaplicação da medicação, bem como falha nas medidas de descontaminação de roupas de cama e toalhas. Deve-se evitar usar repetidamente a medicação tópica, pois pode desencadear quadros de dermatite de contato por irritante primário.

## Bibliografia

Andrews RM, McCarthy J, Carapetis JR et al. Skin disorders, including pyoderma, scabies, and tinea infections. Pediatr Clin North Am. 2009; 56(6):1421-40.

Boralevi F, Diallo A, Miquel J et al. Groupe de Recherche Clinique en Dermatologie Pédiatrique. Clinical phenotype of scabies by age. Pediatrics. 2014; 133(4):e910-6.

Chosidow O. Scabies. N Engl J Med. 2006; 354:1718-27.

Feldmeier H, Jackson A, Ariza L et al. Scabies: a review of diagnosis and management based on mite biology. Pediatr Rev. 2012; 33(1):e1-12.

Hengge UR, Heukelbach J. The epidemiology of scabies in an impoverished community in rural Brazil: presence and severity of disease are associated with poor living conditions and illiteracy. J Am Acad Dermatol. 2009; 60(3):436-43.

Lacarrubba F, Micali G. Videodermatoscopy and scabies. J Pediatr. 2013; 163(4):1227-1227.e.1.

Rosumeck S, Nast A, Dressler C. Ivermectin and permethrin for treating scabies. Cochrane Database Syst Rev. 2018; 4:CD012994.

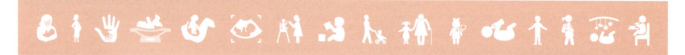

# 15 Esclerodermia

CID-10: L94 (Esclerose sistêmica [CID-10: M34])

*Taiane Medeiros Terra • Flávia Tandaya Grandi • Jackeline Gomes Guerra*

## Introdução

O termo esclerodermia é utilizado para descrever um espectro de doenças autoimunes raras caracterizadas pelo espessamento e/ou endurecimento cutâneo. É dividido didaticamente em formas sistêmica e localizada. A forma localizada (morfeia) é caracterizada pelo acometimento apenas cutâneo, com possibilidade de extensão da fibrose para tecido subcutâneo, muscular e ósseo adjacente, poupando órgãos internos. A forma sistêmica é denominada esclerose ou esclerodermia sistêmica e existe acometimento de órgãos internos.

Cerca de 20% dos pacientes com morfeia são crianças. A idade média de início do quadro é de 7 anos, com uma relação entre os sexos feminino e masculino de 2:1.

## Causas

A etiologia da esclerodermia é desconhecida. Infecção e traumatismos já foram associados. Na década de 1980, a detecção de espiroquetas em lesões de morfeia aventou a hipótese de infecção por *Borrelia burgdorferi* ser uma possível etiologia. Entretanto, estudos posteriores não confirmaram essa teoria.

O caráter autoimune da esclerodermia é sugerido pela positividade de autoanticorpos e deposição de imunoglobulinas e complemento (C3) no exame histopatológico. Além disso, está associada à histórias pessoal e familiar de outras doenças autoimunes.

## Patogenia

Acredita-se que a ocorrência de um fator ambiental em um indivíduo geneticamente predisposto desencadearia a ativação do sistema imunológico, com liberação de citocinas, proliferação de fibroblastos, produção de colágeno e fibrose. Sua etiopatogênese compreende três alterações básicas: dano vascular, alteração da imunorregulação e distúrbio do metabolismo do colágeno.

## Formas clínicas e classificação

Em crianças, a forma localizada é mais comum que a sistêmica. Possui diversas apresentações clínicas: esclerodermia (morfeia) em placas, esclerodermia linear, em "golpe de sabre", esclerodermia generalizada e a pan-esclerótica.

Após uma fase inicial caracterizada por eritema, a lesão de esclerodermia evolui para uma placa branco-amarelada que pode ser elevada ou deprimida, envolta por um halo violáceo (*lilac ring*). O processo se perpetua com fibroesclerose progressiva, levando a uma lesão atrófica com perda de pelos e anidrose.

### Esclerodermia em placas

É uma variante menos encontrada em crianças do que em adultos. Apresenta dois subtipos: superficial e profunda. É normalmente encontrada no tronco, mas especificamente em região abdominal sobre as cristas ilíacas. As lesões têm crescimento centrífugo, e podem ser únicas ou múltiplas (Figura 15.1).

Uma variante denominada esclerodermia *gutata* é descrita e caracterizada por múltiplas lesões escleróticas pequenas, que devem ser diferenciadas do líquen escleroatrófico, entretanto a coexistência das duas doenças já foi descrita.

A morfeia subcutânea geralmente é encontrada no tronco superior, nos antebraços e na região proximal de membros inferiores. Caracteriza-se pelo acometimento de derme e tecido subcutâneo profundo, muitas vezes apresentando um aspecto clínico denominado *peau d'orange* (Figura 15.2). Pode levar à artralgia e à contratura articular, dependendo de sua localização.

### Esclerodermia linear

A esclerodermia linear é mais comumente encontrada em crianças, acometendo preferencialmente os membros inferiores. Na maioria das vezes é única e unilateral. Clinicamente, apresenta-se como uma banda esclerótica linear, em uma distribuição similar à linha de Blaschko, resultando em atrofia da pele e dos tecidos subcutâneo, muscular e ósseo (Figura 15.3). Pode ocasionar deformidade importante com diferença de tamanho entre os membros. É mais comum em meninas em idade escolar.

### Esclerodermia em "golpe de sabre"

É um termo utilizado para a esclerodermia linear na fronte ou no couro cabeludo. Geralmente é unilateral com uma linha central de demarcação. Apresenta-se como esclerose, atrofia e depressão local. A forma hemifacial com deformidade facial

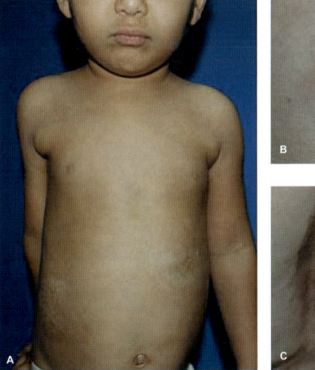
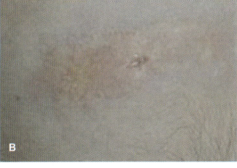
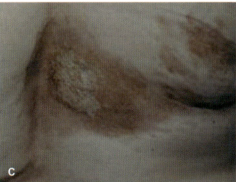

**Figura 15.1** Esclerodermia em placas. **A.** Duas placas escleroatróficas hipocrômicas em abdome. **B.** Placa amarelada elevada em abdome. **C.** Placa escleroatrófica hipercrômica em dorso.

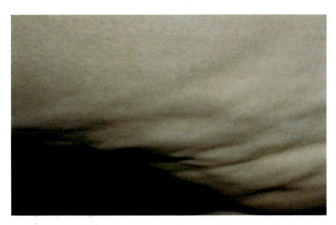

Figura 15.2 Aspecto *peau d'orange* na esclerodermia profunda.

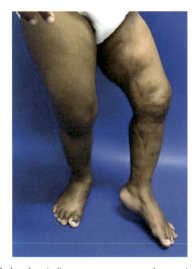

Figura 15.3 Esclerodermia linear em perna esquerda em criança com encurtamento do membro.

é chamada de síndrome de Parry-Romberg, em que ocorrem alterações ósseas, musculares e do tecido subcutâneo, com ou sem esclerose cutânea.

## Esclerodermia generalizada

É uma forma rara e compreende as formas de esclerose cutânea generalizada sem acometimento sistêmico. Tem predileção por iniciar-se na face com microstomia (diminuição da abertura da rima labial). Há acentuação das rugas periorais e afilamento do nariz. Nas crianças com idade inferior a 14 anos, as manifestações são mais agressivas, levando a acometimento muscular e alterações de mobilidade, sendo chamada de *morfeia pan-esclerótica da infância*, uma forma grave de esclerodermia. Acomete toda a espessura cutânea de uma forma generalizada, com acometimento também articular com contraturas e retrações de membros.

## Esclerose sistêmica

A esclerose sistêmica é muito rara na infância, com incidência de 1 em 1.000.000. Pode ser dividida em forma limitada ou difusa. Na *forma difusa*, as alterações fibróticas da pele são generalizadas, acometendo as extremidades distais e proximais, tronco e face. Frequentemente, associa-se ao envolvimento precoce de órgãos internos. A *forma limitada* é caracterizada por lesões escleróticas que acometem as extremidades distais e a face (Figura 15.4). Inclui a forma CREST: *c*alcinose, fenômeno de *R*aynaud, *e*sofagopatia, esclerodactilia (*sclerodactyly*) e *t*elangiectasias.

## Diagnóstico diferencial

A esclerodermia apresenta uma grande variedade de diagnósticos diferenciais em virtude das diversas formas clínicas. Podem-se citar: eritema anular, eritema *migrans*, sarcoidose, atrofoderma, líquen escleroso e atrófico, fascite eosinofílica, dentre outros.

A forma sistêmica faz diagnóstico diferencial com morfeia generalizada, síndrome POEMS, amiloidose, fibrose sistêmica nefrogênica e doenças genéticas que levam a esclerose cutânea (dermopatia restritiva, progéria de Hutchinson-Gilford, síndrome de Werner, síndrome da pele endurecida, fenilcetonúria etc.).

## Exames complementares/comprovações diagnósticas

### Esclerodermia localizada

O diagnóstico da morfeia é eminentemente clínico, mas deve ser confirmado a partir de exame anatomopatológico de lesão cutânea, que é caracterizada por fibrose intensa da derme, que acomete o panículo adiposo. Em alguns pacientes podem-se encontrar positividade para anticorpos antinucleares (25 a 65%), fator reumatoide (25 a 40%) e eosinofilia (30%). Anticorpo anti-scl-70 é negativo.

A termografia pode ser utilizada para avaliar a atividade da doença, principalmente na forma linear. É considerada ativa quando a temperatura estiver 0,5°C acima daquela da pele adjacente ou do membro contralateral. Entretanto, esse exame é pouco disponível na prática clínica.

É de fundamental importância um exame clínico dermatológico minucioso, além de interrogatório sintomatológico a procura de manifestações sistêmicas (fenômenos vasculares de extremidades, disfagia, tosse, rouquidão e sintomatologia cardíaca e renal).

### Esclerose sistêmica

Os autoanticorpos são úteis para o diagnóstico da forma sistêmica. A maioria dos pacientes apresentam altos títulos de anticorpos antinucleares, e o padrão nucleolar e pontilhado fino é relativamente específico. Pacientes com anticorpos contra topoisomerase I (scl-70) são mais propensos a ter a forma difusa. Já os com anticorpos anticentrômero são mais propensos a ter a doença limitada.

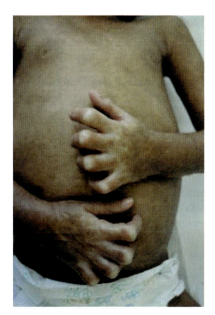
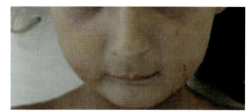
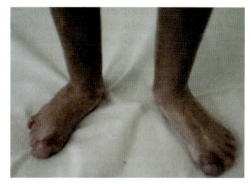

Figura 15.4 Esclerose sistêmica em criança.

## Complicações

A lesão de esclerodermia, quando localizada sobre articulações, pode ocasionar deformidades e dificuldade de mobilização. A forma linear, se não tratada, geralmente desenvolve diferença de tamanho entre membros, associada a deformidades e retrações.

A esclerodermia em "golpe de sabre" e a síndrome de Parry-Romberg podem estar associadas a alterações do sistema nervoso central, além de deformidades dentárias e visuais. Associam-se também a um grande comprometimento estético e psicológico.

## Tratamento

O objetivo do tratamento da esclerodermia é limitar a progressão da atividade da doença e, assim, prevenir complicações estéticas e funcionais.

Não há consenso sobre o tratamento da esclerodermia. Irá depender do grau de acometimento cutâneo, da progressão, da localização e da faixa etária do paciente. Em geral, as formas localizadas têm involução espontânea em 2 a 7 anos. As formas lineares e profundas costumam ter um curso mais progressivo.

Nas lesões em placas localizadas, o tratamento tópico é indicado. Podem ser utilizados corticosteroides tópicos (potência moderada a alta) e/ou calcipotriol em pomada a 0,005%, 2 vezes/dia. O paciente e/ou seu responsável devem ser orientados quanto ao uso intermitente de corticosteroide tópico a fim de evitar taquifilaxia e atrofia cutânea. Pode-se também lançar mão, nas lesões mais escleróticas, de infiltração de triancinolona (5 a 10 mg/m$\ell$) mensalmente. Deve-se orientar quanto à benignidade do quadro e ao caráter autolimitado. A hidratação cutânea é um tratamento coadjuvante importante.

Quadros com progressão rápida ou que acometam áreas estéticas e/ou funcionais importantes, lesões lineares e profundas, quadros generalizados e sistêmicos são indicações de tratamento sistêmico. Corticoterapia oral é a primeira escolha para o tratamento de indução, e o metotrexato vem sendo amplamente utilizado como terapêutica de manutenção.

Para as formas mais graves, pode ser prescrita pulsoterapia com metilprednisolona na dose de 30 mg/kg/dia (máximo de 500 mg/kg/dia) por 3 dias. Um segundo pulso é realizado com intervalo de 7 dias. Inicia-se, após o primeiro pulso, corticoterapia oral com prednisona na dose de 0,5 a 1 mg/kg/dia com redução gradual da dose a partir da quarta semana, por um período de 3 a 6 meses. O tratamento de manutenção é realizado com metotrexato, que pode ser iniciado a partir da segunda pulsoterapia. A dose utilizada é de 10 mg/m$^2$ de superfície corpórea, 1 vez/semana, e deve ser mantida por pelo menos 1 ano após a inatividade da doença.

Outras opções terapêuticas são citadas na literatura como ciclosporina e antimaláricos. Fototerapia também é uma opção, sendo que a terapia com UVA é mais efetiva que a com UVB.

Os pacientes com a forma linear, profunda e hemiatrofia facial devem ser acompanhados por equipe multiprofissional, englobando ortopedista, neurologista, fisioterapeuta, odontólogo e cirurgião plástico. Correções estéticas só devem ser realizadas com a estabilização do quadro clínico.

# 17 Onicomicose

CID-10: B35.1

Taiane Medeiros Terra • Isabella de Paula Eleutério • Jackeline Gomes Guerra

## Introdução

Ao termo onicomicose atribui-se todas as infecções fúngicas das unhas. A prevalência de onicomicose por dermatófitos em crianças varia de 0,1 a 2,6%, sendo mais frequente em países subdesenvolvidos. Sua incidência aumenta com a idade. Nessa faixa etária, existem fatores que são considerados protetores, como o rápido crescimento das unhas, traumatismos pouco frequentes e baixa incidência de tinha dos pés.

## Causas

As onicomicoses nas crianças são comumente causadas por dermatófitos, sendo o *Trichophyton rubrum* (69 a 92,7%) o mais isolado em culturas, seguido por *Candida* sp. e *T. interdigitale*.

## Formas clínicas e classificação

A onicomicose causada por dermatófito pode ser classificada em (Figura 17.1):

- Subungueal distal: forma mais frequente, responsável por 88,5% dos casos. Geralmente, a fonte de infecção é a epiderme palmar ou plantar, onde o dermatófito é encontrado, às vezes sem clínica aparente ou com apenas uma leve descamação. Inicia-se como onicólise (destacamento da lâmina ungueal distal), geralmente na sua porção lateral, que tende a se expandir no sentido proximal. É acompanhada de hiperqueratose subungueal. A onicomicose subungueal acomete mais frequentemente as unhas dos pés e, quando acomete as mãos, geralmente é unilateral
- Superficial branca: acomete exclusivamente as unhas dos pés. É causada em cerca de 90% dos casos pelo *T. interdigitale*. Nesse caso de onicomicose, o patógeno acomete exclusivamente a lâmina ungueal, levando à formação de uma placa branca opaca, irregular e friável. Geralmente, a onicomicose superficial branca associa-se a tinha do pé interdigital
- Subungueal proximal: o patógeno acomete a matriz ungueal e, posteriormente, a lâmina ungueal. É quase sempre causada pelo *T. rubrum*. Esse tipo de onicomicose tornou-se mais frequente com o advento da AIDS, e sua presença deve levar à suspeita de alguma imunodeficiência.

A onicomicose por *Candida* pode estar associada à paroníquia crônica, que se manifesta com dor, edema e eritema em matriz ungueal. Nos casos avançados, apresenta distrofia ungueal. Geralmente está associada ao contato frequente com água.

As onicomicoses em geral acometem mais comumente as unhas dos pés (81,8 a 86,2%), salvo nas infecções por *Candida*, em que a topografia em mãos é a mais comum. A faixa etária de 12 a 16 anos é a mais afetada (66,4%), o que pode estar relacionado ao aumento dos fatores de risco nesses pacientes. Geralmente um membro da família é a fonte de infecção.

## Fatores de risco

Prematuridade, síndrome de Down, hipoxia perinatal, imunodeficiência, história familiar de onicomicose, tinha do pé e do couro cabeludo, prática de esporte e uso de tênis são considerados fatores de risco para onicomicose.

## Diagnósticos diferenciais

A onicomicose subungueal distal faz diagnóstico diferencial com outras causas de onicólise, como traumatismo e psoríase ungueal. A forma superficial branca pode ser confundida com leuconíquia, geralmente de causa traumática.

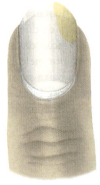 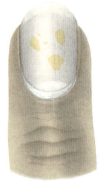 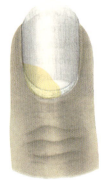

Subungueal distal — Superficial branca — Subungueal proximal

**Figura 17.1** Classificação da onicomicose.

É importante fazer o diagnóstico diferencial de outros tipos de infecções ungueais como a paroníquia, que é caracterizada pela infecção da matriz ungueal. Sua forma aguda também é chamada de panarício doloroso. Clinicamente se manifesta como eritema, edema e dor em matriz ungueal. Pode ocorrer drenagem de pus. É comumente causada por bactérias (*S. aureus* ou *S. pyogenes*) após um traumatismo local mínimo. Episódios recorrentes de paroníquia aguda devem levantar a suspeita de etiologia herpética, principalmente quando associada a vesículas periungueais. A paroníquia crônica é de etiologia fúngica (*Candida* sp.).

## Exames complementares e comprovações diagnósticas

O diagnóstico é realizado a partir de exame micológico direto e cultura para fungos de raspado subungueal. A coleta deve ser feita de maneira adequada com técnica correta. Coleta do exame pode ser difícil em crianças pequenas. Nesses casos, pode-se lançar mão de *clipping* da parte acometida da placa ungueal, sendo enviada para exame anatomopatológico com pesquisa de fungos pela coloração de ácido periódico de Schiff (PAS).

Em casos de isolamento de fungos não dermatófitos, é prudente que a cultura seja confirmada em pelo menos duas amostras para ser considerada positiva.

## Complicações

As complicações são incomuns. Evolução para celulite digital pode ocorrer em pacientes imunocomprometidos ou diabéticos quando de etiologia não dermatofítica (*Fusarium* sp.).

## Tratamento

O tratamento depende do tipo de fungo isolado, do acometimento da matriz ungueal e do tipo clínico da lesão.

Nos casos em que não há acometimento da matriz ungueal e nas onicomicoses do tipo superficial branca, indica-se monoterapia com antifúngicos tópicos em esmalte, como, por exemplo, amorolfina a 5% e ciclopirox olamina a 8%. Os esmaltes de antifúngicos podem ser utilizados em crianças maiores de 2 anos.

Quando a matriz ungueal é acometida, nos tipos distolateral, proximal e distrófico, o tratamento preconizado é a associação de antifúngicos tópicos e orais. Griseofulvina, cetoconazol, fluconazol, terbinafina e itraconazol são opções terapêuticas. Apesar de fluconazol, itraconazol e terbinafina não estarem aprovados pela Food and Drug Administration (FDA) para onicomicose em crianças, seu uso *off-label* é difundido pelo mundo. A posologia de acordo com o peso está apresentada no Quadro 17.1. Quando se opta por tratamento sistêmico, devem-se realizar exames hepáticos e renais antes e durante o tratamento.

**Quadro 17.1** Doses de antifúngicos orais em pediatria.

| Medicamento | Dosagem | Duração |
|---|---|---|
| Fluconazol | 3 a 6 mg/kg 1 vez/semana | 12 a 16 semanas, para acometimento das unhas das mãos<br>18 a 26 semanas, para acometimento das unhas dos pés |
| Terbinafina* | < 20 kg: 62,5 mg/dia<br>20 a 40 kg: 125 mg/dia<br>> 40 kg: 250 mg/dia | 6 semanas, para acometimento das unhas das mãos<br>12 semanas, para acometimento das unhas dos pés |
| Itraconazol* | 10 a 20 kg: 50 mg em dias alternados 3 vezes/semana<br>20 a 30 kg: 100 mg/dia<br>30 a 40 kg: 100 mg/dia alternando com 200 mg/dia<br>40 a 50 kg: 200 mg/dia<br>> 50 kg: 200 mg 2 vezes/dia | 12 semanas |
| | Pulsoterapia: 5 a 7 mg/kg/dia | 7 dias/mês:<br>• Unhas das mãos: 2 pulsos<br>• Unhas dos pés: 3 pulsos |

*Na dificuldade de deglutição de medicamentos, o comprimido de terbinafina pode ser macerado, e as cápsulas de itraconazol podem ser abertas e misturadas aos alimentos gordurosos.

## Prevenção

Medidas preventivas podem ser adotadas. Deve-se evitar traumatismo ungueal e uso de sapatos fechados por tempo prolongado. Como frequentemente a onicomicose está associada à tinha dos pés, deve ser realizado tratamento para essa condição se houver clínica compatível, além de adotar medidas de higiene adequadas para os pés (usar talcos antissépticos, evitar umidade etc.).

## Evolução e prognóstico

O prognóstico é favorável em crianças. Deve ser instituído tratamento precoce a fim de evitar o acometimento da matriz ungueal e o surgimento de distrofias ungueais.

## Bibliografia

Arenas R, Ruiz-Esmenjaud. Onicomicose na infância: uma perspectiva atual com ênfase na revisão do tratamento. An Bras Dermatol Rio de Janeiro. 2004; 79(2):225-32.

Di Chiacchio N. Alterações das unhas. In: Cestari SCP. Dermatologia pediátrica. São Paulo: Atheneu; 2012. pp. 227-34.

Elewski BE, Hughey LC, Sobera JO et al. Doenças fúngicas. In: Bolognia JL, Jorizzo JL, Schaffer JV. Dermatologia. 3. ed. Rio de Janeiro: Elsevier; 2015. pp. 1251-84.

Tosti A, Di Chiacchio N, Herskovitz I. Afecções das unhas. In: Belda Jr W, Di Chiacchio N, Criado PR. Tratado de dermatologia. 2. ed. São Paulo: Atheneu; 2014. pp. 1079-100.

# 18 Pediculose

CID-10: B85

*Maria Ivone Oliveira Pinto Vilela • Ana Lúcia Ozório Maroclo de Sousa*

## Introdução

A pediculose do couro cabeludo é uma infestação parasitária frequente. Estima-se que afete cerca de 6 a 12 milhões de crianças nos EUA anualmente. Consiste em uma infestação parasitária causada pela picada do piolho. Nas crianças, acomete particularmente o couro cabeludo, e nos adolescentes pode acometer o corpo e a região pubiana.

## Fatores de risco e causas

O agente etiológico é um ectoparasita, denominado *Pediculus humanus capitis*, sendo o homem seu único hospedeiro. Acomete principalmente crianças entre 3 e 11 anos de idade, o que se deve ao maior contato das crianças entre si (cabeça com cabeça – forma mais comum de transmissão), e também por compartilharem pentes, escovas e chapéus. As meninas são 2 a 4 vezes mais acometidas do que os meninos. As epidemias são comuns em escolas, incluindo aquelas de bom nível socioeconômico, e instituições.

## Manifestações clínicas

O sintoma mais característico da infestação é o prurido em couro cabeludo, particularmente na região occipital e auricular posterior. O prurido resulta de uma reação à saliva do piolho, que é liberada durante sua alimentação. A reação da pele à picada costuma ser discreta, mas o prurido intenso leva à presença de escoriações, crostas, áreas hemorrágicas e, eventualmente, infecção secundária, como impetigo e linfadenopatia cervical e occipital.

## Diagnóstico diferencial

O diagnóstico diferencial inclui *pitiriasis capitis* (caspa), escabiose, picada de insetos, piodermites e dermatoses por fungos.

## Comprovações diagnósticas

O diagnóstico é feito pela inspeção direta do couro cabeludo do paciente, onde se evidencia lêndeas (ovos), ovais, branco-leitosas, aderentes à haste do cabelo, e às vezes parasita adulto (Figura 18.1). O uso do pente fino pode facilitar a identificação do parasita. O piolho tem corpo achatado, mede de 1 a 3 mm de comprimento, tem três pares de patas com garras e uma boca adaptada para sucção do sangue humano, do qual se alimenta.

## Tratamento

Todos os contactantes do paciente devem ser avaliados e, se infectados, tratados concomitantemente. Deve-se lavar roupa de vestir, de cama e banho com água quente ou lavar de forma habitual e passar a ferro quente. Pentes e escovas devem ser colocados em água quente por 5 a 10 minutos. Diversos métodos estão descritos na literatura no tratamento da infestação. O uso de produtos caseiros, tais como maionese, óleos, azeite, petróleo, dentre outros, não tem comprovação científica de sua eficácia. A remoção mecânica de lêndeas e piolhos com

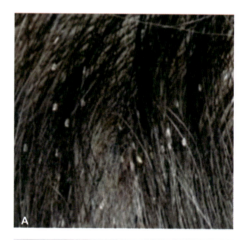

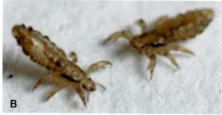

**Figura 18.1 A.** Lêndeas no couro cabeludo. **B.** Parasitas adultos.

auxílio de pente fino é possível se o processo for realizado diariamente por um período de 10 a 14 dias. O uso do ar quente sobre o couro cabeludo tem se mostrado eficaz, mas a necessidade de recorrer a um dispositivo próprio para veicular o ar quente e a exposição a uma temperatura elevada durante cerca de 30 minutos limitam a adesão a esse método. O tratamento farmacológico tópico inclui xampus à base de permetrina 1%, ou de deltametrina 0,02%. A aplicação dos fármacos deve ser mantida em contato com o local durante 5 a 10 minutos antes de se enxaguar, e deve ser repetida após 1 semana. As lêndeas podem ser retiradas com pente fino após a aplicação de vinagre/água morna (1:1). Pode ser usada a ivermectina por via oral em crianças a partir de 5 anos, na dose de 200 µg/kg em dose única, que deverá ser repetida após 1 semana. Cada comprimido contém 6 mg.

A dermatoscopia vem sendo empregada como auxiliar no diagnóstico da pediculose, consistindo em um método eficaz e não invasivo que auxilia no encontro do parasita e no diagnóstico diferencial com outras enfermidades dermatológicas.

## Bibliografia

Centers for Disease Control and Prevention. 2013. Head lice. Disponível em: http://www.cdc.gov/parasites/lice/head/index.html.

Feldmeier H. Pediculosis capitis: new insights into epidemiology, diagnosis and treatment. Eur J Clin Microbiol Infect Dis. 2012; 31(9): 2105-10.

Gunning K, Pippitt K, Kiraly B et al. Pediculosis and scabies: treatment update. Am Fam Physician. 2012; 86(6):535-41.

Haliasos EC, Kerner M, Jaimes-Lopez N et al. Dermoscopy for the pediatric dermatologista part I: dermoscopy of pediatric infectious and inflammatory skin lesions and hair disorders. Pediatr Dermatol. 2013; 30(2):163-71.

Martins LG, Bernardes Filho F, Quaresma MV. Dermoscopy applied to pediculosis corporis diagnosis. An Bras Dermatol. 2014; 89(3):513-4.

Wadowski L, Balasuriya L, Price HN et al. Lice update: New solutions to an old problem. Clin Dermatol. 2015; 33(3):347-54.

Wolf R, Davidovici B. Treatment of scabies and pediculosis: facts and controversies. Clin Dermatol. 2010; 28(5):511-8.

Yetman RJ. The child with pediculosis capitis. J Pediatr Health Care. 2015; 29(1):118-20.

> **Atenção**
> - O uso incorreto da medicação, como uma única aplicação, não é capaz de eliminar 100% dos ovos
> - Não aplicar a medicação no cabelo molhado
> - Tratar os contactantes com a infestação
> - Não impedir que a criança frequente a escola/berçário por estar com pediculose.

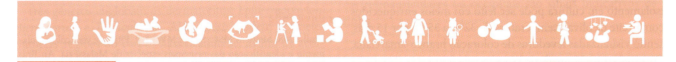

# 19 Pitiríase Versicolor

CID-10: B36.0

*Anna Cecília Andriolo • Luana Kratka de Sousa • Walter Belda Júnior*

## Introdução

Pitiríase versicolor é uma infecção dermatológica superficial e crônica causada por leveduras do gênero *Malassezia* sp. A *Malassezia furfur* um comensal saprófita que pode se apresentar na forma oval (*Pityrosporum ovale*) ou circular (*Pityrosporum orbiculare*). É uma doença de distribuição universal, mais prevalente em climas tropicais e subtropicais, não havendo predileção por cor, sexo ou raça. Geralmente apresenta-se de forma assintomática.

## Patogênese

A pitiríase ocorre por um desequilíbrio na relação *Malassezia* (membro da microbiota normal da pele) e o homem. Fatores como predisposição genética, clima tropical, excesso de oleosidade, hiper-hidratação da pele, consumo de álcool e imunodeficiências podem favorecer esse desequilíbrio. Há uma predileção de acometimentos de adolescentes e adultos jovens.

Por outro lado, quando o quadro é causado por fungos zoofílicos, é conhecido por ser inflamatório e normalmente têm-se placas eritematosas bem delimitadas, dolorosas, além de pápulas, pústulas, microabscessos e fístulas que evoluem com cicatriz final e perda capilar significativa, chamada de *kerion celsi*.

Ainda, dermatofítides ou dermatofides podem ser observadas em casos de tinha do couro cabeludo, quando há manifestação vigorosa da resposta imune do hospedeiro, representada por lesões eczematosas ou papulosas na fronte, tronco, extremidades e regiões palmoplantares.

O diagnóstico diferencial da *tinea capitis* inclui todas as condições capazes de causar calvície irregular com alterações inflamatórias do couro cabeludo. Alopecia areata pode apresentar eritema, embora não apresente descamação. A dermatite seborreica é geralmente mais difusa que a *tinea capitis*. Lúpus eritematoso discoide, líquen plano e outras causas de alopecia cicatricial podem, em alguns casos, ter de ser consideradas.

### Tinha do corpo/tinea corporis

Acometimento da superfície corpórea, mais prevalente nos climas quentes e úmidos. Qualquer espécie que coloniza o homem pode causar *tinea corporis*, sendo os mais comuns: *Trichophyton rubrum*, *Microsporum canis* e *Trichophyton mentagrophytes*. Esta forma clínica predomina em adultos, sobretudo em mulheres jovens, mas devemos lembrar que o *M. canis* é uma causa comum de acometimento em crianças com contato prévio com cães ou gatos.

Apresenta-se predominantemente como pápulas eritematodescamativas, confluentes em placas arredondadas (Figura 20.2), com configuração anular/circinada de crescimento centrífugo ou em anéis concêntricos, com bordas papulares e eritematosas com tendência à cura central. No entanto, também podem aparecer vesículas, edema, pústulas e lesões psoriasiformes ou policíclicas, todas pruriginosas (Figura 20.3).

Tem como diagnósticos diferenciais eczema numular, impetigo, eritema anular centrífugo, candidose, psoríase, lúpus eritematoso cutâneo subagudo, entre outros.

### Tinha inguinocrural/tinea cruris

É forma clínica pouco frequente na infância, sendo mais comum em adultos que vivem em região de clima tropical. Normalmente é causada por *Trichophyton rubrum* ou *Epidermophyton floccosum* e caracteriza-se clinicamente por lesões eritematoescamosas com bordas evidentes, circinadas, papulosas, semelhantes à tinha do corpo.

Faz diagnóstico diferencial com candidose, dermatite de contato e psoríase, principalmente.

### Tinha do pé/tinea pedis

Na maioria das vezes causada por *Trichophyton mentagrophytes*, *T. rubrum* e *E. floccosum*. É muito prevalente em

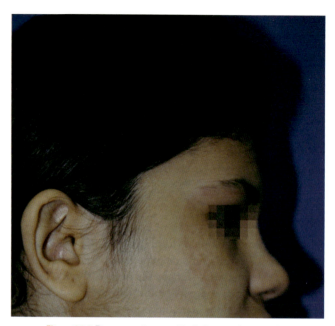

Figura 20.2 *Tinea corporis* em região de face com lesão anular.

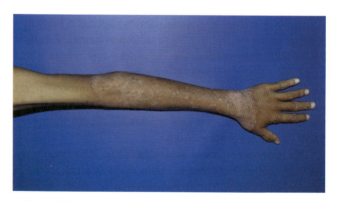

Figura 20.3 *Tinea corporis* em membro com lesões de distribuição difusa.

adultos e adolescentes, porém pouco observada na fase pré-puberal. Clinicamente, pode ter padrão tipo mocassim (eritema e descamação na sola dos pés) ou ser intertriginosa (com descamação, maceração, fissuras e prurido nos espaços interdigitais), vesicobolhosa (aguda, com lesões plantares e/ou interdigitais vesiculares e bolhosas), escamosa (crônica, com lesões descamativas e prurido) e em placas (com lesões anulares, tendência a cura central, normalmente causada por *T. rubrum*).

### Tinha da mão/tinea mannum

É forma clínica rara tanto na infância quanto em adultos. Lesões descamativas habitualmente estão associadas ao *Trichophyton rubrum*, enquanto lesões vesiculares, mais raras, estão ligadas ao *Trichophyton mentagrophytes*.

As tinhas da mão e do pé têm como diagnósticos diferenciais os eczemas (de contato, atópico e disidrótico), a psoríase pustulosa e a pustulose palmoplantar.

## Tinha da unha

Diz respeito à invasão da lâmina ungueal por dermatófitos apenas (Figura 20.4), diferenciando-se da onicomicose, que pode ter outros agentes causadores, como leveduras e fungos não dermatófitos. Na infância, esta forma clínica é rara, sobretudo antes dos 2 anos de idade.

O acometimento pode ser subungueal distal (mais comum) e/ou lateral, subungueal proximal (incomum, normalmente por *Trichophyton rubrum*) e branco superficial (pequenas áreas puntiformes brancas e opacas sobre a lâmina ungueal), caracterizado por coloração amarelada, castanha ou marrom das unhas, com hiperqueratose subungueal e onicólise, com possível evolução para distrofia parcial ou total da unha.

Devemos também lembrar dos diagnósticos diferenciais, quais sejam, a psoríase ungueal, o líquen plano e o próprio traumatismo ungueal.

A tinha favosa é uma forma de *tinea capitis* causada pelo *Trichophyton schoenleinii*. Devido ao fato de se coçar o couro cabeludo, pode causar onicomicose e dar à unha um aspecto de favo de abelha.

## Diagnóstico

É feito pelo isolamento do agente por exame micológico, sendo necessária a solicitação de pesquisa direta e cultura para fungos. A coleta do material é realizada por meio de raspagem com lâmina de bisturi do local acometido (pele e/ou unhas) e retirada de pelos com pinça. O exame micológico direto é feito em microscópio óptico após clarificação das escamas pelo hidróxido de potássio (KOH 10 a 20%), sendo visualizadas hifas septadas (artroconídios). A cultura fúngica é feita a partir da inoculação do material em meio de cultura apropriado (ágar Sabouraud dextrose, ágar *mycosel*, ágar batata ou ágar *mycobiotic*) por 2 a 4 semanas.

A biopsia de pele deve ser indicada excepcionalmente, em casos de diagnóstico difícil.

## Tratamento

A maioria das formas clínicas na infância tem indicação de tratamento tópico, exceto a tinha do couro cabeludo, da unha e as que acometem pacientes imunodeprimidos, cujo tratamento sistêmico é indicação absoluta e deve ser instituído de imediato após a coleta de material para a cultura nos casos típicos.

Dessa maneira, o tratamento tópico consiste em:

- Derivados azólicos: clotrimazol 1%, cetoconazol 2%, isoconazol 1%, oxiconazol 1%, tioconazol 2% e miconazol 2%
  - Fungistáticos
  - Veículo a ser prescrito: creme
  - Posologia: 1 a 2 vezes/dia, por 2 a 4 semanas
- Alilaminas: terbinafina 1%
  - Fungicidas
  - Veículo a ser prescrito: creme
  - Posologia: 1 vez/dia, por 2 a 4 semanas
- Derivado morfolínico: butenafina
  - Fungicida
  - Pode ser usada em crianças a partir dos 12 anos de idade
  - Veículo a ser prescrito: creme
  - Posologia: 1 vez/dia, por 2 a 4 semanas.

Em relação à tinha do couro cabeludo em pacientes imunossuprimidos, o tratamento deve ser sistêmico, como dito anteriormente, sendo a primeira escolha a griseofulvina, na dose de 10 a 20 mg/kg/dia até cura clínica e micológica, em média por 6 a 8 semanas. Este fármaco, além de ter baixo custo, é eficaz contra os principais dermatófitos que afetam a população pediátrica (*M. canis* e *T. tonsurans*) e é seguro, devendo haver monitoramento laboratorial periódico da função hepática.

Outra opção terapêutica sistêmica é a terbinafina, cuja dose varia de acordo com o peso do paciente (para menores de 20 kg, 62,5 mg/dia; entre 20 e 40 kg, 125 mg/dia; mais de 40 kg, 250 mg/dia). Há divergência na literatura a respeito da eficácia e da segurança do itraconazol (5 mg/kg/dia; dose máxima: 10 mg/kg/dia ou 600 mg/dia) e do fluconazol (3,3 a 10 mg/kg/dia; dose máxima: 400 mg/dia), cujo uso deve ser indicado apenas em casos não respondedores aos outros fármacos e em crianças maiores de 12 anos de idade.

Sobre a tinha da unha, o tratamento tópico com os derivados imidazólicos (cetoconazol, oxiconazol), as alilaminas (cloridrato de terbinafina), os derivados morfolínicos (amorolfina 5%) e os derivados da hidroxipiridinona (ciclopirox olamina 8%) geralmente é ineficaz. São indicados para o uso quando o comprometimento da lâmina ungueal for menor que 50%.

Se houver maior comprometimento, está indicado o tratamento sistêmico, sendo a griseofulvina a primeira escolha, na dose já citada, porém com duração maior: de 4 a 9 meses para

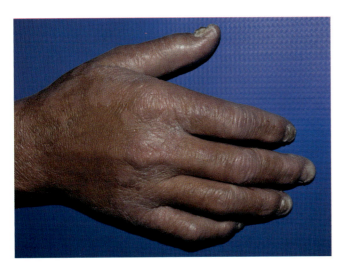

**Figura 20.4** Tinha da unha por dermatófitos.

unhas das mãos e 9 a 12 meses para unhas dos pés. Como segunda escolha, tem-se o fluconazol, na dose de 3 a 6 mg/kg/dia, 1 dose por semana durante 12 a 16 semanas para unhas das mãos e 18 a 26 semanas para unhas dos pés. Há, ainda, a opção do itraconazol com dose diária peso-dependente (menores de 20 kg, 5 mg/kg/dia; 20 a 40 kg, 100 mg/dia; 40 a 50 kg, 200 mg/dia; maiores de 50 kg, 200 mg/dia 2 vezes/dia) ou terapia de pulso, e cada pulso dura 1 semana a cada mês, na dose de 5 mg/kg/dia com duração de dois pulsos (2 semanas, 2 meses) em caso de acometimento das unhas das mãos, e três pulsos (3 semanas, 3 meses) caso sejam acometidas as unhas dos pés. Por fim, também é apresentada na literatura a opção da terbinafina com dose diária peso-dependente, conforme citado anteriormente, com duração de 6 semanas se acometidas as unhas das mãos e 12 semanas se acometidas as unhas dos pés.

## Bibliografia

Arenas R, Ruiz-Esmenjaud J. Onicomicose na infância: uma perspectiva atual com ênfase na revisão do tratamento. An Bras Dermatol. 2004; 79(2):225-32.
Cestari SCP. Dermatologia pediátrica. São Paulo: Atheneu; 2012.
Oliveira ZNP. Dermatologia pediátrica. Barueri: Manole; 2009.

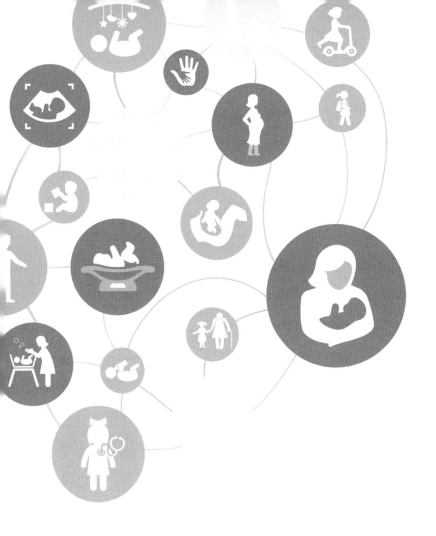

# Doenças dos Olhos

**Parte 5**

**Capítulo 21** Catarata Congênita, 71
**Capítulo 22** Conjuntivite, 72
**Capítulo 23** Estrabismo, 76
**Capítulo 24** Glaucoma Congênito, 78
**Capítulo 25** Retinoblastoma, 80
**Capítulo 26** Retinopatia da Prematuridade, 82

# 21 Catarata Congênita

CID-10: Q12.0

*Talita de Toledo Lima • David Cruvinel Isaac • Marcos Ávila*

## Introdução

A catarata constitui importante causa de baixa acuidade visual na infância, apesar de tratável ou prevenível, e é responsável por 14% das crianças cegas no mundo. A etiologia, o prognóstico, o tratamento e a reabilitação visual são muito específicos, diferentes do adulto, e dependem diretamente da idade, do diagnóstico e do tratamento.

O termo catarata congênita refere-se à opacidade cristaliniana presente ao nascimento ou nos 3 primeiros meses de vida. Todavia, as opacidades que se desenvolvem ao longo dos primeiros anos de vida são denominadas cataratas do desenvolvimento ou infantis, podendo ser unilaterais ou bilaterais.

## Classificação

- Zonular: nuclear, lamelar, sutural e capsular
- Polar: anterior e posterior
- Total
- Membranosa
- Persistência de vítreo primário hiperplásico.

## Causas

As opacificações congênitas do cristalino podem ocorrer em consequência de diferentes formas de agressão ao seu processo de formação, como por:

- Fatores hereditários: as doenças autossômicas dominantes correspondem a 75%
- Agentes infecciosos: infecções maternas no primeiro trimestre de gestação, como rubéola, toxoplasmose, toxocaríase e citomegalovírus
- Anormalidades metabólicas: galactosemia, deficiência de glicose-6-fosfato desidrogenase, hipoglicemia e hipocalcemia
- Síndrome de Down
- Condições iatrogênicas: por radiação em crianças com leucemia ou por corticosteroides em doenças autoimunes
- Traumatismo contuso ou penetrante.

Apesar de todos os recursos disponíveis, em alguns casos não é possível identificar o fator causal.

## Manifestações clínicas

A causa mais frequente de alteração no teste do reflexo vermelho (TRV) nas maternidades é a catarata congênita. O TRV deve ser realizado por oftalmologistas ou pediatras nos primeiros 30 dias de vida, sendo recomendada sua obrigatoriedade nas maternidades. Vários municípios e estados brasileiros apresentam leis que tornam o teste do olhinho obrigatório na maternidade, todavia não existe ainda uma lei federal equivalente.

O teste de triagem pode detectar, precocemente, doenças oculares que interferem na transparência dos meios, como catarata congênita, glaucoma congênito, retinoblastoma, alterações corneanas e de polo posterior. Em casos suspeitos, duvidosos ou alterados, o encaminhamento para realização da avaliação oftalmológica completa, com realização da fundoscopia, é imperioso.

### Catarata zonular

Caracterizada pela opacificação de uma região do cristalino, é o tipo mais comum de catarata em crianças.

A catarata nuclear (Figura 21.1) apresenta opacidade no núcleo embrionário e fetal, associação a olhos pequenos e normalmente apresentação bilateral.

A catarata lamelar é o subtipo mais comum, caracterizada por opacificação entre o núcleo e o córtex, com apresentação bilateral e simétrica. Pode ocorrer por agressão transitória do cristalino durante a embriogênese ou por herança autossômica dominante.

A catarata sutural é a opacificação das suturas em Y do núcleo fetal do cristalino e raramente compromete a visão.

A catarata capsular apresenta pequena opacificação do epitélio do cristalino e da cápsula anterior e se prolonga até o córtex. Geralmente não afeta a visão.

### Catarata polar

É a opacificação do córtex subcapsular nas regiões polares do cristalino. A catarata polar anterior é unilateral em 90% dos casos, não costuma progredir e é facilmente detectada pela mãe e ao exame pediátrico. A catarata polar posterior é pequena, difícil de ser diagnosticada sem exame biomicroscópico, podendo comprometer a visão pela progressão e pela localização. Pode ser esporádica ou familiar por herança autossômica dominante.

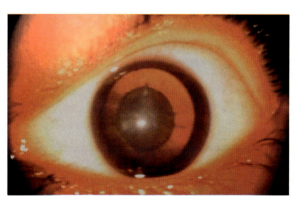

Figura 21.1 Catarata nuclear por rubéola congênita.

### Catarata total

São opacidades totais com apresentação parcial e evolução rápida ou completa desde o nascimento. Este tipo é altamente ambliopizante e necessita de intervenção cirúrgica precoce (ideal até 2 meses após o nascimento).

### Catarata membranosa

O córtex e o núcleo são parcialmente absorvidos, deixando material opacificado entre as cápsulas anterior e posterior, o que resulta em grave causa de diminuição da acuidade visual.

### Persistência de vítreo primário hiperplásico

Distúrbio ocular unilateral associado a membrana fibrovascular retrocristaliniana. O cristalino pode ser transparente inicialmente com evolução para opacificação. Este tipo associa-se a microftalmia e diminuição da visão.

## Diagnóstico diferencial

- Aniridia
- Coloboma
- Microftalmia
- Buftalmia
- Radiação materna
- Melanoma amelanocítico
- Retinoblastoma
- Opacidade do cristalino por neoplasia
- Descolamento de retina.

## Exames complementares

O exame oftalmológico é o recurso mais importante. Os estudos laboratoriais e genéticos são importantes na determinação da etiologia, mas nem sempre imprescindíveis para o tratamento.

## Tratamento

Inicialmente determina-se a necessidade de tratamento ou de acompanhamento, pois algumas opacidades comprometem pouco a visão. A indicação cirúrgica depende do comprometimento da visão, da densidade, da opacidade, se a catarata é uni ou bilateral e da ambliopia presente.

A avaliação da visão nas crianças é feita de acordo com a idade, e não há valor referencial de acuidade visual para indicação cirúrgica, uma vez que aspectos como o comportamento da criança em casa e na escola, bem como a observação dos pais e familiares quanto ao comportamento visual, são de extrema relevância. Nistagmo indica que não houve desenvolvimento do reflexo de fixação esperado por volta de 8 semanas de vida, e, se o mesmo permanece após a cirurgia, o prognóstico visual é pior.

O tratamento das opacidades bilaterais relaciona-se ao comprometimento visual, logo, não deve ser postergado, e o intervalo cirúrgico entre os olhos geralmente não ultrapassa 1 semana.

O tratamento das opacidades unilaterais depende da idade da criança e do aparecimento da catarata.

## Evolução e prognóstico

Os pais precisam ser orientados quanto à importância da reabilitação visual no pós-operatório e informados de que, a despeito do tratamento adequado, o resultado pode ser frustrante. Assim, o prognóstico dependerá da realização cirúrgica ou do tratamento clínico precoce, da correção da afacia e agressiva terapia da ambliopia.

## Bibliografia

Ambrósio Jr. R, Crema A. Tratado brasileiro de catarata e cirurgia refrativa. Cultura Médica; 2014.
Arieta CEL, Faria MAR. Cristalino e catarata. Série Oftalmologia Brasileira. 3. ed. Cultura Médica; 2013.
Rezende F. Cirurgia de catarata. 3. ed. Cultura Médica; 2010.

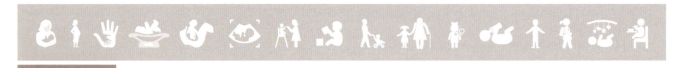

# 22 Conjuntivite

CID-10: H10

*Talita de Toledo Lima · David Cruvinel Isaac · Marcos Ávila*

## Introdução

Conjuntivite é a afecção caracterizada pela inflamação da conjuntiva palpebral e/ou bulbar por agentes infecciosos ou químicos, alergia ou irritação mecânica.

A conjuntivite viral é extremamente comum, sendo os principais agentes etiológicos: adenovírus, enterovírus, poxvírus, herpes simples, vírus da rubéola, sarampo, herpes-zóster e Epstein-Barr. O diagnóstico pode ser feito clinicamente, e investigações laboratoriais raramente são realizadas.

A conjuntivite bacteriana é relativamente incomum, sendo a viral a etiologia infecciosa mais frequente. A fonte de infecção pode ser por contato direto com indivíduo infectado ou por microrganismos presentes na própria conjuntiva e mucosas das vias aéreas superiores. Em gestantes, estudos realizados em Manaus, Fortaleza, Goiânia, Rio de Janeiro, São Paulo, Porto Alegre e Belo Horizonte, nos anos de 1999 a 2005, mostraram prevalência de clamídia entre 9,4 e 24,4% e de gonococo de 1,5%.

A conjuntivite química resulta classicamente da instilação de gotas de nitrato de prata usadas como profilaxia de infecções. Aproximadamente 90% dos bebês que recebem nitrato de prata desenvolvem um quadro transitório e brando de injeção conjuntival e lacrimejamento.

A alergia ocular pode ser definida como alteração da superfície ocular causada por mecanismos de hipersensibilidade, principalmente tipo I (mediada por imunoglobulina E), sendo a ceratoconjuntivite primaveril um importante subtipo para a população infantil.

## Classificação

### Classificação clínica das conjuntivites bacterianas

- Hiperaguda: início em 24 horas, com graduação intensa
- Subaguda ou aguda: início em 24 horas com duração até 7 dias, com graduação moderada a intensa
- Crônica: duração além de 3 semanas, graduação moderada-leve.

### Classificação clínica das conjuntivites por adenovírus

- Ceratoconjuntivite epidêmica
- Febre faringoconjuntival
- Conjuntivite folicular não específica
- Ceratoconjuntivite crônica.

### Classificação segundo a fisiopatologia e a evolução clínica da alergia ocular

- Conjuntivite alérgica (sazonal ou perene)
- Ceratoconjuntivite primaveril
- Ceratoconjuntivite atópica
- Conjuntivite papilar gigante.

## Causas

- Virais: adenovírus, enterovírus, poxvírus, herpes simples e herpes-zóster
- Bacterianas: *Staphylococcus aureus*, *Staphylococcus epidermidis*, *Streptococcus pneumoniae*, *Haemophilus influenzae*, *Pseudomonas aeruginosa*, *Neisseria gonorrhoeae*, *Neisseria meningitidis*, *Chlamydia trachomatis*, *Moraxella lacunata*, *Bartonella henselae*
- Por fungos e parasitas: *Fusarium* sp., *Candida* sp. e *Acanthamoeba*
- Alérgicas: aeroalergênios, lentes de contato gelatinosas, sutura exposta, associação a histórico de eczema e asma
- Por irritação mecânica e química: fumaça, luz ultravioleta, medicamentos de uso tópico
- Associadas a doenças sistêmicas: sarcoidose, síndrome de Stevens-Johnson.

## Manifestações clínicas

Os principais sinais e sintomas são:

- Hiperemia conjuntival
- Sensação de corpo estranho e queimação
- Prurido
- Lacrimejamento e secreção (aquosa, mucinosa e purulenta)
- Quemose (edema palpebral)
- Fotofobia
- Hipertrofia papilar e folicular
- Embaçamento visual leve ou ausente.

## Formas clínicas

### Conjuntivite neonatal ou oftalmia neonatal

Conjuntivite aguda, mucopurulenta, do recém-nascido nos primeiros 28 dias de vida, em geral contraída durante o nascimento, a partir do contato com secreções genitais maternas contaminadas.

As causas mais frequentes de conjuntivite bacteriana neonatal, em ordem decrescente de incidência, são: *Chlamydia trachomatis*, *Streptococcus viridans*, *Staphylococcus aureus*, *Haemophilus influenzae*, *Streptococcus* do grupo D, *Moraxella catarrhalis*, *Escherichia coli* e *Neisseria gonorrhoeae*.

A conjuntivite por *Chlamydia* (Figura 22.1A) em neonatos se caracteriza pelo início dos sintomas em 5 a 14 dias da data do parto, podendo ser uni ou bilateral, e pela ausência de reação folicular dada a imaturidade linfocitária da conjuntiva neonatal. Ao exame, apresenta uma secreção mucopurulenta, podendo-se constatar pseudomembranas e associação com pneumonite por clamídia em 10 a 20% dos casos. O tratamento deve ser realizado com eritromicina oral, 50 mg/kg/dia, divididos em 4 doses, durante 14 dias. A azitromicina e a claritromicina provavelmente são eficazes, mas não há dados suficientes sobre a dosagem adequada e a duração do tratamento. O valor da antibioticoterapia tópica é questionado. Os pais e os parceiros devem ser tratados.

A conjuntivite por *Neisseria gonorrhoeae* (Figura 22.1B) consiste no desenvolvimento de conjuntivite hiperaguda 24 a 48 horas após o parto, com edema palpebral marcante, quemose e secreção purulenta excessiva, podendo ocorrer

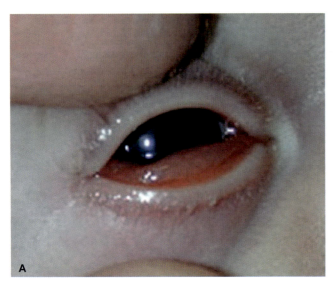
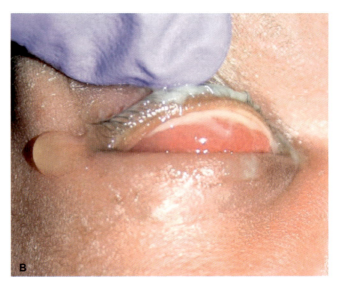

Figura 22.1 A. Conjuntivite por *Chlamydia trachomatis*. B. Conjuntivite neonatal por *Neisseria gonorrhoeae* e coinfecção por *Chlamydia trachomatis*.

formação de membrana conjuntival, ulceração corneana e perfuração ocular. O tratamento deve ser instituído o mais precocemente possível, a fim de evitar lesões oculares e sistêmicas (artrite, pneumonia, meningite e sepse). O mesmo consiste na injeção por via intramuscular, em dose única, de ceftriaxona 125 mg ou cefotaxima 25 mg/kg, por via intravenosa ou intramuscular a cada 8 horas, durante 7 dias. Outra opção seria a penicilina G, 4,8 milhões de unidades, por via intramuscular, divididas em 2 doses, aplicadas em áreas diferentes, e associada a 1 g de probenecida, por via oral antes da injeção. O tratamento local é associado com a limpeza constante com soro fisiológico 0,9% e pomada de eritromicina.

O Ministério da Saúde (MS), no manual de prevenção de doenças sexualmente transmissíveis (DST) de 2006, orienta a profilaxia com nitrato de prata 1% (método de Credé), ou eritromicina 0,5% (colírio), ou tetraciclina 1% (colírio), em aplicação única na primeira hora após o nascimento. Todavia, no guia "Diretrizes de atenção à saúde ocular na infância", de 2013, o MS recomenda o uso de iodopovidona 2,5% para profilaxia. Já a recomendação da Comissão Nacional de Incorporação de Tecnologia do Sistema Único de Saúde (Conitec) do MS, em 2015, foi a utilização do nitrato de prata a 1% ou tetraciclina 1% (colírio).

A superioridade da iodopovidona em relação a esses antibióticos, nos vários quesitos analisados, sugere ser o método mais adequado, a despeito da toxicidade.

### Conjuntivite viral

Os adenovírus são os principais causadores da conjuntivite folicular aguda, altamente contagiosa.

A ceratoconjuntivite epidêmica apresenta-se com vermelhidão, lacrimejamento, prurido, sensação de corpo estranho, fotofobia, secreção aquomucosa, edema palpebral, quemose, hemorragias subconjuntivais, membranas ou pseudomembranas e linfonodo pré-auricular inflamado. O quadro clínico é mais intenso nos primeiros 7 dias após o início dos sintomas, e 43% dos casos podem evoluir para estágios avançados de ceratite. Não se observa comprometimento das vias aéreas ou sinais de comprometimento extraocular.

A febre faringoconjuntival é mais comumente causada pelos adenovírus dos tipos 3, 4 e 7. Manifesta-se na forma de conjuntivite folicular aguda, com comprometimento do trato respiratório superior, febre, envolvimento bilateral, quadro clínico mais leve que a ceratoconjuntivite epidêmica e com comprometimento corneano infrequente.

### Conjuntivite alérgica

A ceratoconjuntivite primaveril é uma afecção alérgica crônica, bilateral, com exacerbações sazonais, mais frequente na primavera e no verão, em regiões com clima seco e quente. Apresenta predileção por meninos entre 2 e 10 anos, com antecedentes de atopia e tendência à resolução espontânea na puberdade.

Nesta forma clínica há duplo mecanismo de hipersensibilidade tipos 1 e 4, com sintomas comuns como prurido, lacrimejamento, sensação de corpo estranho, fotofobia e secreção mucosa; todavia, o acometimento pode ser palpebral, límbico ou misto. Assim, evidenciam-se ao exame clínico: papilas gigantes (hipertrofia papilar > 1 mm), pseudofossetas marginais no limbo, pontos de Horner-Trantas (agregados de eosinófilos e restos celulares), ceratite *punctata* e úlcera em escudo (defeito epitelial oval horizontal).

## Diagnóstico diferencial

Baseia-se em:
- Uveíte (irite, iridociclite, coroidite)
- Esclerite e episclerite
- Lesões corneanas traumáticas e corpo estranho
- Obstrução canalicular (canaliculite e dacriocistite).

## Exames complementares

A avaliação laboratorial é necessária quando o diagnóstico clínico não é evidente, o potencial de complicações é alto ou não há resposta adequada ao tratamento com cronificação da doença. Devem ser realizados a cultura da secreção conjuntival, o exame bacterioscópico (Gram), o exame citológico (Giemsa; Figura 22.2), a pesquisa de anticorpos por imunofluorescência ou por imunoensaio enzimático e o exame histológico de esfregaço conjuntival.

## Tratamento

O tratamento é composto por medidas gerais e medicamentos, conforme o agente causal. O primeiro inclui: não ocluir o olho acometido, realizar a limpeza adequada com soro fisiológico 0,9% para remoção de material purulento e restos celulares (inicialmente a cada 1 hora), evitar uso de corticosteroides tópicos no início do quadro clínico de conjuntivites infecciosas e realizar compressas frias.

O tratamento medicamentoso, na maioria dos casos de conjuntivite bacteriana, pode ser empírico, com a utilização de antibióticos tópicos de amplo espectro, como tobramicina, fluoroquinolonas de segunda ou quarta geração e cloranfenicol. Deve ser instilada uma gota 6 a 8 vezes/dia, durante 7 a 10 dias. O tratamento sistêmico com ampicilina (50 a 100 mg/kg/dia, por via oral) está indicado nas conjuntivites por *Haemophilus* em crianças, devido ao risco de infecção sistêmica.

O tratamento da conjuntivite por clamídia, quando não na forma neonatal, deve ser tópico e sistêmico. O primeiro é realizado com pomadas de tetraciclina 1% ou fluoroquinolonas 2 vezes/dia, durante 2 semanas. Sistematicamente, pode-se utilizar a tetraciclina 500 mg, por via oral, 2 vezes/dia, durante 2 semanas, ou substituída pela eritromicina na mesma dosagem ou pela doxiciclina 300 mg iniciais, mantendo-se 100 mg/dia durante 2 semanas ou azitromicina 1 g, por via oral em dose única, conforme recomendação do Protocolo Clínico e Diretrizes Terapêuticas para Infecções Sexualmente Transmissíveis/2015 da Conitec.

O tratamento da conjuntivite alérgica é composto pelo uso de colírios lubrificantes, anti-histamínicos tópicos (cetotifeno, epinastina, alcaftadina ou olopatadina), estabilizadores de mastócitos (cromoglicato de sódio), corticosteroides (dexametasona e metilprednisolona) e até imunossupressores tópicos (ciclosporina 1%, tacrolimo pomada 0,03%).

## Evolução e prognóstico

A maioria das formas clínicas, quando diagnosticadas precocemente e com tratamento adequado, apresentam evolução autolimitada e bom prognóstico. Todavia, merecem atenção quanto ao acompanhamento oftalmológico regular, uma vez que muitos tratamentos podem apresentar efeitos colaterais, como a catarata e o glaucoma cortisônico, além do surgimento de complicações oculares inerentes à cronificação de muitas conjuntivites.

## Bibliografia

Brasil. Ministério da Saúde (MS). Secretaria de Vigilância em Saúde. Programa Nacional de DST e AIDS. Manual de controle das doenças sexualmente transmissíveis. 4. ed. Brasília: MS; 2006. (Série Manuais, nº 68.)

Brasil. Ministério da Saúde (MS). Secretaria de Atenção à Saúde. Departamento de Ações Programáticas Estratégicas. Diretrizes de atenção à saúde ocular na infância: detecção e intervenção precoce para prevenção de deficiências visuais. Brasília: MS; 2013.

Brasil. Ministério da Saúde (MS). Secretaria de Ciência, Tecnologia e Insumos Estratégicos (Conitec). Protocolo clínico e diretrizes terapêuticas, Infecções sexualmente transmissíveis. Relatório de Recomendação. Brasília: MS; 2015.

Hofling-Lima AL, Nishiwaki-Dantas MC, Alves MR. Doenças externas oculares e córnea. Série Oftalmologia Brasileira. 3. ed. Cultura Médica; 2013.

Lambert SR, Lyons CJ. Taylor & Hoyt's Pediatric ophthalmology and strabismus. 5. ed. Amsterdam: Elsevier; 2017.

Meyer D. Ophthalmia neonatorum prophylaxis and the 21st century antimicrobial resistance challenge. Middle East African J Ophthalmology. 2014; 21(3):2013-4.

Yanoff M, Duker JS. Oftalmologia. 3. ed. Rio de Janeiro: Elsevier; 2011.

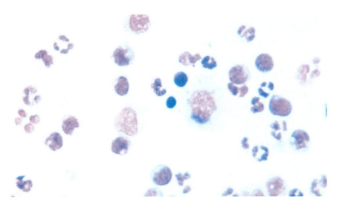

**Figura 22.2** Exame citológico (Giemsa) do raspado conjuntival mostrando inclusões citoplasmáticas basofílicas em infecção por clamídia.

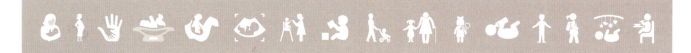

# 23 Estrabismo

CID-10: H49, H50

*Talita de Toledo Lima • David Cruvinel Isaac • Marcos Ávila*

## Introdução

O controle da mobilidade ocular pelas ações musculares, de forma balanceada, permite a fusão de imagens sem esforço, denominada ortoforia; todavia, ao desequilíbrio destas ações, seja por etiologia congênita ou adquirida, evidencia-se o estrabismo.

Quando o alinhamento ocular é mantido a despeito do desequilíbrio, há heteroforia ou estrabismo latente. Porém, quando o desequilíbrio muscular é demasiadamente grande, ou o desejo de fusão é fraco, ou a visão dos dois olhos é desigual, um dos olhos se desvia da direção apropriada e então evidencia-se a heterotropia ou estrabismo manifesto.

Em um estudo de prevalência de distúrbios oculares em crianças de baixa renda atendidas em um serviço oftalmológico de Recife/PE, dentre os distúrbios dos músculos oculares, do movimento binocular, da acomodação e da refração, o estrabismo foi encontrado em 34,9%.

## Classificação

O desvio latente pode ocorrer em diversas direções, sendo classificado como:

- Exoforia: olhos tendem a se desviar para fora, com insuficiência relativa dos músculos retos mediais
- Esoforia: olhos tendem a se desviar para dentro, com insuficiência relativa dos músculos retos laterais
- Hiperforia: um olho tende a se desviar para cima ou para baixo em relação ao outro
- Cicloforia: desorientação oblíqua por inadequação de um músculo oblíquo.

O desvio manifesto classifica-se de forma semelhante à heteroforia:

- Esotropia: estrabismo convergente
- Exotropia: estrabismo divergente
- Hipertropia ou hipotropia: desvio vertical.

## Causas

Os distúrbios da motilidade ocular, por etiologia congênita ou adquirida, raramente são diagnosticados no período neonatal, porque o sistema visual ainda não está bem desenvolvido, o que dificulta a avaliação por meio da fixação e do acompanhamento de objetos.

O exodesvio é mais frequente que a ortotropia ao nascimento, possivelmente devido à posição anatômica divergente das órbitas e também pelo sistema visual imaturo. Com o crescimento, os olhos vão assumindo uma posição de mais convergência até a ortotropia, sendo que a maioria das crianças alcança a ortotropia aos 6 meses de idade. Entretanto, os exodesvios são menos raros do que os esodesvios ao nascimento.

No entanto, de maneira geral, pode-se dizer que a esotropia surge quase sempre antes dos 6 primeiros meses de vida; as que surgem antes, como ao nascimento, são geralmente mais complicadas e associadas a síndromes, como a síndrome de Möbius.

## Manifestações clínicas

### Esotropia

#### Esotropia congênita, infantil ou do lactente

- Desvio convergente, manifesto entre 2 e 4 meses de vida, associado a limitação bilateral de abdução, caracterizando a síndrome de Ciância (Figura 23.1)
- Grande ângulo de desvio, fixação em adução com posição compensadora de cabeça, torcicolo torcional, limitação de abdução com nistagmo sacádico, hipermetropia baixa ou moderada, ambliopia variável, divergência vertical dissociada e nistagmo latente
- À constatação de ambliopia, seu tratamento é prioritário. A intervenção cirúrgica precoce justifica, em casos de ambliopia profunda, fixação excêntrica e intensa limitação da abdução, sendo o tratamento oclusivo estabelecido após melhoria das condições motoras.

#### Esotropia adquirida não acomodativa

- Desvio convergente com início aos 6 meses ou mais tarde, porém antes da idade de maturação visual
- Forma mais frequente de estrabismo convergente em nosso meio, associado a componente genético multifatorial, não sendo observadas alterações neurológicas significativas.

Todavia, é necessário atentar aos quadros de desvios oculares súbitos que podem associar-se aos tumores de tronco encefálico

- O desvio pode se iniciar de forma intermitente, discreta, com progressão ao longo do tempo, e manifestar-se como constante. Algumas crianças podem referir diplopia no início, e a presença de ambliopia do olho desviado é frequente. O componente refracional hipermetrópico não é significativo, e as anisometropias alfabéticas estão frequentemente associadas
- O tratamento se inicia por correção óptica e prescrição de oclusor à evidência de ambliopia. Após recuperação da acuidade visual ou em casos de ambliopia intratável, está indicada a correção cirúrgica.

## Exotropia

### Exotropia intermitente

- Desvio divergente caracterizado pela alternância de períodos de paralelismo ocular (sensorialidade normal) com períodos de desvio manifesto
- Quando precoce, sem associação a anisometropia ou lesão orgânica, ocorre a alternância de fixação com acuidade visual normal em cada olho, sendo rara a ambliopia funcional. Todavia, é mais frequente o desvio manifesto a 6 m do que a 33 cm, podendo explicar a diferença de visão esteroscópica de longe e perto. A queixa de fotofobia é frequente
- Os exodesvios são progressivos e recidivantes, podendo a exotropia intermitente não tratada evoluir para exotropia constante (Figura 23.2)
- O tratamento clínico baseia-se na oclusão, nos exercícios ortópticos (insuficiência de convergência) e na correção óptica, avaliada individualmente conforme a associação do desvio com o astigmatismo, a miopia e a hipermetropia. O tratamento cirúrgico é indicado quando há detrimento do controle fusional ou progressão para exotropia constante.

## Diagnóstico diferencial

O pseudoestrabismo, principalmente a pseudoesotropia, condição comum em recém-nascidos devido ao pequeno desenvolvimento do dorso do nariz e ao aparecimento de uma pele no canto interno dos olhos (epicanto), não requer tratamento (Figura 23.3).

Pacientes com esotropia, frequentemente, associam-se à prematuridade (idade gestacional menor que 32 semanas e peso de nascimento inferior a 1.500 g) e transtornos neurológicos como hemorragia intraventricular grave, paralisia cerebral, mielomeningocele e hidrocefalia.

## Exames complementares

O diagnóstico é clínico e se faz por meio de avaliação da acuidade visual ou do olhar preferencial, exame refracional sob cicloplegia, estudo das rotações binoculares, versões, duções,

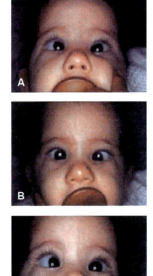

Figura 23.1 Criança com síndrome de Ciância: cabeça ereta (A), olhar à direita (B) e à esquerda (C).

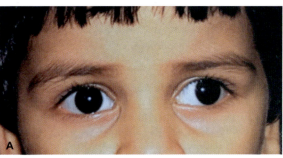

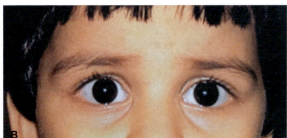

Figura 23.2 Exotropia à esquerda sob situação de desatenção visual ou fadiga (A) e exotropia intermitente com olhos alinhados (B).

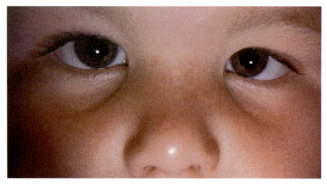

Figura 23.3 Pseudoestrabismo: esotropia simulada por pregas epicantais.

Neste contexto, a conscientização familiar sobre o tempo limitado para o tratamento e o acompanhamento periódico é fundamental, a fim de minimizar danos futuros consequentes à baixa visão.

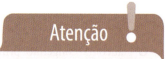

Ambliopia (do grego *amblyos*: obtuso, grosseiro): incapacitação funcional caracterizada pela deficiência na acuidade visual sem quaisquer causas orgânicas que a expliquem.

medidas dos desvios para longe (6 m) e perto (33 cm) e nas diversas posições do olhar, bem como pelo estudo das funções sensoriais.

### Tratamento

A maturação do sistema visual binocular completa-se aproximadamente aos 7 anos; logo, à suspeita clínica de desvio ocular ou referência familiar do mesmo, o paciente deve ser encaminhado para avaliação oftalmológica.

As diversas classificações e apresentações clínicas do estrabismo apresentam tratamentos específicos que visam à prevenção da ambliopia, seja pela prescrição de óculos, oclusores, colírios ou pela indicação cirúrgica precoce ou estética.

### Bibliografia

Albuquerque RC, Alves JGB. Afecções oculares prevalentes em crianças de baixa renda atendidas em um serviço oftalmológico na cidade do Recife/PE, Brasil. Arq Bras Oftalmol. 2003; 66:831-4.

Ávila MP, Paranhos Jr. A. Farmacologia e terapêutica ocular. Rio de Janeiro: Cultura Médica; 2013.

Bicas HEA, Souza-Dias C, Almeida HC. Estrabismo. Série Oftalmologia Brasileira. 3. ed. Cultura Médica; 2013.

Duke-Elder S. Refração prática. 10. ed. Rio de Janeiro: Rio Med Livros; 1997.

Kanski JJ, Bowling B. Oftalmologia clínica. 7. ed. Rio de Janeiro: Elsevier; 2012.

Lambert SR, Lyons CJ. Taylor & Hoyt's pediatric ophthalmology and strabismus. 5. ed. Amsterdam: Elsevier; 2017.

Souza-Dias C, Goldchmit M. Os estrabismos: teoria e casos comentados. Rio de Janeiro: Cultura Médica; 2011.

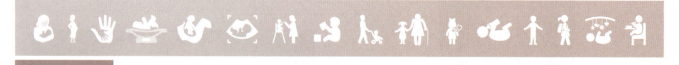

# 24 Glaucoma Congênito

CID-10: Q15.0

*Talita de Toledo Lima · David Cruvinel Isaac · Marcos Ávila*

## Introdução

O glaucoma na infância é uma condição rara, heterogênea, com alto potencial para cegueira e forte impacto sobre o desenvolvimento do globo ocular. Normalmente se apresenta antes dos 2 anos de idade, sendo caracterizado pela elevação da pressão intraocular (PIO) associada a danos oculares diversos, como a neuropatia óptica glaucomatosa.

A falta de registro sobre causas de cegueira e visão subnormal na infância dificulta a estimativa da incidência e prevalência do glaucoma infantil. No Brasil, o glaucoma infantil figura entre as três principais causas de cegueira em crianças. Um estudo com 229 pacientes de 0 a 7 anos realizado em um hospital universitário no Brasil em 2015 evidenciou que as doenças mais prevalentes eram catarata congênita (14%), toxoplasmose (14%) e glaucoma congênito (13%). Segundo a Organização Mundial da Saúde (OMS), do total de casos avaliados, 68% são por causas evitáveis.

As estatísticas sobre a etiologia mais comum de glaucoma na infância variam na literatura, com prevalência entre o glaucoma congênito ou infantil primário e glaucoma infantil secundário, diferentes conforme as regiões estudadas.

## Classificação

Os glaucomas infantis foram classificados de várias formas, porém a classificação mais utilizada os divide conforme o mecanismo: primário ou secundário. Embora esta classificação não seja a ideal, a terminologia possibilita uma divisão mais conceitual para discussão, a despeito dos conhecimentos atuais ainda limitados.

O glaucoma congênito primário (GCP), frequentemente com origem genética, representa um defeito isolado do desenvolvimento das estruturas do ângulo da câmara anterior, levando a dificuldade de drenagem do humor aquoso e consequente aumento da PIO. Dentre os glaucomas primários, o glaucoma congênito de ângulo aberto e o glaucoma juvenil de ângulo aberto se apresentam sem associação com anormalidades oculares ou do desenvolvimento sistêmico. A maioria desses casos é bilateral (65 a 80%), manifesta-se no primeiro ano de vida (75%) e tem maior prevalência no sexo masculino (65%).

O glaucoma congênito secundário (GCS) inclui aqueles glaucomas nos quais um mecanismo de obstrução ao escoamento do humor aquoso é adquirido a partir de outros eventos, como inflamações ou neoplasias, e não por uma anomalia primária do ângulo. Logo, pode estar presente ao nascimento ou ser adquirido ao longo da infância.

## Causas

A maioria das formas de glaucoma congênito parece resultar de uma falha no desenvolvimento do tecido do ângulo da câmara anterior derivado das células da crista neural, levando à obstrução do fluxo aquoso por um ou mais mecanismos.

O GCP ocorre tanto com padrão familiar quanto esporádico. A hereditariedade é normalmente autossômica recessiva em casos familiares; logo, há aumento na incidência em casos com histórico de consanguinidade. Até o momento, três genes causadores foram relatados: genes *CYP1B1*, *LTBP2* e *MYOC*.

Todos os irmãos de qualquer criança com GCP devem ser examinados cuidadosamente e acompanhados regularmente durante o primeiro ano de vida. Uma discussão sobre o risco de desenvolvimento de GCP em outros filhos precisa ser realizada entre pais, geneticistas e oftalmologistas.

O GCS apresenta ampla variedade de condições oftalmológicas relacionadas a sua etiologia, como traumatismo, neoplasia intraocular (retinoblastoma), uveíte, cirurgia para catarata congênita, uso de esteroides, além de poder ser associado ao aumento da pressão venosa episcleral (síndrome de Sturge-Weber) e secundário a infecção intraocular (toxoplasmose, herpes).

## Manifestações clínicas

Os sinais e sintomas do glaucoma em crianças variam de acordo com a idade de início e elevação da PIO. A tríade clássica dos achados associados a GCP – epífora (lacrimejamento excessivo), fotofobia e blefarospasmo – resulta do edema de córnea, frequentemente associado a rupturas na membrana de Descemet, denominadas estrias de Haab. As rupturas com orientação principalmente vertical podem ser observadas após parto com fórceps. Ainda se observa aumento da córnea ou opacificação por estiramento dada a elevada PIO (Figura 24.1), buftalmo (aumento anormal do olho), miopia, lesão do nervo óptico e baixa acuidade visual.

## Diagnóstico diferencial

O diagnóstico diferencial deve considerar algumas condições oftalmológicas pediátricas, como:

- "Olho vermelho" e epífora
  - Obstrução congênita do ducto nasolacrimal
  - Conjuntivite
  - Abrasão de córnea
  - Ceratite (herpes simples)

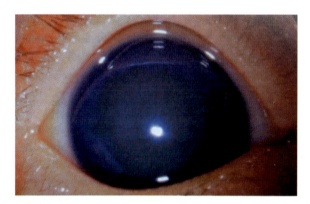

Figura 24.1 Lactente de 3 meses com aumento da córnea do olho direito, aspecto acinzentado e elevação da pressão intraocular em glaucoma congênito primário recém-diagnosticado.

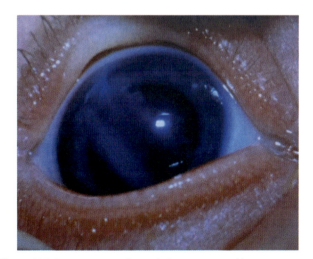

Figura 24.2 Rupturas na membrana de Descemet secundárias ao parto por fórceps: estria de Haab orientada da porção superotemporal até inferonasal da córnea.

- Distúrbios com edema de córnea e opacificação
  - Traumatismo relacionado ao uso do fórceps (Figura 24.2)
  - Malformação congênita (anomalia de Peters)
  - Doença metabólica (mucopolissacaridose, cistinose, síndrome oculocerebrorrenal)
- Condições que causam aumento da córnea
  - Miopia axial
- Malformações do nervo óptico.

## Exames complementares

O exame oftalmológico pediátrico detalhado, a avaliação geral da saúde da criança, as características sistêmicas e o aspecto dos olhos questionado por pediatras e pais podem levantar a suspeita clínica.

Nos casos de crianças com maior idade, ou caso o diagnóstico possa ser excluído com certeza ou se houver benefício com um teste terapêutico para o glaucoma, o exame sob anestesia pode ser evitado. Todavia, tal exame, quando indicado, fornece a oportunidade para realização da gonioscopia, para avaliação do disco óptico, para medidas do diâmetro corneano, da espessura central da córnea, do comprimento axial, além de permitir uma abordagem cirúrgica com finalidade terapêutica.

Aplicam-se ainda à investigação e ao acompanhamento da evolução da doença alguns exames como teste de visão (acuidade visual, refração e campos visuais), exame do segmento anterior por biomicroscopia, tonometria (tonômetro de aplanação de Perkins, Tônus-Pen e tonômetro de Goldman), gonioscopia, fundoscopia para avaliação do disco óptico e ultrassonografia para mensuração do comprimento axial.

## Tratamento

Caso o diagnóstico de glaucoma seja estabelecido, o tratamento adequado dependerá do tipo e da gravidade de cada caso em particular. O glaucoma congênito é em geral controlado cirurgicamente com goniotomia ou trabeculotomia. A perda visual por ambliopia é comum e deve ser tratada agressivamente. Qualquer criança com glaucoma deve ser acompanhada por exames oftalmológicos periódicos ao longo de toda a vida, mesmo com a PIO controlada, uma vez que a perda do controle da doença pode ocorrer décadas após tratamento bem-sucedido.

## Evolução e prognóstico

Mesmo com diagnóstico precoce, com tratamento instituído de forma adequada e com controle pressórico, um número significativo de crianças nunca obterá uma boa visão. Essa redução deve-se a mudanças persistentes na córnea, danos irreversíveis ao nervo óptico e ambliopia pela indução anisometrópica.

## Bibliografia

Allingham RR. Shield's tratado de glaucoma. 6. ed. Rio de Janeiro: Cultura Médica; 2014.

Mello PAA, Susana Jr. R, Almeida HG. Glaucoma. Série Oftalmologia Brasileira. 4. ed. Rio de Janeiro: Cultura Médica; 2016.

Paula CH, Vasconcelos GC, Nehemy MB et al. Causes of visual impairment in children seen at a university-based hospital low vision service in Brazil. JAAPOS. 2015; 19(3):252-6.

Stamper R, Lieberman M, Drake M. Developmental and childhood glaucoma. In: Becker-Shaffer's diagnosis and therapy of the glaucomas. 8. ed. St. Louis, MO: Mosby; 2009. pp. 294-329.

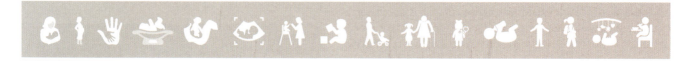

# 25 Retinoblastoma

CID-10: C69.2

*Talita de Toledo Lima • David Cruvinel Isaac • Marcos Ávila*

## Introdução

O retinoblastoma é uma neoplasia intraocular maligna primária que se origina de retinoblastos imaturos na retina em desenvolvimento. É a neoplasia maligna intraocular primária mais comum da infância em todos grupos raciais, sem predileção por sexo, e apresenta forte tendência à invasão cerebral por meio do nervo óptico, provocando metástases amplas.

Sua incidência anual é mais elevada nos primeiros meses de vida e, apesar do início precoce na maioria das crianças, raramente é diagnosticado como congênito ou mesmo dentro dos 3 primeiros meses de vida, exceto em casos familiares.

A idade média no momento do diagnóstico é de 12 meses nas crianças portadoras de retinoblastoma bilateral e 24 meses naquelas que sofrem da doença unilateral.

Segundo estudo realizado pelo Instituto Nacional de Câncer: "*Cancer incidence among children and adolescents in Brazil: first report of 14 population-based cancer registries*", a incidência de retinoblastoma no Brasil é o dobro da incidência norte-americana e europeia, uma vez que cidades brasileiras registram entre 21,7 e 27 casos desse câncer por milhão.

## Classificação

### Classificação internacional do retinoblastoma intraocular

- Grupo A
  - Pequenos tumores (3 mm de diâmetro ou menos) que estão apenas na retina e não estão próximos ao nervo óptico e à fovéola
- Grupo B
  - Todos os outros tumores (maiores de 3 mm ou pequenos, mas próximos ao disco óptico ou fovéola) ainda restritos à retina
- Grupo C
  - Tumores bem definidos com pequenas quantidades de propagação sob a retina (semente sub-retiniana) ou de semeadura vítrea
- Grupo D
  - Tumores grandes ou mal definidos com semeadura vítrea ou sub-retiniana disseminada
- Grupo E
  - O tumor é muito grande, se estende perto da frente do olho, há hemorragia ou glaucoma associados, havendo pouca chance de salvamento ocular.

### Sistema de estadiamento Reese-Ellsworth

- Grupo 1 (prognóstico ocular favorável)
  - 1A: um tumor, menor que 4 diâmetros de disco (DD) no equador ou posterior
  - 1B: múltiplos tumores menores que 4 DD no equador ou posterior
- Grupo 2 (prognóstico ocular favorável)
  - 2A: um tumor com 4 a 10 DD no equador ou posterior
  - 2B: mútiplos tumores com pelo menos um com 4 a 10 DD e todos no equador ou posterior
- Grupo 3 (prognóstico ocular duvidoso)
  - 3A: qualquer tumor anterior ao equador
  - 3B: um tumor, maior que 10 DD posterior ao equador
- Grupo 4 (prognóstico ocular desfavorável)
  - 4A: múltiplos tumores, alguns maiores que 10 DD
  - 4B: qualquer tumor estendendo-se em direção à ora serrata
- Grupo 5 (prognóstico ocular muito desfavorável)
  - 5A: tumores envolvendo mais da metade da retina
  - 5B: sementes vítreas com disseminação tumoral pelo vítreo.

## Causas

O retinoblastoma parece resultar da perda ou inativação de ambos os alelos normais do gene do retinoblastoma, uma sequência de DNA localizada em um pequeno segmento do braço longo do cromossomo 13. O momento da perda ou inativação dos dois alelos normais determina se a doença é germinativa (pode ser herdada pela prole) ou somática (não herdada). Na primeira, o DNA é defeituoso antes da fertilização ou ocorre mutação espontânea antes desta. Na segunda, ambos os alelos estão presentes e ativos, mas ocorrem mutações subsequentes para deletá-los ou inativá-los em uma célula retiniana imatura.

## Manifestações clínicas

A manifestação mais comum é a leucocoria (ausência do reflexo vermelho com brilho esbranquiçado; Figura 25.1), depois o estrabismo (exotropia ou esotropia), olho vermelho, lacrimejamento excessivo, aumento do globo ocular (buftalmia), turvação da córnea, descoloração da íris no olho afetado, hifema espontâneo e celulite orbital estéril.

## Diagnóstico diferencial

- Doença de Coats
- Persistência de vítreo primário hiperplásico
- Toxocaríase ocular
- Retinopatia da prematuridade na fase cicatricial
- Vitreorretinopatia exsudativa familiar
- *Pars planitis* (uveíte intermediária)
- Endoftalmite microbacteriana
- Infiltração leucêmica
- Placas focais de fibras nervosas retinianas mielinizadas
- Hemangioma capilar retiniano.

## Exames complementares

A ultrassonografia em modo B mostra que a lesão apresenta alta refletividade pelas calcificações. A tomografia computadorizada (TC) ajuda a confirmar o diagnóstico, com imagens hiperintensas pelas calcificações (Figura 25.2); todavia, estas nem sempre são intralesionais, como no retinoblastoma infiltrativo difuso. A ressonância magnética (RM) é útil para avaliar as regiões selar e parasselar do cérebro (a fim de excluir

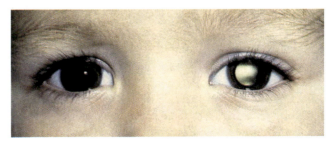

Figura 25.1 Leucocoria à esquerda.

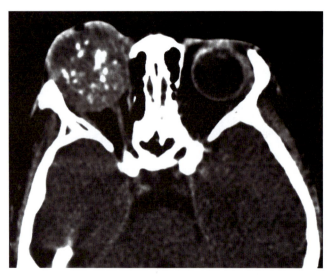

Figura 25.2 Tomografia computadorizada, evidenciando calcificações intracranianas à direita.

o retinoblastoma ectópico intracraniano), as partes moles da órbita e nervo óptico, mas com aplicabilidade restrita para o tumor intraocular. A angiografia fluorescente é pouco utilizada, mas os capilares intralesionais tendem a extravasar a fluoresceína, de tal modo que o tumor se cora intensamente nas fases tardias.

Toda criança com diagnóstico de retinoblastoma necessita de uma avaliação sistêmica basal que englobe história e exame físico pediátricos completos, hemograma completo, RM ou TC de cérebro, punção lombar para análise do líquido cefalorraquidiano, biopsia da medula óssea e cintigrafia óssea, sendo estes últimos direcionados para crianças com doença ocular avançada ou clinicamente extraocular no primeiro momento.

### Tratamento

Os fatores que influenciam as recomendações de tratamento para crianças portadoras de retinoblastoma incluem o tamanho do(s) tumor(es), a localização deste(s), a lateralidade da doença, a visão ou o potencial visual no olho afetado e problemas oculares associados, como o descolamento de retina, o glaucoma secundário, a hemorragia vítrea e a neovascularização da íris.

O tratamento compreende desde quimioterapia intravenosa, enucleação, radioterapia, terapia a *laser* e crioterapia.

### Evolução e prognóstico

Crianças não tratadas quase sempre morrem pela extensão intracraniana ou pela doença disseminada em aproximadamente 2 a 4 anos da detecção inicial do tumor. Os fatores prognósticos clínicos adversos reconhecidos para morte por retinoblastoma incluem maior tamanho do tumor intraocular, idade mais avançada da criança no momento do diagnóstico, invasão do nervo óptico ou extensão tumoral extraocular transescleral na TC ou em outro exame de imagem.

### Bibliografia

AlAli A, Kletke S, Gallie B et al. Retinoblastoma for pediatric ophthalmologists. Asia Pac J Ophthalmol (Phila). 2018; 7(3):160-8.
Doz F. Rétinoblastome: aspects recentes. Archives de Pédiatrie. 2006; 13:1329-37.
Yanoff M, Duker JS. Oftalmologia. 3. ed. Rio de Janeiro: Elsevier; 2011.

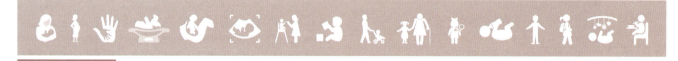

# 26 Retinopatia da Prematuridade

CID-10: H35.1

*Talita de Toledo Lima • David Cruvinel Isaac • Marcos Ávila*

### Introdução

A retinopatia da prematuridade (ROP), ou fibroplasia retrolenticular, é uma vitreorretinopatia de etiologia multifatorial que compromete a vascularização da retina imatura dos recém-nascidos prematuros.

A vascularização normal da retina procede do disco óptico para a periferia e completa-se nos quadrantes nasais em aproximadamente 36 semanas de gestação, e no lado temporal, em 40 semanas, estando envolvidos fatores como o fator de crescimento do endotélio vascular (VEGF) e o fator de crescimento *insulin-like-1* (IGF-1). A exposição a níveis elevados de oxigênio pode levar ao bloqueio do desenvolvimento vascular, deixando uma quantidade variável de retina neurossensorial sem suprimento de sangue da retina interna. Embora seja um fator importante, o oxigênio não é mais considerado o único fator na patogênese da ROP. Outros fatores, como predisposição genética, baixo peso ao nascimento e período gestacional curto, aumentam o risco de desenvolvimento da doença.

No Brasil, devido à ampla variabilidade regional dos fatores de cuidados neonatais, ainda há grandes diferenças na prevalência de retinopatia, variando de 20 a 62,4% para qualquer estágio de ROP e de 2 a 10% para ROP com necessidade de tratamento.

## Classificação

A classificação internacional da ROP foi feita para padronizar o estágio específico e analisar a história natural e a terapia da doença.

### Classificação pela localização

- Zona I: retina posterior dentro do círculo de 60° com centro no nervo óptico
- Zona II: da zona I à ora serrata nasal anterior
- Zona III: retina periférica temporal restante
- Extensão: número de horas envolvidas (Figura 26.1).

### Classificação pela gravidade

- Estágio 1: há uma linha de demarcação entre retina vascularizada e avascularizada
- Estágio 2: formação de anastomoses vasculares na região anteriormente ocupada pela linha, originando a crista (Figura 26.2)
- Estágio 3: crista periférica com proliferação fibrovascular extrarretiniana (Figura 26.3)
- Estágio 4: descolamento de retina
  - Estágio 4a: não há acometimento macular
  - Estágio 4b: com acometimento macular
- Estágio 5: descolamento de retina total.

**Doença limiar.** ROP estágio 3, em zona I ou II, com pelo menos 5 horas de extensão contínuas ou 8 horas intercaladas, na presença de doença *plus* (dilatação arteriolar e venular). Necessita de intervenção em 72 horas.

## Causas

A retina incompletamente vascularizada é suscetível a dano pelo oxigênio na criança prematura. Um modelo de ROP sugere que a retina avascular produz VEGF que, *in utero*, é o estímulo para migração dos vasos na retina. Com o nascimento prematuro, esta produção é regulada negativamente pela hiperoxia; logo, a migração vascular é suspensa. Contudo, a maior demanda metabólica do olho em crescimento estimulará a produção excessiva de VEGF, levando às complicações neovasculares da ROP.

Os principais fatores de risco para desenvolvimento de ROP também relacionam-se com idade gestacional (menor que 32 semanas), baixo peso ao nascimento e histórico de oxigenoterapia. Todavia, o uso materno de esteroides e betabloqueadores, o uso pelo neonato de esteroides, indometacina, surfactantes e eritropoetina, gestações gemelares, hemorragia

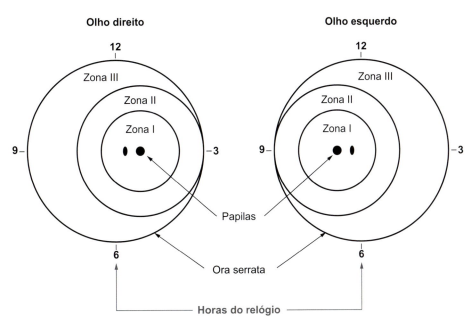

**Figura 26.1** Representação esquemática de zonas do fundo de olho.

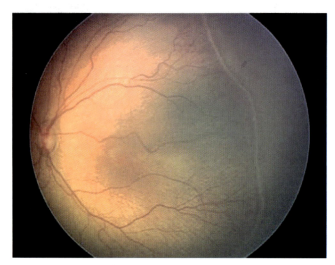

Figura 26.2 Retinopatia da prematuridade em estágio 2 com evidência de crista.

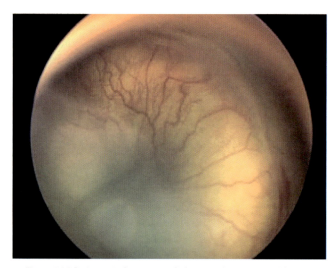

Figura 26.3 Retinopatia da prematuridade em estágio 3 com proliferação.

intracraniana, apneia recorrente, hemotransfusões, imunossupressão e infecções concomitantes são fatores de risco associados ao desenvolvimento de ROP e em estudo atualmente.

Os critérios de inclusão de pacientes nos programas de triagem variam entre diferentes países e são baseados no peso de nascimento (PN) e na idade gestacional (IG). No Brasil, ficou estabelecido que os exames para detecção precoce de ROP seriam realizados em todos os prematuros com PN de 1.500 gramas ou menos e/ou IG menor que 32 semanas ao nascimento. O exame oftalmológico inicial deve ser realizado entre 4 e 6 semanas de vida utilizando-se a dilatação das pupilas.

## Manifestações clínicas

As manifestações variam conforme estágios e localização anteriormente citados; todavia, baseiam-se na tortuosidade de vasos retinianos e alterações vasculares periféricas, descolamento de retina, hemorragia vítrea e fibroplasia retrolenticular, estrabismo e leucocoria.

Olhos com regressão da ROP podem apresentar ainda miopia com astigmatismo, anisometropia, ambliopia, catarata, glaucoma, epiteliopatia macular pigmentar e cicatriz vitreorretiniana.

## Diagnóstico diferencial

- Persistência do vítreo primário hiperplásico
- Doença de Coats
- Toxocaríase
- Retinoblastoma
- Vitreorretinopatia exsudativa familiar
- Catarata congênita.

## Exames complementares

Na maioria dos casos, o diagnóstico de ROP é baseado nos achados à realização da oftalmoscopia binocular indireta ou fundoscopia com lente condensadora de 20D ou 28D e depressão escleral, após a dilatação pupilar com instilação, por 3 vezes com intervalo de 5 minutos, de tropicamida 0,5% e fenilefrina 2,5%. Pode ainda ser necessário o uso de blefarostato e anestésico tópico como o cloridrato de proximetacaína 0,5% durante o exame. Recentemente, outros exames são utilizados de forma a complementar o estudo da doença e facilitar o *screening*, como angiografia fluorescente, ultrassonografia, tomografia de coerência óptica, Doppler da artéria central da retina com medida da velocidade de fluxo e imagens fundoscópicas por RetCam.

## Tratamento

Em 1988, a crioterapia da retina avascular periférica era o padrão-ouro para tratamento. Recentemente, a fotocoagulação a *laser* transpupilar com *laser* de iodo ou argônio tem demonstrado a interrupção da progressão da ROP em muitos pacientes. Nesta técnica de tratamento, o ideal é a realização do *laser* próximo a 37 semanas pós-concepção (idade gestacional + semanas após o nascimento), pois a doença pode estar em um estágio avançado de progressão.

Em uma tentativa de melhorar os resultados visuais, utilizando uma abordagem mais focada na fisiopatologia da doença, desde 2009 vários autores têm utilizado a medicação anti-VEGF para tratamento de ROP em estágios avançados. Em 2011, o estudo randomizado prospectivo multicêntrico – BEAT-ROP – demonstrou melhor eficácia do bevacizumabe para tratamento de ROP em estágio 3 com doença *plus* em zona 1 comparada a fotocoagulação a *laser*. Desde então, vários estudos foram publicados evidenciando o sucesso do tratamento com injeções intravítreas de bevacizumabe e ranibizumabe para ROP grave. O tempo ideal para tratamento com injeção intravítrea de anti-VEGF deve ser entre 35 e

36 semanas de idade pós-concepção, coincidente ao tempo de maior concentração de VEGF na periferia retiniana e um pouco precedente ao tempo ideal para fotocoagulação.

Em casos de descolamento de retina ou fibroplasia retrolenticular, vitrectomia e/ou introflexão escleral podem ser utilizadas.

### Evolução e prognóstico

Na maioria dos casos com estágios 1 e 2, a ROP regride espontaneamente em semanas, porque a vascularização retiniana periférica pode se completar e deixar poucos resíduos anatômicos e mudanças funcionais, os quais não necessitam de tratamento específico.

Todavia, 50% dos pacientes com doença limiar e 15% dos pacientes com doença pré-limiar tipo 1 apresentarão prognóstico anatômico e funcional não favorável se não houver tratamento adequado. A evolução é rápida e a cegueira decorrente é irreversível; logo, não é possível aguardar a alta hospitalar para exames fundoscópicos e instituição do tratamento.

### Bibliografia

Cantor LB, Rapuano CJ, Cioffi GA. Retina and vitreous. Basic and clinical science course, Section 12. American Academy of Ophthalmology; 2016.

Tartarella MB, Fortes Filho JB. Retinopatia da prematuridade. Rev Dig Oftalmol. 2016; 2(4):1-15.

Zin A, Carvalho KM. Prevenção da cegueira e deficiência visual na infância. Rio de Janeiro: Cultura Médica; 2016.

Zin A, Florencio T, Fortes Filho JB et al. Brazilian guidelines proposal for screening and treatment of retinopathy of prematurity (ROP). Arq Bras Oftalmol. 2007; (70)5:875-83.

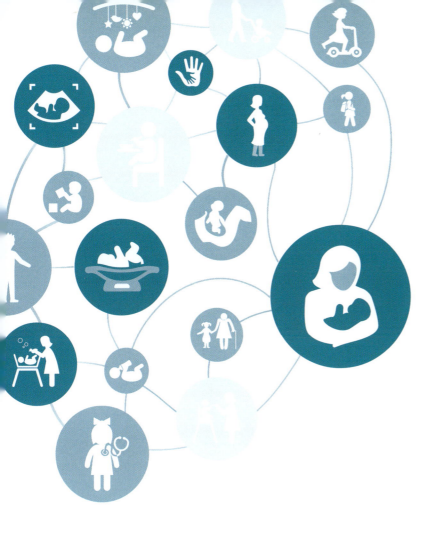

# Doenças dos Ouvidos, do Nariz e da Garganta

Parte 6

Capítulo 27    Adenoidite, 89
Capítulo 28    Amigdalite, 90
Capítulo 29    Cerume Impactado, 93
Capítulo 30    Otite, 95
Capítulo 31    Síndrome da Apneia Obstrutiva do Sono/Distúrbios Respiratórios do Sono, 98
Capítulo 32    Sinusite, 101
Capítulo 33    Surdez, 103

# 27 Adenoidite

CID-10: J35.9

*Juliane Moreira Barbosa • Melissa Ameloti Gomes Avelino*

## Introdução

A adenoidite é uma afecção inflamatória/infecciosa da tonsila faríngea, estrutura também conhecida como adenoide (Figura 27.1). As adenoides são aglomerados de tecido linfoide localizados na parte posterior do nariz, acima do palato, que não podem ser visualizadas ao exame físico da cavidade oral.

## Classificação

A adenoidite acomete mais frequentemente a população pediátrica e pode ser classificada em aguda e crônica.

## Causas

As adenoidites agudas costumam ser de etiologia viral, embora também possam apresentar etiologia bacteriana, podendo ser difícil sua diferenciação na prática clínica. Entre as causas bacterianas, destacam-se como agentes etiológicos: *Haemophilus influenzae*, *Moraxella catarrhalis*, *Streptococcus pneumoniae*, *Staphylococcus aureus*, *Klebsiella pneumoniae* e *Streptococcus* do grupo A.

A recorrência de quatro ou mais episódios de adenoidite em 6 meses é caracterizada como adenoidite recorrente, o que para alguns autores é resultado de inflamação crônica da mucosa, predispondo a infecções. Essa cronicidade pode associar-se a aumento da tonsila faríngea e, consequentemente, a hipertrofia adenoideana.

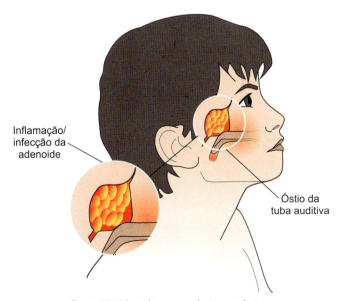

**Figura 27.1** Adenoidite e suas relações anatômicas.

## Manifestações clínicas

Clinicamente a adenoidite caracteriza-se por rinorreia (que pode ser purulenta), obstrução nasal, febre e tosse. Outras manifestações também podem ser registradas, como sintomas sinusais e otite média. Quando a adenoidite é aguda, o paciente pode apresentar, subitamente, roncos e respiração oral, devido à obstrução das vias respiratórias altas secundária ao edema tonsilar.

Nos quadros crônicos, pode haver hipertrofia adenoideana associada a obstrução nasal, levando a respiração oral e, consequentemente, repercussões sistêmicas como distúrbios do sono, alterações do crescimento e desenvolvimento craniofacial, além de alterações do comportamento. Também pode cursar com obstrução do óstio da tuba auditiva, levando a quadro de otites.

Nas adenoidites crônicas, é importante afastar a associação com refluxo laringofaríngeo em pacientes com menos de 2 anos de idade.

## Diagnóstico diferencial

Dentre os diagnósticos diferenciais das adenoidites, destaca-se a rinossinusite aguda, que não costuma se apresentar com roncos. Outros diagnósticos diferenciais são: rinites, tumores nasais, polipose nasal, hipertrofia de conchas nasais, mucoceles, desvios septais, atresia coanal, corpos estranhos no nariz, estenose nasal e alterações da pirâmide nasal.

## Exames complementares

O diagnóstico das adenoidites é feito a partir da história clínica. Na avaliação armada, a fibronasolaringoscopia pode ser útil, promovendo a avaliação da adenoide e de sinais de edema, hiperemia e secreção associados. Nos casos com hipertrofia adenoideana, esse exame também torna possível estimar o grau de obstrução da rinofaringe.

É importante ressaltar que, em casos de aumento das tonsilas faríngeas, a avaliação também pode ser feita por meio de radiografia lateral da rinofaringe (radiografia de *cavum*), sem possibilitar, porém, a avaliação de outros parâmetros como edema, secreção e aspecto da superfície.

## Complicações

A adenoidite crônica está associada a complicações como sinusite e otite média recorrente, déficit de audição e alterações na fala, alterações no crescimento facial e síndrome da apneia obstrutiva do sono.

## Tratamento

Nos quadros agudos, o tratamento baseia-se em quadros sintomáticos, com lavagem nasal com solução salina. Nas adenoidites bacterianas, é indicada antibioticoterapia, com cobertura aos patógenos comuns das vias respiratórias, sendo a amoxicilina o antibiótico de escolha.

Nos quadros de infecções recorrentes, pode-se optar pelo tratamento cirúrgico (adenoidectomia), independentemente do tamanho das adenoides. Vários estudos têm mostrado o benefício da adenoidectomia também em quadros de rinossinusites de repetição, com base na teoria da existência de biofilmes nas tonsilas faríngeas. Quando há aumento isolado da tonsila faríngea, o tratamento clínico com corticosteroide nasal é uma opção à cirurgia, embora não se saiba seu efeito de longo prazo na redução do volume adenoideano.

Não se deve protelar o tratamento em crianças sintomáticas com quadro de obstrução das vias respiratórias secundária à hipertrofia da adenoide e refratárias ao tratamento clínico realizado a partir de uma avaliação pelo otorrinolaringologista. Nesses casos, a adenoidectomia é o procedimento de eleição.

## Evolução e prognóstico

Nos quadros agudos, a evolução costuma ser favorável. Entretanto, o retardo na intervenção em casos obstrutivos pode ocasionar deformidades craniofaciais, distúrbios de aprendizado e concentração, distúrbios do sono e alterações comportamentais (irritabilidade, agressividade).

Biofilmes são descritos na tonsila faríngea, independentemente de seu tamanho. Esses biofilmes são fatores de virulência que possibilitam a persistência das bactérias de forma crônica na nasofaringe. Além de verdadeiros reservatórios de bactérias, são responsáveis pela resistência aos antibióticos em crianças com adenoidite crônica.

## Bibliografia

Brambilla I, Pusateri A, Pagella F et al. Adenoids in children: advances in immunology, diagnosis, and surgery. Clin Anat. 2014; 27(3):346-52.

Chisholm EJ, Lew-Gor S, Hajioff D et al. Adenoid size assessment: a comparison of palpation, nasendoscopy and mirror examination. Clin Otolaryngol. 2005; 30(1):39-41.

Di Francesco RC. Adenoidite/aumento da tonsila faríngea. In: Caldas Neto S, Mello Júnior JF, Martins RH et al. Tratado de otorrinolaringologia e cirurgia cérvico-facial. 2. ed. volume V. São Paulo: Roca; 2011. pp. 3-6.

Di Francesco RC, Bento RF. Otorrinolaringologia na infância. São Paulo: Manole; 2009.

Ehrlich GD, Ahmed A, Earl J et al. The distributed genome hypothesis as a rubric for understanding evolution in situ during chronic bacterial biofilm infectious processes. FEMS Immunol Med Microbiol. 2010; 59(3):269-79.

Endo LH. Tonsils diseases, past, present and future and impact in clinical practice in Brazil. Adv Otorhinolaryngol. 2011; 72:136-8.

Fokkens WJ, Lund VJ, Mullol J et al. EPOS 2012: European Paper on Rhinosinusitis and Nasal Polyps 2012. A summary for otorhinolaryngologists. Rhinology. 2012; 50(1):1-12.

Kubba K, Binghan BJG. Endoscopy in the assessment of children with nasal obstruction. J Laryngol Otol. 2001; 115(5):380-4.

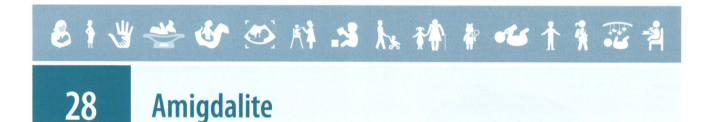

# 28 Amigdalite

CID-10: J03.9

*Juliana Alves de Sousa Caixeta • Melissa Ameloti Gomes Avelino*

## Introdução

Amigdalite ou tonsilite se refere à inflamação aguda ou crônica das amígdalas (ou tonsilas palatinas), incluindo edema, eritema, exsudatos ou enantema (úlceras e vesículas). As tonsilas palatinas fazem parte do tecido linfoide e participam ativamente na aquisição da imunidade, especialmente em crianças com menos de 6 anos de idade. Contêm, em sua estrutura, linfócitos T, macrófagos e centros germinativos de linfócitos B, além de participar da produção de IgA, IgG e IgM. As tonsilas são a "porta" do sistema linfoide associado à mucosa (em inglês, MALT – *mucosa-associated lymphatic tissue*) dos seres humanos; apresentam rica vascularização e por isso são fisiologicamente hipertróficas nas crianças, que são infectadas com facilidade. Com a aquisição de imunidade e produção de anticorpos, tendem a regredir de tamanho e se tornar menos suscetíveis à infecção.

## Classificação

A amigdalite é considerada aguda quando os sintomas se resolvem em até 4 semanas.

É considerada recorrente, ou de repetição, quando os sintomas reaparecem algumas semanas após o término da antibioticoterapia. Mais recentemente, tem se considerado que a formação de um biofilme e a associação de diferentes bactérias podem ser responsáveis pela amigdalite recorrente. Nesses casos, a função imunológica é gravemente comprometida, com significativa diminuição da produção de anticorpos e ausência de captação e apresentação de antígenos. Os critérios de Paradise consideram que a amigdalite recorrente é definida por:

- Mais de três episódios nos últimos 3 anos
- Mais de cinco episódios nos últimos 2 anos
- Mais de sete episódios no último ano.

O termo amigdalite crônica é controverso por não haver uma alteração fisiopatológica real consistente com este termo, que é empregado quando há persistência dos sintomas por mais de 4 semanas, mesmo com tratamento adequado.

Em pacientes que apresentam amigdalite recorrente, ocorrem alterações estruturais na tonsila palatina, de maneira que a atividade linfocitária e a produção de anticorpos deixam de ser adequadas, ou seja, a tonsila perde sua função imunológica. Isso explica por que crianças com amigdalite recorrente submetidas à tonsilectomia não apresentam mais infecções de vias aéreas superiores.

## Causas

Diversos microrganismos podem estar, em percentuais distintos, envolvidos na etiologia da amigdalite (Quadro 28.1).

## Manifestações clínicas

O quadro clínico característico inclui febre (usualmente superior a 38°C), odinofagia, aumento e hiperemia das tonsilas palatinas, com ou sem exsudato (Figura 28.1), associado ou não a linfadenopatia cervical e petéquias em palato. Recomenda-se que o diagnóstico de amigdalite seja feito clinicamente pelo médico assistente.

Quadro 28.1  Microrganismos envolvidos na gênese da amigdalite.

**Bactérias (15 a 25%)**
- *Streptococcus pyogenes*
- Estreptococos dos grupos B e C
- *Mycoplasma pneumoniae*
- *Chlamydia pneumoniae*
- *Neisseria gonorrhoeae*
- *Staphylococcus aureus*
- *Haemophilus* spp.
- *Treponema pallidum*

**Vírus (65 a 75%)**
- Adenovírus
- Rinovírus
- Coronavírus
- Vírus Epstein-Barr
- Herpes-vírus

**Fungos (< 1%)**
- *Candida* sp.

A diferenciação clínica entre um quadro viral ou bacteriano (Quadro 28.2) pode nortear de modo mais seguro o uso de antimicrobianos (ver também exames complementares adiante).

Petéquias no palato e lesões papuloeritematosas coalescentes na face (fácies escarlatiniforme) sugerem infecção estreptocócica, mas raramente estão presentes.

## Diagnóstico diferencial

- Irritação da região da orofaringe secundária a obstrução nasal, respiração oral ou ronco noturno
- Faringotonsilite de causa alérgica, mais frequentemente associada a quadro nasal (rinite), que ocorre na ausência de febre e na presença de um fator (antigênico) desencadeante
- Má higiene oral e dentes em mau estado de conservação (periodontite)
- Neoplasia, especialmente em casos de assimetria tonsilar evidente. Em crianças, a neoplasia mais comum da região das tonsilas é o linfoma, que pode vir acompanhado de queda do estado geral, fraqueza e linfonodomegalia.

## Exames complementares

O diagnóstico clínico de amigdalite bacteriana pode, a princípio, não ser fácil. Os exames laboratoriais gerais não estão indicados rotineiramente, mas um hemograma evidenciando leucocitose com predomínio de neutrófilos e desvio à esquerda pode sugerir infecção bacteriana, enquanto a linfocitose

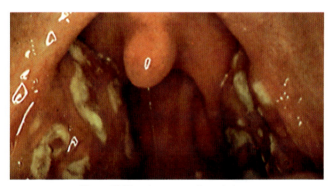

Figura 28.1 Exsudato nas tonsilas palatinas.

Quadro 28.2  Manifestações clínicas em pacientes com odinofagia e febre indicativas de etiologia viral ou bacteriana.

| Amigdalite viral | Amigdalite bacteriana |
| --- | --- |
| Tosse, geralmente seca | Linfadenopatia cervical |
| Disfonia (rouquidão) | Exsudato purulento em tonsilas palatinas |
| Coriza | Início abrupto |
| Obstrução nasal | Dor intensa |
| Espirros | Petéquias no palato |
| Lesões orais (estomatite) | |
| Manifestações gastrintestinais | |

com mais de 10% de linfócitos atípicos sugere síndrome da mononucleose infecciosa.

O teste rápido para estreptococos, apesar de oneroso e não estar disponível na rede pública, é muito útil na confirmação da infecção por este agente, por ser rápido (10 minutos) com sensibilidade em torno de 82% e especificidade de 96%. Problemas relacionados ao teste incluem os fatos de que, caso o teste seja negativo, a etiologia bacteriana (por outros agentes) não pode ser excluída, de que até 10 a 20% das crianças são portadoras assintomáticas de estreptococos beta-hemolíticos do grupo A (EBHGA) e da disponibilidade limitada do exame em nosso país, já que os *kits* devem ser importados (Figura 28.2).

O teste rápido para vírus Epstein-Barr também pode ser útil em casos altamente sugestivos de mononucleose infecciosa (ver Capítulo 148, Mononucleose Infecciosa), pois se deve considerar a ocorrência de falso-positivo (principalmente pela colonização das tonsilas pelo vírus em crianças mais velhas e adolescentes).

A cultura do exsudato tonsilar é o padrão-ouro, mas o resultado pode demorar de 3 a 7 dias (o que poderá atrasar o diagnóstico); esse atraso não incorre no aumento do risco de febre reumática, uma vez que a antibioticoterapia é eficaz se utilizada até o 9º dia do início do quadro.

A hibridização molecular para *Streptococcus pyogenes* é um exame com acurácia próxima à da cultura, porém pouco disponível e dispendioso no Brasil.

A dosagem de antiestreptolisina O tem sido desencorajada, porque apresenta uma alta taxa de falso-positivo e pode manter-se alta mesmo após a resolução da infecção por 6 a 8 semanas.

## Complicações

A amigdalite pode evoluir com complicações supurativas (abscesso cervical e periamigdaliano) e não supurativas (febre reumática e glomerulonefrite pós-estreptocócica).

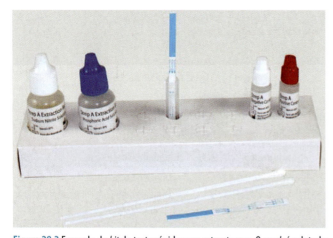

**Figura 28.2** Exemplo de *kit* de teste rápido para estreptococo. O *swab* é coletado do exsudato da tonsila e, em seguida, mergulhado no tubo com o reagente. A fita reveladora é então colocada na solução por 5 minutos; duas faixas coloridas indicam presença da bactéria.

## Tratamento

O tratamento com antibióticos visa erradicar o EBHGA, por suas conhecidas complicações supurativas e não supurativas. O uso de antibioticoterapia na infecção por EBHGA:

- Reduz em quase 80% o risco de febre reumática quando instituído em até 9 dias após o início dos sintomas
- Reduz o risco de glomerulonefrite pós-estreptocócica
- Reduz complicações supurativas
- Reduz a febre e a dor, principalmente após o 3º dia de tratamento
- Reduz a transmissão para contatos após 24 horas do início da terapia
- Promove o retorno às atividades habituais 1 dia antes de indivíduos infectados tratados com placebo.

Por outro lado:

- Induz menor resposta sorológica ao EBHGA, podendo favorecer a recorrência de infecções
- Pode causar alergia.

Portanto, o uso de antimicrobianos deve ser judicioso nos casos de amigdalite, sendo as opções discriminadas no Quadro 28.3. Deve-se observar que as penicilinas (tanto a penicilina benzatina como a amoxicilina ou a penicilina oral) são as opções terapêuticas de escolha, devendo os outros antimicrobianos de outras classes ser reservados para os casos de alergia à penicilina. Há uma tendência para o uso em dose única diária no tratamento da amigdalite para maior adesão ao tratamento, mas o fracionamento em 2 ou 3 doses também é permitido. A associação de amoxicilina ao clavulanato (50 mg/kg/dia em duas ou três doses diárias) é uma opção

**Quadro 28.3** Tratamento recomendado para a amigdalite estreptocócica aguda.

| Medicamento | Dose | Duração |
| --- | --- | --- |
| **Medicação de escolha** | | |
| Amoxicilina | 50 mg/kg/dia VO em dose única diária, a cada 8 ou 12 h | 10 dias |
| Penicilina benzatina | 600.000 UI IM para < 27 kg; 1.200.000 UI IM para > 27 kg | Dose única |
| Penicilina oral | 250 mg/dose VO a cada 12 h para < 27 kg; 500 mg/dose VO a cada 12 h para > 27 kg | 10 dias |
| **Alternativas a pacientes alérgicos a penicilina** | | |
| Eritromicina | 40 mg/kg/dia VO a cada 6 h | 10 dias |
| Claritromicina | 15 mg/kg/dia VO a cada 12 h | 10 dias |
| Azitromicina | 12 mg/kg em dose única diária | 5 dias |
| Cefalexina (alergia não tipo I) | 50 mg/kg/dia VO a cada 6 h | 10 dias |

VO: via oral; IM: via intramuscular. Fonte: Tanz, 2020; Bradley e Nelson, 2018.

quando não houver resposta terapêutica após 48 horas de tratamento ou caso o indivíduo tenha utilizado amoxicilina nos últimos 30 dias.

## Tratamento de suporte para infecções virais e bacterianas

O uso de analgésicos como dipirona, paracetamol e ibuprofeno é muito útil no alívio da dor e da febre. O uso de outros anti-inflamatórios não esteroides como diclofenaco e ácido acetilsalicílico ainda é controverso e desencorajado pela necessidade de ajuste rigoroso da dose e risco de efeitos colaterais (gastrintestinais e renais, principalmente).

Não se deve administrar antibióticos indiscriminadamente, pois, enquanto cerca de 75% das amigdalites são causadas por vírus, o uso abusivo de antibióticos ocorre por:

- Progressiva desvalorização da anamnese nos dias atuais
- Desconhecimento do profissional, tanto do quadro clínico, quanto de dados epidemiológicos da doença
- Ausência de exames simples, rápidos, baratos e confiáveis que sejam capazes de identificar os agentes responsáveis pela amigdalite
- Baixo valor preditivo do exame físico em distinguir vírus de bactérias
- Expectativa dos pais e dos profissionais da saúde com relação ao uso de antibióticos.

Além do risco de efeitos colaterais desnecessários, o uso inadequado de antimicrobianos induz resistência bacteriana. Nos casos em que o exsudato for decorrente da infecção por vírus Epstein-Barr, situação que pode mimetizar a amigdalite bacteriana, o uso de penicilinas pode causar exantema, frequentemente confundido com reações alérgicas. Neste caso, além do diagnóstico inadequado da infecção, adiciona-se o rótulo de alergia a uma das mais importantes classes de antibióticos usados em pediatria.

Um medicamento liberado recentemente nos EUA e na Europa, denominado Imupret® em tabletes ou pastilhas, tem sido usado em casos de tonsilites em crianças com mais de 2 anos de idade. Contém uma mistura de sete substâncias "medicinais" como camomila, cavalinha, folhas de nogueira e carvalho que promete aliviar os sintomas por suas atividades imunomoduladora e anti-inflamatória. Da mesma maneira, medicações como o Tonsipret® (à base de capsaicina, e outras medicações homeopáticas) e outras à base de *Hedera helix* e *Pelargonium sidoides* necessitam de estudos com maior nível de evidência para serem utilizadas em larga escala.

## Bibliografia

Bradley JS, Nelson JD. Nelson's pediatric antimicrobial therapy. 24. ed. Itasca: American Academy of Pediatrics; 2018.

Del Mar CB, Glasziou PP, Spinks AB. Antibiotics for sore throat. Cochrane Database Syst Rev. 2006; 18(4):CD000023.

Harris M, Clark J, Coote N et al. British Thoracic Society guidelines for the management of community acquired pneumonia in children: update 2011. Thorax. 2011; 66(Supl 2):ii1-23.

Proenca-Modena JL, Pereira Valera FC, Jacob Mg et al. High rates of detection of respiratory viruses in tonsillar tissues from children with chronic adenotonsillar disease. PLoS ONE. 2012; 7(8):e42136.

Randel A. AAO-HNS guidelines for tonsillectomy in children and adolescents. Am Fam Physician. 2011; 84(5):566-73.

Stelter K. Tonsillitis and sore throat in children. GMS Curr Top Otorhinolaryngol Head Neck Surg. 2014. p. 13.

Tanz RR. Acute pharyngitis. In: Kliegman RM, St. Geme JW et al. (Eds.). Nelson textbook of pediatrics. 21. ed. Philadelphia: Elsevier Saunders; 2020. pp. 2017-21.

# 29 Cerume Impactado

CID-10: H61.2

*Juliana Alves de Sousa Caixeta • Melissa Ameloti Gomes Avelino*

## Introdução

Cerume é definido como a mistura de secreção (proveniente de glândulas sebáceas e apócrinas) e descamação epitelial. É uma substância produzida normalmente no meato acústico externo (MAE). É removido constantemente para fora do meato pelo movimento do côndilo da mandíbula, podendo se misturar com partículas de poeira e pelos.

O cerume é constituído por água, minerais (sódio, magnésio, fósforo, entre outros), lipídios, cerina, proteínas e pigmento. Essa composição lhe confere papel protetor, impedindo o crescimento bacteriano e fúngico.

Denomina-se cerume impactado o acúmulo de cerume formando uma estrutura firme, o que causa sintomas ao indivíduo e normalmente exige sua remoção (Figura 29.1).

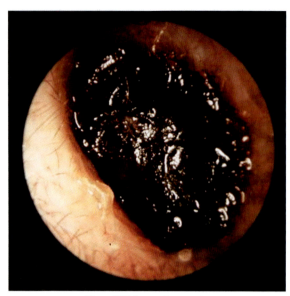

Figura 29.1 Cerume impactado.

## Causas

O cerume impactado é mais comum em idosos (acima de 65 anos) e indivíduos com alterações cognitivas e em uso de aparelhos auditivos. Suspeita-se que o uso de medicações e a diminuição dos movimentos mastigatórios estejam envolvidos na formação da rolha de cerume, embora as causas ainda não estejam bem identificadas. Outras hipóteses são a prática inadequada de limpeza (quando o cerume pode ser empurrado, em vez de removido) e a predisposição individual à produção de cerume mais denso.

## Manifestações clínicas

Sinais e sintomas associados ao cerume impactado incluem:

- Diminuição da acuidade auditiva
- Tinido
- Sensação de plenitude auricular
- Espirros
- Tosse
- Otalgia
- Secreção auricular.

Entre essas manifestações, a queixa mais comum é a hipoacusia.

## Diagnóstico diferencial

A inspeção do MAE é capaz de identificar o cerume impactado na maioria dos casos e imediatamente já sugerir diagnósticos diferenciais, entre os quais:

- Malformação ou estenose do MAE (atenção para pacientes com síndrome de Down, em que o estreitamento do MAE pode ser encontrado em até 39% dos casos)
- Osteoma de MAE ou exostoses ósseas
- Otite média secretora e otite média serosa
- Timpanosclerose
- Otite média crônica
- Surdez súbita
- Colesteatoma de meato acústico.

## Exames complementares

O diagnóstico é feito por meio de otoscopia, que pode ser realizada com um otoscópio.

## Tratamento

O cerume que não oclui o MAE nem causa sintomas deve ser mantido para a proteção do MAE. O tratamento mais adequado é aquele que usa material que está disponível e de acordo com a experiência do médico. Os métodos mais utilizados para a remoção do cerume são:

- Irrigação com soro fisiológico ou água morna e seringa
- Aspiração (uso de microaspirador otológico e vácuo)
- Ceruminolíticos: os medicamentos podem ser utilizados na dose de 2 gotas, 3 vezes/dia, por 7 dias. Estudos mostram que não há diferença entre as substâncias usadas quando comparados sua eficácia e seus efeitos colaterais. O uso de ceruminolíticos pode exigir irrigação posterior, caso o cerume impactado não seja completamente removido
- Remoção com cureta, gancho otológico ou fórceps otológico
- Medidas educacionais: orientar os pacientes a evitar manipulação do MAE e recomendar visitas periódicas ao médico caso a recorrência de cerume impactado seja alta.

Deve-se evitar:

- Manipular o MAE sem instrumentos adequados
- Realizar irrigação otológica, sem experiência, em pacientes com risco de otite externa necrosante, como: pacientes com AIDS, portadores de diabetes melito, em quimioterapia, realizando radioterapia na região da cabeça e do pescoço e em uso de outras medicações imunossupressoras
- Realizar irrigação ou manipulação do MAE, sem experiência, em pacientes em uso de anticoagulantes, pelo risco de hemorragia e formação de hematoma no MAE
- Remover o cerume em pacientes assintomáticos. Exceções são: idosos, crianças abaixo de 3 anos e indivíduos com alteração cognitiva, pois esses indivíduos podem apresentar dificuldade em reconhecer ou expressar os sintomas causados pelo cerume impactado
- Usar "velas" ou "cones" para remoção de cerume. Existem poucos estudos com uso desse instrumento. A maioria dos estudos mostrou que a remoção de cerume é inadequada

(com permanência de cerume após o procedimento) e existe risco de piora da obstrução, queimadura e perfuração da membrana timpânica.

## Bibliografia

Burton MJ, Doree C. Ear drops for the removal of ear wax. Cochrane Database Syst Rev. 2009; (1):CD004326.

Roland PS, Smith TL, Schwartz SR et al. Clinical practice guideline: cerumen impaction. Otolaryngol Head Neck Surg. 2008; 139(3):S1-21.

Saloranta K, Westermarck T. Prevention of cerumen impaction by treatment of ear canal skin. A pilot randomized controlled study. Clin Otolaryngol. 2005; 30(2):112-4.

Whatley VN, Dodds CL, Paul RI. Randomized clinical trial of docusate, triethanolamine polypeptide, and irrigation in cerumen removal in children. Arch Pediatr Adolesc Med. 2003; 157(12): 1177-80.

Wilson SA, Lopez R. Clinical inquiries. What is the best treatment for impacted cerumen? J Fam Pract. 2002; 51(2):117.

# 30 Otite

CID-10: H65.1

*Juliana Alves de Sousa Caixeta · Melissa Ameloti Gomes Avelino*

## Introdução

A otite média aguda (OMA) é caracterizada pela inflamação do mucoperiósteo de revestimento da orelha média. É uma das doenças infecciosas mais frequentes na faixa etária pediátrica. Sua principal característica é a otalgia, frequentemente associada a febre. A otorreia ocorre se houver perfuração da membrana timpânica e geralmente é abundante e espessa.

## Classificação

A OMA é aquela que melhora (Figura 30.1) em até 3 meses, enquanto a otite média crônica é aquela cujo quadro persiste por mais de 3 meses e é recorrente (quando ocorrem três ou mais episódios em 6 meses ou quatro ou mais episódios de OMA em 1 ano).

Já a otite externa é caracterizada por otalgia, edema do meato acústico externo (MAE), otorreia (geralmente mais aquosa, por tratar-se de exsudato), hipoacusia, dor à mobilização do pavilhão auricular e antecedente de mergulho ou manipulação do MAE (Figura 30.2).

## Causas

A OMA é mais frequente em crianças, com dois picos de incidência: entre 6 e 24 meses de idade e entre os 4 e 7 anos. É mais comum no sexo masculino, fato que ainda permanece sem uma explicação adequada. A ocorrência de OMA é explicada por:

- Anatomia da tuba auditiva na infância: por ser mais horizontalizada e curta quando comparada à do adulto, pode favorecer a ascensão de microrganismos e secreção da rinofaringe para a orelha média
- Frequência de infecção das vias aéreas superiores (IVAS), maior na infância. A ocorrência de IVAS pode promover lesões no epitélio respiratório, edema e disfunção da tuba auditiva, levando a aspiração de secreção para a orelha média por pressão negativa e dificuldade de escoamento das secreções para a rinofaringe
- Aleitamento artificial. O aleitamento materno age como fator protetor, principalmente se realizado de maneira exclusiva até os 6 meses de idade
- Tabagismo passivo: as substâncias presentes no cigarro diminuem o batimento mucociliar e reduzem a eliminação da secreção da orelha média para a rinofaringe
- Aglomerações (escola, creche): aumentam a incidência de OMA por facilitar o contato interpessoal e transmissão de microrganismos
- Malformações e síndromes genéticas que cursam com alteração do terço médio da face, por facilitar o acúmulo de secreção na orelha média, ou dificultar sua depuração
- Desnutrição
- Imunodeficiência.

Os principais agentes causadores de OMA são os vírus (vírus sincicial respiratório, adenovírus e vírus influenza A ou B).

Quando causada por bactérias, os principais agentes são: *S. pneumoniae* (35 a 40%), *Haemophilus influenzae* (23 a 28%) e *Moraxella catarrhalis* (15%). Em locais onde a vacina antipneumocócica tem sido utilizada há mais tempo, tal ordem de

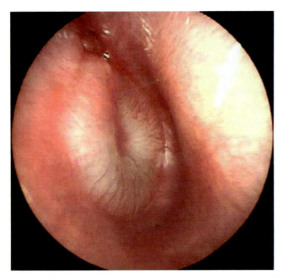

Figura 30.1 Abaulamento da membrana timpânica na otite média aguda.

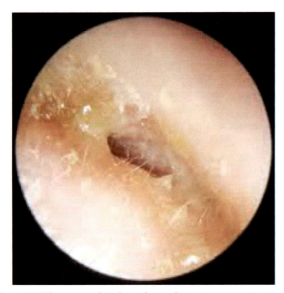

Figura 30.2 Edema e exsudato do conduto auditivo externo na otite externa.

A distinção entre OMA e otite externa é importante, uma vez que ambas são causa de otalgia em crianças (Quadro 30.1).

### Diagnóstico diferencial

- Cerume
- Corpo estranho
- Tumores: osteoma, pólipo, colesteatoma
- Miringite.

### Exames complementares

O diagnóstico é feito a partir do quadro clínico, o que possibilita inferir se o indivíduo é ou não portador de OMA. Entretanto, o quadro clínico e o exame físico apresentam capacidade limitada em diferenciar vírus de bactérias. O diagnóstico definitivo é feito pela miringotomia com coleta de secreção para cultura, o que é realizado apenas nos seguintes casos:

- OMA em pacientes em estado grave/toxemiados
- OMA sem resposta à terapia antimicrobiana mesmo após troca de medicamento
- OMA em paciente que já recebia terapia antimicrobiana prévia
- OMA associada à complicação supurada ou potencial (mastoidite, por exemplo)
- OMA em pacientes imunossuprimidos que não apresentaram resposta ao antimicrobiano prescrito.

### Complicações

Meningite, mastoidite, labirintite e abscesso cerebral.

### Tratamento

Existem muitas incertezas no tratamento da OMA, pela dificuldade em diferenciar clinicamente as infecções bacterianas das virais e pela ausência de fortes evidências de que o uso de antibióticos seja realmente benéfico.

Medidas como evitar deixar a criança mamar deitada, estimular a posição sentada após as mamadas e evitar o uso de

etiologia tem se modificado (*Haemophilus influenzae* não tipável – 56%, *Moraxella catarrhalis* – 22% e *S. pneumoniae* – 12%). Em crianças abaixo de 5 anos, *H. influenzae* é o germe mais comum. Outras bactérias, como *S. pyogenes* e *S. aureus*, podem estar envolvidas na gênese da OMA, mas são menos comuns.

### Manifestações clínicas

O quadro clínico caracteriza-se por otalgia, febre e hipoacusia, geralmente de início abrupto. A otorreia ocorre se houver perfuração da membrana timpânica. Crianças abaixo de 1 ano podem apresentar apenas irritação, choro prolongado, vômito, inapetência e dificuldade para mamar.

Quadro 30.1 Quadro clínico de otite externa e otite média aguda.

| Otite externa | Otite média aguda |
|---|---|
| • Hipoacusia | • Hipoacusia |
| • Antecedente de mergulho ou manipulação do CAE | • Antecedente de IVAS |
| | • Otalgia intensa |
| • Dor à manipulação do CAE | • Otorreia se houver ruptura da MT |
| • Otorreia | • Febre |
| • CAE com edema | • MT abaulada e hiperemiada |

CAE: conduto auditivo externo; IVAS: infecção das vias aéreas superiores; MT: membrana timpânica.

chupetas têm sido encorajadas, pois parecem evitar a ocorrência de OMA.

Em crianças abaixo de 6 meses, o tratamento com antibióticos está recomendado para todos os pacientes.

Em crianças de 6 meses a 2 anos, o uso de antibióticos está recomendado para pacientes com otalgia moderada-intensa, sinais de OMA há mais de 48 horas, febre persistente (>39°C), OMA bilateral ou presença de otorreia. Em crianças com sintomas leves, o uso de analgésicos deve ser prescrito, e a observação é uma boa alternativa (*watchful waiting*), já que 80% dos casos evoluirão para a resolução dos sintomas em até 7 dias, com baixo risco de complicações.

Em crianças com mais de 2 anos de idade, com sintomas leves e moderados, o uso de analgésicos e a observação clínica rigorosa (preferencialmente com avaliação em 48 a 72 horas) é a melhor opção, pela evolução favorável em alguns dias. O uso de antimicrobianos fica restrito a: otalgia intensa, OMA bilateral com queda do estado geral ou presença de otorreia.

Embora a observação seja uma excelente opção, outros fatores devem ser considerados, como:

- Acesso da criança ao serviço de saúde
- Estado nutricional
- Estado vacinal
- Infecção recente
- Imunodeficiência.

Para as crianças que necessitarem de uso de antibióticos, destacam-se os seguintes medicamentos:

- Amoxicilina 50 a 90 mg/kg/dia em 2 ou 3 tomadas diárias por via oral: é a primeira opção de tratamento, em geral por 10 a 14 dias em crianças com menos de 2 anos de idade e 7 a 10 dias em crianças com mais de 2 anos de idade
- Amoxicilina + clavulanato 50 a 90 mg/kg/dia em 2 ou 3 tomadas diárias por via oral: opção para crianças que não apresentem melhora clínica em 48 horas ou com antecedente de uso de amoxicilina há menos de 30 dias
- Ceftriaxona 50 mg/kg/dia em dose única diária intramuscular por 3 dias: opção para pacientes que não tolerem medicamentos por via oral.

Alergia à penicilina:

- Ceftriaxona (ver dose anteriormente)
- Acetilcefuroxima 30 mg/kg/dia, 2 vezes/dia, por via oral, por 10 dias
- Azitromicina 10 mg/kg/dia no primeiro dia, seguidos de 5 mg/kg/dia durante mais 4 dias, por via oral
- Claritromicina 15 mg/kg/dia, 2 vezes/dia por via oral, por 10 dias.

No caso da otite externa, o tratamento com antibioticoterapia tópica (ciprofloxacino tópico) geralmente é eficaz.

> **Atenção**
>
> Evitar:
>
> - Prescrever antibióticos para todas as crianças com OMA. Além da possível etiologia viral, faltam evidências de que os antimicrobianos sejam eficazes na OMA leve e moderada, com alta chance de resolução espontânea dos sintomas. Sabe-se que, a cada 14 crianças tratadas, 1 apresentará efeitos colaterais que impedirão a manutenção do tratamento. Além disso, o uso indiscriminado de antibióticos pode levar ao aumento da resistência bacteriana
> - Prescrever medicamentos cuja eficácia para OMA não foi comprovada (anti-histamínicos, descongestionantes, medicamentos tópicos e anti-inflamatórios não esteroides)
> - Deixar de reconhecer uma OMA que evoluiu de maneira desfavorável, seja pela ausência de resposta ao antimicrobiano, seja pela presença de complicações.

A administração de vacina anti-influenza é fundamental pois parece reduzir a incidência de OMA em crianças.

A vacina antipneumocócica heptavalente parece reduzir a incidência de OMA, reduzir o número de visitas ao pediatra por OMA e ainda diminuir a indicação de colocação de tubos de ventilação em otite média com efusão. O efeito parece modesto em crianças hígidas, e seu efeito foi mais bem notado em crianças imunossuprimidas ou com infecções de repetição. Embora alguns estudos sugiram que o uso desta vacina aumente a chance de OMA por sorótipos que não estão presentes na vacina, seu efeito protetor ainda faz com que esta seja uma opção na prevenção à OMA.

A vacina conjugada 10-valente faz parte do calendário vacinal no Brasil e é administrada em três doses e mais um reforço. A primeira dose é oferecida no 2º mês de vida, as próximas aos 4 e 6 meses. O reforço é feito aos 12 meses. Ainda não existem estudos consistentes que comprovem a eficácia da vacina 10-valente na prevenção à OMA.

## Bibliografia

Fortanier AC, Venekamp RP, Boonacker CW et al. Pneumococcal conjugate vaccines for preventing otitis media. Cochrane Database Syst Rev. 2014; (4):CD001480.

Hasegawa J, Mori M, Showa S et al. Pneumococcal vaccination reduced the risk of acute otitis media: a cohort study. Pediatr Int. 2015; 57(4):582-5.

Lieberthal AS, Carroll AE, Chonmaitree T et al. The diagnosis and management of acute otitis media. Pediatrics. 2013; 131(3):e964-99.

Norhayati MN, Ho JJ, Azman MY. Influenza vaccines for preventing acute otitis media in infants and children. Cochrane Database Syst Rev. 2015; (3):CD010089.

Rosa-Olivares J, Porro A, Rodriguez-Varela M et al. Otitis media: to treat, to refer, to do nothing: a review for the practitioner. Pediatr Rev. 2015; 36(11):480-6.

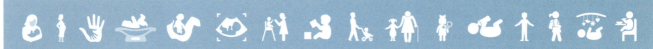

# 31 Síndrome da Apneia Obstrutiva do Sono/ Distúrbios Respiratórios do Sono  CID-10: G47.3

*Juliana Alves de Sousa Caixeta • Melissa Ameloti Gomes Avelino*

## Introdução

Caracteriza-se por episódios recorrentes de obstrução parcial ou completa das vias respiratórias superiores durante o sono.

Os distúrbios respiratórios do sono (DRS) englobam o ronco primário (RP), a síndrome do aumento da resistência das vias aéreas superiores (SRVAS) e, como condição mais relevante, a síndrome da apneia obstrutiva do sono (SAOS).

A prevalência dos DRS varia consideravelmente nos diferentes estudos, principalmente quando o critério diagnóstico não inclui a polissonografia, mas estima-se que o ronco esteja presente em 15 a 27,6% das crianças, enquanto 0,8 a 2,8% são portadoras da SAOS, considerando-se critérios mais rigorosos para o diagnóstico.

## Etiopatogenia

O principal mecanismo fisiopatológico da SAOS em crianças é a hipertrofia adenotonsilar, que obstrui as vias aéreas superiores.

Entretanto, a correlação dos dados do exame físico com a apneia do sono e sua gravidade tem se mostrado falha. Esses achados sugerem que a SAOS é a consequência de interações de múltiplos fatores que contribuem para o colapso das vias respiratórias superiores durante o sono, o que pode incluir alterações do sistema neuromuscular, ativação de cascatas de mediadores inflamatórios, outras alterações anatômicas, como retrognatia, redução do terço médio da face (geralmente decorrente de malformações e síndromes), hipertrofia da tonsila lingual, atresia maxilar e obesidade.

Tais fatores explicariam por que a cirurgia de remoção das tonsilas palatinas e faríngea melhora o quadro de DRS em grande parte das crianças, mesmo naquelas em que a hipertrofia não é acentuada, apesar do fracasso em alguns casos (estima-se que a taxa de sucesso da adenotonsilectomia seja de 75 a 98%).

## Manifestações clínicas

A SAOS na criança apresenta como sinais/sintomas noturnos:

- Ronco habitual (definido pela ocorrência de roncos superior a 4 vezes/semana)
- Dificuldade respiratória durante o sono
- Pausas respiratórias
- Cianose
- Sono agitado
- Boca seca
- Posicionamento anormal durante o sono
- Enurese.

Os sintomas diurnos incluem:

- Respiração oral
- Cefaleia matinal
- Dificuldade para ser acordado
- Alterações de humor
- Déficit de atenção e comportamento hiperativo
- Sonolência diurna (mais comum em escolares e adolescentes).

O sintoma mais comum é o ronco habitual. Entretanto, o ronco não pode, sozinho ou associado a outros sintomas, diferenciar a SAOS do ronco primário e da síndrome da resistência aumentada das vias aéreas superiores.

## Diagnóstico diferencial

A história clínica detalhada e a observação dos pais podem auxiliar a identificar o que faz com que a criança tenha um sono agitado ou um comportamento inadequado durante o dia. Podem-se destacar:

- Narcolepsia
- Alucinação hipnagógica
- Doença do refluxo gastresofágico
- Sonambulismo
- Bruxismo
- Síndrome das pernas inquietas
- Síndrome da apneia do sono de causa central.

## Exames complementares

O diagnóstico de certeza dos DRS é feito mediante polissonografia (PSG) (Figura 32.1).

Não existem dados do exame físico ou do quadro clínico que possibilitem diagnosticar DRS nem diferenciá-los em RP, SRVAS ou SAOS.

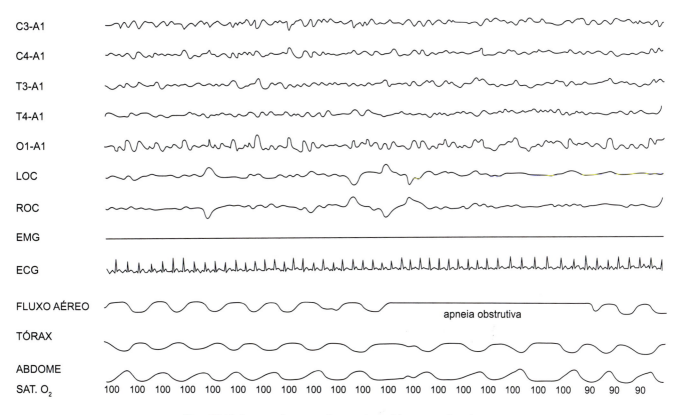

Figura 31.1 Polissonografia para confirmação de distúrbios respiratórios do sono.

A PSG é bem tolerada pelas crianças, mas não é realizado rotineiramente por alguns motivos:

- Número restrito de laboratórios do sono e médicos capacitados para diagnosticar DRS em crianças
- Custo e tempo do exame (que deve ser feito em uma noite inteira de sono)
- Resistência de alguns pais à realização do exame.

Deste modo, o exame está indicado nos seguintes casos:

- Crianças com idade inferior a 3 anos para elucidação diagnóstica e precauções em caso de necessidade cirúrgica (já que, em casos de apneia grave, o risco de complicações peri e pós-operatórias é maior)
- Obesidade
- Malformações craniofaciais ou síndromes genéticas
- Doenças neuromusculares ou uso crônico de neurolépticos
- Diagnóstico diferencial, caso o quadro clínico e o exame físico apresentem incoerências.

Nas crianças, o índice de apneia/hipopneia igual ou inferior a 1 evento/hora associado a ronco habitual define ronco primário, e um índice de apneia/hipopneia superior a 1 evento/hora define SAOS.

## Complicações

Há uma correlação dos DRS com alterações comportamentais (comportamento hiperativo, déficit de atenção, ansiedade, depressão), dificuldades no aprendizado, atraso no crescimento ponderoestatural, alterações cardiovasculares e metabólicas, além do impacto na qualidade de vida, o que faz dos DRS um problema de saúde pública.

## Tratamento

O tratamento de primeira escolha para crianças com DRS (SAOS ou RP) é a adenotonsilectomia, independentemente de:

- Gravidade dos distúrbios respiratórios do sono
- Alterações anatômicas substanciais (devem-se remover as tonsilas mesmo que a hipertrofia não seja acentuada)
- Outras comorbidades.

Nos casos de maior risco (os mesmos que indicam a realização de PSG) e de SAOS grave (índice de apneia/hipopneia superior a 10 eventos/hora), deve-se realizar o procedimento de maneira habitual e manter a criança em observação hospitalar rigorosa por 24 horas.

Outra alternativa de tratamento da SAOS é o uso de pressão positiva nas vias respiratórias, em geral denominada pelas siglas de CPAP, do inglês *continuous positive air pressure* e

BIPAP, do inglês *bilevel positive air pressure*. A maioria dos estudos com PAP incluiu pacientes com contraindicação à adenotonsilectomia, tecido adenotonsilar pequeno, SAOS persistente após adenotonsilectomia ou SAOS associada a outros sintomas (déficit de atenção e hiperatividade, problemas de aprendizado, fragmentação do sono, ronco, dificuldade respiratória durante o sono, baixo ganho ponderal, hipertensão pulmonar, sonolência diurna excessiva e/ou problemas comportamentais). A cirurgia está indicada mesmo em situações de comorbidades (como alterações craniofaciais ou doenças neuromusculares), pois a obstrução das vias respiratórias, ainda que parcial, facilita a adesão ao aparelho de pressão positiva.

Estudos confirmam que a ventilação com PAP não invasiva é eficaz para a melhora de alguns sintomas (sonolência diurna, ronco e dificuldade respiratória durante o sono) e de alguns parâmetros polissonográficos da SAOS em crianças e adolescentes. Não há evidências de melhora no crescimento, desenvolvimento, enurese, rendimento escolar, pressão arterial, irritabilidade e hiperatividade com a terapia com PAP. O nível de pressão positiva necessária para eliminar as apneias obstrutivas e normalizar a ventilação e a saturação durante o sono deve ser determinado no laboratório de sono. O uso de PAP não está indicado no ronco primário e tem como desvantagens a baixa adesão e as queixas frequentes de irritação local pela máscara. Estudos mostram que, no primeiro mês de tratamento, a média é de 22 dias de uso, com tendência à queda nos meses subsequentes, com cerca de uso de 3 horas por noite.

A traqueostomia é considerada tratamento definitivo para a SAOS, já que elimina qualquer obstrução da via aérea superior. Apesar disso, fica restrita apenas a casos graves e refratários às outras formas de tratamento, haja vista a enormidade de problemas advindos da mesma, incluindo prejuízo social, dificuldade na fonação, deglutição, perda do aquecimento, umidificação e depuração do ar que penetra na via aérea inferior, diminuição do olfato e diminuição da qualidade de vida, dentre outros.

A expansão maxilar é um método que vem sendo utilizado em alguns centros, visando aumentar o fluxo nasal e modificar a anatomia do terço médio facial. A técnica consiste em aplicar uma força de modo a afastar ortopedicamente a sutura palatina mediana por meio da implantação de disjuntores intraorais, que vão sendo ajustados periodicamente, aumentando a distância entre a sutura. Pode ser realizada em crianças até a fase pré-puberal, pois, após esse período, a sutura palatina mediana pode estar totalmente ossificada, impedindo uma separação mecânica. Entre os dados obtidos na literatura, destacam-se: alterações na dimensão da cavidade nasal, alterações na resistência nasal ao fluxo aéreo, alterações no fluxo aéreo nasal e influência na apneia do sono.

Uma nova modalidade de tratamento é a tonsilotomia em substituição à tonsilectomia como tratamento dos DRS em crianças. A técnica consiste em retirar parcialmente as tonsilas, especificamente na região que se projeta dos pilares amigdalianos, geralmente com uso de equipamentos de radiofrequência ou *laser*. Os trabalhos publicados até o momento sugerem que a tonsilotomia seja eficaz no tratamento dos DRS, com a vantagem de ser menos dolorosa no período pós-operatório; entretanto, ainda faltam estudos com bom nível de evidência (principalmente com realização de PSG antes e depois do procedimento).

A busca por métodos diagnósticos mais acessíveis que a PSG para o diagnóstico dos DRS em crianças inclui a realização de PSG domiciliar, registro contínuo com avaliação dos parâmetros cardiorrespiratórios, registro contínuo de um ou dois parâmetros e pletismografia. A avaliação dos DRS por métodos menos dispendiosos e mais disponíveis que a PSG torna-se imperativa. Entretanto, esses exames ainda não se equiparam ao exame padrão-ouro (PSG) e não são recomendados, especialmente em crianças.

> **Atenção**
>
> Deve-se evitar subestimar a importância dos DRS em vários aspectos da saúde da criança. Como mencionado, quando não tratados, os DRS podem levar a alterações comportamentais, dificuldades no aprendizado, atraso no crescimento ponderoestatural, e alterações cardiovasculares e metabólicas com consequente impacto na qualidade de vida da criança. O pediatra tem papel fundamental por ser o profissional que acompanha o crescimento e desenvolvimento desses indivíduos, sendo sua opinião referência para os cuidadores. Ainda existe um mito de que o ronco é normal ou até mesmo de que seja sinal de sono adequado; cabe aos profissionais de saúde inquirir ativamente na busca dos DRS.

## Bibliografia

Brockmann PE, Schaefer C, Poets A et al. Diagnosis of obstructive sleep apnea in children: a systematic review. Sleep Med Rev. 2013; 17(5): 331-40.

Certal V, Camacho M, Winck JC et al. Unattended sleep studies in pediatric OSA: a systematic review and meta-analysis. Laryngoscope. 2015; 125(1):255-62.

Ishman SL. Evidence-based practice: pediatric obstructive sleep apnea. Otolaryngol Clin North Am. 2012; 45(5):1055-69.

Kaditis A, Kheirandish-Gozal L, Gozal D. Algorithm for the diagnosis and treatment of pediatric OSA: a proposal of two pediatric sleep centers. Sleep Med. 2012; 13(3):217-27.

Marcus CL, Brooks LJ, Draper KA et al. Diagnosis and management of childhood obstructive sleep apnea syndrome. Pediatrics. 2012; 130(3):576-84.

# 32 Sinusite

CID-10: J01.9

Melissa Ameloti Gomes Avelino • Talita Lopes Maciel

## Introdução

A sinusite ou rinossinusite consiste em um processo inflamatório da mucosa nasal e dos seios paranasais. Em algumas situações clínicas, tanto a rinite quanto a sinusite podem ocorrer isoladamente, mas na maioria dos casos ocorre envolvimento simultâneo das mucosas nasais e dos seios paranasais contíguos. A sinusite é frequentemente precedida pela rinite e raramente ocorre na ausência desta.

## Causas

Os seios paranasais são constituídos por cavidades pertencentes a quatro estruturas ósseas: maxilar, etmoidal, frontal e esfenoidal. Essas cavidades comunicam-se com as fossas nasais por meio de pequenos orifícios (óstios). Durante um episódio de resfriado ou virose, há edema da mucosa respiratória, obstrução da ventilação sinusal, obstrução dos óstios de drenagem dos seios paranasais e alteração do sistema de defesa da mucosa, facilitando a instalação de uma infecção bacteriana. A rinossinusite na infância é quase sempre consequência de uma infecção das vias aéreas superiores (IVAS). Nas crianças, as pequenas dimensões das cavidades paranasais ainda em desenvolvimento e a curta distância entre as superfícies mucosas e os óstios de drenagem também podem atuar como facilitadores do desenvolvimento de rinossinusite (Figura 32.1).

Outros fatores relacionados são: poluição ambiental, creches, alergia, asma, IVAS e doenças sistêmicas e locais.

As causas da rinossinusite podem ser divididas em:

- Sistêmicas: alergia, asma, doença do refluxo gastresofágico, fibrose cística, imunodeficiências e discinesia ciliar primária
- Locais: hipertrofia de adenoides e/ou tonsilas, corpo estranho nasal, desvios de septo nasal, hipertrofia de conchas nasais, tumores e pólipos nasais.

## Manifestações clínicas

O diagnóstico é baseado no tempo de evolução e na intensidade dos sintomas. Nos quadros agudos, é difícil diferenciar a rinossinusite de um episódio de IVAS, principalmente nos primeiros dias de instalação da doença, quando é muito comum as crianças apresentarem febre, tosse, obstrução nasal e rinorreia.

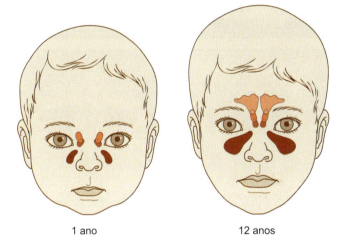

Figura 32.1 Dimensões das cavidades paranasais nas crianças.

> **Atenção**
>
> Os agentes mais comuns da rinossinusite são os vírus. Estudos apontam maior prevalência de rinovírus, adenovírus, parainfluenza, influenza, vírus sincicial respiratório (VSR) e enterovírus. Os agentes bacterianos mais comuns são *Streptococcus pneumoniae*, *Haemophilus influenzae* não tipável e *Moraxella catarrhalis*.

Os sintomas são semelhantes a um resfriado prolongado por mais de 10 dias; após período de melhora clínica, pode haver persistência ou retorno dos sintomas nasais (obstrução e secreção nasal purulenta). A secreção nasal pode ser espessa ou fluida; mucoide ou purulenta. Pode ser acompanhada de halitose e irritabilidade. A tosse é um sintoma muito importante na criança. Costuma haver tosse diurna, com piora à noite. Em alguns casos, há febre baixa.

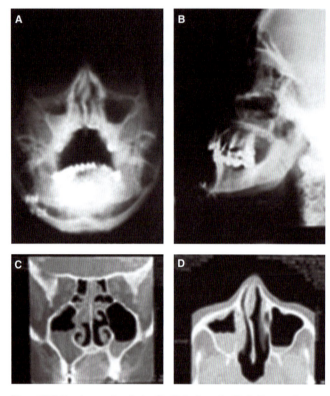

**Figura 32.2** Sinusite maxilar direita. **A** e **B.** Radiografia. **C** e **D.** Tomografia computadorizada de seios da face.

Nas formas moderadas a graves, ou em crianças maiores, os sintomas citados podem ser mais intensos, acompanhados de edema palpebral, cefaleia, prostração, desconforto ou dor facial e febre alta (geralmente relacionada com complicações).*

A cefaleia não constitui queixa comum da criança; quando presente, aparece em pacientes maiores e nas rinossinusites crônicas.

## Complicações

- Rinossinusite crônica
- Osteomielite maxilar
- Celulite periorbitária
- Abscessos orbitário e subperiosteal
- Meningite
- Trombose de seio cavernoso
- Abscesso epidural
- Empiema subdural
- Abscesso cerebral.

---

*Os seios maxilares e etmoidais já estão presentes no recém-nascido, e os seios frontais e esfenoidais desenvolvem-se após os 4 anos de idade, alcançando seu tamanho adulto somente na puberdade.

## Exames complementares

O diagnóstico é realizado por meio de história clínica e exame físico. O estudo radiológico de seios da face não é mais recomendado pois é limitado quanto à sua interpretação em crianças, pelo tamanho reduzido dos seios em menores de 3 anos de idade e por ser pobre para mostrar a presença ou a extensão da sinusite etmoidal. Comparando-se a radiografia dos seios da face com os achados de endoscopia sinusal e da tomografia computadorizada (TC), os estudos mostram discrepâncias no diagnóstico em 35 a 75% dos casos.

A TC é o método de escolha para avaliar os seios da face; mostra detalhes da anatomia regional, em especial as células aéreas do etmoide e o esfenoide, e revela alguma anormalidade anatômica no complexo osteomeatal.

A TC não deve ser solicitada como meio de investigação inicial, mas, sim, em pacientes com rinossinusites crônicas ou recorrentes, imunodeprimidos ou nos casos de complicações da rinossinusite aguda, em que é um procedimento fundamental.

## Tratamento

A rinossinusite pode ser tratada inicialmente com amoxicilina como primeira escolha.

Em algumas situações – como não resposta à amoxicilina, apresentação mais grave da doença, casos recidivantes e em regiões altamente prevalentes em germes produtores de betalactamase –, antibióticos de maior espectro devem ser utilizados. Entre eles incluem-se amoxicilina-clavulanato e cefalosporinas de segunda e terceira gerações. O tempo de tratamento é em torno de 10 a 14 dias.

Os antibióticos indicados para o tratamento da rinossinusite incluem:

- Amoxicilina 50 mg/kg/dia em 3 doses
- Amoxicilina-clavulanato 50 mg/kg/dia em 3 doses
- Cefaclor 40 mg/kg/dia em 3 doses
- Cefuroxima 30 mg/kg/dia em 2 doses
- Claritromicina 15 mg/kg/dia em 2 doses.

Na diretriz mais recente da American Academy of Pediatrics (Maray et al., 2013), há a possibilidade de conduta expectante e observação por 72 horas; se houver piora dos sintomas ou não houver melhora, é indicado iniciar antibioticoterapia e continuar reavaliação periódica a cada 72 horas (Quadro 32.1).

Não há recomendação científica que sustente o uso de descongestionantes nasais, mucolíticos e anti-histamínicos. Os estudos são controversos e ainda inconclusivos sobre o uso de corticosteroides. Não há indicação de corticosteroide oral na sinusite não complicada.

O uso de corticosteroide tópico nasal e solução salina nasal tem benefícios, reduzindo a gravidade dos sintomas, o edema e a inflamação local.

Quadro 32.1 Manejo da piora ou da falta de melhora da rinossinusite em 72 horas.

| Manejo inicial | Piora em 72 h | Sem melhora em 72 h |
|---|---|---|
| Observação | Iniciar amoxicilina | Observação ou iniciar amoxicilina |
| Amoxicilina | Alta dose de amoxicilina-clavulanato | Observação ou alta dose de amoxicilina-clavulanato |
| Amoxicilina-clavulanato | Clindamicina* e cefixima | Alta dose de amoxicilina-clavulanato** ou clindamicina + cefixima |

*Clindamicina é recomendada para cobrir pneumococo resistente a penicilinas. **Dose alta de amoxicilina-clavulanato: 80 a 90 mg/kg/dia. Fonte: Marcy et al., 2013.

## Bibliografia

Fokkens WJ, Lund VJ, Mullol J et al. European position paper on rhinosinusitis and nasal polyps 2007. Rhinol Suppl. 2007; 20:1-136.

Fokkens WJ, Lund VJ, Mullol J et al. European position paper on rhinosinusitis and nasal polyps 2012. Rhinol Suppl. 2012; 23:1-298.

Marcy SM, Nelson CE, Richard M et al. Clinical practice guideline for the diagnosis and management of acute bacterial sinusitis in children aged 1 to 18 years. Pediatrics. 2013; 132:e262.

Pignatary SSN, Weckx LLM, Solé D. Rinossinusite na criança. Jornal de Pediatria. 1998; 74(Supl 1):S31-6.

Pitrez PMC, Pitrez JLB. Infecções agudas das vias aéreas superiores: diagnóstico e tratamento ambulatorial. Jornal de Pediatria. 2003; 79 (Supl 1):S77-86.

Sakano E. Rinossinusite: melhor compreensão clínica. Revista Brasileira de Otorrinolaringologia. 1998; 5:64(4).

Sih TM, Bricks LF. Otimizando o diagnóstico para o tratamento adequado das principais infecções agudas em otorrinopediatria: tonsilite, sinusite e otite média. Artigo de revisão. Rev Bras Otorrinolaringologia. 2008; 74(5):755-62.

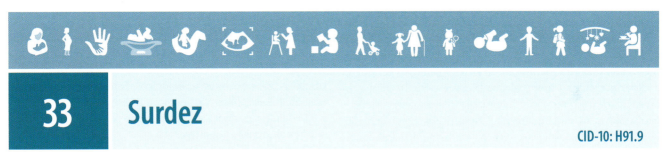

# 33 Surdez

CID-10: H91.9

*Juliane Moreira Barbosa • Melissa Ameloti Gomes Avelino*

## Introdução

A perda auditiva é o mais comum dos déficits sensoriais e resulta na restrição das habilidades de se comunicar pela linguagem falada. A perda auditiva na criança diz respeito a qualquer comprometimento da audição que reduza a inteligibilidade da mensagem falada de modo a dificultar a interpretação apurada ou a aprendizagem.

Segundo o Comitê Brasileiro sobre Perdas Auditivas na Infância, a incidência de perda auditiva bilateral significativa em neonatos saudáveis é estimada entre 1 e 3 neonatos em cada 1.000 nascimentos e em cerca de 2 a 4 em 1.000 nos provenientes de unidade de terapia intensiva (UTI).

Entre as doenças rastreadas de rotina no recém-nascido, a deficiência auditiva é a mais frequente (30%), e a prevalência das demais doenças rastreadas (fibrose cística, fenilcetonúria, anemia falciforme e hipotireoidismo congênito) somadas representa apenas 5,5%, destacando-se a importância da detecção e da intervenção precoces da surdez.

## Classificação

O déficit auditivo pode ser classificado de acordo com o local do aparelho auditivo que apresenta disfunção, com o acometimento (se uni ou bilateral), e a intensidade ou o grau da perda.

Quanto ao local do aparelho auditivo afetado, a perda auditiva pode ser de transmissão, neurossensorial ou mista. As perdas auditivas resultantes de doenças da orelha externa ou média são classificadas como de transmissão ou condutivas, mais comuns em pré-escolares e escolares. As perdas neurossensoriais são consequentes a lesões nas células ciliadas do órgão coclear de Corti (orelha interna) e/ou do nervo coclear, sendo essas as mais frequentes no rastreio neonatal. Se há afecções condutiva e neurossensorial associadas à perda, a perda auditiva é considerada mista. Há também a perda auditiva central, quando os distúrbios auditivos são decorrentes de lesões na via auditiva central.

Quanto à intensidade da perda auditiva, o critério de classificação baseia-se nos limiares audiométricos medidos em decibéis (dB), sendo na criança: perda leve de 15 a 40 dB, perda moderada de 41 a 55 dB, perda moderada grave de 56 a 70 dB, perda grave entre 71 e 95 dB, e perda profunda > 95 dB, de acordo com a British Society of Audiology.

## Causas

Nas triagens auditivas neonatais, estudos epidemiológicos mostram predominância das perdas neurossensoriais nos diagnósticos de perda auditiva. Nesse período, as perdas condutivas e as mistas são menos frequentes. Quanto à intensidade, as perdas são graves/profundas e moderadas na maioria dos recém-nascidos com rastreio positivo.

A etiologia das perdas auditivas neonatais tem causas variadas, e em muitas ocasiões sua origem não é esclarecida. No recém-nascido e lactente, a perda auditiva ocorre por fatores pré, peri ou pós-natais, e pode ser classificada em causas genéticas, causas adquiridas e malformações (Quadro 33.1).

Nas fases pré-escolar e escolar, a perda auditiva decorre principalmente de alterações adquiridas envolvendo as orelhas externa e média. Entre as causas relacionadas estão acúmulo de cerume, corpo estranho, otite externa e otite média secretora. Perda auditiva leve de condução é a mais comum nesses casos. A perda auditiva moderada em geral decorre de quadros mais graves, com destaque para a otite média crônica com perfuração timpânica, supuração e associada ao colesteatoma.

## Manifestações clínicas

Os primeiros 2 anos de vida são considerados um período crítico para a aquisição e o desenvolvimento das habilidades auditivas e da linguagem (fase pré-lingual). Durante o primeiro ano ocorre a maturação do sistema auditivo central, e a experimentação sonora adequada neste período de maior plasticidade é imprescindível. Por isso, crianças com deficiência auditiva ao nascimento não identificada precocemente apresentam sequelas irreversíveis na aquisição de habilidades fundamentais de linguagem, sociais e cognitivas.

---

**Quadro 33.1** Principais causas de surdez na infância.

**Genéticas**
- Autossômicas recessivas (hipoacusia profunda isolada, perda em tons altos isolada, síndrome de Pendred, síndrome de Usher)
- Autossômicas dominantes (hipoacusia profunda isolada, síndrome de Waardenburg, síndrome de Alport)
- Recessivas ligadas ao X (hipoacusia profunda associada ao daltonismo)
- Mitocondriais

**Adquiridas**
- Infecciosas (congênitas: toxoplasmose, rubéola, citomegalovírus, herpes-vírus simples, sífilis; outras: meningites, mastoidites)
- Hiperbilirrubinemia
- Complicações da prematuridade
- Ototoxicidade (antibióticos: neomicina, gentamicina, vancomicina, outros aminoglicosídios; outros: furosemida, cisplatina)
- Traumatismo acústico
- Traumatismo craniano (traumatismo do osso temporal)

**Malformações**
- Microssomia hemifacial
- Síndrome de Goldenhar
- Microtia
- Malformação de Mondini

Fonte: Dominguez, 2011.

---

Quando não há rastreio e intervenção precoces da perda, surgem com o decorrer do desenvolvimento queixas principalmente de atraso na linguagem e déficit auditivo. No entanto, o quadro clínico pode, inicialmente, passar despercebido.

Na perda auditiva por otite média secretora, podem estar associados ao quadro: queixas de respiração oral, relatos de distúrbios do sono até a identificação de fácies adenoidiana, secundárias à hipertrofia da adenoide, que além da obstrução do óstio da tuba auditiva com acúmulo de secreção na orelha média pode levar à obstrução alta da via aérea. Nos quadros de otite média crônica, pode haver relatos de otorreia associada. Nos casos de cerume impactado, corpo estranho ou otite externa, pode haver queixas de otalgia e plenitude auditiva.

## Diagnóstico diferencial

Entre os diagnósticos diferenciais de surdez estão o atraso de fala isolado, o autismo e o atraso no desenvolvimento neuropsicomotor.

O diagnóstico de perda auditiva, assim como do grau e tipo, baseia-se na história atual e pregressa, pesquisa de fatores de risco gestacionais, peri e pós-natais, no histórico de doenças infecciosas e respiratórias, na avaliação otorrinolaringológica e nos testes audiológicos. Estes testes dividem-se em subjetivos e objetivos, e têm a indicação feita de acordo com a idade da criança e o grau de desenvolvimento neuropsicomotor global e cognitivo.

Os testes subjetivos dependem da resposta do paciente, o que pode interferir no resultado – influência do interesse, cognição e participação da criança, exigindo habilidade e experiência do examinador. Os testes subjetivos mais importantes são a audiometria comportamental, a audiometria tonal e a vocal.

Os testes audiológicos objetivos são mais precisos e independem da participação ativa do paciente. Compreendem a imitanciometria, as emissões otoacústicas (EOA) e os potenciais auditivos evocados (PEA).

## Exames complementares

### Triagem auditiva neonatal

Na triagem auditiva neonatal (TAN) são realizados testes eletrofisiológicos: EOA e/ou PEA do tronco encefálico (PEATE) (Figura 33.1). O objetivo é detectar as perdas auditivas neurossensoriais neonatais de todas as crianças, o que justifica a necessidade de uma triagem universal, pois 50% dos casos de perda auditiva ao nascimento não apresentam indicadores de risco.

A realização da TAN de rotina é a única estratégia capaz de detectar precocemente alterações auditivas que podem interferir na qualidade de vida do indivíduo. O registro das emissões otoacústicas evocadas por estímulos transientes (EOAT), conhecido como teste da orelhinha, é preconizado atualmente no Brasil, sendo obrigatória sua realização gratuita em nível nacional desde 2010.

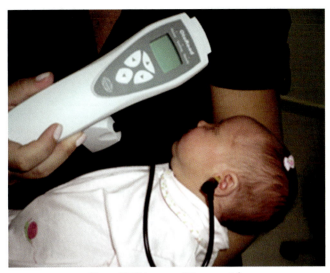

Figura 33.1 Triagem auditiva neonatal.

Quadro 33.2 Indicadores de risco para perda auditiva.

- História familiar de deficiência auditiva
- Preocupação dos cuidadores com o atraso na linguagem, na fala e na audição
- Permanência maior que 5 dias na UTI neonatal
- Infecção intrauterina: sífilis, toxoplasmose, rubéola, citomegalovírus e herpes-vírus
- Anomalias craniofaciais
- Hiperbilirrubinemia com nível de exsanguinotransfusão
- Medicações ototóxicas/quimioterapia
- Ventilação mecânica
- Diagnósticos de síndromes associadas à perda auditiva
- Traumatismo cranioencefálico

UTI: unidade de tratamento intensivo. Fonte: Joint Committee on Infant Hearing, 2007.

Em crianças de baixo risco para perda auditiva, a EOAT, quando alterada em um primeiro teste, é repetida após 1 mês para sua confirmação. Em caso de duas tentativas falhas do teste, o paciente deve ser encaminhado para a avaliação do otorrinolaringologista e a realização de PEATE. Crianças com indicadores de risco para perda auditiva (Quadro 33.2) devem ser submetidas ao PEATE, mesmo quando tiverem EOA presentes; em caso de falha, devem ser encaminhadas ao especialista, sem novo teste.

O ideal é que a TAN seja realizada ao nascimento ou no máximo até os 3 primeiros meses de vida, sendo instituída intervenção adequada preferencialmente até os 6 meses de vida.

## Tratamento

O diagnóstico preciso da causa da deficiência auditiva é essencial tanto para sua prevenção como para a adequação dos métodos fonoaudiológicos e educacionais a serem aplicados na reabilitação e/ou na habilitação de uma criança portadora de deficiência auditiva, bem como na escolha de próteses auditivas e até mesmo na indicação de cirurgia para a colocação de implantes cocleares ("ouvido biônico").

O processo de (re-)habilitação de uma criança com alterações sensoriais deve ser diferente daquele empregado para uma criança com alterações condutivas ou centrais. Assim, a terapêutica adequada baseia-se no conhecimento do local, no grau, no momento em que ocorreu e na origem do problema, e é realizada de modo individualizado.

O erro mais comum é a não realização da TAN de maneira adequada, dificultando o diagnóstico precoce da perda auditiva, bem como a intervenção nos primeiros 6 meses de vida. É fundamental a definição terapêutica até os 2 anos de idade, quando se completa a maturação auditiva central. A não intervenção até os 2 anos de idade pode comprometer irreversivelmente o desenvolvimento da criança.

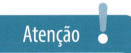

A ausência de registro do PEATE não exclui a possibilidade de audição residual. Com a finalidade de caracterizar melhor a deficiência auditiva de grau profundo, as respostas auditivas de estado estável (RAEE) têm se apresentado como método promissor.

## Bibliografia

Alvarenga KF, Piza MRT. Identificação e avaliação auditiva do recém-nascido e da criança. In: Associação Brasileira de Otorrinolaringologia e Cirurgia Cérvico-Facial. Tratado de otorrinolaringologia e cirurgia cervicofacial. Volume I. 2. ed. São Paulo: Roca; 2011. pp. 489-521.

British Society of Audiology. Recommendation. Descriptors for puretone audiograms. Br J Audiol. 1988; 22(2):123.

Dominguez DJJ. Detección precoz de la hipoacusia infantil. Rev Pediatr Aten Primaria. 2011; 13:279-97.

Faistener M, Augusto TAM, Floriano M et al. Implementação do programa de triagem auditiva neonatal universal em hospital universitário de município da região Sul do Brasil: resultados preliminares. Revista da AMRIGS. 2012; 56:22-5.

Godinho R, Keogh I, Eavey R. Perda auditiva genética. Rev Bras Otorrinolaringol. 2003; 69:100-4.

Isaac ML, Manfredi AKS. Diagnóstico precoce da surdez na infância. Medicina (Ribeirão Preto). 2005; 38:235-44.

Joint Committee on Infant Hearing Year 2007 Position Statement. Principles and guidelines for early hearing detection and intervention programs. Pediatrics. 2007; 120(4):898-921.

Polonenko MJ, Papsin BC, Gordon KA. Children with single-sided deafness use their cochlear implant. Ear Hear. 2017; 38:681-9.

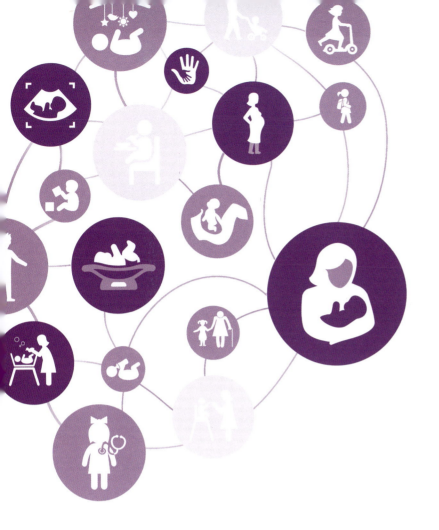

# Doenças da Traqueia, dos Brônquios, dos Pulmões e das Pleuras

**Parte 7**

| | | |
|---|---|---|
| Capítulo 34 | Asma, 109 |
| Capítulo 35 | Atelectasia, 111 |
| Capítulo 36 | Bronquiectasia, 113 |
| Capítulo 37 | Bronquiolite, 115 |
| Capítulo 38 | Bronquiolite Obliterante Pós-Infecciosa, 118 |
| Capítulo 39 | Crise Asmática, 119 |
| Capítulo 40 | Derrame Pleural, 123 |
| Capítulo 41 | Fibrose Cística, 125 |
| Capítulo 42 | Insuficiência Respiratória Aguda, 128 |
| Capítulo 43 | Pneumonia Adquirida na Comunidade, 130 |

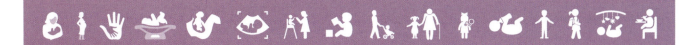

# 34 Asma

CID-10: J45.0

*Lusmaia Damaceno Camargo Costa • Maíra Silva Lottke • Lívia Fiorotto Campos • Isis Cristiane Fonseca Oliveira Helou*

## Introdução

A asma é uma doença inflamatória crônica das vias respiratórias inferiores, cuja principal característica é uma hiper-reatividade brônquica mediada por diversas células; dentre elas destacam-se macrófagos, linfócitos T, eosinófilos, e mediadores inflamatórios como eicosanoides, citocinas e histamina.

Em geral é associada a outras doenças, como rinite alérgica e dermatite atópica.

A asma é a doença crônica mais comum da infância, afetando cerca de 1 a 18% da população em diversos países. É uma doença heterogênea, definida pela história de sintomas como chiado, dispneia, aperto no peito e tosse, os quais variam em duração e intensidade associados a uma limitação variável ao fluxo aéreo.

Mundialmente acomete cerca de 334 milhões de pessoas, com prevalência média no Brasil de 18,5% em adolescentes. Estima-se que ocorram 250.000 mortes em decorrência da asma por ano em todo o mundo. No Brasil, no período entre 1996 e 2015, ocorreram 5.014 óbitos em crianças e adolescentes até 19 anos, com a taxa de mortalidade variando entre 0,57 e 0,22 em 100.000 habitantes.

## Classificação

Atualmente, a classificação da gravidade da asma é avaliada retrospectivamente quanto ao nível de tratamento necessário para controlar os sintomas e as exacerbações. Não é uma característica estável e pode mudar ao longo de meses ou anos. Portanto, a asma pode ser classificada em (as etapas estão descritas na Figura 34.1):

1. *Leve*: aquela que é bem controlada nas etapas 1 e 2 do tratamento
2. *Moderada*: aquela que é bem controlada na etapa 3
3. *Grave*: aquela que requer as etapas 4 ou 5 de tratamento para se manter controlada, ou que se mantém não controlada mesmo nessas etapas de tratamento. Alguns desses pacientes podem não obter o controle devido a dificuldade de adesão ao tratamento, erro de técnica inalatória, exposição a alérgenos ou irritantes ou por apresentar comorbidades. Todos esses aspectos devem ser revistos, assim como rever o diagnóstico.

## Fisiopatogenia

O processo inflamatório das vias respiratórias provoca um estreitamento brônquico, principalmente relacionado a edema da mucosa, contração da musculatura lisa do brônquio e aumento da secreção na mucosa. Em geral esse fenômeno é desencadeado por agentes externos como alérgenos (poeira, mofo, ácaros, fungos) e exposição a tabaco, fumaça, odores fortes e prática de exercício físico, principalmente. Apesar de ser por definição uma doença caracterizada por alteração reversível das vias respiratórias, a asma não tratada ou inadequadamente tratada por longa data pode levar a mudanças irreversíveis de remodelamento brônquico, com prejuízos permanentes da função pulmonar.

## Manifestações clínicas

Os sintomas são sibilos, tosse, dispneia e desconforto torácico, geralmente desencadeados por exposição a alérgenos ou após exercícios físicos. Os sintomas pioram à noite ou pela manhã e há melhora significativa com broncodilatadores.

À inspeção, durante a crise asmática, podem-se notar sinais de esforço respiratório, como tiragem subcostal, intercostal e de fúrcula, uso de musculatura abdominal e cervical durante inspiração e expiração, tempo expiratório prolongado, batimento de asa nasal. À ausculta pulmonar, durante a crise asmática, percebem-se sibilos inspiratórios e/ou expiratórios, porém deve-se atentar para o fato de que, nas crises muito graves, o tórax pode estar silencioso devido ao elevado grau de obstrução à passagem do ar nos brônquios.

## Diagnóstico diferencial

O principal diagnóstico diferencial se faz com a bronquiolite, uma doença de origem viral que culmina em hiper-reatividade de brônquios e bronquíolos e acomete crianças menores de 2 anos. O Quadro 34.2 resume os principais diagnósticos diferenciais.

## Diagnóstico

O diagnóstico é baseado em aspectos clínicos e epidemiológicos, principalmente nos menores de 5 anos, devido à dificuldade de se usar medidas objetivas, como a espirometria, nessa faixa etária.

Em maiores de 5 anos, exames que comprovem a obstrução do fluxo respiratório, bem como sua variabilidade, devem ser realizados, como a espirometria pré e pós-broncodilatadores, a medida seriada do pico de fluxo expiratório (PFE), podendo ser necessários testes de broncoprovocação com exercício ou com medicação em casos selecionados.

**Quadro 34.2** Diagnósticos diferenciais.

**Em menores de 5 anos**
- Bronquiolite viral
- Displasia broncopulmonar
- Obstrução de vias respiratórias superiores
- Aspiração de corpo estranho
- Fibrose cística
- Distúrbios da deglutição
- Refluxo gastresofágico
- Fístula traqueoesofágica
- Doenças congênitas da laringe
- Anel vascular

**Em maiores de 5 anos**
- Rinossinusites
- Bronquiectasias
- Insuficiência cardíaca
- Disfunção de cordas vocais
- Deficiência de alfa-1 antitripsina
- Disfunção laríngea
- Aspergilose broncopulmonar alérgica

Deve-se considerar asma se houver:

- Episódios frequentes de sibilância (> 1 vez/mês)
- Tosse ou sibilância desencadeados por exercício físico
- Tosse noturna ou que piora pela manhã
- Sintomas que pioram ou surgem na presença de alérgenos, atividade física, fumo, infecções virais e estresse emocional
- Persistência de sintomas após 3 anos de idade
- Rinite alérgica ou dermatite atópica
- História familiar (pais ou irmãos) com asma
- Melhora com uso de broncodilatadores.

## Tratamento

Todo paciente com asma persistente de qualquer gravidade deve receber medicação profilática, sendo o corticosteroide inalado a medicação de escolha.

Fundamentais para o sucesso no tratamento são escolha adequada das medicações (ver Figura 34.1), entendimento do uso dos dispositivos inalatórios e controle ambiental (Quadro 34.3).

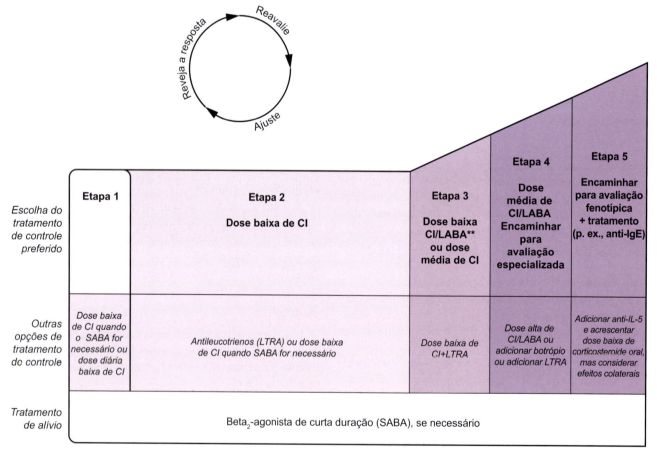

**Figura 34.1** Abordagem por etapas para controlar os sintomas de asma e reduzir os riscos segundo a Global Initiative for Asthma (GINA). *Não se recomenda teofilina para crianças entre 6 e 11 anos de idade. **Para crianças de 6 a 11 anos, é preferível dose média de corticosteroide inalatório (CI) na etapa 3. LABA: $\beta_2$-agonistas de longa ação.

#### Quadro 34.3 Controle ambiental.

- Evitar exposição ao tabaco
- Evitar animais de estimação
- Retirar do ambiente cortinas, tapetes, carpetes, bichos de pelúcia e sofá de tecido
- Preferir capas de colchão e travesseiro antiácaro
- Deixar que roupas de cama sequem ao sol
- Reduzir umidade e mofos
- Evitar ambientes com poluição

É importante avaliar a coexistência de rinite alérgica em pacientes asmáticos. Observa-se que essa associação tem sido avaliada como fator de pior prognóstico da asma. Isso ocorre, pois a rinite alérgica tende a causar hiper-reatividade brônquica e predisposição a infecções, podendo assim desencadear crises asmáticas ou até mesmo piorar a resposta às medicações de controle. Portanto, é imprescindível o tratamento da rinite alérgica em pacientes asmáticos quando necessário.

Deve-se evitar o uso de corticosteroides orais em pacientes fora da crise devido aos seus efeitos colaterais significativos, como hipercolesterolemia, hipertensão arterial e retardo no crescimento.

Deve-se evitar o uso de xaropes mucolíticos. Não se devem utilizar broncodilatadores de longa duração em crianças abaixo de 5 anos nem broncodilatadores de longa duração sem o corticosteroide inalatório.

Estudos recentes têm demonstrado eficácia no uso de anti-IgE em asma, principalmente a fortemente relacionada a componente alérgico. Sua eficácia consiste em remover a IgE circulante e assim impedir sua ligação a receptores de basófilos e mastócitos. Dessa forma, há uma redução na hiper-reatividade brônquica e eosinofilia. Atualmente tem sido indicado na asma grave, principalmente a associada a rinite alérgica e sazonalidade.

## Bibliografia

Asher I, Pearce N. Global burden of asthma among children. Int J Tuberc Lung Dis. 2014;18:1269-78.

Associação Brasileira de Alergia e Imunologia (ASBAI). IV Diretrizes Brasileiras para o Manejo da Asma. J Bras Pneumol. 2006; 32(Supl 7):S447-74.

Bel EH. Clinical practice: mild asthma. N Engl J Med. 2013; 369(6): 549-57.

Blic J, Ogorodova L, Klink R et al. Salmeterol/fluticasone propionate vs. double dose fluticasone propionate on lung function and asthma control in children. Pediatr Allergy Immunol. 2009; 20:763-71.

British Thoracic Society, Scottish Intercollegiate Guidelines Network. British guidelines on the management of asthma: a national clinical guideline. 2008. Revised 2012.

Busse WW, Lemanske RF. Asthma. N Engl J Med. 2001; 344(5):350-62. Comment in: N Engl J Med. 2001; 344(21):1643-4.

Camargos PAM, Rodrigues MESM, Solé D et al. Asma e rinite alérgica como expressão de uma única doença: um paradigma em construção. J Pediatr (Rio J). 2002; 78(Supl. 2):S123-12.

Global Strategy for Asthma Management and Prevention Revised 2018. Disponível em: www.ginasthma.org.

Robinson PD, Van Asperen P. Update in paediatric asthma management: where is evidence challenging current practice? J Paediatr Child Health. 2013; 49(5):346-52.

Sarinho E, Cruz AA. Anticorpo monoclonal anti-IgE no tratamento da asma e de outras manifestações relacionadas a doença alérgica. J Pediatr. 2006; 82(5 Supl):S127-32.

Scottish Intercollegiate Guidelines Network. Managing asthma in children. Global Initiative for Asthma (GINA). Bethesda: NHLBI/WHO; 2009. Disponível em: www.ginasthma.com.

Sociedade Brasileira de Pneumologia e Tisiologia. Diretrizes da Sociedade Brasileira de Pneumologia e Tisiologia para o Manejo da Asma. J Bras Pneumol. 2012; 38(Supl 1):S1-46.

Sole D, Rosario Filho NA, Sarinho ES et al. Prevalence of asthma and allergic diseases in adolescents: nine-year follow-up study (2003-2012). J Pediatr (Rio J). 2015; 91:30-5.

Pitchon RR, Alvim CG, Andrade CR et al. Asthma mortality in children and adolescents of Brazil over a 20-year period. J Pediatr (Rio J). 2019.

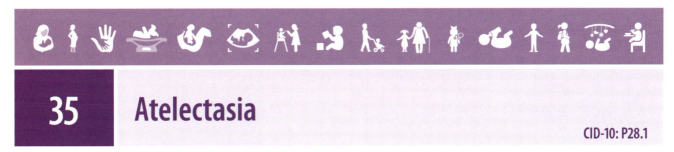

# 35 Atelectasia

CID-10: P28.1

*Raquel Vidica Fernandes • Lusmaia Damaceno Camargo Costa*

## Introdução

Atelectasia é a redução volumétrica do pulmão decorrente de menor aeração de um segmento ou lobo pulmonar ou, às vezes, de todo o pulmão. Manifesta-se como aumento de atenuação do parênquima pulmonar associado à redução de volume, caracterizado pelo deslocamento das fissuras, das estruturas mediastinais ou do diafragma, e pela aproximação de estruturas broncovasculares e do parênquima envolvido.

Ela deve ser prevenida, reconhecida e tratada para evitar possíveis complicações.

## Fisiopatogenia

A atelectasia pode ser resultante de um ou mais dos seguintes mecanismos: alteração na tensão superficial do alvéolo (deficiência de surfactante, pneumonia, edema pulmonar), reabsorção do gás alveolar (baixa relação ventilação/perfusão, aspiração de corpo estranho, impactação mucoide, bronquiolite obliterante, asma, fibrose cística) ou por compressão regional do pulmão (ventilação mecânica, sedação, doença neuromuscular, paralisia diafragmática, estenose de via aérea, tumores, anel vascular, tuberculose).

## Manifestações clínicas

O quadro clínico depende da doença de base e do grau de perda de volume pulmonar. Os pacientes geralmente apresentam sinais e sintomas de doenças específicas, sendo a principal queixa tosse crônica. Outros achados clínicos incluem dispneia ou taquipneia e movimento assimétrico do tórax. Na ausculta respiratória podem ser detectados murmúrio vesicular diminuído (ou até ausente) em parte ou em todo o hemitórax ipsilateral e, eventualmente, crepitações, principalmente se houver infecção concomitante a atelectasia ou sibilos, quando a causa da atelectasia for um episódio de broncospasmo. À percussão de grandes áreas afetadas, pode haver submacicez substituindo o som claro pulmonar.

## Exames complementares

A radiografia de tórax (incidências posteroanterior e perfil), auxilia o diagnóstico, sendo este o exame mais útil e frequentemente utilizado. Há opacidade lobar ou segmentar, deslocamento da fissura interlobular e desvio do mediastino ipsilateral, podendo também ocorrer elevação de hemicúpula diafragmática. Além disso, a radiografia de tórax auxilia no diagnóstico dos casos de aspiração de corpo estranho pela visualização dos mesmos.

A tomografia computadorizada de tórax deve ser indicada quando houver suspeita de compressões extrínsecas por massas e tumores, ou nos casos de atelectasias crônicas com suspeita de bronquiectasias no seu interior. Além disso, é útil para diagnosticar atelectasias não visualizadas à radiografia de tórax, como as atelectasias laminares (Figura 35.1).

## Diagnóstico diferencial

O principal diagnóstico diferencial é a pneumonia (com ou sem derrame pleural), que também pode apresentar o mesmo quadro clínico, e às vezes o paciente pode até apresentar as duas doenças concomitantes. No entanto, nos quadros de pneumonia há dados clínicos associados, como comprometimento do estado geral, febre e toxemia.

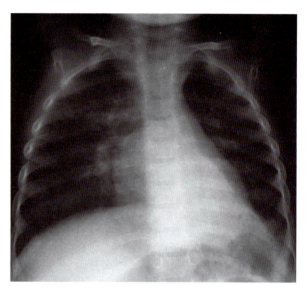

**Figura 35.1** Atelectasia em lobo inferior esquerdo.

Além disso, na radiografia de tórax, na atelectasia, há desvio do mediastino ipsilateral à opacidade, enquanto na consolidação o desvio é geralmente contralateral à opacidade. Outra alteração que ajuda no diagnóstico diferencial entre consolidação devido a pneumonia e atelectasia é que apenas no primeiro caso pode haver broncogramas aéreos no interior da consolidação.

## Tratamento

Inicialmente, deve-se fazer o diagnóstico correto da causa da atelectasia para tratá-la devidamente (tuberculose, asma, pneumonia, aspiração de corpo estranho, bronquiolite). Existem várias abordagens no manejo das atelectasias, porém nenhuma delas com eficácia comprovada por evidência científica; no entanto, nos casos em que há hipoxemia significativa, aumento do trabalho respiratório ou insuficiência respiratória, medidas devem ser consideradas para reverter os efeitos da atelectasia. A possibilidade de resposta ao tratamento depende do balanço entre o dano fisiológico causado pela atelectasia e o risco da intervenção. As seguintes abordagens podem ser consideradas: manobras de recrutamento alveolar, fisioterapia respiratória, remoção da obstrução endobrônquica por broncoscopia e oxigenoterapia suplementar.

> **Atenção**
>
> Em crianças previamente hígidas que apresentaram tosse e/ou desconforto respiratório e atelectasia, é muito importante que seja feita a hipótese diagnóstica de aspiração de corpo estranho. Assim, neste caso é imprescindível a realização de broncoscopia para fins diagnósticos e terapêuticos.

## Bibliografia

Chernick V, Boat TF, Wilmott RW et al. Kendig's disorders of the respiratory tract in children. 7. ed. Elsevier; 2006. Chap. 32. pp. 616-21.

Johnston C, Carvalho WB. Atelectasias em pediatria: mecanismos, diagnóstico e tratamento. Rev Assoc Med Bras 2008; 54(5): 455-60.

Lotufo JPB, Lederman HM. Radiologia de tórax para o pediatra clínica de tórax para o radiologista. 2009. Capítulo 2. pp. 22-8.

Lucaya J, Strife JL. Diagnóstico por imagem do tórax em pediatria e neonatologia. Revinter; 2003. Capítulo 4. pp. 55-91.

Silva CIS, Marchiori E, Junior ASS et al. Consenso brasileiro ilustrado sobre a terminologia dos descritores e padrões fundamentais da TC de tórax. J Bras Pneumol. 2010; 36(1):99-123.

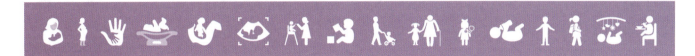

# 36 Bronquiectasia

CID-10: J47

*Lusmaia Damaceno Camargo Costa • Roberto Gonçalves de Faria Junior*

## Introdução

Bronquiectasias compreendem as dilatações da árvore brônquica, de caráter anatômico ou funcional, que ocorrem em consequência de alterações estruturais da parede dos brônquios. A fibrose cística é a principal causa na infância e será abordada no Capítulo 41, *Fibrose Cística*. As bronquiectasias não fibrocísticas representam uma causa importante de doença pulmonar supurativa em países de baixa renda e em populações pouco favorecidas de países de alta renda.

## Causas

É uma doença de múltiplas causas que levam a uma agressão importante à parede brônquica, predispondo a processos inflamatórios e infecciosos de repetição.

Pode ser resumida pela tríade obstrução + infecção + inflamação.

As principais causas são:

- Adquiridas: constituem a maior parte; são multicausais e têm como características em comum obstrução brônquica, estase e infecção
- Congênitas: dilatações com provável etiologia no desenvolvimento anormal da árvore brônquica. Nas regiões comprometidas originam-se formações císticas que podem reter secreções e desencadear processos infecciosos (p. ex., síndrome de Mounier-Kuhn ou traqueobroncomegalia congênita). Os sinais e sintomas podem ser precoces, a depender da gravidade.

## Manifestações clínicas

A bronquiectasia tem quadro clínico variável tendo em vista a heterogeneidade da etiologia e das respostas individuais.

A maioria diagnosticada está em idade pré-escolar (Quadro 36.1).

A instalação pode ser aguda e merece ser investigada quando o quadro respiratório é desfavorável ou quando não há resolução radiológica. Entretanto, sua instalação é mais frequentemente insidiosa, com sintomas de intensidade progressiva.

Os sintomas são:

- Tosse persistente ou recorrente (geralmente purulenta, mais intensa pela manhã)
- Episódios febris intermitentes
- Anorexia
- Astenia
- Hipoatividade física

**Quadro 36.1** Quando se deve investigar bronquiectasia.

- Tosse crônica, úmida ou produtiva, mesmo fora de resfriados
- Asma que não responde ao tratamento
- Uma cultura de escarro positiva, no cenário de sintomas respiratórios crônicos (por *Staphylococcus aureus*, *Haemophilus influenzae*, *Pseudomonas aeruginosa*, micobactérias não tuberculosas, complexo *Burkholderia cepacia*)
- Um episódio de pneumonia grave, particularmente se houver resolução incompleta dos sintomas, sinais físicos ou alterações radiológicas
- Pneumonias recorrentes
- Síndromes coqueluchoides que não desapareçam após 6 meses
- Sinais ou alterações físicas torácicas persistentes e alterações radiológicas inexplicáveis
- Hemoptise inexplicável
- Sintomas respiratórios com quaisquer manifestações clínicas de fibrose cística, discinesia ciliar primária ou imunodeficiência
- Obstrução brônquica crônica e localizada

- Dispneia
- Hemoptise (em casos mais graves, 30%).

Ao exame físico:

- Diminuição do desenvolvimento pôndero-estatural
- Deformidades da parede torácica
- Alterações posturais
- Cianose e queda de saturação de oxigênio
- Baqueteamento digital
- Em relação à ausculta, é muito variável devido à heterogeneidade do comprometimento.

Localização:

- É variável, a depender da etiologia
- A maior incidência é no lobo inferior esquerdo, por apresentar características de maior dificuldade de drenagem em posição ortostática
- Quando o fator predisponente for a aspiração de corpo estranho, o comprometimento será mais em lobo médio direito; quando for fibrose cística ou processos tuberculosos, será preferencialmente em lobos superiores.

## Diagnóstico diferencial

Várias doenças podem evoluir com bronquiectasias. O diagnóstico muitas vezes é difícil, não sendo possível em 50% dos casos. Atentar para:

- Processos infecciosos pulmonares: mais comuns – bacterianos, coqueluche, sarampo, tuberculose, adenovírus (principalmente 3, 7 e 21) e o *influenza*. Outros menos comuns são *Mycobacterium tuberculosis* e *M. avium, Mycoplasma pneumoniae, Aspergillus fumigatus* e *H. capsulatum*
- Obstrução brônquica
- Processos infecciosos das vias respiratórias superiores
- Doenças predisponentes
  - Asma
  - Imunodeficiência
  - Síndrome do lobo médio
  - Doenças congênitas (fibrose cística; deficiência de alfa-1-antitripsina; discinesia ciliar primária – síndrome dos cílios imóveis; malformações pulmonares congênitas)
  - Síndromes aspirativas
  - Bronquiolite obliterante
  - Aspergilose broncopulmonar alérgica.

## Exames complementares

A avaliação diagnóstica inclui exames para comprovar as bronquiectasias, para o diagnóstico de sua causa e para a avaliação funcional e monitoramento do paciente.

**Radiografia de tórax.** Pode ser normal, porém é necessária para acompanhamento.

**Tomografia computadorizada de tórax de alta resolução (TCAR).** É o melhor método para diagnóstico. Tendo em vista que a TCAR é padrão de referência para o diagnóstico em pequenas vias respiratórias, seu resultado é muito superior se comparado ao de TC convencional.

É mais sensível que as provas de função pulmonar para detectar alterações iniciais e na progressão da doença pulmonar.

**Broncoscopia.** Indicada para auxiliar na identificação de bronquiectasia de causa obstrutiva. Pode mostrar malformações do trato respiratório, além de localizar a área responsável pela hemoptise.

**Provas de função pulmonar.** Nas fases iniciais, a espirometria pode ser normal ou mostrar padrão obstrutivo. Com a evolução da doença pode ser que o padrão se torne misto, obstrutivo-restritivo.

**Cultura de escarro.** Para identificar o perfil da microbiota endobrônquica. Os resultados podem evidenciar *Streptococcus pneumoniae, Haemophilus influenzae* não tipo b, *Staphylococcus aureus, Moraxella catarrhalis* e *Pseudomonas aeruginosa*. O achado de *Pseudomonas* tem sido associado a pior prognóstico.

**Avaliação imunológica.** Na suspeita de imunodeficiência como causa das bronquiectasias, deve ser realizada uma avaliação inicial da imunidade humoral, por meio da dosagem sérica de imunoglobulinas (IgA, IgM, IgG) e avaliação da resposta aos anticorpos vacinais para antígenos proteicos (IgG para rubéola, sarampo, tétano) e polissacarídeos (pneumococo).

## Tratamento

O tratamento deve ser direcionado à causa das bronquiectasias, quando possível, e os pacientes com fibrose cística e imunodeficiência deverão ser encaminhados aos especialistas na área. Além do tratamento específico, deve-se procurar manter ou melhorar a função pulmonar, reduzir as exacerbações, atingir crescimento e desenvolvimento normais. Para alcançar esse objetivo, são necessários medidas de higiene brônquica, nutrição e imunização adequadas e tratamento das exacerbações com antibióticos, além de abordagem cirúrgica em casos selecionados. Algumas medidas são:

- Fisioterapia respiratória: fundamental para manter a higiene brônquica, reduzindo a proliferação bacteriana
- Broncodilatadores: devem ser utilizados se houver benefício (resposta clínica ou funcional na espirometria)
- Corticosteroides inalatórios: não devem ser utilizados rotineiramente, apenas nos casos de hiper-reatividade brônquica.

Dados recentes sugerem que *Haemophilus influenzae* (não tipável [NTHi]) tem sido o patógeno mais comum identificado, seguido por *S. pneumoniae* e *Moraxella catarrhalis*. Com menor frequência, são identificados *P. aeruginosa* e *S. aureus*. Então, a prevalência de tais patógenos em bronquiectasias é a base da antibioticoterapia empírica para tratar as exacerbações em crianças.

- Antibióticos: devem ser utilizados nas exacerbações, por via oral ou intravenosa, de acordo com a gravidade, por um período de 14 dias. As culturas de secreção (escarro, aspirado ou *swab* nasofaríngeo) devem guiar a escolha do antibiótico
- Cirurgia: indicada para bronquiectasias localizadas, com exacerbações frequentes, sem melhora com o tratamento clínico ou em caso de hemoptise maciça.

Existem antibióticos inalatórios para o uso em pacientes com bronquiectasias e com colonização crônica por *Pseudomonas aeruginosa*, como a tobramicina (solução para inalação) e o colestimetato sódico.

Atualmente novos antibióticos em forma de pó seco estão sendo desenvolvidos, com dispositivos inalatórios que facilitam a adesão.

## Evolução e prognóstico

O prognóstico depende do tipo e da extensão das bronquiectasias. Pode ocorrer obstrução significativa das vias respiratórias que se deteriora ao longo do tempo, com redução de em média 1,6% do previsto ao ano. Além disso, podem ocorrer complicações da doença contribuindo negativamente no prognóstico, como dessaturação noturna, disfunção ventricular e osteopenia. O transplante pulmonar pode ser a única opção para pacientes com doença avançada com declínio da função pulmonar.

## Prevenção

A prevenção é possível com o tratamento oportuno e adequado das infecções respiratórias agudas, o aleitamento materno e a imunização adequada. O diagnóstico precoce de doenças como fibrose cística, imunodeficiências e discinesia ciliar primária permite o tratamento adequado e a prevenção das bronquiectasias e o declínio da função pulmonar.

## Bibliografia

Barker AF, Craig S, Bardana EJ Jr. Humoral immunity in bronchiectasis. Ann Allergy. 1987; 59:179-82.

Lakser O. Bronquiectasy. In: Kliegman RM et al. Nelson. Textbook of pediatrics. 20. ed. Volume 1. Philadelphia: Elsevier; 2016.

Nakaie CM. Bronquiectasias. In: Rozov T. Doenças pulmonares em pediatria: diagnóstico e tratamento. São Paulo: Atheneu; 2012. pp. 387-99.

Pasteur MC, Bilton D, Hill AT. British thoracic society guideline for non-CF bronchiectasis. Thorax, Norwich. 2010; 65:1-59.

Pasteur MC, Helliwell SM, Houghton SJ et al. An investigation into causative factors in patients with bronchiectasis. Am J Respir Crit Care Med. 2000; 162:1277-84.

Pizzutto SJ, Hare KM, Upham JW. Bronchiectasis in children: current concepts in immunology and microbiology. Front Pediatr. 2017; 29(5):123.

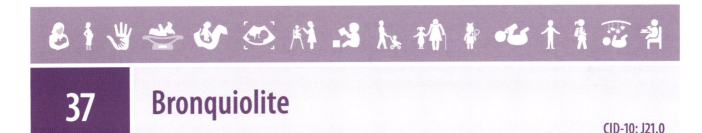

# 37 Bronquiolite

CID-10: J21.0

*Maria Clara Alves Moreira • Lusmaia Damaceno Camargo Costa*

## Introdução

Bronquiolite é um distúrbio comumente causado por infeção viral do sistema respiratório inferior. É caracterizada por inflamação aguda, edema e necrose das células epiteliais das pequenas vias respiratórias e aumento da produção de muco.

Várias definições de bronquiolite têm sido propostas, mas o termo é geralmente aplicado ao primeiro episódio de sibilância em lactentes jovens. É uma doença viral sazonal, que se inicia com febre, coriza e tosse e progride para taquipneia, chiado, estertores e sinais de esforço respiratório. Cerca de 20% de todos os lactentes desenvolvem bronquiolite e 3% deles são hospitalizados. A média de idade à admissão é de cerca de 2 a 3 meses.

## Etiologia

O VSR é o agente mais comum da bronquiolite (os tipos A e B são responsáveis por 50 a 80% dos casos), seguido pelo rinovírus. Parainfluenza, adenovírus e *Mycoplasma* também são agentes envolvidos.

Estudos recentes demonstram que metapneumovírus e bocavírus humano também causam bronquiolite isoladamente ou como coinfecção com VSR.

## Manifestações clínicas

A bronquiolite é caracterizada por obstrução e, anatomicamente, ocorre nas vias respiratórias com diâmetro menor que 2 mm. A obstrução bronquiolar é atribuída ao infiltrado inflamatório, presença de debris celulares, fibrina, muco e edema.

As células inflamatórias concentram-se na camada submuscular do bronquíolo, mas podem ser encontradas em toda a extensão da sua parede.

Existem dois padrões principais da doença: a bronquiolite aguda e a pneumonia intersticial.

Na bronquiolite aguda, a principal lesão é a necrose epitelial, que ocorre quando um *plug* mucoso é formado no lúmen bronquiolar, levando ao aprisionamento de ar.

Na pneumonia intersticial, há inflamação e necrose do parênquima pulmonar com lesões importantes na mucosa dos brônquios e bronquíolos.

A bronquiolite geralmente produz um quadro respiratório autolimitado com tosse, febre e coriza, que pode durar de 7 a 10 dias.

O quadro geralmente é precedido por história de sintomas do sistema respiratório superior e febre baixa, seguidos por sibilância, taquipneia e desconforto respiratório.

A febre costuma ser mais baixa na infecção por VSR e mais alta com o adenovírus.

Outros achados incluem aumento do tempo expiratório, estertores crepitantes, hiperexpansão do tórax com aumento do diâmetro anteroposterior, hipertimpanismo e hipoxemia (saturação menor que 93%).

A apneia, especialmente em prematuros nos primeiros 2 meses de vida, pode ser uma manifestação precoce da bronquiolite viral. Recém-nascidos com bronquiolite apresentam taxas de apneia que variam de 1 a 24%.

Crianças com doenças graves podem apresentar desidratação, dispneia (tiragem, batimentos de asa de nariz, gemido expiratório), cianose, letargia e apneia.

Os sibilos podem ser inaudíveis se a obstrução das vias respiratórias for grave. Entretanto, a maioria dos pacientes não necessita de internação, pois a maior parte dos casos tem sintomatologia leve.

## Diagnóstico diferencial

A bronquiolite deve ser diferenciada das outras causas de sibilância, como asma, doença do refluxo gastresofágico (DRGE), aspiração de corpo estranho, pneumonia e insuficiência cardíaca congestiva (ICC).

A distinção entre essas doenças é feita por meio da história e do exame físico, sendo às vezes necessário usar exames complementares.

### Asma

Asma é uma doença crônica caracterizada por hiper-responsividade das vias respiratórias inferiores; durante a exacerbação, pode ser difícil diferenciá-la da bronquiolite. Entretanto, a asma é uma condição crônica com períodos de agudização e, geralmente, apresenta início rápido dos sintomas.

Já a bronquiolite tem início mais insidioso e geralmente não apresenta resposta ao uso de broncodilatadores e corticosteroides.

### Doença do refluxo gastresofágico e pneumonia aspirativa

Crianças com história de DRGE podem apresentar sibilos persistentes e dificuldade respiratória. Porém, uma história de tosse crônica, estridor e pneumonia de repetição pode auxiliar a distinguir DRGE e pneumonia de bronquiolite.

### Aspiração de corpo estranho

A aspiração de corpo estranho se apresenta como um quadro agudo de asfixia e tosse em uma criança previamente sadia, que estava brincando ou comendo. Ao exame podem existir sibilos localizados, redução unilateral do murmúrio vesicular e outros sinais de obstrução, como estridor, disfonia e posicionamento anormal da cabeça e do pescoço.

### Pneumonia de etiologia bacteriana

Os sinais e sintomas podem ser semelhantes, porém crianças com pneumonia de etiologia bacteriana geralmente apresentam-se com estado geral mais comprometido, e a febre costuma ser mais alta e mais persistente. À ausculta pode haver sibilos ou estertores, ou pode não haver alterações.

### Insuficiência cardíaca congestiva

Pacientes com ICC podem apresentar dispneia, taquipneia e sibilância. Porém, o exame físico contribui bastante para a diferenciação entre essas duas doenças. Achados como déficit ponderoestatural, ritmo de galope, má perfusão periférica e turgência jugular apontam para insuficiência cardíaca.

## Exames complementares

O diagnóstico da bronquiolite deve basear-se na história clínica, no exame físico e na epidemiologia.

Exames laboratoriais de rotina não são solicitados e não há evidências de que suportem a necessidade de radiografia de tórax, pois geralmente ela não modifica as decisões clínicas e não é capaz de modificar o curso da doença.

A radiografia deve ser solicitada se não houver melhora do quadro clínico no período esperado, se ocorrer piora clínica ou se houver suspeita de outro diagnóstico.

Os achados radiográficos geralmente são inespecíficos, podendo mostrar sinais de hiperinsuflação (arcos costais retificados, aumento do diâmetro anteroposterior, retificação do diafragma).

Testes específicos para vírus não alteram o manejo nem o desfecho da doença; porém, se o diagnóstico etiológico for necessário, aspirados de secreção nasal podem ser usados para a realização de testes rápidos que detectam VSR, vírus parainfluenza, adenovírus e vírus influenza.

Cultura de vírus e reação em cadeia da polimerase (PCR) são os métodos padrão-ouro para diagnóstico e identificação viral.

## Tratamento

O tratamento da bronquiolite é de suporte e deve incluir manutenção de hidratação adequada, aspiração de secreções nasais, oxigenoterapia e suporte ventilatório, se necessário.

## Tratamento farmacológico

**Broncodilatadores.** O uso de broncodilatadores no tratamento da bronquiolite ainda é bastante controverso. Vários estudos não demonstram melhora clínica significativa com o uso desses fármacos. Além disso, a maioria dos estudos e metanálises que comparam a eficácia dos $\beta_2$-agonistas com outros broncodilatadores e placebo não recomenda o uso rotineiro desses fármacos na bronquiolite, apontando ainda a taquicardia e a queda da saturação de oxigênio como efeitos adversos. A nebulização com epinefrina tem mostrado efeitos positivos quando comparada com os broncodilatadores devido ao seu efeito vasoconstritor, que reduz o edema da mucosa brônquica. No entanto, não há evidências suficientes que indiquem o seu uso rotineiro, principalmente no ambiente domiciliar, devido aos efeitos colaterais e ao curto período de ação.

**Corticosteroides.** Os esteroides têm ação inflamatória e, teoricamente, poderiam reduzir a inflamação e o edema da mucosa. No entanto, não existem evidências demonstrando benefícios decorrentes do seu uso (redução do período de internação, melhora clínica ou redução das taxas de readmissão hospitalar).

**Corticosteroides inalatórios.** Os corticosteroides inalatórios não têm benefício na redução da duração dos sintomas, nas taxas de readmissão ou na prevenção de episódios subsequentes de sibilância.

**Antibióticos.** Muitas vezes os pacientes com bronquiolite recebem antibioticoterapia por apresentarem febre e uma possível infecção bacteriana secundária. A antibioticoterapia só deve ser instituída se houver evidências de infecção bacteriana associada.

**Antivirais | Ribavirina.** A indicação de terapia antiviral é controversa, porém existem estudos demonstrando que a ribavirina pode reduzir os dias de internação hospitalar e de ventilação mecânica. No entanto, os dados são insuficientes para colocar essa opção terapêutica como rotina, deixando-a apenas para casos selecionados, envolvendo infecção grave por VSR ou para aqueles pacientes com risco de desenvolver doença grave.

**Heliox.** O heliox pode reduzir a gravidade da doença, mas não as taxas de intubação, a necessidade de ventilação mecânica ou o período de permanência em unidades de terapia intensiva (UTI).

**Surfactante.** Quadros graves de bronquiolite podem causar deficiência de surfactante, e a sua reposição associada a ventilação mecânica pode reduzir o período de permanência em UTI.

## Terapias não farmacológicas

**Fisioterapia respiratória.** Nenhum benefício foi comprovado com os diferentes tipos de fisioterapia respiratória nos lactentes com bronquiolite.

**Solução salina hipertônica.** Alguns estudos têm demonstrado que a nebulização com solução salina a 3% ou até a 5% é segura e eficaz para o tratamento da bronquiolite, e seu uso está associado a redução dos dias de internação hospitalar e melhora do quadro clínico. A solução salina hipertônica hidrata a via respiratória, melhora o *clearance* mucociliar e reduz o edema da mucosa. Entretanto, uma metanálise recente demonstrou seu benefício clínico limitado, necessitando de estudos adicionais para uma definição mais consistente do uso da solução salina hipertônica na bronquiolite.

**Terapia de alto fluxo.** A terapia com cânula nasal de alto fluxo é feita por dispositivos que podem ofertar um fluxo de oxigênio de 8 a 40 $\ell$ por minuto. Esse tratamento é mais bem tolerado que a oxigenoterapia por máscara facial e está associado a melhor oxigenação. Crianças que recebem terapia de alto fluxo necessitam de cuidados mais intensivos em 12% dos casos comparados a 23% do grupo controle (p < 0,001).

**Profilaxia.** Pacientes de alto risco de adquirir infecção pelo VSR ou de desenvolver doença grave podem se beneficiar da profilaxia realizada com palivizumabe. Foi demonstrado que o seu uso gera redução no número de dias de hospitalização relacionada ao VSR, no número de dias com uso de oxigênio, na frequência de internações em UTI e nos dias com infecção moderada ou grave. Ele é administrado mensalmente durante os períodos do ano de maior circulação do vírus. Os grupos de maior risco e que devem receber profilaxia incluem prematuros, cardiopatas e pacientes com doença pulmonar da prematuridade.

A Sociedade Brasileira de Pediatria recomenda:

- Evitar contato com pessoas resfriadas
- Lavar frequente as mãos
- Fornecer aleitamento materno exclusivo até os 6 meses
- Evitar o tabagismo passivo
- Evitar aglomerados e retardar o ingresso em creches e berçários.

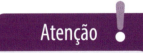

**Atenção**

Não se deve iniciar antibioticoterapia se não houver alguma evidência de infecção bacteriana associada. É importante realizar coleta de dados cuidadosa e exame físico minucioso para que se possa distinguir a bronquiolite de infecções bacterianas, como a pneumonia.

## Bibliografia

Bosdure E, Bresson V, Dubus JC et al. Nebulized hypertonic saline and acute viral bronchiolitis in infants: current aspects. Arch Pediatr. 2012; 19(6):635-41.

Botto H, Cuestas G, Chinski A et al. Management of foreign bodies in the airway and oesophagus. Int J Pediatr Otorhinolaryngol. 2012; 76 (Suppl 1):S84-91.

Bourke T, Shields M. Bronchiolitis. BMJ Clin Evid. 2011; 2011. pii: 0308.

Danoff SK, Garibaldi TB, Illei P. Bronchiolitis. Immunol Allergy Clin N Am. 2012; 32:601-19.

Doull I, Nagakumar P. Current therapy for bronchiolitis. Arch Dis Child. 2012; 97:827-30.

Ipek IO, Yalcin EU, Sezer RG et al. The efficacy of nebulized salbutamol, hypertonic saline and salbutamol/hypertonic saline combination in moderate bronchiolitis. Pulm Pharmacol Ther. 2011; 24(6):633-7.

Meissner HC. Viral bronchiolitis in children. N Engl J Med. 2016; 374:62-72.

Tam PYI. Approach to common bacterial infections: community-acquired pneumonia. Pediatr Clin N Am. 2013; 60:437-53.

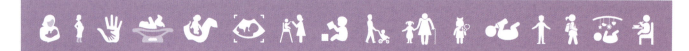

# 38. Bronquiolite Obliterante Pós-Infecciosa

CID-10: B97.0

*Raquel Vidica Fernandes • Laura Maria de Lima Belizário Facury Lasmar*

## Introdução

A bronquiolite obliterante (BO) é uma síndrome clínica caracterizada por obstrução crônica ao fluxo aéreo em decorrência de processo inflamatório e diferentes graus de fibrose nas pequenas vias respiratórias. A sua forma mais comum em crianças é a bronquiolite obliterante pós-infecciosa (BOPI), sendo mais comumente relacionada com adenovírus.

## Causas

O diagnóstico é baseado na história de infecção do sistema respiratório inferior (bronquiolite viral aguda ou pneumonia) geralmente grave nos primeiros 3 anos de idade, em crianças previamente hígidas, que mantêm sintomatologia respiratória crônica por mais de 4 a 8 semanas.

A BOPI corresponde a um processo final de resposta a insultos no epitélio das pequenas vias respiratórias, que evolui com cicatrização intraluminal em vez do processo de reparo normal.

Os principais agentes infecciosos causadores de BOPI nas crianças são: adenovírus, vírus do sarampo, vírus influenza, vírus parainfluenza e vírus sincicial respiratório. O mais comum é o adenovírus e os sorotipos mais virulentos são 3, 7, e 21.

## Manifestação clínica

As manifestações são inespecíficas, e tanto a gravidade quanto a extensão das lesões broncopulmonares variam amplamente. Chama a atenção a persistência de sintomas como taquipneia, sibilância e tosse produtiva após quadro agudo de bronquiolite viral ou pneumonia. Ao exame físico, as crepitações ao longo do segmento é uma alteração significante.

## Diagnóstico diferencial

Para se chegar ao diagnóstico de BOPI, outras doenças respiratórias crônicas associadas à obstrução persistente das pequenas vias respiratórias devem ser descartadas. Assim, esta doença tem como principais diagnósticos diferenciais fibrose cística, asma grave, displasia broncopulmonar, imunodeficiências, discinesia ciliar primária, deficiência de $\alpha_1$-antitripsina e cardiopatias congênitas.

## Exames complementares

As provas de função pulmonar na BOPI são utilizadas para estabelecer o diagnóstico, determinar a resposta ao broncodilatador e definir a gravidade e a sua progressão. Há um padrão típico de obstrução fixa, de gravidade variável e sem resposta a broncodilatador em 75% dos casos. Além disso, apresenta gravidade variável, com acentuada diminuição dos fluxos terminais, em especial o fluxo expiratório forçado entre 25 e 75% (FEF 25 a 75%). Ocorre também diminuição da capacidade vital forçada (CVF), relacionada ao aprisionamento aéreo.

A tomografia computadorizada de tórax de alta resolução (TCAR) pode apresentar como sinais diretos (mais raros) espessamento de parede e obliteração dos bronquíolos. Como sinais indiretos, têm-se bronquiectasias, espessamento da parede brônquica, atenuação em mosaico, aprisionamento aéreo, diminuição de volume pulmonar e diminuição do diâmetro de vasos hilares e periféricos.

A broncoscopia não revela alterações significativas, mas é útil para estreitar o diagnóstico diferencial. Dever ser realizada em crianças com sinais de comprometimento unilateral, tais como hipertransparência em um pulmão ou lobo, para descartar a possibilidade de corpo estranho ou outras causas de obstrução localizada.

Não há exame patognomônico ou confirmatório. No entanto, para auxiliar no diagnóstico sugere-se um guia de critérios diagnósticos. Não existe consenso em relação ao número de critérios necessários, mas para estabelecer o diagnóstico os três primeiros são indispensáveis. São eles:

- Persistência de sintomas respiratórios: tosse, dispneia, sibilância, crepitações e/ou hipoxemia, definida como saturação de $O_2$ < 93%, 4 a 6 semanas após a lesão
- Aprisionamento aéreo, padrão em mosaico, fibrose e/ou bronquiectasias na TCAR pelo menos 6 semanas após a lesão
- Exclusão de asma, fibrose cística, displasia broncopulmonar, tuberculose pulmonar, discinesia ciliar primária, deficiência de $\alpha_1$-antitripsina e cardiopatia congênita
- Ausência ou pequena resposta clínica e/ou aos fluxos expiratórios forçados após uso de 400 µg de salbutamol por via inalatória
- Isolamento do adenovírus em secreções respiratórias durante a fase aguda de quadro grave

- Sem resposta clínica e/ou fluxos expiratórios forçados diminuídos após 2 a 4 semanas de uso de prednisona (1 a 2 mg/kg/dia)
- Fluxos expiratórios forçados (FEF 25 a 75% e/ou $VEF_1$) < 40% do previsto para a idade
- Aprisionamento aéreo na radiografia de tórax pelo menos após 6 semanas da lesão.

A hipoxemia crônica, sobretudo durante o sono ou exercícios físicos, pode provocar hipertensão arterial pulmonar (HAP) e *cor pulmonale*. HAP secundária à BOPI ocorre em 6,5 a 15% dos casos.

## Tratamento

O tratamento da BOPI ainda não está bem estabelecido na literatura. Em todos os pacientes, quando necessário, devem-se tomar medidas gerais de suporte, tais como uso de oxigênio domiciliar, fisioterapia respiratória para auxiliar na mobilização de secreções e minimizar o processo inflamatório crônico que leva a infecções recorrentes, suporte nutricional adequado, além de vacinação antipneumocócica e contra a influenza.

Embora frequentemente utilizados na prática clínica, o uso tanto de corticosteroides quanto de broncodilatadores é controverso, devendo ser mantidos caso haja resposta clínica. Nos pacientes com bronquiectasias, o uso de antibióticos é preconizado, especialmente nas exacerbações, para minimizar a chance de novas lesões pulmonares.

Nos pacientes com áreas de bronquiectasias localizadas com secreção purulenta persistente e destruição do parênquima pulmonar ou atelectasia crônica, sem controle com o tratamento clínico, está indicada realização de lobectomia ou segmentectomia deste local. Nas formas mais graves, com dependência crônica de oxigenoterapia e função pulmonar com $VEF_1$ < 30% e com muitas limitações de vida diária, está indicado o transplante pulmonar.

> **Atenção**
>
> Existem autores que recomendam o uso de corticosteroide sistêmico nas fases iniciais da doença, sendo preconizada pulsoterapia com metilprednisolona (25 a 30 mg/kg/dia) por 3 dias. No entanto, ainda não há consenso entre os autores, não sendo uma prática de rotina nos grandes centros. São necessários mais estudos para encontrar a melhor abordagem desta doença, ainda com poucos esclarecimentos quanto ao seu tratamento.

## Bibliografia

Aguerre V, Castaños C, Gonzalez Pena H et al. Postinfectious bronchiolitis obliterans in children: clinical and pulmonary function findings. Pediatr Pulmonol. 2010; 45(12):1180-5.

Camargos P, Champs N, Lasmar L et al. Bronchiolite oblitérante post-infectieuse. In: de Blic J (Ed.). Pneumonologie pédiatrique. Paris: Médecine-Sciences Flammarion; 2009. pp. 72-6.

Champs NS, Lasmar LMLBF, Camargos PAM et al. Bronquiolite obliterante pós-infecciosa em crianças. J Pediatr. 2011; 87(3):187-98.

Lino CA, Batista AK, Soares MAD et al. Bronquiolite obliterante: perfil clínico e radiológico de crianças acompanhadas em ambulatório de referência. Rev Paul Pediatr. 2013; 31(1):10-6.

Vega-Briceño LE, Zenteno AD. Comisión Multidisciplinaria para el Estudio de la Bronquiolitis Obliterante, Sociedad Chilena de Neumología Pediátrica, Sociedad Chilena de Enfermedades Respiratorias. Guía clínica para el diagnóstico y cuidado de niños/adolescentes con bronquiolitis obliterante post-infecciosa. Rev Chil Enf Respir. 2009; 25:141-63.

# 39 Crise Asmática

CID-10: J45.0

*Marília da Silva Garrote • Raquel Vidica Fernandes • Lusmaia Damaceno Camargo Costa • Maíra Silva Lottke • Isis Cristiane Fonseca Oliveira Helou • Laís Gomes de Carvalho*

## Introdução

Asma é uma doença inflamatória crônica das vias respiratórias, associada à hiper-responsividade, que leva a episódios recorrentes de sibilos, dispneia, opressão torácica e tosse, particularmente à noite ou no início da manhã. Esses episódios são consequência da obstrução ao fluxo aéreo intrapulmonar generalizado e variável, reversível espontaneamente ou com tratamento.

São episódios agudos com deterioração clínica e funcional progressiva, podendo ser percebidos por sinais e sintomas ou por medida do pico de fluxo expiratório (PFE) e do volume expiratório forçado em 1 segundo.

As exacerbações da asma são manifestações comuns na vida do asmático, constituindo-se no evento mais temido pelo paciente por ser causa de grande morbidade (Quadro 39.1). A crise de asma aguda pode ser a primeira manifestação de doença em alguns pacientes; porém, a maioria representa falha no tratamento preventivo.

De acordo com dados estatísticos norte-americanos, a prevalência total de asma em crianças é estimada em 13%, e em torno de 3,5 milhões de crianças têm uma ou mais crises de asma por ano, resultando em 600 mil visitas às emergências.

## Fatores de risco e causas

Algumas condições são consideradas fatores de risco para uma exacerbação de maior gravidade:

- Exacerbação grave anterior (internação em UTI ou intubação)
- Duas ou mais hospitalizações por asma no ano anterior
- Três ou mais visitas ao pronto-socorro para asma no ano anterior
- Uso frequente de corticosteroide oral
- Uso de mais de dois frascos de broncodilatador por mês
- Dificuldade em perceber os sintomas da asma ou a gravidade das exacerbações
- Falta de um plano de ação de asma escrito
- Problemas psicossociais ou psiquiátricos
- Pobre adesão ao tratamento de manutenção
- Alergia alimentar
- Não estar em uso de corticosteroide inalatório.

O rinovírus tem sido o agente viral mais frequentemente detectado (até 90%) nas exacerbações de asma em crianças. Exposição a alergênios ambientais, pólen ou irritantes (cigarro, fumaça, odores fortes, poluição), anti-inflamatórios não esteroides e fatores emocionais são outros desencadeantes associados às crises de asma.

## Manifestações clínicas

- Aumento agudo ou subagudo da sibilância e da dispneia
- Opressão torácica
- Tosse, particularmente à noite ou no início da manhã
- Letargia ou redução da tolerância aos exercícios
- Prejuízo nas atividades diárias, incluindo alimentação
- Pouca resposta à medicação de alívio.

## Diagnóstico diferencial

O diagnóstico diferencial da crise asmática deve se basear nas manifestações clínicas indicadas no Quadro 39.2.

## Exames complementares

O diagnóstico é sempre baseado no quadro clínico; porém, sempre que possível, realiza-se a avaliação objetiva da limitação ao fluxo aéreo, por espirometria ou medição do PFE, e a verificação da oximetria de pulso deve ser adotada em todas as faixas etárias para a avaliação acurada da gravidade, mas nunca interpretada de maneira exclusiva e isolada do

**Quadro 39.1** Classificação da intensidade das exacerbações em crianças e adultos.

| Achados | Intensidade das exacerbações | | |
| --- | --- | --- | --- |
| | Leve a moderada | Grave | Muito grave (insuficiência respiratória) |
| Impressão clínica geral | Sem alterações | Sem alterações | Cianose, sudorese, exaustão |
| Estado mental | Normal | Normal ou agitação | Agitação, confusão, sonolência |
| Dispneia | Ausente ou leve | Moderada | Intensa |
| Fala | Frases completas | Frases incompletas<br>No lactente: choro curto, dificuldade alimentar | Frases curtas ou monossilábicas<br>No lactente: dificuldade alimentar |
| Musculatura acessória | Retrações leves/ausentes | Retrações acentuadas | Retrações acentuadas |
| Sibilância | Ausente com MV normal, localizada ou difusa | Localizada ou difusa | Ausente com MV diminuído |
| FR (ciclos/min) | Normal ou aumentada | Aumentada | Aumentada |
| FC (bpm) | ≤ 110 | > 110 | > 140 ou bradicardia |
| PFE (% previsto) | > 50 | 30 a 50 | < 30 |
| $SpO_2$ (%) | > 95 | 91 a 95 | ≤ 90 |
| $PaO_2$ (mmHg) | Normal | Cerca de 60 | < 60 |
| $PaCO_2$ (mmHg) | < 40 | < 45 | ≥ 45 |

MV: murmúrio vesicular; FR: frequência respiratória; FC: frequência cardíaca; PFE: pico de fluxo expiratório. A presença de vários parâmetros, mas não necessariamente de todos, indica a classificação geral da crise. FR em crianças normais: < 2 meses, < 60 ciclos/min; 2 a 11 meses, < 50 ciclos/min; 1 a 5 anos, < 40 ciclos/min; 6 a 8 anos, < 30 ciclos/min; e > 8 anos, igual à FR para adultos. Fontes: Diretrizes da Sociedade Brasileira de Pneumologia e Tisiologia para o Manejo da Asma, 2012; Global Initiative for Asthma, 2018.

contexto clínico, principalmente na população pediátrica. Os exames complementares para diagnóstico de crise asmática estão expostos no Quadro 39.3.

## Tratamento

O tratamento é direcionado pelo quadro clínico e por medidas descritas anteriormente (como o PFE e a medida da saturação periférica de oxigênio [$SatO_2$]), as quais devem ser incluídas em todas as faixas etárias para gravidade, mas nunca interpretadas de maneira exclusiva e isolada do contexto clínico, principalmente na população pediátrica (Figuras 39.1 e 39.2).

**Quadro 39.2** Condições clínicas e respectivos sintomas que devem ser considerados no diagnóstico diferencial da crise asmática.

| Diagnóstico | Sintomas |
|---|---|
| **6 a 11 anos** | |
| Síndrome de tosse crônica das VAS | Sibilância, tosse, coriza |
| Aspiração de corpo estranho | Agudo, sibilância unilateral |
| Bronquiectasias | Tosse produtiva, infecção recorrente |
| Discinesia ciliar primária | Sinusite, tosse produtiva |
| Doença cardíaca congênita | Sopro cardíaco |
| Displasia broncopulmonar | Prematuros, sintomas desde o nascimento |
| Fibrose cística | Tosse e muco produtivo, sintomas GI |
| **12 a 39 anos** | |
| Síndrome de tosse crônica das VAS | Sibilância, tosse, coriza |
| Disfunção de cordas vocais | Dispneia, estridor |
| Bronquiectasias | Tosse produtiva, infecção recorrente |
| Fibrose cística | Tosse, muco produtivo, sintomas GI |
| Doença cardíaca congênita | Sopro cardíaco |
| Deficiência de $\alpha_1$-antitripsina | História familiar de enfisema, tiragens |
| Aspiração de corpo estranho | Sintomas agudos |

GI: gastrintestinais; VAS: vias aéreas superiores.

**Quadro 39.3** Exames complementares para o diagnóstico de crise asmática.

| Exames complementares | Achados |
|---|---|
| Gasometria arterial | Sinais e sintomas de quadro grave, PFE < 30% do valor previsto ou $SpO_2$ < 92% |
| Radiografia de tórax | Suspeita de comorbidades/complicações, tais como pneumonia, ICC e pneumotórax<br>Crise grave com necessidade de internação |
| Hemograma | Suspeita de infecção<br>Obs.: contagem de neutrófilos pode se elevar 4 h após o uso de corticosteroides sistêmicos |
| Eletrólitos | Comorbidade cardiovascular, uso de diuréticos ou altas doses de $\beta_2$-agonistas, especialmente se associados a xantinas e corticosteroides sistêmicos<br>Desidratação |

PFE: pico de fluxo expiratório; ICC: insuficiência cardíaca congestiva.

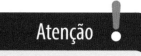

É recomendado orientar as mães quanto ao automanejo da crise asmática, quanto aos critérios de gravidade e, consequentemente, sobre quando procurar assistência médica:

- Fazer um plano de ação escrito com as orientações aos pacientes
- Rever a adesão à medicação de controle instituída ao paciente
- Rever a técnica de aplicação de medicações em aerossol com uso de espaçador
- Cerca de 2 a 4 semanas após a crise de asma, é recomendado que o paciente retorne em consulta ambulatorial.

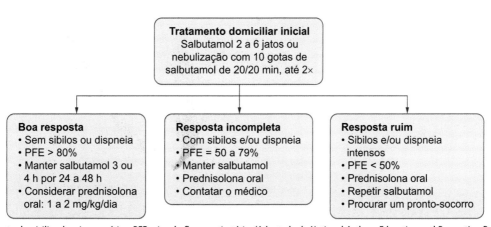

**Figura 39.1** Tratamento domiciliar da crise asmática. PFE: pico de fluxo expiratório. (Adaptada de National Asthma Education and Prevention Program Expert Panel Report 3, 2007.)

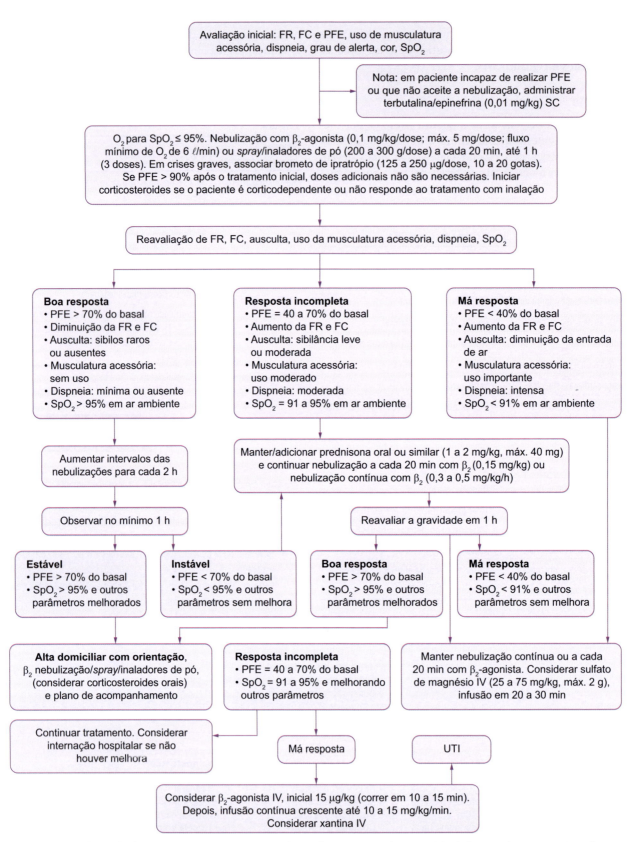

**Figura 39.2** Tratamento hospitalar da crise asmática. Caso não seja possível o uso de oxímetro de pulso ou medidas de função pulmonar, os critérios clínicos serão adequados para a avaliação da crise. FR: frequência respiratória; FC: frequência cardíaca; PFE: pico de fluxo expiratório; SC: via subcutânea; IV: via intravenosa; UTI: unidade de terapia intensiva.

## Bibliografia

Bacharier LB, Boner AB, Carlsen KH et al. Diagnosis and treatment of asthma in childhood: a PRACTALL consensus report. Allergy. 2008; 63(1):5-34.

Borges WG, Vieira HCMS. Crise de asma. In: Sociedade Brasileira de Pediatria; Oliveira Filho EA, Nobrega M (Orgs.). PROPED: Programa de Atualização em Terapêutica Pediátrica: ciclo 3. Porto Alegre: Artmed Panamericana; 2016. pp. 87-116.

Diretrizes da Sociedade Brasileira de Pneumologia e Tisiologia para o Manejo da Asma – 2012. J Bras Pneumol. 38(Supl 1):S1-46.

Global Initiative for Asthma. Global Strategy for Asthma Management and Prevention Revised 2018. Disponível em: www.ginasthma.org.

Lustosa GMM, Britto MCA, Bezerra PGM. Manejo de crises asmáticas em crianças: conhecimento de profissionais de saúde quanto ao tópico em hospitais-escola do Recife (PE). J Bras Pneumol. 2011; 37(5).

National Asthma Education and Prevention Program Expert Panel Report 3. Guidelines for the diagnosis and management of asthma. National Heart, Lung, and Blood Institute; 2007.

Nelson KA, Zorc JJ. Asma uptodate. Pediatr Clin North Am. 2013; 60(5):1035-48.

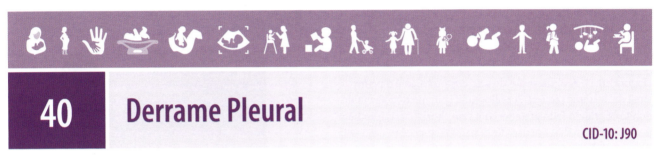

# 40 Derrame Pleural

CID-10: J90

*Raquel Vidica Fernandes • Lusmaia Damaceno Camargo Costa*

## Introdução

Derrame pleural é o acúmulo de líquido no espaço pleural, o que constitui doença. As doenças mais comuns que levam a derrame pleural são insuficiência cardíaca, pneumonia e neoplasia maligna.

Em crianças, a pneumonia é a principal causa de derrame pleural, sendo esta a complicação mais frequente de pneumonia bacteriana. Estima-se que o derrame pleural se desenvolva em cerca de 1% das crianças com pneumonia adquirida na comunidade. Já naquelas hospitalizadas, sua prevalência é de cerca de 40%. Deve-se pensar nessa complicação em todos os pacientes com pneumonia com falha de tratamento após 48 a 72 h de tratamento adequado.

## Causas

O acúmulo de líquido no espaço pleural está associado a diversas condições clínicas que predispõem a esse acúmulo via vários mecanismos, incluindo aumento da pressão capilar pulmonar, queda da pressão oncótica, aumento da permeabilidade da membrana pleural e obstrução do fluxo linfático.

Nos derrames pleurais parapneumônicos, os principais agentes etiológicos são os mesmos encontrados em pneumonias não complicadas: *Streptococcus pneumoniae* (64%), *Haemophilus influenzae* (7%) e *Staphylococcus aureus* (15%), sendo o *S. pneumoniae* o agente mais encontrado em crianças, independentemente da faixa etária.

## Manifestações clínicas

O diagnóstico de derrame pleural começa com uma boa história clínica e exame físico. A história clínica é muito importante, não só para o diagnóstico dessa complicação pleural, mas também para o diagnóstico de sua causa. No derrame pleural parapneumônico, a apresentação clínica é semelhante à encontrada nos pacientes com pneumonia não complicada, exceto pela febre prolongada.

Pacientes com derrame pleural geralmente apresentam tosse, dispneia e dor torácica, que é geralmente pleurítica. Ao exame físico, podem-se observar murmúrio vesicular diminuído, macicez à percussão e postura antálgica.

## Diagnóstico diferencial

Os diagnósticos diferenciais recaem sobre as possíveis causas de derrame pleural, sendo importante a distinção entre exsudato e transudato (Quadro 40.1). A causa mais comum de derrame pleural em pediatria é a efusão parapneumônica (associada à pneumonia). Para ajudar nesse diagnóstico diferencial, os derrames pleurais são divididos em exsudato e transudato. Os transudatos ocorrem quando o derrame é uma repercussão local de uma doença sistêmica: síndrome nefrótica, glomerulonefrite difusa aguda, insuficiência cardíaca e desnutrição grave. Já nos exsudatos, ocorre comprometimento inflamatório da superfície pleural, em decorrência de processos infecciosos pleuropulmonares, sendo os mais comuns na infância secundários a pneumonia ou a tuberculose.

**Quadro 40.1** Diagnóstico diferencial entre derrames pleurais exsudato e transudato.

|  | Transudato | Exsudato |
|---|---|---|
| Proteína no líquido pleural | < 3 g/100 mℓ | > 3 g/100 mℓ |
| Razão de proteína no líquido pleural/plasma | < 0,5 | > 0,5 |
| DHL no líquido pleural | < 200 UI | > 200 UI |
| Razão de DHL no líquido pleural/plasma | < 0,6 | > 0,6 |

DHL: desidrogenase láctica.

## Exames complementares

A radiografia de tórax posteroanterior e em perfil deve ser realizada em todos os pacientes com suspeita de derrame pleural (Figura 40.1). A obliteração do seio costofrênico é o primeiro sinal de derrame pleural. A radiografia com incidência em decúbito lateral do lado afetado, com raios horizontais, também pode ajudar no diagnóstico dessa patologia; porém, caso haja a possibilidade de se realizar uma ultrassonografia (US) de tórax, essa incidência radiológica é dispensável. A US de tórax pode detectar a presença de líquido no espaço pleural, além de estabelecer o seu tamanho, o estágio em que se encontra, diferenciar se o derrame encontra-se livre ou loculado e determinar a ecogenicidade do líquido. Além disso, pode guiar a toracocentese.

Sempre que houver diagnóstico de derrame pleural, deve-se fazer toracocentese, e o líquido pleural deve ser enviado para a análise bioquímica (proteína, pH, desidrogenase láctica, glicose e albumina), citológica e microbiológica (bactérias aeróbias e anaeróbias, bacilo de Koch [BK] e fungos). Concomitantemente, deve-se coletar sangue para dosagem de proteínas, desidrogenase láctica e hemocultura.

## Tratamento

O tratamento inicial consiste em oxigenoterapia (quando necessário), hidratação intravenosa nos pacientes com desidratação ou sem condições para se alimentar, e antibioticoterapia intravenosa com cobertura para *Streptococcus pneumoniae* (que é o agente etiológico mais frequente).

A drenagem torácica deve ser realizada nos derrames com presença de pus, pH < 7,2, glicose < 40 mg/dℓ ou identificação de bactérias no líquido pleural. A escolha do tipo da drenagem tem sido determinada pelo estágio de organização do líquido pleural, pela resposta ao tratamento inicial e pelo grau de encarceramento pulmonar. A drenagem fechada e o uso concomitante de antibiótico parenteral é o tratamento padrão para o empiema em crianças e deve ser realizado nos estágios iniciais. Nas crianças com empiema de longa evolução e com sinais de encarceramento pulmonar, com

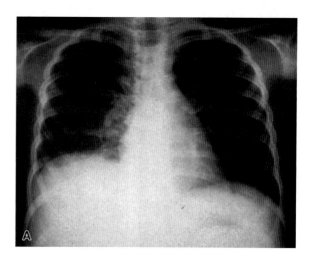
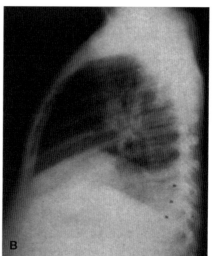
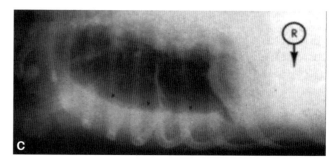

**Figura 40.1** Radiografia de tórax evidenciando elevação de cúpula diafragmática D em PA (**A**), cúpulas diafragmáticas francamente desniveladas em perfil (**B**) e derrame pleural em decúbito lateral D (Laurell) (**C**).

multisseptações, a drenagem tubular deve ser precedida de pleuroscopia sob visão direta para obter a ruptura das loculações e promover a drenagem efetiva do espaço pleural. Nos pacientes com empiema na fase fibrinopurulenta ou organizada, que persistem com febre, pode-se realizar drenagem aberta (pleurostomia) ou decorticação pulmonar para promover a expansão pulmonar.

> **Atenção**
>
> Sempre que for diagnosticado o derrame pleural, o paciente deve ser internado para antibioticoterapia endovenosa e para que possa ser avaliado por equipe especializada (pneumologista pediátrico e cirurgião pediátrico ou torácico) na condução clínica e/ou intervenção cirúrgica – drenagem, fibrinolíticos, pleuroscopia ou toracotomia.

## Bibliografia

Balfour-Lynn IM, Abrahamson E, Cohen G et al. BTS guidelines for the management of pleural infection in children. Thorax. 2005; 60(Suppl 1):i1-21.

Diretrizes Brasileiras em Pneumonia Adquirida na Comunidade em Pediatria. J Bras Pneumol. 2007; 33(Supl 1):S31-50.

Harris M, Clark J, Coote N et al. British Thoracic Society guidelines for the management of community acquired pneumonia in children: update 2011. Thorax. 2011; 66(Suppl 2):ii1-23.

Light RW, Macgregor MI, Luchsinger PC et al. Pleural effusions: the diagnostic separation of transudates and exudates. Ann Intern Med. 1972; 77(4):507-13.

McGrath EE, Anderson PB. Diagnosis of pleural effusion: a systematic approach. Am J Crit Care. 2011; 20(2):119-27.

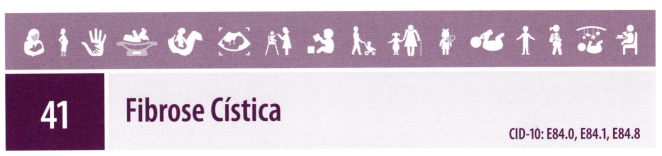

# 41 Fibrose Cística

CID-10: E84.0, E84.1, E84.8

*Camila Maia de Moraes • Laís Gomes de Carvalho • Lusmaia Damaceno Camargo Costa*

## Introdução

A fibrose cística é uma doença genética de herança autossômica recessiva, crônica e progressiva, caracterizada por desidratação das superfícies das vias respiratórias e comprometimento no *clearance* mucociliar, atingindo as glândulas exócrinas, levando ao espessamento das secreções e, consequentemente, a doença pulmonar obstrutiva crônica (DPOC) e outras manifestações sistêmicas, como má absorção de nutrientes, desnutrição devido a insuficiência pancreática, cirrose hepática e diabetes melito.

Os indivíduos com fibrose cística têm dificuldade em eliminar os patógenos em uma infecção pulmonar endobrônquica, devido ao espessamento das secreções, o que leva a uma resposta inflamatória exagerada e ao desenvolvimento de bronquiectasias e doença obstrutiva progressiva. A mortalidade por doença pulmonar é em torno de 85%. A média de sobrevida aumentou nos últimos 2 anos, chegando a 41,1 anos de vida.

De acordo com a Cystic Fibrosis Foundation, cerca de 70 mil pessoas no mundo vivem com fibrose cística. No Brasil, no Registro Brasileiro de Fibrose Cística (REBRAFC), contabilizam-se cerca de 3.000 pessoas com a doença, mas é possível que existam muito mais pacientes sem diagnóstico e tratamento adequados. Um a cada 10 mil nascidos vivos sofre com a doença no Brasil, que afeta tanto homens quanto mulheres, de todas as raças, sendo mais comum em caucasianos.

## Causas

A doença é causada por uma mutação genética localizada no cromossomo 7q31.2, que codifica o *cystic fibrosis transmembrane conductance regulator* (CFTR), uma proteína que exerce função na parte apical das células epiteliais do canal de cloro.

Mais de 1.900 mutações vêm sendo identificadas e classificadas em seis classes distintas, que refletem anormalidades na síntese, estrutura e função da proteína CFTR. Para ter a doença, são necessárias duas mutações da proteína CFTR, porém não precisam ser da mesma classe de mutação. As variações genéticas na proteína CFTR levam a um amplo espectro de fenótipos que se relacionam com o grau de comprometimento dos órgãos afetados e com a gravidade da doença. As classes I, II e III de mutações estão associadas a manifestações respiratórias e gastrintestinais precoces; já as classes IV e V estão associadas a doença pulmonar leve ou de início tardio e insuficiência pancreática exócrina. A mutação Delta F508 é a mais comum, estando presente em 70% da população afetada, e duas cópias estão presentes em aproximadamente 50% da população.

## Fatores de risco

Quando cada um dos pais tem um gene para a fibrose cística, em cada gestação, o risco de nascer um filho com e sem a doença é de 25% e 75%, respectivamente. A probabilidade de nascer um filho saudável, mas com um gene para fibrose cística, é de 50%. É importante esclarecer para a família sobre os riscos de se ter outro filho e deixar claro que esses riscos persistem de geração em geração.

## Manifestações clínicas

As manifestações clínicas surgem de acordo com a idade e a evolução da doença. Nas crianças de zero a 2 anos são comuns íleo meconial, icterícia obstrutiva, hipoproteinemia, anemia, diáteses hemorrágicas, desidratação sem perdas aparentes, síndrome perdedora de sal (depleção aguda de sal e alcalose metabólica) e dificuldade de ganho ponderoestatural. Já nas crianças de 2 a 12 anos, observam-se esteatorreia, prolapso retal, pneumonias recorrentes, sibilância recorrente, síndrome de má absorção, pólipo nasal e intussuscepção. As crianças maiores, com doença avançada, evoluem com pneumopatia crônica, baqueteamento digital, tolerância anormal à glicose, diabetes, obstrução intestinal crônica, pancreatite recorrente, azoospermia obstrutiva, infertilidade (98% no sexo masculino e 30% no sexo feminino) e infecção/colonização pulmonar por bactérias típicas de fibrose cística.

Nos primeiros anos de vida, costumam ser colonizados por *Staphylococcus aureus* ou *Haemophilus influenzae*. Com a evolução da doença, observa-se colonização por *Pseudomonas aeruginosa*, bactéria causadora de lesões pulmonares progressivas na fibrose cística, como bronquiectasias e até necrose pulmonar. A descolonização é difícil quando esta se torna *Pseudomonas* forma mucoide, pois esse fenótipo forma um filme bacteriano que facilita a aderência das bactérias nas vias respiratórias e a formação de microcolônias, dificultando a penetração do antibiótico.

## Diagnósticos diferenciais

Por ser uma doença multissistêmica, a fibrose cística nos permite pensar em vários diagnósticos diferenciais, como insuficiência pancreática, colecistite, colelitíase, colestase, cirrose, fibrose pulmonar, discinesia ciliar primária, bronquiolite obliterante, imunodeficiência, alergia alimentar, doença do refluxo gastresofágico, doenças intersticiais pulmonares, bronquiectasias de outras etiologias, DPOC, asma, entre outras, a depender da manifestação clínica do paciente. Portanto, é indispensável descartar fibrose cística quando houver qualquer possibilidade diagnóstica.

## Diagnóstico

O diagnóstico é suspeitado após rastreio positivo com aumento da tripsina imunorreativa (IRT) no rastreamento neonatal (teste do pezinho), devendo ser posteriormente confirmado com o teste do suor (Figura 41.1).

A IRT no teste do pezinho é um exame com alta sensibilidade, mas baixa especificidade. Se positivo, coleta-se uma segunda amostra, preferencialmente antes de 45 dias de vida. Pode haver em torno de 5% de falso-negativos; portanto, diante de suspeita clínica, mesmo com triagem neonatal negativa, deve-se investigar a presença da doença pela realização do teste do suor.

Em crianças e adultos que não foram submetidos à triagem neonatal, o diagnóstico pode ser suspeitado por manifestações clínicas típicas, como pancreatite, pneumonias de repetição, tosse úmida ou produtiva crônica, sinusite de repetição, bronquiectasias, infecção respiratória por *Pseudomonas aeruginosa*, diarreia crônica, baixo ganho ponderoestatural, íleo meconial, desidratação e infertilidade masculina.

Todos os pacientes deverão ter, para o diagnóstico, um teste de cloro no suor e um teste de análise genética da mutação da proteína reguladora de condutância transmembrana (CFTR).

Se o rastreio for positivo, o tratamento não deverá ser adiado enquanto se espera confirmação diagnóstica. Bons resultados dependem de intervenção precoce, em centros de referência especializados. Não se deve atrasar a reposição de sal e outras terapias indicadas, conforme o caso. Desidratação grave hiponatrêmica pode ocorrer nas primeiras semanas de vida.

**Teste do cloreto no suor ≥ 60 mmol/ℓ.** Se o teste do cloreto no suor for ≥ 60 mmol/ℓ, ele será positivo. Quando o teste do pezinho revelar anormalidade ou quando houver história familiar ou sintomas compatíveis, pode-se fazer o diagnóstico de fibrose cística. Deve-se realizar também o teste genético, importante para o seguimento.

**Teste do cloreto no suor < 30 mmol/ℓ.** Se a triagem for positiva e o teste do cloreto no suor for < 30 mmol/ℓ, o diagnóstico será improvável. Se houver história familiar ou sintomas compatíveis, o teste deve ser repetido. Se houver mutação genética da CFTR compatível, o diagnóstico deve ser considerado em caso de clínica compatível. São raros os casos de fibrose cística com valores do teste < 30 mmol/ℓ, que ocorrem em casos específicos de mutações da CFTR, como na C.3717 + 12191C > T.

**Teste do cloreto no suor entre 30 e 59 mmol/ℓ.** Quando o rastreio for positivo ou houver sintomas de fibrose cística ou história familiar, e quando houver dois testes do cloro no suor entre 30 e 59 mmol/ℓ, o paciente deve ter fibrose cística. Deve-se considerar, neste caso, o teste funcional da CFTR (diferença de potencial nasal e retal). Se houver IRT elevado, mas teste genético e teste da função da CFTR negativos, o diagnóstico será inconclusivo. Deverão ser acompanhados pelo especialista os casos que tiveram IRT alterado e duas mutações da CFTR com teste do cloro no suor < 30 mmol/ℓ, e os casos com teste de cloro no suor entre 30 e 59 mmol/ℓ e uma ou nenhuma mutação da CFTR. Esses casos podem permanecer assintomáticos e nunca apresentar sintomas, mas deverão ser acompanhados.

Se o rastreamento não foi realizado e se houver clínica compatível, deve-se realizar o teste do suor para o diagnóstico, complementar com teste genético e, se necessário, teste de função da CFTR (potencial nasal ou retal).

## Complicações

As complicações resultam do aumento da viscosidade das secreções com obstrução de ductos e canalículos gerando inflamação e fibrose progressivas nos órgãos de secreção exócrina. Ocorre aumento da suscetibilidade a infecções, principalmente pulmonares, agudas e crônicas por patógenos

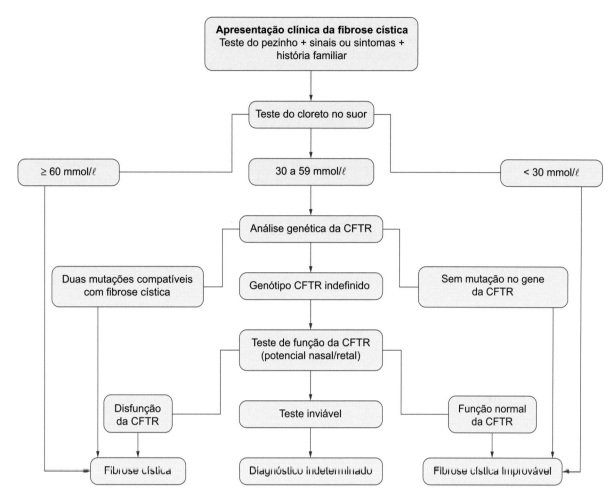

**Figura 41.1** Diagnóstico de fibrose cística segundo a *guideline* da Cystic Fibrosis Foundation de 2017. CFTR: *cystic fibrosis transmembrane conductance regulator*.

específicos, como *Staphylococcus aureus*, *Pseudomonas aeruginosa*, complexo *Burkholderia cepacia* e *Stenotrophomonas maltophilia*.

Dentre as complicações temos: sinusopatia e polipose nasal, pneumonias de repetição, atelectasia, pneumotórax, hemoptise, bronquiectasias, aspergilose broncopulmonar alérgica, *cor pulmonale*, refluxo gastresofágico, diabetes melito, pancreatite, íleo meconial, hemorragia digestiva, doença articular, doença hepatobiliar crônica, osteoporose, vasculites, prolapso retal, insuficiência pancreática exócrina, desnutrição proteico-calórica, edema por hipoproteinemia, deficiência de vitaminas lipossolúveis, azoospermia obstrutiva, síndrome perdedora de sal, depleção aguda de sal e alcalose metabólica crônica.

## Tratamento

Os pacientes devem, preferencialmente, ser tratados em centros de referência com acompanhamento multiprofissional de equipe especializada, capaz de estabelecer um programa contínuo de acompanhamento sistematizado, acolhedor e resolutivo.

O tratamento visa a profilaxia das infecções e suas complicações, nutrição adequada e suporte psicológico e socioeconômico para pacientes e seus cuidadores. A educação, a conscientização e a cooperação da família e do paciente são fundamentais.

É importante vacinar os pacientes contra *influenza* anualmente, manter as vacinas antipertússis, antissarampo e BCG atualizadas. Há recomendação e indicação de vacinação antipneumocócica, com pneumocócica conjugada 13-valente, preferencialmente, complementando com a 23-valente após os 2 anos de idade.

Um dos pilares do tratamento é desobstruir a árvore brônquica e eliminar o muco impactado. A fisioterapia respiratória e o uso da alfadornase são importantes para esse fim.

A alfadornase é uma enzima que leva à hidrólise do DNA extracelular derivado do núcleo de neutrófilos degenerados, presente no muco dos doentes. É usada por via inalatória e reduz o número e a gravidade das exacerbações.

O uso de antibióticos é fator importante no tratamento e traz melhora da sobrevida dos pacientes. A maioria dos centros preconiza curso de antibiótico quando existir exacerbação pulmonar por pelo menos 14 dias. Alguns centros europeus orientam antibioticoterapia regular intravenosa a cada 3 meses em todos com colonização brônquica crônica por *Pseudomonas aeruginosa*, independentemente da clínica.

Dentre as quinolonas, o ciprofloxacino é o de escolha para uso oral. Para tratamento venoso para pseudômonas, associa-se um aminoglicosídeo (amicacina ou tobramicina) com uma cefalosporina de terceira ou quarta geração ou piperacilina-ticarcilina ou piperacilina-tazobactam ou imipeném ou meropeném. A associação mais usada é amicacina e ceftazidima.

Antibióticos inalatórios, como tobramicina, colistimetato e aztreonam, são importantes no tratamento de pacientes com colonização brônquica crônica por pseudômonas.

A azitromicina pode estabilizar a função pulmonar em pacientes colonizados por pseudômonas por suas propriedades imunomoduladoras.

O tratamento da doença pancreática e suas repercussões se dá com suplementação enzimática (pancreatina), dieta hipercalórica balanceada para as necessidades do paciente, suplementação de micronutrientes e das vitaminas A, D, E e K. O ácido ursodesoxicólico é utilizado nos casos de colestase.

## Prognóstico

Os doentes acompanhados em centros de referência têm melhor prognóstico. Atualmente a sobrevida média chega aos 40 anos. O prognóstico pulmonar é diretamente ligado ao estado nutricional. A presença da mutação Delta F508 relaciona-se com insuficiência pancreática e pior estado nutricional.

## Perspectivas

Apesar de não haver cura definitiva para a doença, muito progresso tem ocorrido no que diz respeito ao tratamento de suporte, com antibióticos inalatórios, técnicas de fisioterapia e manejo nutricional. Recentemente, medicamentos capazes de modular a função do canal de cloreto (CFTR) têm sido desenvolvidos e utilizados em alguns tipos de mutações genéticas, com resultados promissores. A terapia gênica é o tratamento de maior esperança para a possível cura futura.

## Bibliografia

Farrell PM, White TB, Ren CL et al. Diagnosis of Cystic Fibrosis: Consensus Guidelines from the Cystic Fibrosis Foundation. J Pediatr. 2017; 181S:S4-S15.e1.

Flume PA, O'Sullivan BP, Robinson KA et al. Cystic fibrosis pulmonary guidelines: chronic medications for maintenance of lung health. Am J Respir Crit Care Med. 2007; 176(10):957-69.

Rosov T. Fibrose cística (mucoviscidose). Doenças pulmonares em pediatria. São Paulo: Atheneu; 2012. pp. 743-72.

Secretaria de Estado de Saúde de Minas Gerais. Protocolo Clínico dos Centros de Referência do Estado de Minas Gerais. Belo Horizonte; 2008.

Shruti M, Paranjape SM, Mogayzel Jr. PJ. Cystic fibrosis. Pediatr Rev. 2014; 35(5):194-205.

Silva-Filho LVF, Ferreira FA, Reis FJC et al. Infecção por pseudomonas aeruginosa em pacientes com fibrose cística: evidências científicas sobre o impacto clínico, diagnóstico e tratamento. J Bras Pneumol. 2013; 39(4):495-512.

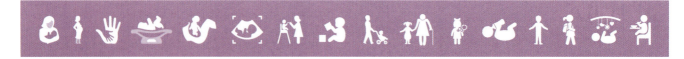

# 42 Insuficiência Respiratória Aguda

CID-10: J96.0

*Rafaella Fungaro Baragatti • Raquel Vidica Fernandes*

## Introdução

Insuficiência respiratória aguda (IRA) é um termo usado para descrever qualquer perturbação do sistema respiratório que dificulte a sua função primária de fornecer oxigênio para a remoção de dióxido de carbono a partir do leito capilar pulmonar. É um problema comum no grupo pediátrico, correspondendo a quase metade das internações em unidades de terapia intensiva (UTI) pediátricas, além de ser a principal causa de morbidade e mortalidade na população pediátrica.

## Causas

A IRA pode ser classificada em hipoxêmica ou hipercápnica, sendo a primeira a mais comum na faixa etária pediátrica.

Sua etiologia é diversa, tendo em vista que é a consequência de uma resposta pulmonar a lesões ocorridas diretamente no pulmão ou decorrente de lesão ou inflamação em outros locais do corpo. As causas são variadas e relacionadas aos fatores que levam a hipoxemia, como baixa $P_{O_2}$ ambiental secundária a altitudes elevadas, hipoventilação alveolar decorrente de infecções do sistema nervoso central, traumatismo cranioencefálico e superdosagem de drogas, defeitos de difusão por fibrose pulmonar ou pneumonia intersticial, desequilíbrio entre ventilação e perfusão devido a pneumonia, asma, bronquiolite, *shunt* intracardíaco devido a cardiopatias congênitas cianóticas, alteração do transporte de oxigênio, seja por anemia, choque ou intoxicação por monóxido de carbono e obstrução das vias respiratórias.

## Manifestações clínicas

O dado sempre presente é a dificuldade respiratória, representada pela taquipneia (considerar como ponto de gravidade frequência respiratória $\geq 60$ irpm em recém-nascidos e lactentes e $\geq 40$ irpm em crianças maiores) isolada ou, mais frequentemente, pela taquidispneia (retração de fúrcula, batimento de asa nasal, tiragem intercostal, supra/subesternal, supraclavicular, subcostal, contração da musculatura acessória da respiração e movimento paradoxal do abdome) ou ainda pela bradipneia ou até mesmo apneia, sendo esses dois últimos sinais de alerta para deterioração das condições clínicas da criança.

Deve-se atentar para outros sinais como gemidos expiratórios (laringite, epiglotite), sibilos e aumento do tempo expiratório (asma, bronquiolite e edema pulmonar), alteração na expansibilidade torácica (pneumotórax, derrame pleural, atelectasia, aspiração de corpo estranho, paralisia diafragmática), murmúrio vesicular reduzido associado a estertores crepitantes (pneumonia ou edema pulmonar), diminuição ou abolição do murmúrio vesicular (derrame pleural, pneumotórax, obstrução de vias respiratórias, atelectasia), palidez cutânea e cianose (hipoxemia). Diminuição do nível de consciência e do tônus muscular são sinais tardios associados à fadiga.

## Diagnóstico diferencial

Deve-se ter em mente que a insuficiência respiratória aguda é consequência e não a causa. Portanto, o diagnóstico diferencial deve ser bem estabelecido segundo os achados clínicos e laboratoriais.

É preciso atentar para sinais como gemidos expiratórios (laringite, epiglotite), sibilos e aumento do tempo expiratório (asma, bronquiolite e edema pulmonar), alteração na expansibilidade torácica (pneumotórax, derrame pleural, atelectasia, aspiração de corpo estranho, paralisia diafragmática), murmúrio vesicular reduzido associado a estertores crepitantes (pneumonia ou edema pulmonar), diminuição ou abolição do murmúrio vesicular (derrame pleural, pneumotórax, obstrução de vias respiratórias, atelectasia), palidez cutânea e cianose (hipoxemia). Diminuição do nível de consciência e do tônus muscular são sinais tardios associados à fadiga.

## Exames complementares

Além dos exames específicos para cada tipo de doença que pode comprometer o sistema respiratório, a radiografia de tórax (confirmar diagnóstico de pneumonia, edema pulmonar, pneumotórax, atelectasias ou derrame pleural, por exemplo) e a gasometria arterial (observar pH, $P_{CO_2}$, $P_{O_2}$ e $HCO_3$, para diferenciar em insuficiência respiratória aguda, crônica ou crônica agudizada) devem ser solicitadas e realizadas assim que possível.

## Tratamento

O tratamento inicial consiste em garantir patência e a sustentabilidade da via aérea superior e dar suporte para oxigenação e ventilação adequadas. Entre as intervenções simples que devem ser empregadas estão: colocação da criança em posição de conforto, manobra de inclinação da cabeça e elevação do queixo para abrir a via aérea; manobra de elevação da mandíbula sem extensão da cabeça, quando houver suspeita de lesão de coluna cervical; aspiração do nariz e da orofaringe; técnicas de desobstrução de via aérea por corpo estranho em pacientes conscientes; e dispositivos acessórios da via aérea (p. ex., cânula orofaríngea). Entre as intervenções avançadas, incluem-se aplicação de pressão positiva contínua na via aérea (CPAP), ventilação não invasiva (BIPAP), remoção de corpo estranho por laringoscopia direta, cricotireoidotomia e intubação orotraqueal. Administrar oxigênio suplementar em caso de hipoxemia confirmada ($P_{O_2}$ arterial $< 60$ mmHg ou $SatO_2 < 94\%$), lembrando que a escolha do dispositivo varia com a condição clínica do paciente e da fração inspirada de oxigênio ($F_{IO_2}$) necessária para manter $SatO_2 \geq 94\%$. Deve-se considerar intubação endotraqueal e ventilação mecânica nos pacientes com deterioração clínica (inabilidade para manter oxigenação e ventilação adequadas, inabilidade para manter ou proteger a via aérea, epiglotite, lesão térmica de vias respiratórias superiores por inalação de fumaça/queimadura) ou naqueles com $P_{O_2} < 60$ mmHg recebendo $F_{IO_2} \geq 0,6$ e/ou um pH $< 7,2$ devido à elevação da $P_{CO_2}$.

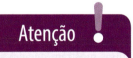

Os sistemas de ofertas de oxigênio podem ser categorizados como sistemas de baixo fluxo (fornecem $O_2$ que varia com o fluxo inspiratório do paciente e são sistemas de oferta de oxigênio de desempenho variável) e alto fluxo (fornecem concentrações específicas de oxigênio inspirado, com fluxo que atende ou excede as necessidades de fluxo inspiratório do paciente e são sistemas de fornecimento de $O_2$ de desempenho fixo) (Quadro 42.1).

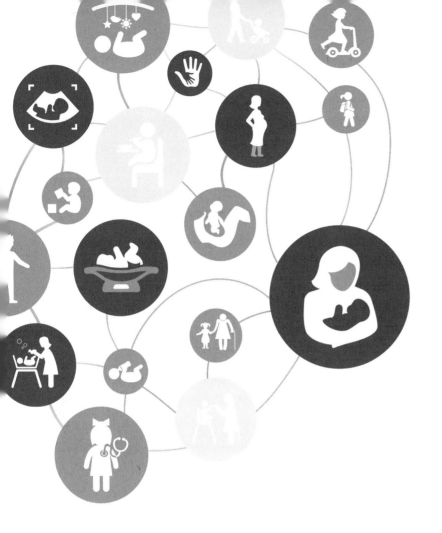

# Doenças do Coração e do Pericárdio

**Parte 8**

| | |
|---|---|
| Capítulo 44 | Arritmias, 135 |
| Capítulo 45 | Cardiomiopatias, 139 |
| Capítulo 46 | Cardiopatia Congênita Acianogênica, 141 |
| Capítulo 47 | Cardiopatia Congênita Cianogênica, 144 |
| Capítulo 48 | *Cor Pulmonale*, 146 |
| Capítulo 49 | Derrame Pericárdico, 148 |
| Capítulo 50 | Endocardite Infecciosa, 151 |
| Capítulo 51 | Hipertensão Pulmonar, 154 |
| Capítulo 52 | Insuficiência Cardíaca, 160 |
| Capítulo 53 | Valvopatias, 164 |

# 44 Arritmias

CID-10: I49.9

*Mirna de Sousa*

## Introdução

Arritmias são alterações elétricas que provocam modificações no ritmo cardíaco. Podem ocorrer por alterações no sistema de condução cardíaco ou devido a lesões do próprio tecido cardíaco. Podem ser assintomáticas e benignas ou não; em muitos casos produzem sintomas de baixo débito e insuficiência cardíaca; podem evoluir para fibrilação ventricular e morte súbita, sendo esta sua manifestação mais dramática.

Podem ser classificadas, quanto à frequência cardíaca (Quadro 44.1) em síndromes taquicárdicas e síndromes bradicárdicas, ou percebidas apenas por meio da irregularidade dos batimentos sem que haja alterações significativas da frequência cardíaca. Podem ocorrer em corações normais ou com malformações congênitas, acometendo qualquer idade, do feto ao adulto.

## Classificação

As arritmias podem ser divididas em dois grandes grupos: aquelas sem significado patológico, ou seja, "benignas", e outro grupo que engloba aquelas com significado patológico e que, portanto, necessitam de atenção e tratamento.

## Manifestações clínicas

As síndromes taquicárdicas são mais frequentes na infância, e seus mecanismos variam quanto à participação da junção atrioventricular. Este pode participar do mecanismo eletrofisiológico ou não, como nas taquicardias atriais, *flutter* e fibrilação atrial. As síndromes bradicárdicas podem ocorrer por déficit de automatismo celular ou mesmo por bloqueio do impulso elétrico no seu trajeto pelo sistema de condução.

As arritmias consideradas sem significado patológico são aquelas que não estão associadas a nenhuma alteração estrutural do coração, não produzem repercussão hemodinâmica significativa, muitas vezes são achados ocasionais, sem sintomas associados e, portanto, não apresentam risco potencial, não necessitam de nenhum tipo de tratamento, além de ter bom prognóstico. Nesse grupo os mecanismos deflagradores estão relacionados com imaturidade e processo adaptativo do sistema nervoso autônomo e excitabilidade do sistema de condução própria da idade.

As arritmias sem significado patológico mais comuns: arritmia sinusal, extrassístoles atriais ou ventriculares esporádicas, marca-passo atrial migratório e ritmos ectópicos atriais. Não produzem qualquer sintoma por não provocarem alteração hemodinâmica significativa.

As taquicardias patológicas podem levar ao comprometimento do débito cardíaco por redução do tempo de enchimento diastólico, que por sua vez leva a redução do volume sistólico. A redução do volume sanguíneo ejetado diminui a perfusão coronariana, e a frequência cardíaca elevada aumenta o consumo de oxigênio. A consequência de débito cardíaco inadequado, má perfusão coronariana e aumento da demanda de oxigênio é o sofrimento miocárdico, que pode levar a disfunção ventricular, choque cardiogênico e colapso cardiocirculatório. Os sinais mais frequentes são: palpitações taquicárdicas, fadiga, pré-síncope e síncope. Em pacientes com taquicardias incessantes (como as atriais), os sintomas de insuficiência cardíaca podem se instalar gradativamente, sendo a intolerância ao esforço o sinal mais marcante.

Os principais exemplos de taquicardias são:

- Taquicardia sinusal (TS): ritmo taquicárdico com intervalo RR regular e QRS estreito (duração menor que 0,09 segundo). Pode aparecer como uma resposta fisiológica às necessidades do organismo em aumentar o débito cardíaco ou a oferta de oxigênio. As causas mais comuns são hipoxia tecidual, hipovolemia, hipertermia, dor, ansiedade, anemia, intoxicações, estresse metabólico. A TS é mais um sinal fisiológico inespecífico do que uma arritmia verdadeira (Figura 44.1)
- Taquicardia supraventricular (TSV): ritmo taquicárdico com intervalo RR regular, na grande maioria das vezes com QRS estreito (pode apresentar-se com QRS alargado se houver condução intraventricular aberrante). É a taquiarritmia que mais causa comprometimento cardíaco na infância (Figura 44.2). Pode aparecer abruptamente ou de forma intermitente. É um ritmo muito rápido que tem origem acima dos ventrículos, por três mecanismos distintos: reentrada por via acessória, reentrada no nó atrioventricular (AV) ou foco atrial ectópico
- Taquicardia ventricular (TV): ritmo taquicárdico com QRS alargado; a origem do estímulo é no interior do ventrículo. É incomum em crianças e pode ser secundária a cardiopatias

**Quadro 44.1** Frequência cardíaca normal (em batimentos por minuto), conforme a idade e a atividade basal.

| Idade | Acordado | Média | Dormindo |
|---|---|---|---|
| 0 a 3 meses | 85 a 190 | 140 | 80 a 160 |
| 3 meses a 2 anos | 100 a 190 | 130 | 75 a 160 |
| 2 a 10 anos | 60 a 140 | 80 | 60 a 90 |
| Acima de 10 anos | 60 a 100 | 75 | 50 a 90 |

congênitas, síndrome do QT longo, miocardite, distúrbios hidreletrolíticos e intoxicações. Deve-se fazer diagnóstico diferencial com a TSV com condução aberrante (menos de 10% das TSV). Pode ser monomórfica (Figura 44.3) ou polimórfica; na TV polimórfica destaca-se a *torsade de pointes* (Figura 44.4)

- *Flutter* atrial é raro em crianças, acomete mais fetos e, se não tratado, pode levar a hidropisia fetal e óbito intraútero
- Fibrilação atrial é rara em crianças e, por sua raridade, não será abordada neste capítulo.

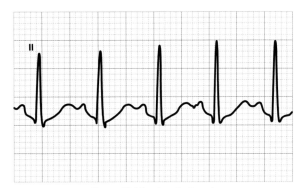

Figura 44.1 Taquicardia sinusal.

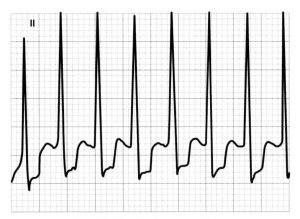

Figura 44.2 Taquicardia supraventricular.

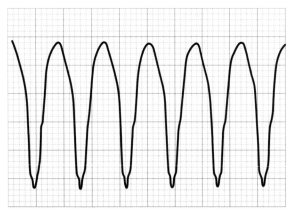

Figura 44.3 Taquicardia ventricular monomórfica.

As bradicardias patológicas são definidas como situações em que a frequência cardíaca é menor que o normal para a idade (ver Quadro 44.1), associada a sinais de perfusão sistêmica inadequada. O débito cardíaco se torna inadequado em função da frequência muito lenta. Em pacientes com frequência cardíaca menor que 60 batimentos por minutos e sinais de perfusão inadequada, devem-se iniciar manobras de reanimação cardiopulmonar. Os sintomas são inespecíficos como: cefaleia, tontura, fadiga, pré-síncope e síncope. Os sinais de alerta são: choque com hipotensão, alteração do nível de consciência e colapso cardiocirculatório. A principal causa de bradicardia sintomática em criança é a hipoxemia.

Os principais exemplos de bradicardia são:

- Bradicardia sinusal (BS): pode ser uma resposta fisiológica causada por redução da demanda metabólica (p. ex., durante o repouso, sono ou condições de hipotermia) ou por aumento do volume sistólico (atletas com bom condicionamento físico). As causas patológicas incluem hipoxemia, intoxicações, distúrbios hidreletrolíticos, apneia do sono, infecções, hipotireoidismo, hipoglicemia e hipertensão intracraniana (Figura 44.5)
- Bradicardia por parada do nó sinusal: quando isso ocorre, outro marca-passo assume a despolarização cardíaca. Os ritmos podem ser de três origens: ritmos de escape atrial, ritmo de escape juncional ou ritmo de escape idioventricular

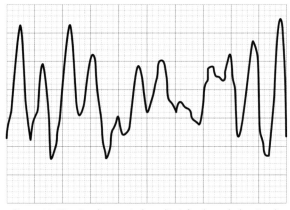

Figura 44.4 Taquicardia ventricular polimórfica (*torsade de pointes*).

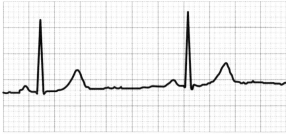

Figura 44.5 Bradicardia sinusal.

- Bradicardia por bloqueio AV: ocorre por distúrbio de condução do nó AV. Classifica-se em:
  - Bloqueio AV de primeiro grau (Figura 44.6): caracteriza-se por alargamento no intervalo PR, geralmente assintomático
  - Bloqueio AV de segundo grau: apenas alguns impulsos atriais são conduzidos para os ventrículos. Caracteriza-se por dois tipos de condução: Mobitz tipo I (fenômeno de Wenckebach) ou Mobitz tipo II (Figuras 44.7 e 44.8)
  - Bloqueio AV de terceiro grau ou bloqueio AV total (Figura 44.9): nenhum impulso atrial é conduzido para o ventrículo. O ritmo ventricular é mantido por marca-passo subsidiário localizado nos ventrículos. Na faixa etária pediátrica o tipo mais comum é o bloqueio AV total (BAVT) congênito frequentemente associado à colagenose materna.

### Diagnóstico

Para avaliação do diagnóstico e tratamento, devem-se considerar o ritmo basal e a frequência cardíaca normal para cada idade (ver Quadro 44.1) e o grau de comprometimento sistêmico que a arritmia está causando (p. ex., crianças com cardiopatia congênita ou disfunção miocárdica são menos tolerantes às arritmias). É imprescindível que seja feita uma boa anamnese com especial atenção para história familiar de morte súbita, exame físico adequado e eletrocardiograma de 12 derivações.

### Diagnóstico diferencial

Sintomas como tontura, pré-síncope e síncope são comuns na síndrome vasovagal; nessa situação podem ocorrer hipotensão e/ou bradicardia secundários a uma insuficiência nos mecanismos reflexos compensatórios responsáveis por manter os níveis de pressão arterial a curto prazo, sejam eles os receptores cardiopulmonares, o arco barorreflexo ou até mesmo a disfunção de ambos. Outra situação que se assemelha a uma crise de arritmia são alguns tipos de crises convulsivas, nas quais se percebe alteração do nível de consciência e da frequência cardíaca: bradi ou taquicardia à avaliação clínica. O diagnóstico diferencial se fará pelo eletrocardiograma que mostrará taqui ou bradissinusais.

### Exames complementares

O eletrocardiograma é o método diagnóstico incontestável de todos os distúrbios de ritmo cardíaco. O registro elétrico no momento do sintoma é de fundamental importância na condução dos casos – é o chamado "eletrocardiograma de crise". O ecocardiograma é importante para avaliar se há alterações

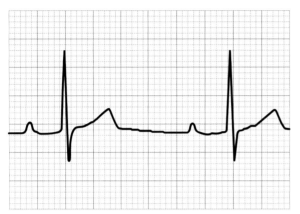

Figura 44.6 Bloqueio atrioventricular de primeiro grau.

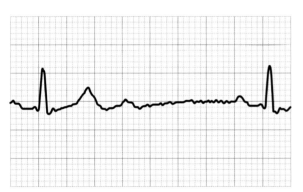

Figura 44.7 Bloqueio atrioventricular de segundo grau (Mobitz tipo I).

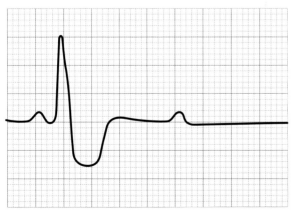

Figura 44.8 Bloqueio atrioventricular de segundo grau (Mobitz tipo II).

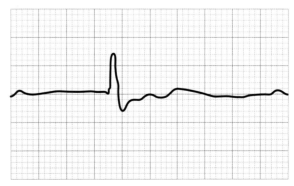

Figura 44.9 Bloqueio atrioventricular de terceiro grau ou bloqueio atrioventricular total (BAVT).

estruturais do coração, como cardiopatias congênitas, cardiomiopatias etc. Deve ser bem avaliada a câmara direita na busca de sinais que possam levar ao diagnóstico da displasia arritmogênica do ventrículo direito, apesar de ser a ressonância magnética cardíaca o método mais adequado para esse diagnóstico. O Holter de 24 h fornece dados importantes, como tipo e densidade da arritmia, seu comportamento durante o sono e durante práticas de atividades diárias. O teste ergométrico pode ser utilizado para avaliar o comportamento da arritmia durante o esforço, mas não é um exame que se possa fazer em crianças muito pequenas; nesses casos, o Holter permite esse tipo de avaliação.

Os avanços na eletrofisiologia têm permitido tratar de forma segura e eficaz as arritmias cardíacas de crianças por meio de estudo eletrofisiológico e ablação de circuitos elétricos patológicos. Apesar de não ser exatamente uma novidade, visto que esses procedimentos já vêm sendo realizados há mais de uma década, a conquista do perfil de segurança e eficácia vem se estabelecendo cada vez mais.

## Tratamento

Nas arritmias sem significado patológico, após correta afirmação diagnóstica, deve-se esclarecer a família sobre sua benignidade, e nenhum tratamento ou restrição deve ser instituído. Em casos de dúvida sugere-se o acompanhamento ambulatorial de 6 em 6 meses.

Nas bradicardias secundárias a causas externas (hipoxemia, distúrbios metabólicos e hidreletrolíticos, infecção, apneia, hipotireoidismo, hipertensão intracraniana etc.), deve-se tratar a causa de base e promover as medidas de suporte de vida (básico e avançado). Deve-se garantir oferta adequada de oxigênio e acesso venoso para infusão de fármacos (epinefrina, atropina etc.).

Naquelas secundárias a distúrbios de condução com comprometimento do débito cardíaco sintomáticas, deve-se proceder ao implante de marca-passo.

Nas taquicardias sinusais, deve-se tratar a causa desencadeadora (febre, desidratação, infecção etc.). Em casos de taquicardia sinusal por intoxicação exógena, pode-se utilizar medicação betabloqueadora temporariamente.

Nas taquiarritmias, deve-se separar a abordagem terapêutica em situações distintas: se há ou não sinais de instabilidade hemodinâmica e qual o ritmo a ser tratado (supraventricular ou ventricular).

Se o ritmo for supraventricular e não houver sinais de instabilidade hemodinâmica ou choque, pode-se proceder à manobra vagal na tentativa de diminuir a velocidade de condução pelo nó AV. Em lactentes, é feita colocando-se uma bolsa de água gelada na face e nos olhos; em crianças maiores, pode ser feita pedindo-lhes que soprem um canudo obstruído ou uma bexiga. Ao se obter um acesso venoso, faz-se a cardioversão química com adenosina (0,1 mg/kg em *bolus* rápido, máximo de 6 mg). Uma segunda dose pode ser feita de 0,2 mg/kg, máximo de 12 mg. A infusão da adenosina deve ser efetiva e rápida, pois ela é metabolizada em cerca de 10 segundos pelo organismo. Deve-se iniciar infusão venosa de amiodarona (5 mg/kg/dose; repetir até 4 vezes, chegando a 20 mg/kg/dia em dose de ataque; a dose de manutenção é de 5 a 7 mg/kg/dia).

Se houver instabilidade hemodinâmica ou choque, deve-se proceder à cardioversão imediata; se não houver acesso venoso, a cardioversão deve ser elétrica sincronizada na dose de 0,5 a 1 J/kg, podendo ser aumentada para 2 J/kg nas cargas subsequentes, lembrando de fazer analgesia e sedação antes da cardioversão. Se o paciente estiver com acesso venoso calibroso ou intraósseo, pode ser feita a cardioversão química com adenosina. Após a cardioversão, deve-se iniciar infusão venosa de amiodarona nas doses descritas anteriormente.

Se o ritmo a ser tratado for ventricular, as abordagens são:

- TV sem pulso central: iniciar manobras de reanimação cardiopulmonar, ou seja, tratar com parada cardiorrespiratória
- TV com pulso e sem sinais de choque: iniciar antiarrítmicos intravenosos (amiodarona na dose já citada ou procainamida 15 mg/kg em 30 minutos) ou cardioversão elétrica sincronizada na dose de 0,5 a 1 J/kg e cargas subsequentes de 2 J/kg se não houver reversão, fazendo-se analgesia e sedação antes da cardioversão
- TV com pulso e sinais de má perfusão: cardioversão sincronizada imediata; se persistir, considerar o uso de antiarrítmicos nas doses já citadas.

A adenosina pode ser usada com finalidade diagnóstica para diferenciar a TV da TSV com condução aberrante; não há resposta à adenosina na TV.

Na TV do tipo *torsade de pointes*, deve-se considerar o uso de sulfato de magnésio (25 a 50 mg/kg intravenoso, máximo de 2 g em 10 a 20 minutos).

**Atenção!**

Nunca se deve tratar uma arritmia sem o correto diagnóstico. O eletrocardiograma de 12 derivações deve ser realizado sempre que houver suspeita de alterações de ritmo cardíaco. O registro no momento do sintoma é fundamental para o correto diagnóstico e tratamento da arritmia.

## Bibliografia

Aehlert B. PALS – Pediatric advanced life support study guide. 4. ed. Jones & Bartlett Learning; 2018.

Andalaft RB. Arritmias cardíacas na infância e adolescência. Jornal Diagnósticos em Cardiologia. 2009; 12:1-44.

Andalaft RB, Rubayo EM. Arritmias cardíacas na infância. In: Piegas LS, Armaganijan D, Timerman A. Condutas terapêuticas do Instituto Dante Pazzanese de Cardiologia. São Paulo: Atheneu; 2006. pp. 637-46.

Gardenghi G, Hachul DS, Negrão CE et al. Síncope neurocardiogênica e exercício. Reblampa. 2004; 17(1):3-10.

Magalhães LP, Guimarães ICB, Melo SL et al. Diretriz de Arritmias Cardíacas em Crianças e Cardiopatias Congênitas SOBRAC e DCC – CP. Arq Bras Cardiol. 2016; 107(1 Supl 3):1-58.

Matsuno AK. Arritmias na criança. Medicina (Ribeirão Preto). 2012; 45(2):214-22.

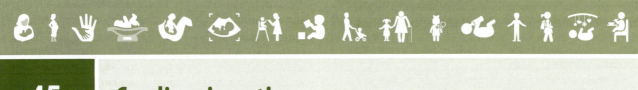

# 45 Cardiomiopatias

CID-10: I42

*Mirna de Sousa*

## Introdução

As cardiomiopatias são um grupo de doenças que têm em comum o acometimento primário do miocárdio associado à disfunção cardíaca. São classificadas pela fisiopatologia dominante ou pelos fatores etiopatológicos como cardiomiopatias dilatadas, hipertróficas, restritivas, arritmogênica do ventrículo direito (VD) e outras (miocárdio não compactado, fibroelastose, disfunção sistólica com dilatação mínima e mitocondriopatias). A cardiomiopatia na infância pode ser subdividida em: displasia arritmogênica do ventrículo direito (DAVD), cardiomiopatia dilatada (CMD), cardiomiopatia hipertrófica (CMH) e cardiomiopatia restritiva (CMR).

## Fisiopatologia

Os mecanismos fisiopatológicos variam, dependendo do tipo. A cardiomiopatia dilatada idiopática tem sido associada à etiologia multifatorial; estudos recentes têm associado fatores genéticos à sua suscetibilidade e à resistência. Pode ser associada a sequela de miocardite e suas causas: sistêmicas inflamatórias (como o lúpus), doenças infecciosas (vírus, protozoários, bactérias e fungos), ao uso de algumas substâncias (quimioterápicos), toxinas como a do veneno do escorpião ou consumo de álcool. Estima-se incidência de 0,34 a 3,8 para cada 100.000 crianças/ano.

A cardiomiopatia hipertrófica está associada a fatores genéticos e acomete 2,5 em cada 100.000 crianças e 1 em cada 500 indivíduos, considerando-se a população geral. A hipertrofia pode ser concêntrica do ventrículo esquerdo (VE) ou assimétrica, com maior hipertrofia septal, podendo haver obstrução à via de saída do VE. Assimetria e obstrução são fatores associados a pior prognóstico.

A cardiomiopatia restritiva é rara em crianças e representa 2 a 5% do total das cardiomiopatias na infância; sua etiologia não está bem definida, mas estudos recentes têm apontado para causas genéticas (mutações no gene *TNNI3* da troponina I).

A arritmogênica do VD é igualmente rara na infância e tem como sua principal manifestação as arritmias. Vários estudos em busca de respostas acerca desta patologia encontram-se em andamento em todo o mundo.

A síndrome do miocárdio não compactado é rara, com incidência pediátrica anual menor que 0,1 por 100.000. Pode estar associada a doenças congênitas (anomalia de Ebstein, comunicação interatrial, comunicação interventricular, duplo orifício mitral e valva aórtica bicúspide). Sua etiologia não é clara; estudos apontam desarranjos genéticos e outros sugerem que a não compactação pode ser uma patologia adquirida.

A fibroelastose e as mitocondriopatias são extremamente raras, e suas etiologias, pouco esclarecidas. A disfunção sistólica com dilatação mínima parece ser um espectro da cardiomiopatia dilatada e tem sido objeto de estudo de especialistas no mundo todo.

## Manifestações clínicas

As manifestações clínicas vão depender do tipo e da gravidade do acometimento miocárdico. Nas cardiomiopatias que cursam com disfunção sistólica (dilatada, miocárdio não compactado, disfunção sistólica com dilatação mínima, mitocondriopatias) predominarão os sinais e sintomas de insuficiência cardíaca congestiva (ICC). Em lactentes podemos observar taquipneia, taquicardia, ritmo de galope, irritabilidade e déficit de ganho pôndero-estatural; em crianças maiores, intolerância ao exercício, estase jugular e edema periférico somam-se ao quadro clínico. Os adolescentes apresentam sintomas de ICC semelhantes aos adultos com dispneia progressiva, ortopneia, dispneia paroxística noturna, inapetência, náuseas, vômito e dores abdominais. Nos casos mais graves, palidez, pulsos filiformes, extremidades frias, alteração nos níveis de consciência, derrame pleural e ascite.

Nas cardiomiopatias hipertróficas e restritivas, muitas vezes temos pacientes assintomáticos com sopro cardíaco que revelam a obstrução da via de saída do VE quando presente. Os sinais mais precoces são taquipneia e taquicardia, intolerância ao esforço, sendo hepatomegalia e turgência de jugulares achados mais tardios. Em casos mais graves, observam-se angina e síncopes. Nas cardiomiopatias hipertróficas, restritivas e arritmogênicas do VD, as arritmias desempenham papel importante, sendo muitas vezes causa de morte súbita em portadores dessas afecções. Pacientes com a forma assimétrica e obstrutiva da cardiomiopatia hipertrófica apresentam maior risco de morte súbita.

> **Atenção**
>
> Dor torácica aos esforços em adolescente pode ser um sintoma de cardiomiopatia hipertrófica.
>
> Uma criança com broncospasmo recorrente que não responde bem a broncodilatadores inalatórios pode ter duplo arco aórtico.

### Diagnóstico diferencial

As cardiomiopatias dilatadas podem ser confundidas com doenças que cursam com disfunção miocárdica, como anomalia de artérias coronárias, lesões obstrutivas do VE (coarctação de aorta e estenose aórtica), lesões congênitas ou adquiridas das valvas mitral e aórtica. Arritmias incessantes podem provocar disfunção sistólica grave do VE, as chamadas taquicardiomiopatias. Em todas essas situações, a correção da causa estrutural ou elétrica reestabelece a normalização da função sistólica do VE. Arterites, miocardites e hipertensão arterial sistêmica crônica também podem mimetizar ou mesmo preceder a cardiomiopatia dilatada.

As cardiomiopatias hipertróficas são muitas vezes confundidas com doenças de depósito (mucopolissacaridoses e glicogenoses). A hipertrofia miocárdica transitória do filho de mãe diabética apresenta evolução benigna no primeiro ano de vida. O uso crônico de corticosteroides também provoca hipertrofia que regride após sua retirada. Lesões obstrutivas do VE (estenose aórtica e coarctação) também podem provocar hipertrofia reacional; nesses casos, após o tratamento cirúrgico, a hipertrofia regride. Doenças sistêmicas, como ataxia de Friedreich, lentiginose, síndrome de Noonan e hipotireoidismo congênito, também podem cursar com hipertrofia, principalmente do VE.

### Exames complementares

A radiografia de tórax mostra congestão pulmonar e permite avaliar a área cardíaca, que geralmente é aumentada na maioria das cardiomiopatias; em casos mais graves, encontra-se também derrame pleural. O eletrocardiograma (ECG) mostra a frequência cardíaca, que geralmente é aumentada, assim como avalia arritmias, sobrecarga de câmaras (atriais nas restritivas e ventriculares nas demais), alterações isquêmicas e de repolarização e bloqueios. O teste ergométrico e o Holter estão indicados na pesquisa de arritmias e para orientação quanto à prática de exercícios físicos.

O ecocardiograma, entretanto, é o exame que permite definir, na maioria das vezes, o tipo de acometimento miocárdico e sua gravidade. Avalia funções sistólica e diastólica do VE com acurácia, permite detectar trombos intracavitários e estimar pressões pulmonares. O ecocardiograma apresenta limitação na avaliação do VD, sendo necessária, muitas vezes, a complementação com ressonância magnética cardíaca (RMC).

A ventriculografia radioisotópica (*gated*) pode ser usada para quantificar as funções sistólicas de VD e VE. A cintilografia miocárdica com gálio-67 possibilita avaliar se há processo inflamatório em atividade e afastar a miocardite como diagnóstico diferencial.

Em casos mais complexos ou naqueles com comprometimento do VD, a RMC tem sido o método diagnóstico de eleição. Ela define adequadamente dimensão, massa e função dos ventrículos direito e esquerdo, avalia de modo preciso o miocárdio, mostrando dilatação e hipertrofia, e é útil na definição etiológica de processos inflamatórios do miocárdio (miocardite). A avaliação do grau de isquemia e fibrose com a técnica do realce tardio tem valor prognóstico: quanto mais realce tardio, maior o risco de morte súbita. A utilização da RMC no arsenal diagnóstico das doenças do músculo cardíaco tem sido de fundamental importância e já está incorporada na prática mundial; entretanto, na faixa etária pediátrica, apesar de ser um exame sem radiação ionizante, apresenta como fator limitante para seu uso, além do alto custo, a necessidade de ser realizado sob anestesia por ter um longo tempo de aquisição das imagens.

A angiotomografia e o estudo hemodinâmico são reservados para casos específicos, principalmente para definição anatômica de coronárias e vasos.

### Tratamento

O tratamento dependerá do tipo de cardiomiopatia em questão. Nas formas que cursam com ICC, devem-se otimizar as condições gerais do paciente com correção de anemia, distúrbios hidreletrolíticos e metabólicos, restrição hidrossalina e repouso quando necessário. O uso de diuréticos, inibidores da enzima conversora de angiotensina (IECA), espironolactona (antagonista da aldosterona) está bem estabelecido e deve ser feito. Os digitálicos podem ser usados, mas estudos recentes não têm comprovado sua eficácia em reduzir mortalidade. Os betabloqueadores devem ser iniciados em baixas doses com progressão até doses desejadas, avaliando-se seus efeitos colaterais (bradicardia e hipotensão). Em casos graves, os pacientes podem necessitar de inotrópicos intravenosos (dobutamina e milrinona) e oxigênio por fonte suplementar. Nos casos com disfunção sistólica grave, pode ser necessário terapia de antiagregação plaquetária ou anticoagulação, pelo risco de trombos intracavitários. Alguns autores preconizam o uso de carnitina como adjuvante no tratamento de pacientes, principalmente naqueles com comprometimento nutricional.

Nas hipertróficas e restritivas, as terapias diurética e betabloqueadora devem ser instituídas. O uso de betabloqueadores tem o intuito de reduzir o risco de morte súbita, principalmente nas formas obstrutivas, apesar de existirem poucas evidências que comprovem a eficácia dessa proteção. Casos com alto risco de morte súbita podem beneficiar-se do implante de marca-passo com desfibrilador.

O transplante cardíaco é a opção para todos os casos com falha do tratamento clínico e elevação do risco de morte por progressão da doença. Na população pediátrica, esta alternativa é bastante difícil: além da maior dificuldade de encontrar doadores infantis, existem poucos centros capacitados para realização de transplante cardíaco infantil no Brasil, e a sobrevida do paciente transplantado ainda é um fator que gera angústias por ser bem inferior à expectativa de vida de uma criança normal.

As doses das medicações encontram-se no Quadro 45.1.

Não se devem usar betabloqueadores em fase descompensada da ICC. O benefício do seu uso no tratamento da ICC é inegável, mas só devem ser iniciados após a estabilização do paciente; em momentos de instabilidade hemodinâmica, o betabloqueador pode precipitar ou agravar a síndrome do baixo débito cardíaco.

Não se deve usar IECA em cardiomiopatias hipertróficas em sua forma obstrutiva, pois podem reduzir ainda mais a pressão de perfusão coronariana e precipitar quadros isquêmicos.

Alguns medicamentos têm sido usados no tratamento da disfunção grave do VE com resultados promissores em crianças: a levosimendana e a ivabradina. Já são utilizadas em adultos com um bom perfil de segurança; entretanto, a maioria dos estudos em adultos tem como modelo a cardiomiopatia isquêmica. São necessários mais estudos na população pediátrica.

**Quadro 45.1** Medicações e dosagens empregadas no tratamento das cardiomiopatias.

- Furosemida: 2 a 10 mg/kg/dia
- Captopril: 0,3 a 4 mg/kg/dia
- Espironolactona: 1 a 2 mg/kg/dia
- Enalapril: 0,3 a 2 mg/kg/dia
- Carvedilol: 0,01 a 0,8 mg/kg/dia
- Propranolol: 1 a 4 mg/kg/dia
- Carnitina: 100 mg/kg/dia
- Dobutamina: 5 a 20 mcg/kg/min
- Milrinona: 0,2 a 7,5 mcg/kg/min
- Ácido acetilsalicílico: 3 a 5 mg/kg/dia

### Bibliografia

Albanesi F, Manes F. Cardiomiopatias. Arq Bras Cardiol. 1998; 71(2).

Kurtoglu E, Balta S, Karakus Y et al. Ivabradine improves heart rate variability in patients with nonischemic dilated cardiomyopathy. Arq Bras Cardiol. 2014; 103(4):308-14.

Shiozaki AA, Senra T, Arteaga E et al. Fibrose miocárdica em CMH por TC. Arq Bras Cardiol. 2010; 94(4):535-40.

Tanaka ACS, Afiune CMC. Cardiomiopatias e pericardiopatias. In: Croti UA, Mattos SS, Pinto Jr VC et al. Cardiologia e cirurgia cardiovascular pediátrica. 2. ed. São Paulo: Roca; 2012. pp. 859-86.

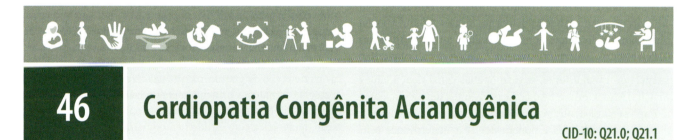

# 46 Cardiopatia Congênita Acianogênica
CID-10: Q21.0; Q21.1

*Mirna de Sousa*

## Introdução

A expressão cardiopatia congênita acianogênica engloba um grupo de doenças congênitas do coração que cursam sem o predomínio de cianose clínica; neste grupo encontram-se pacientes que podem ser completamente assintomáticos, apresentando apenas sopro à ausculta cardíaca ou quadro clínico de insuficiência cardíaca congestiva (ICC) e baixo débito cardíaco. É importante lembrar que, em algumas dessas cardiopatias, quando os estados de hipoperfusão se instalam (choque cardiogênico) ou quando cursam com hipertensão pulmonar importante, observaremos cianose; portanto, vale a pena ressaltar que a divisão das cardiopatias em cianogênicas e acianogênicas é meramente didática e baseada nos mecanismos fisiopatológicos, mas na prática clínica uma cardiopatia pode cursar com momentos de cianose, mesmo sendo classificada como acianogênica e vice-versa.

São exemplos: comunicação interventricular (CIV), comunicação interatrial (CIA), persistência do canal arterial (PCA), janela aortopulmonar (JAo-Pu), defeito do septo atrioventricular (DSAV), estenose aórtica (EAo), valva aórtica bicúspide (VAoBi), insuficiência aórtica (IAo), estenose pulmonar (EP), coarctação de aorta (CoAo), interrupção de arco aórtico (IAAo), síndrome da hipoplasia do coração esquerdo (SHCE), *cor triatriatum*, estenose mitral (EM), entre outras.

Os principais mecanismos fisiopatológicos neste grupo de doenças são:

- Cardiopatias com *shunt* esquerda-direita, levando a aumento do fluxo pulmonar em detrimento de fluxo sistêmico
- Lesões obstrutivas em diferentes níveis da "circulação esquerda", levando a congestão vascular pulmonar e suas consequências.

As causas das cardiomiopatias congênitas cianogênicas são: defeitos genéticos (p. ex., trissomias), infecções maternas (p. ex., rubéola), consumo de álcool durante a gravidez.

### Quadro clínico

Há dois tipos principais de apresentação clínica neste grupo de doenças: o paciente assintomático com sopro cardíaco e aquele que se apresenta com ICC/baixo débito.

A percepção de sopro à ausculta em uma criança assintomática é tarefa do pediatra em suas avaliações de puericultura, assim como a decisão de investigar a causa do sopro ou de encaminhar a criança a um cardiopediatra. Sabe-se que o sopro inocente é bastante comum na infância, sendo encontrado em cerca de 50 a 70% em crianças normais, predominantemente na idade escolar. Sendo assim, é importante avaliar a associação de fatores que aumentem o risco de cardiopatia estrutural, como histórias familiar e gestacional, idade gestacional ao nascimento, malformações ou síndromes genéticas, pressão arterial e pulsos em membros superiores e inferiores, alterações de bulhas e ritmo cardíaco.

Naqueles pacientes que se apresentam com ICC/baixo débito, geralmente os sinais de alerta são alterações do padrão respiratório e dificuldade de ganho de peso. No recém-nascido (RN), as alterações respiratórias surgem nas primeiras horas de vida e são progressivas, podendo levar ao choque cardiogênico e ao óbito nos primeiros dias de vida, muitas vezes confundidas com sepse neonatal. Nesses casos, temos as cardiopatias em que o fluxo sistêmico é dependente da patência do canal arterial: as cardiopatias canal-dependentes (SHCE, IAAo, CoAo e EAo críticas). Muitos desses pacientes não apresentam nenhum sinal ou sintoma de problema nas primeiras 48 h de vida e podem deixar a maternidade sem o diagnóstico. Para evitar essa situação, deve-se realizar o teste de oximetria de pulso ("teste do coraçãozinho") de 24 a 48 h de vida e antes da alta hospitalar.

Fora do período neonatal, as alterações do padrão respiratório são mais sutis e muitas vezes confundidas com o padrão respiratório normal do lactente jovem. Ocorre que, à medida que a pressão pulmonar vai diminuindo (padrão fetal fisiológico), o hiperfluxo pulmonar vai se instalando, e observam-se taquipneia, taquicardia, dificuldade para se alimentar (cansaço às mamadas), irritabilidade, hepatomegalia e ritmo de galope. Pré-escolares e crianças mais velhas podem também exibir taquicardia e taquipneia, mas manifestam tipicamente sintomas de fadiga e intolerância aos exercícios. Diminuição do apetite e déficit de crescimento são comuns nessa faixa etária. Em crianças mais velhas, a distensão venosa e o edema periférico podem ser encontrados. Adolescentes têm queixas semelhantes às dos adultos, incluindo falta de ar, fadiga, intolerância aos exercícios, dispneia progressiva, ortopneia, dispneia noturna e sintomas gastrintestinais.

São comuns os achados radiológicos de cardiomegalia com ou sem sinais de congestão pulmonar; o eletrocardiograma (ECG) geralmente mostra sobrecarga de câmaras esquerdas, exceto no período neonatal e no lactente jovem, quando predominam as forças elétricas do ventrículo direito. Taquicardia sinusal é outro achado comum, assim como alterações inespecíficas de repolarização e distúrbios de condução pelo ramo direito.

### Diagnóstico diferencial

No período neonatal, são vários os diagnósticos diferenciais: sepse neonatal, taquipneia transitória, doença de membrana hialina, malformações pulmonares, erros inatos do metabolismo, distúrbios hidreletrolíticos e metabólicos. Em lactentes e pré-escolares, sintomas semelhantes são achados na doença do refluxo gastresofágico e na infecção recorrente do trato urinário. Alergias e erros alimentares podem também ser responsáveis por alterações de desenvolvimento pôndero-estatural. Anemias e doenças respiratórias como a asma são causas não cardiogênicas de intolerância aos exercícios. Doenças crônicas como insuficiência renal, imunodeficiências e hepatopatias são causas de alterações no ganho pôndero-estatural.

### Exames complementares

O ecocardiograma fetal, realizado preferencialmente entre 20 e 28 semanas de gestação, pode dar o diagnóstico das cardiopatias críticas, principalmente daquelas canal-dependentes que necessitam de intervenção imediata após o nascimento. O ecocardiograma transtorácico pós-natal é um método seguro e eficaz na detecção da grande maioria das cardiopatias; entretanto, apresenta limitações principalmente relacionadas com o estudo da aorta. Nesses casos, pode ser necessária a complementação diagnóstica com estudo hemodinâmico pelo cateterismo cardíaco, angiotomografia ou ressonância magnética cardíaca.

### Tratamento

O tratamento depende da cardiopatia em questão. Em pacientes assintomáticos, muitas vezes há cardiopatias com possibilidade de resolução espontânea; nesses casos a conduta é meramente expectante. Em pacientes sintomáticos ou com repercussão hemodinâmica demonstrada ao ecocardiograma, ou ainda naqueles com risco de evolução para hipertensão pulmonar, o tratamento é cirúrgico. O tratamento clínico nessas condições tem função paliativa e pode ser instituído enquanto a cirurgia é programada. Não existem estudos realizados em crianças que comprovem a eficácia do tratamento clínico.

No período neonatal, quando se apresenta o quadro clínico de ICC/baixo débito, deve-se iniciar a administração contínua de prostaglandina na dose de 0,01 a 0,1 µg/kg/min por via intravenosa para manter a patência do canal arterial. Aqui é importante lembrar que o fluxo sistêmico depende de dois fatores: patência do canal arterial e pressão elevada em território pulmonar, para que seja possível o *shunt* da artéria pulmonar para a aorta, de modo que deve ser evitada qualquer manobra de vasodilatação pulmonar, ou seja, o uso de oxigênio nessas condições deve ser feito com parcimônia, pois trata-se de um potente vasodilatador pulmonar. Esse cuidado se faz necessário porque na SHCE as coronárias são perfundidas por enchimento retrógrado da aorta; é necessário que haja hipertensão pulmonar para manter um bom fluxo coronariano.

Não se deve utilizar oxigênio na SHCE, conforme já exposto. É importante reforçar que essa restrição se deve à necessidade de manter níveis elevados de pressão pulmonar para garantir o fluxo através do canal. O oxigênio faz parte do processo de fechamento fisiológico do canal arterial após o nascimento; entretanto, não tem esse poder em situações patológicas, e o uso da prostaglandina por via intravenosa tem eficácia comprovada para manter o canal arterial pérvio nos primeiros 15 a 20 dias de vida. Não é verdadeira a afirmação de que é contraindicado o uso de oxigênio em RN com cardiopatia canal-dependente sob a argumentação de que o mesmo teria o poder de promover o fechamento do canal arterial.

Nos últimos anos, alguns centros de cardiologia infantil têm procedido à colocação de *stents* no canal arterial de RN com SHCE associados à bandagem da artéria pulmonar, conhecido com procedimento híbrido; tem como objetivo reduzir o índice elevado de óbitos cirúrgicos nessa cardiopatia.

Crianças portadoras de cardiopatias congênitas com repercussão demonstrada devem receber a imunização contra o vírus sincicial respiratório com o palivizumabe, conforme recomendação das Sociedades Brasileira de Pediatria e Cardiologia Pediátrica.

Em maio de 2014, tornou-se obrigatória a realização de oximetria de pulso ("teste do coraçãozinho") em todos os RN da rede pública em território nacional. Trata-se de uma maneira simples de buscar ativamente RN portadores de cardiopatia crítica que não exibem sinais de doença até a alta hospitalar e que, sem o diagnóstico precoce, apresentam elevada taxa de mortalidade. Deve ser realizado o teste de oximetria de pulso em todos os recém-nascidos de 24 a 48 h de vida, antes da alta hospitalar (Figura 46.1).

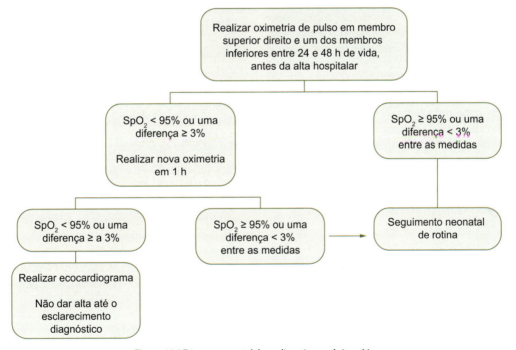

**Figura 46.1** Triagem neonatal de cardiopatia congênita crítica.

# Bibliografia

Araújo JSS, Régis CT, Gomes RGS et al. Cardiopatia congênita no nordeste brasileiro: 10 anos consecutivos registrados no estado da Paraíba, Brasil. Rev Bras Cardiol. 2014; 27(1):13-9.

Byington CL, Munoz FM. Palivizumab prophylaxis for healthy preterm infants: more data supporting American Academy of Pediatrics Guidelines. Pediatrics. 2016; 138(2). pii: e20161494.

International Society for Heart and Lung Transplantation (ISHLT). Practice Guidelines for Management of Heart Failure in Children. J Heart Lung Transplant. 2004; 23(12):1313-33.

Kobinger MABA. Avaliação do sopro cardíaco na infância. J Pediatr. 2003; 79(Supl 1).

Moscardini AC, Beani L, Thomson M et al. Cuidados pediátricos na criança cardiopata. In: Croti UA, Mattos SS, Pinto Jr VC et al. Cardiologia e cirurgia cardiovascular pediátrica. 2. ed. São Paulo: Roca; 2012. pp. 303-24.

Teles ACO, Maior MMMS. Insuficiência cardíaca na infância. In: Croti UA, Mattos SS, Pinto Jr VC et al. Cardiologia e cirurgia cardiovascular pediátrica. 2. ed. São Paulo: Roca; 2012.pp. 223-30.

# 47 Cardiopatia Congênita Cianogênica

CID-10: Q20-Q28

*Mirna de Sousa*

## Introdução

Cardiopatia congênita cianogênica é uma expressão que engloba um grupo de doenças congênitas do coração que cursam predominantemente com cianose clínica. A cianose é a coloração arroxeada de pele e mucosas traduzindo a redução ("desoxigenação") da hemoglobina. Portanto, para que seja possível a expressão clínica da cianose, é necessário que o nível de hemoglobina seja satisfatório; pacientes hipoxêmicos podem parecer acianóticos se estiverem anêmicos. Neste grupo a cianose reflete a insaturação sanguínea, ou seja, a hipoxemia. Pacientes portadores de cardiopatias cianogênicas podem apresentar a cianose de forma estável e/ou em "crises". A "crise cianótica" ou crise de hipoxia pode levar ao colapso cardiocirculatório e ao óbito.

As cardiopatias congênitas cianogênicas mais importantes são: tetralogia de Fallot, atresia pulmonar ou estenose pulmonar com *shunt* intracardíaco (comunicação interatrial [CIA] ou comunicação interventricular [CIV]), atresia tricúspide, transposição das grandes artérias, anomalia de Ebstein da valva tricúspide, drenagem anômala total de veias pulmonares e ventrículo único com estenose pulmonar.

## Fisiopatologia

Dois mecanismos básicos são responsáveis pela hipoxemia neste grupo de doenças:

- *Shunt* intracardíaco direita-esquerda (p. ex., a tetralogia de Fallot, atresia tricúspide e atresia ou estenose pulmonar com CIV, síndrome de Eisenmenger)
- Restrição anatômica impedindo que o retorno venoso pulmonar (sangue oxigenado) chegue ao território sistêmico (p. ex., a transposição das grandes artérias e drenagem anômala total de veias pulmonares obstrutiva).

Mulheres com diabetes melito correm um risco cinco vezes maior de ter um filho com cardiopatia congênita, sobretudo transposição das grandes artérias, persistência do *truncus arteriosus* e atresia da valva tricúspide. A cianose pode estar presente ao nascimento ou surgir com o desenvolvimento da criança; é mais facilmente notada em mucosas e extremidades, como o leito ungueal. Quando crônica podem-se identificar o baqueteamento digital e unhas em vidro de relógio. A oximetria de pulso é um método simples de estimar a saturação de oxigênio sanguínea e dirimir possíveis dúvidas, assim como quantificar o grau de hipoxemia.

A cianose presente já ao nascimento geralmente está relacionada com doenças em que o fluxo pulmonar depende de forma vital da patência do canal arterial; assim, as cardiopatias conhecidas como canal-dependentes devem ser reconhecidas antes ou imediatamente após o nascimento. Portadores desta condição vão a óbito após o fechamento do canal e não podem deixar a maternidade sem diagnóstico.

A hipoxemia estimula a produção renal de eritropoetina nos rins, que por sua vez estimula a produção de eritrócitos pela medula para aumentar a capacidade de transporte de oxigênio. Dessa forma, são pacientes que se beneficiam de um hematócrito ótimo; entretanto, esse aumento progressivo da massa eritrocitária leva ao aumento da viscosidade sanguínea, impedindo a liberação do oxigênio das hemácias. A síndrome de hiperviscosidade pode causar cefaleia, tontura, sonolência, fadiga, alteração mental, distúrbios visuais, parestesias, zumbido, mialgia e tendências hemorrágicas por diminuição dos fatores V, VII, VIII, XI, distúrbios plaquetários, aumento da fibrinólise e disfunção endotelial. Há maior risco de hemorragia cerebral, embolia paradoxal (devido ao *shunt* direita-esquerda) e abscesso cerebral. Observam-se alterações renais, como proteinúria, hiperuricemia (por aumento da reabsorção do ácido úrico, levando a nefrolitíase e gota) e insuficiência renal.

## Diagnóstico diferencial

No período neonatal, a cianose clínica pode estar presente em várias situações, como persistência do padrão fetal, crises convulsivas, policitemia, distúrbios metabólicos (hipoglicemia, hipocalcemia), síndrome de aspiração de mecônio, doença de membrana hialina, taquipneia transitória e doenças infecciosas (sepse, meningite).

Outras causas de cianose periférica são a vasoconstrição pelo efeito do frio e estados de hipoperfusão, como baixo débito cardíaco e choque. Pode haver cianose generalizada de causa pulmonar, se houver alteração da relação ventilação/perfusão caracterizando o *shunt* intrapulmonar. Fístulas pulmonares também levam ao *shunt* intrapulmonar e são causas mais raras de cianose não cardiogênica. Raramente também a cianose pode ser causada pela presença de hemoglobina anormal na circulação, como ocorre nos casos de meta-hemoglobinemia.

### Exames complementares

O diagnóstico pode ser feito pelo ecocardiograma fetal, preferencialmente entre 20 e 28 semanas, ou pelo ecocardiograma transtorácico pós-natal. Em algumas cardiopatias, fica difícil a exata definição anatômica dos vasos (principalmente pulmonares), sendo necessária a complementação diagnóstica com estudo hemodinâmico, angiotomografia ou ressonância magnética cardíaca.

### Tratamento

O tratamento definitivo é, em geral, a correção cirúrgica da cardiopatia, o tratamento clínico de suporte, entretanto, é fundamental na manutenção da elasticidade hemodinâmica do paciente. Quando a cianose é importante ao nascimento, deve-se iniciar prostaglandina (0,01 a 0,1 µg/kg/min, por via intravenosa, continuamente) para manter a patência do canal arterial até que se proceda à intervenção cirúrgica. Em cardiopatias com hipofluxo acentuado em crianças pequenas, tem sido preferência em nosso país a cirurgia paliativa de Blalock-Taussig modificada.

Quando possível, a correção anatômica é realizada em cardiopatias de fisiologia biventricular, como na transposição das grandes artérias (cirurgia de Jatene). Naquelas de fisiologia univentricular, procede-se às anastomoses de Glenn e Fontan, cada uma a seu tempo.

Nas cardiopatias que evoluem com crises de cianose/hipoxia por espasmo do infundíbulo muscular do ventrículo direito (VD; "tipo" Fallot), pode-se utilizar betabloqueador: propranolol 1 a 4 mg/kg/dia, por via oral, preventivamente. O tratamento da crise de hipoxia é um pouco mais complexo: como manobra imediata e não medicamentosa, é bastante útil a posição de cócoras (dobrando os joelhos ao nível do peito); essa manobra provoca elevação da resistência vascular sistêmica, aumentando o fluxo pulmonar. A oferta de oxigênio inalatório é mandatória. Acesso venoso de bom calibre para oferta de líquidos (SF 0,9% 30 a 50 mℓ/kg em infusão rápida); se a criança estiver consciente e agitada, a sedação deve ser feita conforme preferência do serviço. O uso de betabloqueador por via intravenosa fica reservado para casos muito restritos nos quais as outras medidas não obtiveram êxito. Os fatores desencadeadores da crise de hipoxia mais frequentes são anemia, infecção, desidratação e choro intenso e prolongado, e devem ser prevenidos.

Nos casos com policitemia (síndrome de hiperviscosidade), deve-se proceder à hemodiluição ou à sangria terapêutica para manter o hematócrito idealmente em torno de 45%.

O uso de medicação beta-adrenérgica (salbutamol, fenoterol) pode ser feito quando necessário; entretanto, naquelas cardiopatias com infundíbulo do VD hipertrófico e "reativo", deve ser feito com cautela. São pacientes que muitas vezes fazem uso de medicação betabloqueadora, e sua suspensão deve ser ponderada como parte do controle das crises de sibilância.

A prática de atividades físicas é restrita em pacientes cianóticos, devendo ser avaliada de forma particular.

Não se deve evitar o uso de oxigênio em neonatos cianóticos. A fisiologia do fechamento natural do canal arterial ocorre com o aumento da $PaO_2$ (níveis acima de 90 mmHg), e esse raciocínio foi o embasamento para muitos estudiosos no passado contraindicarem o uso de oferta adicional de oxigênio em recém-nascido (RN) com suspeita de cardiopatia canal-dependente de forma generalizada; no entanto, uma criança portadora de cardiopatia cianogênica dependente de canal apresenta $PaO_2$ muito baixa e não será capaz de alcançar níveis de $PaO_2$ nem próximos de 90 mmHg, mesmo que se ofereça oxigênio a 100%. É desta maneira, inclusive, que se procede ao teste de hiperoxia, em que a criança portadora de cardiopatia cianogênica não apresenta elevação significativa de $PaO_2$ após a oferta de oxigênio. Apesar de não elevar significativamente a $PaO_2$ nesse grupo de pacientes, o oxigênio funciona como vasodilatador pulmonar e tem indicação precisa como adjuvante no tratamento da hipoxia neonatal.

> **Atenção**
>
> O teste de oximetria de pulso como método de triagem neonatal tornou-se obrigatório em território nacional na rede pública de saúde desde maio de 2014. Trata-se de uma maneira simples de buscar ativamente RN portadores de cardiopatia crítica que não apresentam sinais de doença até a alta hospitalar e que, sem o diagnóstico precoce, apresentam elevada taxa de mortalidade. Deve ser realizado o teste de oximetria de pulso (ou "teste do coraçãozinho") em todos os recém-nascidos entre 24 e 48 h de vida, antes da alta hospitalar, como referido no capítulo anterior. Crianças portadoras de cardiopatias congênitas com repercussão demonstrada devem receber a imunização contra o vírus sincicial respiratório com o palivizumabe, conforme recomendação das Sociedades Brasileiras de Pediatria e Cardiologia Pediátrica.

### Bibliografia

American Academy of Pediatrics; Committee of Infectious Disease. AAP Guidelines for use of Palivizumabe. Pediatrics. 2010 [published online].

Johnson LC, Lieberman E, O'Leary E et al. Prenatal and newborn screening for critical congenital heart disease. Pediatrics. 2014; 134(5):916-22.

Kozac ACLFBM, Salerno LMVO, Cassar RS. Hipertensão pulmonar persistente no recém-nascido. In: Croti UA, Mattos SS, Pinto Jr VC et al. Cardiologia e cirurgia cardiovascular pediátrica. 2. ed. São Paulo: Roca; 2012. pp. 195-206.

Moscardini AC, Beani L, Thomson M et al. Cuidados pediátricos na criança cardiopata. In: Croti UA, Mattos SS, Pinto Jr VC et al. Cardiologia e cirurgia cardiovascular pediátrica. 2. ed. São Paulo: Roca; 2012. pp. 303-24.

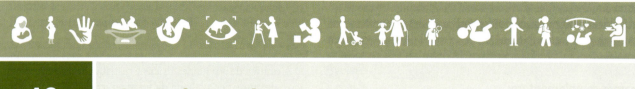

# 48 Cor Pulmonale

CID-10: I27.9

*Mirna de Sousa*

## Introdução

*Cor pulmonale* é a alteração na estrutura e/ou na função do ventrículo direito (VD) secundária à hipertensão pulmonar, que, por sua vez, é causada por doença que acomete os pulmões, sua circulação, as vias respiratórias e/ou o controle respiratório (*drive* ventilatório). Devem ser excluídas dilatações do ventrículo direito secundárias à falência do ventrículo esquerdo (VE), como as causadas por cardiopatias congênitas ou valvares adquiridas. As principais causas de *cor pulmonale* estão listadas no Quadro 48.1.

Tipicamente o *cor pulmonale* apresenta um desenvolvimento lento e progressivo, mas duas condições podem causar quadros agudos: embolia pulmonar maciça e síndrome da angústia respiratória aguda (SARA). Na forma crônica, a doença pulmonar obstrutiva crônica (DPOC) decorrente de bronquite crônica ou enfisema é a principal causa.

## Fisiopatologia

O VD é a câmara cardíaca que trabalha conectada à resistência vascular pulmonar, que normalmente é baixa (cerca de cinco vezes menor que a sistêmica); desse modo, ele "trabalha" em regime de grande distensibilidade e baixa resistência. Quando a resistência da circulação pulmonar se eleva, o VD sofre o impacto desta condição e inicia uma série de alterações de sua estrutura, que culminam com dilatação e comprometimento da função desta câmara e, consequentemente, redução do fluxo pulmonar.

Hipertensão pulmonar é definida quando a pressão média da artéria pulmonar excede 20 mmHg em repouso ou 30 mmHg ao exercício. Aumentos da pressão arterial e da resistência pulmonar podem ocorrer em doenças do parênquima pulmonar, da vasculatura pulmonar, das vias respiratórias e do controle anormal da ventilação (*drive* ventilatório).

Em situação de hipoxia regional pulmonar aguda, ocorre vasoconstrição local; este mecanismo é, na verdade, uma defesa que promove o desvio (*shunt*) do fluxo sanguíneo para áreas normalmente ventiladas, mantendo adequada relação ventilação-perfusão. Portanto, a vasoconstrição local como resposta a uma hipoxia aguda regional é benéfica. A vasocontrição hipóxica crônica, entretanto, leva a um estreitamento do lúmen das artérias e arteríolas pulmonares; isso ocorre em função de "muscularização" das artérias pulmonares.

As células de músculo liso proliferam longitudinalmente na camada íntima e, como resultado, há uma elevação da resistência vascular pulmonar, e a hipertensão pulmonar se desenvolve. A vasoconstrição hipóxica também promove um desequilíbrio na produção e regulação do óxido nítrico pelas células endoteliais; sendo o óxido nítrico um vasodilatador, sua redução impede o relaxamento da vasculatura pulmonar. Este mecanismo também parece ser responsável por proliferação de células do músculo liso vascular, hipertrofia da camada média e fibrose excêntrica da camada íntima. Essas mudanças estruturais podem aumentar a agregação de plaquetas, formando trombos *in situ* e aumentando ainda mais a resistência vascular pulmonar. Esse processo caracteriza a evolução para a hipertensão pulmonar irreversível.

O endotélio vascular desempenha papel fundamental no processo do desenvolvimento da hipertensão pulmonar induzida por hipoxia crônica por meio de mediadores químicos. Um desses mediadores é a endotelina 1, um potente vasoconstritor. A endotelina 1 é liberada pelas células endoteliais, e sua concentração está aumentada em estados hipoxêmicos. Além disso, certos fatores de crescimento endoteliais, como o fator de crescimento endotelial vascular e o fator de crescimento derivado das plaquetas A e B, são regulados positivamente em

**Quadro 48.1** Causas de hipertensão pulmonar e *cor pulmonale*.

| Doenças alveolares e de vias respiratórias | DPOC, fibrose cística, pneumopatia secundária a altitudes elevadas, obstrução de vias respiratórias superiores, pneumopatias congênitas (fístula arteriovenosa), doenças infiltrativas e granulomatosas, sarcoidose, fibrose pulmonar idiopática, colagenoses, radiação, pneumoconiose |
|---|---|
| Doenças da caixa torácica | Cifoescoliose, doença neuromuscular, síndrome da apneia do sono, hipoventilação, idiopática, fibrose pleural |
| Doenças vasculares do pulmão | Hipertensão pulmonar primária, arterite pulmonar granulomatosa (esquistossomose), induzida por drogas, anorexígenos, cocaína, L-triptofano, anemia falciforme, tromboembolismo pulmonar, vasculites, doença pulmonar veno-oclusiva |
| Compressão vascular pulmonar extrínseca | Tumores mediastinais, aneurismas, granulomatosas, fibrose mediastinal |

DPOC: doença pulmonar obstrutiva crônica.

condições de hipoxia crônica. Esses fatores de crescimento estão envolvidos em proliferação de células endoteliais, lesão vascular e remodelação do leito vascular pulmonar. A enzima de conversão da angiotensina (ECA) parece ter algum papel na patogênese da hipertrofia ventricular direita induzida por hipoxia pulmonar. Em modelos animais, o desenvolvimento de hipertensão arterial pulmonar e subsequente hipertrofia ventricular direita devido à hipoxia está associado a aumento na atividade da ECA ligada à membrana do VD. Em animais com hipoxia crônica, o tratamento com inibidores da ECA parece reduzir hipertrofia e fibrose ventriculares direitas.

O VD é uma câmara que tem a capacidade de tolerar grandes volumes de sangue e, desta maneira, alterar sua geometria enormemente antes de iniciar alterações significativas na pressão intracavitária. Como o septo interventricular é comum aos dois ventrículos, alteração da geometria do VD promove também alteração da geometria do VE, por causa do abaulamento do septo interventricular para a esquerda. A dilatação do VD é a alteração inicial, seguida por hipertrofia; ambas são responsáveis pelo comprometimento da função desta câmara. Estudos recentes que avaliam a função do VD por ressonância magnética cardíaca (RMC) mostram a importância do grau da dilatação isoladamente como fator de risco para a viabilidade do VD. Uma vez comprometida a função do VD, ocorre redução do fluxo pulmonar e sistêmico (pela interdependência das duas câmaras), há redução do fluxo coronariano e risco de isquemia e arritmias, além de morte súbita. A presença de cianose é fator de prognóstico ruim nas doenças pulmonares.

Em decorrência da hipoxia crônica, há elevação nos níveis de eritropoetina, aumento na produção de glóbulos vermelhos levando a policitemia, hiperviscosidade sanguínea e suas consequências. Este processo acelera a "microtrombose" nas arteríolas pulmonares, reduzindo ainda mais o lúmen desses vasos.

## Manifestações clínicas

Os sinais e sintomas do *cor pulmonale* crônico são inicialmente inespecíficos e confundidos com sintomas da doença respiratória de base e, como sua presença implica pior prognóstico, deve-se estar atento às suas manifestações desde o início. A dispneia é o sinal mais precoce e piora à medida que a função do VD deteriora; há intolerância ao esforço, fadiga e dor torácica, por vezes com características anginosas e refratárias ao tratamento com nitratos. A cianose surge em função do *shunt* intrapulmonar. Também podem ocorrer sibilância, tosse e hemoptise em decorrência da ruptura de artérias pulmonares dilatadas. Em casos mais avançados, surgem os sintomas de falência do VD com edema de membros inferiores, turgência jugular, hepatomegalia, pré-síncope e síncope. Na forma aguda, os sintomas se instalam subitamente, o quadro de insuficiência respiratória aguda predomina, além dos sinais de baixo débito sistêmico e pulmonar.

Alguns autores demonstraram que as alterações do VD encontradas no *cor pulmonale* já existem em doenças pulmonares crônicas, mesmo antes da elevação da resistência pulmonar, sugerindo que o *cor pulmonale* seja, de fato, uma doença contínua do VD que tem início muito antes de a elevação da pressão pulmonar em repouso estar presente.

## Diagnóstico diferencial

As principais condições que são confundidas com o *cor pulmonale* são aquelas doenças que cursam com disfunção do VD e elevação da pressão e resistência pulmonar secundárias às cardiopatias congênitas: síndrome de Eisenmenger e cardiopatias complexas.

## Exames complementares

O diagnóstico baseia-se no exame clínico do paciente e no histórico de doença pulmonar crônica e, nos casos agudos, na gravidade dos achados. A radiografia de tórax pode revelar aumento de área cardíaca com silhueta exacerbada das câmaras direitas e vasos pulmonares; também pode mostrar hiperinsuflação e hipotransparência dos campos pulmonares, deformidades ósseas e derrame pleural, além dos achados da doença de base.

O eletrocardiograma é um exame de alta especificidade, porém de baixa sensibilidade, e seus achados mais comuns são: desvio do eixo elétrico para a direita, sinais de sobrecarga de átrio direito (aumento da amplitude da onda P > 2,5 mm em V1 e D2), sinais de sobrecarga do VD (ondas R amplas em V1 e V2, R/S > 1 em V1, ondas S em V5 e V6, ondas S profundas em V1 e V2), alterações do segmento ST, ondas Q em V1 e V2, RS em muitas precordiais e bloqueio do ramo direito.

O ecocardiograma é um método bastante útil que possibilita avaliar anatomicamente o coração, afastando o diagnóstico de cardiopatias estruturais, estimando as pressões em território pulmonar por meio do Doppler, mensurando a espessura das paredes do VD, e é útil no estudo da função do VD, principalmente com suas novas modalidades (3D, *strain* e *strain rate*). As limitações desse método incluem a "janela transtorácica", que pode ser inadequada em função de hiperinsuflação pulmonar e deformidades torácicas que podem estar presentes. A adequada avaliação da função do VD pode ser tarefa árdua para o ecocardiografista pela dificuldade de recursos para aferição fidedigna e reprodutível da função sistólica e diastólica desta câmara.

A RMC é atualmente considerada o padrão-ouro para avaliação não invasiva do VD; possibilita adequada avaliação da função sistólica, do grau de dilatação e hipertrofia das paredes. É um método não invasivo bastante útil, entretanto com custo elevado. Na população pediátrica, há o grande inconveniente da necessidade de sedação/anestesia para sua realização.

A angiotomografia tem se prestado para adequada avaliação dos vasos pulmonares de forma não invasiva; tem sido preferida na suspeita de embolia pulmonar. É possível realizá-la sem sedação/anestesia, mas tem como inconveniente o uso de contraste nefrotóxico e radiação ionizante, além do custo.

O cateterismo cardíaco é muitas vezes indispensável na avaliação do paciente com *cor pulmonale*; apesar de ser invasivo, utilizar anestesia, contraste nefrotóxico e radiação ionizante, ele fornece informações bastante úteis e por vezes indispensáveis na condução do paciente, quando o ecocardiograma, a RMC ou a angiotomografia não foram capazes de fornecer informações necessárias sobre a anatomia do coração e de seus vasos, avaliação de resposta aos vasodilatadores e avaliação pré-transplante. É importante lembrar que o único modo preciso de diagnóstico de hipertensão é pelas medidas das pressões de forma invasiva.

## Tratamento

A oxigenoterapia tem sido utilizada com bons resultados na redução da velocidade de progressão da doença e na melhora dos sintomas, além de aumentar a sobrevida.

A flebotomia (hemodiluição ou "sangria terapêutica") deve ser realizada em pacientes com policitemia grave (hematócrito acima de 55%), mas sua indicação passará a ser cada vez menos frequente à medida que se indique a oxigenoterapia prolongada.

O uso de diuréticos está indicado a todos os pacientes que apresentarem sinais de hipervolemia.

O uso de anticoagulantes está indicado a pacientes com hipertensão pulmonar que não apresentem contraindicações com o objetivo de manter a razão normalizada internacional (INR) entre 1,5 e 2,5.

Os vasodilatadores que podem ser utilizados são: bloqueadores de canal de cálcio (nifedipino, diltiazem ou anlodipino), análogos da prostaciclina (epoprostenol, treprostinila, iloprosta e beraprosta), inibidores da fosfodiesterase (sildenafila e tadalafila), inibidores do receptor da endotelina (bosentana, sitaxentana e ambrisentana).

Pacientes com piora progressiva apesar do tratamento clínico otimizado devem ser encaminhados para transplante pulmonar.

O uso de digital era amplamente feito para tratamento da disfunção do VD; entretanto, estudos não comprovaram seu benefício em aumentar a sobrevida, e esta prática vem sendo desencorajada.

Algumas orientações gerais devem ser dadas aos pacientes: restrição aos exercícios físicos, limitando as atividades quando apresentarem dispneia leve.

Devem receber vacinação contra influenza e vacina antipneumocócica, além da imunização contra o vírus sincicial respiratório até 2 anos com o palivizumabe.

Pacientes do sexo feminino em idade fértil devem receber orientação sobre contracepção, pois a gestação aumenta significativamente a mortalidade das mesmas. Vale lembrar que o uso de bosentana diminui o efeito de contraceptivos orais.

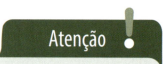

> **Atenção**
>
> O tratamento consiste em otimizar o tratamento da doença de base, tratar suas complicações, melhorar a oxigenação e contratilidade do VD com consequente melhora do débito cardíaco.

## Bibliografia

I Diretriz de Ressonância e Tomografia Cardiovascular da Sociedade Brasileira de Cardiologia: sumário executivo. Arq Bras Cardiol. 2013; 87(3): e48-e59. Disponível em: http://www.scielo.br/scielo.php?script=sci_arttext&pid=S0066-782X2006001600034&lng=en.

Filho RCC, Assunção MSC, Fernandes H. A importância de se avaliar a função do ventrículo direito e ventrículo esquerdo na síndrome do desconforto respiratório agudo. Pulmão. 2011; 20(1):48-54.

Hoette S, Jardim C, Souza R. Diagnóstico e tratamento da hipertensão pulmonar: uma atualização. J Bras Pneumol. 2010; 36(6):795-811.

Ivy D. Pediatric pulmonary hypertension. In: Allen H, Shaddy RE, Penny DJ et al. Moss & Adams' heart disease in infants, children, and adolescents, including the fetus and young adult. 9. ed. Philadelphia: Wolkers Kluwer; 2016; pp.1519-58.

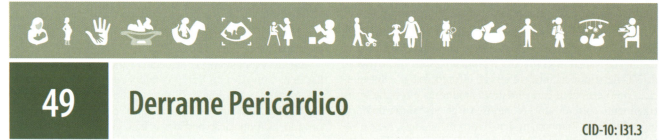

# 49 Derrame Pericárdico

CID-10: I31.3

*Mirna de Sousa*

## Introdução

Derrame pericárdico consiste em anormal de líquido na cavidade pericárdica. O aumento da pressão intrapericárdica decorrente do acúmulo anormal de líquido compromete o enchimento do ventrículo esquerdo. Casos graves podem levar ao tamponamento cardíaco.

## Causas

São várias as causas de derrame pericárdico (Quadro 49.1). Pode estar associado à doença do pericárdio, a doenças sistêmicas ou ser idiopático. As principais doenças do pericárdio que provocam derrame são as pericardites. Há ainda o derrame pericárdico hemorrágico associado a

**Quadro 49.1** Causas de derrame pericárdico.

- Infecciosa
- Viral: Coxsackie A e B, ECHO (*enteric cytopathic human orphan*), Epstein-Barr, influenza, varicela-zóster, citomegalovírus
- Bacteriana: estreptococo, pneumococo, hemófilos, estafilococo, meningococo, agentes gram-negativos, tuberculose e anaeróbios
- Fúngica: *Histoplasma, Actinomyces, Blastomyces, Nocardia, Aspergillus* e *Candida*
- Parasitária: toxoplasmose, equinococose, tripanossomíase
- Por doenças do tecido conjuntivo: artrite reumatoide juvenil, lúpus eritematoso sistêmico, sarcoidose
- Metabólica/endócrina: uremia, hipotireoidismo, quilopericárdio
- Hematológica/oncológica: diáteses hemorrágicas, neoplasias primárias ou metástases
- Por hipersensibilidade: doença do soro, síndrome pós-pericardiotomia
- Secundária a agentes químicos e físicos: traumatismo, radioterapia, procainamida, hidralazina, fenilbutazona, isoniazida, agentes quimioterápicos
- Outras: doença de Kawasaki, dissecção de aorta, febre familiar do Mediterrâneo, síndrome da imunodeficiência adquirida
- Idiopática

traumatismo de tórax ou acidentes por procedimentos invasivos, como cateterismos cardíacos e implante de marca-passo.

## Classificação

As pericardites podem ser classificadas quanto ao tempo de evolução em agudas (até 6 semanas), subagudas (6 semanas a 6 meses) e crônicas (acima de 6 meses).

Independentemente do agente etiológico, nas pericardites, a fisiopatologia é a mesma. Diante de uma reação inflamatória, ocorre aumento do líquido pericárdico, que pode ser seroso, purulento ou fibrinoso. Dependendo do volume de líquido, pode haver aumento da pressão intrapericárdica. Esse aumento depende não só do volume, mas também do tempo de instalação e da complacência pericárdica. Se o derrame pericárdico forma-se lentamente, grandes volumes intrapericárdicos podem acumular-se sem que haja restrição ao enchimento ventricular. Por outro lado, quando coleções relativamente pequenas se acumulam em espaço curto de tempo no espaço pericárdico, poderão provocar grande aumento na pressão intrapericárdica. O aumento da pressão intrapericárdica provoca compressão cardíaca, com redução do enchimento ventricular diastólico e aumento das pressões venosas, sistêmica e pulmonar. Por fim, há redução do débito cardíaco. Diante disso, ativam-se os mecanismos compensatórios com elevação da frequência cardíaca e vasoconstrição periférica, aumentando a pós-carga.

Recentemente tem-se detectado um aumento na incidência de derrame pericárdico em neonatos que estão utilizando cateteres centrais, principalmente os cateteres centrais perifericamente inseridos (PICC). A fisiopatologia nesses casos é incerta; pode ocorrer por lesão direta no momento da passagem do cateter ou por lesão posterior pela infusão de soluções hiperosmolares.

## Manifestações clínicas

A dor torácica é comum nas pericardites, embora menos frequente em crianças menores. É referida na região precordial, no ombro esquerdo ou no dorso. Sinais e sintomas que revelam redução do débito cardíaco são palidez, tontura, taquicardia, taquipneia, inapetência, astenia, ansiedade e confusão, pois refletem a redução do fluxo de sistema nervoso central. Observam-se também soluços, tosse, rouquidão e palpitações. O exame físico pode revelar atrito pericárdico à ausculta, mas, à medida que o volume de líquido aumenta, o atrito desaparece e as bulhas cardíacas se tornam hipofonéticas. Notam-se turgência das veias jugulares, hepatomegalia e edema de membros inferiores. Os pulsos vão se tornando finos e as extremidades, frias; a síndrome clínica de baixo débito cardíaco é sinal de tamponamento cardíaco iminente. O pulso paradoxal é um achado que também sugere tamponamento cardíaco e consiste em redução da pressão arterial sistólica durante a inspiração maior que 20 mmHg.

## Diagnóstico diferencial

O diagnóstico diferencial mais comum é a cardiomiopatia dilatada com grave disfunção, pois nessa condição tem-se um paciente com quadro clínico de baixo débito cardíaco, sinais de congestão venosa e grande área cardíaca demonstrada à radiografia de tórax. Quando a função ventricular é muito ruim, as bulhas se tornam hipofonéticas mimetizando o quadro clínico do derrame pericárdico.

## Exames complementares

A radiografia de tórax revela aumento de área cardíaca proporcional ao volume de líquido. Em grandes volumes, o coração pode assumir a forma de moringa d'água (Figura 49.1), e há desaparecimento dos seios cardiofrênicos. Os campos pulmonares geralmente são normais ou mostram algum grau de congestão. O eletrocardiograma (ECG) encontra-se alterado em cerca de 80% dos casos de pericardite; ocorre elevação do segmento ST com onda T positiva em quase todas as derivações. Isso se dá pela pressão do miocárdio pelo líquido pericárdico, produzindo uma corrente de lesão subepicárdica.

O ecocardiograma confirma o diagnóstico; pode estimar o volume de líquido, ainda que subjetivamente, em mínima, pequena, moderada ou acentuada. A estimativa do volume em mililitro é pouco recomendada em crianças em função das

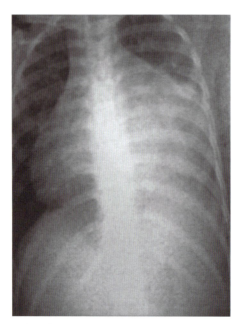

**Figura 49.1** Radiografia de tórax evidenciando coração em formato de moringa d'água.

diferentes dimensões das cavidades pericárdicas; não há uma forma de indexar a cavidade pericárdica tendo peso e estatura como referência (Figura 49.2). O ecocardiograma avalia sinais de comprometimento do enchimento cardíaco, sinais de tamponamento iminente, fluxo pulmonar e sistêmico e função ventricular. O aspecto do líquido pode ser, por vezes, definido como espesso com trabeculações sugestivas de fibrina. Geralmente não há necessidade de outro método diagnóstico. Para avaliação do pericárdio, entretanto, pode ser necessária complementação com tomografia computadorizada ou ressonância magnética cardíaca.

## Tratamento

O tratamento consiste basicamente em reduzir o processo inflamatório responsável pela maioria dos derrames pericárdicos; para essa finalidade, utilizam-se anti-inflamatórios não esteroides (AINE) ou corticosteroides em casos selecionados. Os mais utilizados são o ácido acetilsalicílico (AAS) na dose de 10 a 30 mg/kg/dia; essa dose deve ser mantida até resolução do quadro febril, e depois reduzida para 10 mg/kg/dia por mais 1 semana e 5 mg/kg/dia por mais 2 semanas. A segunda escolha seria o ibuprofeno na dose de 50 a 100 mg/kg/dia. Quando o quadro febril persistir por mais de 7 a 10 dias mesmo em uso de AINE, pode-se usar corticosteroide, desde que afastada a etiologia tuberculosa. Recomenda-se a prednisolona 1 a 2 mg/kg/dia, por 2 a 4 semanas. Em casos de derrames pericárdicos associados a doenças infecciosas bacterianas ou tuberculose, o tratamento do agente causador é obviamente mandatório.

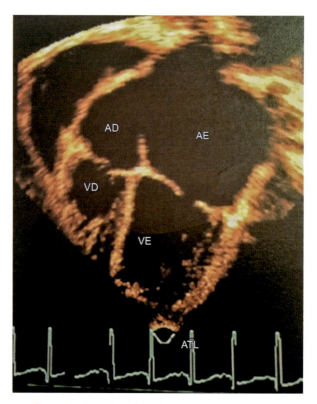

**Figura 49.2** Ecocardiografia evidenciando derrame pericárdico.

Na pericardite urêmica com derrame pericárdico de difícil controle, mesmo com otimização do método dialítico, pode-se recorrer à pericardiectomia.

Em doenças do tecido conjuntivo, como lúpus eritematoso sistêmico e artrite reumatoide juvenil, pode ser necessário imunossupressão se o tratamento com AINE e corticosteroides não for efetivo.

Em casos de instabilidade hemodinâmica secundária à restrição do enchimento cardíaco provocado pelo derrame pericárdico, ou seja, tamponamento cardíaco, recomenda-se a imediata descompressão da cavidade pericárdica por pericardiocentese (punção de Marfan) ou drenagem pericárdica.

A pericardioscopia pode ser realizada nos derrames recorrentes e tem papel terapêutico e diagnóstico.

Todo líquido pericárdico que for puncionado ou drenado deve ser encaminhado para análise laboratorial com base em suspeita clínica, pesquisa de agentes biológicos, de sua composição bioquímica e metabólica, além da determinação da enzima adenosina desaminase (ADA), muito útil no diagnóstico de tuberculose.

Em casos de derrame pericárdico recidivante por doença crônica, como câncer, pode-se proceder à janela pericárdica por minitoracotomia ou mesmo à pericardiectomia.

Não se deve tratar uma pericardite com corticosteroide sem ter sido afastada a etiologia tuberculosa.

Nunca se deve desprezar o líquido coletado antes de se enviar amostra para análise.

A utilização da ecocardiografia dentro de unidades de terapia intensiva neonatais como ferramenta diagnóstica nas mãos do neonatologista tem sido responsável por melhor e mais precoce detecção de derrame pericárdio em neonatos.

## Bibliografia

Imazio M, Bobbio M, Cecchi E et al. Colchicine in addition to conventional therapy for acute pericarditis: results of the colchicine for acute pericarditis (COPE) Trial. Circulation. 2005; 112:2012-6.

Liang JJ, Killu AM, Osborn MJ et al. Pacemeker lead perforation causing hemopericardium eigth years after implantation. Indian Heart J. 2013; 65(3):331-3.

Monteiro AJ, Canale LS, Barbosa R et al. Tamponamento cardíaco em dois recém-nascidos causados por cateter umbilical. Rev Bras Cir Cardiovasc. 2008; 23(3):422-4.

Tanaka ACS, Afiune CMC. Cardiomiopatias e pericardiopatias. In: Croti UA, Mattos SS, Pinto Jr VC et al. Cardiologia e cirurgia cardiovascular pediátrica. 2. ed. São Paulo: Roca; 2012. pp. 859-86.

Thirone ACP, Danieli RV, Ribeiro VMFC. Derrame pericárdico maciço como manifestação inicial do hipotireoidismo. Arq Bras Endocrinol Metabol. 2012; 56(6):383-7.

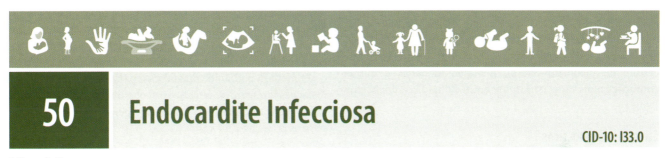

# 50 Endocardite Infecciosa

CID-10: I33.0

*Mirna de Sousa*

## Introdução

Endocardite infecciosa (EI) é definida como uma infecção do endocárdio, que pode estender-se à superfície valvar e, ocasionalmente, ao endocárdio mural, com significativa morbidade e mortalidade devido às graves consequências hemodinâmicas.

## Fisiopatologia e causas

Como a prevalência de doença cardíaca reumática tem reduzido, tornou-se relativamente incomum que pacientes com endocardite apresentem doença reumática subjacente. Nas últimas duas décadas, as cardiopatias congênitas se tornaram a condição subjacente predominante para endocardite em crianças. Além disso, a endocardite se desenvolve cada vez mais associada a cateteres venosos centrais, utilizados no manejo de pacientes em unidades de terapia intensiva neonatal e pediátrica.

Estudos experimentais sugerem que o dano endotelial predisponha ao depósito de plaquetas e fibrina e à formação de trombos endocárdicos assépticos; quando ocorre a bacteriemia, há adesão da bactéria, que se multiplica e forma as estruturas chamadas de vegetações. Estas podem provocar destruição dos tecidos, perfuração de folhetos valvares, abscessos valvares e miocárdicos, acometimento de cordas tendíneas, aneurismas e rupturas dos seios de Valsalva. Além do envolvimento cardíaco, reações sistêmicas também estão envolvidas e decorrem de efeitos mecânicos e/ou imunológicos que agravam seu curso e aumentam a letalidade. O dano endotelial surge em condições específicas especialmente quando jatos de alta velocidade estão presentes (valvopatias e cardiopatias congênitas). A bacteriemia ocorre em diversas situações desde secundária ao uso de cateteres venosos, drogas intravenosas até o simples ato da mastigação.

## Manifestações clínicas

Como se trata de uma afecção multissistêmica, suas manifestações podem ser bastante variáveis de acordo com o tipo de agente biológico, a situação imunológica do paciente e o comprometimento tromboembólico visceral. Pode apresentar-se de forma aguda ou subaguda.

Os achados mais comuns são febre (90% dos casos), sudorese, anorexia, vômito, palidez, perda de peso, fadiga progressiva, esplenomegalia e petéquias em pele e mucosas, inclusive na retina. As manifestações cardíacas podem ser: sopro cardíaco (80% dos casos), insuficiência cardíaca congestiva (ICC), arritmias e pericardiopatias. Nos casos com acometimento visceral por tromboembolismo, os sinais vão depender do órgão afetado (pulmões, rins coração, baço e cérebro). Manifestações neurológicas ocorrem em cerca de 20% dos casos e estão relacionadas com pior prognóstico. Manifestações articulares (artrite) podem ocorrer em crianças maiores e causar confusão diagnóstica com a doença reumática. Nódulos de Osler (lesões pequenas e dolorosas localizadas nas pontas dos dedos), manchas de Janeway (placas eritematosas indolores em regiões palmar e plantar) e manchas de Roth (lesões retinianas pálidas circundadas por áreas hemorrágicas) também podem ser identificados.

As manifestações clínicas da endocardite no recém-nascido são mais inespecíficas e podem ser indistinguíveis de sepse ou insuficiência cardíaca congestiva associada a outras causas.

### Diagnóstico diferencial

Os principais diagnósticos diferenciais são entidades clínicas que cursam com febre prolongada, como febre reumática, mononucleose infecciosa, leucemias, tumores intracardíacos, doenças do colágeno (no lúpus eritematoso sistêmico [LES] pode surgir lesão vegetante asséptica conhecida com endocardite de Liebmann-Sacks), hemoglobinopatias e outras condições mais raras (síndrome antifosfolipídio e doença de Lyme).

### Critérios diagnósticos

Desde 1994 utilizam-se os "critérios de Duke" para o diagnóstico, propostos por Durak et al. da Duke University. Os valores preditivos positivos e negativos de Duke são superiores a 98%.

Critérios maiores:

- Hemocultura positiva: duas hemoculturas separadas de microrganismo típico (*Streptococcus viridans*, *bovis*, *Staphylococcus aureus*, enterococos) ou grupo HACEK ou hemoculturas persistentemente positivas de microrganismo consistente
- Evidência de acometimento endocárdico: achados consistentes ao ecocardiograma (vegetações, abscessos, deiscência de próteses, nova regurgitação valvar ou mudança de padrão de regurgitação já existente).

Critérios menores:

- Condição cardíaca predisponente ou uso de drogas intravenosas
- Febre maior ou igual a 38°C
- Fenômenos vasculares: tromboembolismo, aneurisma micótico, hemorragias intracranianas, lesões de Janeway
- Fenômenos imunológicos: glomerulonefrite, nódulos de Osler, manchas de Roth e fator reumatoide
- Evidência microbiológica: hemocultura positiva que não preenche os critérios maiores
- Achados ecocardiográficos consistentes, mas que não preencham os critérios maiores.

Considera-se EI definitiva quando há dois critérios maiores ou um maior e três menores ou cinco critérios menores. Também é possível confirmar o diagnóstico por critérios patológicos (vegetação ou abscesso intracardíaco confirmado por histologia ou cultura). Existem ainda os casos que são considerados com EI provável: são aqueles cujos achados são consistentes para EI, mas não preenchem os critérios de confirmação. E casos considerados rejeitados quando é possível afastar EI.

### Diagnóstico

Alterações inespecíficas podem ser observadas no hemograma, como anemia, leucocitose e plaquetopenia (esta principalmente em recém-nascidos); elevação do VHS e PCR. As hemoculturas são obrigatórias e devem ser coletadas em pacientes com febre de origem indeterminada e sopro cardíaco patológico, história de doença cardíaca ou endocardite prévia. Sugere-se obter três hemoculturas em momentos distintos (idealmente no primeiro dia de internação).

O método padrão de diagnóstico para identificar as manifestações intracardíacas da EI é o ecocardiograma bidimensional. O ecocardiograma transtorácico geralmente é suficiente para as crianças < 60 kg.

### Tratamento

O tratamento é, em geral, clínico, com o uso de antibióticos intravenosos bactericidas por tempo prolongado, 4 a 6 semanas (Quadro 50.1). A antibioticoterapia deve ser iniciada após coleta das hemoculturas. Pode-se iniciar o tratamento empírico antes dos resultados das hemocuturas, considerando-se dados de história e localização da vegetação. O antimicrobiano a ser utilizado e seu tempo de duração devem ser definidos em conformidade com o agente isolado.

**Quadro 50.1** Tratamento empírico inicial da endocardite infecciosa.

| Condição | Tratamento | Comentários |
| --- | --- | --- |
| Válvula nativa Cobertura para (*S. viridans* – mais prevalente; ocasionalmente *S. aureus*, HACEK*) | Ceftriaxona IV 100 mg/kg/dia e gentamicina IV 7,5 mg/kg/dia. Para infecção mais severa, adicionar vancomicina IV 40 a 60 mg/kg/dia para cobrir *S. aureus*. | Tratamento por 4 a 6 semanas |
| Endocardite nosocomial associada a cateteres vasculares ou endocardite em valva protética (≤ 1 ano após a cirurgia) | Vancomicina IV 40 a 60 mg/kg/dia e gentamicina IV 7,5 mg/kg/dia | Considere a continuação da terapia se a vegetação persistir no ecocardiograma ao final de 6 semanas |

*HACEK: *Haemophilus, Aggregatibacter, Cardiobacterium, Eikenella* e *Kingella* spp. Adaptado de Baltimore et al., 2015; Bradley & Nelson, 2019.

O tratamento cirúrgico deve ser considerado em casos de ICC progressiva e refratária ao tratamento clínico; falha no tratamento com infecção persistente; eventos tromboembólicos recidivantes e EI em próteses valvares.

O uso indiscriminado de antibióticos, principalmente o uso de antibióticos sem a definição de foco (e agente, quando possível) infeccioso, tem sido um dos fatores que contribui para o aumento da frequência e recidivas de EI, e essa prática deve ser desencorajada.

O uso de corticosteroides em doses imunossupressoras ou por tempo prolongado pode aumentar a morbidade na EI, e seu uso deve ser evitado.

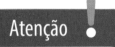

As recomendações de profilaxia para EI foram recentemente revisadas, tanto pelo grupo americano (American Heart Association) como pelo grupo Europeu (European Society of Cardiology), e permanece hoje como um assunto controverso. As últimas diretrizes propõem limitar a profilaxia a pacientes com alto risco de EI que serão submetidos a procedimentos dentários de alto risco (manipulação gengival ou da região periapical dos dentes ou perfuração da mucosa oral). A adequada higiene oral e revisões odontológicas regulares ocupam importante lugar na prevenção de EI. No Quadro 50.2 listam-se as principais razões para revisão dos critérios de profilaxia e, no Quadro 50.3, os antimicrobianos a serem utilizados.

**Quadro 50.2** Razões para revisão de critérios de profilaxia para endocardite infecciosa (EI).

- EI ocorre mais como consequência de bacteriemias associadas a atividades diárias que a bacteriemias decorrentes de procedimentos dentários, gastrintestinais e geniturinários
- Profilaxia pode prevenir um número muito pequeno de casos de EI nos pacientes que se submeterem a procedimentos dentários, gastrintestinais e geniturinários
- Os riscos de efeitos adversos associados aos antibióticos excede os benefícios da antibioticoprofilaxia
- Manutenção de boa saúde bucal pode reduzir os riscos de EI das atividades diárias, e isso parece ser mais efetivo que a antibioticoprofilaxia

**Quadro 50.3** Antibióticos recomendados para procedimentos odontológicos.*

| Situação | Antibiótico | Adulto | Criança |
|---|---|---|---|
| VO | Amoxicilina | 2 g | 50 mg/kg |
| Impossibilidade de receber VO | Ampicilina | 1 g IM ou IV | 50 mg/kg IM ou IV |
| | Cefazolina | 1 g IM ou IV | 50 mg/kg IM ou IV |
| | Ceftriaxona | 1 g IM ou IV | 50 mg/kg IM ou IV |
| Alérgico a penicilina ou ampicilina VO | Cefalexina** | 2 g | 50 mg/kg |
| | Clindamicina | 600 mg | 20 mg/kg |
| | Azitromicina | 500 mg | 15 mg/kg |
| | Claritromicina | 500 mg | 15 mg/kg |
| Alérgico a penicilinas IV | Cefazolina*** | 1 g IM ou IV | 50 mg/dia IM |
| Alérgico a ampicilinas | Ceftriaxona | 1 g IM ou IV | 50 mg/dia IM ou IV |
| Alérgico a penicilinas ou ampicilinas – impossibilidade de receber VO | Clindamicina | 600 mg IM ou IV | 20 mg/kg IM ou IV |

IM: via intramuscular; IV: via intravenosa; VO: via oral. *Dose única recomendada 30 a 60 min antes do procedimento. **Ou outra cefalosporina de primeira ou segunda geração. ***Cefalosporinas não deverão ser usadas em pessoas com história de anafilaxia, angioedema ou urticária relacionada com penicilina ou ampicilina. Fonte: AHA, 2007.

## Bibliografia

American Heart Association (AHA). Prevention of infective endocarditis. Guidelines from the American Heart Association: a guideline from the American Heart Association Rheumatic Fever, Endocarditis, and Kawasaki Disease Committee, Council on Cardiovascular Disease in the Young, and the Council on Clinical Cardiology, Council on Cardiovascular Surgery and Anesthesia, and the Quality of Care and Outcomes Research Interdisciplinary Working Group. Circulation. 2007;116:1736-54.

Bai AD, Showler A, Burry L et al. Impact of infectious disease consultation on quality of care, mortality, and length of stay in Staphylococcus aureus bacteriemia: results from a Large Multicenter Cohort Study. Clinical Infectious Diseases. 2015; 60(10):1451-61.

Baltimore RS, Gewitz M, Baddour LM et al. Infective Endocarditis in Childhood: 2015 Update. Circulation. 2015 Oct 13; 132(15):1487-515.

Bradley SJ, Nelson JD. Nelson's Pediatric Antimicrobial Therapy. 25 ed. 2019.

Carlesse F, Moser LRDN, Santos MVC et al. Endocardite infecciosa. In: Croti UA, Mattos SS, Pinto Jr VC et al. Cardiologia e cirurgia cardiovascular pediátrica. 2. ed. São Paulo: Roca; 2012. pp. 839-58.

Dixon G, Christov G. Infective endocarditis in children: an update. Curr Opin Infect Dis. 2017 Jun; 30(3):257-267.

Durack DT, Lukes AS, Bright DK. New criteria for diagnosis of infective endocarditis: utilization of specific echocardiographic findings: Duke Endocarditis Service. Am J Med. 1994; 96:200-9.

The Task Force on The Prevention, Diagnosis, and Treatment of Infective Endocarditis of the European Society of Cardiology (ESC). Guidelines on the prevention, diagnosis and treatment of infective endocarditis (new version 2009). European Heart Journal. 2009; 30:2369-413.

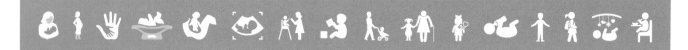

# 51 Hipertensão Pulmonar

CID-10: I27

*Mirna de Sousa*

## Introdução

A hipertensão pulmonar (HP) consiste em uma condição patológica que acomete o leito vascular pulmonar em função de alterações histológicas das artérias pulmonares, levando à elevação de resistência e pressão pulmonar, impondo sobrecarga ao ventrículo direito e comprometendo sua função. Atualmente discute-se também o conceito de doença vascular pulmonar com elevação da resistência vascular pulmonar (aumento da pressão do átrio esquerdo), sem necessariamente haver elevação dos níveis de pressão pulmonar, como ocorre nas doenças congênitas do coração que cursam com hipoxemia crônica, fisiologia univentricular e anastomoses cavopulmonares.

Em condições normais, a pressão em território pulmonar é semelhante à sistêmica na vida intrauterina, mas cai rapidamente após o nascimento, geralmente alcançando os níveis do adulto por volta de 2 a 3 meses de idade.

O diagnóstico de hipertensão pulmonar persistente do recém-nascido (HPPRN), que consiste em síndrome clínica grave que cursa com hipoxemia e ameaça à vida, não será discutido neste capítulo.

Nos primeiros 3 meses de vida, o diagnóstico de HAP deve ser avaliado com bastante cautela, uma vez que, nessa faixa etária, os níveis de pressão pulmonar ainda podem estar aumentados fisiologicamente em crianças hígidas e com bom desenvolvimento.

A HAP é definida pela pressão média da artéria pulmonar acima de 25 mmHg em repouso ou 30 mmHg durante esforço com a pressão capilar pulmonar normal (< 15 mmHg) (Quadro 51.1).

Tem incidência de 1 a 2 indivíduos para cada 1.000 habitantes por ano. É encontrada mais em mulheres do que em homens (1,7:1) na forma familiar, mas tem incidência semelhante em ambos os sexos na casuística geral.

A hipertensão pulmonar (HP) já foi classificada de diversas formas; a mais recente revisão foi na Sexta Conferência Mundial em Hipertensão Pulmonar, em Nice, França, 2018 (Quadro 51.2). Em 2011, o Instituto de Pesquisa Vascular Pulmonar criou uma força-tarefa em pediatria (*Task Force of the Pulmonary Vascular Research Institute*) que propôs incluir distúrbios presentes na infância, assim como alterações cromossômicas e síndromes genéticas: a classificação do Panamá, como foi chamada, busca discutir os fatores fisiológicos, genéticos e ambientais implicados na gênese da hipertensão pulmonar da criança e do adolescente (Quadro 51.3).

**Quadro 51.1** Hipertensão pulmonar: definições.

| |
|---|
| **Hipertensão pulmonar (HP)** |
| mPAP ≥ 25 mmHg em crianças > 3 meses de idade ao nível do mar |
| **Hipertensão arterial pulmonar (HAP)** |
| mPAP ≥ 25 mmHg; PAWP < 15 mmHg; PVRI > 3 WU × m$^2$ |
| **Hipertensão arterial pulmonar idiopática (HAPI)** |
| HAP sem doença de base ou associada à HAP; HAP familiar ou com alteração genética |
| **Doença vascular pulmonar hipertensiva (DVPH)** |
| Elevado gradiente transpulmonar (elevação da pressão de átrio esquerdo); pacientes com elevação da resistência vascular pulmonar sem elevação da pressão pulmonar; pacientes com cardiopatia congênita; hipoxemia crônica e/ou fisiologia univentricular; anastomose cavopulmonar |

mPAP: pressão arterial pulmonar média; PAWP: pressão de oclusão da artéria pulmonar; PVRI: índice de resistência vasculopulmonar. Fonte: Abman et al., 2015.

## Causas

Os mecanismos responsáveis pela HAP vêm sendo estudados em todo o mundo, e sabe-se atualmente que são vários os fatores envolvidos em sua gênese: fatores genéticos (hereditários ou não) e ambientais. Fatores genéticos associados a outros fatores, como endotelina, prostaciclina, óxido nítrico, serotonina e canais de cálcio, desempenham papel importante no aparecimento da HAP.

A doença parece ter seu início na constrição dos vasos pulmonares, associada a fatores que levam à proliferação e ao remodelamento vascular. A disfunção endotelial tem papel fundamental na fisiopatologia, principalmente por levar ao aumento nos níveis de endotelina e à redução crônica dos níveis de óxido nítrico e prostaglandina I2.

Mudanças celulares e moleculares ocorrem juntamente com alterações de fatores de crescimento celular, levando às alterações morfofuncionais da circulação pulmonar. O entendimento da fisiopatologia é fundamental para a programação terapêutica.

**Quadro 51.2** Classificação de hipertensão pulmonar da Sexta Conferência Mundial de Hipertensão Pulmonar, em Nice, França 2018.

- Hipertensão arterial pulmonar (HAP)
  - HAP idiopática
  - HAP hereditária
  - HAP induzidas por toxinas e fármacos
  - HAP associada com:
    - Doença do tecido conjuntivo
    - Infecção por HIV
    - Hipertensão portal
    - Cardiopatia congênita
    - Esquistossomose
  - HAP respondedores a longo prazo a bloqueadores de canal de cálcio
  - HAP por envolvimento venocapilar (doença pulmonar veno-oclusiva e hemangiomatose capilar pulmonar)
  - HAP por persistência do padrão fetal no recém-nascido
- Hipertensão pulmonar (HP) por doenças do coração esquerdo
  - HP por insuficiência cardíaca com FEVE preservada
  - HP por insuficiência cardíaca com FEVE reduzida
  - Doença valvar
  - Condição congênita ou adquirida que leva à hipertensão pulmonar pós-capilar
- HP associada a doença pulmonar e/ou hipoxemia
  - Doença pulmonar obstrutiva crônica
  - Doença pulmonar intersticial
  - Outras doenças pulmonares com padrões restritivos e obstrutivos misturados
  - Hipoxia sem doença pulmonar
  - Anomalias do desenvolvimento pulmonar
- HP devido a obstruções arteriais
  - HP por tromboembolismo crônico
  - Outras obstruções de artérias pulmonares
- HP por mecanismos não claros ou multifatoriais
  - Doenças hematológicas
  - Distúrbios metabólicos e sistêmicos
  - Outros
  - Cardiopatias congênitas complexas

FEVE: fração de ejeção do ventrículo esquerdo.

**Quadro 51.3** Classificação da doença vascular pulmonar hipertensiva em pediatria.

- Doença vascular pulmonar hipertensiva pré-natal ou do desenvolvimento
- Má adaptação vascular pulmonar perinatal
- Doença cardiovascular na infância
- Broncodisplasia pulmonar
- Doença vascular pulmonar hipertensiva da infância (isolada)
- Doença vascular pulmonar hipertensiva em síndromes de malformações congênitas
- Doenças pulmonares na infância
- Doença tromboembólica na infância
- Doença por exposição crônica a altitudes elevadas
- Doença vascular pulmonar associada a outras doenças sistêmicas na infância

Modificada por Simonneau et al., 2013. Com permissão de publicação. Fonte: Abman et al., 2015.

**Quadro 51.4** Situações em que se deve suspeitar de HAP.

- História familiar, predisposição genética
- Doenças do tecido conjuntivo
- Trombofilia, tromboembolismo pulmonar
- Cardiopatia congênita com *shunt*
- Distúrbios ventilatórios
- Uso de anorexígenos e anfetaminas
- HIV, herpes-vírus humano 8
- Hipertensão portal
- Glicogenose 1a, hemoglobinopatias, doença de Gaucher
- Esplenectomia, hipertensão arterial sistêmica

Fonte: Lopes e Santana, 2012.

## Manifestações clínicas

O quadro clínico da HAP tem início insidioso e variável. As primeiras queixas são inespecíficas, como intolerância progressiva aos esforços, cansaço e incapacidade de realizar atividades habituais. Os sintomas se instalam lentamente, e o diagnóstico definitivo pode ser feito em 1 a 2 anos após o início dos sintomas. Com a progressão dos sintomas, surgem fadiga, cansaço aos mínimos esforços, pré-síncope e síncope, sendo estes marcadores de pior prognóstico.

O exame físico pode ser normal no início, apenas com hiperfonese da segunda bulha à ausculta cardíaca; à medida que a doença se agrava, notam-se distensão das veias jugulares, hepatomegalia, edema periférico, extremidades frias e ascite nos casos mais graves. Os sinais clínicos traduzem a dilatação e a disfunção do ventrículo direito como: precórdio hiperdinâmico e ritmo de galope com terceira bulha presente.

## Exames complementares

O diagnóstico definitivo de HAP só pode ser feito mediante a medida das pressões pulmonares por estudo hemodinâmico; nenhuma outra forma de avaliação é aceita para que se estabeleça o diagnóstico de certeza. Exames complementares iniciais podem ser realizados para direcionar a avaliação inicial e como métodos de acompanhamento durante o tratamento. O diagnóstico precoce é fundamental para que o tratamento seja instituído em fase inicial da doença, melhorando sobremaneira o prognóstico; entretanto, para fazer o diagnóstico precoce, é necessário pensar na possibilidade de HAP. O Quadro 51.4 lista situações nas quais devemos proceder a avaliações programadas, suspeitando de HAP.

A avaliação inicial deve ser realizada com eletrocardiograma, que pode mostrar sobrecarga do ventrículo direito. A radiografia de tórax pode revelar aumento da silhueta das câmaras direitas, assim como redução da trama vascular pulmonar.

O ecocardiograma é um método não invasivo bastante útil no diagnóstico e no acompanhamento do paciente durante o tratamento. É possível estimar as pressões em território pulmonar pelos jatos de regurgitação fisiológica das valvas pulmonar e tricúspide. A avaliação ecocardiográfica torna possível detectar cardiopatias estruturais com *shunts* intra e extracardíacos ou obstruções aos fluxos, função dos ventrículos, trombos, derrames, assim como obter avaliação do estado hemodinâmico do paciente.

A ressonância magnética cardíaca (RMC) tem sido bastante utilizada para adequada avaliação do ventrículo direito, sendo atualmente considerada padrão-ouro para essa finalidade. A avaliação de volumes ventriculares, massa e função dos ventrículos é obtida de forma superior ao ecocardiograma. Em adultos portadores de cardiopatias congênitas, parâmetros avaliados pela RMC são utilizados como preditores do risco de morbimortalidade, mas são necessários mais estudos para definir estes *end points* na população pediátrica. Na presença de cardiopatias congênitas complexas, complementa, de forma não invasiva e bastante precisa, o estudo das estruturas cardíacas, assim como seus fluxos.

A tomografia e a angiotomografia computadorizada de tórax têm como objetivo o estudo das estruturas pulmonares e do parênquima pulmonar, a pesquisa de malformações e de sinais de tromboembolismo, a avaliação de outras estruturas torácicas, além de poderem ser utilizadas para avaliação de ventilação/perfusão. Alguns centros preferem a utilização da tomografia para avaliação da ventilação/perfusão na faixa etária pediátrica por ser mais bem tolerada pelos pequenos pacientes.

O teste de caminhada de 6 minutos é padronizado como método de acompanhamento em adultos, utilizado como preditor de sobrevida, o que não acontece na população pediátrica. Não se dispõe ainda de parâmetros que o validem para esse fim, mas pode ser utilizado para acompanhamento longitudinal como informação durante o tratamento.

O cateterismo cardíaco é o único método aceito para estabelecer o diagnóstico de certeza da HAP e deve ser realizado em centro de cardiologia intervencionista com prova de vasorreatividade. O cateterismo com estudo hemodinâmico tem importância diagnóstica e prognóstica. A prova de reatividade vascular consiste em medir as pressões e calcular as resistências em território sistêmico e pulmonar, submeter o paciente ao estímulo vasodilatador (óxido nítrico inalatório, prostaciclina, adenosina ou mesmo oxigênio) e refazer as medidas e cálculos. É considerado positivo quando um dos critérios é alcançado: (1) queda na resistência vascular pulmonar de pelo menos 20% em relação ao valor basal; (2) queda da pressão média da artéria pulmonar em pelo menos 10 mmHg em relação ao valor basal, devendo ser o valor final inferior a 40 mmHg, na ausência de queda do índice cardíaco. A Figura 51.1 mostra um algoritmo de recomendação na investigação diagnóstica.

## Tratamento

Em 2015 foi publicada a primeira *guideline* em hipertensão pulmonar na faixa etária pediátrica da American Heart Association e American Thoracic Society. O Quadro 51.5 sumariza o arsenal terapêutico recomendado pelos autores, assim como o nível de evidências.

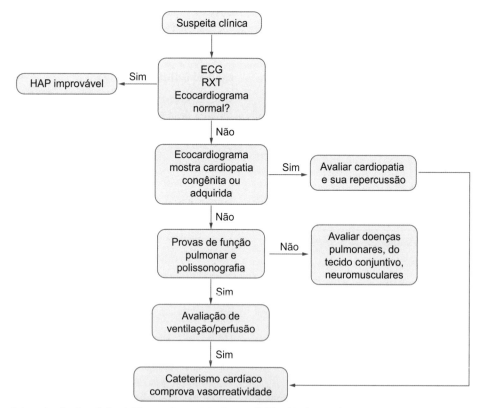

**Figura 51.1** Algoritmo de investigação diagnóstica da hipertensão arterial pulmonar (HAP). ECG: eletrocardiograma; RXT: radiografia de tórax. (Adaptada de Abman et al., 2015.)

**Quadro 51.5** Terapia farmacológica para crianças com hipertensão arterial pulmonar (HAP).

| Classe do fármaco | Agente | Dose | Efeito adverso | CR/NE comentários |
|---|---|---|---|---|
| Digitálico | Digoxina | 5 µg/kg VO 2 vezes/dia até 10 anos de idade, depois 5 µg/kg 1 vez/dia Dose máxima, 0,125 mg/dia VO | Bradicardia é um fator limitante que pode comprometer a eficácia | CR IIb NE C Poucos dados e atualmente pouco usada em crianças Não eficaz em deterioração aguda Monitorar função renal |
| Diuréticos | Vários agentes | Diuréticos de alça, tiazídicos e espironolactona, todos dosados pelo peso corporal, semelhante ao que se usa em outras formas de ICC | É preciso ter cuidado, pois o excesso de diurético pode reduzir a pré-carga e o enchimento do VD | CR IIa NE C |
| Oxigênio | Oxigênio | Usar fluxo necessário por cateter nasal para atingir saturação de oxigênio-alvo | O fluxo elevado do gás pode ressecar a mucosa nasal, causando epistaxe ou rinite | CR IIb NE C Oxigênio não é em geral prescrito para crianças com HAP, a menos que a saturação no período diurno seja baixa (< 92%) Polissonografia é útil para determinar a necessidade de terapia com oxigênio durante a noite Pode ser útil em pacientes sintomáticos CF IV |
| Antagonista da vitamina K (anticoagulante) | Varfarina | O objetivo é atingir INR entre 1,5 e 2,0 INR mais elevadas podem ser necessárias em casos de história de trombose ou hipercoagulabilidade | O risco da anticoagulação em crianças deve ser bem avaliado diante dos hipotéticos benefícios Teratogênico | Para HAPH e HAPI CR IIa NE C O uso de varfarina em crianças que ainda não estejam andando com firmeza, ou com problemas de desenvolvimento ou neurológicos, incluindo convulsões ou síncopes, aumenta o risco de quedas Pode ser útil na HAP com falência ventricular, cateter venoso central ou *shunt* D > E O uso da varfarina em pacientes com hipercoagulabilidade é razoável Para HAP associada a doenças: CR IIb NE C O uso de varfarina nessa população é pouco estudado O uso da varfarina em pacientes com hipercoagulabilidade é razoável |
| Bloqueador de canais de cálcio | Nifedipino | Dose inicial: 0,1 a 0,2 mg/kg VO, 3 vezes/dia Variação de dose: 2 a 3 mg · kg$^{-1}$ · d$^{-1}$ Dose máxima (adulto): 180 mg/dia VO Sempre iniciar com baixas doses e usar preferencialmente preparações de liberação prolongada | Bradicardia Redução do débito cardíaco Edema periférico *Rash* Hiperplasia gengival Constipação intestinal | CR I NE B A duração do benefício pode ser limitada, mesmo com uma resposta inicial favorável Reavaliações de eficácia estão indicadas periodicamente |
| | Diltiazem | Dose inicial: 0,5 mg/kg VO, 3 vezes/dia Variação de dose: 3 a 5 mg · kg$^{-1}$ · d$^{-1}$ VO Dose máxima (adulto): 360 mg/dia VO Sempre iniciar com baixas doses e usar preferencialmente preparações de liberação prolongada | Bradicardia Redução do débito cardíaco Edema periférico *Rash* Hiperplasia gengival Constipação intestinal | CR I NE B A duração do benefício pode ser limitada, mesmo com uma resposta inicial favorável Reavaliações de eficácia estão indicadas periodicamente Pode causar mais bradicardia que outros bloqueadores de canais de cálcio Suspensão utilizada para crianças mais jovens |

*(continua)*

Quadro 51.5 Terapia farmacológica para crianças com hipertensão arterial pulmonar (HAP). (*continuação*)

| Classe do fármaco | Agente | Dose | Efeito adverso | CR/NE comentários |
|---|---|---|---|---|
| Bloqueador de canais de cálcio (*continuação*) | Anlodipino | Dose inicial: 0,1 a 0,3 mg · $kg^{-1}$ · $d^{-1}$ VO<br>Variação de dose: 2,5 a 7,5 mg/dia VO<br>Dose máxima (adulto): 10 mg/dia VO<br>Sempre iniciar com baixas doses | Bradicardia<br>Redução do débito cardíaco<br>Edema periférico<br>*Rash*<br>Hiperplasia gengival<br>Constipação intestinal | CR I<br>NE B<br>A duração do benefício pode ser limitada, mesmo com uma resposta inicial favorável |
| Inibidor da fosfodiesterase tipo 5 (PDE5) | Sildenafila | Idade < 1 ano: 0,5 a 1 mg/kg, 3 vezes/dia<br>Peso < 20 kg: 10 mg, 3 vezes/dia VO<br>Peso > 20 kg: 20 mg, 3 vezes/dia VO<br>Retardar o uso em pré-termos extremos até que a vascularização da retina esteja estabelecida | Cefaleia<br>Congestão nasal<br>Rubor<br>Agitação<br>Hipotensão<br>Perdas visual e auditiva são preocupações pertinentes<br>Priapismo<br>Evitar nitratos | CR I<br>NE B<br>Evitar altas doses em crianças porque um aumento no risco de mortalidade foi observado no estudo STARTS-2 em crianças com HAPI tratadas com altas doses de sildenafila em monoterapia<br>Sildenafila é aprovada na Europa e no Canadá<br>FDA alerta para seu uso em crianças de 1 a 17 anos |
| | Tadalafila | Dose inicial: 0,5 a 1 mg · $kg^{-1}$ · $d^{-1}$<br>Dose máxima: 40 mg VO, 1 vez/dia<br>Avaliado apenas para crianças > 3 anos de idade | Cefaleia<br>Congestão nasal<br>Rubor<br>Agitação<br>Hipotensão<br>Perda visual e auditiva são preocupações pertinentes<br>Priapismo<br>Epistaxe<br>Evitar nitratos | CR IIa<br>NE B<br>Uma dose diária<br>Dados de segurança e eficácia em crianças são limitados |
| Antagonista do receptor da endotelina (ERA) | Bosentana (antagonista $ET_A$ e $ET_B$) | Dose inicial é a metade da dose de manutenção<br>Dose de manutenção: < 10 kg: 2 mg/kg, 2 vezes/dia VO<br>10 a 20 kg: 31,25 mg, 2 vezes/dia VO<br>> 20 a 40 kg: 62,5 mg, 2 vezes/dia VO<br>> 40 kg: 125 mg, 2 vezes/dia VO | Avaliação da função hepática mensalmente devido à hepatotoxicidade<br>Beta-hCG e teste de gravidez devem ser solicitados mensalmente<br>Incidência de elevação das AST/ALT em crianças é menor quando comparadas aos adultos<br>Retenção de líquidos<br>Teratogenicidade<br>Infertilidade masculina<br>Pode reduzir os níveis de sildenafila | CR I<br>NE B<br>Dados sobre sua eficácia na síndrome de Eisenmenger têm sido publicados<br>Requer duas formas de contracepção<br>Interação medicamentosa com sildenafila |
| | Ambrisentana (altamente seletivo antagonista $ET_A$) | Variação de dose: 5 a 10 mg diária VO<br>Uso em paciente pediátrico < 5 anos de idade não foi estudado | Avaliação da função hepática mensalmente devido à hepatotoxicidade<br>Beta-hCG e teste de gravidez devem ser solicitados mensalmente<br>Incidência de elevação das AST/ALT em crianças é menor quando comparadas aos adultos<br>Retenção de líquidos<br>Teratogenicidade<br>Infertilidade masculina | CR IIa<br>NE B<br>Dados de segurança e eficácia em crianças são limitados<br>Evitar usar em neonatos porque a glicuronidação não está madura<br>Ainda não disponível no Brasil |

(*continua*)

**Quadro 51.5** Terapia farmacológica para crianças com hipertensão arterial pulmonar (HAP). *(continuação)*

| Classe do fármaco | Agente | Dose | Efeito adverso | CR/NE comentários |
|---|---|---|---|---|
| Prostaciclina | Epoprostenol (termostável) | Infusão intravenosa contínua<br>Interação medicamentosa com sildenafila<br>Dose inicial: 1 a 2 ng · kg$^{-1}$ · min$^{-1}$ IV sem um máximo conhecido<br>Em pacientes pediátricos, a dose estável está em geral entre 50 e 80 ng · kg$^{-1}$ · min$^{-1}$ IV<br>Doses > 150 ng · kg$^{-1}$ · min$^{-1}$ IV têm sido usadas<br>Aumento de doses é necessário<br>Altas doses podem levar a síndrome de alto débito | Rubor, dor em mandíbula, pés e ossos, cefaleia e diarreia<br>Hipotensão sistêmica é possível<br>Meia-vida curta (2 a 5 min), crises de HP podem ocorrer se a infusão for interrompida<br>Deve ser conservado em ambiente refrigerado e deve ser preparado a cada 24 h<br>Complicações com cateter venoso central podem ocorrer | CR I<br>NE B<br>Terapia padrão para HAP grave<br>Disponível formulação termostável |
| | Treprostinila | Intravenoso ou subcutâneo<br>Dose inicial: 2 ng · kg$^{-1}$ · min$^{-1}$ sem uma dose máxima conhecida<br>Em pacientes pediátricos, doses estáveis estão em geral entre 50 e 80 ng · kg$^{-1}$ · min$^{-1}$ IV ou SC<br>Necessários aumentos de dose<br>Inalatório: 1 a 9 inspirações a cada 6 h<br>Oral: dosagem não completamente avaliada em crianças | Rubor, dor muscular, cefaleia e diarreia são efeitos colaterais comuns<br>Frequência e gravidade dos efeitos adversos são menores do que com epoprostenol<br>Meia-vida de 4,5 h<br>O fármaco é estável em temperatura ambiente<br>Complicações com o cateter venoso central podem ocorrer, incluindo infecções por gram-negativo<br>Dor no local de administração subcutânea pode limitar esse acesso<br>O fármaco inalado pode piorar sintomas de reatividade de vias respiratórias, efeitos adversos do sistema digestório | Para IV e SC:<br>CR I<br>NE B<br>Inalatório:<br>CR IIa<br>NE B<br>O nebulizador requer ativação pelo próprio paciente, e o controle da inalação é limitado por idade e nível de desenvolvimento |
| Prostaciclina | Iloprosta (inalação intermitente) | Doses pediátricas ainda não foram determinadas, mas 6 a 9 inalações por dia são necessárias, com duração aproximada de 10 a 15 min<br>Começar com 2,5 µg/dose e aumentar para 5 µg/dose conforme tolerância | Rubor e cefaleia são efeitos adversos comuns<br>Hipotensão sistêmica é rara<br>Meia-vida curta<br>O fármaco inalado pode piorar sintomas de reatividade de vias respiratórias | CR IIa<br>NE B<br>Em pediatria, a frequência de dosagem pode limitar seu uso |

CR: classe de recomendação; NE: nível de evidência; HP: hipertensão pulmonar; HAP: hipertensão arterial pulmonar; HAPH: hipertensão arterial pulmonar hereditária; HAPI: hipertensão arterial pulmonar idiopática; ICC: insuficiência cardíaca congestiva; INR: razão normalizada internacional; VD: ventrículo direito; FDA: Food and Drug Administration; VO: via oral; IV: via intravenosa; SC: via subcutânea; CF: classe funcional; hCG: gonadotrofina coriônica humana; ALT: alanina aminotransferase; AST: aspartato aminotransferase.

# Bibliografia

Abman SH, Hansmann G, Archer SL et al. Pediatric pulmonay hypertension guidelines from the American Heart Association and American Thoracic Society. Circulation. 2015; 132:2037-99. Disponível em: https://doi.org/10.1161/CIR.0000000000000329. Acesso em: 10/06/2017.

Barst RJ, Beghetti M, Pulido T et al. Starts-2: long-term survival with oral sildenafil monotherapy in treatment-naïve pediatric pulmonary arterial hypertension. Circulation. 2014; 113.005698. Disponível em: https://doi.org/10.1161/CIRCULATIONAHA.113.005698. Acesso em: 16/06/2017.

Cerro MJ, Abman S, Diaz G et al. A consensus approach to the classification of pediatric pulmonary hypertensive vascular disease: Report from the PVRI Pediatric Taskforce, Panama2011. Pulm Circ. 2011; 1:286-98.

Kozak ACLFMB, Salerno LMVO, Cassar RS. Hipertensão pulmonar persistente do recém-nascido. In: Croti UA, Mattos SS, Pinto Jr VC et al. Cardiologia e cirurgia cardiovascular pediátrica. 2. ed. São Paulo: Roca; 2012. pp. 195-206.

Lopes AA, Santana MVT. Hipertensão pulmonar. In: Croti UA, Mattos SS, Pinto Jr VC et al. Cardiologia e cirurgia cardiovascular pediátrica. 2. ed. São Paulo: Roca; 2012. pp. 207-22.

Simonneau G, Gatzoulis MA, Adatia I et al. Updated clinical classification of pulmonary hypertension. J Am Coll Cardiol. 2013; 62(Suppl): D34-41.

Simonneau G, Montani D, Celermajer DS et al. Haemodynamic definitions and updated clinical classification of pulmonary hypertension. Eur Respir J 2019; 53: 1801913 [https:\\doi.org\10.1183\13993003.01913-2018]

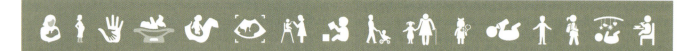

# 52 Insuficiência Cardíaca

CID-10: I50

*Mirna de Sousa*

## Introdução

A insuficiência cardíaca (IC) na infância é uma entidade bastante complexa, pois engloba uma série de mecanismos fisiopatológicos e apresenta diferenças relacionadas com a idade e a etiologia. Pode ocorrer ainda no útero materno. Os índices de incidência e prevalência mundiais não são verdadeiramente conhecidos, mas estima-se que as cardiopatias congênitas estejam em primeiro lugar como causa das IC, seguidas das miocardiopatias e arritmias.

## Classificação | Formas clínicas

A IC pode ser classificada em aguda ou crônica:

- IC aguda (descompensada): estado clínico em que há desequilíbrio agudo entre a disfunção cardíaca e os mecanismos compensatórios
- IC crônica (compensada): estado clínico em que há equilíbrio entre a disfunção cardíaca e os mecanismos compensatórios que, entretanto, contribuirão para a progressão da deterioração da função miocárdica.

## Causas

As principais causas variam de acordo com a faixa etária. No feto os distúrbios de ritmo cardíaco são os principais responsáveis pela IC, tanto nas bradiarritmias, como o bloqueio atrioventricular total (BAVT), quanto nas taquiarritmias (taquicardias supraventriculares ou *flutter*).

Já no neonato as cardiopatias congênitas críticas, com dependência do canal arterial, constituem a principal causa de IC, sendo o diagnóstico precoce, preferencialmente pré-natal, a principal arma para o planejamento de parto e a intervenção cirúrgica precoce. Sabemos que as cardiopatias canal-dependentes que não são diagnosticadas antes do colapso cardiovascular têm poucas chances de sucesso em procedimentos cirúrgicos.

Causas não cardíacas de IC no neonato podem ocorrer, como em fístulas arteriovenosas (pulmonares, hepáticas ou cerebrais), distúrbios metabólicos e infecciosos ou asfixia perinatal.

Nos lactentes (29 dias a 2 anos de idade) predominam as cardiopatias congênitas: com hiperfluxo pulmonar como a comunicação interventricular (CIV), defeito do septo atrioventricular (DSAV), persistência do canal arterial (PCA), *truncus arteriosus comunis* (TAC), janela aortopulmonar (JAP); conexão anômala total de veias pulmonares, ventrículo único funcional sem estenose pulmonar, anomalias das valvas atrioventriculares (anomalia de Ebstein da valva tricúspide; estenose ou insuficiência da valva mitral), origem anômala de coronária esquerda da artéria pulmonar. As miocardiopatias (miocardite, miocardiopatia dilatada, miocardiopatia hipertrófica) e arritmias cardíacas (BAVT, taquiarritmias) também podem ocorrer.

Em crianças e adolescentes (2 a 18 anos), apresentam-se cardiopatias congênitas, como as cardiopatias obstrutivas (estenose aórtica, coarctação de aorta) ou com aumento do fluxo pulmonar (comunicação interatrial [CIA], DSAV, CIV, PCA), após cirurgia cardíaca (anastomose sistêmico-pulmonar, bandagem de artéria pulmonar, correção de tetralogia de Fallot, transposição das grandes artérias, tronco arterial comum etc.). Apresentam-se também as miocardiopatias (miocardite, miocardiopatia dilatada, cardiomiopatia hipertrófica, cardiomiopatia restritiva), e outras cardiopatias adquiridas, como a doença reumática, a doença de Kawasaki e a hipertensão arterial sistêmica.

Independentemente da causa, a lesão miocárdica leva a mecanismos de compensação, ativando, assim, uma verdadeira "cascata", em que o músculo cardíaco e o leito vascular sistêmico e pulmonar interagem com mediadores químicos inflamatórios até o comprometimento da função, envolvendo a oferta de oxigênio tecidual (Figura 52.1).

## Manifestações clínicas

As manifestações clínicas vão depender da faixa etária, conforme a seguir:

- Feto: hidropisia fetal
- Recém-nascido (RN) e lactentes:
  - Taquipneia: frequência respiratória (FR) > 70 irpm no RN ou > 60 irpm no lactente
  - Taquicardia: frequência cardíaca (FC) > 180 bpm no RN ou > 160 bpm no lactente
  - Alteração do padrão respiratório: retrações, gemido, batimento de asas nasais

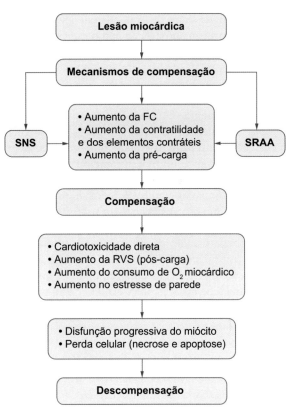

**Figura 52.1** Fisiologia da insuficiência cardíaca: lesão miocárdica. SNS: sistema nervoso simpático; FC: frequência cardíaca; SRAA: sistema renina-angiotensina-aldosterona; RVS: resistência vascular sistêmica.

- Dificuldade de alimentação: redução do volume ingerido e aumento do tempo de mamada
- Ganho ponderal inadequado
- Crianças entre 2 e 10 anos de idade:
  - Cansaço e intolerância ao exercício
  - Crescimento (ponderal e/ou estatural) inadequado
  - Podem também apresentar taquipneia (FR > 40 irpm) e taquicardia (FC > 140 bpm)
  - Sinais de congestão venosa (hepatomegalia – fígado a mais que 2 cm do rebordo costal)
  - Edema periférico e ascite
- Crianças > 10 anos e adolescentes:
  - Cansaço e intolerância ao exercício, fadiga
  - Ortopneia, dispneia noturna
  - Sinais de congestão venosa (hepatomegalia, edema periférico, ascite).

Na crianças, podemos utilizar a classificação de Ross comparada à classificação da New York Heart Association para melhor avaliação do estado clínico da IC (Quadro 52.1).

## Exames complementares

Os exames necessários para avaliação da IC na criança são basicamente eletrocardiograma, radiografia de tórax e ecocardiograma. A ressonância magnética cardíaca (RMC) tem se tornado fundamental na avaliação do músculo cardíaco, sendo considerada padrão-ouro para esse fim; entretanto, na faixa etária pediátrica há importantes limitações para seu uso, pois necessita de sedação para sua realização, o que limita seu uso em muitos centros no Brasil.

Exames laboratoriais são importantes para complementar o entendimento do contexto da IC, avaliando possíveis fatores de piora clínica, por exemplo: se há anemia ou quadro infeccioso associado (hemograma), função renal e hepática, provas de atividade inflamatória, pesquisa viral (nas miocardites) etc. O peptídio natriurético do tipo B (BNP) e o pró-BNP são de fundamental relevância na avaliação da IC e têm importância prognóstica.

A radiografia de tórax possibilita avaliar:

- Área cardíaca (AC)
- Cardiomegalia – índice cardiotorácico > 0,60 no RN ou > 0,55 nas demais crianças

---

**Atenção**

É importante ressaltar os sinais clínicos de choque na criança. São eles:

- Amplitude dos pulsos diminuída
- Redução da pressão de pulso arterial (< 25 mmHg)
- Enchimento capilar maior que 3 segundos
- Palidez cutânea, extremidades frias (sempre excluir a possibilidade de hipotermia ambiental)
- Choque descompensado: hipotensão arterial sistêmica (pressão arterial sistêmica menor que o percentil 5 para a idade):
  - Recém-nascido: 60 mmHg
  - 1 mês até 1 ano de idade: 70 mmHg
  - > 1 ano de idade: 70 + (2 × idade em anos)
  - > 10 anos de idade: 90 mmHg.

**Quadro 52.1** Classificação de Ross comparada à da New York Heart Association para insuficiência cardíaca.

|  | Ross* | NYHA** |
|---|---|---|
| Classe I | Ausência de sintomas | Ausência de sintomas aos esforços habituais |
| Classe II | Taquipneia leve ou sudorese às mamadas, dispneia ao exercício, retardo do crescimento | Sintomas presentes aos esforços habituais |
| Classe III | Taquipneia moderada ou sudorese acentuada às mamadas ou exercício, retardo do crescimento | Sintomas presentes aos esforços menores |
| Classe IV | Taquipneia, retrações, gemido ou sudorese acentuada mesmo em repouso | Sintomas presentes aos mínimos esforços |

*Menores de 10 anos de idade. **Maiores de 10 anos de idade. Fonte: Ross et al., 2001.

- AC normal ou reduzida: cardiopatias com restrição ao retorno venoso pulmonar ou estenose mitral congênita
- Trama vascular pulmonar: aumento da trama vascular arterial pulmonar ou da trama venosa pulmonar (congestão pulmonar)
- Sinais de pneumopatias: excluir doenças pulmonares como causa dos sintomas, como mostrado na Figura 52.2.

O eletrocardiograma revela o ritmo, se há bloqueios (p. ex., BAVT) ou ritmos taquicárdicos (p. ex., taquiarritmias, taquimiocardiopatias) como causa dos sintomas, detecta sobrecarga ventricular, além de sinais de isquemia que levam à hipótese diagnóstica de origem anômala da coronária esquerda da artéria pulmonar.

O ecocardiograma consiste em um exame não invasivo que fornece muitas informações acerca da etiologia da IC, além de tornar possível uma avaliação funcional do coração, guiando o tratamento. Utilizada atualmente em unidades de terapia intensiva como arma propedêutica, auxiliando o intensivista a otimizar o tratamento, a ecocardiografia funcional é um avanço no monitoramento não invasivo do paciente crítico. Fornece também uma avaliação anatômica precisa nas cardiopatias congênitas com *shunt* esquerda-direita; naquelas com obstrução ao fluxo sistêmico; no coração estruturalmente normal, porém com dilatação das câmaras cardíacas (p. ex., fístulas atrioventriculares extracardíacas); no coração com dilatação das câmaras cardíacas e diminuição da função sistólica: nas cardiomiopatias, miocardites, origem anômala de artéria coronária da artéria pulmonar e na avaliação do derrame pericárdico e trombos, como mostra a Figura 52.3.

## Tratamento

A abordagem terapêutica na criança difere em alguns pontos do tratamento da IC em adultos. Inicialmente é preciso ressaltar que, nas cardiopatias congênitas, o tratamento mais eficaz é o cirúrgico; atualmente recomenda-se intervenção cirúrgica precoce, o que tem sido possível em função dos avanços na cirurgia cardiovascular infantil, assim como na terapia intensiva pediátrica e neonatal. Infelizmente os resultados não são uniformes em todo o território nacional e ainda se veem no Brasil cirurgias paliativas sendo realizadas em vez de correções definitivas, além de crianças sendo encaminhadas para cirurgias tardiamente.

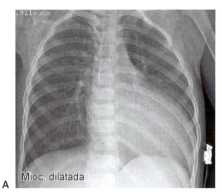
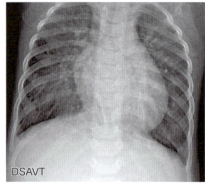
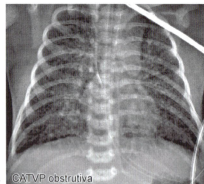

**Figura 52.2** Alterações radiológicas. **A.** Miocardiopatia dilatada com aumento de câmaras esquerdas e padrão radiológico de congestão pulmonar. **B.** Defeito do septo atrioventricular total (DSAVT); predomina trama vascular pulmonar aumentada revelando hiperfluxo pulmonar. **C.** A imagem revela padrão de congestão pulmonar com área cardíaca pequena: drenagem anômala total de veias pulmonares (DATVP) obstrutiva.

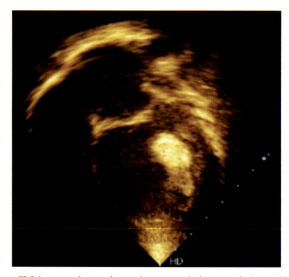

**Figura 52.3** Imagem de grande trombo no ventrículo esquerdo (secundário à estase sanguínea decorrente da disfunção desta câmara).

O tratamento clínico consiste na utilização de diuréticos, inibidores da enzima conversora da angiotensina (IECA), bloqueadores dos receptores da angiotensina (BRA), beta-bloqueadores e antagonistas dos receptores da aldosterona. A otimização nas doses dos medicamentos garante melhores resposta se adesão ao tratamento por reduzir os efeitos adversos. No Quadro 52.2 constam as doses recomendadas para tratamento de IC aguda.

Quadro 52.2 Principais fármacos para tratamento da insuficiência cardíaca (IC) aguda.

| Categoria | Fármaco | Dosagem | Comentários |
|---|---|---|---|
| Agonista beta-adrenérgico | Dobutamina | 2 a 15 µg/kg/min | Doses baixas promovem vasodilatação renal. Doses altas promovem taquicardia |
| | Epinefrina | Parada cardíaca 10 µg/kg SC/IV/IM | Primeira escolha se houver baixo débito com hipoperfusão de outros órgãos |
| | | IC 0,01 a 0,1 µg/kg/min | |
| | Dopamina | IC 1 a 20 µg/kg/min | Doses baixas promovem vasodilatação renal. Doses altas causam vasoconstrição |
| Inibidores da fosfodiesterase III (inodilatador) | Milrinona | Ataque: 50 µg/kg, infusão por 15 min | Fármaco de primeira escolha na ICA com indicação de suporte inotrópico moderado. Pode ser associada à dobutamina ou à epinefrina se necessário |
| | | IC 0,25 a 0,75 µg/kg/min | |
| | | Dose máxima 1,1 mg/kg | Reduzir dose na IR. Efeitos proarrítmicos |
| Vasodilatadores | Nitroglicerina | IC 0,5 a 10 µg/kg/min | Apenas em síndrome isquêmica aguda |
| | Nitroprussiato de sódio | 0,5 a 4 µg/kg/min | Primeira escolha na ICA com vasoconstrição periférica. Vasodilatador balanceado (arteríolas e veias). Início de ação em 2 min e duração de 1 a 10 min |
| | | Dose máxima | |
| | | Neonato 6 µg/kg/min | |
| | | Crianças 12 µg/kg/min | |
| Sensibilizador dos canais de cálcio | Levosimendana | Ataque: 12 µg/kg | Melhora a contratilidade miocárdica, facilita a redução e a retirada dos inotrópicos. Pouca experiência em crianças |
| | | IC 0,05 a 0,1 µg/kg/min por 24 a 48 h | |
| Diuréticos de alça | Furosemida | IV 0,5 a 2 mg/kg/dose a cada 6 a 12 h | Primeira escolha em IC sintomática com DC ainda preservado |
| | | VO 1 a 2 mg/kg/dose a cada 6 a 12 h | Efeitos adversos: hipopotassemia, ototóxico, nefrite intersticial, aumento da ureia sanguínea |
| | | IC 0,1 a 0,4 mg/kg/h | |
| Diuréticos tiazídicos | Hidroclorotiazida | 1 a 4 mg/kg/dia a cada 12 h Máximo: 50 mg | Potencializa efeito do diurético de alça Ineficaz se TFG < 30 mℓ/min |
| Medicamentos que agem no canal arterial | Prostaglandina E1 | 0,025 a 0,5 µg/kg/min | Ligação aos receptores da prostaglandina, causando vasodilatação direta sobre a musculatura do canal arterial |
| | Indometacina | 0,2 mg/kg seguido de 2 doses de acordo com a idade | Pode ser uma alternativa ao tratamento cirúrgico do canal arterial em prematuros. Risco de IR e hepática |

SC: via subcutânea; IV: via intravenosa; IM: via intramuscular; ICA: insuficiência cardíaca aguda; IR: insuficiência renal; DC: débito cardíaco; IC: infusão contínua; TFG: taxa de filtração glomerular; VO: via oral. Fonte: Azeka et al., 2014.

## Bibliografia

Andrews RE, Fenton MJ, Ridout DA et al. New-onset heart failure due to heart muscle disease in childhood: a prospective study in the United Kingdom and Ireland. Circulation. 2008; 117:79-84.

Azeka E, Jatene MB, Jatene IB et al. I Diretriz de insuficiência cardíaca (IC) e transplante cardíaco no feto, na criança e em adultos com cardiopatia congênita, da Sociedade Brasileira de Cardiologia. Arq Bras Cardiol. 2014; 103(6 Supl 2):1-126.

Miyake CY, Teele SA, Chen L et al. In-hospital arrhythmia development and outcomes in pediatric patients with acute myocarditis. Am J Cardiol. 2014; 113:535.

Ross RD, Daniels SR, Schwartz DC et al. Plasma norepinephrine levels in infants and children with congestive heart failure. Am J Cardiol. 1987; 59(8):911-4.

Teles ACO, Maior MMMS. Insuficiência cardíaca na infância. In Croti UA, Mattos SS, Pinto Jr VC et al. Cardiologia e cirurgia cardiovascular pediátrica. 2. ed. São Paulo: Roca; 2012. pp. 223-30.

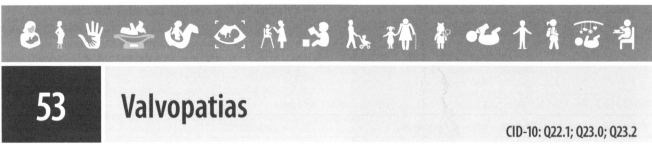

# 53 Valvopatias

CID-10: Q22.1; Q23.0; Q23.2

*Ana Carla de Carvalho Dantonio*

## Introdução

A doença valvar cardíaca pode resultar de malformação congênita, mutações genéticas ou ser adquirida mais tarde na vida, como na febre reumática na faixa etária pediátrica. Este capítulo busca discutir aspectos clínicos e terapêuticos tanto das lesões valvares congênitas como adquiridas.

## Estenose pulmonar

A estenose pulmonar (EP) consiste em um obstáculo à ejeção do ventrículo direito (VD) em direção às artérias pulmonares e corresponde a aproximadamente 10% das cardiopatias congênitas. Na maioria das vezes, ocorre isoladamente ou associada a outros defeitos cardíacos congênitos.

### *Anatomia*

EP é definida como uma obstrução à via de saída do ventrículo direito em direção às artérias pulmonares. A obstrução pode ocorrer em diferentes locais e, portanto, classificar a EP como:

- Estenose pulmonar valvar: é o tipo mais comum de EP, e a lesão mais encontrada é a fusão comissural com folhetos normais. Os folhetos podem ser displásicos, espessados e mixomatosos, com pouca fusão comissural
- Estenose subvalvar: é incomum e caracteriza-se por um estreitamento abaixo da valva pulmonar. Geralmente está associada a outras cardiopatias congênitas, como dupla via de saída de ventrículo direito e tetralogia de Fallot. As lesões subvalvares são duas: estenose infundibular e estenose medioventricular. A estenose infundibular é decorrente da hipertrofia da crista supraventricular
- Estenose supravalvar: lesões supravalvares de tronco, artérias pulmonares ou segmentos periféricos podem ser fluxo-dependentes ou associadas a doenças sistêmicas.

EP comumente está associada a outros defeitos cardíacos congênitos, como dupla via de saída do VD, atresia tricúspide, tetralogia de Fallot e transposição de grandes artérias.

Várias síndromes genéticas estão associadas a EP. A EP valvar com valva pulmonar displásica está associada à síndrome de Noonan. A EP supravalvar está associada à síndrome de Alagille e à síndrome da rubéola congênita.

### *Fisiopatologia*

A EP é uma obstrução ao fluxo sanguíneo do VD em direção às artérias pulmonares. Quanto maior a obstrução, maior será a pressão do VD, aumentando, assim, o gradiente pressórico através da valva pulmonar. O aumento da pressão causa hipertrofia e menor complacência do VD.

O grau de EP é determinado pelo gradiente através da valva pulmonar, estabelecido pelo ecocardiograma e, em alguns casos, pelo cateterismo cardíaco. A EP pode ser classificada em:

- Discreta: < 40 mmHg
- Moderada: 40 a 60 mmHg
- Importante: > 60 mmHg.

### *Manifestações clínicas*

Ao nascer, o recém-nascido (RN), geralmente, é assintomático. A suspeita se dá pela ausculta de sopro cardíaco, geralmente na maternidade ou em consulta de rotina. O crescimento e o desenvolvimento das crianças costumam ser normais.

Em crianças maiores, com estenose moderada, sintomas como fadiga e dispneia podem ser observados durante esforço físico mais intenso. Quando existe estenose mais importante, os sintomas podem aparecer com esforços moderados.

### *Evolução natural*

Recém-nascidos com EP crítica precisam de tratamento médico e intervencionista ou cirúrgico para aliviar a obstrução, pois a mortalidade sem tratamento é muito elevada nesse grupo de pacientes.

A evolução natural da estenose pulmonar depende de vários fatores, como o grau de obstrução inicial, a persistência e a progressão da obstrução e a presença de um VD com função e tamanho adequados.

Em casos de EP discreta, com gradiente menor que 40 mmHg, a obstrução permanece estável com o crescimento da criança, mas, nos casos de estenose moderada e importante, a obstrução piora tanto por diminuição do orifício estenótico quanto por desenvolvimento de hipertrofia infundibular.

Sem tratamento, os pacientes podem evoluir para insuficiência cardíaca, apresentar complicações como endocardite infecciosa e calcificações valvares e progredir para morte súbita durante exercícios físicos intensos.

### Diagnóstico

A suspeita diagnóstica ocorre pelo exame físico: ausculta-se sopro sistólico de ejeção em segundo espaço intercostal esquerdo, impulsões sistólicas de VD. Porém, o diagnóstico é confirmado pelo ecocardiograma.

### Tratamento

**Valvoplastia pulmonar percutânea.** A escolha do tratamento intervencionista baseia-se em avaliação ecocardiográfica prévia, com determinação de morfologia valvar, diâmetro do anel pulmonar, localização da obstrução, gradiente estimado, insuficiência valvar, tamanho e função do VD e lesões associadas.

**Cirurgia.** Indicada apenas nos casos em que, por alterações anatômicas significativas, o tratamento percutâneo não tenha sido satisfatório, ou nos casos em que existia obstrução subvalvar ou supravalvar associada que não se resolve por via percutânea.

## Estenose aórtica

Lesões obstrutivas à via de saída do ventrículo esquerdo (VE) ocorrem em 6% dos casos das doenças cardíacas congênitas em crianças. A incidência é de 3,8 em 10.000 nascidos vivos. A obstrução pode ser valvar, subvalvar e supravalvar.

### Etiologia

Valva aórtica bicúspide ou bicomissural, em que estão presentes apenas dois folhetos valvares, é o principal mecanismo responsável pela estenose aórtica na infância e na vida adulta. Anomalias associadas estão presentes em até 20% dos casos, como coarctação de aorta e dilatação da aorta ascendente.

As causas menos comuns de estenose aórtica são valva aórtica monocúspide (quando dois dos três folhetos se fundem) e hipoplasia de anel aórtico. Estas raras formas de estenose aórtica frequentemente estão associadas a graves obstruções ventriculares esquerdas e falência cardíaca na infância.

### Fisiopatologia

Em recém-nascidos, o débito cardíaco depende do canal arterial devido ao fluxo sanguíneo muito reduzido pela valva aórtica. Obstrução da via de saída do ventrículo esquerdo aumenta a pressão intracavitária do VE acima da pressão de perfusão coronariana, o que acarreta isquemia miocárdica, disfunção importante de VE e congestão venocapilar. O fechamento do canal arterial causa choque cardiogênico.

Em crianças maiores, a obstrução da via de saída do VE causa o aumento da pressão intraventricular e disfunção sistodiastólica, levando ao aumento da pressão do átrio esquerdo e congestão pulmonar.

### Manifestações clínicas

O quadro clínico depende da gravidade da lesão e da idade de apresentação.

Em RN e lactentes jovens, pode causar choque cardiogênico e colapso circulatório. Em lactentes, sopro sistólico ejetivo em foco aórtico, palidez cutânea, sudorese, desconforto respiratório e dificuldade de ganho ponderal podem estar presentes. Nas crianças maiores, pode-se auscultar sopro sistólico durante exame pediátrico de rotina. Casos leves a moderados: clique sistólico seguido de sopro sistólico ejetivo. Casos graves: pulsos diminuídos, frêmito sistólico em região supraesternal, B2 única ou desdobrada paradoxal e B4.

### Evolução natural

A estenose aórtica é uma doença progressiva, podendo manifestar-se em qualquer idade. É mais frequente no sexo masculino (4:1). Sua história natural é fortemente influenciada pela idade da apresentação e gravidade da doença no momento do diagnóstico. A mortalidade é maior quando a doença se manifesta na infância, em particular no período neonatal, e mantém relação direta com a presença de lesões associadas, principalmente as relacionadas com a síndrome de hipoplasia do coração esquerdo. A estenose aórtica é um fator de risco para morte súbita e endocardite infecciosa. A morte súbita está relacionada com lesões graves; o seu mecanismo exato ainda não está elucidado, mas tem ligação com isquemia miocárdica e arritmia ventricular.

### Diagnóstico

O diagnóstico de estenose aórtica é feito por exame físico e ecocardiograma. O estudo hemodinâmico é realizado somente em casos de diagnóstico duvidoso, associação de defeitos que não possa ser devidamente esclarecida por método não invasivo e quando há programação de valvoplastia percutânea.

### Tratamento

O tratamento é definido pelo grau de obstrução, independentemente da idade da criança. RN com obstrução crítica necessita de tratamento de urgência, podendo ser necessário suporte circulatório com prostaglandina E1 para manter a permeabilidade do canal arterial e manutenção do débito cardíaco.

Pacientes com gradiente sistólico máximo de 50 mmHg apresentam risco elevado para arritmia ventricular e morte súbita, tendo indicação de intervenção, independentemente de sintomas. Pacientes com gradientes menores que 25 mmHg apresentam baixa mortalidade, podendo ser acompanhados clinicamente. Pacientes com gradiente entre 25 e 50 mmHg são mais difíceis de definição terapêutica. Para eles tem sido proposto acompanhamento clínico rigoroso para avaliação de evolução da estenose ou surgimento de sintomas.

O tratamento de escolha é a valvoplastia com balão. O tratamento cirúrgico inclui valvotomia e substituição valvar por prótese mecânica, sendo esta última raramente feita em crianças. Entretanto, pacientes que desenvolveram insuficiência aórtica importante após valvoplastia devem ser submetidos à cirurgia.

### Doença da valva mitral

As doenças congênitas da valva mitral são raras. Compreendem alterações de qualquer componente da valva mitral: anel valvar, folhetos valvares, cordoalha tendínea e musculatura papilar. Podem estar associadas a algumas síndromes genéticas, como Marfan, Ehlers-Danlos e Down. Sua prevalência está estimada em 4 para cada 1.000 crianças portadoras de cardiopatia congênita. Os defeitos podem gerar estenose, insuficiência ou dupla lesão mitral.

#### *Fisiopatologia*

As estenoses e insuficiências da valva mitral levam ao aumento da pressão no átrio esquerdo, dificultando o escoamento do fluxo proveniente das veias pulmonares. Consequentemente, há aumento de pressão de todo o território venoso pulmonar, ocasionando congestão pulmonar. A redução do volume de enchimento ventricular esquerdo pode comprometer o débito cardíaco, o que ocorre mais comumente na estenose mitral.

#### *Manifestações clínicas*

Os sintomas dependem da gravidade da estenose e da insuficiência. Na estenose importante, sinais de baixo débito cardíaco (palidez cutânea, pulsos finos, perfusão capilar alentecida) estão presentes. Infecções pulmonares, baixo ganho ponderal, cansaço às mamadas, sudorese excessiva, taquipneia e intolerância ao exercício físico também podem ser detectados.

#### *Diagnóstico*

A suspeita clínica é confirmada pelo ecocardiograma, que é capaz de avaliar anatomia de todo o aparelho valvar e subvalvar, os mecanismos de estenose e insuficiência, graduar as lesões e avaliar a função ventricular e a pressão pulmonar.

#### *Tratamento*

O tratamento pode ser clínico ou cirúrgico, dependendo do grau das lesões. O tratamento clínico pode ser feito em pacientes com lesões leves a moderadas. Em relação às estenoses, os diuréticos reduzem a congestão venosa pulmonar e podem comprometer o débito cardíaco, quando em excesso. Já em relação às insuficiências, os diuréticos reduzem a sobrecarga de volume, a congestão pulmonar e a regurgitação, e os vasodilatadores sistêmicos reduzem a pós-carga, a pressão no VE e a regurgitação valvar.

Plastias e reconstruções valvares são a primeira escolha terapêutica cirúrgica. As substituições valvares são consideradas na impossibilidade de plastia e devem ser postergadas sempre que possível. O cateterismo cardíaco pode ser realizado como terapia paliativa, em uma tentativa de postergar a cirurgia. Em casos de estenoses valvares, pode ser feita dilatação valvar com balão (não indicada em estenoses subvalvares e supravalvares). Nas insuficiências, podem-se utilizar próteses valvares para clipagem de folhetos e oclusão de orifícios.

### Valvopatias reumáticas

A cardiopatia reumática consiste na mais grave consequência da febre reumática e é responsável por um grande número de internações hospitalares e óbitos. Ela é a forma mais importante de doença cardíaca adquirida em crianças e adultos jovens, nos países em desenvolvimento.

#### *História natural*

A febre reumática é uma doença multissistêmica que se manifesta entre 1 e 5 semanas após uma infecção estreptocócica causada pelo estreptococo beta-hemolítico do grupo A de Lancefield. A doença ocorre em indivíduos geneticamente predispostos, sendo desencadeada por respostas imunológicas inadequadas, sejam humorais ou celulares. Quatro fases distintas caracterizam a doença: faringoamigdalite estreptocócica, período de latência, fase aguda e fase crônica, quando persistem lesões cardíacas – cardiopatia reumática crônica.

No indivíduo geneticamente predisposto, quando a faringoamigdalite não é tratada ou é tratada de modo inadequado, ocorre o desencadeamento do processo imunológico, resultando na fase aguda da doença, podendo evoluir para cura, óbito ou sequelas valvares. Entretanto, um novo contato com a bactéria, sem prevenção e sem tratamento adequados, reinicia o ciclo, caracterizando as recorrências da doença. O grau de acometimento no primeiro surto e a regularidade da profilaxia constituem os fatores mais importantes para o prognóstico da doença.

#### *Manifestações clínicas*

Na maioria dos casos existe uma pancardite (endocárdio, miocárdio, pericárdio). Caracteriza-se por taquicardia, ritmo de galope por B3, sopros de regurgitação (mitral ou aórtico), cardiomegalia e outros sinais e sintomas de insuficiência cardíaca (IC). O ecocardiograma é exame de grande importância, podendo mostrar, mesmo com ausculta cardíaca normal, sinais de valvulite (regurgitação). A miocardite ou a pericardite isolada é muito rara.

A miocardite caracteriza-se por taquicardia acentuada precoce, sopros sistólico ou diastólico, cardiomegalia em radiografia de tórax, IC leve ou grave e regurgitação mitral e/ou aórtica. Miocardite sem valvulite raramente constitui manifestação de doença reumática.

A pericardite caracteriza-se por dor torácica, bulhas abafadas, derrame (ao ecocardiograma); raramente existe tamponamento cardíaco.

O acometimento do endocárdio (endocardite/valvulite) constitui a marca diagnóstica da cardite, envolvendo com maior frequência as valvas mitral e aórtica (podendo com menor frequência atingir as valvas tricúspide e pulmonar). Na fase aguda, a lesão mais frequente é a insuficiência mitral, seguida pela insuficiência aórtica. Por outro lado, as estenoses valvares ocorrem mais tardiamente, na fase crônica. Vale ressaltar que a insuficiência de valva mitral tem maior tendência para regressão total ou parcial do que a insuficiência aórtica. Os sopros cardíacos (sopro sistólico de regurgitação mitral e sopro diastólico de regurgitação aórtica) são característicos do primeiro episódio, e sua presença não representa disfunção valvar definitiva. A ausência de sopro não afasta a possibilidade de comprometimento cardíaco. Cardites discretas não acompanhadas de outros sintomas da doença podem passar despercebidas, e a lesão valvar pode somente ser evidenciada em exames médicos de rotina ou por ocasião de surtos subsequentes.

### Diagnóstico

O ecocardiograma fornece o diagnóstico morfológico da valva e seu mecanismo de regurgitação, além da avaliação quantitativa. Este exame é útil na avaliação para definição de tratamento cirúrgico ou conservador.

O cateterismo cardíaco e a angiografia são úteis para excluir doenças cardíacas congênitas com *shunt* intracardíaco associado à insuficiência valvar e naqueles pacientes muitos sintomáticos para documentar presença e grau de disfunção miocárdica.

### Tratamento

O tratamento do quadro agudo da febre reumática tem como objetivo a erradicação do estreptococo da orofaringe e o controle dos sintomas e do processo inflamatório.

No tratamento da cardite aguda, o fármaco mais utilizado é a prednisona, na dose de 1 a 2 mg/kg/dia, com dose máxima de 80 mg, por 2 a 3 semanas, de acordo com o grau de cardite. Após esse período, inicia-se redução semanal, lenta e progressiva, de 20 a 25%, completando-se cerca de 3 meses de terapia hormonal.

A história natural da cardite reumática crônica ocorre em períodos e tempos variáveis, podendo, inclusive, levar décadas de estabelecimento do diagnóstico e a necessidade de intervenção corretiva da valvopatia. Todas as modalidades terapêuticas, seja com medicamentos ou com intervenção cirúrgica, são paliativas. Portanto, no momento da indicação terapêutica, deve-se considerar a necessidade do alívio dos sintomas ou da prevenção de complicações cardíacas ou extracardíacas.

A decisão terapêutica fundamenta-se na análise criteriosa da classe funcional do paciente e nas complicações evolutivas da doença, nos exames complementares e nas peculiaridades técnicas de cada método proposto, incluindo a experiência de cada serviço de saúde.

### Profilaxia

O tratamento da fase aguda da febre reumática, apesar de reduzir de modo significativo os índices de morbimortalidade, não tem propriedades curativas. Portanto, as profilaxias primária e secundária constituem as únicas opções de controle da doença.

Considerando-se que 1/3 dos pacientes com febre reumática evolui com valvopatia reumática crônica, independentemente do tratamento de fase aguda, e que as recidivas da doença concorrem para o aparecimento de novas lesões cardíacas ou o agravamento das lesões já existentes, todo empenho é justificado para prevenir o primeiro surto da doença – profilaxia primária – e suas recorrências – profilaxia secundária.

A profilaxia primária da febre reumática objetiva impedir seu surto inicial e consiste no tratamento adequado da faringoamigdalite estreptocócica, além de medidas preventivas para o controle de infecções estreptocócicas. O antibiótico de escolha é a penicilina benzatina em razão de sua elevada atividade bactericida com manutenção de níveis tissulares por 10 dias.

A profilaxia secundária deve ser instituída para todos os pacientes com diagnóstico de febre reumática. A manutenção contínua dos níveis séricos de antibiótico tem o objetivo de prevenir as recidivas da doença. A penicilina benzatina também é o antibiótico de escolha. A manutenção dos níveis séricos é relacionada com as doses e intervalos entre as aplicações. Dessa forma, recomenda-se:

- Para os pacientes sem acometimento cardíaco na fase aguda, a profilaxia secundária deve ser mantida até os 21 anos de idade, ou no mínimo durante 5 anos após o surto
- Nos pacientes com cardiopatia na fase aguda, mas sem sequelas na fase crônica por involução das lesões valvares, recomenda-se a manutenção do esquema profilático até os 25 anos de idade, ou no mínimo até 10 anos após a fase aguda
- Nos pacientes com valvopatia crônica residual, o esquema terapêutico deve ser estendido pelo menos até os 40 anos de idade, no mínimo por 10 anos após o último surto
- Após cirurgia valvar, a profilaxia deve ser administrada por toda a vida.

## Bibliografia

Backer CL. Infant congenital aortic valve stenosis: the pendulum swings. J Am Coll Cardiol. 2013; 62:2141.

Etnel JR, Elmont LC, Ertekin E et al. Outcome after aortic valve replacement in children: a systematic review and meta-analysis. J Thorac Cardiovasc Surg. 2016; 151:143.

Hales AR, Mahle WT. Echocardiography screening of siblings of children with bicuspid aortic valve. Pediatrics. 2014; 133:e1212.

Lawrence JG, Carapetis JR, Griffiths K et al. Acute rheumatic fever and rheumatic heart disease: incidence and progression in the Northern Territory of Australia, 1997 to 2010. Circulation. 2013; 128:492.

Luciani GB, Lucchese G, Carotti A et al. Two decades of experience with the Ross operation in neonates, infants and children from the Italian Paediatric Ross Registry. Heart. 2014; 100:1954.

Nishimura RA, Otto CM, Bonow RO et al. 2014 AHA/ACC guideline for the management of patients with valvular heart disease: a report of the American College of Cardiology/American Heart Association Task Force on Practice Guidelines. J Am Coll Cardiol. 2014; 63:e57.

Reményi B, Wilson N, Steer A et al. World Heart Federation criteria for echocardiographic diagnosis of rheumatic heart disease an evidence-based guideline. Nat Rev Cardiol. 2012; 9:297.

Saleeb SF, Newburger JW, Geva T et al. Accelerated degeneration of a bovine pericardial bioprosthetic aortic valve in children and young adults. Circulation. 2014; 130:51.

Siddiqui J, Brizard CP, Galati JC et al. Surgical valvotomy and repair for neonatal and infant congenital aortic stenosis achieves better results than interventional catheterization. J Am Coll Cardiol. 2013; 62:2134.

Tan Tanny SP, Yong MS, d'Udekem Y et al. Ross procedure in children: 17-year experience at a single institution. J Am Heart Assoc. 2013; 2:e000153.

Van Hare GF, Ackerman MJ, Evangelista JA et al. Eligibility and disqualification recommendations for competitive athletes with cardiovascular abnormalities: Task Force 4, Congenital Heart Disease – a Scientific Statement From the American Heart Association and American College of Cardiology. Circulation. 2015; 132:e281.

Zühlke L, Mayosi BM. Echocardiographic screening for subclinical rheumatic heart disease remains a research tool pending studies of impact on prognosis. Curr Cardiol Rep. 2013; 15:343.

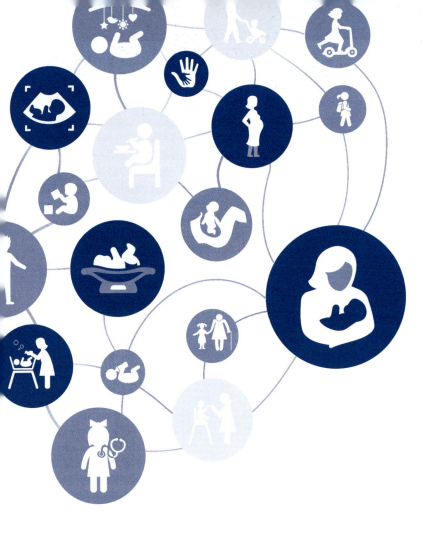

# Doenças da Cavidade Bucal

**Parte 9**

**Capítulo 54** Aftas, 171
**Capítulo 55** Atenção Primária à Saúde Bucal da Infância à Adolescência, 172
**Capítulo 56** Cárie Dentária, 175
**Capítulo 57** Halitose, 178
**Capítulo 58** Traumatismo Dentoalveolar, 180

# 54 Aftas

CID-10: K12.0

Karolline Alves Viana • Saul Martins de Paiva • Luciane Ribeiro de Rezende Sucasas da Costa

## Introdução

Afta (ulceração aftosa recorrente [UAR]; estomatite aftosa recorrente) é um distúrbio crônico da mucosa oral, que acomete indivíduos saudáveis sob a forma de úlceras recorrentes. As primeiras manifestações acontecem na infância ou na adolescência (pico entre 10 e 19 anos). A prevalência é de quase 40% em crianças e de até 66% em adultos jovens.

## Fatores de risco e causas

A etiologia permanece indefinida, apesar de diversos agentes terem sido associados à UAR, como fatores locais, sistêmicos, imunológicos, genéticos, alérgicos, medicamentosos, nutricionais e microbianos. Em sua maioria, as aftas são idiopáticas.

## Manifestações clínicas

UAR manifesta-se sob a forma de úlcera rasa, arredondada, dolorosa, com centro necrótico e bordas eritematosas, em intervalos que variam de dias a meses. Sensação de queimação pode estar presente 2 a 48 horas antes do aparecimento das lesões.

Três apresentações clínicas distintas são reconhecidas: UAR menor, maior e herpetiforme. O subtipo menor representa 85% dos casos de UAR e é caracterizado por úlceras com menos de 1 cm, que se localizam em mucosa não queratinizada (mucosas labial e bucal, soalho bucal, ventre e borda lateral de língua), duram 10 a 14 dias e evoluem sem deixar cicatrizes. No subtipo maior, as lesões apresentam mais de 1 cm, localizam-se em geral na mucosa labial, no palato mole e na faringe, persistem por semanas a meses e podem deixar cicatrizes. O subtipo herpetiforme é caracterizado pela presença de até 100 úlceras com menos de 0,5 cm, que se localizam em qualquer superfície da mucosa, duram 10 a 14 dias e evoluem sem deixar cicatrizes.

## Diagnóstico diferencial

O diagnóstico diferencial deve ser feito entre UAR e diversas condições que podem causar úlceras orais, como doença de Behçet, neutropenia cíclica, síndrome de Reiter, infecção herpética recorrente, infecção pelo vírus da imunodeficiência humana, doença de Crohn, doença celíaca, colite ulcerativa, síndrome PFAPA (febre periódica, estomatite aftosa, faringite e adenite cervical), síndrome de Sweet, eritema multiforme recorrente, anemia e deficiências nutricionais (vitamina $B_{12}$, folato e ferro) (Figura 54.1).

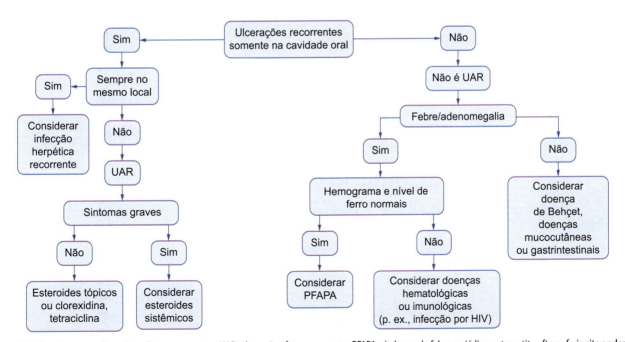

**Figura 54.1** Algoritmo para ulcerações aftosas recorrentes. UAR: ulceração aftosa recorrente; PFAPA: síndrome de febre periódica, estomatite aftosa, faringite e adenite cervical; HIV: vírus da imunodeficiência humana. (Adaptada de Scully e Porter, 2008.)

## Exames complementares

Não há teste diagnóstico específico para UAR. Exames laboratoriais (hemograma, níveis de ferro, folato e vitamina $B_{12}$) são recomendados nos casos de UAR maior quando houver úlceras orais e cutâneas, a fim de investigar causas sistêmicas. A biopsia deve ser considerada se houver dúvida diagnóstica, para excluir a presença de condições malignas ou doenças mucocutâneas.

## Tratamento

O tratamento da UAR é inespecífico, paliativo, sintomático e baseado principalmente em dados empíricos. Desse modo, o objetivo é diminuir a dor, a duração das lesões e a frequência das recorrências.

O tratamento tópico é considerado de primeira escolha, sendo o sistêmico reservado para casos que não respondem a esse tratamento inicial. Entre as terapias tópicas, recomenda-se o uso de um dos medicamentos abaixo:

- Corticosteroides tópicos: Omcilon®-A Orabase (triancinolona acetonida em base emoliente para uso odontológico) – aplicar sem friccionar 2 a 3 vezes/dia, sendo uma vez ao deitar, até remissão dos sintomas; ou Gingilone® (acetato de hidrocortisona, sulfato de neomicina, troxerrutina, ácido ascórbico e benzocaína) – friccionar uma pequena quantidade no local afetado, 3 a 6 vezes/dia, até remissão dos sintomas
- Clorexidina: solução bucal de clorexidina 0,12% sem álcool – bochechar 2 vezes/dia até remissão dos sintomas. Para crianças menores, recomenda-se aplicar a solução na região com o auxílio de haste flexível com ponta de algodão ou gaze.

Em relação à terapêutica sistêmica, indicada no caso de UAR maior constante e agressiva, com dor intensa não aliviada com terapia local, diversos medicamentos são utilizados empiricamente, como corticosteroides, homeopáticos, multivitamínicos, pentoxifilina, colchicina, dapsona e talidomida. Recomenda-se, porém, avaliação multiprofissional (odontopediatra, estomatologista, médico) antes da prescrição desses medicamentos sistêmicos.

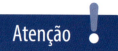

**Atenção**

A eficácia de diferentes intervenções no tratamento da UAR ainda não está clara, o que leva à instituição de diversas terapêuticas. Sugere-se, porém, que, antes da prescrição medicamentosa, avalie-se o risco-benefício dos seguintes agentes devido ao potencial de efeitos adversos: tetraciclina, de uso tópico ou sistêmico, em crianças, gestantes e lactantes (risco de manchas e/ou malformação na dentição permanente); clorexidina (uso prolongado pode levar a manchas dentárias reversíveis); pentoxifilina (náuseas); colchicina (infertilidade masculina, dor gastrintestinal); dapsona (metemoglobinemia); e talidomida (teratogenicidade).

É proposto um algoritmo para auxiliar o diagnóstico e tratamento da UAR (ver Figura 54.1).

## Bibliografia

Akintoye SO, Greenberg MS. Recurrent aphthous stomatitis. Dent Clin North Am. 2014; 58(2):281-97.
Belenguer-Guallar IL, Jiménez-Soriano Y, Claramunt-Lozano AL. Treatment of recurrent aphthous stomatitis. A literature review. J Clin Exp Dent. 2014; 6(2):e168-74.
Brocklehurst P, Tickle M, Glenny AM. Systemic interventions for recurrent aphthous stomatitis (mouth ulcers). Cochrane Database Syst Rev. 2012; 9:CD005411.
Scully C, Porter S. Oral mucosal disease: recurrent aphthous stomatitis. Br J Oral Maxillofac Surg. 2008; 46(3):198-206.
Staines K, Greenwood M. Aphthous ulcers (recurrent). BMJ Clin Evid. 2015; pii:1303.

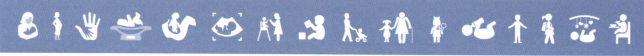

# 55 Atenção Primária à Saúde Bucal da Infância à Adolescência

CID-10: Z00.1

*Luciane Ribeiro de Rezende Sucasas da Costa • Paulo Veríssimo Barbosa d'Almeida*

## Introdução

Saúde bucal e saúde sistêmica são mutuamente relacionadas. Enquanto há enfermidades que se originam na boca, mas têm impacto geral (p. ex., cárie dentária), outras são sistêmicas com repercussão bucal (p. ex., doença do refluxo gastresofágico).

Na infância, a cárie dentária continua como a doença bucal mais prevalente. Estatísticas norte-americanas mostram que a cárie é cinco vezes mais comum do que a asma, quatro vezes mais do que a obesidade infantil e vinte vezes mais do que o diabetes. A cárie, embora aparentemente limitada à cavidade bucal, tem impacto sistêmico, social e econômico importante: a dor de dente persistente impede a criança de se alimentar e dormir adequadamente, prejudica seu crescimento, reduz sua qualidade de vida e de sua família, reflete-se em absenteísmo na escola e dos pais em seu trabalho. Além disso, há o dano estético-funcional da perda do dente, que pode levar a prejuízo nas relações sociais da infância à maioridade. Além disso, crianças que têm sua primeira visita odontológica preventiva por volta de 1 ano de idade têm menos custos odontológicos mais tarde, na vida adulta.

Neste capítulo, enfatizamos o papel da equipe multiprofissional na educação para a saúde bucal, com vistas ao crescimento e desenvolvimento saudável da criança.

## Papel da equipe multiprofissional

Ainda não há evidências para se preconizar a avaliação da condição bucal por profissionais da atenção primária visando à prevenção da cárie na primeira infância. Dessa forma, recomendamos aos estudantes e profissionais da área da saúde que adotem medidas de apoio à família e ao dentista com ênfase na prevenção de doenças bucais (Quadro 55.1).

A equipe de saúde deve "despertar" a gestante para a saúde bucal do bebê; nesta fase, é importante o reforço de hábitos saudáveis que irão permear o desenvolvimento da criança no período pós-natal. A criança deve ser examinada pelo dentista quando da erupção do primeiro dente decíduo ("de leite") ou, no máximo, aos 12 meses de idade, para que seja iniciado o seu acompanhamento com foco na antecipação e na prevenção de problemas. Depois, as consultas odontológicas se repetem em intervalos de 6 meses ou conforme a necessidade de uma criança em particular. Ressalta-se que lactentes e pré-escolares que têm cárie apresentam maior risco de ter cárie nas fases seguintes de seu crescimento e desenvolvimento.

Com relação ao aconselhamento dietético, a equipe multiprofissional deve considerar os fatores de risco comuns para doenças como cárie, obesidade e hipertensão. Há evidências para se restringir o açúcar refinado a 50 g/dia para adultos e crianças mais velhas, e a 30 g/dia para crianças de 1 a 3 anos de idade. A orientação ainda compreende: limitar a frequência de refeições para 3 vezes/dia, com máximo de dois lanches por dia; exercitar escolhas de alimentos saudáveis com baixo potencial cariogênico, tais como queijo, vegetais crus e frutas frescas; incorporar alimentos de baixo teor de gordura e ricos em cálcio; usar, como fonte de carboidrato, grãos integrais e produtos relacionados que não tenham adição de açúcar ou sal; reduzir a ingestão de sal; ler os rótulos dos alimentos.

Outro aspecto a se considerar é a saúde bucal de crianças com doenças crônicas e/ou em situação de hospitalização. Estas podem manifestar lesões bucais pela própria doença (p. ex., leucemia mielocítica aguda e gengivite hiperplásica) ou pelo uso de medicamentos (p. ex., substâncias que afetam negativamente as propriedades da saliva). Certamente, a frequência da escovação dentária deverá ser aumentada para crianças em uso de medicamentos açucarados ou que diminuem a secreção salivar, como anti-histamínicos e broncodilatadores.

Os profissionais de saúde devem compreender e praticar os aspectos básicos da educação e prevenção em saúde bucal, como forma de promover a saúde física e mental do ser humano em desenvolvimento.

**Quadro 55.1** Atitudes da equipe de saúde visando à saúde bucal da infância à adolescência.

| Possíveis problemas bucais | Papel da equipe de saúde |
| --- | --- |
| **Período pré-natal** | |
| Cárie dentária | Restringir o consumo de açúcar para 1 vez/dia, durante a refeição<br>Recomendar higiene bucal com escovação dentária e fio dental<br>Encaminhar a gestante para exame e tratamento odontológico |
| Erosão dentária | Restringir ingestão de alimentos ácidos<br>Recomendar bochecho com água bicarbonatada ou outro enxaguatório após episódios de vômito, evitando escovação dentária nos 20 min que sucedem o vômito |
| Doença periodontal materna | Orientar a gestante quanto à necessidade de manter hábitos saudáveis de dieta e higienização dentária (escovação com creme dental fluoretado e uso de fio dental) para prevenir a doença periodontal e sua possível associação com recém-nascidos prematuros e/ou de baixo peso<br>Encaminhar a gestante para exame e tratamento odontológico |
| **6 a 24 meses** | |
| Sintomas e sinais associados à erupção dentária (queixa da família) | Descartar infecções (p. ex., otite, gastrenterites, gengivoestomatite herpética)<br>Recomendar paliativos, como mordedores gelados |
| Cárie dentária | Retardar ao máximo a introdução de açúcar na dieta<br>Evitar produtos industrializados<br>Estimular o aleitamento materno, evitando a livre demanda noturna a partir da erupção dos primeiros dentes<br>Desestimular uso de mamadeira com líquido açucarado, especialmente antes de dormir<br>Estimular o uso de copos em substituição à mamadeira |

*(continua)*

**Quadro 55.1** Atitudes da equipe de saúde visando à saúde bucal da infância à adolescência. (*continuação*)

| Possíveis problemas bucais | Papel da equipe de saúde |
|---|---|
| Cárie dentária (*continuação*) | Orientar escovação dentária 2 vezes/dia, com pequena quantidade (tamanho de grão de arroz) de creme dental fluoretado, realizada pelo adulto, a partir da erupção dos primeiros dentes<br>Orientar escovação suave da língua com a própria escova<br>Encaminhar criança/família para acompanhamento odontológico educativo-preventivo |
| Hábitos de sucção não nutritiva (chupeta, dedo) | Desestimular o uso de chupeta; se esta já foi introduzida, desencorajar seu uso livre e frequente: restringir seu uso para momentos em que a criança esteja irritada, retirando a chupeta quando a criança estiver dormindo para permitir o vedamento labial durante o sono<br>Proibir o uso de substâncias na chupeta, como açúcar, mel ou refrigerante |
| Traumatismo bucal | Reforçar medidas de prevenção de acidentes na infância, como o uso de cadeiras apropriadas durante o transporte e alimentação e supervisão contínua da criança |
| Maus-tratos | A maior parte das situações de abuso físico e/ou sexual tem alguma lesão em cabeça e pescoço, incluindo a cavidade bucal. Envolver o cirurgião-dentista na avaliação da criança com suspeita de maus-tratos |
| **2 a 5 anos** | |
| Cárie dentária | Limitar o açúcar na dieta<br>Evitar produtos industrializados<br>Orientar escovação dentária 2 vezes/dia, com pequena quantidade de creme dental fluoretado, realizada pelo adulto<br>Estimular que a criança aprenda a cuspir durante a escovação<br>Orientar uso de fio dental entre os contatos dentários inacessíveis à escova<br>Desestimular uso de mamadeira (encorajar o copo após o desmame)<br>Incentivar refeições saudáveis com horários regulares<br>Encaminhar para acompanhamento odontológico educativo-preventivo |
| Erosão dentária | Recomendar a restrição de alimentos ácidos na dieta, como refrigerantes e sucos |
| Chupeta | Recomendar a interrupção do hábito por volta dos 3 anos de idade |
| Bruxismo | Investigar associação com cefaleia e distúrbios da respiração<br>Encaminhar para acompanhamento odontológico |
| Maloclusões | Encaminhar para odontopediatra avaliar a oportunidade de tratar alterações na posição dentária e/ou esqueléticas |
| Traumatismo bucal | Estimular o uso de capacetes nos passeios de bicicleta, patinete etc.<br>Caso aconteça um traumatismo bucal, encaminhar rapidamente para o dentista |
| Erupção de dentes permanentes | Os primeiros molares permanentes irrompem, na cavidade bucal, por volta dos 6 anos de idade, logo atrás dos molares decíduos mais posteriores, sem haver troca de dente. Assim, deve-se estimular cuidado especial na limpeza desses dentes, que frequentemente é prejudicada pela limitação na abertura bucal e falta de compreensão de que se trata de dentes permanentes |
| **6 a 12 anos** | |
| Cárie dentária | Estimular a escovação pela própria criança, desde que ela tenha habilidade motora para tal (geralmente, simbolizada pela capacidade de escrever letra cursiva)<br>Seguir orientações para a faixa etária anterior, no que couber |
| Erosão dentária, bruxismo e maloclusões | Seguir orientações relativas à faixa etária anterior |
| Erupção de dentes permanentes | Orientar escovação individualizada dos dentes em erupção, para evitar cárie dentária e gengivite |
| Traumatismo bucal | Estimular o uso de protetores bucais pelas crianças que praticam atividades físicas rotineiras com possibilidade de impacto bucal (bicicleta, *skate*, patins etc.)<br>Caso aconteça um traumatismo bucal, encaminhar rapidamente para o dentista<br>Caso aconteça avulsão (deslocamento total) de dente permanente, reimplantar o dente imediatamente, antes do encaminhamento |
| **> 12 anos** | |
| Cárie dentária, gengivite, erosão dentária | Reforçar medidas educativas, pois o adolescente pode negligenciar cuidados de higiene e alterar hábitos dietéticos |
| Maloclusão | Encaminhar para ortodontista |
| Halitose | Descartar origem sistêmica (p. ex., sinusite e tonsilite)<br>Enfatizar a necessidade de higiene bucal adequada e mais frequente, incluindo escovação do dorso da língua<br>Encaminhar ao dentista para que avalie a condição dentária |

(*continua*)

Quadro 55.1 Atitudes da equipe de saúde visando à saúde bucal da infância à adolescência. (*continuação*)

| Possíveis problemas bucais | Papel da equipe de saúde |
|---|---|
| *Piercing* intra/peribucal | Contraindicar o uso de *piercing* na região bucal, devido ao grande risco de fratura dentária e de infecção com complicações sistêmicas graves |
| Traumatismo bucal | Estimular o uso de protetores bucais pelos adolescentes que praticam atividades físicas rotineiras com possibilidade de impacto bucal<br>Caso aconteça um traumatismo bucal, encaminhar rapidamente para o dentista<br>Caso aconteça avulsão (deslocamento total) de dente permanente, reimplantar o dente imediatamente, antes do encaminhamento |
| Terceiros molares | Encaminhar o adolescente para o dentista em caso de sintomas associados a terceiros molares em erupção (por volta de 16 a 18 anos) |

## Bibliografia

American Academy on Pediatric Dentistry Clinical Affairs Committee; American Academy on Pediatric Dentistry Council on Clinical Affairs. Guideline on periodicity of examination, preventive dental services, anticipatory guidance/counseling, and oral treatment for infants, children, and adolescents. Pediatr Dent. 2016; 38(6):133-41.

Berg JH, Stapleton FB. Physician and dentist: new initiatives to jointly mitigate early childhood oral disease. Clin Pediatr (Phila). 2012; 51(6):531-7.

Genco RJ, Genco FD. Common risk factors in the management of periodontal and associated systemic diseases: the dental setting and interprofessional collaboration. J Evid Based Dent Pract. 2014; 14(Suppl): 4-16.

Jackson JT, Quinonez RB, Kerns AK et al. Implementing a prenatal oral health program through interprofessional collaboration. J Dent Educ. 2015; 79(3):241-8.

Murphy J, Moore R. Maximising paediatricians' roles in improving children's oral health: lessons from Leicester. Arch Dis Child. 2018; 103(2):181-5.

Spolarich AE. Risk management strategies for reducing oral adverse drug events. J Evid Based Dent Pract. 2014; 14(Suppl):87-94.e1.

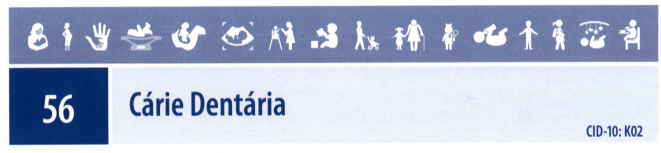

# 56 Cárie Dentária

CID-10: K02

*Marcelo José Strazzeri Bönecker • Anelise Daher Vaz Castro*

## Introdução

A cárie dentária é uma doença caracterizada pela destruição do tecido duro do dente por desmineralização, provocada por interações complexas ao longo do tempo e à custa de um desequilíbrio (disbiose) entre a microbiota já residente na cavidade bucal e carboidratos fermentáveis, sobretudo a sacarose proveniente da dieta alimentar.

## Avaliação do risco da criança

Existem inúmeros fatores que podem estar associados ao risco de uma criança desenvolver lesões de cárie. Não se consideram somente indicadores etiológicos primários isolados para o desenvolvimento da cárie (como o trinômio bactéria-dente-sacarose).

A experiência atual ou passada de cárie, assim como a experiência de cárie do cuidador principal da criança, têm sido fatores atualmente considerados relevantes na indicação de alto risco de a criança desenvolver novas lesões. Nível educacional materno baixo, defeitos de esmalte dentário, frequência alta de consumo diário de sacarose, não uso de creme dental com flúor, presença de placa visível em áreas de retenção, baixa salivação, entre outros, são alguns pontos observados em modelos preditivos multifatoriais para elevação do risco de cárie dentária.

Destaca-se o efeito da dieta em termos de consumo de açúcar pós-erupção do dente como um dos relevantes fatores etiológicos da cárie dentária, sendo este um desafio atual para o controle da cárie na criança, além da redução de outros agravos na infância, como a obesidade infantil, conforme proposto pela Organização Mundial da Saúde (OMS).

## Manifestações clínicas

A destruição tecidual que caracteriza a cárie dentária (lesão de cárie) apresenta-se com sinais clínicos variados conforme sua gravidade e a atividade da lesão. Com base no Sistema Internacional para Detecção e Avaliação da Cárie (*International Caries Detection and Assessment System* – ICDAS), resume-se no Quadro 56.1 a descrição das características clínicas da lesão de cárie dentária, conforme sua gravidade (Figura 56.1). Atente-se que, nas lesões de cárie inicial (ICDAS 1-2) e estabelecida (ICDAS 3-4), não há recomendação de intervenção com tratamentos operatórios, principalmente na ausência de cavidades, o que não exime de outros cuidados preventivos básicos e tratamentos não operatórios (incluindo selantes).

Como manifestação clínica importante da cárie dentária, destaca-se a cárie de primeira infância, associada a lesões de cárie envolvendo incisivos superiores e, tardiamente, também molares e caninos decíduos (Figura 56.2), com evolução rápida que culmina em destruição grave da estrutura dentária em pouco tempo e impacto negativo na qualidade de vida da criança.

## Diagnóstico diferencial

O Quadro 56.2 mostra a localização e as características clínicas dos principais defeitos de esmalte que podem ser confundidos com a lesão de cárie inicial no esmalte. Todas são alterações visíveis assim que o dente irrompe na cavidade bucal, diferentemente das lesões de cárie, em que o dente irrompe hígido.

**Quadro 56.1** Classificação das lesões de cárie conforme a gravidade, a atividade e o tratamento proposto.

| Classificação[a] | Descrição | Atividade da lesão de cárie | Tratamento |
|---|---|---|---|
| Cárie severa (ICDAS 5-6) | Cavidade evidente e/ou extensa com dentina visível | Lesões ativas: dentina amolecida e facilmente removida à curetagem<br>Lesões inativas: dentina brilhante e endurecida à curetagem | Preventivo básico;[b] aplicação profissional de flúor e IHB intensificada;[c] TRA para dentes decíduos;[d] restauração como selante para dentes permanentes<br>Lesões de cárie inativas só requerem tratamentos operatórios por motivos estéticos ou em áreas de retenção de placa |
| Cárie estabelecida (ICDAS 3-4) | Rompimento localizado do esmalte ou sombreado da dentina subjacente (esmalte socavado) | Lesões ativas: superfície do esmalte esbranquiçada ou amarelada, opaca e sem brilho, áspera à sondagem, e normalmente localizada em áreas de retenção de placa<br>Lesões inativas: superfície do esmalte esbranquiçada, acastanhada ou preta, podendo ser brilhante, e lisa e dura à sondagem. Nas superfícies lisas, localizam-se distante da margem gengival, e não estão cobertas por placa espessa | Preventivo básico; aplicação profissional de flúor e IHB intensificado; selantes e restauração como selantes para dentes permanentes |
| Cárie inicial (ICDAS 1-2) | Alteração visual inicial ou evidente no esmalte (opacidade cariosa branca ou marrom) | | Preventivo básico; aplicação profissional de flúor; IHB intensificada e selantes, sobretudo para primeiros molares permanentes em erupção |
| Hígido (ICDAS 0) | Dente hígido, sem qualquer alteração visual | – | Preventivo básico |

[a]Classificação e codificação conforme o Sistema Internacional de Detecção e Avaliação da Cárie (ICDAS). [b]Educação em saúde bucal para pais e paciente, instruções de higiene bucal, avaliação da dieta e motivação. [c]Instrução de higiene bucal específica para necessidade da criança (IHB). [d]Tratamento restaurador atraumático (TRA), que inclui a remoção seletiva de tecido cariado e restauração com ionômero de vidro de alta viscosidade.

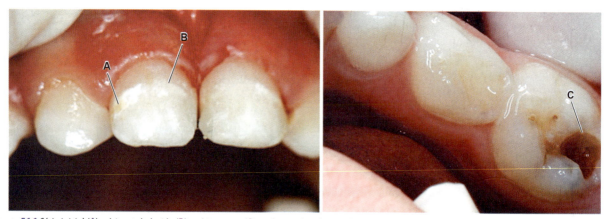

**Figura 56.1** Cárie inicial (**A**), cárie estabelecida (**B**) e cárie severa (**C**) conforme classificação do Sistema Internacional para Detecção e Avaliação da Cárie (ICDAS).

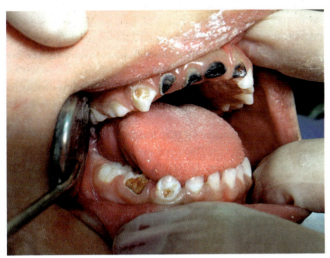

**Figura 56.2** Criança de 3 anos e 6 meses com lesões de cárie cavitadas sem atividade nos incisivos superiores (quando provavelmente se iniciou a instalação da cárie de primeira infância) e lesões ativas em caninos e molares.

**Quadro 56.2** Características clínicas das alterações no esmalte dentário como diagnóstico diferencial das lesões de cárie dentária.

| Alterações no esmalte | Localização | Características clínicas |
|---|---|---|
| Opacidade | Localizada em dentes aleatórios, podendo ser difusa ou demarcada | Lesão esbranquiçada ou levemente amarelada, com brilho e espessura de esmalte normal, sem limites nítidos (difusa) ou bem demarcada |
| Hipoplasia | Localizada em dentes aleatórios ou em regiões com história de traumatismo ou infecção prévia | Ponto ou linha com alteração na estrutura do esmalte, geralmente amarelada, rugosa à sondagem |
| Amelogênese imperfeita | Generalizada (todos os dentes envolvidos) | Lesões opacas, ou com pouca espessura do esmalte, ou até com esmalte quebradiço, dependendo da origem (hipoplásica, hipomaturada, hipomineralizada) |
| Fluorose | Grupos de dentes com mesma época de formação dentária | Linhas esbranquiçadas ou lesões difusas ("nuvens") que acompanham a formação do esmalte, com perda de estrutura eventual em formas graves |

## Exames complementares

O exame radiográfico é o exame complementar mais usado e recomendado como coadjuvante no diagnóstico da cárie dentária, sobretudo nas áreas proximais dos dentes (radiografias interproximais). Entretanto, ressalta-se que o exame visual em condições adequadas (dentes limpos, secos e com boa iluminação) tem acurácia suficiente e comprovada cientificamente para detecção das lesões cariosas em todos os seus estágios.

## Tratamento

Independentemente da atividade da lesão de cárie, o Quadro 56.1 propõe condutas de tratamento, que incluem desde a prevenção dos sinais clínicos na ausência da doença e na inativação ou reversão do processo de cárie iniciado, até a remoção irreversível de tecido dentário danificado e sua substituição por material que previna maior avanço da cárie e devolva função ao dente.

As recomendações de tratamento (ver Quadro 56.1) seguem um sistema focado em desfechos de saúde que objetiva a manutenção da saúde e a preservação da estrutura dentária (*International Caries Classification and Management System* – ICCMS), com tratamentos operatórios em lesões severas ou regiões de retenção de placa com intervenções, de preferência, minimamente invasivas, como o tratamento restaurador atraumático (TRA).

Com base nas proposições de consenso da Associação Brasileira de Odontopediatria para reduzir a ocorrência de cárie dentária em crianças menores de 5 anos de idade, sugere-se a difusão entre profissionais de saúde das seguintes recomendações:

- Estimular a não introdução de açúcar antes dos 2 anos de idade
- Estimular o uso de creme dental com flúor a partir da irrupção do primeiro dente na cavidade bucal, sob supervisão de um adulto, em pequena quantidade e no mínimo 2 vezes/dia
- Oportunizar a consulta da criança na atenção básica com cirurgião-dentista, se possível especialista em odontopediatria, até o primeiro ano de vida.

### Atenção

- Para crianças não colaboradoras com lesões de cárie em dentes decíduos níveis ICDAS 1 a 4, devem-se priorizar estratégias preventivas e tratamentos não operatórios. Para crianças com lesões de cárie em dentes decíduos níveis ICDAS 5 e 6, devem-se recomendar tratamentos operatórios com intervenções minimamente invasivas, associadas a estratégias preventivas, em detrimento de reabilitações complexas
- Há fortes evidências científicas atuais de que tratamentos não operatórios de lesões de cárie ICDAS 1 a 4 são eficientes.

## Bibliografia

Bollen CM, Beikler T. Halitosis: the multidisciplinary approach. Int J Oral Sci. 2012; 4(2):55-63.

Motta LJ, Bachiega JC, Guedes CC et al. Association between halitosis and mouth breathing in children. Clinics (Sao Paulo). 2011; 66(6):939-42.

Nadanovsky P, Carvalho LB, Ponce de Leon A. Oral malodour and its association with age and sex in a general population in Brazil. Oral Dis. 2007; 13(1):105-9.

Slot DE, De Geest S, van der Weijden GA et al. Treatment of oral malodour. Medium-term efficacy of mechanical and/or chemical agents: a systematic review. J Clin Periodontol. 2015; 42(Suppl 16): S303-16.

Villa A, Zollanvari A, Alterovitz G et al. Prevalence of halitosis in children considering oral hygiene, gender and age. Int J Dent Hyg. 2014; 12(3):208-12.

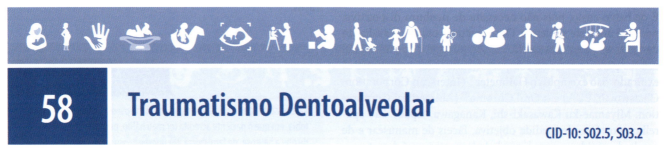

# 58 | Traumatismo Dentoalveolar

CID-10: S02.5, S03.2

*Lilian de Fátima Guedes de Amorim • Luciane Ribeiro de Rezende Sucasas da Costa*

## Introdução

O traumatismo dentoalveolar (TD) é uma lesão que resulta de uma força externa e envolve os dentes, o processo alveolar, a maxila ou mandíbula, e os tecidos moles adjacentes. Consiste em uma das maiores causas de emergência em odontologia e representa 5% de todas as lesões corporais para as quais as pessoas procuram tratamento. Em crianças pré-escolares, as lesões de cabeça e pescoço compõem em torno de 40% de todas as lesões somáticas, e o TD representa um terço das mesmas. Essa lesão compromete tanto a dentição decídua como a permanente, sendo mais frequente em crianças de 1 a 3 anos de idade e de 8 a 12 anos, o que a torna mais preocupante, por estas serem fases de crescimento e desenvolvimento. O TD pode resultar em dentes fraturados, deslocados ou perdidos, especialmente os anteriores, podendo interferir de maneira significativa na função, na estética e na fala, o que provoca efeitos psicológicos na criança e afeta sua qualidade de vida. O diagnóstico preciso, o tratamento adequado e um criterioso acompanhamento do dente traumatizado, de acordo com o protocolo recomendado, podem maximizar as chances de sucesso.

## Fatores de risco e causas

As causas mais frequentes de TD são quedas, colisões com objetos, esportes e acidentes de carro. Entre os fatores predisponentes mais associados ao traumatismo observam-se falta de selamento labial, trespasse horizontal da arcada superior maior do que 3 mm, projeção dos dentes anteriores, mordida aberta anterior e, em menor proporção, obesidade e transtorno de déficit de atenção e hiperatividade.

Os incisivos superiores são os dentes mais afetados, entre 80 e 90% dos casos.

## Manifestações clínicas

Os sinais mais observados logo após o traumatismo são sangramento na mucosa labial ou bucal, no contorno gengival, mobilidade dental, mudança de posição do dente e fratura dental (Figura 58.1). O paciente pode apresentar dor ao toque e ao fechar a boca.

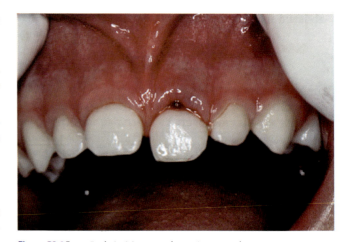

**Figura 58.1** Extrusão do incisivo central superior esquerdo, com sangramento no sulco gengival e mudança de posição do dente, em uma criança de 3 anos que foi atendida logo após o traumatismo.

## Diagnóstico diferencial

Para estabelecer o tratamento, o correto diagnóstico do tipo do TD é essencial e deve ser feito mediante anamnese detalhada, exame clínico e avaliação radiográfica. Assim, a criança deve ser encaminhada para o dentista ou odontopediatra imediatamente após o acidente, pois o fator tempo é decisivo no prognóstico do tratamento. De todo modo, deve ser feita a investigação detalhada do acidente em busca de alguma possibilidade de maus-tratos.

## Exames complementares

O exame odontológico é realizado por inspeção e palpação dos tecidos moles e duros e percussão dos dentes, após a limpeza da área afetada com soro fisiológico ou solução de clorexidina. Segue-se o exame radiográfico detalhado, essencial para determinar a localização, o tipo e a extensão do traumatismo e para estabelecer um diagnóstico diferencial correto entre os tipos de TD.

## Tratamento

De acordo com o dano causado às estruturas dentais e aos tecidos de suporte é que se classificam os tipos de TD na dentição decídua ou permanente. Conforme a classificação, são estabelecidos os diferentes tipos de tratamento. Médicos, professores e outros profissionais que cuidam de crianças devem encaminhar a criança que sofreu TD a uma consulta odontológica tão logo quanto possível para minimizar os danos e sequelas do TD.

A única medida imediata que pode ser feita por qualquer profissional, ou mesmo pelos pais da criança, é reimplantar o dente permanente que saiu totalmente do alvéolo dentário (avulsão), seguindo estes passos:

- Acalme a criança e a família
- Encontre o dente e pegue-o pela coroa (a parte branca); evite tocar a raiz
- Se o dente estiver sujo, lave-o rapidamente (máximo de 10 segundos) em água fria corrente
- Reposicione o dente no alvéolo e peça que a criança morda um lenço ou gaze para mantê-lo em posição até chegar ao dentista
- Se não for possível reimplantar o dente imediatamente, coloque-o em um copo de leite ou em outro meio de armazenamento adequado até a consulta odontológica. O dente pode também ser transportado dentro da boca, se o paciente for capaz de mantê-lo. Evite o armazenamento em água
- Procure tratamento odontológico de emergência imediatamente.

O tempo pós-traumatismo, para que ocorra o primeiro atendimento, é fator-chave na determinação do sucesso (Figura 58.2), especialmente em alguns tipos de traumatismo, como a avulsão seguida de reimplante dentário.

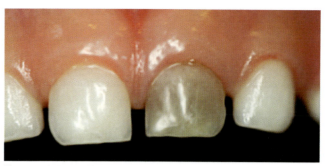

Figura 58.2 Criança de 4 anos de idade cuja família buscou atendimento após 3 meses do traumatismo do incisivo central superior esquerdo, já apresentando alteração de cor cinza, característica de necrose do tecido pulpar.

### Atenção

É importante enfatizar que há estreita relação entre o ápice da raiz do dente decíduo e o germe do dente permanente sucessor, o que favorece que traumatismos nos dentes decíduos possam acarretar consequências para o dente permanente em desenvolvimento. As mais frequentes são: descoloração branca ou amarelada do esmalte, hipoplasia do esmalte e distúrbios de erupção (Figura 58.3).

Sequelas pós-traumatismo, que afetam o tecido pulpar ou a região periapical, são frequentes tanto nos dentes decíduos como nos permanentes, por isso o acompanhamento sistemático da criança é fator importante para um bom prognóstico.

Não há nenhuma evidência para o uso rotineiro de antibióticos sistêmicos no tratamento do TD. O dentista pode prescrever antibiótico em casos específicos, como amplo comprometimento de tecido mole, lesões que exijam intervenção cirúrgica mais complexa e comprometimento do estado de saúde da criança.

Devido às possíveis sequelas para o dente permanente, a seleção do tratamento para os dentes decíduos traumatizados deve ter o objetivo de minimizar riscos adicionais de danos ao germe do dente permanente sucessor.

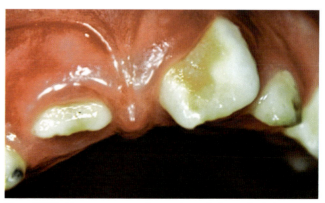

Figura 58.3 Incisivos permanentes de uma criança de 7 anos de idade, erupcionando com hipoplasia de esmalte causada por intrusão do incisivo decíduo predecessor quando a criança apresentava 1 ano e 8 meses.

## Bibliografia

Amorim LF, Costa LR, Estrela C. Retrospective study of traumatic dental injuries in primary teeth in a Brazilian specialized pediatric practice. Dent Traumatol. 2011; 27(5):368-73.

Andersson L, Andreasen JO, Day P et al.; International Association of Dental Traumatology. International Association of Dental Traumatology guidelines for the management of traumatic dental injuries: 2. Avulsion of permanent teeth. Dent Traumatol. 2012; 28(2): 88-96.

Kullman L, Al Sane M. Guidelines for dental radiography immediately after a dento-alveolar trauma, a systematic literature review. Dent Traumatol. 2012; 28(3):193-9.

Turkistani J, Hanno A. Recent trends in the management of dentoalveolar traumatic injuries to primary and young permanent teeth. Dent Traumatol. 2011; 27(1):46-54.

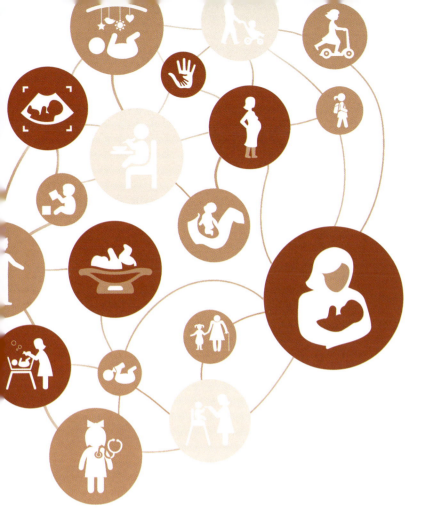

# Doenças do Sistema Digestório

**Parte 10**

| | |
|---|---|
| Capítulo 59 | Colestase Neonatal, 185 |
| Capítulo 60 | Constipação Intestinal, 188 |
| Capítulo 61 | Doença Celíaca, 190 |
| Capítulo 62 | Doença do Refluxo Gastresofágico, 194 |
| Capítulo 63 | Doença Inflamatória Intestinal, 198 |
| Capítulo 64 | Doença Ulcerosa Péptica, 202 |
| Capítulo 65 | Hepatite Autoimune, 204 |
| Capítulo 66 | Insuficiência Hepática Aguda, 207 |
| Capítulo 67 | Pancreatite, 210 |

# 59 Colestase Neonatal

CID-10: p59.2

*Naflésia Bezerra Oliveira Corrêa • Andyara Cecílio Brandão • Lucas Rocha Alvarenga*

## Introdução

Icterícia é a coloração amarelada da pele, das mucosas e da esclera, secundária ao aumento da concentração de bilirrubina total (BT) sérica. Colestase é o termo usado para descrever a redução da formação de bile ou do seu fluxo por alterações no sistema biliar. Assim, há elevação da concentração sérica de substâncias que habitualmente seriam excretadas na bile, como bilirrubina conjugada (ou direta, BD) e sais biliares. É definida pela tríade: icterícia + colúria + acolia fecal. A bile é composta por bilirrubina (pela degradação do heme da hemoglobina), fosfolipídio, sais biliares e colesterol. A elevação de bilirrubina e sais biliares promove lesão canalicular, e laboratorialmente observam-se elevação da gamaglutamiltransferase (GGT) e elevação sérica de sais biliares, colesterol e bilirrubina direta (colestase = BD > 1 mg/dℓ ou 17 mmol/ℓ).

## Etiologia

A incidência da colestase neonatal é de 1:2.500 nascidos vivos. Do ponto de vista anatômico, é classificada em colestase intra-hepática (CIH) e colestase extra-hepática (CEH).

A CIH representa cerca de 70% de todas as causas de colestase neonatal e compreende as infecciosas, metabólicas, tóxicas e endocrinológicas (Quadro 59.1).

A CEH representa 30% de todas as causas de colestase neonatal, sendo que 2/3 destas são representadas pela atresia biliar, principal patologia cirúrgica a ser descartada com urgência durante um quadro de colestase neonatal.

## Diagnóstico diferencial

O diagnóstico diferencial da colestase neonatal é amplo, uma vez que o recém-nascido e o lactente nos primeiros meses de vida apresentam uma reconhecida propensão colestática por imaturidade do sistema biliar, seja na produção, seja na excreção. Assim, há uma longa lista de diagnósticos diferenciais de prognósticos heterogêneos (ver Quadro 59.1). A primeira questão a ser esclarecida é se a doença é obstrutiva ou não, ou seja, se o tratamento é clínico ou cirúrgico.

Para elucidação diagnóstica etiológica, deve-se seguir a propedêutica da anamnese, avaliando a história clínica detalhadamente (data de início da icterícia, medidas terapêuticas tentadas, coloração das fezes e urina, antecedentes familiares e gestacionais, peso de nascimento, condições do nascimento, necessidade de internação em UTI neonatal, uso de medicamentos, outros sintomas associados). O exame físico é crucial, devendo-se avaliar coloração das escleras e mucosas, postura, alterações neurológicas, alterações dermatológicas, fígado (consistência, tamanho e características da borda), esplenomegalia ou circulação colateral associada, sopro cardíaco e, o mais importante, coloração das fezes e da urina. Acolia e colúria são informações que devem ser pesquisadas ativamente devido ao fato de o relato dos pais ser altamente impreciso e ser um dado clínico fundamental para o diagnóstico, uma vez que não existe atresia biliar sem acolia fecal.

## Exames complementares

Devem-se solicitar inicialmente hemograma, lipidograma (colesterol total, HDL, LDL, VLDL e triglicerídeos), proteinograma (proteínas totais, albumina e globulina), contagem de reticulócitos, aspartato aminotransferase (TGO/AST), alanina aminotransferase (TGP/ALT), fosfatase alcalina (FA), gamaglutamiltransferase (GGT), tempo de atividade da protrombina/razão normalizada internacional (TAP/INR), bilirrubina total e frações (BTF).

A avaliação oftalmológica é importante para diversos diagnósticos diferenciais (coriorretinite sugestiva de toxoplasmose, catarata na galactosemia, embriotóxon posterior em câmara anterior na síndrome de Alagille). A alfafetoproteína

**Quadro 59.1** Causas de colestase neonatal.

**Anatômicas**
Atresia de vias biliares; cisto de colédoco; colangite esclerosante neonatal; estenose do ducto biliar; doença policística infantil; fibrose hepática congênita; anomalia da junção coledocopancreática

**Familiares**
Síndrome de Alagille; colestase intra-hepática familiar progressiva (PFIC); colestase intra-hepática recorrente benigna (BRIC)

**Genéticas**
Fibrose cística; deficiência de alfa-1-antitripsina; síndrome de Down; síndrome de Donahue

**Tóxicas**
Nutrição parenteral; antibióticos

**Infecciosas**
Infecção do sistema urinário; sepse; STORCH; hepatites B e C; tuberculose; herpes-vírus; vírus Coxsackie; vírus ECHO; HIV

**Metabólicas**
Galactosemia; frutosemia; tirosinemia; doença de Wolman; doença de Niemann-Pick (tipo C); doença de Gaucher; defeitos do ciclo da ureia; glicogenose tipo IV; hepatopatias mitocondriais

**Endocrinológicas**
Hipotireoidismo; hipopituitarismo

sérica eleva-se grandemente na tirosinemia. Hipoglicemia de repetição e gasometria com acidose metabólica grave sugerem doenças metabólicas, enquanto a pesquisa de substâncias redutoras na urina é triagem inicial para galactosemia. A infecção do sistema urinário pode cursar com icterícia, sendo importante solicitar EAS/urina 1 e urocultura. Solicitar sorologias para STORCH e HIV é um divisor de água. Em alguns casos, mostra-se importante a investigação de doenças endocrinometabólicas específicas com fenotipagem e dosagem sérica de alfa-1-antitripsina, tiroxina (T4) livre e hormônio tireoestimulante (TSH), iontoforese (dosagem de Cl⁻ no suor), cromatografia urinária de aminoácidos e glicídios, cariótipo.

Dentre os exames de imagem para avaliar o fígado, está hoje disponível um arsenal variado, porém sua realização não pode atrasar o diagnóstico final. São exemplos:

- Ultrassonografia de abdome (Figura 59.1): aspecto e tamanho do fígado; esplenomegalia; verificação da existência de vesícula biliar e avaliação de sua contração pós-alimentação (importante: a existência de vesícula não descarta atresia das vias biliares [AVB]); presença do cordão triangular (massa fibrosa de formato triangular ou tubular situada na porção cranial da bifurcação da veia porta que representa a expressão ultrassonográfica do remanescente de tecido fibroso na região do *porta hepatis*; cisto de colédoco; ascite; massas abdominais; cálculos biliares; dilatação da via biliar intra/extra-hepática

> **Atenção**
>
> Icterícia colestática é uma manifestação inicial comum de disfunção metabólica, infecciosa e hepatobiliar neonatal.
> Todos os recém-nascidos que permanecerem ictéricos após 2 a 3 semanas de vida devem ter seus níveis séricos de bilirrubina (total e frações) determinados.
> A hiperbilirrubinemia conjugada nunca é fisiológica!

- Cintilografia hepatobiliar (DISIDA marcado com 99mTc): AVB (captação hepática rápida com eliminação urinária); ductopenia (lenta eliminação intestinal – resultado falso-positivo para AVB); doença parenquimatosa hepática (captação hepática retardada por disfunção hepatocelular com excreção intestinal)
- Colangiorressonância: visualização da árvore biliar detalhada. Tem baixa disponibilidade, alto custo e necessidade de sedação, o que inviabiliza sua realização indiscriminada no período neonatal (reservada para casos específicos)
- Biopsia hepática: é o exame mais utilizado. Exame invasivo e de risco relativo, importante para a definição do diagnóstico. Sua realização deve ser precoce (por volta de 30 dias de vida). É essencial para muitos diagnósticos com boa especificidade e sensibilidade para AVB.

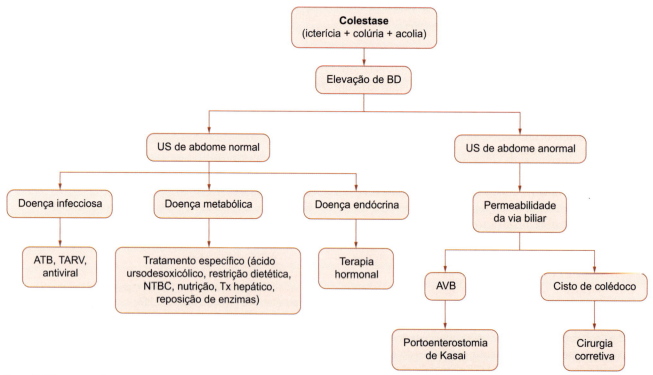

**Figura 59.1** Fluxograma de investigação e tratamento da colestase neonatal. BD: bilirrubina direta; US: ultrassonografia; ATB: antibiótico; TARV: terapia antirretroviral; NTBC: 2-nitrotrifluorometilbenzoil; Tx: transplante; AVB: atresia de vias biliares.

A técnica precisa de, pelo menos, 5 espaços porta e patologista experiente.

Os achados de CEH são: proliferação ductal periporta e portal, expansão do espaço porta por fibrose portal, edema e proliferação ductal e colestase intracanalicular (*plugs* biliares). Acurácia de 94 a 95%

- Colangiografia endoscópica ou transoperatória: exame padrão-ouro para diagnóstico de AVB, pois permite avaliar a permeabilidade da via biliar.

## Tratamento

O objetivo do tratamento é atenuar as complicações da colestase. É crucial a manutenção de bom estado nutricional. A avaliação nutricional deve incluir medidas de peso, estatura, índice de massa corporal (IMC), circunferência abdominal (ascite). O aporte calórico recomendado é de 150% para a idade, sendo 10% de proteínas, 60% de carboidratos e 30% de lipídios (50% destes de cadeia média).

Para o tratamento do prurido, que é um sintoma frequente e incômodo nas colestases crônicas, estão disponíveis anti-histamínicos (p. ex., hidroxizina), fenobarbital (indutor da síntese de citocromos hepáticos, melhorando a excreção urinária da BD), rifampicina (ação ainda desconhecida no citocromo P-450), colestiramina (resina de troca iônica) e ácido ursodesoxicólico.

Nos casos refratários à medicação, ainda existem as seguintes opções cirúrgicas: derivação biliar interna e a derivação biliar externa. Se o paciente não responder a nenhuma das opções, transplante hepático.

Deve-se também repor vitaminas e minerais:

- Cálcio: 25 a 100 mg/kg/dia (máximo: 1 g/dia)
- Fósforo: 25 a 50 mg/kg/dia (máximo: 500 mg/dia)
- Zinco: 1 mg/kg/dia
- Vitamina A: 5.000 a 25.000 UI/dia VO (nível sérico: 0,3 a 0,6 µg/mℓ)
- Vitamina D: 2.500 a 5.000 UI/dia VO (nível sérico de 25-OHD: 14 a 30 ηg/mℓ)
- Vitamina E: 50 a 400 UI/dia VO (nível sérico: 7 a 15 µg/mℓ)
- Vitamina K: 3 a 10 mg/dose IM (conforme TAP ou em intervalos regulares para manutenção).

**Deficiência de alfa-1-antitripsina.** O tratamento é de suporte. Recomenda-se uso de ácido ursodesoxicólico, 10 a 20 mg/kg/dia, como colerético.

**Fibrose cística.** É crucial a abordagem nutricional nessa doença, com relação estreita com morbimortalidade. Deve-se fazer suplementação de enzimas pancreáticas entre 4.000 e 8.000 UI/kg/dia, distribuídas ao longo das refeições. Recomenda-se uso de ácido ursodesoxicólico, 10 a 20 mg/kg/dia, como colerético. Caso evolua para cirrose hepática, deve-se considerar transplante hepático a depender da evolução clínica.

**Galactosemia.** Exclusão definitiva da galactose da dieta.

**Frutosemia.** Exclusão definitiva da frutose da dieta.

**Tirosinemia.** Dieta com baixo teor de tirosina e fenilalanina e uso contínuo do NTBC (2-nitrotrifluorometilbenzoil).

**Síndrome de Alagille.** Aconselhamento genético e acompanhamento ambulatorial. Se houver falência hepática, deve-se indicar transplante hepático.

**Colestase intra-hepática progressiva familiar (PFIC)/colestase intra-hepática benigna recorrente (BRIC).** Tratamento do prurido e acompanhamento ambulatorial.

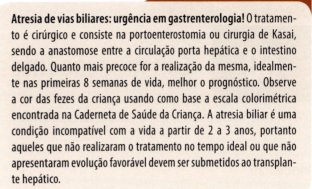

**Atenção**

**Atresia de vias biliares: urgência em gastrenterologia!** O tratamento é cirúrgico e consiste na portoenterostomia ou cirurgia de Kasai, sendo a anastomose entre a circulação porta hepática e o intestino delgado. Quanto mais precoce for a realização da mesma, idealmente nas primeiras 8 semanas de vida, melhor o prognóstico. Observe a cor das fezes da criança usando como base a escala colorimétrica encontrada na Caderneta de Saúde da Criança. A atresia biliar é uma condição incompatível com a vida a partir de 2 a 3 anos, portanto aqueles que não realizaram o tratamento no tempo ideal ou que não apresentaram evolução favorável devem ser submetidos ao transplante hepático.

## Bibliografia

Carvalho E, Ferreira CT. Colestase neonatal. In: Carvalho E, Silva LR, Ferreira CT. Gastroenterologia e nutrição em pediatria. São Paulo: Manole; 2012. pp. 91-132.

Moyer V, Freese DK, Whitington PF. Guideline for evaluation of cholestatic jaundice in infants: recommendations of the North American Society of Pediatric Gastroenterology, Hepatology and Nutrition. J Pediatr Gastroenterol Nutr. 2004; 39:115-28.

Pugliese RPS. Colestase na infância. In: Porta G, Koda YKL. Gastroenterologia e hepatologia: pediatria. São Paulo: Manole; 2011. pp. 507-19.

Sawamura R, Hessel G. Colestase do lactente. In: Morais MB. Gastroenterologia pediátrica e hepatologia na prática pediátrica. São Paulo: Atheneu; 2012. pp. 139-52.

Silveira TV, Marcelino RT. Colestase neonatal. In: Sdepanian VL. Gastroenterologia pediátrica: manual de condutas. São Paulo: Manole; 2010. pp. 15-25.

Valladares MAB, Aboim MA. Colestase no recém-nascido e lactente. In: Pércope S, Pércope F, Gracia J. Gastroenterologia. Rio de Janeiro: Guanabara Koogan; 2012. pp. 195-203.

# 60 Constipação Intestinal

CID-10: K59.0

*Lívia Maria Lindoso Lima • Fátima Maria Lindoso da Silva Lima • Lucas Rocha Alvarenga*

## Introdução

Constipação intestinal pode ser definida como a eliminação de fezes endurecidas com dor, dificuldade ou esforço à defecação, bem como aumento no intervalo entre as evacuações (menos de duas evacuações por semana) associado a retenção fecal com escape fecal secundário. Dor abdominal crônica, laivos de sangue na superfície das fezes e comportamento de retenção também são queixas relatadas. Mais de 90% dos casos de constipação intestinal em pediatria são de natureza funcional e acometem crianças saudáveis, sendo particularmente comum em pré-escolares.

A constipação intestinal crônica refratária caracteriza-se pela manutenção dos sintomas iniciais após 3 meses de terapia laxativa otimizada em doses máximas toleráveis.

Outros distúrbios funcionais da defecação que não constam nos critérios de Roma IV, como disquezia do lactente, pseudoconstipação intestinal ou falsa constipação intestinal e encoprese, podem ser confundidos com constipação intestinal funcional.

A disquezia do lactente é caracterizada pela ocorrência de pelo menos 10 minutos de esforço e choro que antecedem a eliminação de fezes de consistência normal. É uma situação transitória que desaparece espontaneamente quando o lactente adquire a capacidade de relaxar o esfíncter anal. Isso ocorre nos primeiros 6 meses de vida e não requer tratamento.

A pseudoconstipação intestinal ou falsa constipação intestinal ocorre em lactentes que recebem aleitamento materno exclusivo ou predominante. Caracteriza-se pela eliminação de fezes amolecidas em intervalos superiores a 3 dias e que, às vezes, podem atingir 2 a 3 semanas.

A encoprese diz respeito à completa eliminação fecal, em plena sequência fisiológica, porém extemporânea, em crianças com menos de 4 anos de idade.

## Causas

A etiologia da constipação intestinal crônica (CIC) é multifatorial, resultante da interação de fatores biopsicossociais. Fatores constitucionais, dieta pobre em fibra alimentar e distúrbios da motilidade digestiva com aumento do tempo de trânsito intestinal, especialmente nos cólons, podem estar envolvidos. A defecação dolorosa frequentemente precede impactação fecal crônica e escape fecal. Partin et al., em estudo com 227 crianças constipadas, detectaram que 86% apresentaram dor à evacuação; 71%, impactação e 97%, retenção grave.

Os transtornos psicológicos de maior gravidade costumam ser secundários à dor e ao escape fecal e tendem à reversão espontânea com o controle do problema. Quanto aos fatores alimentares, a fibra alimentar é o nutriente com maior destaque e o baixo consumo pode constituir um fator de risco para constipação intestinal; entretanto, outras pesquisas não confirmaram a associação.

Outro aspecto relacionado com a etiologia da constipação intestinal crônica são os distúrbios da motilidade intestinal. Vários estudos mostraram que cerca de metade dos pacientes apresentam aumento do tempo colônico total, aferido com a análise da passagem de marcadores radiopacos pelos cólons e retossigmoide.

Por fim, na etiologia da constipação intestinal funcional (CIF), é relevante destacar o círculo vicioso da dor nas evacuações, o que leva ao comportamento de retenção, promove fezes mais endurecidas e evacuações ainda mais dolorosas, fechando o círculo (dor-retenção-dor).

Para o pediatra, é importante saber que há três períodos durante o desenvolvimento infantil nos quais as crianças são particularmente propensas a desenvolver constipação intestinal funcional. O primeiro ocorre após a introdução de cereais e alimentos sólidos na dieta da criança; o segundo, com o treinamento do toalete; e o terceiro durante o começo da fase na escola. Esses marcos do desenvolvimento devem estar associados a experiências positivas, caso contrário cada uma dessas etapas pode tornar a defecação uma experiência desagradável. Essa experiência infeliz pode levar a criança a tentar evitar repeti-la, resultando em comportamentos que promovem a constipação intestinal.

## Manifestações clínicas

As manifestações clínicas da constipação intestinal funcional apresentam grande variabilidade de acordo com a faixa etária e a gravidade.

A frequência das evacuações é influenciada por tipo de alimentação, tipo de aleitamento (leite materno, fórmula) e fibras na dieta. Lactentes amamentados exclusivamente ao seio materno podem evacuar em média 3 vezes/dia ou a cada mamada, ou podem ter uma evacuação a cada 7 dias sem esforço. Lactentes alimentados com fórmula evacuam em média 2 vezes/dia. Depois dos 4 anos de idade, a média do número de evacuações é um pouco mais do que 1 por dia.

Na constipação intestinal observa-se dificuldade ou redução na frequência das dejeções. É importante verificar o tipo das fezes e comparar com os padrões normais esperados para a idade. Podem ser relatadas queixas como distensão abdominal, dor, desconforto, fezes duras em fitas ou em cíbalos, movimentos intestinais lentos, esforço evacuatório prolongado/excessivo, defecação insatisfatória e *soiling*.

## Diagnóstico

De acordo com os critérios de Roma IV (2016), para CIF deve-se observar pelo menos dois dos seguintes critérios, durante pelo menos 1 mês:

- Duas ou menos evacuações espontâneas por semana
- História de retenção fecal excessiva
- História de evacuação endurecida e/ou dolorosa
- História de evacuações volumosas, que eventualmente entopem o vaso sanitário
- Massa fecal no reto.

## Diagnóstico diferencial

Na maioria dos casos, a anamnese e o exame físico são suficientes para se estabelecer o diagnóstico inicial de CIC. São sinais de alarme que devem alertar o médico para indicar avaliação complementar:

- Histórico de retardo na eliminação de mecônio (> 48 h de vida)
- Febre, vômitos e períodos intercalados de diarreia com sangue e constipação intestinal
- Distensão abdominal acentuada
- Déficit de crescimento
- Estenose anal
- Ampola retal vazia, hipertônica e com calibre diminuído
- Eliminação explosiva de fezes logo após o toque retal
- Retardo no desenvolvimento e/ou anormalidades motoras.

## Tratamento

O tratamento da CIC normalmente requer um programa abrangente, incluindo o uso de laxantes, alterações de comportamento e mudanças na dieta. O tipo e a intensidade da intervenção devem ser adaptados à gravidade da constipação intestinal e ao estágio de desenvolvimento da criança, e é necessário acompanhar a evolução. O tratamento eficaz requer esvaziamento completo e consistente do cólon.

Há quatro etapas gerais de reeducação intestinal:

- Desimpactação com emprego de enemas retais com fosfato hipertônico, 1 vez/dia, durante 3 a 5 dias para as crianças com mais de 3 anos. Para aquelas com menos de 3 anos, minienemas com sorbitol. Nos casos mais graves, pode ser necessária a hospitalização para se realizar lavagem intestinal com solução glicerinada a 10%
- Polietilenoglicol sem eletrólitos (PEG 3350 ou PEG 4000) é um tratamento eficaz e sem nenhum efeito adverso. A dose média de manutenção efetiva é 0,8 g/kg/dia (0,5 a 2). Em caso de pacientes que não respondem a laxantes osmóticos, senna pode ser usado a curto prazo. O óleo mineral não é recomendado em crianças propensas ao refluxo gastresofágico, devido aos riscos potenciais de pneumonite se aspirado (principalmente neuropatas). O uso de enemas e laxantes estimulantes (como o bisacodil) também não é recomendado nessa faixa etária, devido a possíveis complicações. Importante que seja oferecida grande quantidade de líquidos durante o dia, principalmente após o uso do laxante. Os laxantes devem ser dados sempre 1 vez/dia
- Mudanças dietéticas (aumentando principalmente o teor de fibra) para manter fezes moles. Dieta balanceada, com grãos integrais, frutas e vegetais é considerada útil no tratamento da constipação intestinal
- Redução gradual e retirada de laxantes quando tolerado.

Em casos de CIC refratária, investigar com biopsias de cólon e exames de trânsito intestinal (cintilografia e manometria). Para esse distúrbio, o tratamento engloba procedimentos cirúrgicos: estomias para enemas anterógrados (apendicostomia), derivação do trânsito intestinal (ostomias) e colectomias parciais ou total.

Um passo importante para o tratamento e a prevenção é o treinamento esfincteriano correto (SBP, 2019):

- Decida o vocabulário a ser usado
- Assegure-se de que o penico ou o vaso sanitário sejam facilmente acessíveis
- Se usar o vaso sanitário, use um redutor de assento e um apoio para pés
- Permita que a criança assista o uso do banheiro
- Incentive a criança a avisar quando ela sentir que urinou ou evacuou em pequena quantidade ou quando sentir vontade
- Elogie o sucesso e a tentativa de avisar mesmo quando ocorreu perda
- Aprenda os sinais comportamentais da criança quando ela estiver na iminência de urinar ou evacuar
- Não espere resultados imediatos; as perdas fazem parte do processo
- Garanta a cooperação de todos os cuidadores para fornecer uma abordagem consistente
- Após sucessos repetidos, use calças de treino ou roupas íntimas
- Sempre encoraje a criança com elogios e sem guloseimas. Não é permitido nenhuma punição e/ou esforço negativo.

## Bibliografia

Aguirre NA, Vítolo MR, Puccini RF et al. Constipação em lactentes: influência do tipo de aleitamento e da ingestão de fibra alimentar. J Pediatr. 2002; 78:202-8.

Carvalho EB, Vitolo MR, Gama CM et al. Fiber intake, constipation, and overweight among adolescents living in Sao Paulo city. Nutrition. 2006; 22:744-9.

Constipation Guideline Committee of the North American Society for Pediatric Gastroenterology, Hepatology and Nutrition. Evaluation and treatment of constipation in infants and children: recommendations of the North American Society for Pediatric Gastroenterology, Hepatology and Nutrition. J Pediatr Gastroenterol Nutr. 2006; 43:e1-13.

Di Lorenzo C. Pediatric anorectal disorders. Gastroenterol Clin North Am. 2001; 30(1):269-87.

Giorgio V, Borrelli O, Smith VV et al. High-resolution colonic manometry accurately predicts colonic neuromuscular pathological phenotype in pediatric slow transit constipation. Neurogastroenterol Motil. 2013; 25(1):70-8.

Hyman PE, Milla PJ, Benninga MA et al. Childhood functional gastrointestinal disorders: neonate/toddler. Gastroenterology. 2006; 130:1519-26.

Loening-Baucke V. Prevalence, symptoms and outcome of constipation in infants and toddlers. J Pediatr. 2005; 146:359-63.

Maffei HVL, Jaehn SM. Encoprese e escape fecal: conceitos e implicações terapêuticas. J Pediatr (Rio J). 1993; 69:155-7.

Morais MB, Maffei HVL. Constipação intestinal. J Pediatr. 2000; 76(Supl 2):S147-56.

Partin JC, Hamill SK, Fischel JE et al. Painful defecation and fecal soiling in children. Pediatrics. 1992; 89(6 Pt 1):1007.

Rasquin-Weber A, Hyman PE, Cucchiara S et al. Childhood functional gastrointestinal disorders. Gut. 1999; 45(Suppl 2):II60-8.

Tabbers MM, DiLorenzo C, Berger MY et al. Evaluation and treatment of functional constipation in infants and children: evidence-based recommendations from ESPGHAN and NASPGHAN. J Pediatr Gastroenterol Nutr. 2014; 58:258-74.

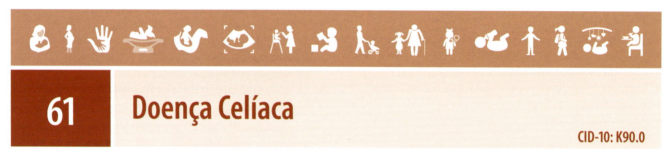

# 61 Doença Celíaca

CID-10: K90.0

*Maysa Campos Mota de Oliveira • Taynara Meiga Fernandes • Andyara Cecílio Brandão • Lucas Rocha Alvarenga*

## Introdução

A doença celíaca (DC) é uma resposta imune, adaptativa, inapropriada e crônica do intestino delgado, desencadeada pela exposição ao glúten, em indivíduos geneticamente suscetíveis. Tal enteropatia possui uma característica peculiar em relação a outras doenças autoimunes, já que, quando se evita o contato com o glúten, há recuperação total da mucosa intestinal. A DC atinge pessoas de todas as idades, sendo mais frequente em crianças de 6 meses a 5 anos, com predominância do sexo feminino (2:1). Sua prevalência no mundo varia entre 0,3 e 1,3%; no Brasil, 1:214 até 1:681 ou 0,49 a 10,5%.

O glúten é parcialmente digerido no intestino em fragmentos de gliadina, substrato preferido da enzima transglutaminase. Na lâmina própria, a gliadina ativa a enzima transglutaminase, sofrendo desamidação e aumentando a imunogenicidade. Então, a gliadina é apresentada pelas células apresentadoras e antígenos HLA-DQ2 ou DQ8 para a ativação dos linfócitos T CD4+. Uma vez ativados, inicia-se uma cascata inflamatória persistente com aumento da produção de citocinas na mucosa intestinal. Além disso, a cascata inicia também a produção de anticorpos antigliadina, antiendomísio e antitransglutaminase, que contribuem para o diagnóstico e acompanhamento da doença.

## Formas clínicas

A DC possui padrão clínico heterogêneo, podendo ser subdividida em forma gastrintestinal (clássica ou típica), extraintestinal (não clássica ou atípica), silenciosa (assintomática), latente, potencial e refratária.

A forma clássica geralmente ocorre entre 6 e 18 meses de idade, após a introdução de glúten na alimentação complementar. É caracterizada principalmente por má absorção e esteatorreia, mas está comumente associada a distensão abdominal e perda de peso. Além disso, podem-se observar diminuição do tecido celular subcutâneo, atrofia da musculatura glútea, anorexia, alteração de humor, vômitos e anemia, além de alterações sorológicas e histológicas.

A forma não clássica é caracterizada pelo predomínio de sintomas extraintestinais. Geralmente não há alteração da absorção intestinal, podendo os pacientes apresentar inúmeras manifestações, desde baixa estatura, anemia carencial e constipação intestinal refratárias ao tratamento até artralgias ou artrites, lesões cutâneas, atraso puberal, infertilidade e manifestações psiquiátricas. Esses pacientes também têm alterações sorológicas e histológicas.

A forma assintomática ou silenciosa é caracterizada por alterações sorológicas e histológicas da mucosa do intestino delgado compatíveis com DC na ausência de manifestações clínicas e positividade genética.

Na forma latente, o indivíduo tem DC assintomática, apesar de manter dieta contendo glúten, mas apresenta sorologia positiva e ausência de anormalidades histológicas da mucosa.

Na forma potencial, os pacientes possuem expressão dos genes HLA-DQ2 e HLA-DQ8 sem sintomas de DC, com sorologia positiva e histologia normal ou com pequenas alterações da mucosa.

Por fim, na forma refratária, extremamente rara, há sintomas de má absorção intestinal e atrofia das vilosidades intestinais, que persistem mesmo 1 ano após uma dieta rigorosa sem alimentos contendo glúten.

A fim de ilustrar as alterações observadas na DC, foi proposto um esquema conhecido como iceberg celíaco, que exemplifica as categorias subclínicas da doença. Na parte visível do iceberg está a forma clássica. Nas partes ocultas, encontram-se as formas: não clássica, assintomática ou silenciosa, e latente, ainda não diagnosticadas.

## Causas

Os padrões alimentares do primeiro ano de vida e infecções virais (como pelo rotavírus) estão envolvidos no desenvolvimento de DC. Apesar de não haver nenhum estudo prospectivo comprovando o efeito protetor do leite materno, acredita-se que seja favorável a introdução de alimentos contendo glúten juntamente com o início da alimentação complementar em vigência de aleitamento materno.

Em relação às infecções intestinais, estas provocam aumento da permeabilidade intestinal, facilitando a penetração de macromoléculas através da mucosa intestinal; portanto, de certa forma, contribuem com o desenvolvimento de DC nas crianças geneticamente suscetíveis.

## Fatores de risco

O principal fator de risco para DC é o fator genético, sendo que os pacientes com a doença expressam genes do MHC classe II, HLA-DQ2 e HLA-DQ8. Mais de 95% dos pacientes com DC expressam esses genes, mas eles também podem ser encontrados em 30 a 40% da população em geral. É importante frisar que a ausência desses genes praticamente exclui o diagnóstico de DC.

Além do componente genético, para desenvolvimento da DC é necessário também um gatilho ambiental, como o glúten (glutenina e gliadina, que se encontram no trigo; e as prolaminas, que são encontradas em cevada e centeio). Além disso, agentes infecciosos, como rotavírus e enterovírus, também podem atuar como gatilho adicional. Existem também algumas condições que são associadas à DC, como pode ser visto no Quadro 61.1.

## Manifestações clínicas

As manifestações clínicas da DC são extremamente variadas. A DC clássica costuma ser mais comum na criança com idade entre 6 meses e 2 anos, apresentando-se principalmente com diarreia e distensão abdominal. Em crianças mais velhas, em vez de diarreia, a constipação intestinal pode ser o principal sintoma. Outras manifestações que podem ocorrer nos celíacos são: esterilidade, abortos de repetição, neuropatia periférica, ataxia, epilepsia (pode estar associada a calcificação cerebral ou não). Podem ocorrer também espectros psiquiátricos (esquizofrenia, transtorno depressivo, autismo), lesões aftosas recorrentes, aumento das enzimas hepáticas, dentre outros.

As manifestações ocorrem de acordo com a forma de apresentação da DC, sendo mais exuberantes naquelas que se enquadram na forma clássica, e às vezes podem não apresentar nenhum sintoma. As principais manifestações intestinais encontradas na DC estão apresentadas no Quadro 61.2.

## Diagnóstico diferencial

Um dado importante é que os achados histológicos da DC são característicos da doença, mas não são específicos, já que outras patologias podem cursar com atrofia de vilosidade intestinal. Os diagnósticos diferenciais da DC são: alergia ao trigo, parasitose intestinal (giardíase), alergia à proteína do leite de vaca, doença inflamatória intestinal, fibrose cística, supercrescimento bacteriano, alergia alimentar, giardíase, doença inflamatória intestinal, gastrenterite eosinofílica, insuficiência pancreática, intolerância à lactose, enteropatia pelo HIV, síndrome do intestino irritável, enteropatia autoimune, desnutrição, imunodeficiências, enteropatia por radiação ou quimioterapia, tuberculose intestinal, linfome intestinal, síndrome de Zollinger-Ellison.

**Quadro 61.1** Condições associadas à doença celíaca.

| | |
|---|---|
| • Doença hepática autoimune | • Tireoidite autoimune* |
| • Diabetes melito tipo 1* | • Síndrome de Turner |
| • Síndrome de Down* | • Síndrome de Williams |
| • Deficiência de IgA | • Dermatite herpetiforme |
| • Pacientes de 1º grau de celíacos | |

*Condições mais comuns. Fonte: Ediger e Hill, 2014.

**Quadro 61.2** Manifestações gastrintestinais da doença celíaca.

| | |
|---|---|
| • Distensão abdominal | • Diarreia (crônica ou recorrente) |
| • Dor abdominal | • Atraso do crescimento |
| • Anorexia | • Vômitos |
| • Constipação intestinal | • Perda de peso |

Fonte: Ediger e Hill, 2014.

## Exames complementares

As diretrizes atuais baseadas em evidências recomendam fazer investigação para DC em crianças e adolescentes que possuam manifestações clínicas gastrintestinais típicas de DC, como diarreia, perda ponderal e distensão abdominal; além disso, crianças com manifestações gastrintestinais atípicas ou manifestações extraintestinais, que não tenham nenhuma outra causa aparente, devem também ser investigadas. Por fim, deve-se avaliar crianças e adolescentes que pertençam a grupos de risco para desenvolvimento de DC, como parentes de primeiro grau com DC (prevalência entre 5 e 22%), pacientes com diabetes melito tipo 1, síndrome de Down, dermatite herpetiforme, mesmo que não possuam nenhum sintoma. Se a triagem for realizada em indivíduos assintomáticos nesses grupos de risco, o teste deve ser realizado primeiro com 3 anos de idade ou mais e em uma dieta contendo glúten por pelo menos 1 ano.

Se os resultados iniciais forem negativos, os testes de triagem devem ser repetidos a intervalos de 3 a 5 anos ou a qualquer momento em que os sintomas se desenvolvam.

O diagnóstico pode ser feito somente com teste genético positivo, autoanticorpos fortemente positivos (10 vezes acima do limite superior da normalidade) com clínica fortemente sugestiva. Porém, o padrão-ouro para o diagnóstico de DC é a endoscopia digestiva alta com biopsia (idealmente cinco fragmentos, sendo duas amostras do bulbo duodenal) com realização de exame histopatológico. Esse exame revela mucosa plana ou semiplana por destruição das vilosidades intestinais, infiltrado inflamatório de plasmócitos e linfócitos intraepiteliais (> 25 linfócitos intraepiteliais [LIE]/campo de grande aumento[CGA]), hiperplasia de criptas, vacuolizações e borda estriada borrada (Figura 61.1). Atualmente, casos que não precisam mais de EDA com biopsia são os de pacientes com sintomas clássicos + antitransglutaminase IgA > 10 vezes o limite superior + antiendomésio ou antigliadina positivo + HLA-DQ2 e/ou DQ8 positivos.

Em 1992, Marsh propôs uma classificação que demonstra a sequência da progressão da lesão da mucosa de intestino delgado na DC:

- Estágio 0 (padrão pré-infiltrativo/Marsh 0): fragmento sem alterações histológicas (normal)
- Estágio I (padrão infiltrativo/Marsh 1): mucosa normal com aumento do infiltrado dos linfócitos intraepiteliais (> 25 LIE/CGA)
- Estágio II (lesão hiperplásica/Marsh 2): alargamento das criptas e aumento do número de LIE
- Estágio IIIA (padrão destrutivo/Marsh 3A e 3B): atrofia parcial a subtotal das vilosidades, hiperplasia de criptas e aumento do número de LIE
- Estágio IV (padrão hipoplásico/Marsh 3C): atrofia total da mucosa com hipoplasia de criptas. É considerada um estágio possivelmente irreversível.

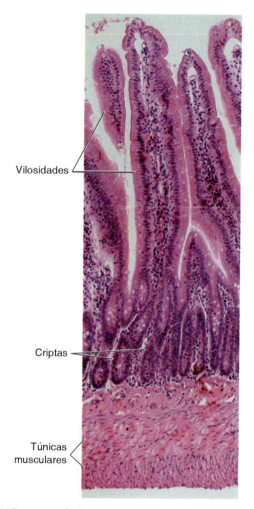

**Figura 61.1** Fotomicrografia da parede do intestino delgado. Observe as vilosidades e criptas na mucosa. A submucosa não é visível neste corte. Note as túnicas musculares bem desenvolvidas. (Coloração: hematoxilina-eosina. Médio aumento.) (Adaptada de Abrahamsohn, 2017.)

Os marcadores sorológicos são úteis para identificar os indivíduos que deverão ser submetidos a biopsia de intestino delgado, bem como para avaliar a resposta e a adesão ao tratamento. Os principais testes sorológicos para a detecção da intolerância ao glúten são anticorpo antiendomísio (EMA) IgA e IgG e anticorpo antitransglutaminase tecidual (tTG) IgA. Hoje não se faz mais uso do anticorpo antigliadina, mas em outros países e em pesquisas no Brasil utiliza-se o peptídio diaminado da gliadina.

O tTG IgA tem alta sensibilidade e especificidade, é de fácil execução e de menor custo, sendo considerado a escolha para "triagem" dos indivíduos com suspeita ou alto risco de intolerância ao glúten, e deve ser realizado em vigência de dieta com glúten. É necessário dosagem de imunoglobulina A total, porque a sua deficiência, por vezes associada a DC, pode gerar resultados falso-negativos dos testes sorológicos.

Basicamente, em relação aos testes sorológicos, deve-se considerar:

- tTG IgA e IgA total no soro
- Para pacientes com deficiência de IgA, solicitar tTG IgG e anticorpo IgG antiendomísio
- Crianças menores de 2 anos têm seu diagnóstico dificultado pela positividade tardia dos testes sorológicos
- Caso todos os testes sorológicos sejam negativos, mas haja forte suspeita clínica, realizar pesquisa genética do *HLA-DQ2* e *HLA-DQ8* e biopsia intestinal. Os testes de *HLA-DQ2* e *DQ8* são úteis para exclusão do diagnóstico de DC, uma vez que, na ausência desses genes, a ocorrência da doença é improvável.

## Complicações

A crise celíaca é uma evolução grave da DC da forma clássica (típica), potencialmente fatal, mais comum entre 1 e 2 anos de vida, e ocorre devido a diagnóstico e tratamento tardios. Essa complicação costuma ser desencadeada por infecção e tem como manifestações: diarreia associada a desidratação, hipotonia grave, distensão abdominal em consequência de hipopotassemia, desnutrição grave, e pode evoluir com hemorragia e tetania.

Além disso, quando o diagnóstico e o tratamento não são feitos precocemente podem ocorrer complicações irreversíveis, dentre elas retardo do crescimento e desenvolvimento dentário anormal. Já pacientes que mantêm ingestão de glúten podem desenvolver, a longo prazo, várias consequências, como desmineralização óssea, esterilidade, distúrbios neurológicos e/ou psiquiátricos, linfoma não Hodgkin, linfoma intestinal, adenocarcinoma de intestino delgado, carcinoma de esôfago e faringe, além de aumento da taxa de mortalidade.

## Tratamento

A dieta isenta de glúten por toda a vida ainda é o único tratamento para DC, no entanto é fundamental. Uma dieta rigorosa sem glúten inclui a eliminação completa de ingredientes como trigo, cevada e centeio. Os pacientes celíacos devem ser acompanhados por nutricionista com conhecimento especializado para garantir a adesão da dieta sem glúten e para o esclarecimento de alimentos que contenham ou não glúten (Quadro 61.3).

No momento do diagnóstico de DC, qualquer deficiência nutricional deve ser corrigida, como as de ferro, ácido fólico e vitamina D. Em caso de DC com deficiência de IgA, é recomendado fazer antibioticoprofilaxia em caso de infecção recorrente.

Outra recomendação importante é que os pacientes celíacos recebam cuidado multidisciplinar e multiprofissional, que envolve basicamente médicos, nutricionistas, psicólogos e profissionais de serviço social.

**Quadro 61.3** Grãos e amidos sem glúten.

| | |
|---|---|
| • Amaranto | • Farinha de batata |
| • Araruta | • Quinoa |
| • Milho | • Arroz |
| • Linhaça | • Farelo de arroz |
| • Nozes | • Sorgo |
| • Feijão | • Soja |
| • Painço | • Tapioca |
| • Amido de batata | |

Fonte: Ediger e Hill, 2014.

A melhor compreensão das bases celulares e moleculares na patogênese da DC é uma ferramenta que pode corroborar para novos alvos terapêuticos. As novas pesquisas se baseiam em suplementos enzimáticos, produção de trigo sem glúten por tecnologia transgênica e técnicas de imunomodulação.

## Evolução e prognóstico

Entre os pacientes celíacos que seguem uma dieta rigorosa sem glúten, a maioria terá resolução completa dos sintomas e recuperação total da mucosa intestinal. Para que haja garantia da adesão à dieta restritiva e acompanhamento do desaparecimento dos sintomas, os pacientes devem ser vistos em intervalos regulares.

Laboratorialmente, a dieta isenta de glúten provoca diminuição dos níveis dos testes sorológicos, porém a maioria dos pacientes terá normalização do resultado em aproximadamente 1 ano após o início do tratamento. Após essa normalização dos resultados dos testes laboratoriais, estes serão testados a cada 6 meses e, depois, anualmente. Vale ressaltar que o aumento dos níveis dos testes sorológicos indica que o paciente ingeriu novamente o glúten. A transgressão à dieta sem glúten, além de voluntária, pode ser involuntária quando os alimentos industrializados não informam corretamente a lista de ingredientes ou quando os alimentos sem glúten são contaminados com o glúten. É importante que os pacientes e seus familiares sejam treinados para leitura dos rótulos dos produtos industrializados consumidos, mesmo que já tenham o hábito de consumir aquele alimento.

Apesar de ser necessário garantir a ausência do glúten na dieta por toda a vida, não se deve criar ansiedade exagerada quanto ao preparo dos alimentos na escola e na casa dos pacientes celíacos. Não há necessidade de que os utensílios domésticos sejam exclusivos para os celíacos e o simples ato de lavar com água e sabão é capaz de retirar todo o glúten presente. Importante ressaltar à família de que não se trata de uma doença infectocontagiosa.

## Considerações finais

As Associações de Celíacos do Brasil e a Federação Nacional das Associações de Celíacos do Brasil tiveram papel importante no suporte aos pacientes, assim como para promover a divulgação dessa doença nas mídias.

### Seguimento

- Monitorar nutrição e crescimento
- Hemograma, função tireoidiana, vitamina D e antitransglutaminase.

### Anuais

- Imunizações:
  - Hepatite B: pacientes celíacos têm uma resposta pior à vacina da hepatite B, portanto solicitar o *status* imunológico. Se anti-Hbs baixo (não imune), realizar uma dose de reforço no momento em que a doença estiver controlada (assintomático, baixo anticorpo e cicatrização da mucosa)
  - Pneumocócicas: pacientes com DC podem ter risco aumentado de doença pneumocócica invasiva. Importante garantir que eles recebam o esquema completo da vacina 13-valente conjugada pneumocócica, assim como a vacina pneumocócica polissacarídica 23 valente após 2 anos de idade. Esses pacientes também devem receber vacinação meningocócica adicional.

NÃO é necessário biopsia no seguimento para os seguintes casos:

- Sintomas sugestivos e antitransglutaminase ou antiendomísio positivios no diagnóstico
- Biopsia intestinal inicial com alterações histológicas características da DC (atrofia das vilosidades do tipo Marsh 3)
- Resolução completa dos sintomas em uma dieta sem glúten e diminuição progressiva dos anticorpos, com eventual normalização.

### Bibliografia

Abrahamsohn P. Junqueira e Carneiro | Histologia básica. Rio de Janeiro: Guanabara Koogan; 2017.

Branski D, Troncone R, Fasano A. Celiac disease (gluten-sensitive enteropathy). In: Kliegman RM, Stanton BF, St Geme JW et al. (Eds.). Nelson textbook of pediatrics. 20. ed. Philadelphia: Elsevier Saunders; 2016. pp. 1835-8.

Brasil. Ministério da Saúde. Protocolo clínico e diretrizes terapêuticas da doença celíaca. Portaria SAS/MS nº 1.149, de 11 de novembro de 2015.

Ediger TR, Hill ID. Celiac disease. Pediatr Rev. 2014; 35(10):409-15; quiz 416.

Garnier-Lengliné H, Cerf-Bensussan N, Ruemmele FM. Celiac disease in children. Clin Res Hepatol Gastroenterol. 2015; 39(5):544-51.

Parzanese I, Qehajaj D, Patrinicola F et al. Celiac disease: from pathophysiology to treatment. World J Gastrointest Pathophysiol. 2017; 8(2): 27-38.

Troncone R, Auricchio S. Celiac disease. In: Wyllie R, Hyams JS, Kay M (Eds.). Pediatric gastrointestinal and liver disease. 5. ed. Philadelphia: Elsevier Saunders; 2016. pp. 395-403.

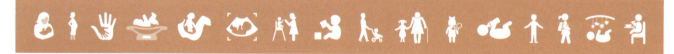

# 62 Doença do Refluxo Gastresofágico

CID-10: K21-K21.9

Talita Lopes Maciel • Naflésia Bezerra Oliveira Corrêa • Andyara Cecílio Brandão • Lucas Rocha Alvarenga

### Introdução

Refluxo gastresofágico (RGE) é caracterizado pelo retorno passivo do conteúdo gástrico para o esôfago. Em lactentes, crianças e adultos, a passagem de conteúdo gástrico ocorre espontaneamente no período pós-prandial, constituindo um evento fisiológico, sem maiores repercussões clínicas. Em pediatria, esse evento é denominado RGE fisiológico. Essa entidade atinge 67% dos pacientes entre 2 e 4 meses de idade, declinando rapidamente para 21% entre 6 e 7 meses e menos de 5% aos 12 meses.

Eventos de refluxo persistentes e mais duradouros do conteúdo gastroduodenal para o esôfago e/ou órgãos adjacentes, acarretando uma variável sintomatologia clínica e/ou lesões teciduais, são denominados doença do refluxo gastresofágico (DRGE). Estima-se que aproximadamente 3 a 5% dos lactentes regurgitadores venham a apresentar DRGE.

A DRGE, no entanto, é bem menos comum que o RGE fisiológico. Estudos de população sugerem que distúrbios de refluxo são menos comuns na Ásia Oriental, onde a prevalência é de 8,5%. Na Europa Ocidental e na América do Norte, a prevalência atual de DRGE é de 10 a 20%. Algumas populações pediátricas correm maior risco de DRGE, como aquelas com comprometimento neurológico, distúrbios genéticos e atresia de esôfago, como descrito no Quadro 62.1. Quando a sintomatologia da DRGE se estende para mais de 2 anos de vida, a condição passa a ser de caráter crônico, podendo persistir por toda infância e adolescência.

**Quadro 62.1** Pacientes pediátricos com alto risco de doença do refluxo gastresofágico e suas complicações.

- Paralisia cerebral
- Obesidade
- História de atresia do esôfago (corrigida)
- Hérnia hiatal
- Acalasia
- Doenças crônicas
  - Displasia broncopulmonar
  - Fibrose intersticial idiopática
  - Fibrose cística
- Transplante de pulmão
- Prematuros

## Causas

A DRGE pode ser classificada como primária, quando existe disfunção ao nível esofagogástrico, e secundária, quando existem causas subjacentes que predispõem a doença (infecções, distúrbios metabólicos, malformações congênitas, obstruções gastroduodenais, alergia à proteína do leite de vaca, lesões neurológicas, fármacos etc.).

A DRGE tem como base o retorno patológico para o esôfago de agentes agressores, como ácido clorídrico, pepsina, sais biliares e enzimas pancreáticas. Para haver lesão do esôfago, é necessário que os fatores de defesa desse órgão sejam superados (área de alta pressão na junção esofagogástrica; esvaziamento esofágico via peristalse e salivação e resistência da mucosa esofágica).

A esofagite de refluxo foi descrita apenas em 1935, por Winkelstein, o qual suspeitou da natureza péptica da lesão. Até essa data, as alterações esofágicas e as queixas dos pacientes eram atribuídas a infecções, agentes químicos ou neoplasias. A fisiopatologia só foi claramente esclarecida na década de 1960, quando pesquisadores, usando o novo método manométrico, voltaram-se para o esfíncter inferior do esôfago (EIE).

Dentre os mecanismos facilitadores do refluxo, o mais relevante é o relaxamento transitório do EIE, que ocorre sem relação com a deglutição, distensão ou peristalse esofágicas, durante de 5 a 35 segundos, bem mais do que os relaxamentos fisiológicos do EIE associados à deglutição.

Há outros fatores que contribuem para a redução da pressão do EIE, como ingestão de certos alimentos, medicamentos, hormônios, aumento da pressão intra-abdominal e distensão gástrica, fornecendo condições necessárias para que o refluxo ocorra e a DRGE seja estabelecida.

## Manifestações clínicas

As manifestações clínicas da DRGE variam de acordo com a idade da criança ou do adolescente. Os sintomas típicos em lactentes são regurgitação excessiva, náuseas, vômitos, irritabilidade, má aceitação alimentar, choro prolongado e ganho de peso insuficiente. Algumas vezes ocorrem sintomas extraesofágicos ou atípicos: crises de apneia, bradicardia, cianose, estridor laríngeo e tosse crônica. Crianças de 1 a 5 anos de idade apresentam também: regurgitação, vômitos, dor abdominal, anorexia, recusa alimentar e baixo ganho de peso. A DRGE também tende a piorar sintomas de asma e sibilância em lactentes.

Em crianças maiores e adolescentes, os sintomas mais comuns são: dor epigástrica, queimação retroesternal (pirose), náuseas e eructação excessiva. As manifestações atípicas também são comuns, tais como: rouquidão, pigarro, laringites de repetição, erosões do esmalte dentário e aftas de repetição.

## Diagnóstico diferencial

São inúmeras as causas de vômitos e/ou regurgitações a serem consideradas no diagnóstico diferencial da DRGE. São elas:

- Malformações e processos obstrutivos do sistema digestório como: hérnia hiatal, anéis vasculares no esôfago, estenose hipertrófica do piloro, estenose de esôfago, má rotação intestinal/vólvulo, atresia total ou parcial do intestino, invaginação intestinal e íleo meconial
- Doenças gastrintestinais: acalasia, doença péptica ulcerosa, doença celíaca, alergia à proteína do leite de vaca, esofagite eosinofílica, doença inflamatória intestinal e pancreatite
- Doenças infecciosas: gastrenterite, infecção do trato urinário, infecção respiratória, hepatite, sepse, meningite
- Doenças neurológicas; hidrocefalia, hematoma subdural, hemorragia intracraniana, tumores
- Doenças metabólicas/endócrinas: hiperplasia suprarrenal, fenilcetonúria, galactosemia, frutosemia, hipercalcemia, defeito no ciclo da ureia, acidemia orgânica
- Tóxicas: digoxina, teofilina, agentes citotóxicos, ferro, vitaminas A e D.

## Exames complementares

Para realizar o diagnóstico de DRGE, em geral, não são necessários exames complementares; os dados da anamnese, do exame físico e da avaliação nutricional já são suficientes. Exames subsidiários são necessários para o acompanhamento evolutivo, para documentar o refluxo ácido do estômago ao esôfago, detectar complicações, avaliar a eficácia de terapias e excluir outras condições.

Os métodos mais usados são: utrassonografia esofagogástrica; manometria esofágica; teste terapêutico com supressão ácida; radiografia contrastada de esôfago, estômago e duodeno (REED); cintigrafia gastresofágica; pH-metria esofágica de 24 h; impedanciometria intraluminal e endoscopia digestiva alta.

**Ultrassonografia esofagogástrica.** Não é recomendada para avaliação clínica rotineira na DRGE em qualquer idade. Tem papel importante no diagnóstico diferencial de estenose hipertrófica do piloro ou outras alterações anatômicas.

**Manometria esofágica.** Indicada para pacientes com quadros de dismotilidade esofágica, principalmente com disfagia e odinofagia.

Pode ser útil nos pacientes que não responderam à terapia de supressão ácida com EDA normal, no sentido de buscar alterações de motilidade esofágica que mimetizam a DRGE (principalmente acalasia).

**Teste terapêutico com supressão ácida.** Crianças maiores, com sintomas típicos de DRGE, sem sinais de alarme, podem ser submetidas a um teste terapêutico com IBP durante 4 a 8 semanas. Porém, esse tipo de avaliação não deve ser realizado em lactentes ou em pacientes com sintomas extraesofágicos.

**REED.** Consiste em imagens radiológicas seriadas tiradas após ingestão de bário (contraste) até o ligamento de Treitz ser visualizado. É um exame de baixo custo, fácil execução, mas não é adequado para o diagnóstico de DRGE. Apresenta sensibilidade e especificidade baixas, em torno de 50%. A ocorrência de refluxo não patológico durante o exame é muito comum, o que resulta em falsa interpretação de doença do refluxo. O exame é útil para identificar anormalidades anatômicas, anéis vasculares, estenose de esôfago, hérnia de hiato, estenose hipertrófica do piloro etc.

**Cintigrafia gastresofágica.** Consiste em método não invasivo, no qual o paciente ingere o alimento usual marcado com radiofármaco Tc-99, observando-se a concentração do Tc-99 no estômago e no esôfago em caso de refluxo. Apresenta sensibilidade e especificidade baixas, em torno de 60 a 65%. No período pós-prandial, analisam-se o número de episódios de refluxos e a extensão dos mesmos. Observa-se também se há detecção do radiotraçado nos campos pulmonares, evidenciando microaspirações. É útil para quantificar o esvaziamento gástrico e avaliar a aspiração pulmonar na parte tardia do exame e não é recomendado de rotina.

**pH-metria esofágica de 24 h.** Inicialmente considerada como padrão-ouro, apresentando sensibilidade de 87 a 95% e especificidade de 92 a 97%. Consiste no registro contínuo do pH intraesofágico, quantificando a frequência e a duração dos episódios de refluxo e o tempo total de exposição ácida do esôfago no período analisado (IR = índice de refluxo). A definição convencional de exposição ácida no esôfago é um pH < 4,0, o pH mais associado a sintomas. Esse exame quantifica o número absoluto de episódios de refluxo, a duração e o IR, que é calculado em porcentagem, porém não detecta refluxos não ácidos ou fracamente ácidos (pH > 4). Os dados tornam possível correlacionar os episódios de refluxo com sintomas clínicos.

**Impedanciometria intraluminal.** Trata-se de um método mais recente e muito promissor associado à pH-metria (IMP-pH). Ainda não há valores de referência de normalidade. Detecta o movimento do conteúdo intraluminal, possibilita detectar refluxos ácidos, não ácidos, análise do conteúdo refluído (líquido, gasoso ou misto), extensão que o mesmo atinge e tempo de duração do evento. Dessa forma, é o exame de eleição para correlacionar sintomas graves e persistentes com refluxos ácidos e não ácidos e para determinar a eficácia da terapia de supressão ácida (ESPGHAN/NASPGHAN, 2018).

**Endoscopia digestiva alta.** Exame que promove a visualização direta da mucosa esofagogástrica para determinar a presença e a gravidade de lesões. A biopsia também possibilita a avaliação da anatomia microscópica. A endoscopia com biopsia é importante para diferenciar, em alguns casos, a DRGE da esofagite eosinofílica. Aproximadamente 25% das crianças com menos de 1 ano apresentam evidência histológica de inflamação esofágica. O exame é indicado para avaliar falha do tratamento farmacológico ou para os casos de suspeita da ocorrência de esofagite: anemia ferropriva sem causa aparente, hematêmese e melena, disfagia, escolares e adolescentes com dor epigástrica e/ou pirose e dor torácica não cardiogênica. É importante ressaltar que a ausência de lesões macroscópicas durante o exame endoscópico não exclui a ocorrência de esofagite não erosiva, detectada somente pela análise dos marcadores histológicos.

## Tratamento

O tratamento da DRGE busca aliviar a intensidade dos sintomas, melhorar a qualidade de vida e prevenir as complicações. As medidas comportamentais e dietéticas são essenciais para o tratamento.

### Medidas comportamentais e dietéticas

Para lactentes com DRGE são recomendadas mudanças na dieta e na posição após alimentação. Pode-se reduzir o volume das mamadas e aumentar a frequência das mesmas, mantendo-se o lactente em posição vertical após as mamadas por um período de 20 a 30 minutos, prazo que facilita a eructação e o esvaziamento gástrico.

Vários estudos comprovam o benefício das seguintes medidas: restrição de leite de vaca e ovo da dieta materna (para aqueles em aleitamento materno), uso de fórmulas espessadas ou antirregurgitações, sendo esta a medida não farmacológica mais eficaz, evitar a posição sentada ou em decúbito dorsal e a exposição ambiental ao tabaco.

Em adolescentes e crianças maiores, as restrições dietéticas são semelhantes às recomendadas para adultos. É aconselhável evitar alimentos que potencialmente diminuam o tônus do esfíncter esofágico inferior (EEI) ou aumentem a acidez gástrica, como alimentos gordurosos, frutas cítricas, café, bebidas alcoólicas, refrigerantes, chocolate, pimenta e condimentos em excesso. Para crianças e adolescentes obesos, é aconselhável a redução do peso corporal e dieta com restrição de gorduras. A exposição ao tabaco, mesmo que passiva, deve ser evitada, pois promove maior número de relaxamentos transitórios do EEI, piorando a DRGE.

Em alguns casos, após as medidas comportamentais e dietéticas, a manutenção da sintomatologia pode decorrer de alergia à proteína do leite de vaca (APLV). Portanto, antes de iniciar o tratamento medicamentoso, deve-se utilizar 14 dias de tratamento da APLV (fórmulas extensamente hidrolisadas ou aminoácidos em casos de aleitamento artificial ou suspensão do leite de vaca na dieta da mãe lactante em lactentes amamentados exclusivamente ao seio materno).

Recomenda-se promover a salivação, mastigando chiclete ou usando pastilhas orais. A salivação neutraliza o ácido refluído, aumentando, assim, a taxa de depuração do ácido esofágico.

## Tratamento farmacológico

As duas principais classes de fármacos para tratar a DRGE são os supressores ácidos e agentes procinéticos.

Os antiácidos podem ser usados para tamponar diretamente a acidez gástrica e do esôfago e reduzir a epigastralgia. São apenas agentes paliativos de sintomas; não há recomendação de terapia com antiácidos nas diretrizes mais recentes.

Os inibidores $H_2$ (ranitidina, cimetidina, nizatidina) constituem uma classe de fármacos eficiente em inibir secreção acidobasal, para casos leves e moderados, sendo seguros, com poucos efeitos colaterais. No entanto, estudos constataram a perda da capacidade de neutralização ácida com 6 semanas de uso dos inibidores $H_2$ (taquifilaxia). Isso limita o seu uso por longo prazo, pois os inibidores da bomba de prótons (IBP) mostraram-se mais efetivos no alívio de sintomas e nas taxas de cura de esofagite erosiva do que os inibidores $H_2$.

A classe mais potente de supressores ácidos são os IBP. Seu potencial de supressão ácida não diminui com o uso crônico, o que possibilita terapia por tempo prolongado. Vários ensaios clínicos garantem a eficácia do tratamento para DRGE, esofagite erosiva e esofagite refratária ao tratamento com inibidores $H_2$. O horário para a tomada da medicação (pela manhã em jejum) é fundamental para atingir o máximo de supressão ácida e seus benefícios terapêuticos. Os IBP devem ser administrados 30 a 60 min antes da primeira refeição substancial do dia.

Os efeitos colaterais (4 a 6%) são: cefaleia, fadiga, dor abdominal, diarreia, *rash* cutâneo, urticária, leucopenia.

Os agentes procinéticos (domperidona, metoclopramida, bromoprida) não devem ser usados rotineiramente como fármacos de escolha no tratamento antirrefluxo. Esses fármacos aumentam a contratilidade do corpo esofágico, aumentam a pressão do EEI e aceleram o esvaziamento gástrico.

A domperidona (antagonista periférico do receptor da dopamina) é o medicamento mais seguro, de pouca penetração pela barreira hematencefálica e geralmente não causa efeitos colaterais sobre o sistema nervoso central. Há poucos ensaios controlados que confirmem a eficácia da domperidona no sentido de reduzir episódios de refluxo, sendo seu efeito maior a aceleração do esvaziamento gástrico. O uso dessas medicações exige muita cautela, pois podem provocar efeitos adversos importantes, tais como sonolência, inquietação e liberação extrapiramidal.

A Food and Drug Administration (FDA) aprovou vários IBP para uso pediátrico nos últimos anos, incluindo omeprazol, lansoprazol e esomeprazol para crianças de 1 ano de idade ou mais e rabeprazol para pacientes de 12 anos de idade ou mais.

Não utilizar IBP ou inibidores $H_2$ para lactentes com choro e/ou irritabilidade ou para tratamento de regurgitação em lactentes saudáveis.

O tratamento prolongado com supressão ácida (IBP ou inibidores $H_2$) deve receber verificações regulares para que seja confirmada a necessidade de ser mantido.

## Tratamento cirúrgico

O tratamento cirúrgico está indicado para os casos de estenose péptica, manifestações extraesofágicas graves secundárias à DRGE, nas grandes hérnias hiatais e em pacientes neuropatas com graves alterações motoras do sistema digestório. A fundoplicatura do esôfago distal é a cirurgia mais comum e pode ser realizada para aumentar a pressão do EEI, reduzir o número de relaxamentos transitórios do EEI e aumentar o comprimento do esôfago intra-abdominal, para acentuar o ângulo de His e reduzir uma hérnia hiatal, se indicado. Crianças com falha no tratamento farmacológico podem ser candidatas à cirurgia, assim como aquelas com grave risco de aspiração do conteúdo gástrico.

A família deve ser bem orientada e aconselhada antes do procedimento para que tenha compreensão real das possíveis complicações e recidivas (principalmente em neuropatas, em caso de atresia do esôfago e em portadores de doença pulmonar crônica).

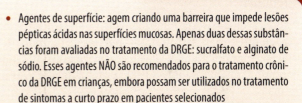

- Agentes de superfície: agem criando uma barreira que impede lesões pépticas ácidas nas superfícies mucosas. Apenas duas dessas substâncias foram avaliadas no tratamento da DRGE: sucralfato e alginato de sódio. Esses agentes NÃO são recomendados para o tratamento crônico da DRGE em crianças, embora possam ser utilizados no tratamento de sintomas a curto prazo em pacientes selecionados
- Medicina alternativa: existe uma variedade de remédios à base de plantas usada para DRGE ou outras queixas gastrintestinais. Muitos relatos sugerem que tais ervas às vezes melhoram os sintomas, mas não há ensaios clínicos randomizados disponíveis para orientar seu uso.

  Como muitas famílias buscam e usam esse tipo de remédio, é importante perguntar sobre seu uso de maneira aberta e sem julgamento e revisar os remédios específicos usados para possíveis toxicidades
- Os procinéticos **não** devem ser utilizados rotineiramente como fármacos de escolha no tratamento da DRGE
- Risco aumentado de enterocolite necrosante, pneumonia, infecções do sistema respiratório superior, sepse, infecções do sistema urinário, infecções por *Clostridium* e fraturas
- Importante ressaltar que o uso prolongado e indiscriminado dos IBP não é inócuo como se achava anteriormente
- É necessária uma boa diferenciação entre RGE e DRGE para se evitar investigação diagnóstica invasiva e medicalização desnecessária.

## Bibliografia

Colletti RB, DiLorenzo C. Overview of pediatric gastroesophageal reflux disease and proton pump inhibitor therapy. J Pediatr Gastroenterol Nutr. 2003; 37:S7-11.

Gold BD, Gunasekaran T, Tolia V et al. Safety and symptom improvement with esomeprazol in adolescents with gastroesophageal reflux disease. J Pediatr Gastroenterol Nutr. 2007; 45:520-9.

Ip S, Chung M, Moorthy D et al. Comparative effectiveness of management strategies for gastroesophageal reflux disease: Update. Comparative Effectiveness Review No. 29. Rockville, MD: Agency for Healthcare Research and Quality; 2011. Disponível em: www.effectivehealthcare.ahrq.gov/reports/final.cfm.

Lightdale JR, Gremse DA. Section on gastroenterology, hepatology, and nutrition. Gastroesophageal reflux: management guidance for the pediatrician. Pediatrics. 2013; 131:e1684.

Omari TI, Haslam RR, Lundborg P et al. Effect of omeprazol on acid gastroesophageal reflux and gastric acidity in preterm infants with pathological acid reflux. J Pediatr Gastroenterol Nutr. 2007; 44:41-4.

Rosen R, Vandenplas Y, Singendonk M. Pediatric Gastroesophageal Reflux Clinical Practice Guidelines: Joint Recommendations of the North American Society for Pediatric Gastroenterology, Hepatology, and Nutrition and the European Society for Pediatric Gastroenterology, Hepatology, and Nutrition. J Pediatr Gastroenterol Nutr. 2018; 66(3):516-54.

Singendonk MMJ, Brink AJ, Steutel NF et al. Variations in definitions and outcome measures in gastroesophageal reflux disease: a systematic review. Pediatrics. 2017. pii: e20164166. [Epub ahead of print.]

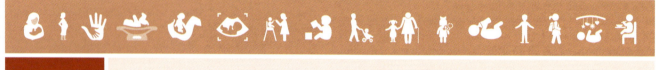

# 63 Doença Inflamatória Intestinal
CID-10: K50.9, K51.9

*Lívia Maria Lindoso Lima • Fátima Maria Lindoso da Silva Lima*

## Introdução

A doença inflamatória intestinal (DII) é uma doença crônica, multifatorial, caracterizada por resposta imune inapropriada em indivíduos geneticamente predispostos, que determina inflamação intestinal e, eventualmente, extraintestinal.

A DII incide, com maior frequência, nos adultos. Porém, 10 a 25% dos casos manifestam-se em crianças ou adolescentes.

## Epidemiologia

Verificou-se aumento da incidência nas últimas 3 décadas na maioria dos países ocidentais, refletindo o efeito de mudanças nos fatores ambientais.

Prevalência varia de 4,1:100.000 habitantes (em hispânicos) até 29,8:100.000 habitantes (em afro-americanos).

No Brasil, de forma semelhante, houve um aumento da frequência e aparecimento de casos novos nas regiões mais desenvolvidas do país.

## Classificação

A DII corresponde a três doenças: retocolite ulcerativa (RCU), doença de Crohn (DC) e colite indeterminada.

A RCU é caracterizada por uma inflamação contínua da mucosa colônia, iniciando de maneira distal a partir do reto, pode acometer o íleo (ileíte de refluxo com válvula ileocecal preservada) e o estômago (úlceras serpiginosas superficiais).

A DC pode envolver qualquer parte do tubo gastrintestinal, da cavidade oral ao ânus, e é caracterizada por inflamação transmural. O acometimento de diferentes segmentos intestinais adquire uma distribuição anatômica macroscópica variável, sendo os locais mais comuns de acometimento: íleo terminal e cólon direito.

A colite indeterminada é a situação de acometimento do colo por um processo inflamatório de difícil caracterização em relação a RCU e DC. Esses distúrbios têm patologias e manifestações clínicas distintas, mas seus mecanismos fisiopatológicos ainda não estão bem elucidados. Acomete 4 a 23% dos pacientes com DII (média de 10%), todavia aproximadamente 60% dos casos serão reclassificados posteriormente em RCU ou DC. Mais comum entre 3 e 5 anos de idade.

## Diagnóstico

O diagnóstico da DII requer uma inflamação crônica do sistema gastrintestinal, excluindo-se outras causas de inflamação e infecção. O diagnóstico é pautado em história clínica, exames físico e complementares, esofagogastroduodenoscopia (EGD) e ileocolonoscopia com biopsia.

## Causas

A DII tem sido pesquisada por décadas, e nos últimos anos houve muitos avanços na compreensão de seus mecanismos fisiopatológicos e seus fatores de risco. Os fatores genéticos, a exposição ao ambiente, a alteração da microbiota intestinal e a resposta imunológica da mucosa intestinal interagem entre si, sendo fundamental a compreensão dessa relação para se elucidar a base fisiopatológica da DII. Aspectos genéticos foram observados em 5 a 10% dos pacientes com DII. Cerca de 16 *locis* gênicos já foram detectados na DC, porém, apenas 30% dos pacientes diagnosticados com a doença fizeram esse mapeamento.

Como fator ambiental, podemos citar o tabagismo, sendo um importante fator de risco independente para piora clínica, cirúrgica e endoscópica nos pacientes com DC. Na RCU, é considerado um fator protetor.

O aumento do consumo de ácidos graxos insaturados (ômega-3 e ômega-9) apresenta menor incidência de DII.

## Manifestações clínicas

O Quadro 63.1 lista os sintomas da DC e da retocolite ulcerativa em crianças (do mais frequente para o menos frequente).

## Diagnóstico diferencial

O diagnóstico diferencial depende da área envolvida e da gravidade da apresentação do quadro em cada momento ao longo dos anos.

Em pacientes com DII de início precoce, antes dos 6 anos de idade, é preciso excluir doenças monogenéticas, que alteram a resposta imunológica primária, a função dos granulócitos ou a barreira da mucosa. Em crianças mais velhas, os principais diagnósticos diferenciais são colite isquêmica, colite associada a divertículos e colite induzida por drogas. Em pacientes imunossuprimidos, a colite pode ser causada por infecção oportunista, como tuberculose intestinal, ou imunossupressores, como o micofenolato. Algumas vasculites e infecções podem mimetizar a DII.

**Quadro 63.1** Sinais/sintomas mais frequentes da doença Crohn e da retocolite ulcerativa em crianças em ordem de prevalência.

| Doença de Crohn | Retocolite ulcerativa idiopática |
|---|---|
| • Dor abdominal | • Sangramento retal |
| • Perda de peso | • Diarreia |
| • Deficiências do crescimento | • Urgência/tenesmo |
| • Anemia | • Dor abdominal |
| • Diarreia | • Anemia |
| • Doença perianal | • Perda de peso |
| • Febre | • Febre |
| • Artrite | • Artrite |
| • Lesões de pele | • Lesões de pele |

Fonte: Rabizadeh e Dubinsky, 2013.

## Exames complementares

- Testes laboratoriais para avaliar o grau de inflamação: PCR, VHS e plaquetas
- Fezes: parasitológico, cultura, pesquisa de toxinas A e B para *Clostridium difficile*
- PPD para afastar tuberculose
- Avaliação imunológica inicial, principalmente em pacientes de início precoce
- Avaliação bioquímica: hemograma, perfil de ferro, albumina, eletrólitos e vitaminas
- Avaliação secundária: a depender das manifestações extraintestinais específicas.

Uma vez feita a hipótese clínica de DII, a EDA e a ileocolonoscopia são exames fundamentais para a confirmação diagnóstica por meio da histologia.

Os métodos de imagem para avaliação de intestino delgado são variáveis a depender da disponibilidade de cada serviço. O método preferencial, atualmente, é a enterorressonância, fornecendo imagens excelentes do lúmen, da parede e das estruturas adjacentes, com a vantagem de não possuir radiação ionizante.

## Tratamento

Os objetivos do tratamento são remissão da doença e manutenção da remissão prolongada; retardar evolução e complicações; melhorar a qualidade de vida; diminuir hospitalizações e cirurgias; garantir o crescimento ponderoestatural e o desenvolvimento puberal; manter adesão ao tratamento e obter a cicatrização da mucosa (*treat-to-target*). O tratamento deve ser individualizado e discutido com o paciente e seus familiares. Assim como nos adultos com DII, as crianças recebem uma abordagem gradual com medicação menos potente, dependendo também da classificação inicial da doença.

O prejuízo no crescimento linear é uma das principais características da DC em pré-púberes e é um sinal de atividade da doença. O crescimento e a restauração da densidade óssea podem ser considerados marcadores do controle da doença.

### Terapia medicamentosa

A calprotectina fecal é um biomarcador de cicatrização da mucosa, particularmente útil como modo de resolução de monitoramento ou de reincidência de inflamação intestinal. O plano terapêutico varia de acordo com a classificação da doença em leve, moderada e grave.

A nutrição enteral exclusiva (NEE) é recomendada como terapia de primeira linha para induzir a remissão em crianças com DC luminal ativa. Deve-se dar preferência à NEE em vez de corticosteroide. Essa terapia tem duração média de 6 a 8 semanas. A via de preferência é a oral; porém, dependendo da debilidade do paciente, pode ser realizada por sonda nasoentérica.

Caso não haja resposta terapêutica em 2 semanas, a abordagem deve ser mudada. Não há qualquer diretriz sobre a transição da NEE para a habitual do paciente. Além disso, não há dados concretos sobre a eficácia da NEE em pancolite grave isolada em pacientes com DC nem comprovação da eficácia do uso isolado de NEE na doença oral ou perianal.

Em pacientes com DC luminal ativa moderada a grave e quando a NEE não é uma opção, os corticosteroides orais são recomendados para induzir remissão. Em crianças com DC ileocecal leve a moderada, budesonida pode ser uma alternativa aos corticosteroides sistêmicos.

Em função de seus efeitos colaterais, os corticosteroides não devem ser usados como terapia de manutenção. A dose de prednisona ou prednisolona é 1 mg/kg (até o máximo de 40 mg/dia) 1 vez/dia. O aumento da dose de 1,5 mg/kg até o máximo de 60 mg/dia pode ser considerado se a resposta for insatisfatória. Quando os corticosteroides orais falharem, corticosteroides intravenosos podem ser eficazes em alguns pacientes. A dose inicial é de budesonida a 9 mg, podendo ser usada dose de 12 mg nas primeiras 4 semanas.

Pacientes com fístulas perianais devem ser tratados com metronidazol (10 a 20 mg/kg) ou ciprofloxacino (20 mg/kg). Azitromicina e rifaximina podem ser úteis para indução da remissão em crianças com DC leve a moderada.

As tiopurinas (azatioprina ou 6-mercaptopurina) são recomendadas para o tratamento de manutenção em crianças com risco de pior prognóstico. Tiopurinas, isoladamente, não são recomendadas como terapia de indução. O tempo para obter resultado no tratamento é de 14 semanas. A dose é de 2 a 2,5 mg/kg para azatioprina, e de 1 a 1,5 mg/kg 1 vez/dia para o seu profármaco, 6-mercaptopurina. Durante o tratamento com esses fármacos, é preciso monitorar periodicamente o paciente por meio de hemograma completo e enzimas hepáticas durante o primeiro mês, inicialmente a cada 1 a 2 semanas. Pancreatite pode ocorrer precocemente, dentro das primeiras 6 semanas após a introdução de tiopurinas e independe da dose; normalmente o fármaco precisa ser descontinuado.

O metotrexato (MTX) é recomendado como opção para tratamento de manutenção em crianças com risco de pior prognóstico ou naquelas que não obtiveram resultado com as tiopurinas. O MTX deve ser prescrito na dose de 15 mg/m$^2$ (área de superfície corporal) 1 vez/semana, sendo 25 mg a dose máxima. Depois de um período em remissão completa com marcadores inflamatórios normais, a dose pode ser reduzida para 10 mg/m$^2$, 1 vez/semana, sendo 15 mg a dose máxima. O MTX deve ser administrado por via subcutânea ou intramuscular. Uma hora antes de administrar o MTX é ideal administrar a ondansetrona, para amenizar efeitos adversos (náuseas e vômito). Não existem estudos que comprovem sua real eficácia quando administrada por via oral. É recomendado administrar ácido fólico por via oral na dose de 5 mg após 24 a 72 h do MTX 1 vez/semana ou 1 mg, 1 vez/dia, durante 5 dias por semana. Paciente em uso de MTX durante o período de remissão deve ser acompanhado periodicamente por transaminases e por hemograma. Não é necessário realizar biopsia hepática se as transaminases estiverem dentro dos valores de referência. MTX é estritamente contraindicado durante a gravidez.

A terapia antifator de necrose tumoral (anti-TNF) é recomendada para induzir e manter a remissão em crianças com DC ativa luminal crônica, apesar da terapia otimizada com imunomodulador. O tratamento com anti-TNF é usado como indução primária e manutenção em pacientes com fístulas perianais ativas, juntamente com tratamento cirúrgico. Agentes anti-TNF devem ser considerados ao início do plano terapêutico para as manifestações extraintestinais graves, como artrite grave e pioderma gangrenoso. A eficácia primária da terapia anti-TNF deve ser avaliada após a segunda ou terceira dose. Deve-se interromper a terapia caso não haja resposta significativa nesse intervalo. Antes de se iniciar a terapia com anti-TNF, é preciso solicitar radiografia de tórax e derivado proteico purificado (PPD) para poder excluir tuberculose.

A dose do infliximabe (IFX) é de 5 mg/kg, com 3 doses de indução por 6 semanas (semanas 0-2-6), seguida por terapia de manutenção de 5 mg/kg a intervalos de 8 semanas. A dose do adalimumabe (ADA) é de 2,4 mg/kg (no máximo 160 mg) no início da terapia de indução, depois 1,2 mg/kg (máximo de 80 mg) em 2 semanas, seguida por 0,6 mg/kg (máximo de 40 mg) em semanas alternadas. Outra possibilidade para pacientes com menos de 40 kg são doses de 80-40-20 mg, e para aqueles com mais de 40 kg, doses de 160-80-40 mg. Dosagem sérica dos anti-TNF deve ser realizada quando o paciente apresentar baixa resposta, a fim de se otimizar a terapia ou interrompê-la.

Não há evidências suficientes para definir a relação risco/benefício para monoterapia ou terapia combinada em crianças com DC. A terapia combinada para os primeiros 6 meses está associada a menor taxa de desenvolvimento de anticorpos e menor perda de resposta. Há indícios de que, quando associada às tiopurinas, a terapia combinada está relacionada com risco aumentado de linfoma.

Os aminossalicilatos (5-ASA) são recomendados apenas em pacientes com DC leve e inflamação colônica. A dose é de 50 a 80 mg/kg/dia, máximo de 4 g dia. A sulfassalazina tem se mostrado superior a 5-ASA na indução e remissão em pacientes com a doença apenas limitada ao cólon.

A terapia de manutenção pós-operatória indicada é tiopurinas e nutrição suplementar entérica.

Na RCU na forma leve a moderada, na terapia de indução, são estabelecidos os seguintes fármacos:

- Primeira linha: aminossalicilatos orais ou tópicos ou beclometasona oral
- Segunda linha oral: prednisolona
- Terceira linha: corticosteroide intravenoso; se não houver resultado, considere tacrolimo oral ou infliximabe.

Na RCU grave, na terapia de indução, são estabelecidos os seguintes fármacos:

- Primeira linha: corticosteroides intravenosos
- Segunda linha: inibidor da calcineurina intravenoso ou infliximabe ou colectomia (inicie com 3 a 5 dias em caso de não resposta a esteroides)
- Terceira linha: colectomia.

Na terapia de manutenção da RCU, são estabelecidos os seguintes fármacos:

- Primeira linha: aminossalicilatos tópicos e/ou orais
- Segunda linha: tiopurinas orais (≥ duas recaídas/ano ou dependência de esteroides ou atividade crônica da doença mesmo com o uso de aminossalicilato)
- Terceira linha: infliximabe ou colectomia.

Não se deve fazer uso prolongado de corticosteroide intravenoso para induzir a remissão em casos graves de RCU. Outro plano terapêutico deve ser iniciado 72 h após o tratamento quando os pacientes não apresentarem melhora clínica.

Na RCU leve a moderada com não resposta à terapia de primeira linha dentro de 4 semanas, deve-se progredir para prednisolona. Na doença grave, inicie com esteroides para induzir a remissão.

O Quadro 63.2 mostra o índice de atividade clínica de pacientes com RCU.

Na faixa etária pediátrica, há preferência por fármacos poupadores de esteroides. Corticosteroides têm diversos efeitos colaterais, incluindo prejuízo ao crescimento e complicações estéticas (acne, fácies cushingoide).

O risco relacionado com o tratamento da DII é o linfoma de células T hepatoesplênico, sendo mais frequente no sexo masculino e em menores de 21 anos de idade em uso de anti-TNF e tiopurinas.

Tratamento de distúrbios do esqueleto axial relacionados com DII geralmente se concentra em exercício físico e fisioterapia.

## Evolução

Na DC, é necessário que em todas as consultas sejam avaliados os sintomas clínicos da doença, bem como as repercussões prisológicas para os pacientes. Porém, é igualmente relevante avaliar o crescimento (em crianças) e a maturação sexual (em adolescentes) por meio de classificações clínicas. A mais utilizada é a PCDAI (*Pediatric Crohn's Disease Activity Index*) – ver Quadro 63.3.

**Quadro 63.3** Índice de atividade de doença de Crohn em pediatria (*Pediatric Crohn's Disease Activity Index – PCDAI*).

| Item | Pontos |
|---|---|
| **Dor abdominal** | |
| Nenhuma | 0 |
| Leve (episódios rápidos, não interfere nas atividades diárias) | 5 |
| Moderada/grave (frequente/persistente, interfere nas atividades diárias) | 10 |
| **Funcionalidade do paciente/bem-estar geral (última semana)** | |
| Nenhuma limitação/bem | 0 |
| Dificuldades ocasionais em manter atividades adequadas para a idade/Abaixo da média | 5 |
| Limitações frequentes das atividades/muito ruim | 10 |
| **Evacuações** | |
| 0-1 líquida sem sangue | 0 |
| 2-5 líquidas ou até 2 semiformadas com pequena quantidade de sangue | 5 |
| Sangramento intenso, > 6 evacuações líquidas ou diarreia noturna | 10 |
| **Peso** | |
| Ganho de peso ou perda de peso voluntária | 0 |
| Perda de peso involuntária 1-9% | 5 |
| Perda de peso involuntária > 10% | 10 |
| **Estatura (ao diagnóstico)/velocidade de crescimento (seguimento)** | |
| <1 canal de percentil de decréscimo/ ≥-1 desvio-padrão | 0 |
| ≥1 a <2 canais de percentil de decréscimo/ <-1 e >-2 desvio-padrão | 5 |
| > 2 canais de percentil de decréscimo/≤ -2 desvio-padrão | 10 |
| **Abdome** | |
| Sem sensibilidade abdominal, sem massa | 0 |
| Sensibilidade abdominal ou massa sem sensibilidade abdominal | 5 |
| Sensibilidade abdominal, defesa involuntária, massa de contornos definidos | 10 |
| **Doença perianal** | |
| Nenhuma, plicoma assintomático | 0 |
| 1-2 fístulas indolentes, drenagem escassa, sem sensibilidade | 5 |
| Fístula ativa, drenagem, sensibilidade ou abscesso | 10 |

(*continua*)

**Quadro 63.2** Classificação da atividade da retocolite ulcerativa inespecífica (*Pediatric Ulcerative Colitis Activity Index – PUCAI*).

| Item | Nível | Pontos |
|---|---|---|
| Dor abdominal | Nenhuma | 0 |
| | Dor que pode ser ignorada | 5 |
| | Dor que não pode ser ignorada | 10 |
| Sangramento retal | Nenhum | 0 |
| | Pequena quantidade, menos que 50% das fezes | 10 |
| | Pequena quantidade na maioria das fezes | 20 |
| | Grande quantidade (mais que 50% das fezes) | 30 |
| Consistência das fezes | Formadas | 0 |
| | Parcialmente formadas | 5 |
| | Completamente sem forma | 10 |
| Número de evacuações por 24 h | 0 a 2 | 0 |
| | 3 a 5 | 5 |
| | 6 a 8 | 10 |
| | > 8 | 15 |
| Evacuação noturna (qualquer episódio que cause o despertar) | Não | 0 |
| | Sim | 10 |
| Nível de atividade | Nenhuma limitação às atividades | 0 |
| | Limita as atividades ocasionalmente | 5 |
| | Restringe consideravelmente as atividades | 10 |

A gravidade da doença é definida pelas seguintes pontuações: grave – 65 ou acima; moderada – 35 a 64; leve – 10 a 34; remissão (doença não ativa) – abaixo de 10. Fonte: Stenke e Hussey, 2014.

**Quadro 63.3** Índice de atividade de doença de Crohn em pediatria (*Pediatric Crohn's Disease Activity Index – PCDAI*) (*continuação*).

| Item | | | | | Pontos |
|---|---|---|---|---|---|
| **Manifestações extraintestinais (febre ≥ 38,5°C por 3 dias na última semana, artrite, uveíte, eritema nodoso, pioderma gangrenoso)** | | | | | |
| 0 | | | | | 0 |
| 1 | | | | | 5 |
| ≥ 2 | | | | | 10 |
| **Hematócrito** | | | | | |
| < 10 anos | 11-19 anos (menina) | 11-14 anos (menino) | 15-19 anos (menino) | | |
| ≥ 33% | ≥ 34% | ≥ 35% | ≥ 37% | | 0 |
| 28-32% | 29-33% | 30-34% | 32-36% | | 2,5 |
| < 28% | < 29% | < 30% | < 32% | | 5 |
| **VHS** | | | | | |
| ≤ 20 mm/h | | | | | 0 |
| 20-50 mm/h | | | | | 2,5 |
| > 50 mm/h | | | | | 5 |
| **Albumina** | | | | | |
| ≥ 3,5 g/dℓ | | | | | 0 |
| 3,1-3,4 g/dℓ | | | | | 5 |
| ≤ 3,0 g/dℓ | | | | | 10 |

Soma dos pontos do PCDAI: 0-100: < 10 pontos: doença sem atividade; 11-30 pontos: doença leve; ≥ 31 pontos: doença moderada/grave.

Na RCU, os princípios gerais para avaliação são: verificar a extensão do comprometimento (classificação de Paris: proctite, acometimento de cólon esquerdo, colite extensa ou pancolite), e a atividade e o padrão da doença (PUCAI – Quadro 63.2).

## Bibliografia

Barbieri D. Doenças inflamatórias intestinais. J Pediatr (Rio J). 2000; 76(Supl 2):S173-80.

Fiocchi C. Inflammatory bowel disease pathogenesis: where are we? J Gastroenterol Hepatol. 2015; 30(Suppl 1):12-8.

Kosmowska-Miśków A. The role of vitamin D3 in inflammatory bowel diseases. Adv Clin Exp Med. 2014; 23(4):497-504.

Louis E. When it is not inflammatory bowel disease: differential diagnosis. Curr Opn Gastroenterol. 2015; 31(4):283-9.

Rabizadeh S, Dubinsky M. Update in pediatric inflammatory bowel disease. Rheum Dis Clin North Am. 2013; 39(4):789-99.

Ruemmele FM, Veres G, Kolho KL et al. Consensus guidelines of ECCO/ESPGHAN on the medical management of pediatric Crohn's disease. J Crohns Colitis. 2014; 8(10):1179-207.

Stenke E, Hussey S. Ulcerative colitis: management in adults, children and young people (NICE Clinical Guideline CG166). Arch Dis Child Educ Pract Ed. 2014; 99(5):194-7.

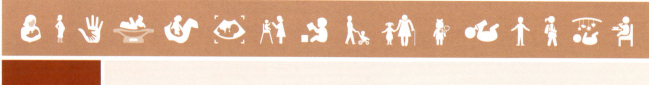

# 64 Doença Ulcerosa Péptica

CID-10: K27.0-27.9

*Naflésia Bezerra Oliveira Corrêa • Andyara Cecílio Brandão*

## Introdução

As doenças pépticas são caracterizadas por lesões de continuidade da mucosa do sistema digestório, podendo (úlcera) ou não (erosão) transpor a muscular da mucosa, pela ação da secreção gástrica acidopéptica. Podem acometer esôfago, estômago, duodeno ou mucosa ectópica, por um desequilíbrio da homeostase gastrintestinal entre os fatores de agressão (ácido clorídrico, pepsina, bile e *Helicobacter pylori*) e os fatores de proteção (muco, bicarbonato, integridade da membrana celular, bombas iônicas, fluxo sanguíneo). Dividem-se em gastrite, úlcera péptica gástrica e duodenal.

As doenças ulcerosas pépticas guardam estreita correlação com a bactéria *H. pylori*, e até tal descoberta partia-se do pressuposto que "sem ácido não há úlcera". Após a descoberta da bactéria por Warren e Marshall, presumiu-se que *H. pylori* era o agente etiológico de tais doenças. No entanto, a própria gastrite pode ser manifestação da infecção. Sua transmissão é fecal-oral ou oral-oral, com maior prevalência em populações de menor nível socioeconômico.

As úlceras têm maior prevalência em crianças acima de 10 anos, sendo 90% duodenais e 60% gástricas. Há documentada preferência pelo sexo masculino. A real prevalência de gastrite na faixa etária pediátrica é desconhecida, por sua ampla e muitas vezes errônea nomenclatura, ainda tão banalizada.

## Causas

Há muitas doenças que cursam com doença péptica secundária, como estresse (politrauma, grande queimado), medicamentos (anti-inflamatórios não esteroides [AINE]), uremia, pós-exercício extenuante, doenças autoimunes, doença celíaca, doença eosinofílica, mas, tratando-se da doença péptica primária, o *H. pylori* é seu principal agente etiológico.

Após a infecção pelo *H. pylori*, que geralmente se dá nos primeiros 5 anos de vida, há uma resposta sistêmica e local. Nos pacientes com doença duodenal, há colonização gástrica no antro pelo *H. pylori*, com aumento do número de células parietais e de sua sensibilidade à gastrina, com consequente hipersecreção de ácido (HCl). Isso promove maior chegada de ácido no duodeno, com secundária metaplasia gástrica e, em seguida, evolução para úlcera. Já nas úlceras gástricas, a colonização bacteriana se dá no fundo e no corpo gástricos, com diminuição do número de células parietais e posterior atrofia gástrica. A úlcera gástrica, então, se dá pela destruição dos mecanismos de defesa do estômago pelo *H. pylori*, com maior risco de evolução para câncer gástrico.

## Manifestações clínicas

Ainda não há comprovação de que a gastrite por *H. pylori* sem doença ulcerosa associada cause sintomatologia. Porém, na doença ulcerosa, há diferentes sintomas, conforme a faixa etária. No período neonatal há mais úlcera gástrica com manifestação de vômitos ou hemorragia digestiva alta (hematêmese e melena). Os pré-escolares apresentam queixas inespecíficas, como anorexia, vômitos, dor abdominal inespecífica, distensão abdominal e *clocking* (despertar noturno por dor abdominal intensa). Os escolares e adolescentes apresentam sintomas como os adultos, como dor abdominal tipo epigastralgia em queimação ou pontada após jejum prolongado, plenitude pós-prandial, *clocking*, além de vômitos e hematêmese nas complicações (sangramento ou perfuração). Há também empachamento, anorexia e anemia. As complicações em pediatria se dão por diagnóstico tardio, sendo perfuração, hemorragia e obstrução (estenose cicatricial da úlcera). As úlceras duodenais e gástricas perfuram para a parede anterior e penetram no pâncreas e no lobo hepático esquerdo, respectivamente.

## Investigação

- Quando investigar?
  - Pacientes sintomáticos, sendo o objetivo principal investigar a causa do sintoma, e não somente a presença da bactéria
  - Crianças com úlceras gástricas ou duodenais – se positivo, tratar e confirmar erradicação
  - Considerar na anemia ferropriva refratária, após descartadas outras causas – empregar teste não invasivo
  - Considerar na investigação de causas de PTI – empregar teste não invasivo
  - Crianças que farão uso de AINE ou AAS – se sintomáticas, pesquisar antes do tratamento – se positivo, erradicar
- Quando não investigar?
  - Dor abdominal funcional e dispepsia funcional
  - Investigação inicial de anemia ferropriva
  - Baixa estatura
  - Antecedente familiar de linfoma MALT ou câncer gástrico – não investigar em crianças pela raridade
- Como investigar?
  - Endoscopia digestiva alta: suspender IBP pelo menos 2 semanas e antibióticos pelo menos 4 semanas antes. Observação: se não for possível suspender o IBP devido a sintomas refratários, modificar para anti-$H_2$ e suspender 2 dias antes do exame
  - Histopatologia é o padrão-ouro: teste de urease positivo e biopsia positiva ou cultura positiva
  - Realizar 6 biopsias gástricas – 2 de antro + 2 de corpo para classificação histológica (classificação de Sydney) e 1 de antro + 1 de corpo para cultura ou outro teste adicional (urease, molecular)
  - Obter sensibilidade antimicrobiana para a(s) cepa(s) infectante(s) de *H. pylori* para que a terapia de erradicação seja adaptada de acordo
  - Avaliar o resultado da terapia anti-*H. pylori* pelo menos 4 semanas após o término da terapia, usando preferencialmente o teste de respiração de 13C-ureia (13C-UBT) por ser não invasivo – pouco disponível no Brasil. O padrão-ouro dentre os testes invasivos continua sendo a EDA com biopsia ou cultura (teste de urease isolado tem baixa sensibilidade).

## Diagnóstico

O exame diagnóstico das doenças pépticas é a endoscopia digestiva alta com biopsia, permitindo confirmação da suspeição clínica, caracterização da lesão, pesquisa do *H. pylori*, coleta de material para análise histopatológica, além de tratamento hemostático e diferenciação diagnóstica com outras hipóteses. Entre os diagnósticos diferenciais, há doença eosinofílica, gastrite autoimune, doença do refluxo gastresofágico, gastrite granulomatosa infecciosa, doença celíaca etc.

Como particularidade, na gastrite não ulcerosa criou-se o Sistema Sidney, que avalia aspectos morfológicos, topográficos e histológicos, a fim de permitir melhor correlação clínico-endoscópico-histológica.

## Tratamento

O objetivo do tratamento visa aliviar a dor abdominal, cicatrizar as lesões e prevenir recorrências e complicações. Baseado nos protocolos mais recentes, a indicação de tratamento para o *H. pylori* é restrita aos casos de úlceras gástricas e/ou duodenais, anemia ferropriva refratária ao tratamento, púrpura trombocitopênica imune e uso crônico de ácido acetilsalicílico ou anti-inflamatórios não esteroidais. Lembrando que se o achado de *H. pylori* for acidental em pacientes assintomáticos, a discussão de tratamento deve ser feita entre o médico assistente, o paciente e seus familiares. Testes terapêuticos, muito comumente feitos em adultos, não estão indicados na faixa etária pediátrica. Há no mercado duas opções: os antagonistas dos receptores de histamina 2 (cimetidina, famotidina, nizatidina e ranitidina) e os inibidores da bomba de prótons (IBP) (omeprazol, lansoprazol, esomeprazol, pantoprazol e rabeprazol). Os antagonistas de $H_2$ inibem competitivamente os receptores de $H_2$ das células parietais, diminuindo a secreção ácida em até 70%, sendo a ranitidina o fármaco mais difundido na faixa etária pediátrica na dose de 5 a 8 mg/kg/dia. A desvantagem do uso dos antagonistas de H2 é a indução de taquifilaxia (tolerância à medicação com redução de sua eficácia). Já os IBP são potentes inibidores da secreção ácida por atuarem na etapa final da produção de HCl, na bomba de $H^+$-$K^+$-ATPase, reduzindo a secreção ácida em até 90%. Os IBP são também mais efetivos em cicatrizar úlceras, prevenir e tratar sangramentos, além de fazerem parte do tratamento de erradicação do *H. pylori*. Como desvantagens, há a dificuldade na apresentação pediátrica no Brasil (disponível somente na formulação MUPS – *multiple unit pellet system*) e seu alto custo.

A erradicação do *H. pylori* é feita por esquema tríplice IBP + dois antibióticos, sendo mais comum o esquema com claritromicina 15 mg/kg/dia + amoxicilina 50 mg/kg/dia, divididos em duas tomadas ao dia por 14 dias. É preconizado que se realize antibiograma antes de iniciar o tratamento. Não é preciso usar IBP após erradicação do *H. pylori* para cicatrizar úlcera duodenal. Entretanto, se úlcera gástrica ou gastroduodenal complicada, indica-se uso de IBP por 4 a 8 semanas após a erradicação.

## Bibliografia

Carvalho E, Santos DSM, Silva MJO. Doenças pépticas gastroduodenais e H. pylori. In: Carvalho E, Silva LR, Ferreira CT. Gastroenterologia e nutrição em pediatria. São Paulo: Manole; 2012. pp. 153-213.

Kawakami E. Doenças pépticas gastroduodenais e Helicobacter pylori. In: Porta G, Koda YKL. Gastroenterologia e hepatologia: pediatria. São Paulo: Manole; 2011. pp. 256-63.

Leal R, Gracia J, Lago EA. Doença péptica. In: Pércope S, Pércope F, Gracia J. Gastroenterologia – Série Pediatria. Rio de Janeiro: Guanabara Koogan; 2012. pp. 91-100.

Ogata SK, Assumpção IR. Doença péptica. In: Morais MB. Gastroenterologia pediátrica e hepatologia na prática pediátrica – Série Atualizações Pediátricas. São Paulo: Atheneu; 2012. pp. 27-34.

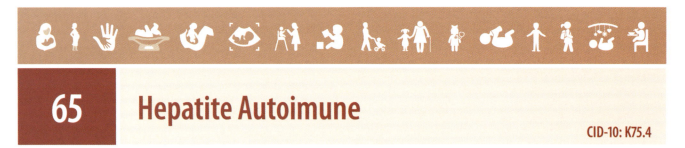

# 65 Hepatite Autoimune

CID-10: K75.4

*Naflésia Bezerra Oliveira Corrêa • Andyara Cecílio Brandão • Lucas Rocha Alvarenga*

## Introdução

A hepatite autoimune (HAI) é uma doença grave, rara, imunomediada, e que afeta crianças e adultos no mundo todo, com predileção pelo sexo feminino. A HAI incide em indivíduos geneticamente predispostos submetidos a um gatilho exógeno, desencadeando uma resposta autoimune persistente e sustentada mediada por células T contra autoantígenos do fígado, caracterizando inflamação e destruição progressivas do parênquima hepático.

De acordo com a soropositividade, dois tipos de HAI são reconhecidos. O tipo 1 é definido pelo anticorpo antimúsculo liso e/ou anticorpo antinuclear; o tipo 2, pelo anticorpo para o microssoma fígado-rim e/ou pelo anticitosol hepático. A principal diferença entre eles é o início mais precoce do tipo 2 em contrapartida ao início mais tardio, em adolescentes e adultos jovens, do tipo 1.

Recentemente, a presença do anticorpo contra antígeno solúvel do fígado pode ser considerada HAI tipo 3, porém é um achado pouco frequente em pediatria.

## Manifestações clínicas

As manifestações clínicas são variáveis tanto na apresentação como ao longo do curso da doença, desde um estado assintomático ou sintomas inespecíficos até características de insuficiência hepática terminal.

As manifestações incluem febre, icterícia, colúria, acolia fecal, náuseas e vômito e hepatite fulminante, esta última mais comum na HAI tipo 2. Seu início na faixa etária pediátrica é mais abrupto, podendo evoluir de forma persistente ou intermitente. É imprescindível pensar em HAI em pacientes jovens com alterações hepáticas, sem outra causa. Manifestações autoimunes extra-hepáticas podem estar presentes desde o início do quadro, como doença inflamatória intestinal, diabetes melito tipo 1, tireoidite de Hashimoto etc.

## Diagnóstico

A definição diagnóstica da HAI baseia-se em escores validados na literatura (escore clássico de 1999 e escore simplificado de 2008), baseados em achados clínicos, bioquímicos e histológicos. O padrão-ouro para o estadiamento da fibrose hepática permanece sendo a histologia.

Os critérios diagnósticos da HAI foram estabelecidos pelo International Autoimmune Hepatitis Group e incluem pesquisa dos autoanticorpos, elevação das transaminases hepáticas, dosagem da IgG, marcadores virais hepatotróficos, uso recente de substâncias hepatotóxicas, etilismo, estudo genético e achados característicos na biopsia hepática.

Há elevação dos autoanticorpos específicos, conforme o tipo de HAI. É considerado positivo FAN ≥ 1:80, podendo ou não estar presente, e AAML ≥ 1:40 na HAI tipo 1. Já na HAI tipo 2, basta a positividade do ALKM1 ≥ 1:10 e ACH presente. A IgG encontra-se sempre elevada na HAI, independentemente do tipo.

Encontra-se também maciça elevação das transaminases hepáticas acima de 1.000 U/ℓ, compatível com hepatite aguda. Gama-GT e fosfatase alcalina podem estar alteradas, assim como as bilirrubinas. Pela elevação da IgG, há inversão do proteinograma, sendo a albumina menor que as globulinas.

A biopsia hepática é primordial para o diagnóstico e evidencia infiltrado inflamatório nos espaços porta, periportais e intralobulares, com predomínio de linfócitos e plasmócitos, por vezes com polimorfonucleares (hepatite de interface). Além disso, há necrose em saca-bocado, roseta de hepatócitos, alargamento dos espaços porta por fibrose, e, nos casos mais avançados, há desarranjo da arquitetura lobular sugerindo cirrose hepática. Não há evidência de alterações biliares na HAI, sendo sua presença mais característica de CEa.

Quanto ao estudo genético, no Brasil há predomínio *HLA DR13*, mas em outros países temos caracteristicamente *HLA DR3* e *DR4* como marcadores de HAI tipo 1, e *HLA DR7* de HAI tipo 2.

A elastografia hepática transitória (EHT) é uma técnica ultrassonográfica que pode avaliar, de maneira rápida e confiável, o grau de fibrose hepática pela medição da rigidez do fígado. Seu resultado é apresentado em uma variável numérica (em kPa) e tem excelente correlação com o estágio de fibrose avaliada por meio da escala histológica METAVIR.

Além da EHT, existem outras diversas formas não invasivas de quantificar o grau de fibrose hepática durante a evolução, como os índices APRI, FIB-4 e a contagem de plaquetas. O uso desses marcadores é pouco utilizado em pediatria, apesar de diversos estudos comprovarem seus potenciais.

## Diagnóstico diferencial

O diagnóstico diferencial de hepatopatia em crianças acima de 3 anos se faz entre doença de Wilson, hepatite viral aguda, deficiência de alfa-1-antitripsina, colangite esclerosante primária, hepatites virais crônicas (B e C). Infelizmente, o intervalo entre o início dos sintomas e o diagnóstico é bastante longo e um número grande de pacientes já apresenta cirrose hepática instalada no momento do diagnóstico.

## Tratamento

A HAI responde favoravelmente ao tratamento imunossupressor, que deve ser iniciado assim que o diagnóstico é feito, alcançando uma remissão clínica e bioquímica em pelo menos 80% dos pacientes que recebem corticosteroides com ou sem a adição de azatioprina.

O tratamento baseia-se na utilização do corticosteroide como monoterapia ou associado à azatioprina. Deve-se sempre realizar biopsia hepática antes de iniciar o tratamento.

Indica-se imunossupressão com prednisolona ou prednisona 2 mg/kg/dia durante 6 a 8 semanas, sendo necessário associar imunossupressor em 85% dos casos. Há diversos protocolos, que variam conforme o serviço, para definir o exato momento de início da azatioprina (AZA). Há quem inicie simultaneamente com a prednisona na dose de 0,5 mg/kg/dia com aumento progressivo até 2 mg/kg/dia. Porém, trata-se de um fármaco altamente hepatotóxico, sendo maior o risco em caso de icterícia. Outros serviços aguardam melhora inicial com o corticosteroide isolado e somente após 2 semanas introduzem paulatinamente a AZA. Já outros serviços somente introduzem essa medicação em casos refratários aos corticosteroides isolados.

Após remissão inicial, o corticosteroide é reduzido gradualmente até a dose fixa de 5 mg/dia, e o imunossupressor, quando associado, é mantido na menor dose que consiga manter a remissão. Evoluem com recaídas 40% dos pacientes, tendo elevação das transaminases e até piora da função hepática. Nesses casos, eleva-se a dose do corticosteroide temporariamente até nova remissão.

Em casos de difícil controle, indica-se uso do micofenolato de mofetila como fármaco de segunda linha na dose de 20 mg/kg/dia em duas tomadas, em associação com a prednisolona. Se mesmo assim o paciente mantiver múltiplas recaídas ou não tiver resposta, indica-se ciclosporina 4 mg/kg/dia em 3 tomadas ou tacrolimo. Nos casos gravemente refratários ao tratamento clínico, reserva-se o transplante hepático, com risco de HAI no fígado transplantado em torno de 20%.

Nos casos de HAI tipo 1, após 2 anos de tratamento sem recaídas com transaminases normais, IgG normal, autoanticorpos negativos e biopsia hepática sem atividade inflamatória ou com atividade mínima, é indicada a suspensão gradual do tratamento. Faz-se primeiro a retirada do corticosteroide e, depois, do imunossupressor, sendo necessário acompanhamento rigoroso bimestral inicialmente até confirmação da remissão sem tratamento. Nos casos de HAI tipo 2, não é indicada a retirada do tratamento pelo alto índice de recidiva precoce e grave.

É importante salientar a associação com CEa, uma vez que todo paciente com diagnóstico de HAI deve ter a via biliar avaliada. Nem sempre há elevação das enzimas canaliculares, porém a colangiografia (Figura 65.1) ou a colangiorressonância são capazes de evidenciar alteração biliar associada. Nesses

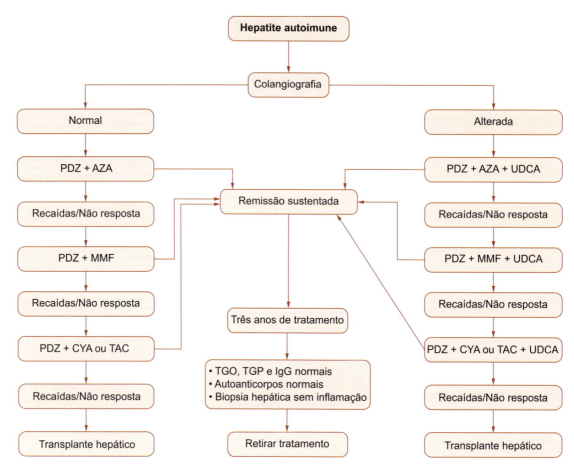

**Figura 65.1** Avaliação da hepatite autoimune. PDZ: prednisona; AZA: azatioprina; MMF: micofenolato de mofetil; CYA: ciclosporina; TAC: tacrolimo; UDCA: ácido ursodesoxicólico; TGO: transaminase glutâmico-oxalacética; TGP: transaminase glutâmico-pirúvica; IgG: imunoglobulina G.

casos, a CEa tem boa resposta à imunossupressão, sendo necessária a associação do ácido ursodesoxicólico na dose de 10 a 20 mg/kg/dia.

Até o momento, não há consenso de achados clínicos, sorológicos ou histológicos que caracterizem a íntima relação entre HAI e CEa (chamada síndrome de imbricamento ou síndrome mista). Esse imbricamento pode ser caracterizado por espectros diferentes de uma mesma doença com comprometimento hepatocelular e canalicular.

O transplante de fígado é uma opção para aqueles que progridem para doença hepática terminal, embora a HAI possa recorrer ou desenvolver-se de novo após o procedimento ("hepatite de novo").

Recomenda-se o monitoramento por meio dos seguintes exames: hemograma, transaminases, fosfatase alcalina, gama-GT, eletroforese de proteínas, bilirrubina total e frações, coagulograma e glicemia. Após 1 ano de tratamento, solicitar densitometria óssea.

A periodicidade dos retornos é a seguitne: nos primeiros 6 meses: a cada 2 meses; 6 meses até 1 ano: a cada 3 meses; e > 2 anos: a cada 6 meses.

## Prognóstico

A resposta completa e sustentada com a terapia imunossupressora é atingida na grande maioria dos casos.

Em algumas crianças, a gravidade do quadro histológico fulminante inicial impede a regeneração do parênquima hepático e estes evoluem para cirrose hepática e, eventualmente, para transplante (cerca de 10% dos pacientes).

Estão associados à pior prognóstico: baixa idade, presença do LKM-1, RNI alargado, bilirrubina elevada e maior atividade inflamatória na histologia no momento do diagnóstico.

## Bibliografia

Mieli-Vergani G, Heller S, Jara P et al. Autoimmune hepatitis. J Pediatr Gastroenterol Nutr. 2009; 49(2):158-64.

Porta G,Vasconcelos JR. Doenças hepáticas autoimunes. In: Carvalho E, Silva LR, Ferreira CT. Gastroenterologia e nutrição em pediatria. São Paulo: Manole; 2012. pp. 183-218.

Porta G,Vasconcelos JR. Doenças hepáticas autoimunes na infância. In: Porta G, Koda YKL. Gastroenterologia e hepatologia: pediatria. São Paulo: Manole; 2011. pp. 520-39.

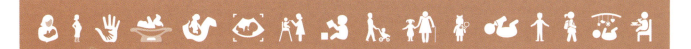

# 66 Insuficiência Hepática Aguda

CID-10: K72.0

Daniel Raylander da Silva Rodrigues • Andyara Cecílio Brandão • Lucas Rocha Alvarenga

## Introdução

Distúrbio multissistêmico raro em que a insuficiência hepática grave, com ou sem encefalopatia, ocorre em associação com necrose hepatocelular no paciente sem doença hepática crônica subjacente reconhecida. Ocorre fisiopatologicamente quando a taxa de morte dos hepatócitos excede a taxa de regeneração dos mesmos como resultado de várias causas que levam a uma combinação de apoptose e necrose.

Pode ser classificada em hiperaguda (dentro de 10 dias do início dos sintomas), aguda (10 a 30 dias) e subaguda (duração maior que 30 dias e menor que 6 meses).

A definição diagnóstica é dada pelos critérios do *Pediatric Acute Liver Failure Study Group* (PALF): evidência bioquímica de lesão hepática; ausência de doença hepática crônica conhecida; coagulopatia não corrigível pela administração de vitamina K; RNI > 1,5 na presença de qualquer grau de encefalopatia ou RNI > 2 na ausência de encefalopatia clínica.

A incidência anual é cerca de 17 em cada 100.000 pessoas, em todas as idades, sem dados pediátricos específicos disponíveis. Cerca de 10 a 15% dos transplantes hepáticos pediátricos devem-se à insuficiência hepática aguda.

## Causas

Dentre as etiologias, destacam-se as descritas a seguir.

**Hepatites virais.** Vírus A, coinfecção de hepatites B e D, hepatite C, estes últimos sujeitos a superinfecções por outros agentes, como adenovírus, citomegalovírus e parvovírus B19.

**Hepatite autoimune (5 a 6% dos casos).** Marcadores autoimunes positivos (fator antinuclear [FAN], antimúsculo liso, antimicrossomal fígado-rim 1, anticitosol hepático, antiantígeno solúvel hepático), associados a hepatite de interface, necrose, rosetas de hepatócitos e fibrose de espaços porta na biopsia do órgão.

**Linfo-histiocitose hemofagocítica.** Causada por defeitos genéticos, infecções (quase todos do grupo herpes-vírus), transplante de órgãos e tumores. É consequente ao aumento da função das células *natural killer* e dos linfócitos T com aumento da ferritina e dos triglicerídeos, além de hipofibrinogenemia.

**Drogas e medicamentos.** Intoxicação por paracetamol é a principal causa de insuficiência hepática aguda em crianças e adolescentes nos EUA e na Inglaterra, tanto por ingesta intencional como por iatrogenia. Dano idiossincrático pode ser causado ainda por halotano, isoniazida, nitrofurantoína, ciclofosfamida, fenitoína e valproato de sódio, sem relação direta entre dose e efeitos.

**Idiopática (> 50%).** Na maioria dos casos, não é possível identificar um fator etiológico.

O Quadro 66.1 ilustra as causas de insuficiência hepática de acordo com a faixa etária.

## Manifestações clínicas

Na maioria dos casos, trata-se de crianças previamente hígidas com sintomas inespecíficos, de duração variável, sendo que o início é raramente definido (exceto nas intoxicações agudas).

Os pacientes podem apresentar icterícia (manifestação mais comum), vômitos, sinais de hipoglicemia, encefalopatia e evoluir com edema cerebral e óbito. A encefalopatia hepática em estágios iniciais é muito difícil de avaliar na faixa etária pediátrica, podendo se manifestar com alteração do comportamento e do humor, agressividade, letargia e distúrbios do sono. Os sintomas clínicos são flutuantes e apresentam períodos de remissão, atrasando a busca da família por atendimento médico.

Estigmas clínicos de hepatopatia crônica (eritema palmar, aranhas vasculares, circulação colateral, hepatoesplenomegalia) podem auxiliar para o diagnóstico diferencial entre uma doença hepática crônica preexistente agudizada e uma insuficiência hepática aguda.

À anamnese, verifica-se: início dos sintomas, histórico transfusional, histórico vacinal para hepatites virais, histórico de doenças psiquiátricas e comportamento de risco, uso de medicamentos (inclusive de medicina alternativa, chás, plantas etc.) intencionais ou não intencionais, uso de drogas lícitas e/ou ilícitas, histórico familiar de doenças hepáticas ou metabólicas. Em recém-nascidos, investigar todo pré-natal e período neonatal para doenças infecciosas ou metabólicas.

Ao exame físico, observar crescimento ponderoestatural, evidências de coagulopatias e colestase, avaliar e classificar encefalopatia, procurar estigmas de hepatopatia crônica.

**Quadro 66.1** Causas de insuficiência hepática de acordo com idade e respectivo diagnóstico.

| Categoria | Doença | Diagnóstico |
|---|---|---|
| **Neonatos** | | |
| Infecciosas | Herpes simples, enterovírus, vírus Epstein-Barr, adenovírus, hepatite B | HSV PCR e sorologia para citomegalovírus, PCR para enterovírus, sorologia materna para hepatite B |
| Metabólicas | Galactosemia, tirosinemia, frutosemia, doenças mitocondriais, LAL-D, síndrome de Niemann-Pick C, defeitos do ciclo da ureia | Rastreamento neonatal, substâncias redutoras na urina, cromatografia de aminoácidos, glicemia, gasometria, lactato, piruvato, dosagem de lipase ácida, biopsia de pele |
| Má perfusão | Cardiopatia congênita, miocardite, asfixia, malformação vascular | Ecocardiografia, ultrassonografia abdominal com Doppler |
| Imunes | Hemocromatose neonatal, imunodeficiência | Ferritina, ressonância magnética, dosagem de imunoglobulinas, complemento, anticorpos |
| **Lactentes e pré-escolares** | | |
| Infecciosas | Hepatites A e B, parvovírus B19, vírus Epstein-Barr | HAV IgM, HBsAg, HSV PCR |
| Fármacos e toxinas | Paracetamol, valproato de sódio, carbamazepina, ácido acetilsalicílico, isoniazida | Níveis séricos de paracetamol |
| Metabólicas | Frutosemia, LAL-D, doenças mitocondriais | Rastreamento neonatal, lactato, piruvato, aminoácidos séricos, ácidos orgânicos urinários, história dietética |
| Imunes | Hepatite autoimune, síndrome da ativação macrofágica, síndrome hemofagocítica | Marcadores autoimunes (anticorpo antinuclear, anticorpo antimúsculo liso, *ALKM*), ferritina, triglicerídeos, fibrinogênio, biopsia de medula óssea |
| Má perfusão | Cardiopatias congênitas, miocardite, asfixia, malformação vascular | Ecocardiograma, ultrassonografia abdominal com Doppler |
| Outros | Leucemia, hepatoblastoma | – |
| **Escolares** | | |
| Infecciosas | Hepatite viral aguda, vírus Epstein-Barr, dengue | HAV IgM, HBsAg, HSV PCR, EBV, NS1 e sorologia para dengue |
| Drogas e toxinas | Paracetamol, valproato de sódio, isoniazida, carbamazepina, ácido acetilsalicílico | Níveis séricos de paracetamol |
| Imunes | Hepatite autoimune, síndrome da ativação macrofágica, síndrome hemofagocítica | Marcadores autoimunes (FAN, antimúsculo liso, antimicrossomal fígado-rim 1), ferritina, triglicerídeos, fibrinogênio, biopsia de medula óssea |
| Má perfusão | Síndrome de Budd-Chiari, cardiopatia, miocardite, asfixia, malformação vascular | Ecocardiograma, ultrassonografia abdominal com Doppler |
| Metabólica | Doença de Wilson | Ceruloplasmina, cobre na urina de 24 h |
| Outros | Malignidade, hipertermia | – |

HSV PCR: reação em cadeia da polimerase para o herpes-vírus simples; LAL-D: deficiência de lipase ácida lisossômica; HAV IgM: detecção de IgM para o vírus da hepatite A; HBsAg: sorologia para hepatite B; EBV: vírus Epstein-Barr; NS1: teste imunocromatográfico rápido para o antígeno NS1 da dengue; FAN: fator antinuclear. Fonte: Newland, 2016.

## Diagnóstico

A investigação diagnóstica se inicia por história clínica detalhada, interrogando antecedentes infecciosos (incluindo aquelas maternas no período gestacional), presença de convulsões ou atraso no desenvolvimento (podem indicar doenças metabólicas), uso de medicamentos e drogas ilícitas e, por fim, história familiar (abortamentos, mortes precoces, doença de Wilson, outras doenças autoimunes e história transfusional).

No exame físico, deve-se avaliar crescimento, desenvolvimento e estado nutricional. Avaliar também hepatimetria, icterícia, ascite, esplenomegalia e edema periférico. Pacientes com doença hepática crônica (cirrose) podem procurar atendimento por agudização do seu quadro, apresentando eritema palmar, circulação colateral, baqueteamento digital, xantomas e sinal de Dupuytren (espessamento fibrótico das fáscias palmar e digital da mão). Distúrbios da coagulação podem estar presentes, manifestando-se desde petéquias e equimoses até hematomas.

A encefalopatia deve ser investigada e graduada apesar da dificuldade no exame do neonato e de crianças jovens. Sua graduação é dividida em dois grupos, de 0 a 3 anos e > 3 anos até a população adulta. Na suspeita de doença de Wilson, avaliação oftalmológica com lâmpada de fenda pode identificar anéis de Kayser-Fleischer, mais frequentes se houver alterações neurológicas.

## Exames complementares

Devido ao grande número de diagnósticos etiológicos, deve-se iniciar por exames gerais, como enzimas canaliculares, enzimas hepatocitárias, bilirrubinas, os quais avaliam inflamação e lesão. A função hepática é avaliada por INR, TP e albumina, sendo os primeiros marcadores recentes, avaliando a função hepática nas últimas 24 h, e a última nos 20 dias precedentes, excluídas outras causas de hipoproteinemia. Exames como lipidograma, gasometria, glicemia, eletrólitos, ureia, creatinina, amilase, lipase, velocidade de hemossedimentação (VHS), proteína C reativa e hemograma podem evidenciar alterações secundárias ou até em outros sistemas. Conforme a hipótese diagnóstica principal e os possíveis diagnósticos diferenciais para faixa etária, clínica e história da doença, direcionam-se os exames específicos (ver Quadro 66.1).

A ultrassonografia de abdome auxilia na avaliação hepática, confirmando sinais de doença aguda, identificando ascite e até guiando procedimentos como a biopsia. A biopsia hepática não é essencial para avaliação diagnóstica inicial pelo risco de sangramento, podendo ser utilizada em um segundo momento, quando da resolução da coagulopatia grave. Apesar disso, a técnica transjugular apresenta menor probabilidade de complicações hemorrágicas do que a transcutânea nos pacientes com INR alargada.

## Tratamento

O manejo do paciente com insuficiência hepática aguda deve visar a identificação etiológica, retirada do fator causal quando possível, monitoramento e controle das complicações. Recomenda-se o encaminhamento urgente para serviços que disponibilizem cuidados intensivos e transplantes. É importante ressaltar que não há tratamento específico para reverter lesão hepática ou promover regeneração. Nos casos de progressão irreversível da doença, indica-se o transplante hepático.

Aparelhos de terapia hepática de substituição, como sistemas de membranas absorventes, foram desenvolvidos para fornecer tempo para a própria reparação hepática ou para aguardar transplante. Entretanto, não se comprovou ainda alteração na mortalidade quando comparados com tratamento convencional. Transplante hepático permanece como o maior modificador de mortalidade, sendo de indicação complexa, devido à ausência de escore seguro para predizer falha no tratamento medicamentoso.

A depender do fator causal, medidas específicas podem ser tomadas, apresentadas no Quadro 66.2.

Quanto ao tratamento das complicações, ressaltam-se as seguintes:

**Encefalopatia hepática.** Metade dos pacientes admitidos com insuficiência hepática apresenta algum grau de alteração neurológica, sendo a hiperamonemia importante fator contribuinte. Ainda não há diretrizes pediátricas com as recomendações extrapoladas de estudos com adultos: reduzir estímulos (elevação da cabeceira em 30° e sedação), restrição proteica (com atenção para perda muscular), antibióticos para eliminar bactérias colônicas produtoras de amônia (neomicina, metronidazol), lactulona para acelerar o sistema digestório e reduzir o tempo de produção e absorção de amônia, intubação precoce em caso de progressão para coma ou agitação (prevenir pneumonia aspirativa, controle dos níveis de oxigênio e gás carbônico).

**Quadro 66.2** Causas de insuficiência hepática passíveis de conduta específica.

| Causa | Tratamento |
|---|---|
| Choque e lesões isquêmicas | Suporte hemodinâmico |
| Defeito da oxidação dos ácidos graxos | Infusão intravenosa de glicose, evitar jejum |
| Enterovírus | Pleconarila |
| Envenenamento por cogumelo | Penicilina, silibinina |
| Galactosemia | Dieta sem galactose |
| HBV | Lamivudina |
| Hemacromatose neonatal | Terapia antioxidante |
| Hepatite autoimune | Corticosteroides |
| HSV | Aciclovir |
| Insuficiência relacionada à gravidez | Interrupção da gestação |
| Intolerância hereditária à frutose | Dieta sem frutose |
| Intoxicação por paracetamol | N-acetilcisteína |
| Medicamentos | Remoção do agente |
| Parvovírus | Imunoglobulina |
| Síndrome de Budd-Chiari | TIPS |
| Síndrome hemofagocítica | Corticosteroides |
| Tirosinemia tipo 1 | NTBC, dieta com baixo teor de tirosina |

HBV: vírus da hepatite B; HSV: herpes-vírus simples; TIPS: *shunt* intra-hepático transjugular portossistêmico; NTBC: nitisinona. Fonte: Kieling, 2012.

**Hipotensão e disfunção cardiovascular.** Comuns e, na maioria das vezes, multifatoriais. A abordagem não difere de outros pacientes críticos e visa restaurar a perfusão orgânica e a adequada oxigenação. Em casos refratários à reposição volêmica, substâncias vasoativas devem ser utilizadas (norepinefrina é a primeira escolha).

**Edema cerebral.** Causa mais comum de morte na insuficiência hepática aguda. A fisiopatologia é pouco elucidada, sendo atribuída ao aumento da amônia e do fluxo sanguíneo cerebral com consequente inflamação. O tratamento é de suporte e inclui minimizar agitação; rastreamento, prevenção e tratamento de infecções bacterianas; correção da hipo-osmolalidade.

**Coagulopatia.** Redução de fatores pró-coagulantes, como fatores V, VII, X e fibrinogênio, e redução de fatores anticoagulantes, como proteína C, proteína S e antitrombina. Esse equilíbrio homeostático pode ser perturbado em caso de trombocitopenia, com a possibilidade de utilização de plasma fresco congelado e/ou plaquetas se houver sangramento importante ou antes de procedimentos cirúrgicos.

**Hipoglicemia.** Decorrente da incapacidade de realizar gliconeogênese e da redução dos estoques de glicogênio, hipoglicemia grave ocorre na maioria das crianças. Níveis séricos de glicose devem ser monitorados a cada 1 ou 2 h. O tratamento inclui infusão contínua de glicose com manutenção da taxa de infusão conforme necessidades metabólicas.

**Infecção secundária.** O sistema imune celular e humoral está atenuado com aumento de infecções. Sepse é o processo infeccioso mais comum, sendo os germes gram-positivos os mais frequentes. O manejo deve incluir coleta de hemoculturas (considerar coletas seriadas), cultura de cateteres e cobertura antibiótica precoce para gram-positivos e até gram-negativos, se houver descompensação clínica.

## Evolução e prognóstico

Insuficiência hepática possui melhores desfechos em crianças do que em adultos, com maior sobrevida quando há suporte intensivo e transplante hepático. O prognóstico varia conforme a causa da lesão e o estágio da encefalopatia; além disso, idade < 1 ano, INR > 4, necessidade de diálise antes do transplante e altos níveis de amônia sérica são associados a aumento da mortalidade (que pode chegar a 67%). O escore PELD (*pediatric end-stage liver disease*) utiliza a idade e valores laboratoriais de albumina, bilirrubina e INR para estimar gravidade e pior desfecho e até orientar transplante hepático. A sobrevida após 6 meses de transplante varia em torno de 75%.

A mortalidade sem transplante gira em torno de 70%. Atualmente, a sobrevida geral das crianças (com e sem o transplante) supera 60% e a sobrevida dos transplantados pode alcançar 93% em 1 ano.

Recentemente, foi proposto e testado um modelo prognóstico específico para crianças com insuficiência hepática aguda (IHA). Utilizando os valores dos picos de bilirrubinas, de INR e de amônia dos pacientes em uma equação (3,584 × bilirrubina total em mg/dℓ + 54,51 × INR + 0,254 × amônia em mcmol/ℓ), foi elaborado uma estratificação do risco de morte ou necessidade de transplante de fígado em 4 semanas, a qual foi chamada de escore *Liver Injury Units* (LIU).

Esse método, graduado em baixo risco (≤ 25%; LIU ≤ 295), médio risco (26 a 75%; LIU = 286 a 367) e alto risco (> 75%; LIU ≥ 368), apresentou alta sensibilidade de especificidade para a predição dos piores desfechos.

## Bibliografia

Bernal W, Wendon J. Acute liver failure. N Engl Med. 2013; 369(26):2525-34.
Kieling CO. Insuficiência hepática aguda. In: Silva LR, Ferreira CT, Carvalho E. Hepatologia em pediatria. São Paulo: Manole; 2012.
McDiarmid SV, Merion RM, Dykstra DM et al. Use of a pediatric end-stage liver disease score for deceased donor allocation: the United States experience. Indian J Pediatr. 2007; 74(4):387-92.
Newland CD. Acute liver failure. Pediatr Ann. 2016; 45(12):e433-8.
Rajanayagam J, Coman D, Cartwright D et al. Pediatric acute liver failure: etiology, outcomes, and the role of serial pediatric end-stage liver disease scores. Pediatr Transplant. 2013; 17(4):362-8.
Suchy FJ. Fulminant hepatic failure. In: Kliegman RM. Nelson textbook of pediatrics. 20. ed. Philadelphia: Elsevier; 2016. pp. 1966-8.

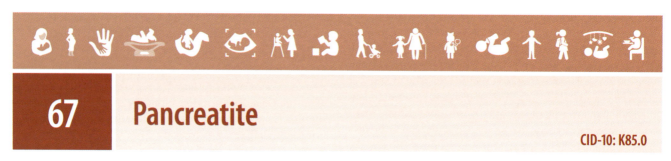

# 67 Pancreatite

CID-10: K85.0

*Naflésia Bezerra Oliveira Corrêa • Andyara Cecílio Brandão*

## Introdução

Pancreatite é definida como um processo inflamatório do pâncreas previamente saudável, podendo ser aguda ou crônica. Sua epidemiologia alterou-se nos últimos anos, com aumento da incidência na faixa etária pediátrica, porém tais dados parecem refletir apenas melhora no diagnóstico de pancreatites antes tidas como gastrenterites agudas, por exemplo.

## Causas

Pancreatite na faixa etária pediátrica é multicausal, sendo geralmente secundária a causas biliares obstrutivas, uso de medicamentos, doenças sistêmicas, alterações estruturais/anatômicas, traumas, infecções, metabólicas e predisposição genética.

## Classificação

### Pancreatite aguda

Em 1993, foi proposto os critérios de Atlanta para avaliação da gravidade da pancreatite aguda (PA). Os mesmos critérios foram revisados e novamente publicados em 2013. É definida como PA leve: ausência de falência orgânica e ausência de complicações locais; PA moderadamente grave: complicações locais e/ou falência orgânica transitória (< 48 h); PA grave: falência orgânica persistente (> 48 h). Há autodigestão pancreática pela ativação do tripsinogênio em tripsina internamente. Após sua ativação, a tripsina ativa também a quimiotripsina, a proelastase, a procarboxipeptidase e a profosfolipase, com intensa destruição celular e liberação de citocinas pró-inflamatórias. Assim, a PA leve é caracterizada por lesão estritamente pancreática, com edema intersticial, de resolução rápida e espontânea, representando a maioria dos casos. Já a PA grave envolve necrose e hemorragia intrapancreática, com importante edema e disfunção do pâncreas e do tecido peripancreático, além de resposta inflamatória sistêmica e disfunção de outros órgãos, com maior incidência de complicações e maior mortalidade.

### Pancreatite aguda recorrente

A recorrência da PA deve-se principalmente a causas anatômicas, uso contínuo de medicamentos ou mutações genéticas já conhecidas. Dentre as anatômicas, temos pâncreas *divisum*, anular, coledocolitíase, obstrução extrínseca (tumor, pólipo, cisto). Algumas medicações conhecidamente cursam com pancreatite, devendo ser substituídas após primeiro episódio, se possível (azatioprina, anticonvulsivantes). Quanto às mutações, já se tem conhecimento da correlação entre as mutações *CFTR*, *SPINK1* e *PRSS1* com a pancreatite recorrente e sua cronificação. O tratamento consiste tanto no suporte agudo da doença quanto na investigação e tratamento da causa.

### Pancreatite crônica

A pancreatite crônica é definida por perda da função pancreática exócrina e endócrina, associada a dor abdominal recorrente, por inflamação crônica e fibrose progressiva do pâncreas. Pode ocorrer por obstrução ou por calcificação, sendo rara na faixa etária pediátrica. As causas são exatamente as mesmas da pancreatite recorrente, havendo a teoria de que múltiplas pancreatites agudas levariam progressivamente a maior necroinflamação local e fibrose. Dentre as calcificantes tem-se pancreatite hereditária, fibrose cística, tropical e metabólica (por elevação crônica de triglicerídeos, geralmente acima de 1.000 mg/d$\ell$). Já as obstrutivas são pâncreas *divisum*, fibrótica idiopática, por traumatismo e autoimune.

### Diagnóstico

**Pancreatite aguda.** O diagnóstico é feito mediante sintomatologia específica, alterações laboratoriais e exames de imagem. O critério INSPPIRE (*International Study Group of Pediatric Pancreatitis: In Search for a Cure*) foi baseado nos critérios de Atlanta (na população adulta) e consiste em: (1) dor abdominal compatível com pancreatite aguda, (2) amilase e/ou lipase séricas maior ou igual a três vezes o valor superior da normalidade e (3) achados de imagem consistentes com pancreatite aguda. O diagnóstico está confirmado em caso de, pelo menos, dois achados positivos desse critério.

A principal manifestação clínica é a dor abdominal, sendo mais comum em região epigástrica e, na faixa etária pediátrica, sem a característica irradiação para o dorso. Pode estar associada a náuseas e vômito.

O laboratório evidencia amilase e lipase séricas elevadas (sensibilidade e especificidade entre 80 e 90%), porém sem correlação clínica com prognóstico. É considerado significativo aumento enzimático acima de 3 vezes o limite superior da normalidade. A amilase aumenta no momento inicial e rapidamente se normaliza após o tratamento, enquanto a lipase demora mais para se alterar e permanece elevada por períodos prolongados.

Por fim, a ultrassonografia de abdome é muito usada em pediatria por não ser invasiva e não necessitar de contraste ou sedação. Apesar de ter limitação na avaliação do pâncreas, é bastante sensível para detectar litíase na via biliar.

A tomografia computadorizada de abdome com contraste é utilizada para confirmação diagnóstica ou em caso de suspeita de complicações, como pseudocisto, necrose ou ruptura pancreática pós-traumatismo. No momento inicial pode estar normal e, na persistência da suspeita, deve ser repetido em 72 a 96 h após.

A colangiografia retrógrada endoscópica é invasiva, além de necessitar de sedação, sendo mais utilizada para avaliar pancreatite recorrente por malformação estrutural. A colangiorressonância é sensível para avaliar necrose pancreática e pode ser útil na detecção de complicações tardias.

**Pancreatite crônica.** A clínica é mais frequente na faixa etária entre 5 e 10 anos, sendo a dor abdominal recorrente, com crises de exacerbação com vômitos, esteatorreia e perda ponderal. Os pacientes podem inclusive permanecer assintomáticos entre as crises. A ultrassonografia de abdome evidencia dilatação do ducto pancreático, alteração da ecogenicidade e pseudocisto. A biopsia pancreática, pouco realizada em crianças, evidencia fibrose nos ductos pancreáticos. A investigação das mutações pancreáticas está indicada em casos de recorrência ou maior gravidade, ou história familiar de mutação documentada em criança com dor abdominal recorrente. A pancreatite autoimune tem autoanticorpos positivos (fator antinuclear [FAN], antimúsculo liso, antilactoferrina, antianidrase carbônica II e IV), além de hipergamaglobulinemia, especialmente IgG4. Há também associação com outras doenças autoimunes (colangite esclerosante, doença inflamatória intestinal e síndrome de Sjögren).

### Tratamento

**Pancreatite aguda.** O tratamento é sintomático e de suporte. Há necessidade de reposição de fluidos e correção de distúrbios hidreletrolíticos secundários aos vômitos. Já na PA grave, a terapia intensiva de suporte faz-se necessária, para boa estabilidade hemodinâmica, analgesia potente (evitar morfina pelo risco de aumentar a pressão no esfíncter de Oddi), monitoramento contínuo e reidratação agressiva (20 ml/kg de ringer lactato ou solução salina). Inicialmente se recomenda dieta zero para reduzir o estímulo pancreático. Em casos de PA leve, iniciar com dieta geral e progredir conforme tolerância, sendo a via oral de preferência. Nos casos graves com estabilidade hemodinâmica, iniciar nutrição enteral (oral, sonda nasogástrica ou nasojejunal) dentro de 72 h e considerar nutrição parenteral se evolução desfavorável. O uso de corticosteroide e de antibioticoterapia profilática não é recomendado. O uso de antibióticos restringe-se aos casos graves complicados com translocação bacteriana, sepse, pseudocisto infectado e outras infecções bacterianas instaladas com clínica compatível. A depender da complicação, é indicado tratamento cirúrgico para desbridamento do tecido necrótico ou drenagem de pseudocisto e abscesso (preferencialmente após 4 semanas do quadro agudo). Nos casos leves, o prognóstico é bom com resolução espontânea e, se causada por litíase biliar, a colecistectomia deve ser feita antes da alta hospitalar. O prognóstico piora conforme a evolução do caso e a extensão da necrose pancreática, sendo maior a incidência de cronificação.

**Pancreatite crônica.** O tratamento principal é o manejo da dor. Em pediatria há muitas limitações pela falta de estudos com medicamentos, como octreotida. O foco é em analgesia, dieta pobre em gorduras, suplementação das vitaminas lipossolúveis, reposição de enzimas pancreáticas e insulina, conforme necessidade. A exceção se faz com a pancreatite autoimune, sendo indicado uso de corticosteroide 1 mg/kg/dia, mas sem definição na literatura de tempo de tratamento e manejo da retirada gradual. Deve-se orientar os adolescentes a evitar álcool e tabaco. O foco principal é promover qualidade de vida.

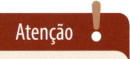

O reconhecimento precoce é importante para o início do tratamento e para as medidas de suporte, a fim de reduzir a morbimortalidade. Os principais aspectos são: hidratação, nutrição e analgesia.

## Prognóstico

Em geral, as crianças têm um prognóstico bom, baixa taxa de mortalidade. A recorrência do processo ocorre em torno de 15 a 30% dos casos.

## Bibliografia

Carvalho E, Graziano AD, Neto JTA. Pancreatites. In: Porta G, Koda YKL. Gastroenterologia e hepatologia: pediatria. São Paulo: Manole; 2011. pp. 431-49.

Carvalho E, Graziano AD, Neto JTA et al. Doenças do pâncreas. In: Carvalho E, Silva LR, Ferreira CT. Gastroenterologia e nutrição em pediatria. São Paulo: Manole; 2012. pp. 616-49.

Carvalho SR, Marsillac ME, Vaz C. Prancreatite. In: Pércope S, Pércope F, Gracia J. Gastroenterologia – Série Pediatria. Rio de Janeiro: Guanabara Koogan; 2012. pp. 244-53.

Mekitarian Filho E, Carvalho WB, Silva FD. Acute pancreatitis in pediatrics: a systematic review of the literature. J Pediatr (Rio J). 2012; 88(2):101-14.

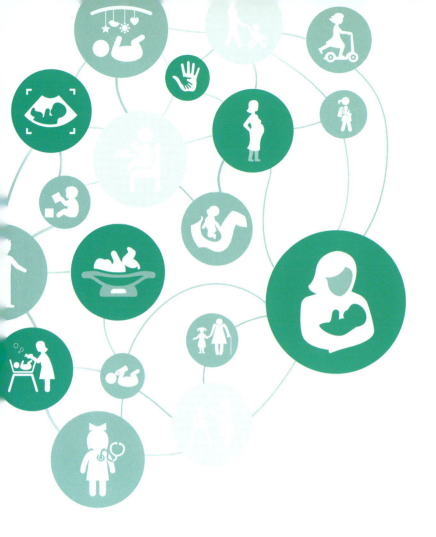

# Doenças do Sistema Endócrino

**Parte 11**

| | | |
|---|---|---|
| Capítulo 68 | Diabetes Melito Tipo 1, 215 | |
| Capítulo 69 | Distúrbio do Crescimento, 217 | |
| Capítulo 70 | Distúrbios do Desenvolvimento Sexual, 220 | |
| Capítulo 71 | Hiperparatireoidismo Primário, 222 | |
| Capítulo 72 | Hiperplasia Congênita de Suprarrenal, 224 | |
| Capítulo 73 | Hipertireoidismo, 226 | |
| Capítulo 74 | Hipogonadismo, 227 | |
| Capítulo 75 | Hipotireoidismo, 229 | |
| Capítulo 76 | Puberdade Precoce, 230 | |
| Capítulo 77 | Puberdade Retardada, 234 | |
| Capítulo 78 | Tireoidite, 238 | |

# 68 Diabetes Melito Tipo 1

CID-10: E10

*Wildlay dos Reis Lima • Renata Machado Pinto*

## Introdução

O diabetes melito (DM) é um distúrbio metabólico caracterizado por hiperglicemia persistente decorrente da deficiente produção de insulina pelo pâncreas, ou por resistência na sua ação.

No DM tipo 1 (DM1), a associação de herança poligênica de risco com gatilhos ambientais desencadeia a destruição autoimune das células beta pancreáticas, levando assim a déficit e posterior ausência total da produção de insulina.

O DM1 é o tipo mais frequente de DM na infância e na adolescência, mas não é exclusivo dessa faixa etária. Quando o DM1 se apresenta na vida adulta, é chamado de diabetes autoimune latente do adulto (LADA, do inglês *latent autoimmune diabetes in adults*). Outras formas de DM podem se iniciar na infância e na adolescência, como DM tipo 2 (que é o tipo mais comum em adultos), diabetes monogênico, entre outros.

Neste capítulo abordaremos apenas o DM1 de início na infância e na adolescência.

## Classificação

Classicamente, o DM1 se subdivide em DM tipo 1A e DM tipo 1B, classificação que leva em consideração a presença ou não de autoanticorpos.

**DM tipo 1A.** É a forma mais frequente de DM1, confirmada pela positividade de um ou mais autoanticorpos. Embora sua fisiopatologia não seja totalmente conhecida, envolve, além de predisposição genética, fatores ambientais que desencadeiam a resposta autoimune. Entre as principais exposições ambientais associadas ao DM1 estão infecções virais, componentes dietéticos e certas composições da microbiota intestinal.

Os marcadores conhecidos de autoimunidade são: anticorpo anti-ilhota (ICA, *islet cell antibody*), autoanticorpo anti-insulina (IAA, *insulin autoantibody*), anticorpo anti-descarboxilase do ácido glutâmico (anti-GAD65), anticorpo antitirosina-fosfatase IA-2 e IA-2B, e anticorpo antitransportador de zinco (Znt8).

**DM tipo 1B.** Também chamado de DM tipo 1 idiopático, apresenta autoanticorpos negativos, o que torna o diagnóstico difícil, podendo ser confundido com as outras formas de DM.

## Manifestações clínicas

Os sinais e sintomas típicos são: poliúria, polidipsia, noctúria, polifagia, astenia e perda ponderal. O diagnóstico de diabetes ocorre entre 1 e 6 semanas após o início das manifestações clínicas. Em geral, como os sintomas iniciais são muitos inespecíficos, podem ser confundidos com doenças comuns da infância.

Em um terço dos casos a primeira manifestação da doença ocorre com uma descompensação grave, a cetoacidose diabética (CAD). A CAD é um distúrbio metabólico agudo grave, resultante da diminuição da insulina circulante, associada a aumento dos hormônios contrarreguladores (catecolaminas, glucagon, cortisol e hormônio do crescimento). É definida por hiperglicemia (> 200 mg/dℓ), acidose metabólica (pH < 7,3 ou bicarbonato < 15 mmol/ℓ), cetonemia e cetonúria. Deve ser tratada em ambiente hospitalar com monitoramento intensivo do paciente.

## Diagnóstico

A confirmação diagnóstica é realizada pela dosagem da glicemia plasmática em jejum, aleatória, ou 2 h após o teste oral de tolerância à glicose (TOTG). Os critérios diagnósticos são os mesmos utilizados para adultos (Quadro 68.1). Para adultos, o valor da hemoglobina glicada (HbA1c) ≥ 6,5% também fecha o diagnóstico de DM. Para crianças e adolescentes, esse valor levanta a suspeita, mas não confirma a ocorrência de DM.

## Tratamento

A terapêutica do DM1 consiste em uso de insulina, orientação nutricional, monitoramento glicêmico, educação em diabetes e atividade física. O envolvimento dos pais e cuidadores é fundamental para o sucesso do tratamento.

### Insulinoterapia

O tratamento intensivo em esquema basal-*bolus* com múltiplas aplicações diárias ou pelo uso de bomba de insulina é o padrão-ouro.

Em todas as faixas etárias, a reposição da insulina deve tentar alcançar o perfil mais próximo possível do fisiológico. O esquema terapêutico de insulinização deve ser indivi-

**Quadro 68.1** Valores de glicemia para o diagnóstico de diabetes melito.

| Categoria | Glicemia de jejum (mg/dℓ) | Glicemia 2 h pós-TOTG (mg/dℓ) | Glicemia aleatória (mg/dℓ) |
|---|---|---|---|
| Normal | < 100 | < 140 | – |
| Pré-diabetes | ≥ 100 e < 126 | ≥ 140 e < 200 | – |
| Diabetes | ≥ 126 | ≥ 200 | ≥ 200 com sintomas |

TOTG: teste oral de tolerância à glicose.

dualizado, levando em consideração faixa etária, maturação sexual, sensibilidade à insulina, alvos terapêuticos, capacidade de iniciar o autocuidado, supervisão do tratamento e condição socioeconômica. Segundo as novas recomendações propostas pela International Society for Pediatric and Adolescent Diabetes (ISPAD), as metas glicêmicas devem seguir o exposto no Quadro 68.2.

A insulina deve ser iniciada assim que for feito o diagnóstico de DM1.

A dose escolhida para introdução de insulina varia de acordo com diversos fatores. Necessitam de maiores doses pacientes em puberdade, obesos e aqueles que tiveram catabolismo intenso com grande perda de peso antes do diagnóstico.

Em média, a dose total de insulina do paciente recém-diagnosticado é 0,3 a 0,5 UI/kg/dia, caindo para doses mais baixas na fase de lua de mel (até 2 anos após o diagnóstico). Após a lua de mel, as crianças impúberes necessitam de 0,7 a 1 UI/kg/dia, enquanto as púberes podem requerer até 2 UI/kg/dia. A dose total de insulina geralmente é dividida em 50% de basal (protamina neutra de Hagedorn [NPH] ou análogos ultralentos) e 50% bolus (regular [R] ou análogos ultrarrápidos) nas refeições.

### Tipos de insulinas

**Insulina regular.** Primeira insulina a ser produzida e comercializada. Ainda é muito utilizada por ter custo mais acessível. Pode ser aplicada por via subcutânea e intravenosa. Quando aplicada por via subcutânea, tem início de ação em 30 minutos, pico de ação em 2 a 3 h e duração de 4 a 6 h. Quando aplicada por via intravenosa, tem seu início de ação entre 5 e 6 minutos, e duração de 15 minutos.

**Insulina protamina (NPH).** Aplicada SC, tem início de ação em 1 a 2 h, pico de ação em 5 a 7 h, e duração de 13 a 16 h.

**Insulinas de ação prolongada.** No Brasil, existem atualmente quatro análogos de ação prolongada: insulina glargina, insulina detemir e insulina degludeca. Glargina e detemir apresentam ação por até 24 h, praticamente sem pico de ação; já a degludeca tem ação ainda mais prolongada, permitindo a variabilidade no horário de aplicação. A principal vantagem em relação à insulina NPH são os menores episódios de hipoglicemias relatados e documentados.

**Quadro 68.2** Metas glicêmicas para todas as idades de acordo com a International Society for Pediatric and Adolescent Diabetes (ISPAD).

| Glicemia pré-prandial | 90 a 145 mg/dℓ |
| --- | --- |
| Glicemia pós-prandial | 90 a 180 mg/dℓ |
| Glicemia ao deitar | 120 a 180 mg/dℓ |
| Glicemia da madrugada | 80 a 162 mg/dℓ |
| HbA1c | 7,5% |

HbA1c: hemoglobina glicada.

**Insulinas de ação ultrarrápida.** No Brasil, existem atualmente três análogos de ação ultrarrápida: lispro, glulisina e asparte. Todas apresentam início de ação entre 5 e 15 minutos, pico de ação de 30 a 90 minutos e duração de 3 a 5 h.

### Terapia insulínica em sistemas de infusão contínua de insulina

Considerada o padrão-ouro do tratamento, deve ser considerada principalmente quando a hipoglicemia for um fator limitante para o tratamento intensivo e para bom controle do diabetes. Nesse tipo de dispositivo, a única insulina utilizada é a ultrarrápida.

Até o momento, é o mais fisiológico meio de administração de insulina no sistema basal-*bolus* e que mais proximamente simula o padrão de secreção de insulina, além de reduzir a variabilidade glicêmica quando corretamente utilizado. No entanto, esse método de tratamento ainda é caro e requer muito cuidado e informação, pelo risco de complicações graves, como a cetoacidose diabética.

### Esquemas de aplicação

A proposta atual de insulinoterapia objetiva mimetizar a secreção endógena pancreática, em regime basal-*bolus*, com menor risco de hipoglicemias.

**Esquema intensivo (basal-*bolus*).** A proposta é manter dois tipos de insulina: uma para manter a glicemia estável nos períodos entre as refeições, como uma insulina basal (glargina e detemir), e a outra para impedir a hiperglicemia após as refeições (análogos ultrarrápidos).

O *bolus* de alimentação depende da razão insulina:carboidrato, que é individual e significa quantos gramas de carboidratos uma unidade de insulina ultrarrápida ou rápida consegue utilizar. Vale ressaltar também que essa razão pode variar ao longo do dia.

O *bolus* de correção é uma forma mais precisa de corrigir a hiperglicemia. Para determinar o *bolus* de correção, é necessário conhecer o fator de correção (FC), que é calculado para determinar a dose necessária de insulina que corrigirá a glicemia, também individual. O FC é baseado no fator de sensibilidade (FS), que revela quanto uma unidade de insulina ultrarrápida ou rápida reduz a glicemia:

$$FC = \frac{(\text{glicemia atual}) - (\text{meta de glicemia})}{FS}$$

### Dispositivos para aplicação de insulina

**Canetas.** A facilidade e a praticidade no manuseio são as suas vantagens, além de haver opção de agulhas mais finas e curtas. Encontram-se no mercado canetas recarregáveis e descartáveis. A escala de graduação e a faixa de dosagem por aplicação são diferentes em cada caneta.

**Seringas.** Com agulhas fixas, são as melhores opções, pois possuem apresentações que registram com precisão doses pares e ímpares e não possuem espaço residual, permitindo misturar dois tipos de insulina.

**Agulhas.** Utilizar uma agulha de comprimento adequado e realizar a técnica correta de aplicação é fundamental para garantir a injeção de insulina no subcutâneo sem perdas e com mínimo desconforto.

## Evolução e prognóstico

O DM1 mal controlado é importante fator de risco para complicações crônicas, tanto microvasculares (retinopatia, nefropatia, neuropatia) como macrovasculares (doença coronariana, doença cerebral, doença arterial dos membros inferiores e hipertensão arterial). O controle glicêmico intensivo reduz a incidência das complicações, tendo efeito protetor por até 10 anos após cessado o tratamento intensivo.

A principal causa de óbito antes dos 30 anos em pacientes com DM1 iniciado antes dos 15 anos são as complicações agudas do diabetes; e, após os 30 anos de idade, as doenças cardiovasculares.

## Bibliografia

American Diabetes Association. Standards of medical care in diabetes. Diabetes Care. 2017; 40(Suppl 1):S1-131.
Calliari LEP, Noronha RM. Diabetes melito: fisiopatologia, diagnóstico e tratamento. In: Damiani D. Endocrinologia na Prática Pediátrica. 3. ed. São Paulo: Manole; 2016.
Craig ME1, Jefferies C, Dabelea D et al.; International Society for Pediatric and Adolescent Diabetes. ISPAD Clinical Practice Consensus Guidelines 2014. Definition, epidemiology, and classification of diabetes in children and adolescents. Pediatr Diabetes. 2014; 15(Suppl 20):4-17.
Diabetes Control and Complications Trial (DCCT)/Epidemiology of Diabetes Interventions and Complications (EDIC) Study Research Group. Intensive diabetes treatment and cardiovascular outcomes in type 1 diabetes: the DCCT/EDIC Study 30-year follow-up. Diabetes Care. 2016 May;39(5):686-93.
Gagnum V, Stene LC, Jenssen TG et al. Causes of death in childhood-onset type 1 diabetes: long-term follow-up. Diabet Med. 2017 Jan;34(1):56-63.
International Diabetes Federation. IDF Diabetes Atlas. 7. ed. Brussels, Belgium: International Diabetes Federation; 2015. Disponível em: www.diabetesatlas.org. Acesso em: 18/01/18.
Oliveira JEP, Montenegro Jr RM, Vencio S (Orgs.). Diretrizes da Sociedade Brasileira de Diabetes 2017-2018. São Paulo: Clannad; 2017.
Rewers MJ, Pillay K, Beaufort C et al. ISPAD Clinical Practice Consensus Guidelines 2014. Assessment and monitoring of glycemic control in children and adolescents with diabetes. Pediatric Diabetes. 2014; 15(Suppl 20):102-14.
Tschiedel B, Puñales M. Insulinas: insulinizando o paciente com diabetes. 2. ed. São Paulo: AC Farmacêutica; 2013.

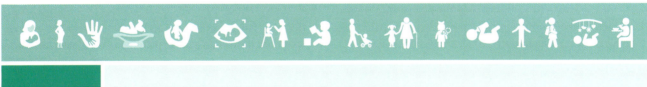

# 69 Distúrbio do Crescimento

CID-10: M89.2

*Maria Ivone Oliveira Pinto Vilela • Estela Muszkat Jatene*

## Introdução

A baixa estatura é uma queixa frequente em consultório de pediatria e pode ser o primeiro sinal de determinada patologia; portanto, a avaliação do crescimento deve fazer parte da consulta de rotina. As consequências do não reconhecimento ou atraso no diagnóstico do déficit de crescimento são amplas, incluindo a perda da estatura final. Assim, o acompanhamento cuidadoso da criança por parte do pediatra garante que o potencial genético da criança venha a ser atingido.

O crescimento somático normal da criança resulta da interação de vários fatores genéticos, nutricionais, hormonais e ambientais. Após o nascimento, o crescimento é caracterizado por uma rápida velocidade, que diminui progressivamente (aproximadamente 25, 12 e 8 cm/ano nos 3 primeiros anos de vida). Em seguida, o crescimento ocorre a uma velocidade relativamente constante de 4 a 7 cm/ano. Uma desaceleração do crescimento pode ser observada antes da puberdade. A velocidade de crescimento na puberdade é cerca de 8,3 cm/ano em meninas e 9,5 cm/ano em meninos. A determinação da velocidade de crescimento constitui o fator mais importante na avaliação de déficit de crescimento na criança.

## Diagnóstico

O crescimento estatural é o resultado de várias interações que implicam fatores genéticos e ambientais. O distúrbio do crescimento deve ser considerado nas seguintes situações:

- Quando a estatura encontra-se abaixo do percentil 3 ou 2 desvios padrões [DP] abaixo da mediana de referência para idade e sexo
- Quando a estatura encontra-se dentro da normalidade (−2 a +2 DP), mas sua velocidade de crescimento está persistentemente baixa por um período de observação de 6 a 12 meses

- Quando o paciente encontra-se excessivamente abaixo de sua estatura-alvo (2 DP), mesmo que esteja dentro da normalidade.

Na avaliação dos parâmetros antropométricos (peso, estatura), é necessário dispor de curva de crescimento que permita a comparação dos valores obtidos com a população-referência. Em 2006, a Organização Mundial da Saúde (OMS) lançou um novo padrão referencial, o Estudo Multicêntrico sobre Referências de Crescimento, o qual foi adotado pelo Ministério da Saúde.

## Diagnóstico diferencial

A maioria das crianças com queixa de baixa estatura é saudável. O número de condições clínicas associadas à baixa estatura ou ao retardo do crescimento é grande, mas a maioria dos casos de baixa estatura deve-se às duas variantes normais do crescimento, que são a baixa estatura familiar e o retardo constitucional do crescimento e da puberdade (RCCP). A Figura 69.1 mostra os principais diagnósticos diferenciais da criança com baixa estatura.

## Avaliação

A avaliação deve incluir:

- História e exame físico: história de doença crônica ou uso crônico de medicação, época de puberdade dos pais, peso ao nascimento, estado nutricional, estágio puberal
- Confiabilidade da medida (uso de estadiômetro) com posicionamento correto da criança: deitada antes dos 2 anos e em pé após essa idade (Figura 69.2)
- Plotagem correta dos parâmetros antropométricos na curva de referência
- Velocidade de crescimento: análise da curva de crescimento
- Relação peso/estatura: maior comprometimento do peso que da estatura nas doenças crônicas e preservação do peso, ou mesmo obesidade nas doenças endócrinas
- Proporções corporais: razão segmento superior/inferior
- Estatura-alvo: verificar se o paciente encontra-se ou não dentro do alvo familiar usando a seguinte fórmula:

$$\text{Meninas} = \frac{(\text{estatura do pai} - 13\ \text{cm} + \text{estatura da mãe})}{2}$$

$$\text{Meninos} = \frac{(\text{estatura do pai} + 13\ \text{cm} + \text{estatura da mãe})}{2}$$

- Maturação esquelética: o método mais comumente utilizado para acessar a idade óssea é o Greulich e Pyle, que avalia a maturação de centros epifisários da mão e do punho. A maioria das condições que causa crescimento linear insuficiente também cursa com atraso na maturação esquelética e na idade óssea.

## Exames complementares

- Exames laboratoriais: alguns exames devem ser solicitados com intuito de afastar patologia subjacente, tais como

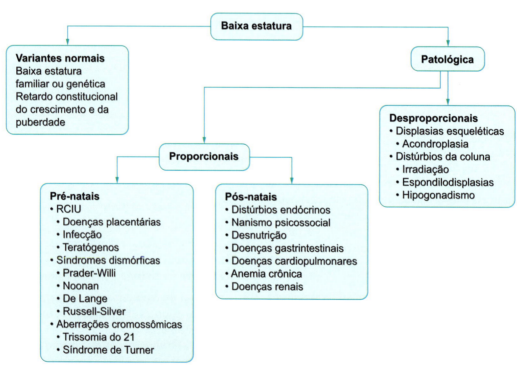

**Figura 69.1** Diagnósticos diferenciais da baixa estatura. RCIU: restrição de crescimento intrauterino.

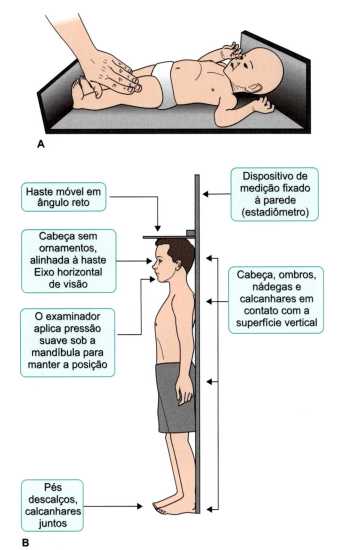

**Figura 69.2** Uso do estadiômetro com posicionamento correto da criança: deitada antes dos 2 anos (A) e em pé após essa idade (B).

> **Atenção**
>
> O pediatra que atende o paciente com baixa estatura assintomática deve monitorar a velocidade de crescimento por um período de pelo menos 6 meses antes de encaminhá-lo ao especialista. A maioria dos pacientes com baixa estatura assintomática com boa velocidade de crescimento não apresenta doença, sendo desnecessária a realização dos testes de estímulo da secreção do GH.

hemograma, urina tipo 1, parasitológico de fezes, glicemia de jejum, velocidade de hemossedimentação (VHS), ureia, creatinina, fosfatase alcalina, transaminase glutâmico-oxalacética (TGO), transaminase glutâmico-pirúvica (TGP), eletrólitos, hormônio tireoestimulante (TSH), T4 livre, radiografia de mão e punho (avaliação da idade óssea). O teste do fator de crescimento semelhante à insulina tipo 1 (IGF-1) deve ser solicitado como teste de triagem para a deficiência do hormônio do crescimento (GH). O cariótipo deve ser solicitado nas meninas. Outros exames devem ser solicitados dependendo da história e do exame físico da criança
- Testes de estímulo ao GH: serão solicitados pelo especialista.

## Tratamento

As variantes normais não precisam de tratamento específico. Na baixa estatura familiar, os pais devem ser informados de que a criança está crescendo dentro do padrão familiar, devendo-se orientar sempre a manutenção de alimentação saudável e a prática de atividades físicas. Em casos de crianças com retardo constitucional do crescimento e da puberdade (RCCP), embora estejam pequenas para o padrão familiar, deve-se informar aos pais que a baixa estatura se acompanha de retardo da puberdade, mas com estatura final adequada.

As doenças crônicas têm tratamento específico, e a reposição do GH está indicada nos casos comprovados de sua deficiência. As indicações da reposição do GH em criança aprovadas pela Food and Drug Administration (FDA) são: déficit de GH (1985), insuficiência renal crônica (1993), síndrome de Turner (1996-97), retardo de crescimento intrauterino (2001), Prader-Willi (2000) e baixa estatura idiopática (2003). Esses pacientes devem ser acompanhados pelo especialista.

## Bibliografia

Allen DB, Cuttler L. Clinical practice. Short stature in childhood: challenges and choices. N Engl J Med. 2013; 368(13):1220-8.
Beker L. Principles of growth assessment. Pediatr Rev. 2006; 27(5): 196-7.
Cohen P, Rogol AD, Deal CL et al.; 2007 ISS Consensus Workshop participants. Consensus statement on the diagnosis and treatment of children with idiopathic short stature: a summary of the Growth Hormone Research Society, the Lawson Wilkins Pediatric Endocrine Society, and the European Society for Paediatric Endocrinology Workshop. J Clin Endocrinol Metab. 2008; 93(11):4210-7.
Ho KK; 2007 GH Deficiency Consensus Workshop Participants. Consensus guidelines for the diagnosis and treatment of adults with GH deficiency II: a statement of the GH Research Society in association with the European Society for Pediatric Endocrinology, Lawson Wilkins Society, European Society of Endocrinology, Japan Endocrine Society, and Endocrine Society of Australia. Eur J Endocrinol. 2007; 157(6):695-700.
Rogol AD, Hayden GF. Etiologies and early diagnosis of short stature and growth failure in children and adolescents. J Pediatr. 2014; 164(5 Suppl):S1-14.e6.
Rose SR, Vogiatzi MG, Copeland KC. A general pediatric approach to evaluating a short child. Pediatr Rev. 2005; 26(11):410-20.
Sisley S, Trujillo MV, Khoury J et al. Low incidence of pathology detection and high cost of screening in the evaluation of asymptomatic short children. J Pediatr. 2013; 163(4):1045-51.
Weintraub B. Growth. Pediatr Rev. 2011; 32(9):404-6.
Wyatt D, Parker KL, Kemp SF et al. The evaluation and followup of children referred to pediatric endocrinologists for short stature. Int J Pediatr Endocrinol. 2010; 2010:652013.

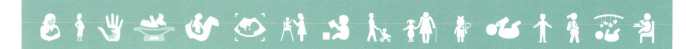

# 70 Distúrbios do Desenvolvimento Sexual

CID-10: Q56.4

*Claudete Bento Silva*

## Introdução

Os distúrbios do desenvolvimento sexual (DDS) são condições congênitas heterogêneas nas quais o desenvolvimento dos componentes cromossômico, gonadal ou anatômico do sexo é atípico.

Configura uma situação de emergência que exige do pediatra não só atenção com possíveis complicações a curto prazo, já que algumas de suas etiologias, como a forma perdedora de sal da hiperplasia congênita de suprarrenal e algumas síndromes malformativas, podem ser potencialmente letais, mas também a longo prazo, pois falhas no processo de definição do sexo acarretam prejuízos irreparáveis ao paciente e à família.

## Classificação

As anomalias da diferenciação sexual classificam-se de acordo com sua etiologia em:

- Distúrbios da determinação gonadal
- Distúrbios da função testicular
- Distúrbios dos tecidos-alvo dependentes de andrógenos
- Distúrbios da diferenciação do sexo feminino devido à virilização anormal.

### Distúrbios do desenvolvimento sexual 46,XY

- Distúrbios da determinação gonadal
  - DDS ovotesticular (hermafroditismo verdadeiro)
  - Disgenesia gonadal mista
  - Disgenesia gonadal pura XY
  - Disgenesia testicular (síndrome da regressão testicular)
  - Agenesia ou hipogenesia de células de Leydig
- Distúrbios da função testicular
  - Deficiência ou anormalidades do hormônio luteinizante (LH) ou do seu receptor
  - Síndrome da persistência dos ductos de Müller
  - Defeitos na síntese de testosterona
  - Interferência transplacentária da biossíntese de testosterona por ingesta hormonal materna
- Distúrbios dos tecidos-alvo dependentes de andrógenos
  - Deficiência de 5α-redutase tipo 2
  - Síndromes de insensibilidade androgênica.

### Distúrbios do desenvolvimento sexual 46,XX

- Distúrbios da determinação gonadal
  - DDS ovotesticular (hermafroditismo verdadeiro)
  - Disgenesia gonadal pura tipo XX
  - DDS 46,XX testicular (homem XX)
- Distúrbios da diferenciação sexual feminina
  - Hiperplasia congênita de suprarrenal
  - Deficiência de aromatase
  - Andrógenos maternos ingeridos ou produzidos.

### Mosaicismos

- Hermafroditismo verdadeiro
- Disgenesia gonadal mista.

### Aneuploidias

- Síndrome de Klinefelter e suas variantes
- Síndrome de Turner e suas variantes.

### Defeitos embriogenéticos não atribuíveis a gônadas ou hormônios ou a alterações cariotípicas

Epispadias, transposição penoescrotal, pênis bífido associado a extrofia vesical etc. Atualmente contamos com a investigação molecular de genes relacionados com a determinação gonadal, com a codificação de enzimas envolvidas na esteroidogênese, na síntese de 5α-redutase e genes do receptor de andrógenos.

No Quadro 70.1 consta nova nomenclatura proposta para os DDS.

## Manifestações clínicas

Define-se ambiguidade genital se qualquer das manifestações estiver presente:

- Em uma genitália de aspecto masculino:
  - Gônadas não palpáveis
  - Tamanho peniano esticado abaixo de −2,5 DP da média de tamanho peniano normal para a idade
  - Gônadas pequenas, ou seja, maior diâmetro inferior a 8 mm

Quadro 70.1 Proposta de modificação de nomenclatura em anomalias da diferenciação sexual.

| Nomenclatura prévia | Nomenclatura proposta |
|---|---|
| Intersexo | Anomalia da diferenciação sexual (ADS) ou *disorders of sex development* (DSD) |
| Pseudo-hermafroditismo masculino, subvirilização em homem XY, submasculinização em homem XY | ADS 46,XY ou 46,XY DSD |
| Pseudo-hermafroditismo feminino, virilização em mulher XX, masculinização em mulher XX | ADS 46,XX ou 46,XX DSD |
| Hermafroditismo verdadeiro | ADS ovotesticular ou *ovotesticular DSD* |
| Homem XX ou sexo reverso XX | ADS 46,XX testicular ou *46,XX testicular DSD* |
| Sexo reverso XY | Disgenesia gonadal completa 46,XY |

- ○ Presença de massa inguinal que poderá corresponder a útero e trompas rudimentares
- ○ Hipospadias
- Em uma genitália de aspecto feminino
  - ○ Diâmetro clitoriano superior a 6 mm
  - ○ Gônada palpável em bolsa labioescrotal
  - ○ Fusão labial posterior
  - ○ Massa inguinal que possa corresponder a testículo.

## Diagnóstico diferencial

O diagnóstico etiológico de um DDS é um desafio e exige equipe multiprofissional. Deve-se diferenciar a ambiguidade genital isolada daquela associada a quadro dismórfico.

## Exames complementares

- Laboratório de genética
  - ○ Cariótipo com bandas G: a definição do sexo genético nem sempre define o sexo de criação. É fundamental para direcionar a investigação
  - ○ FISH (sondas específicas para X e Y)
  - ○ Reação da cadeia de polimerase (PCR) para *SRY*
- Laboratório de análises clínicas
  - ○ Na ausência de gônadas palpáveis, a principal hipótese diagnóstica é de hiperplasia congênita de suprarrenal e a forma perdedora de sal pode ser letal. Nestes casos, dosar sódio, potássio, glicemia e 17α-hidroxiprogesterona)
  - ○ Dosagens hormonais: androstenediona, testosterona, de-hidroepiandrosterona (DHEA), di-hidrotestosterona, LH, hormônio foliculestimulante (FSH), 11-desoxicortisol, 17-pregnenolona, hormônio antimülleriano
  - ○ Testes dinâmicos: estímulo com hormônio adrenocorticotrófico (ACTH) e e gonadotrofina coriônica humana (hCG)
- Exames de imagem: ultrassonografia em associação a genitografia (ou uretrocistografia miccional retrógrada) e, menos frequentemente, tomografia computadorizada ou ressonância nuclear da região pélvica
- Avaliação cirúrgica: laparoscopia, biopsia gonadal.

## Tratamento

Estabelecido o diagnóstico, a definição de sexo de criação deverá ser discutida com os pais, com base nas expectativas de puberdade espontânea ou induzida, fertilidade, necessidade de gonadectomia e genitoplastia. Sempre com equipe multiprofissional.

Do ponto de vista legal, no Brasil, o Conselho Federal de Medicina (Resolução nº 1.664 de maio de 2003) estabelece, no art. 2º, que "pacientes com DDS devem ter assegurada uma conduta de investigação precoce com vistas a uma definição adequada do gênero e tratamento em tempo hábil". Ainda de acordo com o Conselho Federal de Medicina, no art. 4º, "é necessária uma estrutura mínima que permita a realização de exames hormonais, genéticos, de imagem e de patologia para a definição final e adoção do sexo de criação".

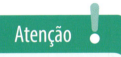

**Atenção**

- Nenhum recém-nascido com DDS poderá receber o registro civil sem definição final e adoção do sexo de criação

## Bibliografia

Achermann JC. Distúrbios do desenvolvimento sexual. In: Williams Tratado de Endocrinologia. Rio de Janeiro: Saunders; 2008. pp. 650-705.

Damiani D et al. Investigação diagnóstica das anomalias da diferenciação sexual. In: Endocrinologia Clínica. Rio de Janeiro: Guanabara Koogan; 2013. pp. 179-90.

Damiani D, Guerra GJ. As novas definições e classificações dos estados intersexuais: o que o Consenso de Chicago contribui para o estado da arte? Arq Bras Endocrinol Metab. 2007; 51(6).

Faria APM et al. A hierarquia do atendimento na rede pública de saúde: protocolo de atendimento de ambiguidade genital. In: Menino ou menina? Distúrbios da diferenciação do sexo. Rio de Janeiro: Rubio; 2010. pp. 497-501.

Guerra GJ. The role of the pediatrician in the management of children with genital ambiguities. J Pediatr. 2007; 83(5 Supl):184-91.

Brasil. Ministério da Saúde. Portaria GM nº 81 de 20 de janeiro de 2009. Disponível em: http://dtr2001.saude.gov.br/sas/portarias/port2009/GM/Gm-81.htm.

# 71 Hiperparatireoidismo Primário

CID-10: E21.0

*Renata Machado Pinto • Hercília Deusdará Cruvinel*

## Introdução

O hiperparatireoidismo primário (HPP) é caracterizado pela produção excessiva de paratormônio (PTH) por uma ou mais glândulas paratireoides, resultando em hipercalcemia, hipocalciúria, hipofosfatemia e hiperfosfatúria. É uma causa comum de hipercalcemia em adultos, sendo raro na infância e adolescência, com incidência comparativa de 1 para 100.

## Fisiopatogenia

O PTH é importante na regulação da homeostase dos minerais. O principal estímulo para sua secreção é a queda nos níveis de cálcio (Ca) circulante. A célula paratireóidea detecta a concentração extracelular de Ca por meio do receptor/sensor de Ca (CaSR), que funciona como um "calciostato". O fosfato extracelular estimula a secreção de PTH de maneira menos intensa, e o calcitriol reduz sua secreção. O PTH tem vários efeitos (Figura 71.1), resultando em hipercalcemia e hipofosfatemia.

## Fatores de risco e causas

O HPP pode ser esporádico ou hereditário.

Dentre os casos esporádicos, 60 a 80% decorrem de adenomas, por perda da sensibilidade ao Ca extracelular.

As causas hereditárias são mais raras e englobam várias patologias. O Quadro 71.1 mostra as principais etiologias no diagnóstico etiológico do HPP hereditário.

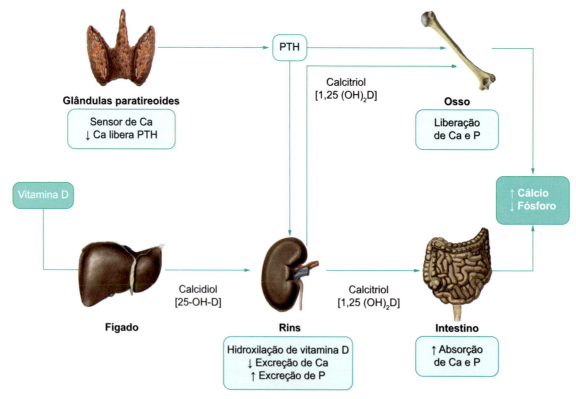

**Figura 71.1** Ações do paratormônio (PTH).

## Quadro 71.1 Diagnóstico diferencial do hiperparatireoidismo primário (HPP) hereditário.

| Distúrbio | Etiopatogenia | Laboratório |
|---|---|---|
| HPP neonatal transitório | Mãe com HPP mal manejado<br>HPS ao baixo aporte fetal de Ca | ↑ PTH<br>↑ ou nl Ca, ↑ P |
| HPP neonatal grave | Alteração no calciostato, elevando seu *setpoint*<br>Mutação homozigota gene *CASR* inativando o CaSR | ↑↑ PTH, ↑↑↑ Ca<br>Hipocalciúria relativa<br>Desmineralização e osteopenia generalizada |
| Hipercalcemia hipocalciúrica familiar benigna | Alteração no calciostato, elevando seu *setpoint*<br>Mutação heterozigota do gene *CASR* inativando parcialmente o CaSR | PTH inapropriadamente normal<br>↑ Ca, ↓ P<br>Hipocalciúria relativa |
| Pseudo-hipoparatireoidismo | Grupo heterogêneo de doenças que cursam com resistência ao PTH nos tecidos-alvo | ↑ PTH<br>↓ Ca, ↑ P,<br>↓ 1,25 (OH)$_2$D$_3$ |
| NEM I | Mutação gene *MEN1*<br>Hiperplasia da paratireoide, adenoma de ilhota pancreática | ↑ PTH, ↑ Ca, ↓ P<br>↑ 1,25 (OH)$_2$D$_3$,<br>↓ ou nl 25 (OH)$_2$D$_3$ |
| NEM IIA | Mutação gene *RET* levando a carcinoma medular de tireoide, feocromocitoma | ↑ PTH, ↑ Ca, ↓ P<br>↑ 1,25 (OH)$_2$D$_3$<br>↓ ou nl 25 (OH)$_2$D$_3$ |
| Síndrome HPP e tumor de mandíbula | Mutação gene *HPRT2*<br>Carcinoma de paratireoide, tumor ossificante da mandíbula, hipertireoidismo | ↑↑ PTH, ↑↑ Ca |

HPS: hiperparatireoidismo secundário; PTH: paratormônio; CaSR: receptor/sensor de cálcio; NEM: neoplasia endócrina múltipla; nl: normal. Adaptado de Sarafeglou, 2009.

## Manifestações clínicas

A doença pode variar de assintomática a quadros sintomáticos em decorrência de hipercalcemia (anorexia, náuseas, dor abdominal, obstipação, polidipsia, poliúria, irritabilidade, fadiga, cefaleia e alterações do humor e comportamento), a alterações do sistema urinário (nefrolitíase, nefrocalcinose) e sintomas musculoesqueléticos (dores ósseas e articulares, fraqueza muscular, deformidades, fraturas patológicas e lesões líticas geralmente em ossos longos, indolores, de consistência firme, imóveis e de tamanho variável).

## Diagnóstico diferencial

É necessário descartar situações que cursam com hiperparatireoidismo secundário (HPS) e outras patologias como: deficiências nutricionais de vitamina D e/ou Ca além de algumas formas de raquitismo (hipofosfatêmico ligado ao X e dependente de vitamina D).

Hipercalcemia ocorrre em diversas situações que se apresentam com PTH baixo, como: imobilização prolongada, câncer, síndrome de Williams e intoxicação por vitamina D.

## Exames complementares

O diagnóstico de HPP é essencialmente bioquímico e baseia-se na avaliação concomitante de Ca e PTH em, pelo menos, em duas ocasiões.

É fundamental realizar a dosagem da vitamina D para descartar um HPS. Outras dosagens úteis são: calciúria de 24 h, função renal, fósforo, fosfatase alcalina e marcadores de remodelação óssea.

O comprometimento renal é avaliado por ultrassonografia, que pode detectar nefrolitíase. Lesões ósseas são bem avaliadas por radiografia que mostra rarefação óssea global do esqueleto. A lesão patognomônica é a reabsorção subperiostal, principalmente nas falanges. Pode haver lesões líticas, principalmente nos ossos longos e pelve. São indícios de reabsorção óssea: aspecto de "sal com pimenta" do crânio e perda da lâmina dura dos alvéolos dentários.

A cintigrafia com sestamibi fornece a localização do adenoma ou das paratireoides aumentadas e é fundamental para a programação cirúrgica.

## Tratamento

Em crianças e adolescentes, a cirurgia é indicada mesmo nos casos assintomáticos. Exceção apenas para a hipercalcemia hipocalciúrica familiar benigna.

Após a extração cirúrgica, há risco de hipocalcemia aguda grave. Os pacientes devem receber aporte de Ca por via intravenosa (500 mg/kg/24 h), com monitoramento do Ca sérico e eletrocardiograma. Caso a hipocalcemia persista além do 2º dia de pós-operatório, será necessário o uso de calcitriol.

> **Atenção**
>
> Raramente o raquitismo pode ser a manifestação inicial de um HPP. HPP deve ser investigado no raquitismo resistente ao tratamento.

## Bibliografia

Bilezikian JP, Brandi ML, Eastell R et al. Guidelines for the management of asymptomatic primary hyperparathyroidism: summary statement from Fourth International Workshop. J Clin Endocrinol Metab. 2014; 99:3561-9.

Dutta D, Kumar M, Das RN et al. Primary hyperparathyroidism masquerading as rickets: diagnostic challenge and treatment outcomes. J Clin Res Pediatr Endocrinol. 2013; 5:266-9.

Goltzman D, Hendy GN. The calcium-sensing receptor in bone – mechanistic and therapeutic insights. Nat Rev Endocrinol. 2015; 11:298-307.

Kappy MS, Allen DB, Geffner ME. Prática pediátrica – endocrinologia. Rio de Janeiro: Guanabara Koogan; 2012.

Marx SJ, Lourenco DM. Familial hyperparathyroidism: disorders of growth and secretion in hormone-secretory tissue. Horm Metab Res. 2017; 49:805-15.

Roizena J, Levineb JA. Primary hyperparathyroidism in children and adolescents. Chin Med Assoc. 2012; 75(9):425-34.

Sarafoglou K, Hoffmann GF, Roth KS. Pediatric endocrinology and inborn errors of metabolism. New York: McGraw Hill; 2009.

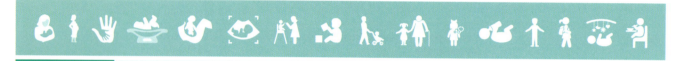

# 72 Hiperplasia Adrenal Congênita

CID-10: E25.0

*Hercília Deusdará Cruvinel • Renata Machado Pinto*

## Introdução

O termo hiperplasia adrenal congênita (HAC) engloba várias síndromes transmitidas de modo autossômico recessivo que se caracterizam por diferentes deficiências enzimáticas na síntese dos esteroides adrenais.

## Manifestações clínicas

As manifestações clínicas da HAC dependem da enzima deficiente e do grau de deficiência (parcial ou total); ou seja, insuficiência glicocorticoide, insuficiência mineralocorticoide, excesso de andrógenos ou insuficiência de andrógenos.

A deficiência da enzima 21-hidroxilase é responsável por mais de 90% dos casos de hiperplasia adrenal congênita (Quadro 72.2). Ocorre em 1:14.500 nascidos vivos. Dentre os portadores da forma clássica, 75% dos casos apresentam forma perdedora de sal que pode se manifestar nos primeiros 15 a 30 dias de nascimento com a síndrome perdedora de sal (desidratação grave, vômitos, hiponatremia e hiperpotassemia, levando a óbito se não for tratada).

## Diagnóstico diferencial

Outros transtornos de diferenciação sexual devem ser afastados no caso de ambiguidade genital.

**Quadro 72.1** Manifestações clínicas da hiperplasia adrenal de acordo com o defeito enzimático.

| Esteroide | Enzima | Manifestações clínicas |
|---|---|---|
| Colesterol | 20,22-hidroxilase 20,22-desmolase | Feminilização de indivíduos do sexo masculino, perda de sal |
| Pregnenolona | 3β-hidroxiesteroide desidrogenase | Feminilização de indivíduos do sexo masculino, masculinização de indivíduos do sexo feminino |
| Progesterona | 17-hidroxilase | Feminilização de indivíduos do sexo masculino, ausência de puberdade, hipertensão |
| 17-hidroxiprogesterona | 21-hidroxilase | Virilização de indivíduos do sexo feminino, perda de sal |
| 11-desoxicortisol | 11-hidroxilase | Virilização de indivíduos do sexo feminino, hipertensão |
| Cortisol | – | – |

Um dos sinais de hiperplasia não clássica é o surgimento de pubarca precoce. Esta deve ser diferenciada da virilização ocorrida nos tumores suprarrenais e da adrenarca precoce idiopática (variante do desenvolvimento normal que não costuma requerer tratamento).

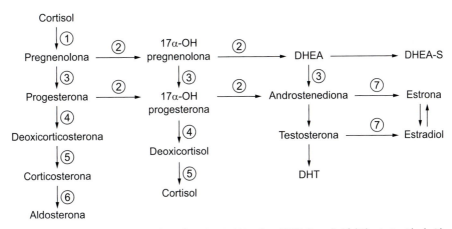

**Figura 72.1** Síntese do cortisol e enzimas envolvidas. 1: 20,22-desmolase; 2: 17α-hidroxilase/17,20-liase; 3: 3β-hidroxiesteroide desidrogenase; 4: 21-hidroxilase; 5: 11β-hidroxilase; 6: aldosterona sintetase; 7: aromatase; DHEA: desidroepiandrosterona; DHEA-S: sulfato de desidroepiandrosterona; DHT: di-hidrotestosterona.

**Quadro 72.2** Variantes da deficiência de 21-hidroxilase e principais características clínicas.

| Variante | Início do aumento andrógenos | Forma | Sexo feminino | Sexo masculino |
|---|---|---|---|---|
| Clássica | Pré-natal | Não perdedora de sal | Ambiguidade genital | Pseudopuberdade precoce |
| | | Perdedora de sal | Ambiguidade genital e desidratações | Desidratações |
| Não clássica | Pós-natal | – | Hiperandrogenismo pós-natal | Pseudopuberdade precoce |

## Exames complementares

O diagnóstico da hiperplasia pela deficiência da 21-hidroxilase pode ser suspeitado já na triagem neonatal com a dosagem da 17-hidroxiprogesterona (na forma clássica geralmente encontram-se valores acima de 50 a 100 ng/m$\ell$). É útil também a dosagem dos andrógenos suprarrenais (testosterona, DHEA, DHEA-S, androstenediona), sódio, potássio e atividade de renina plasmática.

Na forma não clássica, será necessária muitas vezes a realização de teste de estímulo com ACTH para definição diagnóstica (valor basal da 17-hidroxiprogesterona acima de 5 ng/m$\ell$ ou pós-estímulo acima de 10 ng/m$\ell$ confirma o diagnóstico). Atualmente o estudo molecular tem auxiliado também na elucidação diagnóstica.

## Tratamento

O tratamento consiste na reposição de glicocorticoide. Em crianças utilizam-se hidrocortisona, acetato de cortisona e prednisolona.

Em caso de síndrome perdedora de sal, utiliza-se como mineralocorticoide a fludrocortisona (dose de 0,05 a 0,2 mg/dia), e no primeiro ano de vida deve-se fazer também a suplementação com 1 a 2 g de sal. Em situações de estresse ou doença, a dose do glicocorticoide deverá ser aumentada por alguns dias. Caso o paciente passe por grandes procedimentos cirúrgicos, são importantes hidratação adequada e altas doses de hidrocortisona (100 mg/m²/dia, por via intravenosa, de 6 em 6 h, com redução gradual a depender da recuperação, retornando por fim à dose inicial de manutenção).

Nos casos de ambiguidade genital, deve ser realizado procedimento cirúrgico corretivo, se possível no primeiro ano de vida e, se necessário, nova intervenção na puberdade.

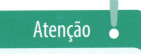

É importante lembrar:
- No tratamento de crianças, não devem ser utilizados corticosteroides potentes como prednisona e dexametasona, pois podem afetar o crescimento
- Os sinais de HAC podem não se manifestar logo ao nascimento, sobretudo no sexo masculino
- A pesquisa da HAC é incluída na triagem neonatal.

## Bibliografia

Kappy MS, Allen DB, Geffner ME. Prática pediátrica: endocrinologia. Rio de Janeiro: Guanabara Koogan; 2012.

Monte O, Longui CA, Calliari LEP et al. Endocrinologia para o pediatra. 3. ed. São Paulo: Atheneu; 2006.

Saad MJA, Maciel RMB, Mendonça BB. Endocrinologia. São Paulo: Atheneu; 2007.

Speiser PW, Azziz R, Baskin LS et al.; Endocrine Society. Congenital adrenal hyperplasia due to steroid 21-hydroxylase deficiency: an Endocrine Society Clinical Practice Guideline. J Clin Endocrinol Metab. 2010; 95(9):4133-60.

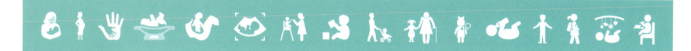

# 73 Hipertireoidismo

CID-10: E05.-

*Claudete Bento Silva*

## Introdução

O hipertireoidismo é caracterizado pelo excesso de produção de hormônios pela glândula tireoide. Tireotoxicose é o resultado clínico, fisiológico e bioquímico do excesso de hormônios tireoidianos. É mais frequente em adultos. Estima-se a incidência anual em 80/100.000 em meninas e 8/100.000 em meninos.

## Causas

A doença de Graves é a causa mais comum de tireotoxicose na infância e na adolescência. Na fase aguda e transitória da tireoidite linfocítica (tireoidite de Hashimoto), conhecida também como hashitoxicose, ocorre aumento de hormônios tireoidianos (HT), levando a tireotoxicose. Outras causas menos frequentes incluem: síndrome de McCune-Albright, tireoidite subaguda granulomatosa, adenoma tóxico, síndromes de resistência aos hormônios tireoidianos, tireotoxicose factícia.

## Manifestações clínicas

A tireotoxicose na infância e na adolescência pode afetar o crescimento e o desenvolvimento puberal. O início dos sintomas pode ser insidioso, e as manifestações clínicas podem estar presentes por meses antes que o diagnóstico seja conclusivo.

Na doença de Graves, observa-se bócio difuso com superfície lisa, consistência amolecida, sem nódulos, com frêmitos. A frequência cardíaca e a pressão de pulso estão aumentadas, e a resistência vascular periférica está diminuída.

Os principais sinais e sintomas são: perda de peso, fadiga, cansaço, alterações de comportamento, nervosismo, ansiedade, aumento de apetite, palpitações, sudorese, pele quente e úmida, diminuição do desempenho escolar, tremores finos, retração ocular, exoftalmia ou proptose, sopro na tireoide.

## Diagnóstico diferencial

Os diagnósticos diferenciais da tireotoxicose incluem: transtornos de ansiedade, doenças neoplásicas consumptivas, hipertireoidismo factício (iatrogênico).

## Exames complementares

A confirmação laboratorial é realizada na presença de níveis de hormônio tireoestimulante (TSH) suprimidos e aumento de tiroxina (T4) livre e tri-iodotironina (T3). Em cerca de 60 a 90% dos pacientes com doença de Graves, observam-se níveis de anticorpos antiperoxidase e anticorpos antitireoglobulinas positivos. Na maioria das crianças, o anticorpo antirreceptor de hormônio tireoestimulante (TRAb) está positivo.

A ultrassonografia da tireoide é importante para o diagnóstico etiológico. Na doença de Graves observam-se aumento de parênquima tireoidiano, ecotextura heterogênea e aumento difuso da vascularização ao Doppler.

A captação do radioiodo auxilia no diagnóstico diferencial da tireotoxicose; na doença de Graves a cintigrafia mostra captação difusa e aumento de volume da tireoide.

## Tratamento

A primeira escolha de terapia para a maioria dos casos são os fármacos antitireoidianos (FAT); a taxa de remissão após 2 anos de tratamento é de 30%.

O fármaco recomendado para o tratamento na infância é o metimazol; as doses diárias variam de 0,2 a 0,5 mg/kg de peso, podendo variar de 0,1 até 1 mg/kg de peso, com dose máxima diária de 30 mg, em dose única diária.

Após iniciar o tratamento, realizar dosagens de TSH, T4 livre, hemograma e transaminases em 4 a 6 semanas e reajustar dose, conforme resultado.

O tempo de tratamento é de aproximadamente 1 a 2 anos.

O uso de betabloqueadores pode ser indicado para controle de sintomas como taquicardia, tremores, fraqueza.

### Radioiodoterapia

Indicado para aqueles que apresentam recidiva após uso de FAT, ou para aqueles que apresentam reações adversas aos FAT. A dose de iodo 131 pode ser fixa ou calculada de acordo com ultrassonografia e captação de iodo.

As taxas de cura após dose única de radioiodo chegam a 80% em torno de 2 a 6 meses após o tratamento. Se houver falha, esta dose pode ser repetida.

A principal complicação crônica secundária a radioiodoterapia é o hipotireoidismo. Não há associação com risco de câncer. A piora da oftalmopatia pode ocorrer em até 20% dos pacientes.

### Tratamento cirúrgico

Tireoidectomia total ou quase total deve ser realizada por cirurgião experiente. Indicada para bócios volumosos ou em menores de 5 anos com efeitos colaterais aos FAT.

As principais complicações da cirurgia são: infecção da ferida operatória, sangramento, lesão do nervo laríngeo recorrente, hipocalcemia transitória, paratireoidectomia iatrogênica.

### Tratamento medicamentoso

De acordo com as últimas recomendações da Food and Drug Administration (FDA), o uso da propiltiouracila na infância está contraindicado pelo risco de hepatotoxicidade ou pela possibilidade de hepatite fulminante. Seu uso somente pode ser recomendado por um curto período de tempo na impossibilidade de uso do metimazol ou radioiodoterapia.

O tempo de tratamento é de aproximadamente 1 a 2 anos. a taxa de recidiva é de 70%. Os fatores preditivos à recidiva são: bócio volumoso, crianças menores de 12 anos, níveis de T4 livre maiores que 4 ng/d$\ell$ no diagnóstico, uso prolongado de FAT (>2 anos), não adesão ao tratamento.

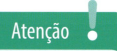

Os estudos demonstram que não há evidência de risco de leucemia ou carcinogênese tireoidiana após radioiodoterapia em crianças e adolescentes.

### Bibliografia

Alves CAD. Hipertiroidismo adquirido, In: Endocrinologia Pediátrica, Ed. Manole, 1ª ed., 2019, pp. 634-67.

Foley PT. Disorders of the thyroid in children. In: Pediatric endocrinology. Saunders; 1996. pp. 171-94.

Maia AL, Scheffel RS, Meyer EL et al. The Brazilian consensus for the diagnosis and treatment of hyperthyroidism: recommendations by the Thyroid Department of the Brazilian Society of Endocrinology and Metabolism. Arq Bras Endocrinolog Metabol. 2013; 57:205-32.

Monte O, Cury NA. Tirotoxicose na infância e adolescência. In: Programa de Atualização de Endocrinologia e Metabologia. Ciclo 5, vol. 3. Porto Alegre: Artmed; 2014. pp. 9-29.

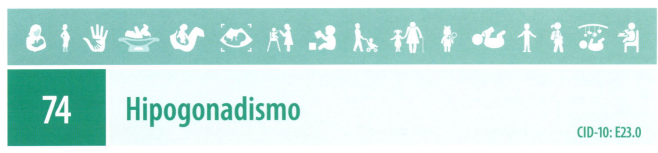

# 74 Hipogonadismo

CID-10: E23.0

*Claudete Bento Silva*

## Introdução

Síndrome decorrente da reduzida produção de corticosteroides sexuais pelas gônadas, podendo ocorrer em todas as etapas do desenvolvimento, pré e pós-natal, na infância, na adolescência e na vida adulta.

No sexo feminino, considera-se puberdade atrasada quando a telarca não surge antes dos 13 anos, pubarca até os 14 anos e menarca até os 16 anos, ou se a menarca não tiver ocorrido até 5 anos após os primeiros sinais puberais.

No sexo masculino, considera-se puberdade atrasada pubarca após os 14 anos e 6 meses e volume testicular menor ou igual a 3 cm$^3$ aos 14 anos.

## Classificação

O hipogonadismo pode ser classificado como:

- Hipogonadismo hipogonadotrófico: condição causada por anormalidades no hipotálamo ou na hipófise
- Hipogonadismo hipergonadotrófico: ocorre por falência primária das gônadas (testículos ou ovários).

## Causas

Em ambos os sexos:

- Hipogonadismo hipogonadotrófico
  - Tumores (craniofaringeomas, germinomas, gliomas, tumores hipofisários)
  - Histiocitose de Langerhans
  - Infecções, radiação ionizante
  - Malformações congênitas
  - Deficiência isolada de gonadotrofinas (hormônio luteinizante [LH] ou foliculoestimulante [FSH])
  - Síndromes genéticas: síndrome de Kallmann, síndrome de Prader-Willi, síndrome de Laurance-Moon-Biedel
  - Outras: desnutrição, anorexia nervosa, amenorreia psicogênica, excesso de atividade física, hipotireoidismo, diabetes descompensado.

No sexo feminino:

- Hipogonadismo hipergonadotrófico
  - Síndrome das disgenesias gonadais e suas variantes
  - Síndrome de Turner
  - Síndrome da disgenesia gonadal familiar
  - Síndrome de Noonan
  - Ooforite autoimune
  - Lesão ovariana pós-radiação ou quimioterapia.

No sexo masculino:

- Hipogonadismo hipergonadotrófico
  - Síndrome de Klinefelter
  - Síndrome de Noonan
  - Defeitos da biossíntese de testosterona
  - Resistência ao LH
  - Lesões testiculares pós-radiação ou quimioterapia
  - Orquites.

## Manifestações clínicas

No sexo feminino:

- Ausência de caracteres sexuais secundários
- Genitais externos infantis (pequenos lábios não desenvolvidos e de cor rósea)
- Corpo uterino de proporção infantil
- Envergadura aumentada e desproporção da relação do segmento superior/inferior.

No sexo masculino:

- Baixa estatura
- Alteração da relação segmento superior/inferior, envergadura aumentada
- Testículos e pênis com volume reduzido para a idade
- Ausência de pelos
- Voz infantil, musculatura pouco desenvolvida.

## Diagnóstico diferencial

O principal diagnóstico diferencial é o atraso constitucional da puberdade.

## Exames complementares

- Dosagens hormonais (T4 livre, hormônio tireoestimulante [TSH], prolactina, testosterona, estradiol, LH e FSH [aumentados no hipogonadismo hipergonadotrófico e diminuídos no hipogonadismo hipogonadotrófico])
- Testes de estímulo (teste do hormônio liberador de gonadotrofina [GnRH], teste de estímulo com gonadotrofina coriônica)
- Radiografia de punhos e mãos para idade óssea
- Ultrassonografia pélvica
- Tomografia computadorizada ou ressonância magnética de região hipotalâmico-hipofisária
- Cariótipo.

## Tratamento

- Orientações e esclarecimentos ao paciente e à família
- Remoção cirúrgica de tumores, tratamento de doenças crônicas, reposição de hormônios sexuais
- No sexo feminino:
  - A reposição estrogênica deve ser iniciada entre 11 e 12 anos de idade cronológica, alcançando níveis de reposição de adultos após 2 a 3 anos
  - Estrógenos transdérmicos são preferíveis por permitirem perfis metabólicos mais favoráveis
  - A dose de estrógeno inicial é de 0,25 mg por via transdérmica, que é aumentada a cada 3 meses até 1,5 mg; naquelas pacientes que atingem Tanner 5 e têm útero, associa-se progestógeno. Após a indução da menarca pode-se migrar para contraceptivos de ultrabaixa ou baixa dose, 15 a 20 µg de etinilestradiol
  - Tratamento por via oral (etinilestradiol 0,3 a 1,25 mg/dia nos 21 dias e acetato de medroxiprogesterona 2,5 a 10 mg/dia do 12º ao 21º dia)
- No sexo masculino
  - Iniciar reposição androgênica entre 12 e 13 anos de idade cronológica e 14 anos de idade óssea
  - Enantato de testosterona, iniciar com doses de 50 mg, intramuscular, a cada 30 dias por 9 meses e aumentar a dose gradativamente até de 200 a 250 mg a cada 4 semanas
- O tratamento com sulfato de desidroandrosterona (DHEAS) oral é sugerido para estimular o crescimento de pelos pubianos em meninas com hipogonadismo hipogonadotrófico.

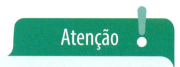

**Atenção**

Não se deve fazer reposição hormonal em caso atual ou pregresso de câncer hormônio-dependente e tromboembolismo.

## Bibliografia

Gadelha OS et al. Manuseio do retardo puberal. In: Endocrinologia Clínica. Rio de Janeiro: Guanabara Koogan; 2013. pp. 221-30.

Gravholt CH, Andersen NH, Conway GS et al.; International Turner Syndrome Consensus Group. Clinical practice guidelines for the care of girls and women with Turner syndrome: proceedings from the 2016 Cincinnati International Turner Syndrome Meeting. Eur J Endocrinol. 2017; 177(3):G1-70.

Silveira LFG, Latronico AC. Approach to the patient with hypogonadotropic hypogonadism. J Clin Endocrinol Metab. 2013; 98:1781-8.

Styne DM, Grumbach MM. Puberdade: ontogenia, neuroendocrinologia, fisiologia e distúrbios. In: Williams tratado de endocrinologia. Saunders; 2008. pp. 788-954.

Torres-Santiago L, Mericg V, Taboada M et al. Metabolic effects of oral versus transdermal 17b-estradiol (E2): a randomized clinical trial in girls with Turner syndrome. J Clin Endocrinol Metab. 2013; 98:2716-24.

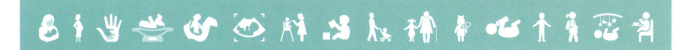

# 75 Hipotireoidismo

CID-10: E039

*Claudete Bento Silva*

## Introdução

O hipotireoidismo é uma condição clínica caracterizada por deficiência na produção de hormônio pela glândula tireoide. Classifica-se em hipotireoidismo congênito e hipotireoidismo adquirido.

O hipotireoidismo congênito (HC) é o distúrbio endócrino congênito mais frequente, com incidência variando de 1:2.000 a 1:4.000 crianças nascidas vivas, e uma das principais causas de retardo mental que pode ser prevenido a partir do seu diagnóstico. Os Programas de Triagem Neonatal para a doença tornam possíveis a identificação precoce dos afetados e seu tratamento de modo a evitar as complicações da falta do hormônio.

O hipotireoidismo adquirido pode ser classificado em:

- Hipotireoidismo primário: desencadeado por fatores que afetam a tireoide
- Hipotireoidismo secundário: alteração hipofisária com déficit na secreção de hormônio tireoestimulante (TSH)
- Hipotireoidismo terciário: doenças hipotalâmicas com diminuição da secreção de TRH (hormônio estimulador da secreção de TSH).

## Causas

O HC pode ser permanente ou transitório. A causa mais frequente de HC permanente resulta de defeitos na formação glandular durante a embriogênese, denominados disgenesias tireoidianas (ectopia, agenesia e hipoplasia tireoidiana); representam 85% dos casos.

Os defeitos na produção hormonal, denominados disormonogênese, representam 15% dos casos.

Causas incomuns de HC incluem: defeitos no transporte de hormônios tireoidianos, resistência à ação dos hormônios tireoidianos, resistência ao TSH e hipotireoidismo central.

O HC transitório ocorre no recém-nascido prematuro, pela passagem placentária de anticorpos maternos bloqueadores do receptor de TSH, ingestão materna de medicamentos antitireoidianos e ingestão excessiva (ou deficiente) de iodo pela mãe.

A causa mais comum de hipotireoidismo adquirido é a tireoidite autoimune (ver Capítulo 78, *Tireoidite*). Outras causas de hipotireoidismo na infância incluem o hipotireoidismo induzido por medicamentos (amiodarona e carbonato de lítio), ablação pós-radioiodoterapia, deficiência de iodo e hipotireoidismo central decorrente de lesões na região hipotalâmico-hipofisária (tumores, traumatismos, doenças inflamatórias).

## Manifestações clínicas

A maioria das crianças com HC (> 95%) apresentam pouca ou nenhuma manifestação clínica da doença ao nascimento. As crianças afetadas tipicamente apresentam peso e estatura dentro da faixa de normalidade. Um dos primeiros sinais observados é a icterícia neonatal prolongada.

Os principais sinais observados são: letargia, choro rouco, engasgos frequentes, constipação intestinal, macroglossia, hérnia umbilical, fontanela ampla, hipotonia, pele seca.

O bócio somente estará presente em poucos pacientes com disormonogênese. Quando o diagnóstico etiológico do HC for hipopituitarismo, a criança terá tendência a hipoglicemia pela deficiência de hormônio do crescimento e do hormônio adrenocorticotrófico (ACTH)/cortisol.

Os sinais e os sintomas do hipotireoidismo adquirido serão abordados no Capítulo 78, *Tireoidite*.

## Diagnóstico diferencial

O diagnóstico diferencial deve ser feito entre síndrome de Down, síndrome de Beckwith, mucopolissacaridoses, condrodistrofias, hipopituitarismo.

## Exames complementares

A triagem neonatal é recomendada para o rastreamento do hipotireoidismo congênito. A idade recomendada para a coleta de sangue do recém-nascido para a triagem neonatal é após as 48 h de vida até o 4º dia de vida. Nas crianças criticamente doentes ou em pré-termos, deve-se realizar a coleta com 7 dias de vida. Quando houver necessidade de transfusão sanguínea, o teste deve ser coletado antes da transfusão.

A triagem neonatal no Brasil é realizada pela dosagem de TSH em papel-filtro, seguida da dosagem sérica de T4 total ou livre.

Alguns estados realizam a dosagem de TSH e T4 simultaneamente. Valores de TSH maiores que 10 µU/mℓ são considerados alterados, e testes quantitativos para as dosagens séricas de TSH e T4 total ou livre são necessários para confirmação do diagnóstico.

Crianças com valores de TSH sérico acima de 10 µU/mℓ e T4 total ou T4 livre baixo devem ser encaminhadas para tratamento.

Crianças com TSH entre 6 e 10 µU/mℓ e T4 total e T4 livre normais devem ser acompanhadas e repetir dosagens hormonais em 1 semana.

A elucidação do diagnóstico etiológico é com a ultrassonografia de tireoide e a cintigrafia com pertecnetato de tecnécio ou com iodo.

No Capítulo 78 será abordada a investigação do hipotireoidismo adquirido.

## Tratamento

O início do tratamento deve ser o mais precoce possível, preferencialmente nas duas primeiras semanas de vida. A dose de levotiroxina recomendada pela Academia Americana de Pediatria é de 10 a 15 µg/kg/dia. Devem ser utilizados comprimidos de levotiroxina (L-T4), uma vez que não existe aprovação de soluções líquidas do hormônio, administrados em jejum, em dose única.

O monitoramento do tratamento do hipotireoidismo congênito necessita ser mais frequente nos primeiros anos da vida, pois o desenvolvimento cerebral é dependente da reposição hormonal, mas o acompanhamento deverá ser mantido até a idade adulta.

### Hipotireoidismo congênito

- Dose de ataque de L-T4 10 a 15 µg/kg/dia
- Monitoramento com T4 livre ou T4 total e TSH
  - Após 2 a 4 semanas do início da L-T4
  - A cada 1 a 2 meses, nos primeiros 6 meses
  - A cada 2 a 3 meses, dos 6 aos 36 meses
  - A cada 6 a 12 meses, até que o crescimento se complete.

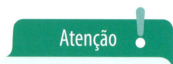

Evite:

- Realizar teste de triagem antes de 48 h de vida
- Atrasar o início do tratamento com exames para esclarecer diagnóstico etiológico
- Realizar teste de triagem após transfusão sanguínea
- Manipular levotiroxina em soluções orais ou suspensão.

## Bibliografia

Foley PT. Disorders of the thyroid in children. In: Pediatric endocrinology. Saunders; 1996. pp. 171-94.

Maciel LMZ, Kimura ET, Nogueira CR et al. Hipotiroidismo congênito: recomendações do Departamento de Tireoide da Sociedade Brasileira de Endocrinologia e Metabologia. Arq Bras Endocrinol Metabol. 2013; 57(3):184-92.

Nascimento ML. Situação atual da triagem neonatal para hipotireoidismo congênito: críticas e perspectivas. Arq Bras Endocrinol Metabol. 2011; 55(8):528-33.

Szeliga DVM, Setian N, Passos L et al. Tireoidite de Hashimoto na infância e na adolescência: estudo retrospectivo de 43 casos. Arq Bras Endocrinol Metab. 2002; 46(2):150-4.

Tiosano D, Even L, Shen Orr Z et al. Recombinant thyrotropin in the diagnosis of congenital hypothyroidism. J Clin Endocrinol Metab. 2007; 92(4):1434-7.

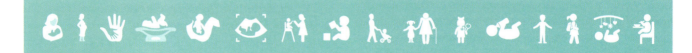

# 76 Puberdade Precoce

CID-10: E30.1

*Paola Cole Brugnera • Ana Cristina Bezerra • Hercília Deusdará Cruvinel • Renata Machado Pinto*

## Introdução

Define-se como puberdade precoce o aparecimento dos caracteres sexuais secundários em idade abaixo dos limites cronológicos de 8 anos nas meninas e 9 anos nos meninos. Esses limites de idade têm sido discutidos em estudos mais recentes, porém ainda são usados como parâmetros clássicos. A menarca antes dos 9 anos no sexo feminino pode servir como critério adicional.

As características puberais apresentam um espectro variável tanto no período de início como no seu ritmo evolutivo. Nos extremos do intervalo de normalidade, encontram-se a aceleração constitucional do crescimento e da puberdade (ACCP) e o retardo constitucional do crescimento e da puberdade (RCCP). Ambos são caracterizados por crescimento e desenvolvimento puberal em ritmos diferentes, mas não há comprometimento da estatura final.

O início do processo puberal é determinado pela secreção pulsátil de hormônio liberador de gonadotrofina (GnRH), que atua na hipófise estimulando a liberação das gonadotrofinas, o hormônio luteinizante (LH) e o hormônio foliculestimulante (FSH). O mecanismo neuroendócrino responsável pelo desencadeamento da puberdade não está totalmente esclarecido, mas resulta no aumento da secreção de três hormônios: os esteroides sexuais, o hormônio do crescimento (GH) e o fator de crescimento semelhante à insulina 1 (IGF-1). Além dos fatores hormonais no início da puberdade, fatores nutricionais, metabólicos e genéticos também estão envolvidos, sugerindo um mecanismo multifatorial.

## Classificação

É classificado como puberdade precoce dependente de gonadotrofinas (PPDG) o desenvolvimento dos caracteres sexuais secundários decorrente da ativação prematura do eixo hipotálamo-hipófise-gonadal (HHG), e puberdade precoce independente de gonadotrofinas (PPIG) quando ocorre a partir da produção autônoma de esteroides sexuais.

A PPDG é idiopática em 90 a 95% dos casos no sexo feminino, enquanto no sexo masculino as anormalidades neurológicas são as causas principais, e os tumores do sistema nervoso central representam 50% dos casos. A principal causa de PPIG é a hiperplasia adrenal congênita, mas os tumores (testiculares, ovarianos e suprarrenais) e o uso exógeno de esteroides sexuais também devem ser investigados.

## Fatores de risco e causas

A classificação e as principais etiologias da puberdade precoce são apresentadas no Quadro 76.1.

A antecipação da idade de início da puberdade vem sendo observada de forma crescente principalmente nas populações de países industrializados. Esse fenômeno em parte tem sido associado ao aumento da obesidade e à exposição a substâncias exógenas que imitam os efeitos dos hormônios naturais, chamados disruptores endócrinos. Eles também podem interferir na produção, no transporte, no metabolismo e na excreção de hormônios. Os disruptores endócrinos englobam uma variedade de classes de produtos químicos que incluem hormônios naturais e sintéticos, componentes vegetais e pesticidas, compostos utilizados na indústria de plástico e cosméticos, além de outros derivados e poluentes industriais.

**Quadro 76.1** Classificação e etiologia da puberdade precoce.

### Puberdade precoce central

- Idiopática: mutações ativadoras nos genes *KISS1R* e *KISS1* e inativadoras no gene *MKRN3*
- Tumores do SNC: glioma óptico associado a neurofibromatose tipo 1, astrocitoma hipotalâmico
- Outras alterações do SNC: hamartoma, encefalite, lesões vasculares, abscesso cerebral, cisto aracnoide, sarcoidose, meningotuberculose, traumatismo craniano, irradiação do SNC, hidrocefalia, mielomeningocele

### Puberdade precoce periférica

#### Sexo masculino

- Isossexual (aumento de andrógenos em meninos): tumor produtor de hCG, tumor de células de Leydig, tumor suprarrenal; testotoxicose; hiperplasia adrenal congênita; síndrome de resistência ao cortisol; síndrome de McCune-Albright; hipotireoidismo; iatrogênica
- Heterossexual (aumento de estrógenos em meninos): neoplasia suprarrenal feminilizante; neoplasia testicular feminilizante; aumento da atividade da aromatase; iatrogênica

#### Sexo feminino

- Isossexual (aumento de estrógenos em meninas): cisto ovariano; tumor ovariano; síndrome de McCune-Albright; hipotireoidismo; iatrogênica
- Heterossexual (aumento de andrógenos em meninas): tumor ovariano; tumor suprarrenal; hiperplasia congênita da suprarrenal; síndrome da resistência ao cortisol; iatrogênica

### Variantes da normalidade

Telarca precoce (mama isolada sem outros caracteres sexuais); adrenarca precoce (pelos pubianos e/ou axilares sem outros sinais de virilização); menarca precoce (sangramento vaginal isolado)

hCG: gonadotrofina coriônica humana; SNC: sistema nervoso central.

Foram descobertas novas mutações (ativadoras nos genes *KISS1R* e *KISS1* e inativadoras no gene *MKRN3*) causadoras de puberdade precoce central. Além disso, tem sido frequente a associação dos disruptores endócrinos e obesidade no aumento dos casos de puberdade precoce.

## Manifestações clínicas

Na avaliação clínica, devem-se observar a época de surgimento e o ritmo de evolução dos caracteres sexuais (mama nas meninas antes dos 8 anos e volume testicular nos meninos maior que 4 m$\ell$ antes dos 9 anos), associando esses dados a um aumento da velocidade de crescimento.

A descrição dos caracteres sexuais secundários, incluindo a medida dos testículos nos meninos e o desenvolvimento mamário nas meninas, não deve ser menosprezada durante o exame físico detalhado. Os critérios de Marshall e Tanner (estágios de 1 a 5) (Quadros 76.2 e 76.3) devem ser utilizados para caracterizar a progressão da puberdade em ambos os sexos. O reconhecimento das anormalidades no processo puberal permite o diagnóstico preciso e o início do tratamento adequado.

**Quadro 76.2** Estágios puberais de Tanner no sexo masculino.

| Genitais | Pelos pubianos | Eventos associados | Volume testicular (cm³) |
|---|---|---|---|
| **G1**: pré-púbere | **P1**: pelos não pigmentados | Maior diâmetro do testículo < 2,5 cm | 1, 2, 3 |
| **G2**: início de crescimento do testículo e da bolsa escrotal | **P2**: poucos pelos pigmentados na base do pênis | Inicia alteração da voz | 3, 4, 6, 8 |
| **G3**: aumento do comprimento e largura do pênis. Crescimento dos testículos e escroto | **P3**: pelos escuros e grossos na linha média acima do pênis | Pelos finos acima do lábio superior, acne | 10, 12, 15 |
| **G4**: aumento do pênis e da glande. Bolsa escrotal bem pigmentada | **P4**: aumento na quantidade de pelos com distribuição igual à de adulto | Aparecimento das costeletas | 15, 20 |
| **G5**: tamanho e configuração de adulto | **P5**: pelos com distribuição de adulto, que alcançam ou ultrapassam a raiz da coxa | Crescimento da barba | 25 |

**Quadro 76.3** Estágios puberais de Tanner no sexo feminino.

| Mamas | Pelos pubianos | Eventos associados |
|---|---|---|
| **M1**: pré-púbere | **P1**: pelos não pigmentados | – |
| **M2**: broto mamário. Aréola maior, contorno elevado, visível e palpável | **P2**: poucos pelos pigmentados nos grandes lábios | Início do estirão de crescimento |
| **M3**: aumento da mama e aréola sem separação de contornos | **P3**: pelos escuros e grossos na região pubiana | Máxima velocidade de crescimento. Pelos axilares |
| **M4**: aréola e papila formam uma elevação secundária acima da mama | **P4**: aumento na quantidade dos pelos com distribuição igual à da adulta | Menarca (M3 ou M4) |
| **M5**: adulto | **P5**: pelos com distribuição de adulta, que ultrapassam a raiz da coxa | – |

A PPDG ou puberdade precoce central tem incidência de 1:5.000 a 1:10.000, sendo mais frequente em meninas (3 a 23 meninas para 1 menino). É um estado patológico que cursa com surgimento precoce e progressão dos caracteres puberais, aumento significativo do crescimento e avanço desproporcional da idade óssea, determinando redução da estatura final prevista. Como é dependente de gonadotrofinas, a manifestação clínica mais comum no sexo feminino é a telarca, enquanto no sexo masculino é o aumento do volume testicular.

Na PPIG ou puberdade precoce periférica, as manifestações clínicas mais comuns são pubarca, aparecimento de acne, aumento de clitóris ou do comprimento peniano. Pode ser subdividida em isossexual ou heterossexual, se os caracteres sexuais surgirem de acordo com sexo genético do paciente. A PPIG pode levar a uma ativação secundária do eixo HHG com o desenvolvimento e a superposição de PPDG.

A forma idiopática corresponde a cerca de 90% nas etiologias em meninas e em torno de 50% nos meninos.

### Diagnóstico diferencial

Variantes do desenvolvimento puberal normal caracterizadas pelo aparecimento isolado e prematuro dos caracteres sexuais secundários podem ocorrer e são queixas frequentes na pediatria.

A telarca precoce, desenvolvimento mamário antes dos 8 anos de idade, apresenta dois picos de incidência, nos dois primeiros anos de vida (quando o eixo HHG ainda pode estar ativo) e após os 6 anos de idade. Geralmente é uma condição autolimitada, com taxa de regressão variando de 30 a 60% após 1 ano e meio de evolução. Não há aceleração do crescimento, e a idade óssea é compatível com a cronológica. A telarca precoce não requer tratamento, porém deve ser acompanhada, pois parte das pacientes evolui com puberdade precoce.

A pubarca precoce é o aparecimento apenas de pelos pubianos antes de 8 anos nas meninas e 9 anos nos meninos, sendo um evento isolado, sem evolução posterior, por maturação precoce da zona reticular do córtex suprarrenal e produção androgênica. Outra causa seria maior sensibilidade dos folículos pilosos sexuais aos níveis normais dos andrógenios. Ocorre com maior frequência em indivíduos com sequelas neurológicas, pacientes nascidos pequenos para a idade gestacional e obesos. A idade óssea pode estar avançada, mas sem comprometimento estatural. Não está indicado tratamento medicamentoso, mas o acompanhamento ambulatorial desses pacientes deve ser mantido.

O grande diferencial é que na ACCP não há perda de estatura em relação ao padrão familiar, apesar de haver início precoce dos caracteres sexuais e avanço discreto na idade óssea.

### Exames complementares

Embora o diagnóstico de puberdade precoce seja clínico, dosagens de LH e FSH em condição basal e após estímulo com GnRH exógeno podem ser úteis para avaliação e diagnóstico diferencial entre PPDG e PPIG. Para o método imunofluorométrico (IFMA), a concentração de LH basal maior que 0,6 UI/$\ell$ para ambos os sexos estabelece o diagnóstico de PPDG. Valores menores que 0,6 UI/$\ell$ indicam a necessidade do teste de estímulo com GnRH exógeno, e um pico de resposta de LH superior a 6,9 UI/$\ell$ nas meninas ou superior a 9,6 UI/$\ell$ nos meninos é indicativo de estimulação do eixo gonadotrófico e consequente diagnóstico de PPDG. Os valores de FSH, tanto basal quanto após estímulo com GnRH, não são úteis para o diagnóstico diferencial das formas de precocidade sexual, exceto quando estão suprimidos, indicando PPIG. O aumento de testosterona é um ótimo marcador de precocidade sexual no sexo masculino, mas, no sexo feminino, concentrações baixas de estradiol não excluem o diagnóstico de puberdade precoce.

A realização de radiografia de mãos para definição da idade óssea é de fundamental importância e apresenta-se com avanço desproporcional em relação à idade cronológica, mostrando perda progressiva de estatura final tanto na PPDG quanto na PPIG. Ultrassonografia pélvica para avaliação de útero e ovários em meninas com puberdade precoce é um exame útil, devendo ser solicitado. O volume ovariano aumenta mais de 2 mℓ na puberdade, e o volume uterino aumenta mais acentuadamente, sendo o aspecto piriforme e o aumento da espessura endometrial indicativos de puberdade. Exames de imagem, tais como ressonância magnética (Figura 76.1) e tomografia computadorizada de crânio, devem ser solicitados com o objetivo de afastar tumores e identificar uma possível etiologia. Nas meninas a solicitação de exames de imagem é ainda controversa, pois a puberdade precoce idiopática ainda é a principal causa.

## Tratamento

O diagnóstico etiológico é fundamental para definir a terapêutica. Seus objetivos principais são: conter o avanço puberal acelerado, interrompendo a maturação sexual; reduzir danos estaturais, prevenindo a baixa estatura; e abordar possíveis distúrbios psicológicos nos pacientes, inclusive reduzindo o risco de abuso sexual.

O uso de análogos de GnRH (Quadro 76.4) de ação prolongada é o tratamento de escolha na PPDG e impede a secreção pulsátil de GnRH. São de uso intramuscular nas versões mensal (3,74 mg) e trimestral (11,25 mg). Implante subdérmico com troca anual (histrelina) é outra opção menos utilizada. O resultado do bloqueio puberal é avaliado pela regressão ou estabilização dos caracteres sexuais secundários, pela normalização da velocidade de crescimento e das dosagens hormonais, e pela redução do avanço da idade óssea.

Na PPIG, o tratamento depende da causa da secreção autônoma dos esteroides sexuais, podendo ser cirúrgico em caso de tumores ou clínico com medicamentos que bloqueiem a ação dos esteroides sexuais.

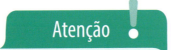

Não se seve fazer bloqueio medicamentoso em crianças com puberdade de início normal visando ao aumento da estatura.

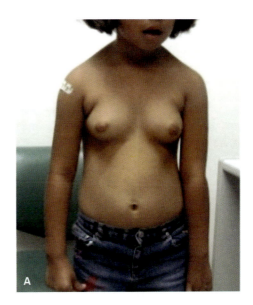

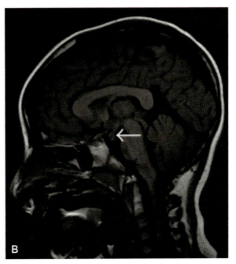

**Figura 76.1 A.** Menina de 4 anos apresentando Tanner M3-4 e idade óssea de 11 anos. O estímulo com leuprorrelina (LH de 28 mUI/mℓ) confirmou o diagnóstico de puberdade precoce dependente de gonadotropina. **B.** Ressonância magnética revelou massa isointensa (*seta*) compatível com o diagnóstico de hamartoma hipotalâmico pedunculado. A puberdade desta menina foi adequadamente suprimida com leuprorrelina *depot*, sem posterior avanço de idade óssea, e, evolução puberal, sequela neurológica.

**Quadro 76.4** Análogos do hormônio liberador de gonadotrofina (GnRH) de liberação lenta.

| | Leuprorrelina | Triptorrelina | Gosserrelina |
|---|---|---|---|
| Dose (μg/kg/mês) | 150 a 300 | 60 | – |
| Via de administração | IM | IM | Implante SC |
| Apresentações (mg/frasco) | 3,75/7,5/11,25 | 3,75 | 3,6 |

IM: via intramuscular; SC: subcutâneo.

## Bibliografia

Brito VN, Latronico AC, Arnhold IJ et al. Update on the etiology, diagnosis and therapeutic management of sexual precocity. Arq Bras Endocrinol Metabol. 2008; 52(1):18-31.

Kendirci H, Ağladıoğlu SY, Baş VN et al. Evaluating the efficacy of treatment with a GnRH analogue in patients with central precocious puberty. Int J Endocrinol. 2015; 2015:247386.

Long D. Precocious puberty. Pediatr Rev. 2015; 36(7):319-21.

Macedo DB, Cukier P, Mendonça BB et al. Avanços na etiologia, no diagnóstico e no tratamento da puberdade precoce central. Arq Bras Endocrinol Metab. 2014; 58(2):108-17.

Sørensen K, Mouritsen A, Aksglaede L et al. Recent secular trends in pubertal timing: implications for evaluation and diagnosis of precocius puberty. Horm Res Paediatr. 2012; 77(3):137-45.

Wolf RM, Long D. Pubertal development. Pediatr Rev. 2016; 37(7):292-300.

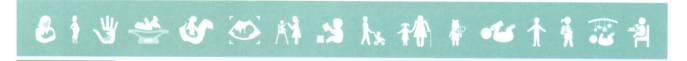

# 77 Puberdade Retardada

CID-10: E30.0

*Renata Machado Pinto • Leila Cristina Pedroso de Paula • Maysa Martins Carvalho*

## Introdução

A puberdade é a fase do desenvolvimento humano que marca a transição entre a infância e a vida adulta.

O primeiro sinal de puberdade nas meninas é o aparecimento do broto mamário (telarca), e nos meninos é o aumento do volume testicular ≥ 4 m$\ell$. O aparecimento dos pelos pubianos sinaliza a "adrenarca", quando há produção de androgênios pelas glândulas suprarrenais (ou adrenais), não sendo considerado um sinal de puberdade quando ocorre isoladamente.

Define-se como atraso puberal a ausência do broto mamário após os 13 anos de idade em meninas e volume testicular inferior a 4 m$\ell$ após os 14 anos de idade nos meninos ou quando há falha na evolução puberal, com falta de desenvolvimento sexual completo após 4 anos do início da puberdade nos dois sexos e amenorreia após os 15 anos.

## Causas

As causas de atraso puberal incluem:
- Atraso constitucional: também conhecido como atraso constitucional do crescimento e da puberdade (ACCP). É mais comum em meninos e frequentemente tem caráter familiar pelo atraso na ativação do eixo hipotálamo-hipófise-gonadal (HHG) sem patologia associada
- Hipogonadismo hipogonadotrófico funcional: níveis baixos de hormônio luteinizante (LH) e hormônio foliculestimulante (FSH) decorrem de um retardo transitório na maturação do eixo HHG; pode ser secundário a patologias (p. ex., anorexia, doença celíaca e doença inflamatória intestinal)
- Hipogonadismo hipogonadotrófico permanente: níveis baixos de LH e FSH decorrem de ausência de ativação do eixo HHG, devido a deficiência hipotalâmico-hipofisária congênita ou lesão hipofisária (p. ex., tumor) e pode ser associada a outras deficiências neuroendócrinas
- Hipogonadismo hipergonadotrófico: níveis elevados de FSH e LH secundários a falência gonadal de etiologias diversas.

## Diagnóstico diferencial

Devido à vasta gama de diagnósticos diferenciais, os pacientes com atraso puberal devem ser submetidos a anamnese e exame físico minuciosos. É fundamental realizar as medidas antropométricas, calcular a velocidade de crescimento e acompanhar o estadiamento puberal segundo Tanner (Figuras 77.1 a 77.3). Os dados de história e exame físico sugerem prováveis etiologias e ajudam a conduzir a investigação (Quadro 77.1). Muitos pacientes com ACCP têm história familiar positiva, investigada com base em padrões de crescimento e idade de início da puberdade dos pais e irmãos.

A Figura 77.4 apresenta o fluxograma para a investigação laboratorial dos casos de atraso puberal.

## Tratamento e evolução

O tratamento do atraso puberal varia de acordo com o diagnóstico etiológico.

A diferenciação entre ACCP e hipogonadismo hipogonadotrófico é difícil, e muitas vezes o diagnóstico diferencial só é possível após seguimento clínico e observação de ocorrência ou não da puberdade espontaneamente. Nas duas situações, está indicada a indução puberal mediante administração de esteroides gonadais de acordo com o sexo, se houver sofrimento psíquico associado. No ACCP, o adolescente seguirá com a puberdade normal, enquanto no hipogonadismo hipogonadotrófico a puberdade não evolui após a descontinuidade dos esteroides.

Os pacientes que apresentam hipogonadismo hipogonadotrófico permanente necessitam de terapia com esteroides a longo prazo com o objetivo de evitar efeitos deletérios relacionados à baixa concentração de hormônios esteroides, como: ganho e manutenção de massa óssea e desenvolvimento de características sexuais secundárias, e para preservar o processo de maturação sexual (ciclos menstruais, libido, ejaculação etc.).

Nos casos de hipogonadismo hipogonadotrófico funcional, o tratamento deve focar na correção da causa associada (p. ex., hipotireoidismo, anorexia nervosa etc.).

Nos casos de hipogonadismo hipergonadotrófico, é necessário definir a etiologia da falência gonadal. As causas mais frequentes são síndrome de Turner nas meninas e síndrome de Klinefelter nos meninos, situações que requerem, além da reposição dos esteroides gonadais, o tratamento de complicações em outros sistemas.

> **Atenção**
>
> **Repercussões na vida adulta**
> A maior parte da massa óssea é adquirida durante a puberdade.
> A massa óssea máxima é atingida ao final do crescimento nos meados da 3ª década de vida e é um preditor importante de osteoporose em adultos mais velhos.

 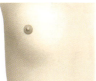
M1
Mama infantil, com elevação somente da papila

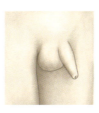
G1
Pênis, testículos e escroto de tamanho e proporções infantis

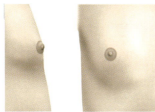
M2
Broto mamário: aumento inicial da glândula mamária, com elevação da aréola e papila, formando uma pequena saliência
Aumenta o diâmetro da aréola, e modifica-se sua textura

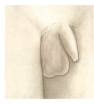
G2
Aumento inicial do volume testicular (> 4 m$\ell$).
Pele escrotal muda de textura e torna-se avermelhada
Aumento mínimo ou ausente do pênis

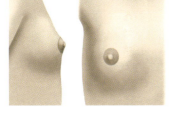
M3
Maior aumento da mama e da aréola, mas sem separação de seus contornos

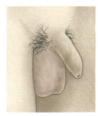
G3
Crescimento peniano, principalmente em comprimento
Maior crescimento dos testículos e escroto

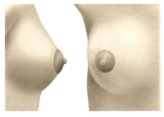
M4
Maior crescimento da mama e da aréola, sendo que esta agora forma uma segunda saliência acima do contorno da mama

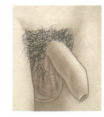
G4
Continua o crescimento peniano, agora principalmente em diâmetro, e com maior desenvolvimento da glande
Maior crescimento dos testículos e do escroto, cuja pele se torna mais pigmentada

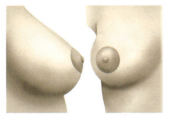
M5
Mamas com aspecto adulto
Contorno areolar novamente incorporado ao contorno da mama

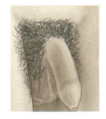
G5
Desenvolvimento completo da genitália, que assume tamanho e forma adultos

**Figura 77.1** Estadiamento puberal da mama feminina segundo Tanner. (Adaptada de Porto, 2019.)

**Figura 77.2** Estadiamento puberal da genitália masculina segundo Tanner. (Adaptada de Porto, 2019.)

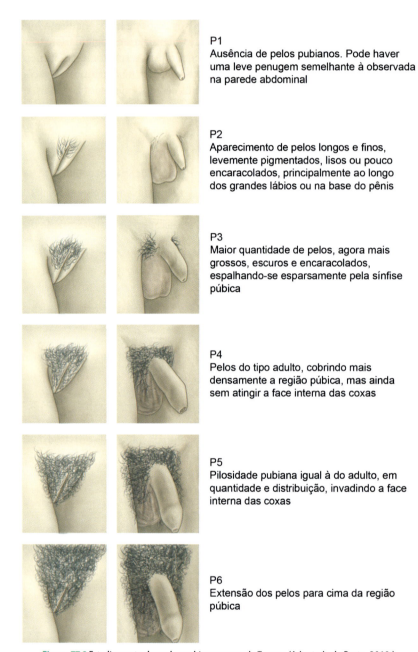

Figura 77.3 Estadiamento dos pelos pubianos segundo Tanner. (Adaptada de Porto, 2019.)

Quadro 77.1 Sinais de alerta da história e etiologias associadas.

| História | Prováveis etiologias associadas |
| --- | --- |
| Dor abdominal, constipação intestinal, diarreia, hematoquezia | Doença inflamatória intestinal e doença celíaca |
| Ganho de peso, intolerância ao frio, fadiga | Hipotireoidismo |
| Perda de peso, intolerância ao calor, insônia | Hipertireoidismo |
| Atividade física excessiva, restrição alimentar | Anorexia nervosa |
| História de quimioterapia, radiação ou traumatismo testicular | Hipogonadismo hipergonadotrófico adquirido |
| Criptorquidia bilateral, micropênis | Hipogonadismo hipogonadotrófico congênito |
| Distúrbios visuais, déficit intelectual, convulsões, defeitos da linha média | Síndrome congênita (p. ex., displasia septo-óptica) |
| Cefaleia, alterações visuais, convulsões | Doença do sistema nervoso central adquirida (p. ex., tumor cerebral) |
| Alterações de olfato | Síndrome de Kallmann |

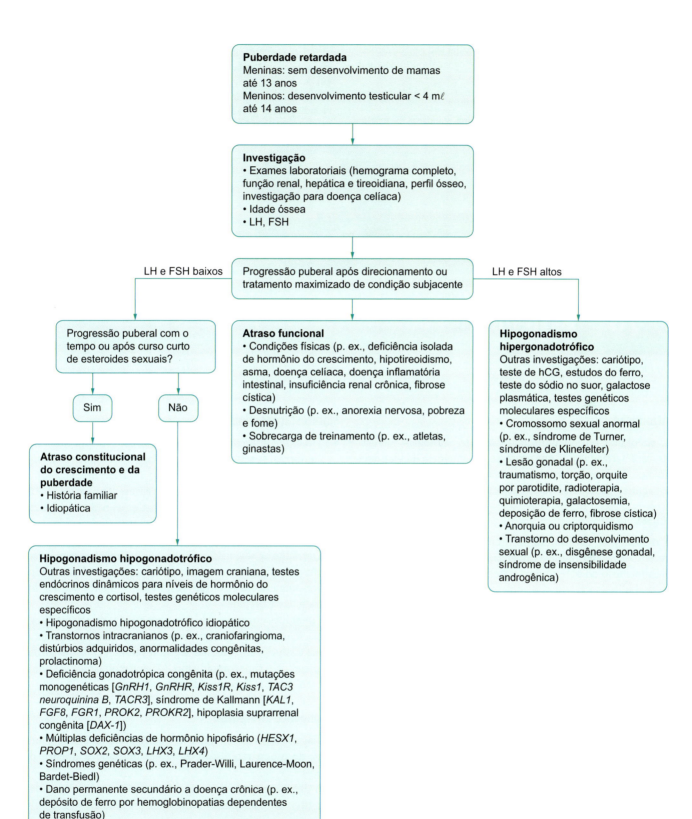

Figura 77.4 Fluxograma para investigação do atraso puberal. FSH: hormônio foliculestimulante; hCG: gonadotrofina coriônica humana; LH: hormônio luteinizante.

## Bibliografia

Amato LGL, Latronico AC, Silveira LFG. Molecular and genetic aspects of congenital isolated hypogonadotropic hypogonadism. Endocrinol Metab Clin North Am. 2017; 46(2):283-303.

Porto CC. Porto & Porto semiologia médica. 8. ed. Rio de Janeiro: Guanabara Koogan; 2019.

Tanner JM, Whitehouse RH. Clinical longitudinal standards for height, weight, height velocity, weight velocity, and stages of puberty. Arch Dis Child. 1976; 51:170-9.

Villanueva C, Argente J. Pathology or normal variant: what constitutes a delay in puberty? Horm Res Paediatr. 2014; 82:213-21.

Wei C, Crowe EC. Recent advances in the understanding and management of delayed puberty. Arch Dis Child. 2015; 101(5): 481-8.

Zacharin M. Pubertal induction in hypogonadism: current approaches including use of gonadotrophins. Best Pract Res Clin Endocrinol Metab. 2015; 29(3):367-83.

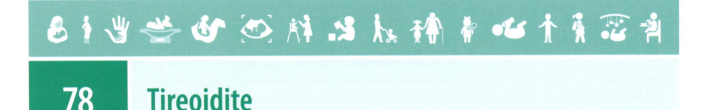

# 78 Tireoidite

CID-10:E06.9

*Claudete Bento Silva*

## Introdução

As tireoidites representam uma gama de patologias correlatas, caracterizadas por um processo inflamatório da glândula tireoide. De acordo com sua evolução clínica, são classificadas em agudas, subagudas ou crônicas.

## Causas

A tireoidite de Hashimoto ou tireoidite linfocítica crônica é uma doença autoimune, caracterizada por infiltrado linfoplasmocitário do parênquima tireoidiano. É a principal causa de tireoidite em crianças e adolescentes em áreas não endêmicas, sendo responsável por 2/3 dos bócios assintomáticos em crianças.

A tireoidite aguda supurativa é rara na infância, e os principais patógenos envolvidos são estreptococos e estafilococos. A infecção em geral se expande para a tireoide de maneira direta por meio de estruturas adjacentes, ou a distância, por meio do sistema sanguíneo ou linfático. Em pacientes pediátricos, as principais fontes de infecções são anomalias congênitas, como persistência do ducto tireoglosso e fístula do seio piriforme, levando principalmente ao acometimento tireoidiano unilateral esquerdo.

Recentemente, tem-se observado crescimento dos casos de tireoidite supurativa, provavelmente em virtude do aumento do número de imunocomprometidos.

Já na tireoidite subaguda ou tireoidite de De Quervain, raramente descrita na infância, somente 2 a 7% dos pacientes relatados na literatura são menores de 20 anos. Algumas características clínicas sugerem etiologia viral.

## Manifestações clínicas

- Tireoidite linfocítica crônica: bócio com função tireoidiana normal (paciente assintomático), com hipotireoidismo ou hipertireoidismo (ver Capítulo 73, *Hipertireoidismo*).
  Crianças com hipotireoidismo apresentam-se com baixa estatura, obesidade centrípeta, idade óssea atrasada, atraso puberal, pele fria, obstipação intestinal, dificuldade no aprendizado
- Tireoidite aguda: início súbito, acometimento assimétrico, dor na região cervical anterior, febre, em geral precedidos por uma infecção do trato respiratório superior, sinais flogísticos na tireoide
- Tireoidite subaguda: inicia-se com quadro de astenia, mialgia, febre, faringite, seguido de dor na região da tireoide. A sua evolução consiste nas seguintes fases: (1) fase dolorosa inicial com hipertireoidismo; (2) eutireoidismo; (3) hipotireoidismo; (4) eutireoidismo.

## Diagnóstico diferencial

O diagnóstico diferencial é o bócio nodular atóxico; nos casos de hipertireoidismo, deve ser afastada a doença de Graves.

A tireoidite aguda deve ser diferenciada de cisto hemorrágico, tireoidite subaguda e amigdalite purulenta.

## Exames complementares

- Tireoidite linfocítica crônica: avaliar função tireoidiana (hormônio tireoestimulante [TSH], T4 livre, T3),

anticorpos antiperoxidase e antitireoglobulina geralmente aumentados, ultrassonografia (ecotextura irregular, com áreas hipoecogênicas não definidas)
- Tireoidite aguda: hemograma com leucocitose com neutrofilia e desvio à esquerda, velocidade de hemossedimentação (VHS) aumentada, função tireoidiana normal e tomografia de pescoço podem ser úteis na pesquisa de fístulas. A ultrassonografia possibilita a localização do abscesso ou do processo supurativo
- Tireoidite subaguda: VHS elevada, função tireoidiana variável de acordo com a fase, captação do iodo radioativo diminuída ou nula, ultrassonografia com áreas hipoecoicas irregulares e mal delimitadas localizadas nas regiões subcapsulares.

## Tratamento

- Tireoidite linfocítica crônica: pacientes com hipotireoidismo subclínico com valores de TSH entre 5 e 10 µUI/m$\ell$ não requerem tratamento. Naqueles sintomáticos, iniciar reposição com levotiroxina 1 a 2 µg/kg/dia ou em doses suficientes para manter TSH entre 0,5 e 3,0 µUI/m$\ell$
- Tireoidite aguda: iniciar antibioticoterapia, antitérmicos e drenagem de abscesso quando necessário
- Tireoidite subaguda: em casos leves usar anti-inflamatórios não hormonais, e nos casos graves usar prednisona.

> **Atenção**
> Evite manipular levotiroxina em soluções orais ou suspensão.

## Bibliografia

Brent GA. Hipotireoidismo e tireoidites. In: Williams tratado de endocrinologia. 11. ed. Saunders; 2008. pp. 318-46.

Foley PT. Disorders of the thyroid in children. In: Pediatric endocrinology. Saunders; 1996. pp. 171-94.

Freitas MC et al. Tireoidites: diagnóstico e tratamento. In: Endocrinologia clínica. 5. ed. Rio de Janeiro. Guanabara Koogan; 2013. pp. 366-80.

Rivkees SA. Distúrbios da tireoide em crianças e adolescentes. In: Sperling MA. Endocrinologia pediátrica. 4. ed. Rio de Janeiro: Elsevier; 2015. pp. 373-91.

Torres MRS, Medeiros CCM, Nobrega Neto SH et al. Forma atípica de tireoidite supurativa aguda em paciente pediátrico: relato de caso. Arq Bras Endocrinol Metab. 2008; 52(4):701-6.

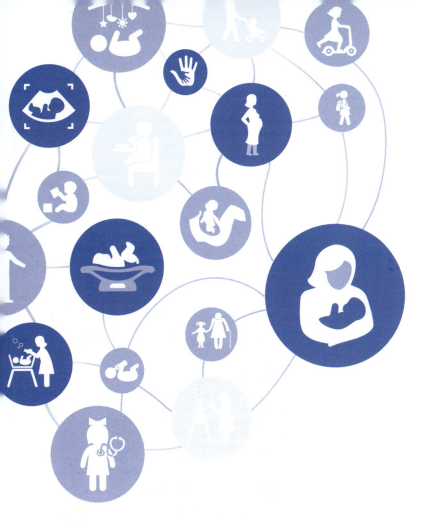

# Aspectos Nutricionais

Parte 12

| | | |
|---|---|---|
| Capítulo 79 | Aleitamento Materno, 243 | |
| Capítulo 80 | Alimentação no Primeiro Ano de Vida, 246 | |
| Capítulo 81 | Alimentação Saudável, 248 | |
| Capítulo 82 | Dislipidemia, 249 | |
| Capítulo 83 | Obesidade, 251 | |

# 79 Aleitamento Materno

*Soliel Shandy Costa Paiva • Sebastião Leite Pinto • Marla Moreira Avelar*

## Introdução

O aleitamento materno é recomendado pela American Academy of Pediatrics (AAP) e pela Organização Mundial da Saúde (OMS) na primeira hora de vida em todos os lactentes, não sendo substituído de forma idêntica por nenhum outro tipo de alimentação. A importância da amamentação é cada dia mais discutida, e tem se reconhecido seu impacto na nutrição infantil e, consequentemente, na saúde do adulto. "Em todas as espécies de mamíferos, o ciclo reprodutivo compreende a gestação e a amamentação; na ausência da última, nenhuma destas espécies, inclusive o homem, teria sobrevivido", escreveu o pediatra Bo Vahlquist em 1981.

Amamentar vai muito além de nutrir a criança; é um processo que envolve interação e afeto entre mãe e filho, que requer preparo e apoio multiprofissional e que traz benefícios como prevenção de infecções e aumento no desenvolvimento geral do lactente.

## Definição

O aleitamento materno é definido e classificado em:

- Exclusivo: a criança recebe apenas leite materno, seja direto da mama ou ordenhado, sem adição de outros líquidos ou sólidos, à exceção de medicamentos
- Predominante: além do leite materno, a criança recebe água ou outros líquidos, como chás e sucos
- Complementado: além do leite materno, a criança recebe outros alimentos, como papinhas e frutas, com a intenção de complementar o aleitamento
- Misto: além do leite materno, a criança recebe outras formas de leite, como fórmulas infantis.

## Benefícios

A OMS e a AAP recomendam a amamentação exclusiva até 6 meses de vida sem qualquer adição de alimentos sólidos ou líquidos e complementada até 2 anos de vida. Vários são os estudos e revisões que demonstram que crianças amamentadas exclusivamente até os 6 meses têm risco menor de infecções intestinais e respiratórias, menor índices de hospitalizações, melhor desenvolvimento cognitivo e da cavidade bucal, redução de alergias, redução de doenças crônicas, além de fatores benéficos à mãe, como proteção contra os cânceres de mama e ovário, redução do intervalo interpartal e redução na incidência de diabetes melito.

A promoção da amamentação é igualmente importante em países ricos e em desenvolvimento e pode contribuir para o alcance dos Objetivos de Desenvolvimento Sustentável (Quadro 79.1).

Estima-se que as propriedades do leite materno consigam prevenir, nas crianças em aleitamento exclusivo até os 6 meses de vida, 50% das infecções intestinais e respiratórias segundo a OMS, promovendo ainda uma redução no uso de antibióticos em casos de pneumonia, diarreia e septicemia, reduzindo os óbitos em 6%, 3% e 6%, respectivamente. Evidências indicam que o aleitamento diminui os índices de diarreia em crianças até 6 meses, assim como a gravidade dos episódios, com menor prevalência de distúrbios metabólicos, desidratação grave e necessidade de hospitalização; o uso de chás e sucos nessa idade pode aumentar o risco de quadros diarreicos.

O aleitamento materno reduz as chances de a criança se tornar atópica, diminuindo assim as possíveis crises de asma, sibilância e quadros alérgicos, principalmente quando existe história familiar de atopia.

Relação direta entre amamentação exclusiva e diminuição no desenvolvimento de doenças metabólicas, como a obesidade, já foi identificada em metanálises em todo o mundo, e o tempo de aleitamento parece estar relacionado diretamente à diminuição do risco de obesidade na infância e na idade adulta. A composição do leite materno e o mecanismo de autorregulação da ingesta dos alimentos estão ligados a modificações em células adipócitas, reduzindo-as em tamanho e quantida-

**Quadro 79.1** Passos para incentivar o aleitamento materno no Hospital Amigo da Criança (Unicef).

Toda e qualquer unidade que preste assistência obstétrica e neonatal deve:
- Ter uma norma escrita sobre aleitamento que seja rotineiramente transmitida a toda a equipe de saúde
- Treinar toda a equipe de saúde, capacitando-a para implementar essa norma
- Informar todas as gestantes sobre as vantagens e o manejo da amamentação
- Ajudar a mãe a iniciar a amamentação na primeira meia hora após o parto
- Mostrar às mães como amamentar e como manter a lactação, mesmo se forem separadas dos RNs
- Não dar a recém-nascidos nenhum outro alimento ou bebida além do leite materno, a não ser por indicação médica
- Praticar o alojamento conjunto – permitir que mães e RNs permaneçam juntos 24 h por dia
- Encorajar a amamentação sob livre demanda
- Não dar bicos artificiais ou chupetas a RNs amamentados
- Encorajar o estabelecimento de grupos de apoio à amamentação, para onde as mães devem ser encaminhadas por ocasião da alta hospitalar

Fonte: WHO/Unicef, 1989.

de, o que pode contribuir para as quedas em até 22% no risco de obesidade e sobrepeso na infância e na vida adulta.

O vínculo entre filho e mãe é algo que a amamentação promove de maneira muito intensa. O ato de amamentar e de ser amamentado não apenas proporciona prazer, como também fortalece a relação entre as partes envolvidas, além de promover benefícios ao desenvolvimento psicológico da criança, envolvendo sentimentos como proteção e afeto.

## Fisiologia

A preparação das mamas para a lactação acontece na gestação sob influência de vários hormônios, dentre eles o estrogênio, que é o responsável pela ramificação dos ductos lactíferos, e a progesterona, que é responsável pela formação dos lóbulos. Outros hormônios também estão envolvidos no crescimento mamário, como o lactogênio placentário, a prolactina e a gonadotrofina coriônica.

Durante toda a gestação, há produção acentuada de prolactina, mas o tecido mamário não secreta leite durante a gravidez, graças à inibição pelo lactogênio placentário. Após o nascimento da criança e a expulsão da placenta, há uma queda acentuada nos níveis sanguíneos maternos de progesterona e a liberação de prolactina pela hipófise anterior, que estimula a lactogênese de fase II e inicia a secreção do leite.

Ocorre também liberação de ocitocina pela parte posterior da hipófise durante a sucção, a qual age na contração das células mioepiteliais que envolvem os alvéolos, expulsando o leite através dos ductos. A produção do leite após o nascimento da criança é controlada por ação hormonal, e a "descida do leite", que costuma ocorrer até o terceiro ao quarto dia após o parto, ocorre mesmo quando não existe o estímulo de sucção da criança ao seio. A fase seguinte da lactogênese, fase III, também denominada galactopoese, persiste por toda a lactação, é de controle autócrino e depende primordialmente da sucção do bebê e do esvaziamento das mamas.

Grande parte do leite de uma mamada é produzida enquanto a criança está ao seio, sob o estímulo da prolactina, liberada graças à inibição da liberação de dopamina, que é um fator inibidor da prolactina. A liberação da ocitocina provocada pelo estímulo da sucção também ocorre em resposta a outros estímulos, como visão, cheiro e choro da criança. Por outro lado, a dor, o desconforto, o estresse, a ansiedade, o medo e as inseguranças podem inibir o reflexo de ejeção do leite, prejudicando a lactação.

## Composição do leite materno

Nos primeiros dias, a secreção láctea é chamada de colostro, rico em imunoglobulinas, em especial a IgA, além de conter mais proteínas e menos lipídios do que o leite maduro (produzido em torno do décimo dia pós-parto). O leite de mães de recém-nascidos pré-termo se diferencia na sua composição do leite de mães de bebês a termo. O Quadro 79.2 apresenta os principais componentes do leite materno maduro e do colostro, em mães de bebês nascidos a termo e pré-termo.

Por meio do leite humano a criança recebe inúmeros fatores imunológicos que dão proteção ativa e passiva com a amamentação. O leite materno protege contra doenças infecciosas, além de diminuir a cascata inflamatória do lactente. A IgA secretória é o principal tipo de imunoglobulina que age nos microrganismos que invadem superfícies e mucosas. A presença e a especificidade dos anticorpos IgA no leite humano se dá por meio de antígenos entéricos e respiratórios da mãe. O Quadro 79.3 apresenta os principais fatores de proteção bioativos presentes no leite materno.

**Quadro 79.2** Composição do colostro, do leite materno maduro e do leite de vaca.

| Nutriente | Colostro (3 a 5 dias) | | Leite maduro (26 a 29 dias) | | Leite de vaca |
|---|---|---|---|---|---|
| | A termo | Pré-termo | A termo | Pré-termo | |
| Calorias (kcal/dℓ) | 48 | 58 | 62 | 70 | 69 |
| Lipídios (g/dℓ) | 1,8 | 3,0 | 3,0 | 4,1 | 3,7 |
| Proteínas (g/dℓ) | 1,9 | 2,1 | 1,3 | 1,4 | 3,3 |
| Lactose (g/dℓ) | 5,1 | 5,0 | 6,5 | 6,0 | 4,8 |

Fonte: Giugliani, 2017.

**Quadro 79.3** Fatores de proteção bioativos do leite materno.

| Fatores | Ação |
|---|---|
| IgA secretora | Ação anti-infecciosa que envolve antígenos específicos |
| Lisozima | Lise bacteriana, imunomodulação |
| K-caseína | Antiadesão bacteriana, flora bacteriana |
| Oligossacarídeos | Impedem a adesão de bactérias patogênicas à mucosa intestinal |
| **Fatores de crescimento** | |
| Fator de crescimento epidérmico (EGF) | Reparo do epitélio intestinal |
| Fator de crescimento de transformação (TGF) | Crescimento da célula intestinal |
| Fator de crescimento neural (NGF) | Crescimento do nervo |
| **Enzimas** | |
| Acetil-hidrolase | Bloqueio da ação do fator ativador de plaquetas (PAF) |
| Glutationa peroxidase | Prevenção da oxidação lipídica |
| Nucleotídios | Estímulo da resposta imune e promoção do crescimento da mucosa |
| Vitaminas A, C e E | São antioxidantes |
| Glutamina | Favorece o crescimento do epitélio intestinal e atua positivamente na resposta imune |
| Lipídios | Possuem propriedades anti-infecciosas |

Fonte: American Academy of Pediatrics, 2004.

## Técnicas

A correta amamentação, com posicionamento adequado da mãe e do bebê, com técnica de pega e sucção efetivas, é importante para que a mamada seja eficiente. Uma posição inadequada da mãe e/ou do bebê na amamentação dificulta o posicionamento correto da boca do bebê em relação ao mamilo e à aréola, resultando em problemas como lesões nos mamilos e dor para as mães.

O mau posicionamento no momento da amamentação interfere na dinâmica de sucção e extração de leite, podendo dificultar o esvaziamento da mama; como consequência, podem ocorrer diminuição da produção do leite e ganho de peso insuficiente do bebê, mesmo que ele permaneça longos períodos no seio.

Na maioria das vezes, o lactente com pega inadequada é capaz de obter o leite anterior da mama, mas tem dificuldade de retirar o leite posterior, que é mais nutritivo e rico em gorduras e de extrema importância para seu correto desenvolvimento e ganho de peso. Além disso, a má pega favorece traumatismos mamilares. Estudos já comprovaram que, quando o bebê consegue ter uma técnica correta de amamentação com sucção e pega adequados, o mamilo fica posicionado na parte posterior do palato, protegido de fricção e compressão, prevenindo traumatismos mamilares e lesões. Para boa técnica de amamentação, é importante que mãe e bebê estejam seguros, em posição confortável, ambiente adequado e tranquilo para promoção da amamentação.

O bebê deve ter uma pega que permita que ele abocanhe tecido mamário o suficiente para que o esvaziamento e a retirada do leite aconteçam de forma eficiente. Cerca de 2 cm de tecido além do mamilo devem estar dentro da boca do lactente no momento da mamada.

O posicionamento da mãe deve ser de forma confortável e relaxada; ela deve segurar o bebê com firmeza junto a seu corpo, bem apoiado e de forma a alinhar pescoço e tronco da criança. A boca do bebê deve estar bem aberta, os lábios voltados para fora formando um lacre, o nariz livre promovendo sucção, deglutição e respiração, e o queixo tocando o seio da mãe. O ingurgitamento da mama dificulta a pega, pois a aréola se torna tensa e a pega fica prejudicada; nesses casos se recomenda, antes das mamadas, a ordenha manual das mamas.

Alguns sinais são indicativos de técnica inadequada de amamentação: bochechas do lactente encovadas a cada sucção, ruídos da língua, mamilos com estrias vermelhas ou áreas esbranquiçadas ou achatadas quando o bebê solta a mama e dor durante a amamentação.

A amamentação deve ser iniciada logo após o parto, se possível, pois a sucção precoce da mama reduz o risco de hemorragia pós-parto com a liberação de ocitocina, e de icterícia no recém-nascido, por aumentar a motilidade gastrintestinal. A sucção espontânea do bebê pode não ocorrer nas primeiras horas, mas o contato da criança com o seio traz inúmeros benefícios ao lactente, como maior regulação térmica, menos mortalidade neonatal, maior controle glicêmico e maior vínculo afetivo entre mãe e filho.

A frequência das mamadas e os intervalos não são fixos; o bebê saudável pode chegar a mamar até 12 vezes/dia, e o aleitamento sob livre demanda deve sempre ser estimulado. Amamentar sem restrições de horário promove melhor ganho de peso do bebê e recuperação mais rápida do peso de nascimento, diminui a incidência de icterícia neonatal, contribui com o controle térmico e glicêmico da criança e previne ingurgitamento e lesões nas mamas.

O tempo de cada mamada não deve ser predeterminado; cada lactente tem o seu tempo necessário para esvaziar uma mama, a depender do tempo da última mamada, do tamanho das mamas, entre outros fatores. Independentemente desse tempo, o ideal é que a criança consiga, em uma mamada, esvaziar a mama por completo, recebendo tanto o leite anterior, rico em água e células de defesa, quanto o leite posterior da mama, rico em gordura e calorias.

## Contraindicações absolutas e relativas

O aleitamento deve ser sempre estimulado e preconizado pelos profissionais de saúde, que têm papel fundamental na promoção da amamentação exclusiva. Algumas patologias relacionadas à nutriz devem ser observadas com cuidado, pois podem contraindicar de forma absoluta ou relativa a amamentação.

Infecções maternas, como pelos vírus HIV tipos I e II ou HTLV, contraindicam de forma absoluta a amamentação. Em mães com diagnóstico de varicela-zóster, o lactente deve receber imunoglobulina e não ter contato direto com as lesões ativas. Em caso de infecção por herpes-vírus simples (HSV), a amamentação só é contraindicada caso haja lesões herpéticas ativas no seio.

Na hepatite C, o aleitamento materno não é contraindicado; nos casos de hepatite B, os lactentes devem receber, além da vacina, a imunoglobulina para hepatite B caso a mãe seja HbsAg-positiva, mas não é necessário atrasar o início da amamentação.

## Desmame do lactente

O desmame também deve ser incluído e discutido no processo do aleitamento materno, pois se trata de uma evolução no desenvolvimento nutricional da criança. O ideal seria que todo lactente pudesse se beneficiar do desmame natural, pelo qual o próprio lactente, de acordo com seu desenvolvimento, se autodesmama ao longo do tempo. O desmame natural pode ocorrer em diferentes idades, chegando a acontecer muitas vezes entre 2 e 3 anos de idade e dificilmente antes de 1 ano.

O desmame conta com a participação fundamental da mãe nesse processo. O aleitamento materno exclusivo no mínimo até 6 meses deve ser respeitado, e a introdução dos alimentos salgados e doces deve acontecer de forma gradual e rica para que o lactente seja estimulado e apresentado a outras formas de nutrição que não o leite materno.

Existem alguns comportamentos e atitudes que devem ser observados no lactente que sugerem que o desmame já possa acontecer de forma natural e segura: menos interesse nas mamadas, boa aceitação dos alimentos, não amamentar à noite, idade acima de 1 ano, entre outros. O desmame de forma abrupta deve sempre ser evitado, pois o lactente pode sofrer e se sentir menos amado pela mãe, inseguro e rejeitado, além de cursar com complicações para a nutriz, como mastite, ingurgitamento mamário e transtornos ansiosos e depressivos.

Vários são os fatores que devem ser levados em consideração no momento do desmame de um bebê. Essa decisão, que deve envolver tanto a família quanto o profissional de saúde, tem cunho cultural, socioeconômico e emocional. Todos os fatores devem ser somados para que o benefício e o zelo tanto pelo lactente quanto pela mãe sejam preservados.

## Bibliografia

Giugliani ERJ. Tópicos básicos em aleitamento materno. In: Sociedade Brasileira de Pediatria. Tratado de Pediatria. 4. ed. São Paulo: Manole; 2017. pp. 315-21.

Oddy WH. Aleitamento materno na primeira hora de vida protege contra mortalidade neonatal. J Pediatr (Rio J). 2013; 89(2):109-11.

Parks PE, Shaikhkhall A, Groleau V et al. Feeding healthy infants, children, and adolescents. Nelson Textbook of Pediatrics. 20. ed. Philadelphia: Elsevier Saunders; 2016. pp. 286-95.

Victora CG, Barros AJD, França GVA et al. Amamentação no século 21: epidemiologia, mecanismos e efeitos ao longo da vida. Epidemiol Serv Saúde Brasília; 2016.

World Wealth Organization/Unicef. Protecting, promoting and supporting breastfeeding: the special role of maternity services: a joint WHO/Unicef statement. Geneva: WHO; 1989.

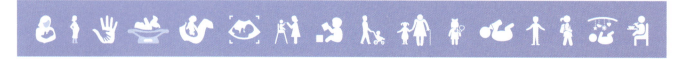

# 80 Alimentação no Primeiro Ano de Vida

*Maria Ivone Oliveira Pinto Vilela*

## Introdução

A nutrição adequada durante a infância e os primeiros anos de vida é essencial para garantir o crescimento, a saúde e o desenvolvimento da criança em todo o seu potencial. A má nutrição está intimamente ligada às principais causas de morte e morbidade em todo o mundo. Segundo dados da Organização Mundial da Saúde (2016), o número de crianças menores de 5 anos é de aproximadamente 41 milhões. Quase 50% de todas as crianças maiores de 5 anos com sobrepeso vivem na Ásia e 25% vivem na África. Tanto a desnutrição quanto a obesidade estão intimamente ligadas a nutrição, dentre outros fatores. O crescimento rápido do lactente no primeiro ano de vida (triplica o peso e aumenta em cerca de 50% a estatura) requer nutrição adequada para atender à maior demanda desta fase. Nessa faixa etária, a provisão de uma alimentação adequada torna-se particularmente difícil em função da imaturidade digestiva, falta de dentes, processo metabólico e dependência dos cuidadores.

## Esquema alimentar recomendado

- Aleitamento materno exclusivo nos primeiros 6 meses de vida (180 dias). Nesse período, o aleitamento materno exclusivo prové as necessidades energéticas e nutricionais do lactente, não necessitando de outros alimentos líquidos ou sólidos, nem mesmo água, exceto soluções ou gotas de vitaminas, minerais ou outros medicamentos. O aleitamento deve ser iniciado logo após o nascimento, ainda na sala de parto, desde que a mãe e o recém-nascido estejam em boas condições; esse contato precoce favorece o vínculo mãe-bebê. A amamentação deve ocorrer em livre demanda, ou seja, toda vez que o RN desejar, sem horários fixos, e a técnica correta da pega deve ser orientada pelo profissional da saúde

- Alimentação complementar deve ser iniciada a partir do 6º mês com manutenção do aleitamento materno até os 2 anos. Após os 6 meses de vida, outros alimentos, líquidos e sólidos, deverão ser acrescentados na dieta do lactente, visto que o aleitamento materno exclusivo não atende às demandas nutricionais, as reservas de vários nutrientes, particularmente do ferro e do zinco, estão baixas, o reflexo de extrusão desaparece, o bebê é capaz de morder, de sentar sozinho e o sistema digestório está mais maduro.

## Alimentação complementar

- A partir do 6º mês a maioria dos lactentes está preparada, em termos de desenvolvimento e maturação, para aceitar outros tipos de alimentos, tanto do ponto de vista de

maturação estrutural e funcional do rim e do tubo digestivo, como de características do desenvolvimento motor do lactente e de questões relacionadas com o treino dos sabores e das texturas
- Alimentação complementar deve seguir alguns princípios básicos como: ser rica em energia, proteínas e micronutrientes, agradável ao paladar da criança, fácil de ser ingerida, ser acessível e estar disponível localmente, respeitando-se as características culturais e socioeconômicas
- Frutas: devem ser oferecidas a partir do 6º mês de vida na forma de papas, sendo que qualquer fruta pode ser ofertada à criança, respeitando-se as características de cada região, o custo e o teor de fibras das mesmas
- Sucos: devem ser evitados, mas, quando oferecidos, administrá-los logo após as refeições (melhoram a absorção do ferro não heme) e em volume de até 100 a 150 mℓ/dia
- Sopa ou papa principal: deve ser composta por um alimento de cada um dos grupos alimentares, como cereais ou tubérculos, leguminosas, hortaliças (verduras e legumes) e carne ou ovo
- A sopa deve ser amassada, e não peneirada ou liquidificada, mantendo-se as fibras dos alimentos
- A carne constitui importante fonte de ferro (alta biodisponibilidade) e também constitui importante fonte de zinco e vitamina $B_{12}$
- Após os 6 meses, o lactente deve receber 3 refeições ao dia (duas papas de fruta e uma papa salgada), e aos 7 meses deve receber a segunda papa salgada
- A consistência dos alimentos deverá ser progressivamente aumentada, respeitando o desenvolvimento da criança. Entre 9 e 11 meses deve-se passar para alimentação da família com ajustes na consistência; aos 12 meses deverá receber a comida da família
- A exposição já aos 6 meses a alguns alimentos alergênicos, como o ovo, ajuda no desenvolvimento da tolerância imunológica
- Deve-se orientar sobre a higiene e a conservação adequada dos alimentos
- A criança sempre deve ser supervisionada por um adulto enquanto estiver comendo (risco de asfixia)
- Para as crianças que por algum motivo não puderam ser amamentadas, deve-se buscar uma alimentação láctea adequada à situação clínica, social e cultural da família.

## Necessidades nutricionais

- A necessidade energética estimada de um lactente normal é aproximadamente 2 vezes a de um adulto normal. Essa maior demanda reflete o alto índice metabólico de lactentes e crianças, incluindo maior gasto para o crescimento e o desenvolvimento. As necessidades energéticas serão providas por carboidratos e gorduras, sendo importante o aporte de ácidos graxos poli-insaturados essenciais (ácido linoleico, α-linoleico), por não serem sintetizados no organismo,

e de ácidos graxos poli-insaturados de cadeia longa, araquidônico (ARA) e docosa-hexaenoico (DHA), importantes no crescimento cerebral e desenvolvimento da retina
- O lactente precisa de mais proteína que os adultos. Os aminoácidos essenciais estão presentes em quantidades suficientes no leite materno e nas fórmulas
- As vitaminas estão presentes em quantidades suficientes quando o lactente ingere uma porção adequada de proteínas. A vitamina K deve ser usada rotineiramente ao nascer na prevenção da doença hemorrágica do recém-nascido na dose de 1 mg/kg por via intramuscular. A vitamina D deverá ser suplementada nos recém-nascidos em aleitamento materno e naqueles que recebem fórmula infantil em um volume inferior a 1 ℓ/dia, na dose de 400 UI/dia até os 24 meses de idade. A vitamina A deve ser usada em regiões onde a prevalência da deficiência da vitamina A é de 20% ou mais, na dose de 100.000 UI de 6 a 12 meses e 200.000 UI de 12 a 59 meses (OMS, 2013)
- A suplementação de ferro está indicada após os 6 meses naqueles em aleitamento materno exclusivo, e naqueles em uso de fórmula infantil que ingerem volume inferior a 500 mℓ/dia. A dose profilática é de 1 mg/kg/dia até 2 anos de idade. Nos prematuros e de baixo peso iniciar ferro com 30 dias de vida na dose de 2 mg/kg/dia no 1º ano e 1 mg/kg/dia no 2º ano de vida. O leite materno e as fórmulas infantis constituem importante fonte de cálcio.

### Atenção

- Não acrescentar sal no preparo da sopa, porque o sódio intrínseco dos alimentos é suficiente e respeita a maturação renal progressiva nesta fase da vida
- Não oferecer mel antes dos 12 meses devido ao risco de botulismo
- Não oferecer leite desnatado ou semidesnatado antes dos 2 anos de idade
- O leite de vaca (*in natura*, integral, em pó) não é considerado alimento adequado para lactentes
- Após 6 meses não oferecer volume superior a 700 mℓ de leite de vaca
- Açúcar, enlatados, refrigerantes, balas, salgadinhos, biscoitos recheados e outros alimentos com grandes quantidades de açúcar, gordura e corantes devem ser evitados.

## Bibliografia

Brasil. Ministério da Saúde. Secretaria de Atenção à Saúde. Departamento de Atenção Básica. Saúde da criança: aleitamento materno e alimentação complementar/Ministério da Saúde, Secretaria de Atenção à Saúde, Departamento de Atenção Básica. 2. ed. Brasília: Ministério da Saúde; 2015.

Essential nutrition actions: improving maternal, newborn, infant and young child health and nutrition. Geneva: WHO; 2013.

Grimshaw KE, Maskell J, Oliver EM, Morris RC et al. Introduction of complementary foods and the relationship to food allergy. Pediatrics. 2013; 132(6):e1529-38.

Organização Mundial da Saúde (OMS). Diretriz: Suplementação de vitamina A em bebês de 1 a 5 meses de vida. Geneva: OMS; 2013.

Pak-Gorstein S, Haq A, Graham EA. Cultural influences on infant feeding practices. Pediatr Rev. 2009; 30(3):e11-21.

Parks EP, Shaikhkhalil A, Groleau V et al. Feeding healthy infants, children, and adolescents. In: Kliegman RM, Stanton BF, St. Geme JW, Schor NF. Nelson textbook of pediatrics. 20. ed. Philadelphia: Elsevier, (Eds.) Saunders; 2016. pp. 286-95.

Sociedade Brasileira de Pediatria. Departamento de Nutrologia. Manual de orientação para a alimentação do lactente, do pré-escolar, do escolar, do adolescente e na escola. 3. ed. Rio de Janeiro: SBP; 2012.

World Health Organization (WHO). Infant and young child feeding: model chapter for textbooks for medical students and allied health professionals. Geneva: WHO; 2009.

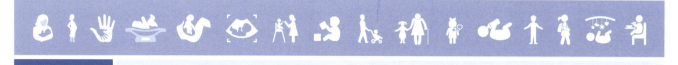

# 81 Alimentação Saudável

*Carla Amaral Vieira*

## Introdução

A progressão do peso, o crescimento e o desenvolvimento normais dependem diretamente dos nutrientes ingeridos por lactentes, crianças e adolescentes. O crescimento dos lactentes apresenta taxa metabólica maior e necessidades nutricionais mais altas, sendo considerado um momento crítico para o desenvolvimento neurocognitivo. Em seguida vem o crescimento dos pré-escolares e escolares, com 60% do crescimento total, e depois a puberdade. A nutrição e o crescimento nos primeiros 3 anos de idade influenciam a estatura e a saúde na vida adulta. Entre 4 meses e 2 anos de idade é o principal período de risco para o retardo do crescimento. A deficiência de nutrientes deve ser identificada precocemente e tratada a fim de evitar efeitos sobre o crescimento e o desenvolvimento.

A alimentação e a nutrição nos primeiros anos de vida influenciam a origem de doenças na vida adulta, como diabetes melito tipo 2, hipertensão, obesidade e síndrome metabólica; portanto, a alimentação saudável deve ser estabelecida no período neonatal e seguida na infância, na adolescência e na vida adulta.

## Primeira infância

O segundo ano é a fase em que o comportamento alimentar e os hábitos saudáveis podem ser estabelecidos; geralmente é um período de ansiedade para os pais. O crescimento diminui após o primeiro ano, a atividade motora aumenta e o apetite diminui. O peso de nascimento triplica durante o primeiro ano de vida e quadruplica até o segundo. O comprimento ao nascimento aumenta cerca de 50% durante o primeiro ano de vida e duplica por volta dos 4 anos de idade. As crianças consomem uma variedade limitada de alimentos e geralmente gostam de determinados alimentos por algum período de tempo, e então os rejeitam. Os objetivos da orientação nutricional no início da infância são a promoção de hábitos alimentares saudáveis e a oferta de alimentos adequados para o desenvolvimento. A alimentação de lactentes e crianças é um desafio; é preciso educação, incentivo e paciência, e o pediatra desempenha um papel muito importante nessa fase.

## Crianças em idade escolar e adolescentes

A maioria das organizações profissionais usa como base a pirâmide de nutrientes do *MyPyramid* (Figura 81.1) para elaborar uma dieta de padrão ótimo para crianças e adolescentes. Um plano alimentar personalizado fornece em média, após poucos dias, todos os nutrientes essenciais necessários para promover a saúde e o crescimento. As recomendações baseadas no *MyPyramid* são fornecidas dentro de cinco grupos alimentares (grãos; legumes e verduras; frutas; leite; carne e feijão), além de óleos, com recomendações gerais para comer, ao longo do tempo, alimentos variados de cada grupo. Além desses grupos de alimentos, oferece recomendações de atividade física.

O exemplo dos pais em relação a um comportamento alimentar saudável é fundamental para determinar as opções alimentares de crianças e adolescentes. Os pais devem:

- Escolher os alimentos
- Determinar a rotina

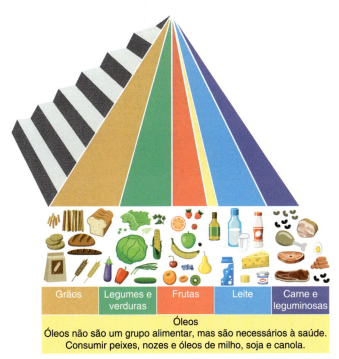

- Criar um ambiente positivo e sem estresse para as refeições
- Ser um modelo para os filhos
- Tornar o horário das refeições um momento em família
- Oferecer alimentos novos repetidamente (8 a 10 vezes) para determinar se há aceitação ou rejeição
- Oferecer três refeições e dois lanches saudáveis por dia
- Ensinar habilidades, como segurar a colher e beber no copo, para encorajar a autoalimentação.

A eficácia das intervenções em escolares que combinam dieta e atividade física sugere que elas são promissoras para a prevenção da obesidade infantil em todo o mundo.

## Bibliografia

Bleich SN, Vercammen KA, Zatz LY et al. Interventions to prevent global childhood overweight and obesity: a systematic review. Lancet Diabetes Endocrinol. 2018; 6(4):332-46.

Brasil. Ministério da Saúde. Guia alimentar para a população brasileira. 2. ed. Brasília: MS; 2014.

U.S. Department of Health and Human Services. 2015-2020 Dietary Guidelines for Americans. 8. ed. 2015. Disponível em: http://health.gov/dietaryguidelines/2015/guidelines.

**Figura 81.1** Pirâmide alimentar na infância. (Adaptada de www.foodpyramid.com/mypyramid.)

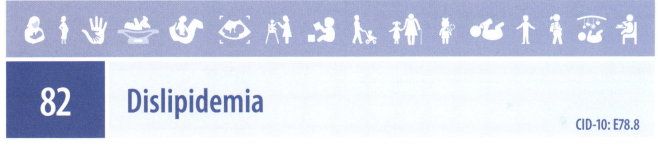

# 82 Dislipidemia

CID-10: E78.8

*Renata Machado Pinto • Hercília Deusdará Cruvinel*

## Introdução

Dislipidemia é o termo para designar as alterações do metabolismo lipoproteico. Pode se manifestar como elevação das lipoproteínas de baixa densidade (LDL-colesterol), dos triglicerídios (TG) e redução das lipoproteínas de alta densidade (HDL-colesterol). É importante fator de risco para doença cardiovascular, principal causa de mortalidade no Brasil e no mundo segundo dados da Organização Mundial da Saúde (OMS) e do Instituto Brasileiro de Geografia e Estatística (IBGE). Lesões arteriais coronarianas se iniciam precocemente, sendo hoje consenso que a prevenção da doença coronariana deve ser iniciada na infância.

## Causas

De acordo com a etiologia, divide-se a dislipidemia em *primária* quando a causa é genética, e *secundária* quando resulta de excessos alimentares, outras comorbidades ou uso de algumas medicações (Quadro 82.1). Várias mutações levam ao quadro dislipidêmico, sendo a mais frequente a hipercolesterolemia familiar, cuja incidência de heterozigoto é de 1:500 na população.

## Exames complementares

Em 2017, a Sociedade Brasileira de Pediatria estabeleceu novos critérios para os valores do lipidograma em crianças e adolescentes, incluindo a possibilidade de coleta sem jejum (Quadro 82.2).

A solicitação do perfil lipídico após jejum de 12 horas está indicada quando o valor dos triglicerídios coletado sem jejum for > 440 mg/dℓ.

As causas de dislipidemia secundária devem ser sempre pesquisadas!

## Tratamento

Deve-se tratar a causa secundária, se houver; estimular a prática esportiva; e orientar dieta saudável para a criança e a família. Após os 2 anos de idade, recomendam-se:

- ↓ Ácidos graxos (AG) saturados (gordura animal)
- ↓ AG *trans* (produtos industrializados como biscoitos e sorvetes)
- ↑ AG monoinsaturados (azeitona e azeite de oliva)
- ↑ AG poli-insaturados: ômega-3 (salmão, arenque, sardinha, semente de linhaça, óleos de canola e soja) e ômega-6 (óleos de milho, girassol e algodão, nozes e castanhas em geral).

Tratamento farmacológico com estatinas geralmente só é iniciado após os 8 a 10 anos de idade, mas nos casos graves pode ser iniciado antes. Nas crianças mais novas, a colestiramina é o fármaco de escolha (Quadro 82.3).

O uso de óleo de coco ou óleo de palma é um modismo sem embasamento científico e não deve ser empregado.

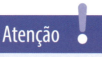

**Atenção**

Recentemente foram disponibilizados em cápsulas os fitoesteroides: grupo de esteroides alcoólicos com estrutura química muito semelhante ao colesterol. Reduzem o LDL por meio da competição da absorção do colesterol no intestino. São bem tolerados e seguros. A combinação de estatina com fitoesterol equivale a duplicar a dose da estatina, e seu uso associado ao ômega-3 marinho reduz LDL, TG e marcadores inflamatórios.

**Quadro 82.1** Principais causas de dislipidemia secundária.

↑ **Lipoproteínas de baixa densidade (LDL)**
- Hipotireoidismo
- Síndrome nefrótica
- Hepatopatia
- Anorexia
- Fármacos e substâncias (progestógenos, ciclosporina, tiazídicos)

↑ **Triglicerídios**
- Síndrome metabólica
- Diabetes melito
- Obesidade
- Hipotireoidismo
- Síndrome nefrótica
- AIDS
- Álcool
- Insuficiência renal
- Gravidez
- Fármacos e substâncias (estrógeno, glicocorticoides, diuréticos, betabloqueadores, isotretinoína)

↓ **Lipoproteínas de alta densidade (HDL)**
- Síndrome metabólica
- Diabetes melito
- Obesidade
- Sedentarismo
- Tabagismo
- Fármacos e substâncias (esteroides, anabolizantes, betabloqueadores)

**Quadro 82.2** Valores de referência para o perfil lipídico em indivíduos entre 2 e 19 anos, em jejum e sem jejum.

| Lipídios | Nível aceitável em jejum (mg/dℓ) | Nível aceitável sem jejum (mg/dℓ) |
|---|---|---|
| Colesterol total | < 170 | < 170 |
| LDL-colesterol | < 110 | < 110 |
| HDL-colesterol | > 45 | > 45 |
| Triglicerídios <br> < 9 anos <br> 10 a 19 anos | <br> < 75 <br> < 90 | <br> < 85 <br> < 100 |
| Não HDL-colesterol | < 120 | – |
| Apolipoproteína B | < 90 | – |

LDL: lipoproteína de baixa densidade; HDL: lipoproteína de alta densidade.

**Quadro 82.3** Tratamento farmacológico de dislipidemias na infância e na adolescência.

| Medicamentos | Como | Quando | Efeitos colaterais |
|---|---|---|---|
| Estatinas | Inibição da HMG-CoA redutase, reduzindo a síntese de colesterol | LDL > 190 <br> LDL > 160 com história familiar de DA prematura | ↑ Transaminases <br> Miopatia |
| Fibratos | ↑ Oxidação dos AG no fígado e no músculo | Adolescentes com TG > 1.000 mg/dℓ | Calculose biliar |
| Ácido nicotínico | ↓ Secreção de VLDL <br> ↑ Remoção de TG | Raramente, pelos efeitos colaterais | Pouco tolerado: rubor, vertigem, irritação gástrica |
| Colestiramina Colestipol | Resinas sequestradoras de sais biliares | Auxiliar nas hipercolesterolemias primárias | ↑ TG <br> Obstipação |
| Ezetimiba | ↓ Absorção intestinal do colesterol | Intolerância a estatinas ou auxiliar às estatinas | Lombalgia Artralgia |
| Ácidos graxos ômega-3 | ↓ Redução na síntese hepática de triglicerídios | TG > 500 mg/dℓ | Cheiro de peixe <br> Intolerância gastrintestinal |

HMG-CoA: 3-hidroxi-3-metilglutaril-coenzima A; LDL: lipoproteína de baixa densidade; DA: doença aterosclerótica; AG: ácidos graxos; TG: triglicerídios; VLDL: lipoproteína de muito baixa densidade.

## Bibliografia

Alves CAD, Cargnin KRN, De Paula LCP et al. Guia prático de atualização – Departamento Científico de Endocrinologia: novas orientações sobre o jejum para determinação laboratorial do perfil lipídico. 2017. Disponível em: http://www.sbp.com.br/fileadmin/user_upload/19922c-GPA_-_Jejum_para_Perfil_Lipidico.pdf.

Brasil. Instituto Brasileiro de Geografia e Estatística (IBGE). Pesquisa Nacional de Saúde 2013: percepção do estado de saúde, estilos de vida e doenças crônicas: Brasil, grandes regiões e unidades da federação. Rio de Janeiro: IBGE; 2014.

Jellinger PS, Smith DA, Mehta AE et al.; AACE Task Force for Management of Dyslipidemia and Prevention of Atherosclerosis. American Association of Clinical Endocrinologists' Guidelines for Management of Dyslipidemia and Prevention of Atherosclerosis: executive summary. Endocr Pract. 2012; 18(2):269-93.

Santos R, Gagliardi A, Xavier HT et al. I diretriz sobre o consumo de gorduras e saúde cardiovascular. Arq Bras Cardiol. 2013; 100(1 Suppl 3):1-40.

Xavier HT, Izar MC, Faria Neto JR et al. V diretriz brasileira de dislipidemias e prevenção da aterosclerose. Arquivos Brasileiros de Cardiologia. 2013; 101(4 Suppl 1):1-20.

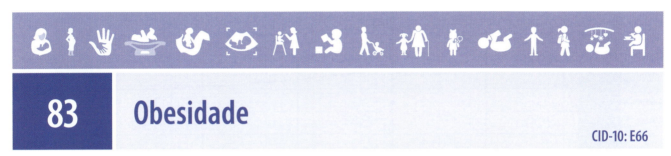

# 83 Obesidade

**CID-10: E66**

*Renata Machado Pinto • Hercília Deusdará Cruvinel*

## Introdução

Define-se obesidade como uma doença da homeostase energética causada pelo excesso de suprimento de energia em relação às demandas do organismo. Como consequência, ocorre um exagerado estoque de energia na forma de tecido adiposo, prejudicando a saúde do indivíduo.

## Causas

É uma condição de etiologia multifatorial influenciada por fatores genéticos, endócrino-metabólicos, ambientais e psicológicos. O peso corporal é mantido por um delicado equilíbrio entre três principais processos bioquímicos: ingestão alimentar, gasto energético e armazenamento de energia. Esses processos são regulados por mecanismos que integram o sistema nervoso central (SNC), neuropeptídios, hormônios e citocinas.

A complexidade fisiopatológica da obesidade é estudada a cada dia. Enfoque importante tem sido dado ao papel das adipocinas, da epigenética e da microbiota intestinal.

As adipocinas atuam em diferentes tecidos e nos próprios adipócitos mediante mecanismos de *feedback*. São diversas substâncias, incluindo hormônios e citocinas inflamatórias. A inflamação subclínica é um mecanismo central que liga a obesidade às suas inúmeras complicações sistêmicas.

Alterações epigenéticas induzidas por subnutrição materna incluem metilação do DNA, modificação de histonas, remodelação da cromatina e mecanismos regulatórios por meio de micro-RNAs, situações que modulam a expressão gênica e promovem o fenótipo de síndrome metabólica no feto.

A microbiota intestinal desempenha importante papel na regulação do peso corporal, já que ajuda na digestão de carboidratos e leva à inflamação local, alterando a barreira intestinal. Assim, a composição da microbiota influencia o balanço energético e a imunidade (inflamação e autoimunidade), levando a disfunções metabólicas como a resistência insulínica.

Os resultados dessas novas frentes de pesquisa laboratoriais no futuro serão incorporados à prática clínica, como novos tratamentos e medidas preventivas.

## Manifestações clínicas

Para o diagnóstico da obesidade em crianças utilizam-se as curvas de índice de massa corporal (IMC) para sexo e idade (Figuras 83.1 a 83.4), avaliadas de acordo com o *Z-score* ou percentil (Quadro 83.1).

## Diagnóstico diferencial

Em torno de 5% dos casos, a obesidade é secundária a distúrbios endócrinos ou síndromes genéticas. As crianças com obesidade exógena tendem a ser altas e ter idade óssea avançada; já as crianças obesas com distúrbios hormonais, como deficiência de hormônio do crescimento (GH), hipotireoidismo e excesso de glicocorticoide, apresentam baixa estatura e/ou redução da velocidade de crescimento e atraso da idade óssea. Características dismórficas, hipotonia e atraso do desenvolvimento neuropsicomotor alertam para o risco de síndromes genéticas.

## Exames complementares

O diagnóstico é eminentemente clínico, baseado na interpretação do IMC, como explicado anteriormente. Para se certificar das causas e da presença de comorbidades, é importante realizar uma investigação aprofundada (Quadro 83.2).

# PARTE 12  Aspectos Nutricionais

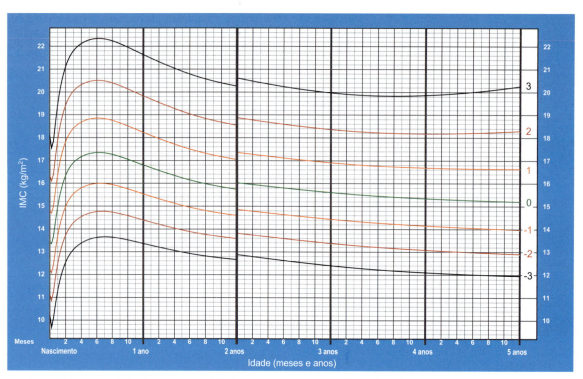

Figura 83.1 Curvas de índice de massa corporal (IMC) de meninos de 0 a 5 anos. (Adaptada de Organização Mundial da Saúde, 2007.)

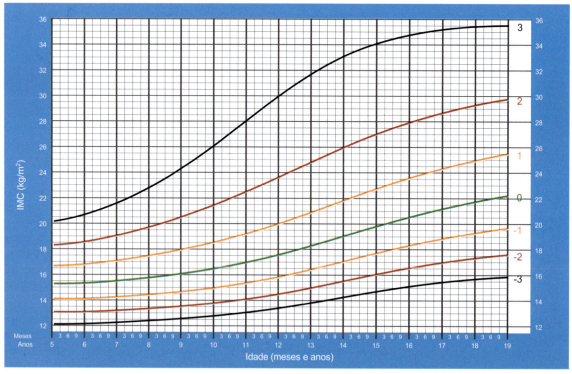

Figura 83.2 Curvas de IMC de meninos de 5 a 19 anos. (Adaptada de Organização Mundial da Saúde, 2007.)

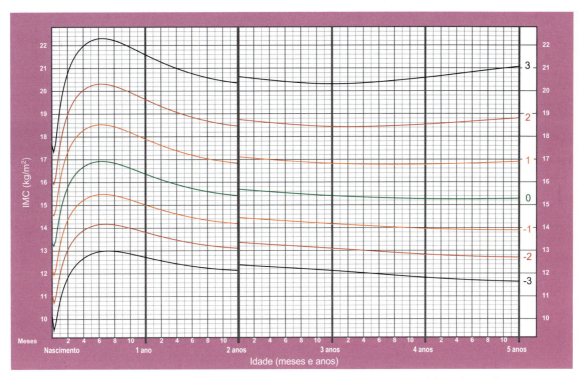

Figura 83.3 Curvas de IMC de meninas de 0 a 5 anos. (Adaptada de Organização Mundial da Saúde, 2007.)

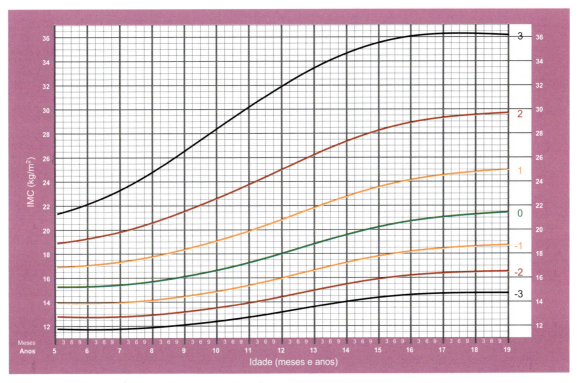

Figura 83.4 Curvas de IMC de meninas de 5 a 19 anos. (Adaptada de Organização Mundial da Saúde, 2007.)

**Quadro 83.1** Valores de referência para diagnóstico do estado nutricional de crianças e adolescentes utilizando as curvas de índice de massa corporal (IMC) para idade e sexo, segundo a Organização Mundial da Saúde.

| Valor encontrado na criança | | Diagnóstico nutricional |
|---|---|---|
| Percentil (P) | Escore z | |
| < P 0,1 | < Z –3 | Desnutrição acentuada |
| ≥ P 0,1 e < P3 | ≥ Z –3 e < Z –2 | Baixo peso |
| ≥ P 3 e < P85 | ≥ Z –2 e < Z +1 | Eutrofia |
| ≥ P 85 e < P 97 | ≥ Z +1 e < Z +2 | Sobrepeso |
| ≥ P 97 | ≥ Z +2 | Obesidade |
| > P 99,9 | > Z +3 | Obesidade grave |

## Tratamento

Devem-se promover hábitos de vida saudáveis para a criança e sua família: orientação alimentar e estímulo à prática de exercícios físicos. Medicamentos estão indicados nos casos mais graves e resistentes à mudança de hábitos de vida (Quadro 83.3).

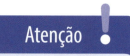

**Atenção**

Não deixe de intervir esperando que, com o crescimento, a obesidade se resolva. A chance de uma criança obesa permanecer obesa na idade adulta varia de 20 a 50% antes da puberdade e de 50 a 70% após a puberdade.

**Quadro 83.2** Investigação da criança obesa.

| Parâmetro clínico | Solicitar |
|---|---|
| Todos os obesos e com sobrepeso | Lipidograma, glicemia de jejum, insulinemia, HbA1c, TGO, TGP |
| Se glicemia > 100 mg/d$\ell$, insulina > 15 mU/m$\ell$ ou HbA1c > 6,0% | Teste de tolerância oral à glicose |
| Se velocidade de crescimento baixa | TSH, T4 livre, IGF-1, cortisol urinário livre, idade óssea |
| Se menina com irregularidade menstrual, acantose *nigricans* ou sinais de hiperandrogenismo | FSH, LH, DHEAS, testosterona livre, androstenediona, US pélvica para descartar síndrome do ovário policístico |
| Se obesidade com início muito precoce, dismorfismos faciais, retardo mental, hipogonadismo | Avaliação genética |

HbA1c: hemoglobina glicada; TGO: transaminase glutâmico-oxalacética; TGP: transaminase glutâmico-pirúvica; TSH: hormônio tireoestimulante; T4: tiroxina; IGF-1: fator de crescimento semelhante à insulina tipo 1; FSH: hormônio foliculestimulante; LH: hormônio luteinizante; DHEAS: sulfato de deidroepiandrosterona; US: ultrassonografia.

**Quadro 83.3** Tratamento medicamentoso da criança obesa.

| Fármaco | Mecanismo de ação | Indicação e contraindicação (CI) | Efeitos colaterais comuns |
|---|---|---|---|
| Sibutramina | Inibidor da recaptação de serotonina e norepinefrina | ≥ 12 anos<br>CI: hipertensão ou cardiopatia | Boca seca, obstipação, cefaleia, insônia, irritabilidade, ansiedade, taquicardia, ↑ PA sistólica e diastólica em até 5,6 mmHg |
| Orlistate | Inibição da lipase intestinal<br>↓ 30% da absorção de gordura | ≥ 12 anos<br>CI: má absorção e colestase | Diarreia com presença de óleo nas fezes, urgência e incontinência fecal, flatulência, dores abdominais e retais |
| Fluoxetina | Inibidor seletivo da recaptação de serotonina | ≥ 8 anos com depressão<br>CI: uso de inibidor da MAO | Diarreia, náuseas, cansaço, cefaleia, insônia |
| Sertralina | Inibidor seletivo da recaptação de serotonina | ≥ 6 anos com compulsão<br>CI: uso de inibidor da MAO | Boca seca, sudorese, tontura, tremor, diarreia, dispepsia, náuseas, insônia ou sonolência |
| Metformina | ↓ Neoglicogênese hepática | ≥ 10 anos<br>Resistência insulínica<br>CI: insuficiência renal | Intolerância gastrintestinal<br>Raramente acidose lática |

PA: pressão arterial; MAO: monoaminoxidase.

## Bibliografia

Associação Brasileira para o Estudo da Obesidade e da Síndrome Metabólica (Abeso). Atualização das Diretrizes para o Tratamento Farmacológico da Obesidade e do Sobrepeso. Posicionamento Oficial da Abeso/SBEM – 2010. Disponível em: http://www.abeso.org.br/pdf/diretrizes2010.pdf.

Brody H, Grayson M, Scully T et al. Obesity. Nature Outlook. 2014; 508: S49-91.

Madison LD, Boston BA. Obesidade. In: Kappy MS, Allen DB, Geffner ME. Prática pediátrica: endocrinologia. Rio de Janeiro: Guanabara Koogan; 2012.

Sociedade Brasileira de Pediatria (SBP). Obesidade na infância e adolescência: manual de orientação. São Paulo: SBP, Departamento de Nutrologia; 2008.

World Health Organization (WHO). WHO Expert Comitee on Physical Status: the use and interpretation of antropometryphisical status. Geneva: WHO Technical Report Series, vol. 854; 1995.

Yanovski JA, Krakoff J, Salaita CG et al. Effects of metformin on body weight and body composition in obese insulin-resistant children: a randomized clinical trial. Diabetes. 2001; 60(2):477-85.

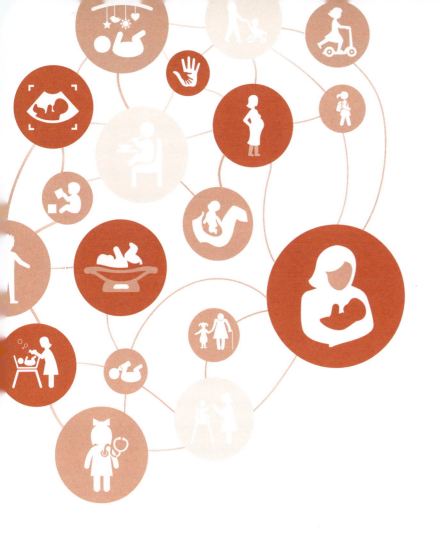

# Doenças dos Rins e das Vias Urinárias

**Parte 13**

| | |
|---|---|
| Capítulo 84 | Bacteriúria Assintomática, 257 |
| Capítulo 85 | Diabetes Insípido, 258 |
| Capítulo 86 | Disfunção do Trato Urinário Inferior, 260 |
| Capítulo 87 | Doença Renal Crônica, 262 |
| Capítulo 88 | Enurese Noturna, 263 |
| Capítulo 89 | Glomerulonefrite Difusa Aguda, 265 |
| Capítulo 90 | Hematúria, 266 |
| Capítulo 91 | Hipertensão Arterial, 269 |
| Capítulo 92 | Infecção do Trato Urinário, 278 |
| Capítulo 93 | Nefrolitíase, 281 |
| Capítulo 94 | Síndrome Nefrótica, 282 |

# 84 Bacteriúria Assintomática

CID-10: N39

*Maria Cristina de Andrade • Ana Lúcia Santos Abreu*

## Introdução

Bacteriúria assintomática caracteriza-se por crescimento significativo de um único microrganismo (> 100.000 UFC/mℓ) na urina sem sintomas associados, sem piúria. Ocorre em 1% das meninas, 2% das gestantes e 20% de homens e mulheres acima de 70 anos de idade.

*Escherichia coli* é o microrganismo mais comumente isolado de pacientes com bacteriúria assintomática.

Também ocorre em pacientes com bexiga neurogênica, particularmente nos que fazem cateterismo intermitente limpo.

## Causas

Não existe uma causa conhecida. Algumas crianças apresentam colonização do sistema urinário por bactérias de baixa virulência que não são capazes de causar dano renal.

A bacteriúria assintomática pode estar associada a:

- Atividade sexual
- Diabetes melito em mulheres
- Distúrbio miccional
- Uso de cateteres vesicais.

## Diagnóstico diferencial

Contaminação externa levando a um resultado falso-positivo e infecção do sistema urinário em crianças oligossintomáticas.

## Exames complementares

O diagnóstico da bacteriúria assintomática é feito por meio de cultura de urina coletada com técnica asséptica. Uma amostra coletada do jato médio da micção é considerada positiva para bacteriúria assintomática quando crescem pelo menos 100.000 unidades formadoras de colônias ($10^5$ UFC/mℓ) em duas amostras consecutivas.

## Tratamento

A Infectious Disease Society of America recentemente revisou este tema e propagou as seguintes informações:

- O *screening* e o tratamento não são recomendados, exceto para gestantes e pacientes que serão submetidos a procedimentos urológicos invasivos
- Adolescentes gestantes devem fazer pelo menos um *screening* no início da gestação e, se positivo, deverão ser tratadas com antibioticoterapia. Essas pacientes com bacteriúria assintomática apresentam risco aumentado de várias complicações na gravidez, como parto prematuro e recém-nascido de baixo peso. Além disso, a bacteriúria assintomática cursa com um risco de 20 a 30% de ocorrência de pielonefrite aguda, reduzido para 1 a 4% mediante seu tratamento
- A duração do tratamento deve ser de 3 a 7 dias, com antibióticos habituais, tais como axetilcefuroxima na dose de 500 mg/dia durante 5 dias. Cultura de urina é indicada para controle de cura
- Pacientes que realizarão procedimentos urológicos invasivos devem fazer *screening* antes do procedimento e, em caso de urocultura positiva, deverão ser tratados por curto período com antibiótico antes do procedimento. A antibioticoterapia deverá ser mantida somente se permanecerem com sondagem vesical de demora
- Nas crianças, a bacteriúria assintomática não deve ser tratada
- Antibioticoterapia não deve ser utilizada para erradicar as bactérias, com exceção das gestantes, antes de procedimentos urológicos.

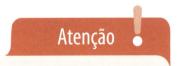

Realizar o tratamento da bacteriúria assintomática antes de procedimentos urológicos.

## Bibliografia

Fitzgerald A, Mori R, Lakhanpaul M. Interventions for covert bacteriuria in children. Cochrane Database Syst Rev. 2012; 2:CD006943.

Saadeh AS, Mattoo TK. Managing urinary tract infections. Pediatric Nephrol. 2011; 26:1967-76.

Schollum J. Lower and upper urinary tract infection in adults. In: Barrat J, Harris K, Topham P (eds.). Oxford desk reference nephrology. Oxford: Oxford University Press; 2009. pp. 244-51.

Stein R, Dogan HS, Hoebeke P et al. Urinary tract infections in children: EUA/ESPU Guidelines. European Urology. 2015; 67:546-58.

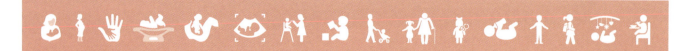

# 85 Diabetes Insípido

CID-10: E23.2

*Maysa Martins Carvalho • Patrícia Marques Fortes*

## Introdução

O diabetes insípido (DI) é uma doença rara, que acomete ambos os sexos e que classicamente se manifesta por polidipsia e poliúria, secundária à deficiência na produção de vasopressina ou hormônio antidiurético pela hipófise posterior (central) ou por resistência à ação desse hormônio nos rins (nefrogênico).

## Formas clínicas e causas

O diabetes insípido central (DIC) é a forma mais comum de DI, e sua etiologia pode ser genética (primária) ou adquirida (secundária), o mesmo podendo ocorrer com o diabetes insípido nefrogênico (DIN) (Quadro 85.1).

**Quadro 85.1** Formas de diabetes insípido e suas causas.

| Diabetes insípido central | Diabetes insípido nefrogênico |
|---|---|
| **Etiologia adquirida** | |
| • Neoplasia (craniofaringioma, germinoma, meningioma, tumor de hipófise) <br> • Vascular (hemorragia cerebral, lesão intra-hipotalâmica, aneurisma, infarto) <br> • Traumatismo <br> • Infecções (meningites, encefalites) <br> • Doenças inflamatórias e/ou autoimunes <br> • Intoxicações (álcool, veneno de cobra, difenil-hidantoína) <br> • Idiopática <br> • Outros (doenças degenerativas, hidrocefalia, cistos cerebrais) | • Induzido por fármacos (lítio, foscarnete, clozapina, anfotericina, meticilina e rifampicina) <br> • Lesões infiltrativas (sarcoidose, mieloma múltiplo, amiloidose) <br> • Vascular (anemia falciforme) <br> • Desequilíbrio eletrolítico (hipercalcemia e hipopotassemia) |
| **Etiologia genética** | |
| • Mutações autossômicas dominantes <br> • Mutações no gene *AVP-NPII* <br> • Mutações autossômicas recessivas <br> • Síndrome de Wolfram <br> • Mutação recessiva ligada ao X <br> • Idiopática | • Mutações autossômicas recessivas <br> • Mutações em *AQP2* <br> • Mutação recessiva ligada ao X <br> • Mutações em *V2R* |

## Manifestações clínicas

Os sintomas clássicos e de maior exuberância são a poliúria e a polidipsia intensa. Poliúria é definida por débito urinário maior que 150 m$\ell$/kg/dia em neonatos, 100 a 110 m$\ell$/kg/dia em crianças até 2 anos, 40 a 50 m$\ell$/kg/dia em crianças pré-escolares e escolares, e 2 $\ell$/m$^2$/dia em adultos.

Muitas vezes os sintomas iniciais são inespecíficos, dificultando a suspeita diagnóstica, como hipertermia intermitente, cefaleia, irritabilidade, choro inconsolável, constipação intestinal, incontinência urinária, desidratação frequente e surgimento de enurese após controle esfincteriano completo.

Para a maioria dos pacientes, a deficiência no ganho ponderal já se manifesta desde os primeiros meses de vida, devido à limitação da ingestão de líquidos calóricos e alimentos sólidos pelo excesso de ingestão de água.

Quando existe essa suspeita diagnóstica, deve ser feita anamnese detalhada, contendo a quantificação da ingesta hídrica e do débito urinário em 24 h, características do sono, padrão miccional (urgência ou incontinência), noctúria ou enurese, febre sem infecção aparente, internações prévias por desidratação, antecedentes neonatais, antecedentes patológicos e nutricionais. Ao exame físico, deve ser avaliado quanto a estado de hidratação, estado nutricional e evidências físicas de disfunção neurológica ou de deficiências hormonais hipofisárias.

## Diagnósticos diferenciais

- Diabetes melito
- DI central completo
- DI nefrogênico completo
- DI central parcial
- DI nefrogênico parcial
- Polidipsia primária.

## Diagnóstico e exames complementares

Os exames laboratoriais a serem solicitados como forma de triagem são osmolalidade sérica e urinária, sódio, potássio, glicemia, cálcio, ureia, creatinina e EAS ou urina I.

Porém, para o diagnóstico confirmatório, realiza-se o *teste de restrição hídrica* (Figura 85.1) associado ao teste da

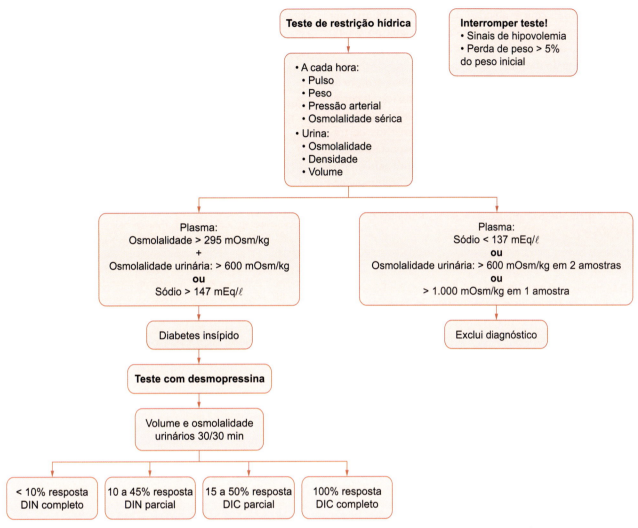

**Figura 85.1** Testes de restrição hídrica e com desmopressina. DIC: diabetes insípido central; DIN: diabetes insípido nefrogênico.

vasopressina, este devendo ser executado em ambiente hospitalar, onde a criança ficará sem receber líquidos durante o teste. Tem duração máxima de 6 h para crianças com menos de 6 meses, de 8 h para crianças entre 6 meses e 2 anos e de 12 h para crianças com mais de 2 anos; não há limite de tempo para adolescentes e adultos. Deve ser interrompido caso haja sinais de hipovolemia e perda de peso superior a 5% do peso ao início do teste. Quando o DIC é confirmado, deve ser feita uma investigação da causa-base e da possibilidade de deficiência de outro eixo associada, por meio de ressonância magnética de hipófise e dosagens de hormônios hipofisários.

## Tratamento

### Diabetes insípido central

O tratamento é baseado no controle da ingestão hídrica em aproximadamente 3 ℓ/m²/dia e uso de análogos da vasopressina, como a desmopressina, com dose e frequência adequadas a cada indivíduo para produzir um débito urinário suficiente para manter o sódio sérico normal. Tem como doses iniciais 1 a 2 µg/kg/dia via intranasal ou 0,01 µg/kg/dia por via subcutânea. A desmopressina intravenosa deve ser administrada apenas em ambiente de terapia intensiva devido à necessidade de ajuste fino e contínuo da dose.

São tratados os indivíduos com poliúria e osmolaridade urinária acima de 600 mOsm/kg que apresentarem resposta à administração de desmopressina em mais de 15%.

### Diabetes insípido nefrogênico

O tratamento inicial é feito com uma dieta com baixo teor de sódio e diuréticos tiazídicos, em doses iniciais de 1 a 3 mg/kg/dia para a hidroclorotiazida. O uso de diuréticos tiazídicos pode ou não estar associado à amilorida (0,3 mg/kg/dia) ou aos anti-inflamatórios não esteroides (p. ex., indometacina

1 a 2 mg/kg/dia), com o objetivo de reduzir a poliúria por aumento paradoxal de reabsorção de sal e água no túbulo proximal e, no caso da amilorida, reduzir o efeito colateral de hipopotassemia do tiazídico.

O tratamento do DIN secundário baseia-se na correção da causa, como suspensão de medicações nefrotóxicas, e correção da hipercalcemia, hipopotassemia ou obstrução ureteral.

Perspectivas futuras mostram novas alternativas de tratamento com agentes capazes de ativar transportadores de água independente da vasopressina, como sildenafila, erlotinibe, sinvastatina, clopidogrel e metformina. A terapia genética é uma perspectiva de futuro com grandes chances de cura por meio de manipulações de genes mutados do *RVP2* ou *AQP2*.

### Desidratação hipernatrêmica

O tratamento da desidratação hipernatrêmica no DI tem por objetivo repor a água livre perdida através da urina pouco concentrada, restabelecendo a hidratação do paciente sem, no entanto, piorar a hipernatremia por reposição de sódio desnecessária. Devido a esse fato, soluções de cloreto de sódio são pouco empregadas, dando lugar ao soro glicosado 5% em infusões intravenosas em volume suficiente para compensar as perdas urinárias e promover queda gradual do sódio plasmático (< 0,5 mmol/ℓ/h), reduzindo assim o risco de edema cerebral e supressão do mecanismo da sede. Se a via oral estiver patente, realizar a reidratação oral em paralelo.

### Complicações

O estresse hiperosmolar de episódios repetidos de desidratação hipernatrêmica pode levar a lesão cerebral com comprometimento do desenvolvimento mental a longo prazo e até calcificações intracranianas por acometimento da vasculatura.

Em pacientes que mantêm alta ingestão de líquidos associada a pouca frequência miccional, existe o risco de uropatia dilatada, como hidronefrose e hidroureter, com possibilidade de evolução para doença renal em estágio final.

### Bibliografia

Bockenhauer D, Bichet DG. Pathophysiology, diagnosis and management of nephrogenic diabetes insipidus. Nat Rev Nephrol. 2015; 11: 576-88.

Dabrowski E, Kadakia R, Zimmerman D. Diabetes insipidus in infants and children. Best Pract Res Clin Endocrinol Metab. 2016; 30(2):317-28.

Dora JM, Mello RCR, Ferreira MAP et al. protocolo clínico e diretrizes terapêuticas: diabete insípido. Ministério da Saúde. Disponível em: portalarquivos.saude.gov.br/images/pdf/2014/abril/02/pcdt-diabete-insipido-livro-2013.pdf. Acesso em: 20/09/17.

Naves LA, Vilar L, Costa ACF et al. Distúrbios na secreção e ação do hormônio antidiurético. Arq Bras Endocrinol Metab. 2003; 47(4): 467-81.

Sands JM, Klein JD. Physiological insights into novel therapies for nephrogenic diabetes insipidus. Am J Physiol Renal Physiol. 2016; 311(6):1149-52.

Sreedharan R, Avner ED. Nephrogenic diabetes insipidus. In: Kliegman RM, Stanton BF, St. Geme JW et al. (Eds.). Nelson textbook of pediatrics. 20. ed. Philadelphia: Elsevier Saunders; 2016. pp. 2532-3.

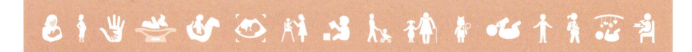

# 86 Disfunção do Trato Urinário Inferior

CID-10: N31

*Patrícia Marques Fortes*

## Introdução

É o termo usado para descrever a incoordenação vesicoesfincteriana em indivíduos que já adquiriram controle urinário ou que nunca o tiveram apesar de já terem idade para isso. Estima-se que a taxa de prevalência seja de 15% (variando de 2 a 25%) e que se caracterize por anormalidades relacionadas às fases de enchimento e esvaziamento vesical, na presença ou ausência de doença neurológica.

## Causas

As causas podem ser anatômicas (epispadia/hipospadia, extrofia vesical, presença de cloaca, ureter ectópico, ureterocele), neurológicas (mielodisplasias, lesão de medula espinal, agenesia/disgenesia sacral, tumores, mielite transversa) ou não associada a nenhuma das anteriores (enurese monossintomática, síndrome da disfunção das eliminações, hiperatividade idiopática do detrusor, incontinência de estresse, bexiga "preguiçosa" ou hipotônica, incoordenação esfíncter-detrusor).

## Manifestações clínicas

As manifestações geralmente são percebidas pelos pais em crianças ≥ 6 anos de idade (período em que a maioria já adquiriu controle urinário), entretanto não quer dizer que os problemas não existam em idades mais precoces. As principais queixas são: incontinência urinária, perda ou urgência miccional, infecção urinária recorrente, esforço miccional, retenção urinária, dor suprapúbica, obstipação intestinal, disúria, posição corporal de contenção, gotejamento urinário, sensação de esvaziamento vesical incompleto, hesitação e adiamento miccional.

## Diagnóstico diferencial

Por vezes as manifestações clínicas ou as queixas relacionadas a essa disfunção são secundárias a outros problemas, não localizadas propriamente nas vias urinárias inferiores. A anamnese é uma importante ferramenta na identificação de condições que se manifestam como disfunção tais como diabetes melito, diabetes insípido, uso de drogas, abuso sexual ou psicológico, obstipação intestinal crônica, transtorno do sono, síndrome de hiperatividade com ou sem déficit de atenção, epilepsia e poliúria psicogênica.

## Exames complementares

A avaliação deve começar com o diário miccional, que é o registro da ingestão hídrica, volume e frequência das perdas urinárias em um período de 24 a 48 h, associado à descrição dos hábitos intestinais por 1 semana, cujo objetivo é avaliar o estado de hidratação e o ritmo intestinal da criança. Exames complementares iniciais devem ser urina I, urocultura com antibiograma, osmolaridade sérica e urinária, função renal, ultrassonografia (US) de rins e vias urinárias com avaliação da dinâmica urinária, urofluxometria (caracteriza as ondas de fluxo urinário em contínuo ou *staccato* e que, se associado a US ou eletromiografia dos músculos do assoalho pélvico, facilita o diagnóstico de incoordenação vesicoesfincteriana), radiografia ou tomografia de coluna lombossacra e até ressonância magnética na elucidação de malformações ósseas e neurológicas. Os exames invasivos como uretrocistografia miccional e estudo urodinâmico devem ser limitados a casos especiais, em que se observaram previamente espessamento da parede vesical, dilatação pielocalicial, divertículo ou falta de evidências de doenças neurológicas.

## Tratamento

O tratamento deve ser individualizado, de acordo com a idade e a causa da disfunção, visto que os fatores envolvidos podem ser transitórios e relacionados desde as alterações psicossomáticas até malformações anatômicas e alterações neurológicas. Assim a terapia pode ser: (1) comportamental – reeducação do uso do banheiro com micções em horários programados (a cada 3 h), postura adequada para o uso do sanitário com apoio dos pés para melhora da prensa abdominal, controle da ingestão hídrica, tratamento da obstipação intestinal crônica, alarme sonoro disparado com a micção; (2) *biofeedback* – retreinamento do assoalho pélvico orientado pela eletromiografia visando reeducar a musculatura a contrair e relaxar nas fases adequadas da micção; porém, tem o inconveniente de necessitar do entendimento da criança e várias sessões de treinamento; (3) medicamentosa – bloqueadores alfa-adrenérgicos (relaxam o colo vesical e a uretra); toxina botulínica A e anticolinérgico (relaxam o detrusor); antidepressivo tricíclico no controle da ansiedade; desmopressina no controle da poliúria; (4) cateterismo intermitente e cirurgia – são reservados às situações de risco funcional ao trato urinário superior tais como refluxo vesicoureteral, bexiga neurogênica, quadros obstrutivos e malformações.

A pressão psicológica e as medidas punitivas são atitudes que não contribuem na melhora do quadro; ao contrário, podem retardar e até piorar a incontinência urinária de causas comportamentais e psicossomáticas. O tratamento medicamentoso não deve ser iniciado até que seja realizada a investigação adequada das principais causas das DTUI e sejam instituídas medidas comportamentais.

O *biofeedback* e a fisioterapia do assoalho pélvico são as medidas mais promissoras para crianças sem lesão neurológica, porém ainda são pouco acessíveis, têm alto custo, demandam tempo e necessitam do entendimento e da colaboração da criança.

## Bibliografia

Maternik M, Krzeminska A, Zurowska A. The management of childhood urinary incontinence. Pediatr Nephrol. 2015; 30:41-50.

Mitchell ME, Balcom AH. Bladder dysfunction in children. In: Avner ED, Harmon WE, Niaudet P et al. Pediatric nephrology. 6. ed. Heidelberg: Springer; 2009. pp. 1379-403.

Nevéus T, von Gontard A, Hoebeke P et al. The standardization of terminology of lower urinary tract function in children and adolescents: report from the standardisation Committee of the International Children's Continence Society. J Urol. 2006; 176:314-24.

Vasconcelos MMA, Lima EM, Vaz GB et al. Disfunção do trato urinário inferior – um diagnóstico comum da prática pediátrica. J Bras Nefrol. 2013; 35(1):57-64.

## Exames complementares

- Urina tipo I
- $C_3$
- Proteinúria de 24 h
- Ureia e creatinina
- Eletroforese de proteínas.

## Tratamento

- Repouso relativo enquanto durar a hipertensão arterial e a sobrecarga de volume
- Restrição de líquidos (perdas insensíveis: 20 m$\ell$/kg/dia ou 400 m$\ell$/m$^2$ de superfície corpórea/dia para crianças > 20 kg + diurese do dia anterior menos o percentual de peso a ser perdido – 10%)
- Restrição de sódio da dieta
- Diuréticos: nos casos de hipertensão arterial e congestão circulatória, furosemida em dose de 2 a 6 mg/kg/dia
- Hipertensão arterial: apenas nos casos de hipertensão não controlada com as medidas anteriores, hipertensão grave (50% acima do percentil 95) ou que apresente sintomas
  - Nifedipino 0,25 a 0,5 mg/kg por via oral (efeito dura 4 a 6 h; monitorar pressão arterial e manter se não houver melhora da hipervolemia)
  - Nitroprussiato de sódio 0,5 a 8 µg/kg/min nos casos de emergência hipertensiva ou edema agudo de pulmão
- Peso diário
- Internação: emergência hipertensiva e insuficiência cardíaca congestiva.

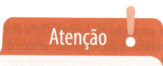

Deve-se evitar uso de diuréticos poupadores de potássio (levam a retenção de potássio) e hidroclorotiazida (são pouco efetivos).
A epidemiologia tem mudado. A epidemia mais recente foi provocada pelo *Streptococcus zooepidemicus* e associada ao consumo de leite não pasteurizado.

## Bibliografia

Cole BR, Salinas-Madrigal L. Acute proliferative glomerulonephritis and a crescentic glomerulonephritis. In: Avner ED, Harmon WE, Niaudet P et al. (Eds.). Pediatric Nephrology. 6. ed. Baltimore: Williams & Wilkins; 2009.

Radhakrishnan J, Cattran DC. The KDIGO practice guideline on glomerulonephritis: reading between the (guide)lines – application to the individual patient. Kidney Int. 2012; 82(8):840-56.

Vinen CS, Oliveira DBG. Acute glomerulonephritis. Postgrad Med J. 2003; 79(930):206-13; quiz 212-3.

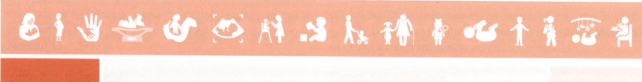

# 90 Hematúria

CID-10: R31

*Annelyse de Araujo Pereira • Patrícia dos Santos Oliveira • Patrícia Marques Fortes*

## Introdução

A hematúria é a presença de hemácias na amostra de urina, recém-eliminada, em quantidade > 5 hemácias por campo de maior aumento (40×) ou ≥ 10.000 hemácias/m$\ell$.

Cerca de 1 m$\ell$ de sangue em 1.000 m$\ell$ de urina já é suficiente para tornar a urina rósea ou discretamente avermelhada, porém vale lembrar que nem toda alteração na coloração da urina é decorrente de hemácias. Corantes alimentícios, pigmentos biliares, mioglobina, hemoglobina, fármacos, alimentos e uratos são algumas das substâncias que podem alterar a coloração da urina de vermelho a marrom.

Hematúria é, na maioria das vezes, um achado laboratorial em exames de urina na rotina pediátrica. Com uma incidência em torno de 3 a 6%, se considerada apenas uma amostra de urina, esse número cai para cerca de 0,5 a 1% quando exames subsequentes são realizados com intervalos de tempo entre 2 e 3 semanas. Mesmo assim, sempre que adequadamente confirmada, a hematúria deve ser investigada, pois sua manifestação serve como alerta para doenças renais e/ou sistêmicas.

## Classificação

A classificação da hematúria pode basear-se em:

- Quantidade de hemácias encontradas no exame de urina: *microscópica* (> 5 hemácias/por campo de maior aumento ou ≥ 10.000 hemácias/m$\ell$) e *macroscópica* (o suficiente para ser vista a "olho nu")
- Sintomatologia: *assintomática*, quando na maioria das vezes trata-se de um achado ocasional ao exame de urina, e *sintomática*, quando vem acompanhada de queixas específicas do sistema geniturinário (disúria, polaciúria, tenesmo vesical, urgência/incontinência urinária) ou não específicas (febre, mal-estar, perda de peso, náuseas, vômitos, erupção cutânea, exantema malar, artrite e/ou artralgia, edema, hipertensão arterial e dor abdominal)
- Tempo de duração: *intermitente*, quando não é encontrada em todos os exames de urina, e *contínua ou persistente*, quando, mesmo não sendo vista a "olho nu", é encontrada em todo exame de triagem.

## Causas

As hemácias encontradas na urina podem ser de origem renal (glomérulos, túbulos renais e interstício) ou extrarrenal (sistema coletor, ureteres, bexiga e uretra). Com base no local de onde as hemácias se originam, as causas de hematúria são divididas em *glomerulares* e *não glomerulares* (Quadro 90.1).

**Quadro 90.1** Causas de hematúria micro ou macroscópica quanto à origem.

| Glomerulares | Não glomerulares |
|---|---|
| • Hematúria esporádica ou familiar benigna | • Infecção do sistema urinário |
| • Glomerulonefrite pós-infecciosa aguda | • Litíase renal |
| • Nefropatia por IgA | • Distúrbios metabólicos |
| • Glomerulosclerose segmentar e focal | • Anormalidades anatômicas |
| • Glomerulonefrite membranosa | • Febre |
| • Glomerulonefrite membranoproliferativa | • Desidratação |
| • Lúpus eritematoso sistêmico | • Cistite hemorrágica |
| • Púrpura de Henoch-Schönlein | • Corpo estranho na uretra ou bexiga |
| • Síndrome hemolítico-urêmica | • Tumores |
| • Doença da membrana fina (hematúria benigna familiar) | • Traumatismos |
| • Síndrome de Alport | • Uso de medicações (AINEs, anticoagulante, ciclofosfamida) |
| • Infecção urinária/Pielonefrite | • Hemangiomas |
| • Vasculites | • Doença renal cística |
| • Doenças císticas renais | • Menstruação |
| | • Atividade física extenuante |
| | • TB renal |
| | • Doença falciforme |

## Diagnóstico

Como toda investigação diagnóstica, deve iniciar-se com uma anamnese bem feita e exame físico detalhado.

A história da doença atual com as características da urina, a evolução dos episódios de hematúria, os antecedentes pessoais e familiares detalhados (principalmente no que se refere aos casos de doenças renais e hematúria em parentes próximos), os hábitos alimentares, o uso de medicações e a ocorrência recente de traumatismo abdominal ou genital são de suma importância. A caracterização dos sintomas associados à hematúria, como dor, diarreia (com ou sem sangue), lesões de pele, edema, volume urinário, polaciúria, artrite e/ou artralgia, auxilia na triagem diagnóstica e serve de pista importante para o diagnóstico.

O exame físico completo é essencial na investigação da hematúria. As medidas de peso e estatura devem ser plotadas em curvas específicas para sexo e idade da criança, em busca de déficit pôndero-estatural; a aferição da pressão arterial deve ser feita com técnica adequada, e os valores devem ser colocados nos percentis adequados a sexo/idade/percentil de estatura; sinais como palidez, manchas e/ou lesões de pele, edema, punhopercussão positiva na região lombar, descompressão abdominal dolorosa e massa abdominal devem ser cuidadosamente pesquisados; a avaliação da genitália não pode ser negligenciada, uma vez que a ectoscopia pode sugerir malformação do sistema urinário, infecções externas, sinais de abuso sexual e doenças sexualmente transmitidas.

## Exames complementares

Confirmando-se a hematúria por meio da realização de pelo menos dois exames consecutivos em amostra de urina "fresca", com intervalo mínimo de 2 a 3 semanas entre eles, os exames iniciais para investigação da hematúria devem levar em conta os dados relevantes na anamnese e no exame físico, e as causas mais comuns de hematúria. Os principais exames estão listados no Quadro 90.2.

Os exames devem ser realizados em etapas, começando por aqueles cujas pistas obtidas na anamnese e no exame físico direcionem o raciocínio clínico para o diagnóstico. Os elementos anormais no sedimento urinário (EAS), a urocultura, o hemograma, a ureia, a creatinina e a ultrassonografia de rins e vias urinárias são a primeira linha para a maioria dos pacientes. A depender dos resultados iniciais, são solicitados em uma segunda etapa: dosagem de eletrólitos séricos e na urina de 24 h, eletroforese de proteínas, coagulograma, dosagem de IgA sérica, perfil lipídico, eletroforese de hemoglobina, fator antinuclear (FAN), complemento, uretrocistografia miccional retrógrada, tomografia computadorizada de rins e vias urinárias, urografia excretora, audiometria (síndrome de Alport) e exame oftalmológico (síndrome de Alport).

Quadro 90.2 Exames complementares na investigação de hematúria.

**Sangue**
- Ureia
- Creatinina
- Hemograma
- Eletrólitos séricos
- Eletroforese de hemoglobinas
- Coagulograma
- Complementos – C3, C4 e CH50
- FAN
- ANCA (p ou c)

**Urina**
- EAS ou urina I
- Urocultura
- Dismorfismo eritrocitário
- Ca/Cr em amostra isolada de urina
- Dosagem de eletrólitos em amostra de urina ou em 24 h: cálcio, oxalato, ácido úrico, potássio, sódio, citrato urinário, proteína, creatinina
- Pesquisa de cistina urinária

**Imagens**
- Radiografia simples de abdome
- US de rins e vias urinárias
- TC de rins e vias urinárias
- Uretrocistografia miccional retrógrada
- Urografia excretora
- Doppler das artérias renais
- Arteriografia renal
- Biopsia renal

FAN: fator antinuclear; ANCA: anticorpos anticitoplasma de neutrófilo; EAS: elementos anormais no sedimento urinário; Ca/Cr: cálcio/creatinina; US: ultrassonografia; TC: tomografia computadorizada.

Os exames invasivos como cistoscopia, arteriografia e biopsia renal deverão ser indicados em situações bem específicas e geralmente após avaliação do nefrologista pediátrico e/ou do urologista.

## Diagnóstico diferencial

A coloração anormal da urina nem sempre se deve às hemácias na urina, como dito anteriormente. Muitas outras substâncias podem alterar a coloração da urina, portanto o termo colúria deve ser utilizado até que se confirme que a coloração da urina seja realmente secundária a sangue.

Os diagnósticos diferenciais de hematúria são:

- Hemólise
- Rabdomiólise
- Pigmentos biliares
- Distúrbios metabólicos musculares
- Uratos
- Alimentos
- Corantes
- Medicações.

## Tratamento

Como todo tratamento, o da hematúria deve visar à causa. Entretanto, mesmo antes de identificada a causa, medidas simples, como incentivar a criança a beber água com frequência, reduzir a ingestão de sal (p. ex., tirar o refrigerante, salgadinhos, alimentos processados) e combater a obesidade, muitas vezes são suficientes para o desaparecimento da hematúria.

## Evolução e prognóstico

A maioria dos casos de hematúria são isolados e benignos, com um prognóstico favorável. Porém, paciente com hematúrias micro ou macroscópicas acompanhadas de proteinúria, hipertensão arterial, alteração da função renal, massa abdominal, história familiar de doença renal crônica, surdez e quadros obstrutivos devem ser internados ou encaminhados para avaliação do nefrologista pediátrico e/ou urologista.

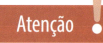

- Hematúria não é uma doença, mas pode ser um sinal de doenças de origem renal ou não
- O diagnóstico é feito após confirmação de hematúria em dois exames de urina consecutivos, com intervalos de 2 a 3 semanas entre eles
- A maioria dos casos são isolados e benignos
- Pacientes com hematúria associada a hipertensão arterial, edema, alteração de função renal, diminuição de complemento, massa abdominal e história familiar de doença renal crônica devem ser encaminhados ao nefrologista pediátrico.

## Bibliografia

Ashraf M, Parray NA, Malla RA et al. Hematuria in children. Int J Clin Pediatr. 2013; 2(2):51-60.

Brown DD, Reidy KJ. Approach to the child with hematuria. Pediatr Clin North Am. 2019; 66(1):15-30.

Massengill SF. Hematuria. Pediatr Rev. 2008; 29(10):342-8.

Meyers KEC. Evaluation of hematuria in children. Urol Clin North Am. 2004; 31(3):559-73, x.

Pade KH, Liu DR, Avner JR et al. An evidence-based approach to the management of hematuria in children in the emergency department. Pediatr Emerg Med Pract. 2014; 11(9):1-13; quiz 14.

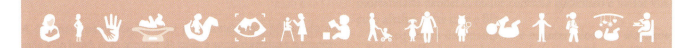

# 91 Hipertensão Arterial

CID-10: I10

*Thaynara Leonel Bueno • Patricia Marques Fortes • Bárbara Pimenta Novais Máximo*

## Introdução

Estima-se que a hipertensão arterial (HA) na infância tenha uma prevalência em torno de 2 a 5%, porém é bem provável que esses valores sejam subestimados devido às dificuldades na técnica de aferição e ambiente adequados para realização do exame.

Segundo a American Academy of Pediatrics, todas as crianças ≥ 3 anos de idade devem ter sua pressão arterial (PA) aferida durante a consulta pediátrica de rotina, enquanto nas crianças < 3 anos a aferição de ser feita sempre que apresentarem história de prematuridade, baixo peso ao nascer, complicações neonatais que necessitem de cuidados intensivos, cardiopatias congênitas, infecções urinárias de repetição, hematúria e/ou proteinúria, malformações do sistema geniturinário, aumento da pressão intracraniana, síndromes genéticas e doenças sistêmicas.

## Conceito

Considera-se PA elevada acima de percentil 90 e para maiores de 13 anos acima de 120 × 80 mmHg (Quadro 91.1).

**Quadro 91.1** Classificação da pressão arterial de acordo com a faixa etária.

| Crianças de 1 a 13 anos de idade | Crianças com idade ≥ 13 anos |
|---|---|
| Normotensão: PA < P90 para sexo, idade e altura | Normotensão: PA < 120/<80 mmHg |
| Pressão arterial elevada: PA ≥P90 e < P95 para sexo, idade e altura ou PA 120/80 mmHg mas < P95 (o que for menor) | Pressão arterial elevada: PA 120/<80 mmHg a 129/<80 mmHg |
| Hipertensão estágio 1: PA ≥ P95 para sexo, idade e altura até < P95 + 12 mmHg ou PA entre 130/80 o até 139/89 (o que for menor) | Hipertensão estágio 1: PA 130/80 ou até 139/89 |
| Hipertensão estágio 2: PA ≥ P95 + 12mmHg para sexo idade ou altura ou PA ≥ entre 140/90 (o que for menor) | Hipertensão estágio 2: PA ≥ entre 140/90 |

Adaptado de Flynn et al., 2017.

## Etiologia

Na infância, a HA pode ser de etiologia primária ou secundária. A hipertensão primária ou essencial geralmente é caracterizada por níveis pressóricos não muito elevados (pré-hipertensão ou estágio 1), podendo estar associada aos hábitos de vida, nutricionais e familiares. Já a hipertensão secundária caracteriza-se por níveis pressóricos persistentemente elevados (estágio 1 ou estágio 2) e está associada a comorbidades que comprometem especialmente os sistemas cardiovascular, endócrino e renal (Quadro 91.2).

## Manifestações clínicas

É importante lembrar que, assim como nos adultos, a HA na infância pode ser uma doença silenciosa e de manifestações clínicas inespecíficas (Quadro 91.3). Assim, a aferição da PA deve fazer parte da rotina do exame físico pediátrico, mesmo em crianças que se apresentem sem queixas ou que tenham o exame físico aparentemente normal.

## Diagnóstico

Uma boa anamnese é essencial para o diagnóstico. Na anamnese, o detalhamento da doença atual, a investigação dos

**Quadro 91.2** Principais etiologias da hipertensão arterial na infância de acordo com a faixa etária.

**Neonatal**
Trombose de artéria ou veia renal, estenose de artéria renal, anormalidades congênitas renais, coarctação de aorta, broncodisplasia pulmonar, tumor, consumo de cafeína

**1 mês a 6 anos**
Coarctação de aorta, doenças renovasculares, doenças do parênquima renal, doença policística renal, causas endócrinas, tumor, obesidade

**6 a 12 anos**
Doença do parênquima renal, doenças renovasculares, doença policística renal, hipertensão essencial, causas endócrinas, obesidade, tumor, iatrogênicas

**12 a 18 anos**
Hipertensão essencial, iatrogênicas, doença do parênquima renal, estenose de artéria renal, causas endócrinas, obesidade, uso de drogas lícitas ou não

Fonte: Patel et al., 2012.

**Quadro 91.3** Manifestações clínicas que podem associar a hipertensão arterial a uma doença de base.

|  | Achados | Possível etiologia |
| --- | --- | --- |
| Sinais vitais | Taquicardia, perda de peso, irritabilidade | Hipertireoidismo, feocromocitoma, neuroblastoma |
|  | Divergência de pressão arterial nos membros | Coarctação de aorta |
| Peso, altura | Retardo no crescimento, obesidade | Doença renal crônica, hipertensão primária |
| Face, pescoço | Face de lua cheia, giba, face sindrômica, palpação da tireoide | Síndrome de Cushing, resistência insulínica, síndromes de Turner e de Williams, hipertireoidismo |
| Pele | Rubor, acne, estrias, hirsutismo, Intolerância ao calor, manchas café com leite, *rash* malar | Feocromocitoma, síndrome de Cushing, abuso de esteroide, neurofibromatose, lúpus eritematoso sistêmico |
| Tórax | Acantose *nigricans*, sopro cardíaco, íctus hiperdinâmico | Diabetes melito tipo 2, coarctação de aorta, hipertrofia ventricular esquerda, hipertensão crônica |
| Abdome | Massas palpáveis | Tumor de Wilms, neuroblastoma, feocromocitoma, rins policísticos |
|  | Sopro abdominal | Estenose de artéria renal |
| Genitália | Ambígua, virilização | Hiperplasia de suprarrenal |
| Extremidades | Edema articular, artrite, fraqueza muscular | Lúpus, colagenoses, vasculites, hiperaldosteronismo, síndrome de Liddle |

antecedentes pessoais (sintomatológico, neonatal, patológico, alimentar e de atividade física) e familiares (obesidade, hipertensão arterial, doença renal, acidente vascular cerebral, doenças genéticas, endocrinopatias) e o questionamento acerca do uso de fármacos (vasoconstritor nasal ou oral, corticosteroide, anticoncepcional) ou outras drogas (álcool, maconha, *crack*) contribuem significativamente para triagem dos principais fatores etiológicos.

O exame físico deve ser cuidadoso, começando por uma inspeção minuciosa da pele em busca de cicatrizes, manchas, petéquias, púrpuras e/ou *rash* malar, hirsutismo e nódulos. Deve-se realizar a palpação de todos os pulsos periféricos, abdome (massas, calcificações, nódulos) e pescoço (tireoide). A ausculta deve se ater à ocorrência de arritmias cardíacas, sopros, inclusive abdominal, frequências cardíaca e respiratória. A visualização da genitália em busca de malformações, ambiguidade e maturação sexual não pode deixar de ser realizada. Peso, estatura, índice de massa corporal (IMC) e pressão arterial devem ser checados e anotados com seus respectivos percentis e escore z.

### Técnica de aferição da pressão arterial

A criança deve estar tranquila, no colo da mãe e/ou sentada, sem que as pernas estejam dobradas ou cruzadas, mantida em repouso por 5 a 10 minutos, e o braço direito deve estar estendido na altura do coração. O manguito deve ser colocado cerca de 2 a 3 cm acima da fossa antecubital, centralizando a bolsa de borracha sobre a artéria braquial (Figura 91.1). A largura da bolsa de borracha (Quadro 91.4) do manguito deve corresponder a 40% da circunferência do braço, e seu comprimento deve envolver 80 a 100% do braço. A escolha inadequada do manguito é o principal erro na medida de pressão arterial na infância; se nenhum manguito tiver o tamanho adequado, deve-se selecionar o maior, para evitar superestimar a PA. Insufla-se o manguito até 30 mmHg acima do desaparecimento do pulso radial e se esvazia lentamente. Na ausculta dos ruídos de Korotkoff, o primeiro som (aparecimento do som) é a pressão sistólica, e o quinto (desaparecimento dos sons), a pressão diastólica. O método de escolha para aferição da PA é o auscultatório, porém em recém-nascidos e lactentes os métodos automáticos são aceitáveis devido à imprecisão e à dificuldade na ausculta.

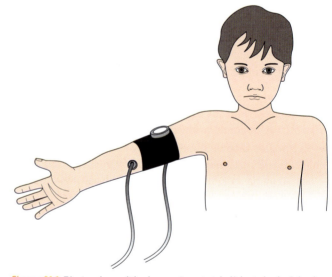

**Figura 91.1** Técnica de medida da pressão arterial. (Adaptada de Salgado e Carvalhaes, 2003.)

**Quadro 91.4** Dimensões recomendadas da borracha do esfigmomanômetro que permitem cobrir 80% da circunferência do braço.

| Idade | Largura (cm) | Comprimento (cm) | Circunferência máxima do braço (cm) |
|---|---|---|---|
| Recém-nascido | 4 | 8 | 10 |
| Lactente | 6 | 12 | 15 |
| Pré-escolar | 9 | 18 | 22 |
| Escolar | 10 | 24 | 26 |
| Adulto | 13 | 30 | 34 |
| Coxa | 20 | 42 | 52 |

Realizada a adequada aferição da PA, é determinado o percentil da PAS e da PAD de acordo com o sexo e o percentil de estatura utilizando os Quadros 91.5 a 91.7.

## Complicações

Uma vez confirmada a hipertensão, alguns órgãos devem ser cuidadosamente avaliados devido ao surgimento de lesões subclínicas, comumente conhecidas como "lesões em órgãos-alvo". Os principais órgãos afetados são: coração (hipertrofia ventricular esquerda, espessamento do complexo íntima-média), rim (proteinúria), retina e sistema nervoso central (acidente vascular cerebral, convulsões e cefaleias).

**Quadro 91.5** Triagem rápida para hipertensão arterial em pediatria.

| Idade (anos) | PA (mmHg) | | | |
|---|---|---|---|---|
| | Meninos | | Meninas | |
| | PAS | PAD | PAS | PAD |
| 1 | 98 | 52 | 98 | 54 |
| 2 | 100 | 55 | 101 | 58 |
| 3 | 101 | 58 | 102 | 60 |
| 4 | 102 | 60 | 103 | 62 |
| 5 | 103 | 63 | 104 | 64 |
| 6 | 105 | 66 | 105 | 67 |
| 7 | 106 | 68 | 106 | 68 |
| 8 | 107 | 69 | 107 | 69 |
| 9 | 107 | 70 | 108 | 71 |
| 10 | 108 | 72 | 109 | 72 |
| 11 | 110 | 74 | 111 | 74 |
| 12 | 113 | 75 | 114 | 75 |
| ≥ 13 | 120 | 80 | 120 | 80 |

Fonte: Flynn et al., 2017.

## Exames complementares

Os exames devem ser solicitados a fim de identificar fatores de risco cardiovasculares e lesões incipientes em órgãos-alvo. É importante que a investigação laboratorial siga as pistas fornecidas pela anamnese e pelo exame físico; porém, quando esses dados forem imprecisos, a realização de uma investigação em etapas poderá facilitar e reduzir gastos desnecessários (Quadro 91.8).

## Tratamento

O objetivo do tratamento é reduzir os níveis pressóricos abaixo do percentil 90 e, assim, prevenir as complicações imediatas e futuras da hipertensão. O tratamento deve sempre incluir medidas não farmacológicas (mudança no estilo de vida) e, em alguns casos, medidas farmacológicas.

### Medidas não farmacológicas

- Promover hábitos alimentares saudáveis, com pequena quantidade de sódio (1,2 g/dia para crianças de 4 a 8 anos e 1,5 g/dia para crianças mais velhas), além de quantidades adequadas à idade de carboidratos, proteínas e lipídios
- Incentivar a atividade física apropriada à idade, de modo prazeroso por meio de jogos, esportes e brincadeiras, com duração de no mínimo 30 minutos, 3 vezes/semana
- Limitar o tempo de tela (computador, *tablet*, celular, televisão) em no máximo 2 h por dia
- Desencorajar os pais a recompensarem as crianças com doces, *fast-foods*, salgadinhos, refrigerantes e sucos processados
- Demonstrar à família a importância da participação de todos nas mudanças dos hábitos e no controle do peso.

### Medidas farmacológicas

A decisão de iniciar o tratamento farmacológico não deve se basear apenas na medida elevada da PA, e sim nos sintomas apresentados, na presença de lesão de órgão-alvo, na não resposta ou não adesão às medidas não farmacológicas, na presença de doença renal e/ou diabetes e na presença de outros fatores de risco cardiovascular.

A terapia farmacológica deve ser iniciada de preferência com medicação única, em dose baixa (evitar queda rápida na PA), com aumento gradativo da dose até que se alcance o percentil de PA abaixo de 90. A escolha de agentes anti-hipertensivos deve levar em consideração a causa da hipertensão arterial, seus efeitos colaterais e a segurança de seu uso na infância, podendo assim incluir: inibidores da enzima conversora da angiotensina (IECA), bloqueadores dos receptores da angiotensina (BRA), bloqueadores de canais de cálcio, betabloqueadores e diuréticos (Quadro 91.9).

Quadro 91.6  Percentis de pressão arterial sistêmica para meninos por idade e percentis de estatura.

| Idade (anos) | Percentis da PA | Pressão arterial sistólica (mmHg) Percentis da estatura ou medida da estatura (cm) | | | | | | | Pressão arterial diastólica (mmHg) Percentis da estatura ou medida da estatura (cm) | | | | | |
|---|---|---|---|---|---|---|---|---|---|---|---|---|---|---|
| | | 5% | 10% | 25% | 50% | 75% | 90% | 95% | 5% | 10% | 25% | 50% | 75% | 90% | 95% |
| 1 | Estatura (cm) | 77,2 | 78,3 | 80,2 | 82,4 | 84,6 | 86,7 | 87,9 | 77,2 | 78,3 | 80,2 | 82,4 | 84,6 | 86,7 | 87,9 |
| | P50 | 85 | 85 | 86 | 86 | 87 | 88 | 88 | 40 | 40 | 40 | 41 | 41 | 42 | 42 |
| | P90 | 98 | 99 | 99 | 100 | 100 | 101 | 101 | 52 | 52 | 53 | 53 | 54 | 54 | 54 |
| | P95 | 102 | 102 | 103 | 103 | 104 | 105 | 105 | .54 | .54 | .55 | .55 | 56 | 57 | 57 |
| | P95 + 12 mmHg | 114 | 114 | 115 | 115 | 116 | 117 | 117 | 66 | 66 | 67 | 67 | .68 | .69 | .69 |
| 2 | Estatura (cm) | 86,1 | 87,4 | 89,6 | 92,1 | 94,7 | .97,1 | 98,5 | 86,1 | 87,4 | 89,6 | 92,1 | 94,7 | .97,1 | 98,5 |
| | P50 | 87 | 87 | 88 | 89 | 89 | 90 | 91 | 43 | 43 | 44 | 44 | 45 | 46 | 46 |
| | P90 | 100 | 100 | 101 | 102 | 103 | .103 | 104 | 55 | 55 | 56 | 56 | 57 | 58 | 58 |
| | P95 | 104 | 105 | 105 | 106 | 107 | 107 | 108 | 57 | 58 | 58 | 59 | 60 | 61 | 61 |
| | P95 + 12 mmHg | 116 | 117 | 117 | 118 | 119 | 119 | 120 | 69 | 70 | 70 | 71 | 72 | 73 | 73 |
| 3 | Estatura (cm) | 92,5 | 93,9 | 96,3 | 99 | 101,8 | .104,3 | 105,8 | 92,5 | 93,9 | 96,3 | 99 | 101,8 | .104,3 | 105,8 |
| | P50 | 88 | 89 | 89 | 90 | 91 | 92 | 92 | 45 | 46 | 46 | 47 | 48 | 49 | 49 |
| | P90 | 101 | 102 | 102 | .103 | 104 | .105 | .105 | 58 | 58 | 59 | 59 | 60 | 61 | 61 |
| | P95 | 106 | 106 | 107 | 107 | 108 | 109 | 109 | 60 | 61 | 61 | 62 | 63 | 64 | 64 |
| | P95 + 12 mmHg | 118 | 118 | 119 | 119 | 120 | 121 | 121 | 72 | 73 | 73 | 74 | 75 | 76 | 76 |
| 4 | Estatura (cm) | 98,5 | 100,2 | 102,9 | 105,9 | 108,9 | 111,5 | 113,2 | 98,5 | 100,2 | 102,9 | 105,9 | 108,9 | 111,5 | 113,2 |
| | P50 | 90 | 90 | 91 | 92 | 93 | 94 | 94 | 48 | 49 | 49 | 50 | 51 | 52 | 52 |
| | P90 | .102 | 103 | 104 | 105 | 105 | 106 | 107 | 60 | 61 | 62 | 62 | 63 | 64 | 64 |
| | P95 | 107 | 107 | 108 | 108 | 109 | 110 | 110 | 63 | 64 | 65 | 66 | 67 | 67 | 68 |
| | P95 + 12 mmHg | 119 | 119 | 120 | 120 | 121 | 122 | 122 | 75 | 76 | 77 | 78 | 79 | 79 | 80 |
| 5 | Estatura (cm) | 104,4 | 106,2 | 109,1 | 112,4 | 115,7 | 118,6 | 120,3 | 104,4 | 106,2 | 109,1 | 112,4 | 115,7 | 118,6 | 120,3 |
| | P50 | 91 | 92 | 93 | 94 | 95 | 96 | 96 | 51 | 51 | 52 | 53 | 54 | 55 | 55 |
| | P90 | 103 | 104 | 105 | 106 | 107 | 108 | 108 | 63 | 64 | 65 | 65 | 66 | 67 | 67 |
| | P95 | 107 | 108 | 109 | 109 | 110 | 111 | 112 | 66 | 67 | 68 | 69 | 70 | 70 | 71 |
| | P95 + 12 mmHg | 119 | 120 | 121 | 121 | 122 | 123 | 124 | 78 | 79 | 80 | 81 | 82 | 82 | 83 |
| 6 | Estatura (cm) | 110,3 | 112,2 | 115,3 | 118,9 | 122,4 | 125,6 | 127,5 | 110,3 | 112,2 | 115,3 | 118,9 | 122,4 | 125,6 | 127,5 |
| | P50 | 93 | 93 | 94 | 95 | 96 | 97 | 98 | 54 | 54 | 55 | 56 | 57 | 57 | 58 |
| | P90 | 105 | 105 | 106 | 107 | 109 | 110 | 110 | 66 | 66 | 67 | 68 | 68 | 69 | 69 |
| | P95 | 108 | 109 | 110 | 111 | 112 | 113 | 114 | 69 | 70 | 70 | 71 | 72 | 72 | 73 |
| | P95 + 12 mmHg | 120 | 121 | 122 | 123 | 124 | 125 | 126 | 81 | 82 | 82 | 83 | 84 | 84 | 85 |
| 7 | Estatura (cm) | 116,1 | 118 | 121,4 | 125,1 | 128,9 | 132,4 | 134,5 | 116,1 | 118 | 121,4 | 125,1 | 128,9 | 132,4 | 134,5 |
| | P50 | 94 | 94 | 95 | 97 | 98 | 98 | 99 | 56 | 56 | 57 | 58 | 58 | 59 | 59 |
| | P90 | 106 | 107 | 108 | 109 | 110 | 111 | 111 | 68 | 68 | 69 | 70 | 70 | 71 | 71 |
| | P95 | 110 | 110 | 111 | 112 | 114 | 115 | 116 | 71 | 71 | 72 | 73 | 73 | 74 | 74 |
| | P95 + 12 mmHg | 122 | 122 | 123 | 124 | 126 | 127 | 128 | 83 | 83 | 84 | 85 | 85 | 86 | 86 |
| 8 | Estatura (cm) | 121,4 | 123,5 | 127 | 131 | 135,1 | 138,8 | 141 | 121,4 | 123,5 | 127 | 131 | 135,1 | 138,8 | 141 |
| | P50 | 95 | 96 | 97 | 98 | 99 | 99 | 100 | 57 | 57 | 58 | 59 | 59 | 60 | 60 |
| | P90 | 107 | 108 | 109 | 110 | 111 | 112 | 112 | 69 | 70 | 70 | 71 | 72 | 72 | 73 |
| | P95 | 111 | 112 | 112 | 114 | 115 | 116 | 117 | 72 | 73 | 73 | 74 | 75 | 75 | 75 |
| | P95 + 12 mmHg | 123 | 124 | 124 | 126 | 127 | 128 | 129 | 84 | 85 | 85 | 86 | 87 | 87 | 87 |
| 9 | Estatura (cm) | 126 | 128,3 | 132,1 | 136,3 | 140,7 | 144,7 | 147,1 | 126 | 128,3 | 132,1 | 136,3 | 140,7 | 144,7 | 147,1 |
| | P50 | 96 | 97 | 98 | 99 | 100 | 101 | 101 | 57 | 58 | 59 | 60 | 61 | 62 | 62 |
| | P90 | 107 | 108 | 109 | 110 | 112 | 113 | 114 | 70 | 71 | 72 | 73 | 74 | 74 | 74 |
| | P95 | 112 | 112 | 113 | 115 | 116 | 118 | 119 | 74 | 74 | 75 | 76 | 76 | 77 | 77 |
| | P95 + 12 mmHg | 124 | 124 | 125 | 127 | 128 | 130 | 131 | 86 | 86 | 87 | 88 | 88 | 89 | 89 |

(continua)

Quadro 91.6 Percentis de pressão arterial sistêmica para meninos por idade e percentis de estatura. (*continuação*)

| Idade (anos) | Percentis da PA | Pressão arterial sistólica (mmHg) Percentis da estatura ou medida da estatura (cm) | | | | | | | Pressão arterial diastólica (mmHg) Percentis da estatura ou medida da estatura (cm) | | | | | | |
|---|---|---|---|---|---|---|---|---|---|---|---|---|---|---|---|
| | | 5% | 10% | 25% | 50% | 75% | 90% | 95% | 5% | 10% | 25% | 50% | 75% | 90% | 95% |
| 10 | Estatura (cm) | 130,2 | 132,7 | 136,7 | 141,3 | 145,9 | 150,1 | 152,7 | 130,2 | 132,7 | 136,7 | 141,3 | 145,9 | 150,1 | 152,7 |
| | P50 | 97 | 98 | 99 | 100 | 101 | 102 | 103 | 59 | 60 | 61 | 62 | 63 | 63 | 64 |
| | P90 | 108 | 109 | 111 | 112 | 113 | 115 | 116 | 72 | 73 | 74 | 74 | 75 | 75 | 76 |
| | P95 | 112 | 113 | 114 | 116 | 118 | 120 | 121 | 76 | 76 | 77 | 77 | 78 | 78 | 78 |
| | P95 + 12 mmHg | 124 | 125 | 126 | 128 | 130 | 132 | 133 | 88 | 88 | 89 | 89 | 90 | 90 | 90 |
| 11 | Estatura (cm) | 134,7 | 137,3 | 141,5 | 146,4 | 151,3 | 155,8 | 158,6 | 134,7 | 137,3 | 141,5 | 146,4 | 151,3 | 155,8 | 158,6 |
| | P50 | 99 | 99 | 101 | 102 | 103 | 104 | 106 | 61 | 61 | 62 | 63 | 63 | 63 | 63 |
| | P90 | 110 | 111 | 112 | 114 | 116 | 117 | 118 | 74 | 74 | 75 | 75 | 75 | 76 | 76 |
| | P95 | 114 | 114 | 116 | 118 | 120 | 123 | 124 | 77 | 78 | 78 | 78 | 78 | 78 | 78 |
| | P95 + 12 mmHg | 126 | 126 | 128 | 130 | 132 | 135 | 136 | 89 | 90 | 90 | 90 | 90 | 90 | 90 |
| 12 | Estatura (cm) | 140,3 | 143 | 147,5 | 152,7 | 157,9 | 162,6 | 165,5 | 140,3 | 143 | 147,5 | 152,7 | 157,9 | 162,6 | 165,5 |
| | P50 | 101 | 101 | 102 | 104 | 106 | 108 | 109 | 61 | 62 | 62 | 62 | 62 | 63 | 63 |
| | P90 | 113 | 114 | 115 | 117 | 119 | 121 | 122 | 75 | 75 | 75 | 75 | 75 | 76 | 76 |
| | P95 | 116 | 117 | 118 | 121 | 124 | 126 | 128 | 78 | 78 | 78 | 78 | 78 | 79 | 79 |
| | P95 + 12 mmHg | 128 | 129 | 130 | 133 | 136 | 138 | 140 | 90 | 90 | 90 | 90 | 90 | 91 | 91 |
| 13 | Estatura (cm) | 147 | 150 | 154,9 | 160,3 | 165,7 | 170,5 | 173,4 | 147 | 150 | 154,9 | 160,3 | 165,7 | 170,5 | 173,4 |
| | P50 | 103 | 104 | 105 | 108 | 110 | 111 | 112 | 61 | 60 | 61 | 62 | 63 | 64 | 65 |
| | P90 | 115 | 116 | 118 | 121 | 124 | 126 | 126 | 74 | 74 | 74 | 75 | 76 | 77 | 77 |
| | P95 | 119 | 120 | 122 | 125 | 128 | 130 | 131 | 78 | 78 | 78 | 78 | 80 | 81 | 81 |
| | P95 + 12 mmHg | 131 | 132 | 134 | 137 | 140 | 142 | 143 | 90 | 90 | 90 | 90 | 92 | 93 | 93 |
| 14 | Estatura (cm) | 153,8 | 156,9 | 162 | 167,5 | 172,7 | 177,4 | 180,1 | 153,8 | 156,9 | 162 | 167,5 | 172,7 | 177,4 | 180,1 |
| | P50 | 105 | 106 | 109 | 111 | 112 | 113 | 113 | 60 | 60 | 62 | 64 | 65 | 66 | 67 |
| | P90 | 119 | 120 | 123 | 126 | 127 | 128 | 129 | 74 | 74 | 75 | 77 | 78 | 79 | 80 |
| | P95 | 123 | 125 | 127 | 130 | 132 | 133 | 134 | 77 | 78 | 79 | 81 | 82 | 83 | 84 |
| | P95 + 12 mmHg | 135 | 137 | 139 | 142 | 144 | 145 | 146 | 89 | 90 | 91 | 93 | 94 | 95 | 96 |
| 15 | Estatura (cm) | 159 | 162 | 166,9 | 172,2 | 177,2 | 181,6 | 184,2 | 159 | 162 | 166,9 | 172,2 | 177,2 | 181,6 | 184,2 |
| | P50 | 108 | 110 | 112 | 113 | 114 | 114 | 114 | 61 | 62 | 64 | 65 | 66 | 67 | 68 |
| | P90 | 123 | 124 | 126 | 128 | 129 | 130 | 130 | 75 | 76 | 78 | 79 | 80 | 81 | 81 |
| | P95 | 127 | 129 | 131 | 132 | 134 | 135 | 135 | 78 | 79 | 81 | 83 | 84 | 85 | 85 |
| | P95 + 12 mmHg | 139 | 141 | 143 | 144 | 146 | 147 | 147 | 90 | 91 | 93 | 95 | 96 | 97 | 97 |
| 16 | Estatura (cm) | 162,1 | 165 | 169,6 | 174,6 | 179,5 | 183,8 | 186,4 | 162,1 | 165 | 169,6 | 174,6 | 179,5 | 183,8 | 186,4 |
| | P50 | 111 | 112 | 114 | 115 | 115 | 116 | 116 | 63 | 64 | 66 | 67 | 68 | 69 | 69 |
| | P90 | 126 | 127 | 128 | 129 | 131 | 131 | 132 | 77 | 78 | 79 | 80 | 81 | 82 | 82 |
| | P95 | 130 | 131 | 133 | 134 | 135 | 136 | 137 | 80 | 81 | 83 | 84 | 85 | 86 | 86 |
| | P95 + 12 mmHg | 142 | 143 | 145 | 146 | 147 | 148 | 149 | 92 | 93 | 95 | 96 | 97 | 98 | 98 |
| 17 | Estatura (cm) | 163,8 | 166,5 | 170,9 | 175,8 | 180,7 | 184,9 | 187,5 | 163,8 | 166,5 | 170,9 | 175,8 | 180,7 | 184,9 | 187,5 |
| | P50 | 114 | 115 | 116 | 117 | 117 | 118 | 118 | 65 | 66 | 67 | 68 | 69 | 70 | 70 |
| | P90 | 128 | 129 | 130 | 131 | 132 | 133 | 134 | 78 | 79 | 80 | 81 | 82 | 82 | 83 |
| | P95 | 132 | 133 | 134 | 135 | 137 | 138 | 138 | 81 | 82 | 84 | 85 | 86 | 86 | 87 |
| | P95 + 12 mmHg | 144 | 145 | 146 | 147 | 149 | 150 | 150 | 93 | 94 | 96 | 97 | 98 | 98 | 99 |

Adaptado de Flynn et al., 2017.

Quadro 91.7 Percentis de pressão arterial sistêmica para meninas por idade e percentis de estatura.

| Idade (anos) | Percentis da PA | Pressão arterial sistólica (mmHg) Percentis da estatura ou medida da estatura (cm) | | | | | | | Pressão arterial diastólica (mmHg) Percentis da estatura ou medida da estatura (cm) | | | | | |
|---|---|---|---|---|---|---|---|---|---|---|---|---|---|---|
| | | 5% | 10% | 25% | 50% | 75% | 90% | 95% | 5% | 10% | 25% | 50% | 75% | 90% | 95% |
| 1 | Estatura (cm) | 75,4 | 76,6 | 78,6 | 80,8 | 83 | 84,9 | 86,1 | 75,4 | 76,6 | 78,6 | 80,8 | 83 | 84,9 | 86,1 |
| | P50 | 84 | 85 | 86 | 86 | 87 | 88 | 88 | 41 | 42 | 42 | 43 | 44 | 45 | 46 |
| | P90 | 98 | 99 | 99 | 100 | 101 | 102 | 102 | 54 | 55 | 56 | 56 | 57 | 58 | 58 |
| | P95 | 101 | 102 | 102 | 103 | 104 | 105 | 105 | .59 | 59 | 60 | 60 | 61 | 62 | 62 |
| | P95 + 12 mmHg | 113 | 114 | 114 | 115 | 116 | 117 | 117 | 71 | 71 | 72 | 72 | .73 | 74 | 74 |
| 2 | Estatura (cm) | 84,9 | 86,3 | 88,6 | 91,1 | 93,7 | .96 | 97,4 | 84,9 | 86,3 | 88,6 | 91,1 | 93,7 | .96 | 97,4 |
| | P50 | 87 | 87 | 88 | 89 | .90 | 91 | 91 | 45 | 46 | 47 | 48 | 49 | 50 | 51 |
| | P90 | 101 | 101 | 102 | 103 | 104 | .105 | 106 | 58 | 58 | 59 | 60 | 61 | 62 | 62 |
| | P95 | 104 | 105 | 106 | 106 | 107 | 108 | 109 | 62 | 63 | 63 | 64 | 65 | 66 | 66 |
| | P95 + 12 mmHg | 116 | 117 | 118 | 118 | 119 | 120 | 121 | 74 | 75 | 75 | 76 | 77 | 78 | 78 |
| 3 | Estatura (cm) | 91 | 92,4 | 94,9 | 97,6 | 100,5 | 103,1 | 104,6 | 91 | 92,4 | 94,9 | 97,6 | 100,5 | 103,1 | 104,6 |
| | P50 | 88 | 89 | 89 | 90 | 91 | 92 | 93 | 48 | 48 | 49 | .50 | 51 | 53 | 53 |
| | P90 | .102 | 103 | 104 | .104 | 105 | 106 | 107 | 60 | 61 | 61 | 62 | 63 | 64 | 65 |
| | P95 | 106 | 106 | 107 | 108 | 109 | 110 | 110 | 64 | 65 | 65 | 66 | .67 | 68 | 69 |
| | P95 + 12 mmHg | 118 | 118 | 119 | 120 | 121 | 122 | 122 | 76 | 77 | 77 | 78 | .79 | 80 | 81 |
| 4 | Estatura (cm) | 97,2 | 98,8 | 101,4 | 104,5 | 107,6 | 110,5 | 112,2 | 97,2 | 98,8 | 101,4 | 104,5 | 107,6 | 110,5 | 112,2 |
| | P50 | 89 | 90 | 91 | 92 | 93 | 94 | 94 | 50 | 51 | 51 | 53 | 54 | 55 | 55 |
| | P90 | 103 | 104 | 105 | 106 | 107 | 108 | 108 | 62 | 63 | 64 | 65 | 66 | 67 | 67 |
| | P95 | 107 | 108 | 109 | 109 | 110 | 111 | 112 | 66 | 67 | 68 | 69 | 70 | 70 | 71 |
| | P95 + 12 mmHg | 119 | 120 | 121 | 121 | 122 | 123 | 124 | 78 | 79 | 80 | 81 | 82 | 82 | 83 |
| 5 | Estatura (cm) | 103,6 | 105,3 | 108,2 | 111,5 | 114,9 | 118,1 | 120 | 103,6 | 105,3 | 108,2 | 111,5 | 114,9 | 118,1 | 120 |
| | P50 | 90 | 91 | 92 | 93 | 94 | 95 | 96 | 52 | 52 | 53 | 55 | 56 | 57 | 57 |
| | P90 | 104 | 105 | 106 | 107 | 108 | 109 | 110 | 64 | 65 | 66 | 67 | 68 | 69 | 70 |
| | P95 | 108 | 109 | 109 | 110 | 111 | 112 | 113 | 68 | 69 | 70 | 71 | 72 | 73 | 73 |
| | P95 + 12 mmHg | 120 | 121 | 121 | 122 | 123 | 124 | 125 | 80 | 81 | 82 | 83 | 84 | 85 | 85 |
| 6 | Estatura (cm) | 110 | 111,8 | 114,9 | 118,4 | 122,1 | 125,6 | 127,7 | 110 | 111,8 | 114,9 | 118,4 | 122,1 | 125,6 | 127,7 |
| | P50 | 92 | 92 | 93 | 94 | 96 | 97 | 97 | 54 | 54 | 55 | 56 | 57 | 58 | 59 |
| | P90 | 105 | 106 | 107 | 108 | 109 | 110 | 111 | 67 | 67 | 68 | 69 | 70 | 71 | 71 |
| | P95 | 109 | 109 | 110 | 111 | 112 | 113 | 114 | 70 | 71 | 72 | 72 | 73 | 74 | 74 |
| | P95 + 12 mmHg | 121 | 121 | 122 | 123 | 124 | 125 | 126 | 82 | 83 | 84 | 84 | 85 | 86 | 86 |
| 7 | Estatura (cm) | 115,9 | 117,8 | 121,1 | 124,9 | 128,8 | 132,5 | 134,7 | 115,9 | 117,8 | 121,1 | 124,9 | 128,8 | 132,5 | 134,7 |
| | P50 | 92 | 93 | 94 | 95 | 97 | 98 | 99 | 55 | 55 | 56 | 57 | 58 | 59 | 60 |
| | P90 | 106 | 106 | 107 | 109 | 110 | 111 | 112 | 68 | 68 | 69 | 70 | 71 | 72 | 72 |
| | P95 | 109 | 110 | 111 | 112 | 113 | 114 | 115 | 72 | 72 | 73 | 73 | 74 | 74 | 75 |
| | P95 + 12 mmHg | 121 | 122 | 123 | 124 | 125 | 126 | 127 | 84 | 84 | 85 | 85 | 86 | 86 | 87 |
| 8 | Estatura (cm) | 121 | 123 | 126,5 | 130,6 | 134,7 | 138,5 | 140,9 | 121 | 123 | 126,5 | 130,6 | 134,7 | 138,5 | 140,9 |
| | P50 | 93 | 94 | 95 | 97 | 98 | 99 | 100 | 56 | 56 | 57 | 59 | 60 | 61 | 61 |
| | P90 | 107 | 107 | 108 | 110 | 111 | 112 | 113 | 69 | 70 | 71 | 72 | 72 | 73 | 73 |
| | P95 | 110 | 111 | 112 | 113 | 115 | 116 | 117 | 72 | 73 | 74 | 74 | 75 | 75 | 75 |
| | P95 + 12 mmHg | 122 | 123 | 124 | 125 | 127 | 128 | 129 | 84 | 85 | 86 | 86 | 87 | 87 | 87 |
| 9 | Estatura (cm) | 125,3 | 127,6 | 131,3 | 135,6 | 140,1 | 144,1 | 146,6 | 125,3 | 127,6 | 131,3 | 135,6 | 140,1 | 144,1 | 146,6 |
| | P50 | 95 | 95 | 97 | 98 | 99 | 100 | 101 | 57 | 58 | 59 | 60 | 60 | 61 | 61 |
| | P90 | 108 | 108 | 109 | 111 | 112 | 113 | 114 | 71 | 71 | 72 | 73 | 73 | 73 | 73 |
| | P95 | 112 | 112 | 113 | 114 | 116 | 117 | 118 | 74 | 74 | 75 | 75 | 75 | 75 | 75 |
| | P95 + 12 mmHg | 124 | 124 | 125 | 126 | 128 | 129 | 130 | 86 | 86 | 87 | 87 | 7 | 87 | 87 |

(continua)

**Quadro 91.7** Percentis de pressão arterial sistêmica para meninas por idade e percentis de estatura. (*continuação*)

| Idade (anos) | Percentis da PA | Pressão arterial sistólica (mmHg) Percentis da estatura ou medida da estatura (cm) | | | | | | | Pressão arterial diastólica (mmHg) Percentis da estatura ou medida da estatura (cm) | | | | | | |
|---|---|---|---|---|---|---|---|---|---|---|---|---|---|---|---|
| | | 5% | 10% | 25% | 50% | 75% | 90% | 95% | 5% | 10% | 25% | 50% | 75% | 90% | 95% |
| 10 | Estatura (cm) | 129,7 | 132,2 | 136,3 | 141 | 145,8 | 150,2 | 152,8 | 129,7 | 132,2 | 136,3 | 141 | 145,8 | 150,2 | 152,8 |
| | P50 | 96 | 97 | 98 | 99 | 101 | 102 | 103 | 58 | 59 | 59 | 60 | 61 | 61 | 61 |
| | P90 | 109 | 110 | 111 | 112 | 113 | 115 | 116 | 72 | 73 | 73 | 73 | 73 | 73 | 73 |
| | P95 | 113 | 114 | 114 | 116 | 117 | 119 | 120 | 75 | 75 | 76 | 76 | 76 | 76 | 76 |
| | P95 + 12 mmHg | 125 | 126 | 126 | 128 | 129 | 131 | 132 | 87 | 87 | 88 | 88 | 88 | 88 | 88 |
| 11 | Estatura (cm) | 135,6 | 138,3 | 142,8 | 147,8 | 152,8 | 157,3 | 160 | 135,6 | 138,3 | 142,8 | 147,8 | 152,8 | 157,3 | 160 |
| | P50 | 98 | 99 | 101 | 102 | 104 | 105 | 106 | 60 | 60 | 60 | 61 | 62 | 63 | 64 |
| | P90 | 111 | 112 | 113 | 114 | 116 | 118 | 120 | 74 | 74 | 74 | 74 | 74 | 75 | 75 |
| | P95 | 115 | 116 | 117 | 118 | 120 | 123 | 124 | 76 | 77 | 77 | 77 | 77 | 77 | 77 |
| | P95 + 12 mmHg | 127 | 128 | 129 | 130 | 132 | 135 | 136 | 88 | 89 | 89 | 89 | 89 | 89 | 89 |
| 12 | Estatura (cm) | 142,8 | 145,5 | 149,9 | 154,8 | 159,6 | 163,8 | 166,4 | 142,8 | 145,5 | 149,9 | 154,8 | 159,6 | 163,8 | 166,4 |
| | P50 | 102 | 102 | 104 | 105 | 107 | 108 | 108 | 61 | 61 | 61 | 62 | 64 | 65 | 65 |
| | P90 | 114 | 115 | 116 | 118 | 120 | 122 | 122 | 75 | 75 | 75 | 75 | 76 | 76 | 76 |
| | P95 | 118 | 119 | 120 | 122 | 124 | 125 | 126 | 78 | 78 | 78 | 78 | 79 | 79 | 79 |
| | P95 + 12 mmHg | 130 | 131 | 132 | 134 | 136 | 137 | 138 | 90 | 90 | 90 | 90 | 91 | 91 | 91 |
| 13 | Estatura (cm) | 148,1 | 150,6 | 154,7 | 159,2 | 163,7 | 167,8 | 170,2 | 148,1 | 150,6 | 154,7 | 159,2 | 163,7 | 167,8 | 170,2 |
| | P50 | 104 | 105 | 106 | 107 | 108 | 108 | 109 | 62 | 62 | 63 | 64 | 65 | 65 | 65 |
| | P90 | 116 | 117 | 119 | 121 | 122 | 123 | 123 | 75 | 75 | 75 | 76 | 76 | 76 | 76 |
| | P95 | 121 | 122 | 123 | 124 | 126 | 126 | 127 | 79 | 79 | 79 | 79 | 80 | 80 | 81 |
| | P95 + 12 mmHg | 133 | 134 | 135 | 136 | 138 | 138 | 139 | 91 | 91 | 91 | 91 | 92 | 92 | 93 |
| 14 | Estatura (cm) | 150,6 | 153 | 156,9 | 161,3 | 165,7 | 169,7 | 172,1 | 150,6 | 153 | 156,9 | 161,3 | 165,7 | 169,7 | 172,1 |
| | P50 | 105 | 106 | 107 | 108 | 109 | 109 | 109 | 63 | 63 | 64 | 65 | 66 | 66 | 66 |
| | P90 | 118 | 118 | 120 | 122 | 123 | 123 | 123 | 76 | 76 | 76 | 76 | 77 | 77 | 77 |
| | P95 | 123 | 123 | 124 | 125 | 126 | 127 | 127 | 80 | 80 | 80 | 80 | 81 | 81 | 82 |
| | P95 + 12 mmHg | 135 | 135 | 136 | 137 | 138 | 139 | 139 | 92 | 92 | 92 | 92 | 93 | 93 | 94 |
| 15 | Estatura (cm) | 151,7 | 154 | 157,9 | 162,3 | 166,7 | 170,6 | 173 | 151,7 | 154 | 157,9 | 162,3 | 166,7 | 170,6 | 173 |
| | P50 | 105 | 106 | 107 | 108 | 109 | 109 | 109 | 64 | 64 | 64 | 65 | 66 | 67 | 67 |
| | P90 | 118 | 119 | 121 | 122 | 123 | 123 | 124 | 76 | 76 | 76 | 77 | 77 | 78 | 78 |
| | P95 | 124 | 124 | 125 | 126 | 127 | 127 | 128 | 80 | 80 | 80 | 81 | 82 | 82 | 82 |
| | P95 + 12 mmHg | 136 | 136 | 137 | 138 | 139 | 139 | 140 | 92 | 92 | 92 | 93 | 94 | 94 | 94 |
| 16 | Estatura (cm) | 152,1 | 154,5 | 158,4 | 162,8 | 167,1 | 171,1 | 173,4 | 152,1 | 154,5 | 158,4 | 162,8 | 167,1 | 171,1 | 173,4 |
| | P50 | 106 | 107 | 108 | 109 | 109 | 110 | 110 | 64 | 64 | 65 | 66 | 66 | 67 | 67 |
| | P90 | 119 | 120 | 122 | 123 | 124 | 124 | 124 | 76 | 76 | 76 | 77 | 78 | 78 | 78 |
| | P95 | 124 | 125 | 125 | 127 | 127 | 128 | 128 | 80 | 80 | 80 | 81 | 82 | 82 | 82 |
| | P95 + 12 mmHg | 136 | 137 | 137 | 139 | 139 | 140 | 140 | 92 | 92 | 92 | 93 | 94 | 94 | 94 |
| 17 | Estatura (cm) | 152,4 | 154,7 | 158,7 | 163 | 167,4 | 171,3 | 173,7 | 152,4 | 154,7 | 158,7 | 163 | 167,4 | 171,3 | 173,7 |
| | P50 | 107 | 108 | 109 | 110 | 110 | 110 | 111 | 64 | 64 | 65 | 66 | 66 | 66 | 67 |
| | P90 | 120 | 121 | 123 | 124 | 124 | 125 | 125 | 76 | 76 | 77 | 77 | 78 | 78 | 78 |
| | P95 | 125 | 125 | 126 | 127 | 128 | 128 | 128 | 80 | 80 | 80 | 81 | 82 | 82 | 82 |
| | P95 + 12 mmHg | 137 | 137 | 138 | 139 | 140 | 140 | 140 | 92 | 92 | 92 | 93 | 94 | 94 | 94 |

Adaptado de Flynn et al., 2017.

Quadro 91.8  Investigação laboratorial de hipertensão arterial em etapas.

**Etapa 1**
- Hemograma
- EAS e urocultura
- Microalbuminúria
- Ureia/creatinina
- *Clearance* de creatinina
- Eletrólitos
- Ácido úrico
- Glicemia de jejum
- Perfil lipídico
- Gasometria venosa
- US renal
- Radiografia de tórax
- Eletrocardiograma
- Hormônios tireoidianos

**Etapa 2**
- Ecocardiograma
- Uretrocistografia miccional
- Cintilografia renal (DMSA)
- Renina e aldosterona plasmáticas
- Esteroides séricos e urinários
- Catecolaminas séricas e urinárias
- Doppler de artérias renais
- Investigação de intoxicação (vitamina D, chumbo, mercúrio, cocaína, maconha)

**Etapa 3**
- Arteriografia renal e dosagem de renina em veia renal
- Cintilografia com MIBG
- Catecolamina em veia cava
- Biopsia renal
- Doppler de artéria carótida

EAS: elementos e sedimentos anormais; US: ultrassonografia; DMSA: ácido dimercaptossuccínico; MIGB: metaiodobenzilguanidina.

Quadro 91.9  Terapia farmacológica da hipertensão arterial sistêmica em crianças e adolescentes.

| Fármaco | Dose | Observações |
|---|---|---|
| **IECA** | | |
| Captopril | 0,3 a 0,5 mg/kg/dose, 3×/dia<br>Máx.: 6 mg/kg/dia | Contraindicado na gravidez<br>Verificar potássio sérico e creatinina periodicamente para monitorar hiperpotassemia e azotemia<br>A tosse e o angioedema são menos comuns com os novos membros desta classe do que com captopril |
| Enalapril | 0,08 a 0,6 mg/kg/dia, 1 a 2×/dia<br>Máx.: 40 mg/kg/dia | |
| Lisinopril | 0,08 a 0,6 mg/kg/dia, 1×/dia (> 6 anos)<br>Máx: 40 mg/kg/dia | |
| **BRA** | | |
| Losartana | 0,75 a 1,44 mg/kg/dia, 1×/dia<br>Máx.: 100 mg/dia | Todos os BRA estão contraindicados na gravidez<br>Verificar potássio e creatinina periodicamente para monitorar hiperpotassemia e azotemia<br>A aprovação da FDA para BRA é limitada a crianças maiores de 6 anos e com depuração da creatinina maior 30 m$\ell$/min/1,73 m$^2$ |
| Valsartana | 2 mg/kg/dia, 1×/dia | |
| Irbesartana | 6 a 12 anos: 75 a 150 mg/dia<br>≥ 13 anos: 150 a 300 mg/dia | |
| **Bloqueadores de canais de cálcio** | | |
| Anlodipino | 0,06 a 0,3 mg/kg/dia, 1×/dia<br>Máx.: 5 mg/dia | O anlodipino e o isradipino podem ser combinados em suspensões estáveis<br>Felodipino e nifedipino de liberação prolongada não devem ser partidos<br>Podem causar taquicardia |
| Nifedipino R | 0,25 a 0,5 mg/kg/dia, 1 a 2×/dia<br>Máx.: 3 mg/kg/dia até 120 mg/dia | |
| Felodipino | 2,5 mg/dia, 1×/dia<br>Máx.: 10 mg/dia | |
| Isradipino | 0,15 a 0,2 mg/kg/dia, 3 a 4×/dia<br>Máx.: 0,8 mg/kg/dia | |
| **Betabloqueadores** | | |
| Atenolol | 0,5 a 1,0 mg/kg/dia, 1 a 2×/dia<br>Máx.: 2 mg/kg/dia até 100 mg/dia | Contraindicado na asma e na insuficiência cardíaca<br>A frequência cardíaca é limitante da dose<br>Pode prejudicar o desempenho atlético<br>Não deve ser utilizado em diabéticos insulinodependentes |
| Metoprolol | 0,5 a 1,0 mg/kg/dia, 2×/dia<br>Máx.: 6 mg/kg/dia até 200 mg/dia | |
| Propranolol | 1,0 a 2,0 mg/kg/dia, 2 a 3×/dia<br>Máx.: 4 mg/kg/dia até 640 mg/dia | |

(*continua*)

Quadro 91.9 Terapia farmacológica da hipertensão arterial sistêmica em crianças e adolescentes. (*continuação*)

| Fármaco | Dose | Observações |
|---|---|---|
| **Alfa e betabloqueador** | | |
| Labetalol | 1 a 3 mg/kg/dia, 2×/dia<br>Máx.: 10 a 12 mg/kg/dia até 1.200 mg/dia | Contraindicado na asma e na insuficiência cardíaca<br>A frequência cardíaca é limitante de dose<br>Pode prejudicar o desempenho atlético<br>Não deve ser utilizado em diabéticos insulinodependentes |
| **Alfa-agonista central** | | |
| Clonidina | > 12 anos: 0,2 mg/dia, 2×/dia<br>Máx.: 2,4 mg/dia | Pode causar boca seca e/ou sedação<br>Preparações transdérmicas estão disponíveis<br>A cessação repentina da terapia pode levar a hipertensão rebote grave |
| **Vasodilatadores** | | |
| Hidralazina | 0,75 a 7,5 mg/kg/dia, 2 a 4×/dia<br>Máx.: 200 mg/dia | Taquicardia e retenção de líquidos são efeitos colaterais comuns<br>A hidralazina pode causar uma síndrome lúpus-*like*<br>O uso prolongado de minoxidil pode causar hipertricoses<br>O minoxidil é geralmente reservado para pacientes com hipertensão resistente a múltiplos medicamentos |
| Minoxidil | 0,2 mg/kg/dia, 1 a 3×/dia<br>> 12 anos: 5 mg/dia, 1 a 3×/dia<br>Máx.: 50 mg/dia | |
| **Alfa-antagonistas periféricos** | | |
| Doxazosina | 1 mg/dia, 1×/dia<br>Máx.: 4 mg/dia | Pode causar hipotensão e síncope, especialmente após a primeira dose |
| Prazosina | 0,05 a 0,1 mg/kg/dia, 3×/dia<br>Máx.: 0,5 mg/kg/dia | |
| **Diuréticos** | | |
| Hidroclorotiazida | 0,5 a 1 mg/kg/dia<br>Máx.: 50 mg/dia | Todos os pacientes tratados com diuréticos devem ter eletrólitos monitorados<br>É útil como terapia complementar em pacientes tratados com outras classes de medicamentos<br>Diuréticos poupadores de potássio (espironolactona, amilorida) podem causar hiperpotassemia grave, especialmente se administrados em associação com IECA e BRA<br>A clortalidona pode precipitar a azotemia em pacientes com doenças renais |
| Furosemida | 0,5 a 2,0 mg/kg/dia, 1 a 2×/dia<br>Máx.: 6 mg/kg/dose | |
| Espironolactona | 1 mg/kg/dia<br>Máx.: 100 mg/dia | |
| Clortalidona | 0,3 mg/kg/dia<br>Máx.: 50 mg/dia | |

IECA: inibidor da enzima conversora da angiotensina; BRA: bloqueador dos receptores da angiotensina; FDA: Food and Drug Administration.

# Bibliografia

Flynn JT, Kaelber DC, Baker-Smith CM et al. Clinical practice guideline for screening and management of high blood pressure in children and adolescents. Pediatrics. 2017; 140(3). pii:e20171904.

Guzman-Limon M, Samuels J. Pediatric Hypertension: diagnosis, evaluation, and treatment. Pediatr Clin North Am. 2019; 66(1):45-57.

Lurbe E, Cifkova R, Kennedy J et al. Management of high blood pressure in children and adolescents: recommendations of the European Society of Hypertension. J Hypertens. 2009; 27(9):1719-42.

Moyer VA; U.S. Preventive Services Task Force. Screening for primary hypertension in children and adolescents: U.S. Preventive Services Task Force recommendation statement. Pediatrics. 2013; 132(5):907-14.

National High Blood Pressure Education Program Working Group on High Blood Pressure in Children and Adolescents. The fourth report on the diagnosis, evaluation, and treatment of high blood pressure in children and adolescents. Pediatrics. 2004; 114(2 Suppl 4th Report):555-76.

Patel HN, Romero SK, Kaelber DC. Evaluation and management of pediatric hypertensive crises: hypertensive urgency and hypertensive emergencies. Open Access Emerg Med. 2012; 4:85-92.

Salgado C, Carvalhaes JT. Hipertensão arterial na infância. J Pediatria Rio de Janeiro. 2003; 79(1):115-24.

Weaver Jr DJ. Hypertension in children and adolescents. Pediatr Rev. 2017; 38(8):369-82.

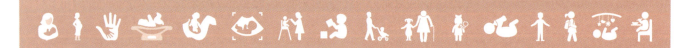

# 92 Infecção do Trato Urinário

CID-10: N39.0

*Maria Cristina de Andrade • Ana Lúcia Santos Abreu*

## Introdução

A infecção do trato urinário (ITU) caracteriza-se pela invasão e multiplicação de microrganismos (em geral bactérias) potencialmente patogênicos em qualquer segmento do trato urinário, que normalmente é estéril.

A prevalência da infecção urinária varia em relação à idade e ao sexo da criança. Nos primeiros meses de idade, a ITU predomina no sexo masculino. Meninos são 5 a 10 vezes mais suscetíveis para ITU durante o período neonatal quando comparados com as meninas. Depois do primeiro ano de vida, ITU passa a ser mais comum em meninas (1♂:10♀).

## Causas

Excetuando-se o período neonatal, no qual pode haver infecção do trato urinário por via hematogênica, a ITU é resultado de infecção bacteriana por via ascendente. A colonização da região periuretral por uropatógenos entéricos é a primeira etapa para o desenvolvimento da ITU. A adesão da bactéria às células uroepiteliais é um processo ativo mediado por adesinas bacterianas e receptores específicos nas células epiteliais.

Vários fatores do hospedeiro influenciam a predisposição para ITU na infância, conforme descrito a seguir.

**Idade.** Nos meninos, a ITU tem maior incidência em neonatos e lactentes jovens, até o sexto mês de vida, e nas meninas tem pico de incidência por volta do 3º e do 4º ano de idade.

**Circuncisão.** Meninos não circuncidados com febre têm 4 a 20 vezes mais ITU do que meninos circuncidados.

**Sexo feminino.** Meninas têm maior prevalência do que meninos. Tem-se presumido que esse fato possa ser resultado da uretra feminina mais curta.

**Raça.** Por motivos desconhecidos, crianças brancas têm prevalência 2 a 4 vezes maior que crianças negras.

**Fatores genéticos.** Parentes de primeiro grau de crianças com ITU têm mais probabilidade de apresentar ITU do que outros indivíduos, e isso se deve ao fato de a aderência bacteriana poder ser, em parte, geneticamente determinada (p. ex., expressão dos antígenos do grupo sanguíneo nas células uroepiteliais).

**Obstrução do trato urinário.** As crianças com anormalidades urológicas obstrutivas têm risco aumentado de desenvolver ITU, uma vez que a urina estagnada é um excelente meio de cultura para a maioria das bactérias. As uropatias obstrutivas podem ser anatômicas (válvula de uretra posterior, estenose da junção ureteropélvica), neurológicas (p. ex., mielomeningocele com bexiga neurogênica) ou funcionais.

**Disfunção de eliminações.** A disfunção de eliminações é uma entidade clínica comum, com alta prevalência (15%) e complexidade. A fisiopatologia é variada. Manifesta-se por várias combinações de incontinência urinária, urgência, polaciúria e infecção do trato urinário, incontinência fecal ou constipação intestinal e possível dano do trato urinário superior.

**Refluxo vesicoureteral.** Refluxo vesicoureteral (RVU) é a passagem retrógrada de urina da bexiga para o trato urinário superior. É a anormalidade urológica mais comum na infância, ocorrendo em 30 a 45% das crianças com ITU.

**Atividade sexual.** A associação entre atividade sexual e ITU em meninas adolescentes tem sido bem documentada.

**Cateterização vesical.** O risco de ITU aumenta com a duração da cateterização vesical.

## Etiopatogenia

*Escherichia coli* é responsável por mais de 80% das ITU. Outros organismos incluem: *Proteus*, enterococos, *Klebsiella* e pseudômonas. Estafilococos e *Streptococcus faecalis* são encontrados em crianças com ITU de repetição, com cateterização urinária prolongada e em ambientes hospitalares. Vírus e fungos são causas raras de ITU em crianças; geralmente os vírus causam cistite (adenovírus, enterovírus, vírus *Coxsackie*, vírus *ECHO*). Os fatores de risco para fungos incluem imunossupressão, uso prolongado de antibióticos de amplo espectro e cateteres.

## Manifestações clínicas

A sintomatologia clínica da ITU na infância varia de acordo com a faixa etária do paciente, com o segmento do trato urinário acometido pela infecção e com a intensidade da resposta inflamatória.

**Recém-nascidos e lactentes.** Os sintomas de ITU são inespecíficos, tais como febre sem foco aparente, desconforto respiratório, vômitos persistentes, baixo ganho de peso, prostração, irritabilidade ou apatia e anorexia. A urossépsis é um quadro grave que se manifesta nos recém-nascidos, com possibilidade de atingir o sistema nervoso central.

**Crianças mais velhas (> 24 a 36 meses) com controle esfincteriano.** Sintomas urinários (disúria, polaciúria, retenção urinária, urgência, urge-incontinência, incontinência e enurese secundária, por exemplo) que podem se associar a sintomas sistêmicos, tais como anorexia, prostração, febre, vômitos, dor abdominal, toxemia e irritabilidade.

Clinicamente a infecção urinária pode apresentar-se como cistite (localizada no trato urinário inferior) ou como pielonefrite aguda (infecção urinária alta). Devido à dificuldade de localizar o provável sítio da infecção urinária nos lactentes jovens, devemos considerar todos os casos de infecção urinária nessa faixa etária como pielonefrite.

## Exames complementares

O padrão-ouro para diagnóstico da ITU é a urocultura. A amostra de urina deve ser coletada de modo apropriado. O exame de urina I ou sumário de urina não substitui a urocultura na documentação da presença de ITU, porém ajuda na identificação das crianças que deverão receber tratamento antibacteriano enquanto aguardam o resultado desse exame. A presença de > 10.000 leucócitos/mℓ é encontrada na maioria dos pacientes com ITU.

**Coleta de urina.** Sondagem vesical (SV) ou punção suprapúbica (PSP) são os métodos de escolha para lactentes ou crianças pequenas sem controle esfincteriano. Coleta de urina por jato médio é o método preferido para as crianças mais velhas que apresentam controle urinário.

Recomenda-se que a urina obtida por saco coletor não seja usada para cultura. Os resultados falso-positivos de uroculturas coletadas por saco coletor são elevados, sendo, portanto, consideradas úteis apenas as culturas negativas quando coletadas por esse método.

Os exames com fitas reatoras (*dipstick*) podem auxiliar no diagnóstico, como descrito a seguir.

**Leucócito-esterase.** A presença de leucócito-esterase no *dipstick* é sugestiva de ITU. Todavia, teste positivo nem sempre é sinal de ITU verdadeira, porque os leucócitos podem estar presentes na urina em outras condições, tais como doença de Kawasaki.

**Nitrito.** O princípio deste teste é a redução do nitrato em nitrito pela enzima nitrato redutase presente na bactéria. O nitrito pode ser falso-negativo nas seguintes condições: esvaziamento frequente da bexiga, urina diluída e infecção por bactérias que não produzam essa enzima.

A cultura quantitativa de urina é considerada o padrão-ouro para o diagnóstico de ITU. A infecção urinária é mais bem definida como a presença de bacteriúria significativa (urocultura positiva) em um paciente com resposta inflamatória (*i. e.*, piúria no exame de urina I). Os resultados da cultura de urina são considerados positivos ou negativos com base no número de unidades formadoras de colônias (UFC) (Quadro 92.1).

## Exames de imagem

Quando e qual exame realizar são questões que permanecem controversas. Os exames são solicitados para investigar malformações do trato urinário e presença de cicatrizes renais. Habitualmente são solicitados: ultrassonografia (US) de rins e vias urinárias, uretrocistografia miccional (UCM) e cintilografia renal com ácido dimercaptossuccínico (DMSA).

**Ultrassonografia.** É o exame que deve ser solicitado inicialmente e revela informações anatômicas do trato urinário. Deverá ser realizada em todos os lactentes após a primeira ITU, de acordo com AAP, a Sociedade Brasileira de Pediatria (SBP) e a European Society for Paediatric Urology (ESPU).

**Uretrocistografia miccional.** Utilizada para diagnóstico de refluxo vesicoureteral (RVU), que é encontrado em 30 a 50% das crianças com ITU. Deverá ser solicitada quando a US estiver alterada após a primeira ITU e nos casos de ITU de repetição (AAP). De acordo com a *Randomized Intervention for Children with Vesicoureteral Reflux* (RIVUR), a UCM deverá ser solicitada em crianças com duas ou mais ITU febris, crianças de qualquer idade após a primeira ITU com anormalidades na US, crianças com temperatura ≥ 39°C e patógeno que não *E. coli*, e nas crianças com hipertensão e/ou déficit de crescimento.

**DMSA.** Usa-se na fase aguda para pesquisar pielonefrite e após 4 a 6 meses para diagnosticar cicatrizes renais. Deverá ser solicitada quando a US estiver alterada, podendo ser realizada antes da UCM.

## Diagnóstico diferencial

O diagnóstico diferencial de uma criança com suspeita de ITU depende dos sinais e sintomas que a criança apresenta; por exemplo, sintomas urinários e bacteriúria podem ser causados por vulvovaginites, cálculos urinários, uretrite e presença de

**Quadro 92.1** Critério diagnóstico de infecção urinária: contagem de colônias.

| Método de coleta | Contagem de colônias (UFC/mℓ) |
|---|---|
| Punção suprapúbica (PSP) | Qualquer número de uropatógeno |
| Sondagem vesical (SV) | $> 5 \times 10^4$ UFC/mℓ |
| Jato médio | $> 10^5$ UFC/mℓ |

A American Academy of Pediatrics (AAP, 2011) recomenda a contagem de 50.000 UFC/mℓ para diagnóstico de ITU em lactentes jovens (PSP ou SV). UFC: unidades formadoras de colônias.

corpo estranho. Pacientes com apendicite, doença de Kawasaki ou infecção por estreptococos podem apresentar quadro de febre, dor abdominal e piúria, com urocultura negativa.

Os lactentes jovens podem apresentar febre como única manifestação da ITU, devendo ter como diagnóstico diferencial otite média aguda, gastrenterite aguda ou infecção do trato respiratório superior.

## Tratamento

A terapia com antibióticos deve ser introduzida logo após a coleta adequada de urina para cultura, sempre que houver suspeita clínica de ITU. O retardo no início do tratamento tem sido identificado como o maior fator de risco para cicatrizes renais nos casos de pielonefrite.

A escolha inicial do antimicrobiano é empírica e direcionada para patógenos mais encontrados na comunidade. É importante reforçar que a sensibilidade antibiótica depende essencialmente da região.

O tratamento com antibióticos deve levar em consideração a faixa etária e o estado geral da criança. Crianças com idade abaixo de 2 meses de vida, com ITU, necessitam de antibioticoterapia intravenosa, por haver risco de aproximadamente 10% de bacteriemia e chance significativa de se encontrar uropatia associada. Os patógenos mais comuns nessa faixa etária são *E. coli* e *Enterococcus faecalis*, que necessitam de tratamento empírico com um antibiótico betalactâmico e um aminoglicosídeo.

Antibioticoterapia parenteral é indicada para ITU complicada, e essa via é utilizada nos 3 primeiros dias, podendo ser trocada por antibióticos por via oral de acordo com a sensibilidade antimicrobiana. O tempo ideal de antibioticoterapia para pielonefrite aguda é de 7 a 14 dias (10 dias em média). Tratamentos empíricos adequados estão detalhados nos Quadros 92.2 e 92.3, embora tal tratamento dependa dos padrões locais de resistência antibiótica.

Opções de tratamento agudo em crianças com cistite mostram que a terapia de curta duração (3 a 5 dias) é tão efetiva quanto a tradicional (7 a 14 dias) na erradicação urinária da bactéria.

## *Profilaxia*

A profilaxia consiste em antibióticos ou quimioterápicos em baixa dosagem e por tempo prolongado para se evitar ITU. As medicações habitualmente utilizadas são: cotrimoxazol (1 a 2 mg/kg/dia de trimetoprima), nitrofurantoína (1 a 2 mg/kg/dia) e cefalexina (10 mg/kg/dia), sendo este último utilizado nos 3 primeiros meses de vida.

Profilaxia não tem sido prescrita para crianças com RVU de baixo grau (I e II). Parece ter um papel nos refluxos de graus III a V, especialmente nas meninas, diminuindo em 50% a recorrência de ITU. A profilaxia não é indicada em: bacteriúria assintomática, crianças realizando cateterismo vesical intermitente limpo e bexiga neurogênica.

**Quadro 92.2** Alguns agentes antimicrobianos para tratamento empírico parenteral da infecção do trato urinário (ITU).

| Agente antimicrobiano | Dosagem |
|---|---|
| Ceftriaxona | 75 mg/kg a cada 24 h |
| Cefotaxima | 150 mg/kg/dia a cada 6 ou 8 h |
| Ceftazidima | 100 a 150 mg/kg/dia a cada 8 h |
| Gentamicina | 7,5 mg/kg/dia a cada 8 h |
| Tobramicina | 5 mg/kg/dia a cada 8 h |
| Piperacilina | 300 mg/kg/dia a cada 6 ou 8 h |

Fonte: American Academy of Pediatrics, Committee on Quality Improvement, Subcommittee on Urinary Tract Infection, 2011.

**Quadro 92.3** Alguns agentes antimicrobianos para tratamento empírico oral da infecção do trato urinário (ITU).

| Agente antimicrobiano | Dosagem |
|---|---|
| Amoxicilina-clavulanato | 20 a 40 mg/kg/dia em 3 doses |
| Sulfametoxazol-trimetoprima | 6 a 12 mg/kg/dia de trimetoprima e 30 a 60 mg/kg/dia de sulfametoxazol em 2 doses |
| **Cefalosporinas** | |
| Cefixima | 8 mg/kg/dia em 1 dose |
| Cefpodoxima | 10 mg/kg/dia em 2 doses |
| Cefprozila | 30 mg/kg/dia em 2 doses |
| Axetilcefuroxima | 20 a 30 mg/kg/dia em 2 doses |
| Cefalexina | 50 a 100 mg/kg/dia em 4 doses |

Fonte: American Academy of Pediatrics, Committee on Quality Improvement, Subcommittee on Urinary Tract Infection, 2011.

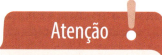

São considerados erros comuns do tratamento:
- Aguardar resultado da urocultura para início da terapêutica em crianças febris e sintomáticas
- Dose única de antibiótico
- Não realizar urocultura para diagnóstico da ITU.

## Bibliografia

American Academy of Pediatrics, Commiteee on Quality Improvement, Sub-committee on Urinary Tract Infection. Practice parameters: the diagnosis, treatment and evaluation of the initial urinary tract infection in febrile infants and children 2 to 24 months. Pediatrics. 2011; 128(3):595-610.

Lyengar AA et al. Urinary tract infection. In: Phadke K, Goodyer P, Bitzan M (Eds.). Manual of pediatric nephrology. Heidelberg: Springer; 2014. pp. 281-7.

Millner R, Becknell B. Urinary tract infections. Pediatr Clin Am. 2019; 66(1):1-13.

RIVUR Trial Investigators, Hoberman A, Greenfield SP, Mattoo TK et al. Antimicrobial prophylaxis for children with vesicoureteral reflux. N Engl J Med. 2014; 370(25):2367-76.

Stein R, Dogan HS, Hoebeke P et al. Urinary tract infections in children: EUA/ESPU guidelines. European Urology. 2015; 67:546-58.

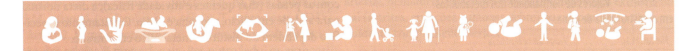

# 93 Nefrolitíase

CID-10: N20.0

*Giselle Lopes de Aguiar Faria • Johnathan Santana de Freitas*

## Introdução

Nefrolitíase é a agregação de cristais de sais que se formam no interior da árvore urinária, podendo crescer indefinidamente ou se deslocar pelo sistema urinário. É um problema mundial que afeta indivíduos de todas as idades. A real prevalência na faixa etária pediátrica é pouco conhecida; entretanto, cada vez mais vem sendo diagnosticada. Sua incidência tem aumentado nos países desenvolvidos, e é importante avaliar sua etiologia.

## Causas

Os distúrbios metabólicos são a principal causa de calculose urinária na infância, porém existem várias outras condições que podem estar associadas a esssa doença. Destacamos distúrbios metabólicos como hipercalciúria idiopática; hipercalcemia (hiperparatireoidismo, neoplasias, doenças granulomatosas, sarcoidose, tireotoxicose, imobilização); hiperoxalúria (primária, dietética, enteral); hiperexcreção de ácido úrico; hipocitratúria (acidose metabólica, hipopotassemia, infecção, jejum, exercício, hipomagnesemia, utilização de andrógeno). Devemos ainda citar a acidose tubular renal, o uso de medicamentos (diuréticos de alça, acetazolamida, antiácidos, corticosteroides, vitamina D, vitamina C, suplementos proteicos, salicilatos, probenecida, aciclovir), anomalias anatômicas e/ou funcionais do trato urinário (estenose de junção uteropélvica, estenose de junção uterovesical, bexiga neurogênica, rim em ferradura etc.) e broncodisplasia pulmonar/prematuridade.

## Manifestações clínicas

A apresentação aguda clássica com dor intensa em flanco que irradia para virilha e face interna da coxa é incomum em crianças pequenas. Essas têm manifestações como: dores inespecíficas (dor abdominal, pélvica, suprapúbica, em flanco), sinais e sintomas de infecção do trato urinário (disúria, urgência e/ou retenção ou incontinência urinária, irritabilidade, febre, náuseas, vômito, mal-estar, anorexia) e enurese. Hematúria macro ou microscópica está presente em 90% das crianças.

## Diagnóstico diferencial

É importante fazer diagnóstico diferencial com causas de dor abdominal na infância, uma vez que na criança as queixas são inespecíficas. Os principais diagnósticos que devem ser excluídos são: infecção do trato urinário baixo e/ou pielonefrite, gastrite, cólica biliar, apendicite, pancreatite e constipação intestinal.

## Exames complementares

No caso de suspeita de calculose urinária, a investigação deve ser dividida em duas etapas, sendo a primeira etapa durante o quadro agudo.

Na primeira etapa devem ser solicitados: elementos anormais no sedimento urinário (EAS) com urocultura e antibiograma, ureia e creatinina, relação cálcio/creatinina em amostra isolada de urina, radiografia simples de abdome e/ou ultrassonografia (se dificuldade no diagnóstico: tomografia computadorizada de abdome).

Na segunda etapa (após controle dos sintomas agudos) solicitar na urina de 24 h: cálcio, ácido úrico, creatinina, magnésio, sódio, potássio, citrato, fosfato, oxalato e pesquisa quantitativa de cistina; séricos: cálcio, ácido úrico, oxalato, sódio, potássio e gasometria venosa (Quadros 93.1 e 93.2). Em crianças sem controle esfincteriano, os eletrólitos urinários devem ser dosados em amostra isolada de urina.

**Quadro 93.1** Valores de normalidade dos parâmetros em urina de 24 horas.

| Parâmetro | Valor de referência |
|---|---|
| Cálcio | < 4 mg/kg/dia |
| Ácido úrico | < 0,57 mg/d$\ell$/TFG ou 815 mg/1,73 m$^2$ |
| Oxalato | < 50 mg/dia/1,73 m$^2$ |
| Cistina | < 60 mg/dia/1,73 m$^2$ |
| Citrato | > 400 mg/g de creatinina |
| Volume urinário | > 20 m$\ell$/kg/dia |
| Fosfato | < 600 mg |
| Relação sódio/potássio | ≤ 3 |

TFG: taxa de filtração glomerular.

Outras terapias imunossupressoras podem ser indicadas aos indivíduos corticorresistentes após adequada investigação diagnóstica: ciclosporina (3 a 6 mg/kg/dia), micofenolato mofetila (30 mg/kg/dia ou 1.200 mg/m² de SC) ou rituximabe (375 mg/m² de SC, 1 vez/semana por 2 a 4 semanas).

Substâncias antiproteinúricas estão indicadas em associação com a imunossupressão – inibidores da enzima conversora de angiotensina, tais como captopril (0,5 a 1 mg/kg/dia) ou enalapril (0,5 a 1 mg/kg/dia) e/ou bloqueadores de receptor da angiotensina, como losartana (0,5 a 1 mg/kg/dia).

Para os casos que cursam com hipovolemia, hipotensão, oligúria, alteração da função renal ou edema importante com derrame (pleural, pericárdico, ascite, edema escrotal/vulvar) utiliza-se a albumina humana a 20% na dose de 0,5 a 1 g/kg/dose associada a furosemida.

Não há indicação de restrição hídrica ao paciente nefrótico, devendo-se manter a oferta hídrica em livre demanda. A alimentação deve ser normoproteica e normo/hipossódica. A restrição de lipídios, principalmente de origem animal, é indicada enquanto persistir a dislipidemia. Novas terapias têm surgido como alternativas promissoras no controle da proteinúria e no resgate à sensibilização ao corticoide. As que mais se destacam são o rituximabe, mizobirine e a plasmaférese combinada com as terapias habituais. Entretanto, estudos mais detalhados são necessários para conclusões definitivas As vacinas de vírus atenuados (sarampo, caxumba, rubéola e rotavírus) não devem ser administradas em pacientes em uso de dose plena de corticoide, ciclofosfamida (por mais de 3 meses) e ciclosporina (por mais de 1 mês), devendo ser adiadas até que a prednisona esteja < 1 mg/kg/dia e até a retirada das demais substâncias imunossupressoras. O tratamento da dislipidemia é indicado nos indivíduos que persistirem dislipidêmicos após remissão da proteinúria.

## Complicação

As principais complicações da SN são: infecções (respiratórias, peritonite espontânea, celulite, dermatites fúngicas e virais), trombose e/ou tromboembolismo, alterações do crescimento estatural, obesidade.

## Prognóstico

A resposta a corticoterapia é o melhor preditor de desfecho da SN a longo prazo. Indivíduos corticorresistentes tendem a evoluir com doença renal terminal em 50% ou mais dos casos após 10 anos de seguimento, enquanto 3% dos corticossensíveis terão evolução desfavorável.

## Bibliografia

Andolino TP, Reid-Adam J. Nephrotic syndrome. Pediatrics in Review. 2015; 36(3):117-26.

Boyer O, Tory K, Machuca E, Antignac C. Idiopathic nephrotic syndrome in children: genetic aspects. In: Avner ED, Harmon WE, Niaudet P et al. Pediatric Nephrology. 7ª ed. Heidelberg: Springer, 2016. pp. 805-37.

Downie ML, Gallibois C, Parekh RS et al. Nephrotic syndrome in infants and children: pathophysiology and management. Peadiatr Int Child Health. 2017 Nov; 37(4):248-58.

KDIGO-GN. Steroid-sensitive nephrotic syndrome in children. Kidney International. 2012; S2:163-71.

KDIGO-GN. Steroid-resistant nephrotic syndrome in children. Kidney International. 2012; S2:172-76.

Niaudet P, Boyer O. Idiopathic nephrotic syndrome in children: clinical aspects. In: Avner ED, Harmon WE, Niaudet P et al. Pediatric nephrology. 7ª ed. Heidelberg: Springer, 2016. pp. 840-882.

Saleem MA. New developments in steroid-resistant nephrotic syndrome. Pediatr Nephrol. 2013 May; 28(5):699-709.

Wang C, Greenbaum LA. Nephrotic syndrome. Pediatr Clin N Am. 2019; 66:73-85.

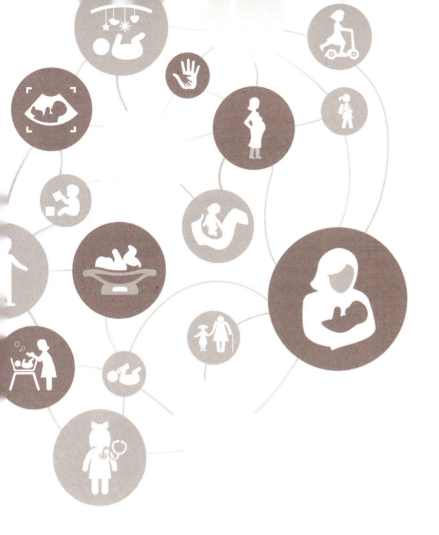

# Doenças do Sistema Hematopoético

**Parte 14**

**Capítulo 95**  Anemia Ferropriva, 287
**Capítulo 96**  Coagulopatias, 290
**Capítulo 97**  Doença Falciforme, 293
**Capítulo 98**  Leucemia Linfoblástica Aguda, 298
**Capítulo 99**  Linfomas, 301
**Capítulo 100**  Púrpura Trombocitopênica Idiopática, 304

# 95 Anemia Ferropriva

CID-10: D50

*Alexandra Vilela Gonçalves*

## Introdução

A deficiência de ferro ocorre pelo desequilíbrio entre ingesta, absorção e situações de demanda aumentada (crescimento, gestação) ou perda crônica (intestinal, menstrual). Devido a isso, os grupos de maior risco são crianças e adolescentes, mulheres em idade fértil e gestantes. Estimativas apontam que cerca de metade dos casos de anemia no mundo deve-se a deficiência de ferro.

A deficiência de ferro é caracterizada pela depleção das reservas de ferro, e a anemia ferropriva é uma fase mais avançada, em que há redução nos índices hematimétricos.

A deficiência de ferro pode alterar a capacidade funcional de órgãos e sistemas, com impacto negativo no desenvolvimento físico e intelectual de crianças e adolescentes.

A ferropenia pode promover graves alterações em todas as fases do desenvolvimento, levando a prematuridade, retardo do crescimento intrauterino, baixo peso ao nascimento e atraso no desenvolvimento motor e cognitivo.

O ferro é encontrado em numerosas moléculas, como citocromos, peroxidases, mioglobina e hemoglobina. Aproximadamente dois terços do ferro do organismo estão associados à molécula de hemoglobina, sendo esta a principal localização do ferro na sua forma funcional e também seu principal depósito.

O ferro é armazenado em diferentes tecidos associados às moléculas de ferritina e hemossiderina. A ferritina é uma proteína amplamente distribuída nos tecidos, estando presente no citoplasma da maioria das células. Uma pequena parte fica livre no plasma, sendo que esta tem correlação direta com os níveis dos estoques de ferro. Não existe mecanismo fisiológico de excreção de ferro, e menos de 1 mg/dia é perdido pela descamação tecidual do intestino, da pele e do trato urinário e pela perspiração.

O ferro é encontrado nos alimentos em duas formas: ferro heme (presente na carne e em vísceras) e ferro não heme (em alimentos de origem vegetal). O processo de absorção intestinal do ferro heme ainda não foi completamente esclarecido, sendo que os prováveis mecanismos seriam baseados em receptores de membrana ou em um processo de endocitose. No entanto, sabe-se que a absorção do ferro heme é mais eficiente, sendo pouco afetada por outros componentes da dieta.

Já o ferro não heme tem de ser reduzido para forma ferrosa ($Fe^{++}$) e se ligar ao receptor de membrana DMT1 (transportador de metal bivalente 1). A absorção do ferro não heme sofre influência de fatores inibidores (fitatos, fibras, cafeína, cálcio, fósforo, zinco) e facilitadores (ácido ascórbico, frutose, alguns aminoácidos).

Após ultrapassar a membrana celular apical do enterócito, o ferro pode ficar armazenado no interior da célula, ligado à ferritina, ou ser transportado através da membrana basal do enterócito e ser carreado através do plasma pela transferrina (Figura 95.1).

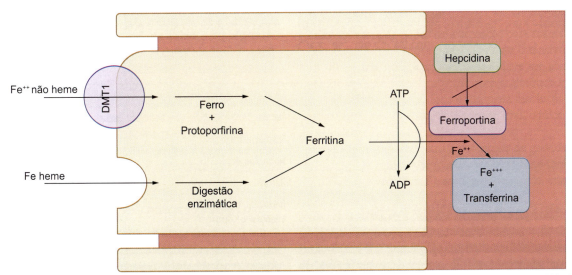

**Figura 95.1** Diagrama de absorção e transporte do ferro pelo enterócito. DMT1: transportador de metal bivalente 1; ATP: trifosfato de adenosina; ADP: difosfato de adenosina.

## Causas

Na infância, os fatores que favorecem a ferropenia são: complicações fetais (prematuridade, baixo peso), elevada velocidade de crescimento (principalmente abaixo de 2 anos), abandono precoce do aleitamento materno, dieta de transição inadequada (pouca quantidade e/ou disponibilidade de ferro heme na dieta), parasitoses, doenças gastrintestinais (intolerâncias alimentares, gastrites/esofagites, doença celíaca, doença de Crohn etc.).

## Manifestações clínicas

O quadro clínico é amplo e inclui alterações:

- Gerais: fadiga, adinamia, astenia, taquicardia
- Neurológicas: irritabilidade, dificuldade de concentração, comprometimento do desenvolvimento cognitivo com distúrbios de aprendizagem
- Musculares: redução da tolerância a exercícios físicos
- Em pele e anexos: queda de cabelo, baqueteamento digital e coiloníquia
- Gastrintestinais: estomatite angular, atrofia de papilas linguais, disfagia, redução da acidez gástrica levando a acloridria e gastrite, pica (perversão do apetite)
- Imunológicas: maior suscetibilidade a infecções.

## Diagnóstico diferencial

O diagnóstico diferencial da anemia ferropriva é o diferencial das anemias microcíticas. A alternativa diagnóstica mais importante é a talassemia (alfa e beta); além disso, deve-se considerar a intoxicação por chumbo. Apesar de a anemia por inflamação crônica ser habitualmente normocítica, em algum casos pode ser microcítica, devendo ser diferenciada da anemia ferropriva.

## Exames complementares

Os principais exames para avaliação de deficiência de ferro são descritos a seguir (Quadro 95.1).

**Hemograma.** Na fase de anemia ocorre redução nos níveis de hemoglobina/hematócrito (Hb/Ht). Também podem ser observados hipocromia, microcitose, aumento do índice de anisocitose eritrocitária (RDW), anisocitose, poiquilocitose. Frequentemente observa-se plaquetose.

**Reticulócitos.** Podem estar normais ou reduzidos.

**Dosagem de ferritina.** Está diretamente relacionada ao estoque de ferro corporal, sendo um exame muito útil e de fácil acesso. A deficiência de ferro é a única doença que promove quedas acentuadas na ferritina. No entanto, em pacientes com neoplasias, doenças inflamatórias agudas e crônicas e doenças hepáticas, ela pode estar elevada, independentemente do estado dos estoques de ferro, dificultando a avaliação neste grupo de pacientes. Na infância considera-se que níveis abaixo de 12 μg/ℓ indicam deficiência de ferro.

**Índice de saturação da transferrina.** Índices abaixo de 16% são bastante sugestivos de ferropenia. Pode sofrer influência de diversas condições clínicas e deve ser interpretado em conjunto com outros parâmetros (nunca isoladamente).

**Ferro sérico.** Avalia o ferro corporal ligado à transferrina e sofre variações com o ciclo circadiano e a alimentação; está reduzido na presença de processos inflamatórios. Exame de difícil padronização e isoladamente não faz diagnóstico.

Existem novos exames laboratoriais para avaliação de deficiência de ferro com alto potencial, que facilitarão o diagnóstico. No entanto, não estão ainda disponíveis na prática, como os descritos a seguir.

**Dosagem do receptor solúvel de transferrina (rTF).** Na deficiência de ferro há aumento da expressão do receptor na superfície celular, elevando proporcionalmente sua concentração plasmática. Não sofre influência nos estados inflamatórios e/ou infecciosos. Não está disponível na prática, devido a dificuldades na padronização dos valores por faixa etária.

**Conteúdo de hemoglobina do reticulócito (CHr).** Uma concentração baixa é preditor sensível e precoce na deficiência de ferro.

**Quadro 95.1** Marcadores laboratoriais da deficiência de ferro.

| Exame | Depleção dos estoques | Eritropoese deficiente em ferro | Anemia ferropriva |
|---|---|---|---|
| Hemoglobina | Normal | Normal | Baixa |
| VCM | Normal | Normal ou baixo | Baixo |
| RDW | Normal | Normal ou alto | Alto |
| Reticulócitos | Normais ou baixos | Baixos | Baixos |
| Ferritina | Baixa<br>Crianças: < 12 μg/ℓ | Baixa<br>Crianças: < 12 μg/ℓ | Baixa<br>Crianças: < 12 μg/ℓ |
| Saturação de transferrina | Normal | Normal ou baixa | Baixa<br>Crianças: 12 a 16% |
| Receptor solúvel da transferrina* | Elevado | Elevado | Elevado |

*Os valores para o receptor solúvel da transferrina não foram determinados para faixa etária pediátrica. VCM: volume corpuscular médio; RDW: índice de anisocitose eritrocitária.

## Complicações

A anemia por deficiência de ferro tem efeitos sistêmicos não hematológicos. Tanto a deficiência de ferro quanto a anemia ferropriva estão associadas a função neurocognitiva comprometida na infância e defeitos cognitivos tardios, possivelmente irreversíveis. Além disso, há risco aumentado de convulsões, acidentes vasculares cerebrais e exacerbações da síndrome das pernas inquietas. Quando os níveis de hemoglobina caem substancialmente (abaixo de 5 g/dℓ), podem se desenvolver letargia extrema e insuficiência cardíaca de alto débito.

## Tratamento

O tratamento inclui a administração de suplementação de ferro oral associada à correção da dieta. A Sociedade Brasileira de Pediatria (SBP) recomenda aleitamento materno exclusivo até 6 meses e complementado com dieta até 2 anos ou mais, não recomendando o uso de leite de vaca integral para crianças menores de 1 ano e indicando consumo máximo de 700 mℓ/dia para maiores de 1 ano e utilização de carne na alimentação complementar por ser excelente fonte de ferro de alta biodisponibilidade (Quadro 95.2).

Na reposição de ferro oral, recomendam-se:

- Dose: 3 a 5 mg/kg/dia divididos em duas a três tomadas diárias
- Administração: o sulfato ferroso deve ser administrado 1 hora antes das refeições com água ou sucos cítricos. Os sais de ferro tipo ferro quelato ou polimaltosado não sofrem interferência com os alimentos
- Duração: até normalização dos níveis de hemoglobina (média de 3 meses). Depois manter por, pelo menos, mais 3 meses para reposição dos estoques de ferro.

A SBP recomenda a suplementação diária de ferro como forma de prevenção da anemia ferropriva em lactentes (Quadro 95.3).

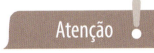

**Atenção**

Nunca se deve basear o tratamento exclusivamente na reposição suplementar de ferro. O mais importante para o tratamento e a prevenção de recorrência de anemia é uma dieta adequada.
Suplementos que contenham outros metais além do ferro, como zinco ou cobre, não são adequados para profilaxia e tratamento da ferropenia. Esses metais são absorvidos, ligando-se ao mesmo receptor do ferro (DMT1) e competindo na absorção.

## Evolução e prognóstico

Nos casos de anemia ferropriva, a resposta esperada ao tratamento é a ocorrência de um pico de reticulócitos ("crise reticulocitária") em 7 a 10 dias e elevação da hemoglobina superior a 1 mg/dℓ em 1 mês de tratamento.

**Quadro 95.2** Teor de ferro e biodisponibilidade em alimentos.

| Alimento | Teor de ferro (mg/100 g) | Biodisponibilidade |
| --- | --- | --- |
| Fígado | 8,2 | Alta |
| Carne bovina | 3,2 | Alta |
| Frango | 1,3 | Alta |
| Leite humano | 0,5 | Alta |
| Leite de vaca | 0,3 | Baixa |
| Leguminosas | 7 a 8 | Baixa/média |
| Couve, espinafre | 7 a 8 | Baixa |
| Rapadura, açúcar mascavo | 4,2 | Alta |

**Quadro 95.3** Doses recomendadas de ferro profilático em diferentes condições clínicas.

| Situação | Recomendação |
| --- | --- |
| Lactente a termo, peso adequado e em aleitamento materno exclusivo | 1 mg/kg/dia de ferro a partir do 3º mês (ou da introdução de outros alimentos) até 24 meses |
| Lactente a termo, peso adequado e em uso de fórmula fortificada com ferro acima de 500 mℓ/dia | Não é necessária suplementação |
| Recém-nascido (RN) pré-termo com peso acima de 1.500 g | 2 mg/kg/dia até 12 meses |
| RN a termo de baixo peso (> 2.500 g) | 1 mg/kg/dia de 12 a 24 meses Iniciar a partir do 30º dia de vida |
| RN pré-termo com peso entre 1.000 e 1.500 g | 3 mg/kg/dia até 12 meses 1 mg/kg/dia de 12 a 24 meses |
| RN pré-termo com peso < 1.000 g | 4 mg/kg/dia até 12 meses 1 mg/kg/dia de 12 a 24 meses |

Fonte: Fisberg et al., 2018.

Quando se realizam corretamente a prevenção e a orientação alimentar quanto à oferta adequada de ferro, o prognóstico é excelente.

## Bibliografia

Brasil. Programa Nacional de Suplementação de Ferro, Manual de Condutas. Ministério da Saúde, Secretaria de Atenção a Saúde, Departamento de Atenção Básica. Brasília: Ministério da Saúde; 2013.

Fisberg M, Lyra I, Weffort V. Consenso sobre anemia ferropriva: mais que uma doença, uma urgência médica! Diretrizes da Sociedade Brasileira de Pediatria; 2018. pp. 1-13.

Heeney MM. Iron clad: iron homeostasis and the diagnosis of hereditary iron overload. Hematology. 2014; 1:210-5.

Pasricha SR, Drakesmith H. Iron deficiency anemia: problems in diagnosis and prevention at the population level. Hematol Oncol Clin North Am. 2016; 30(2):309-25.

Sills R. Iron-deficiency anemia. In: Kliegman RM, Stanton BF, St. Geme JW et al. (Eds.). Nelson textbook of pediatrics. 20. ed. Philadelphia: Elsevier Saunders; 2016. pp. 2323-6.

# 96 Coagulopatias

CID-10: D66-D68

*Alexandra Vilela Gonçalves*

## Introdução

Para que ocorra hemostasia, é necessário um conjunto de eventos que envolvem vasos sanguíneos, plaquetas, fatores da coagulação, anticoagulantes naturais e o sistema de fibrinólise. A formação do coágulo de fibrina envolve complexa cadeia de reações que culminam na formação de trombina, que converte o fibrinogênio em fibrina. A "cascata clássica" (Figura 96.1) da coagulação atualmente foi substituída por um modelo celular.

Quando ocorre uma lesão vascular, há exposição do colágeno da matriz extracelular. Com isto, o fator de von Willebrand (FVW) é ativado, ligando-se ao colágeno exposto e ao receptor plaquetário (GP) Ib-IX, iniciando a adesão plaquetária. Principia-se, então, a ativação plaquetária, com a liberação de substâncias presentes em seus grânulos com recrutamento de mais plaquetas e ativação de novos receptores. As plaquetas ativadas expressam o receptor GPIIb-IIIa, que tem a capacidade de se ligar ao FVW e ao fibrinogênio, formando pontes intercelulares, fenômeno denominado adesão plaquetária. Assim, forma-se o trombo plaquetário.

O início da coagulação ocorre pela expressão do fator tecidual (FT) ao espaço intravascular. As plaquetas têm um papel fundamental, pois na sua superfície ocorre a maioria das reações. O modelo atual de coagulação pode ser dividido em três etapas (Figura 96.2):

- Iniciação: o fator tecidual (FT) é exposto e se liga ao FVII (FVIIa) e este complexo (FT/FVIIa) ativa os fatores IX (IXa) e X (Xa). O FXa se liga ao FV (FVa), formando o "complexo protrombinase", que converte a protrombina em trombina, inicialmente em pequenas quantidades. No entanto, essa trombina formada é capaz de retroalimentar o sistema, ativando os fatores V, VIII e XI e as plaquetas
- Amplificação: as pequenas quantidades de trombina geradas interagem com receptores plaquetários, aumentando sua ativação. A trombina formada também promove ativação de fatores VIII (VIIIa), V (Va) e XI (XIa)
- Propagação: sobre a superfície plaquetária, o FIXa se liga ao FVIIIa, formando o "complexo tenase intrínseco" (FIXa/FVIIIa), que será um ativador extremamente potente do FX. Paralelamente o fator XIa também inicia a ativação

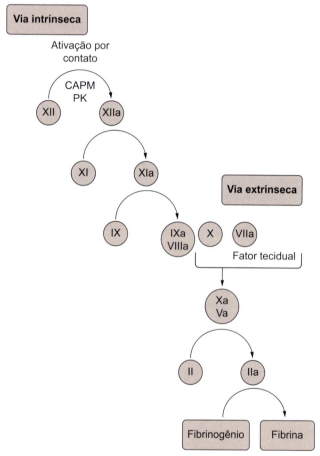

Figura 96.1 Modelo da "cascata da coagulação". CAPM: cininogênio de alto peso molecular; PK: pré-calicreína. (Adaptada de Franco, 2001.)

do fator IX. Ocorre, então, a propagação do processo de coagulação com a intensificação da ligação do FXa ao FVa (complexo protrombinase), que atua gerando grandes quantidades de trombina, a qual converterá o fibrinogênio em fibrina.

O modelo descrito aqui é considerado o mais fisiológico e adequado para o entendimento da coagulação. O modelo da "cascata da coagulação" com as vias extrínseca e intrínseca ainda é útil na interpretação dos exames.

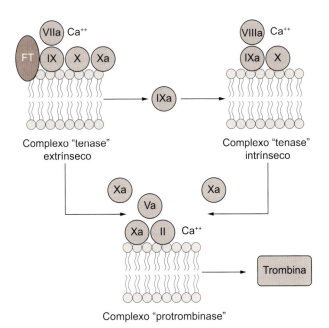

**Figura 96.2** Modelo atual para coagulação. FT: fator tecidual. (Adaptada de Franco, 2001.)

Além dos mecanismos coagulantes, é fundamental entender os fatores reguladores da coagulação que modulam a formação do coágulo:

- Antitrombina (AT): é um inibidor primário da trombina, mas tem ação inibitória sobre os fatores IXa, Xa, XIa, XIIa. Também é capaz de inativar o fator VIIa que esteja ligado ao fator tecidual. As moléculas de heparina atuam como anticoagulantes ao se ligarem à AT, potencializando sua ação
- Inibidor da via do fator tecidual (TFPI): capaz de inibir o fator Xa e o complexo fator VIIa/FT
- Proteínas C (PC) e S (PS): a trombina, ao ser formada no processo de coagulação, se ligará ao um receptor na superfície celular, denominado trombomodulina. Na superfície da célula endotelial, a PC se liga ao seu receptor específico e é ativada pelo complexo trombina/trombomodulina. A PC ativada inativa os fatores Va e VIIIa. A proteína S é um potencializador da PC.

## Causas

Os distúrbios hemorrágicos podem ser decorrentes de doenças adquiridas ou hereditárias, conforme é apresentado no Quadro 96.1.

A hemostasia primária está relacionada com a interação das plaquetas ao endotélio vascular e proteínas, como o fator de von Willebrand. O quadro clínico mais comum são sangramentos cutaneomucosos. Os exames para avaliação são: contagem plaquetária, tempo de sangramento, avaliação da função plaquetária, provas específicas para doença de von Willebrand (DVW).

**Quadro 96.1** Distúrbios adquiridos e distúrbios hereditários da coagulação.

**Distúrbios adquiridos da coagulação**
- Plaquetopenias adquiridas
  - Plaquetopenia imune primária (PTI): ocorre por formação de anticorpos (ac) antiplaquetas e normalmente é desencadeada por infecções
  - Plaquetopenia imune secundária: formação de ac antiplaquetas associado a doenças específicas como lúpus, síndrome de anticorpos antifosfolipídios (SAF), infecção pelo HIV etc.
  - Plaquetopenia induzida por medicamentos (anticonvulsivantes), deficiência de vitaminas ($B_{12}$, ácido fólico)
  - Doenças da medula óssea: leucemias, aplasia de medula óssea
  - Infecções
  - Hiperesplenismo
- Distúrbios da função plaquetária
  - Pacientes com contagem normal de plaquetas, mas com atividade de adesão e agregação alteradas. Normalmente secundário a medicamentos
- Doenças hepáticas
- Deficiência de vitamina K
- Associado a infecções
  - Coagulação intravascular disseminada
- Uso de medicamentos: heparina, cumarínicos (varfarina)
- Desenvolvimento de inibidores adquiridos dos fatores de coagulação

**Distúrbios hereditários da coagulação**
- Deficiência congênita de fatores da coagulação
  - Hemofilia A (fator VIII) e B (fator IX)
  - Deficiências específicas de fatores: II, VII, V, fibrinogênio etc.
- Doença de von Willebrand (DVW)
- Doenças plaquetárias hereditárias
  - Glazman, Bernard-Soulier, Wiskott-Aldrich etc.

A hemostasia secundária está relacionada a distúrbios na formação da fibrina. O quadro clínico inclui sangramentos cutaneomucosos mais intensos, sangramentos musculares e articulares (hemartroses) e sangramentos viscerais (sistemas urinário, digestório etc.).

## Manifestações clínicas e diagnóstico diferencial

A abordagem a uma criança com história de sangramento pode ser complexa, pois epistaxes, equimoses e hematomas são frequentes e podem estar relacionados a traumatismos menores ao brincar, podendo ser difícil determinar o que considerar como anormal. Também pode ser difícil a análise de uma adolescente com relato de fluxo menstrual volumoso. Por isto, a história clínica e a caracterização das manifestações hemorrágicas são muito importantes, com atenção para os seguintes aspectos:

- Perguntar aos cuidadores, detalhadamente, o tipo de manifestação hemorrágica: petéquias, epistaxe (duração, recorrência, necessidade de realizar tampão nasal), hematomas subcutâneos (volume e localização), hematomas musculares, edema articular (sugere hemartrose), sangramentos

do sistema digestório. Petéquias ou equimoses pequenas são sugestivas de distúrbios plaquetários. Hematomas subcutâneos volumosos, musculares ou articulares sugerem distúrbios de fatores da coagulação
- Início dos sintomas: doença aguda ou crônica. Febre e petéquias sugerem infecções agudas (sepse, meningococcemia, dengue). A trombocitopenia ou plaquetopenia imune primária também conhecida como púrpura trombocitopênica idiopática (PTI) é caracterizada pelo aparecimento agudo de equimoses e petéquias, mas o paciente não apresenta febre ou outros sintomas associados a infecção
- Antecedentes pessoais: sangramentos atípicos em locais de punção ou vacinação, nas extrações dentárias ou após traumatismos ou cirurgias sugerem doenças da hemostasia secundária
- Antecedentes familiares: familiares com histórico de sangramentos atípicos. Mãe com sangramento uterino disfuncional pode sugerir DVW na família. Tios ou primos com tendência hemorrágica podem sugerir hemofilia. No entanto, uma história familiar negativa não exclui doença hereditária, pois 30% dos casos de hemofilia são mutações espontâneas
- Exposição a medicamentos e produtos potencialmente tóxicos: exposição a medicamentos que podem alterar as funções plaquetárias (anti-inflamatórios não hormonais inibem adesão e agregação), a contagem plaquetária (anticonvulsivantes podem gerar plaquetopenia) e causar distúrbios na coagulação (cumarínicos, heparina). Considerar a composição de "vitaminas" ou "suplementos" que podem ter componentes que alteram a função hemostática, como o ginkgo biloba, que altera a função plaquetária.

O segundo passo é o exame físico minucioso, pois este auxiliará nas hipóteses diagnósticas.

Os exames mais importantes para a avaliação inicial da coagulação são (Quadro 96.2):

- Hemograma com contagem plaquetária: auxilia na avaliação de doenças relacionadas a redução numérica das plaquetas como: PTI, infecções, hepatopatias com hiperesplenismo etc. Se a contagem estiver reduzida, é importante avaliar o esfregaço sanguíneo para análise da morfologia das plaquetas. Plaquetas gigantes ou com granulações sugerem doenças hereditárias. Também existe a pseudoplaquetopenia, em que o paciente apresenta formação de grumos plaquetários quando o sangue é exposto ao EDTA (anticoagulante utilizado nos tubos de coleta), mas na avaliação da lâmina as plaquetas são numérica e morfologicamente normais
- Tempo de protrombina (TP): determina o tempo de formação do coágulo de fibrina após adição de tromboplastina tecidual e cálcio, o que ativa o fator VII. Este exame avalia a antiga via extrínseca, portanto a função dos fatores VII, X, V, II e fibrinogênio. Inclui a relação normatizada internacional (RNI). Está alterado em doenças hepáticas, deficiência de vitamina K, uso de cumarínicos, deficiência de FVII
- Tempo de tromboplastina parcial ativado (TTPA): avalia a antiga via intrínseca e comum, portanto a função dos fatores

**Quadro 96.2** Principais exames para avaliação inicial da coagulação e diagnóstico diferencial.

| Teste | Diagnósticos diferenciais |
|---|---|
| TTPA prolongado e TP normal | - Deficiência fator VIII (hemofilia A) ou IX (hemofilia B)<br>- Deficiência de fator XI<br>- Doença de von Willebrand<br>- Exposição a heparina não fracionada<br>- Inibidores adquiridos da coagulação |
| TP prolongado e TTPA normal | - Hepatopatias<br>- Deficiência de vitamina K<br>- Deficiência congênita do fator VII<br>- Deficiência adquirida do fator VII (inibidor)<br>- Disfibrinogenemia |
| TTPA e TP prolongados | - Hepatopatia<br>- Coagulação intravacular disseminada<br>- Deficiência de vitamina K<br>- Intoxicação por uso de heparina ou varfarina<br>- Deficiências de fatores II, V, IX<br>- Deficiência/disfunção do fibrinogênio<br>- Inibidores adquiridos da coagulação |

TP: tempo de protrombina; TTPA: tempo de tromboplastina parcial ativado.

XII, XI, IX, VIII, X, V, II e fibrinogênio; além da calicreína e do cininogênio de alto peso molecular. Encontra-se prolongado nas hemofilias hereditárias e adquiridas. Utilizado para monitorar o uso da heparina não fracionada
- Tempo de trombina: avalia o tempo de formação do coágulo após adição de trombina ao plasma coletado. Está prolongado nas deficiências de fibrinogênio quantitativas (hipofibrinogenemias) ou qualitativas (disfibrinogenemias), produtos de degradação da fibrina (CIVD), uso de heparina.

A partir dos exames iniciais e conforme as hipóteses diagnósticas, exames mais específicos podem ser necessários:

- Dosagem de fibrinogênio
- Dosagens específicas dos fatores da coagulação: é possível dosar individualmente cada fator da coagulação. Por exemplo, se houver suspeita de hemofilia, pode ser dosado o fator VIII ou IX
- Exames específicos para diagnóstico de doença de von Willebrand
- Estudo da agregação plaquetária: avalia a função plaquetária. Neste exame as plaquetas são expostas a agentes agregantes e se avalia a formação de grumos plaquetários. É útil para avaliar doenças hereditárias (DVW, Glazman), além da exposição a medicamentos que inibem a função plaquetária
- Função hepática: caso haja suspeita de acometimento deste órgão
- Pesquisa de inibidores adquiridos dos fatores da coagulação.

## Tratamento

O tratamento será baseado na causa do distúrbio de coagulação. Se necessário encaminhar para avaliação especializada com hematologista.

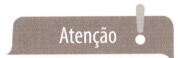

- Frente a exames alterados, sem clínica compatível, solicite repetição antes de encaminhar ao especialista; erros laboratoriais são comuns
- O tempo de sangramento (TS) avalia a função plaquetária por meio de perfuração na pele (orelha ou antebraço). A criança tende a não cooperar com o exame, o que torna este método pouco fidedigno na infância. Não solicite "coagulograma completo", que inclui o TS; solicite TP e TTPA

## Bibliografia

Brasil. Ministério da Saúde, Secretaria de Atenção à Saúde, Coordenação-Geral de Sangue e Derivados. Manual de Diagnóstico Laboratorial das Coagulopatias Hereditárias e Plaquetopatias. Brasília; 2012.

Brasil. Ministério da Saúde, Secretaria de Atenção à Saúde, Departamento de Atenção Especializada. Manual de Diagnóstico e Tratamento da Doença de von Willebrand. 1. ed. Brasília; 2008.

Brasil. Ministério da Saúde, Secretaria de Atenção à Saúde, Departamento de Atenção Especializada e Temática. Manual das Coagulopatias Hereditárias Raras. Brasília; 2015.

Brasil. Ministério da Saúde, Secretaria de Atenção à Saúde, Departamento de Atenção Especializada e Temática. Manual de Hemofilia. 2. ed. Brasília; 2015.

Franco FR. Fisiologia da coagulação, anticoagulação e fibrinólise. Medicina (Ribeirão Preto). 2001; 34:229-37.

Ng C, Motto DG, Paola J. Diagnostic approach to von Willebrand disease. Blood. 2015; 125(13):2029-37.

Palla R, Peyvandi F, Shapiro AD. Rare bleeding disorders: diagnosis and treatment. Blood. 2015; 125(13):2052-61.

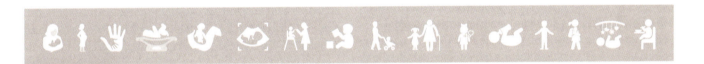

# 97 Doença Falciforme

CID-10: D57

*Alexandra Vilela Gonçalves • Meire Luzia Gonçalves*

## Introdução

O termo doença falciforme é utilizado para os diferentes genótipos que incluem: hemoglobina C (SC), associação com talassemia beta (HbS/beta$^0$-tal ou HbS/beta$^+$-tal) ou talassemia alfa (HbS/alfa-tal), hemoglobina D etc. O termo anemia falciforme deve ficar restrito ao genótipo HbSS, que é o mais comum na população afetada pela doença.

## Fisiopatologia

Na hemoglobina S ocorre substituição do ácido glutâmico pela valina na sexta posição da cadeia beta da globina (HbSS). Quando a HbS sofre um processo de desoxigenação, as suas moléculas formam longos polímeros de baixa solubilidade, resultando em alterações na forma e na maleabilidade celular. A desoxigenação da HbS é influenciada por diversos fatores: concentração de oxigênio, temperatura, pH sanguíneo, concentração total de Hb e presença de hemoglobinas normais (principalmente de Hb fetal).

O fenômeno de vasoclusão é complexo e inclui a interação de hemácias, leucócitos e plaquetas com células endoteliais; ativação das moléculas de adesão endoteliais (VCAM-1); e produção de moléculas inflamatórias (Figura 97.1). A somatória desses múltiplos processos (polimerização da hemoglobina, adesão endotelial das células sanguíneas e produção de citocinas) leva à vasoclusão com danos teciduais sistêmicos (crises álgicas, infecções, hemólise crônica, acidente vascular isquêmico, miocardiopatia, lesões renais, hipertensão pulmonar, osteonecrose, priapismo, úlceras de membros inferiores etc.).

A hemoglobina fetal (HbF) inibe a polimerização da HbS, motivo pelo qual a sintomatologia é mais branda nos lactentes até 8 a 10 meses de vida e em pacientes com persistência de níveis elevados de HbF.

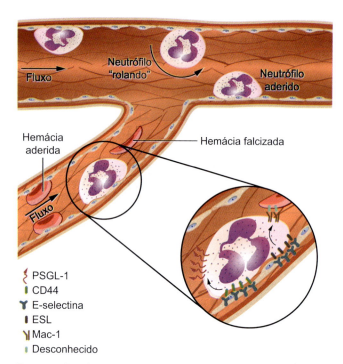

**Figura 97.1** Vasoclusão na doença falciforme. As hemácias falcizadas e as citocinas inflamatórias induzem a ativação das células endoteliais, que estimulam e recrutam leucócitos e novas hemácias. PSGL-1: *P-selectin glycoprotein ligand-1*; ESL: *neutrophil e-selectin ligand*. (Adaptada de Manwani e Frenette, 2013.)

## Manifestações clínicas

O diagnóstico se baseia em história clínica, antecedentes familiares, hemograma e demonstração da hemoglobina anômala pela eletroforese de hemoglobina. Atualmente o teste do pezinho inclui pesquisa de hemoglobinas anômalas, o que favorece o diagnóstico precoce.

Os pacientes apresentam hemoglobina variando entre 6 e 11 g/dℓ, reticulocitose (5 a 20%), elevação de bilirrubina indireta e de lactato desidrogenase (DHL). Com muita frequência estão presentes leucocitose e trombocitose, mesmo fora dos episódios de descompensação. Essas alterações estão relacionadas com a hiperplasia da medula óssea associada a hipofunção esplênica.

A doença falciforme apresenta distintas manifestações clínicas, catalogadas como crises falciformes (ou complicações da doença). Dessa forma, neste capítulo optou-se por listar as complicações mais frequentes da doença, seguidas do tratamento individualizado a cada uma delas.

## Crise vasoclusiva

Os episódios dolorosos agudos são as manifestações mais comuns e a principal causa de internação. Podem ser desencadeados por infecções, desidratação, mudanças de temperatura, estresse físico ou emocional. A crise dolorosa pode ter intensidade e localização variáveis. Nas crianças entre 6 meses e 2 anos, podem ocorrer dor e edema em mãos e pés (dactilite). As crises são autolimitadas e desaparecem entre 7 e 10 dias, mas sempre devem ser tratadas adequadamente devido ao risco de complicações e sequelas físicas e emocionais.

### Manejo

Para o tratamento, o primeiro passo é o exame físico completo com especial atenção para:

- Estado geral do paciente: intensidade da palidez, grau de hidratação, frequência respiratória e cardíaca
- Localização e intensidade da dor: existem escalas para classificar a intensidade da dor (ver adiante); crises dolorosas leves a moderadas podem ser tratadas ambulatorialmente, e pacientes graves devem ser internados para analgesia intravenosa. A localização é muito importante, pois dores em membros têm menos correlação com complicações; já dor torácica e abdominal pode se complicar com pneumonia (síndrome torácica), sequestro esplênico ou colecistite, e recomendamos que esses pacientes sejam avaliados com muito cuidado e, se necessário, internados para melhor acompanhamento da evolução
- Investigação de fatores desencadeantes: recomenda-se realizar hemograma e reticulócitos de todos os pacientes. Se o paciente apresentar febre, deve-se realizar investigação de foco com, no mínimo, exames de urina (rotina e urocultura) e radiografia de tórax. Se o paciente apresentar dor torácica e/ou sintomas respiratórios, deve-se realizar radiografia de tórax.

**Crises álgicas leves em pacientes sem sinais clínicos de gravidade.** O tratamento consiste em:

- Avaliação e tratamento do fator desencadeante
- Hidratação oral, repouso
- Analgesia com dipirona, paracetamol, ibuprofeno.

**Crises álgicas moderadas em pacientes sem sinais clínicos de gravidade.** O tratamento consiste em:

- Avaliação e tratamento do fator desencadeante
- Hidratação oral ou intravenosa, repouso
- Analgesia com opioide fraco (codeína, tramadol) associado ou não a analgésicos/anti-inflamatórios (dipirona, paracetamol, ibuprofeno).

**Crises álgicas graves.** O tratamento consiste em:

- Internação
- Avaliação e tratamento do fator desencadeante
- Hidratação intravenosa
- Analgesia com opioide forte (morfina) associado ou não a analgésicos/anti-inflamatórios (dipirona, paracetamol, ibuprofeno).

**Tratamento medicamentoso**

As medicações mais frequentemente usadas na crise álgica são:

- Dipirona: 5 a 10 mg/kg/dose a cada 6 horas
- Paracetamol: 10 mg/kg/dose a cada 6 horas
- Ibuprofeno: 5 a 10 mg/kg/dia a cada 6 horas
- Codeína: 0,5 a 1 mg/kg/dose a cada 4 ou 6 horas; apresentação oral; pode ser encontrada em apresentação isolada ou associada a paracetamol
- Tramadol: 0,5 a 1 mg/kg/dose a cada 6 ou 8 horas; apresentação oral ou intravenosa
- Morfina: dose inicial de 0,1 mg/kg/dose intravenosa (máximo: 10 mg/dose) a cada 4 horas; se não houver controle da dor, pode-se fazer aumento progressivo da dose até analgesia, sempre acompanhando sinais de intoxicação.

**Tratamento de suporte**

O tratamento de suporte deve atender às seguintes orientações:

- O paciente deve ser mantido em repouso, aquecido e confortável
- Os analgésicos devem ser prescritos com horários fixos e não "se necessário", pois na crise álgica a dor é intensa e real
- A hidratação oral é feita com líquidos gerais
- Em caso de internação, a hidratação deve seguir a regra de Holliday-Segar para repor perdas basais. Se o paciente apresentar sinais de desidratação, deve receber expansões de 20 ml/kg (máximo: 1.000 ml em 1 hora), com muito cuidado, até sinais clínicos de recuperação. Esses pacientes têm disfunção de múltiplos órgãos e podem desenvolver edema agudo de pulmão, principalmente na síndrome torácica. Não se utiliza mais a "hiper-hidratação".

## Sequestro esplênico

No sequestro esplênico ocorre aumento súbito do baço, o que promove aprisionamento das células sanguíneas nesse órgão. Acomete mais frequentemente a faixa etária de 6 meses a 3 anos, mas pode atingir crianças acima dessa idade. É a segunda causa de óbito na doença falciforme, perdendo somente para quadros infecciosos.

Clinicamente a criança apresenta palidez intensa, sudorese, hipoatividade, taquicardia, taquipneia, dor abdominal, e nos casos graves há choque hipovolêmico. No exame físico é importante avaliar se houve aumento do tamanho basal do baço e se laboratorialmente há queda de no mínimo 2 g/dl na hemoglobina de base do paciente.

### Manejo

É considerado uma urgência, pois há risco de choque e óbito. O paciente deve ser hospitalizado para correção da hipovolemia com cristaloide e transfusão de concentrado de hemácias o mais rápido possível (5 a 10 ml/kg). Não se deve transfundir grandes volumes, independentemente do grau de anemia, pois há recirculação do sangue aprisionado no baço, podendo elevar acentuadamente a hemoglobina com riscos de complicações (crise álgica, acidente vascular cerebral isquêmico).

A recorrência é um evento frequente (até 50%), com alta mortalidade. Por isso, após estabilização, o paciente deve ser encaminhado ao serviço de hematologia para avaliação da necessidade de esplenectomia.

## Febre

As infecções são a principal causa de óbito em pediatria, e a febre pode ser o primeiro sinal de um evento potencialmente grave. Apesar da vacinação ampla e do uso de penicilina profilática até os 5 anos, esses pacientes continuam sendo de alto risco.

### Manejo

Para a criança que chega a assistência médica com febre, orienta-se:

- Realizar anamnese e exame físico completos
- Realizar os seguintes exames: hemograma, reticulócitos, hemocultura, urocultura (em todos pacientes abaixo de 2 anos e/ou sintomas urinários), radiografia de tórax. Outros exames conforme os achados clínicos (coleta de liquor em pacientes com sinais de sepse e/ou meningite)
- Iniciar antibioticoterapia profilática para todos os pacientes, mesmo antes do resultado dos exames. O ideal é que seja feita a primeira dose em no máximo 60 minutos após a avaliação do paciente. A recomendação é uma dose de ceftriaxona (80 a 100 mg/kg/dose a cada 24 horas) ou clindamicina (10 mg/kg/dose a cada 6 horas) nos pacientes com alergia
- Se houver suspeita de sequestro esplênico, solicitar transfusão de concentrado de hemácias com urgência (ver "Sequestro esplênico")
- Observar as indicações de internação para manter antibioticoterapia intravenosa e cuidados mais intensivos:
  ○ Toda criança abaixo de 3 anos deve ser mantida em observação intra-hospitalar com antibiótico intravenoso até avaliação do foco e completa resolução da febre. Mesmo nos quadros com clínica viral, o risco de infecção bacteriana secundária é alto
  ○ Toda criança com sinais potenciais de gravidade: toxemia, sintomas que possam ser síndrome torácica (ver "Síndrome torácica"), sequestro esplênico, crise álgica
  ○ Febre elevada ($\geq 40°C$)
  ○ Hemograma com leucocitose acima de 30.000 ou abaixo de 5.000, plaquetopenia, hemoglobina com queda de 2 g/dl ou mais na Hb basal e/ou Hb $\leq 5$ g/dl
  ○ Pacientes com antecedente de sepse e meningite devem sempre ser internados para antibiótico intravenoso nos episódios febris posteriores ao evento.

Os pacientes com os critérios anteriores devem ser mantidos internados com antibiótico intravenoso, hidratação e tratamento de suporte.

Os pacientes que não preencherem os critérios anteriores podem ser liberados com a recomendação de retornar em, no máximo, 24 horas para nova avaliação clínica. Se o paciente mantiver-se estável, deverá fazer retornos diários até a resolução da febre. Se houver piora clínica, deve ser internado e reavaliado. Portanto, também é seguro que a criança seja internada se a família não tiver condições de manter o acompanhamento ambulatorial adequado.

### Síndrome torácica

A síndrome torácica aguda (STA) é uma doença pulmonar aguda que se caracteriza pelo aparecimento de um novo infiltrado na radiografia do tórax associado a um ou mais dos seguintes sintomas: febre, dor torácica, tosse, escarro produtivo, taquipneia, dispneia ou hipoxia. Aproximadamente 50% dos pacientes com STA desenvolvem essa intercorrência durante internações por outras complicações, como crise vasoclusiva e asma ou no pós-operatório.

Existem múltiplas causas que podem desencadear a STA, como infecções, embolia gordurosa, infarto pulmonar (secundário à oclusão microvascular), hipoventilação/atelectasias e asma. Na infância, a infecção é a principal causa, e os agentes etiológicos mais comuns são *Chlamydia pneumoniae*, *Mycoplasma pneumoniae*, *S. pneumoniae*, *H. influenzae*, vírus (vírus sincicial respiratório, rinovírus, *influenza*, parvovírus).

A STA é uma complicação grave e com alta morbimortalidade, e em sua suspeita o paciente deve ser internado. Os exames mínimos indicados são:

- Hemograma, reticulócitos, função hepática e renal, proteína C reativa (PCR)
- Tipagem sanguínea ABO/Rh, prova cruzada (o serviço deve estar preparado para uma transfusão de urgência). Se possível, o concentrado de hemácias deve ser fenotipado para antígenos menores (C, E, Kell)
- Avaliação da oxigenação tecidual com oximetria de pulso e/ou gasometria arterial
- Avaliação de agentes infecciosos: hemocultura para todos os pacientes; culturas de outros materiais (urina, escarro, cavidade nasal) ou pesquisa de vírus deve ser feita conforme a gravidade e o risco da exposição do paciente a agentes menos frequentes.

### Manejo

O tratamento inicial deve incluir:

- Oxigenoterapia (manter $SatO_2 \geq 94\%$ e $Pa_{O_2} \geq 70$ mmHg)
- Antibioticoterapia com cobertura para os agentes bacterianos citados anteriormente; portanto, deve incluir um antibiótico de largo espectro (cefalosporina) e um macrolídio:
    - Ceftriaxona: 80 a 100 mg/kg/dia
    - Claritromicina: 15 mg/kg/dia a cada 12 horas
    - Azitromicina: 5 a 10 mg/kg/dia
    - Para pacientes alérgicos: cefalosporina (uma opção é a clindamicina)
    - Para pacientes com piora progressiva ou derrame pleural: avaliar introdução de vancomicina
- Analgesia para controle da dor: o adequado controle da dor é importante para prevenir hipoventilação e formação de áreas de atelectasia
- Hidratação intravenosa: deve ser feita cuidadosamente devido ao risco de edema agudo de pulmão. O paciente deve receber a reposição de perdas basais pela regra de Holliday-Segar. Especial cuidado com as diluições de medicamentos e com as transfusões sanguíneas, que também devem entrar no cálculo do máximo de líquidos infundidos
- Broncodilatadores inalatórios: podem ser utilizados nas doses habituais nos pacientes com sinais de broncospasmo
- Corticoterapia: deve ser usada exclusivamente em pacientes com sinais de broncospasmo, com parcimônia e por curtos períodos de tempo. Há evidências de que pacientes que utilizaram corticosteroides no tratamento da STA têm maior índice de reinternações por dor
- Transfusão de concentrado de hemácias:
    - A transfusão está associada a melhora da oxigenação tecidual e deve ser considerada precocemente na STA. Considerar a transfusão em pacientes com: saturação abaixo de 92% em ar ambiente; anemia acentuada (queda $\geq 2$ g/d$\ell$ na Hb basal do paciente, queda progressiva da Hb durante a internação); piora clínica e/ou radiológica, apesar da antibioticoterapia adequada
    - Transfusão de concentrado de hemácias: deve ser feita com hemácias fenotipadas (sempre que disponível no serviço) e com filtro deleucocitário na dose de 10 m$\ell$/kg. Não se deve elevar a Hb acima de 10 g/d$\ell$ ou o hematócrito acima de 30%. Se a transfusão ultrapassar este limite, deve-se realizar transfusão de troca
    - Transfusão de troca: procedimento em que se faz a retirada de sangue do paciente com reposição de concentrado de hemácias, visando reduzir a concentração de HbS para abaixo de 30%, e sempre evitando elevar a Hb acima de 10 g/d$\ell$. Pode ser feita a troca manual ou com uma máquina para eritrocitaférese. Indicações principais: piora clínica/radiológica da STA apesar da transfusão simples, hipoxemia grave, doença pulmonar multilobar, pacientes em que a transfusão simples elevaria a Hb acima de 10 g/d$\ell$
- Fisioterapia respiratória precoce para evitar formação de atelectasias.

### Acidente vascular

É uma grave complicação da DF e pode provocar sequelas incapacitantes. Pode se apresentar como hemiparesia, afasia, déficit focal, cefaleia intensa, distúrbios visuais e de linguagem, convulsões e alterações cognitivas.

É recomendado que se realize uma tomografia computadorizada (TC) de crânio sem contraste no início dos sintomas; caso essa primeira avaliação seja negativa, repetir após 2 a 4 dias, com contraste. A ressonância magnética (RM) é uma excelente opção, pois demonstra áreas isquêmicas com poucas horas de evolução, mas de acesso difícil nos prontos-socorros.

### Manejo

O paciente deve ser hospitalizado e programar terapia transfusional com objetivo de reduzir a HbS para abaixo de 30%. Neste caso, o mais indicado é a transfusão de troca, seja manual ou por eritrocitaférese. No entanto, para isso o paciente deverá estar em um serviço com equipe de hematologia e banco de sangue preparados para a situação. Se o paciente não tiver rápido acesso a um serviço especializado, poderá receber uma transfusão simples com 10 m$\ell$/kg de concentrado de hemácias. É importante lembrar que o paciente falciforme não pode ter a hemoglobina elevada acima de 10 g/d$\ell$, pelo risco de piora da vasoclusão. Se o paciente com acidente vascular cerebral isquêmico apresentar teores mais elevados de Hb, o ideal é que não receba transfusão e seja transferido rapidamente para serviço especializado.

### Priapismo

É a ereção peniana não desejada prolongada e dolorosa. Em casos de priapismos prolongados, superiores a 3 horas, o paciente deve ser hospitalizado e receber analgesia e hidratação. O urologista deve ser consultado devido ao risco de complicações decorrentes do quadro e para avaliação da necessidade de drenagem dos corpos cavernosos.

### Crise aplásica

É a suspensão temporária da atividade medular, causada por agentes externos (bactérias e vírus), sendo o principal agente o parvovírus B19. O quadro evolui com palidez progressiva, fadiga aos esforços, taquicardia, mal-estar e eventualmente febre. No hemograma, observa-se piora da anemia de base e reticulocitopenia. O paciente deve ser hospitalizado, estabilizado hemodinamicamente e transfundido conforme a necessidade.

### Evolução e prognóstico

Sendo uma patologia hereditária, a doença falciforme não possui cura com o arsenal terapêutico atual.

A hidroxiureia é a única substância aprovada pela Food and Drug Administration (FDA) e Anvisa para o manejo da doença falciforme e atua aumentando o teor de hemoglobina fetal no interior das hemácias, reduzindo a polimerização da HbS. A hemoglobina fetal possui maior afinidade nata pelo oxigênio. Dessa forma, a hidroxiureia reduz a quantidade de crises álgicas, síndrome torácica e necessidade de internações, melhorando o prognóstico.

A terapia gênica da doença falciforme tem sido estudada. A correção genética da doença tem sido testada por meio da introdução do gene da globina beta normal, tendo como vetor um lentivírus em adultos (ensaios clínicos NCT02247843 e NCT02186418).

> **Atenção**
>
> - Os pacientes com DF têm disfunções cardíacas e pulmonares, e a hiper-hidratação pode levar a edema agudo de pulmão. Por isso, a hiper-hidratação deve ser evitada, principalmente na síndrome torácica aguda
> - As transfusões excessivas ao longo da vida promovem hemocromatose e levam a graves sequelas na vida adulta. Portanto, o paciente deve ser transfundido com parcimônia. As crises álgicas devem ser tratadas com analgesia
> - O uso de corticosteroide pode provocar crises álgicas de rebote e deve se restringir ao tratamento de crises asmáticas que não responderam aos broncodilatadores.

### Bibliografia

Azar S, Wong TE. Sickle cell disease: a brief update. Med Clin North Am. 2017; 101(2):375-93.

Howard J, Hart Nicholas, Roberts-Harewood M et al.; BCSH Committee. Guideline on the management of acute chest syndrome in sickle cell disease. Br J Haematol. 2015; 169(4):492-505.

Kassim AA, Galalanci NA, Pruthi S et al. How I treat and manage strokes in sickle cell disease. Blood. 2015; 125(22):3401-10.

Manwani D, Frenette PS. Vaso-oclusion in sickle cell disease: pathophysiology and novel target therapies. Blood. 2013; 122(144):3892-8.

Miller ST. How I treat acute chest syndrome in children with sickle cell disease. Blood. 2011; 117(20):5297-302.

Raphael JL, Oyeka SO. Sickle cell disease pain management and medical home. Hematology Am Soc Hematol Educ Program. 2013; 2013: 433-8.

Wong TE, Brandow AM, Lim W et al. Update on the use of hydroxyurea therapy in sickle cell disease. Blood. 2014; 124(26):3850-7.

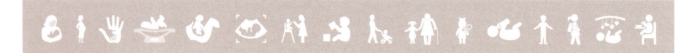

# 98 Leucemia Linfoblástica Aguda

CID-10: C91.0

*Everaldo Ruiz Júnior • Raphaela Guimarães*

## Introdução

A leucemia linfoblástica aguda (LLA) é uma neoplasia maligna com origem na medula óssea que se desenvolve em consequência de uma expansão clonal de células progenitoras, associada a mutações que inibem a apoptose. Em decorrência da multiplicação desordenada de células anormais (blastos), ocorre diminuição da produção de precursores de eritrócitos, leucócitos normais e plaquetas.

A leucemia em menores de 1 ano tem características epidemiológicas, clínicas e biológicas distintas, sendo associada a fatores desfavoráveis, como hiperleucocitose e infiltração do sistema nervoso central (SNC).

A LLA é o câncer mais comum na infância e representa aproximadamente 25% dos diagnósticos de câncer entre crianças menores de 15 anos; nos EUA, ocorre a uma taxa anual de 35 a 40 casos por 1 milhão de pessoas e há aproximadamente 2.900 crianças e adolescentes menores de 20 anos com esse diagnóstico ao ano. Ao longo dos últimos 25 anos, houve um aumento gradual em sua incidência.

Um pico de incidência é observado em crianças de 2 a 3 anos (> 90 casos por 1 milhão ao ano), diminuindo para menos de 30 casos por 1 milhão aos 8 anos. A incidência de LLA em crianças de 2 a 3 anos é aproximadamente 4 vezes maior do que em lactentes e é também 4 a 5 vezes maior em crianças com 10 anos ou mais.

A incidência mais alta é observada em crianças hispânicas (43 casos por 1 milhão).

LLA origina-se em linfoblastos de células T e B da medula óssea.

O envolvimento da medula na leucemia aguda pode ser visto por microscopia de luz e é definido por:

- M1: menos de 5% de células blásticas
- M2: 5 a 25% de células blásticas
- M3: mais de 25% de células blásticas.

A maioria dos pacientes com leucemia aguda se apresenta com medula M3.

## Fatores de risco

Os principais fatores de risco são: exposição pré-natal aos raios X; exposição pós-natal a doses elevadas de radiação; condições genéticas como síndrome de Down, neurofibromatose, síndrome de Shwachman, síndrome de Bloom e ataxiatelangiectasia; polimorfismos genéticos herdados e portadores de uma translocação robertsoniana constitucional que envolva os cromossomos 15 e 21 são especificamente e altamente predispostos a desenvolver a LLA de células B com amplificação do cromossomo 21 (LLA iAMP21).

## Manifestações clínicas

Os sinais e sintomas consistem em febre, hepatomegalia, equimose/petéquias, esplenomegalia, linfonodomegalia, sangramento de mucosas, dor óssea, fadiga, letargia, perda de peso, artralgia e/ou artrite.

O quadro clínico é bastante heterogêneo, variando de acordo com a intensidade do comprometimento medular e extramedular.

Com a evolução da doença, podem ocorrer, ainda, acometimento ocular e testicular, nódulos subcutâneos, aumento das glândulas salivares, priapismo e síndromes compressivas medulares.

A artrite pode ser crônica ou recorrente e geralmente apresenta-se de forma pauciarticular assimétrica, em geral aditiva, mas pode ser também migratória, e seu início pode ser súbito ou insidioso.

Cerca de 5 a 10% das crianças apresentam infiltração no SNC ao diagnóstico, porém raramente apresentam sintomas neurológicos como cefaleia, vômitos, distúrbios visuais ou crises convulsivas.

## Exames complementares

O diagnóstico é feito por meio do exame citológico do sangue periférico, da medula óssea e do liquor (líquido cefalorraquidiano [LCR]). O diagnóstico de LLA é estabelecido quando 25% ou mais das células nucleadas da medula óssea são linfoblastos.

Os seguintes exames são procedidos:

- Citomorfologia e citoquímica (ácido periódico de Schiff [PAS], Sudan Black e fosfatase ácida) do sangue periférico ou da medula óssea
- Imunofenotipagem do sangue periférico ou da medula óssea
- Citogenética convencional da medula óssea ou do sangue periférico.

Os procedimentos diagnósticos indicados nas manifestações extramedulares são:

- Exame físico, pesquisando cadeias ganglionares, tamanho do fígado, baço e testículos e alterações neurológicas
- Radiografia simples de tórax, com avaliação do mediastino
- Radiografia do local afetado, quando houver dor óssea, e cintigrafia óssea
- Ultrassonografia dos testículos, quando houver aumento testicular
- Biopsia testicular, se houver dúvida quanto ao acometimento
- Exame do fundo de olho.

Os exames laboratoriais mostram diferentes alterações, refletindo o grau de infiltração medular. Anemia, em geral normocrômica e normocítica, com baixa contagem de reticulócitos, ocorre em mais de 75% dos casos. A contagem leucocitária pode variar de 100 a 1 milhão de leucócitos/mm$^3$; 53% apresentam menos que 10.000; 30%, de 10 a 49.000; e 17%, mais que 50.000 leucócitos/mm$^3$. Embora a plaquetopenia seja um achado frequente, 46% dos pacientes com leucemia e manifestação musculoesquelética inicial apresentam contagens normais. A identificação de blastos no sangue periférico pode ser feita em um terço dos pacientes.

Os blastos (linfoblastos) quase sempre serão descritos em porcentagens variadas. Uma linfocitose poderá ocorrer, e em um grande número de pacientes observa-se neutropenia. Considera-se neutropenia grave quando a contagem absoluta de neutrófilos está abaixo de 500/mm$^3$, quando é relacionada a maior risco de infecção. Os outros tipos de leucócitos normais (eosinófilos, monócitos e basófilos) geralmente estão diminuídos ou ausentes.

A contagem de plaquetas é diminuída, e, com frequência, em níveis muito baixos, como 5.000/mm$^3$, a criança terá grande risco de hemorragia.

A radiografia de tórax deverá ser solicitada para os pacientes que apresentarem sintomas respiratórios, para a detecção de massas de mediastino e infecções respiratórias.

Outros exames que avaliem possíveis alterações metabólicas e funcionais são: ureia, creatinina, eletrólitos, ácido úrico, gasometria, enzimas hepáticas, albumina, lactato desidrogenase (LDH).

Caso o paciente apresente alguma alteração neurológica, devem ser considerados exames de imagem específicos, como tomografia computadorizada ou ressonância magnética.

A confirmação do diagnóstico é dada pelo mielograma, avaliando-se as características citomorfológicas dos blastos. Para o diagnóstico de LLA, devem ser observados no mínimo 25% de linfoblastos na medula óssea. De acordo com a classificação franco-americano-britânica (FAB), existem três subtipos: L1, L2 e L3. O tipo L1 é o mais comum e o de melhor prognóstico. Com a imunofenotipagem, por anticorpos monoclonais e citometria de fluxo, não há dúvidas quanto ao diagnóstico da LLA.

A citogenética complementa ainda a análise dos blastos da medula óssea dos pacientes, podendo evidenciar alterações cromossômicas da doença e indicadores de prognóstico. Essas alterações podem ser numéricas ou estruturais e acometem cerca de 60 a 85% dos casos de LLA. A análise do liquor é realizada em todos os pacientes para a pesquisa da doença no SNC.

## Diagnóstico diferencial

O diagnóstico diferencial é feito com:

- Artrite reumatoide juvenil
- Febre reumática
- Lúpus eritematoso sistêmico
- Púrpura trombocitopênica idiopática
- Aplasia medular e mononucleose infecciosa
- Trombocitopenia imune
- Citomegalovírus e vírus da imunodeficiência humana (HIV)
- Neutropenia congênita e adquirida
- Anemia megaloblástica
- Leucemia mieloide aguda
- Neuroblastoma
- Linfoma não Hodgkin
- Linfoma Hodgkin
- Rabdomiossarcoma
- Tumor de Ewing
- Histiocitose das células de Langerhans
- Síndrome hemofagocítica.

## Tratamento

As crianças com leucemia linfoblástica aguda devem ser abordadas em um centro oncológico infantil especializado com equipe multiprofissional.

Cerca de 1 a 3% dos pacientes morrem durante a terapia de indução e 1 a 3% durante a remissão inicial de complicações relacionadas ao tratamento.

Caso o encaminhamento não possa ser realizado de imediato, analisar algumas situações:

- A criança com dor deverá receber analgesia:
   - Dor leve: paracetamol 15 mg/kg/dose por via oral (VO) a cada 6 horas ou 12,5 mg/kg/dose a cada 4 horas (máximo: 75 mg/kg)
   - Dor moderada: paracetamol + opioide fraco (codeína) 1 mg/kg/dose VO a cada 6 ou 4 horas
   - Dor forte: opioide forte (morfina) 0,15 a 0,3 mg/kg/dose VO a cada 4 horas ou 0,1 a 0,2 mg/kg/dose por via intravenosa (IV) a cada 3 ou 4 horas, para crianças acima de 6 meses de idade
- Paciente com anemia (Hb acima de 7 g/d$\ell$), sem sangramento e clinicamente estável, não necessita de transfusões. Quando a Hb estiver abaixo desse nível e/ou a criança apresentar sangramento ativo, transfundir concentrado

de hemácias 10 mℓ/kg, não ultrapassando um tempo de 4 horas. Quando o número de plaquetas estiver abaixo de 20.000/mm³ e a criança não tiver sangramento ativo, observar. Se apresentar sangramento, transfundir concentrado de plaquetas 1 unidade/10 kg de peso
- A criança com neutropenia grave (contagem absoluta de neutrófilos abaixo de 500/mm³) e febre deverá receber antibiótico. Preferencialmente, administrar piperacilina + tazobactam 300 mg/kg/dia a cada 6 horas. Caso não seja possível, prescrever ceftriaxona 100 mg/kg/dia a cada 12 horas
- Paciente com hiperleucocitose acima de 50.000/mm³ deverá receber hidratação com soro fisiológico 3.000 mℓ/m²/24 horas. Cálculo da superfície corporal: (peso em kg × 4) + 7 ÷ peso + 90. Prescrever alopurinol 100 mg/m²/8 horas VO. Se a criança não estiver em hipovolemia, está indicado o uso de furosemida 1 mg/kg/6 horas IV. Essas medidas são necessárias para prevenir a síndrome de lise tumoral ou, se já instalada, para tentar evitar insuficiência renal.

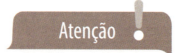

Nunca prescrever corticosteroides para um paciente com diagnóstico ou suspeita de leucemia, pois eles atuam na lise dos blastos, o que dificulta muito a análise futura do mielograma, retardando o diagnóstico em muitas ocasiões.

O tratamento de crianças é geralmente dividido conforme descrito a seguir.

### Indução da remissão (no momento do diagnóstico)

**Quimioterapia de indução da remissão.** O objetivo da primeira fase de tratamento é induzir uma remissão completa (RC). Essa fase geralmente dura 4 semanas. Em geral, cerca de 98% dos doentes recentemente diagnosticados com precursor de células B atingem a RC no final desta fase; pacientes com células T ou nas contagens de glóbulos brancos elevadas no momento da apresentação têm taxas relativamente baixas.

Quimioterapia de indução inclui os seguintes fármacos, com ou sem antraciclina: vincristina, dexametasona, L-asparaginase.

**Resposta à quimioterapia de indução da remissão.** Mais de 95% das crianças com diagnóstico recente devem chegar a uma RC durante as primeiras 4 semanas de tratamento. Entre aquelas que não conseguem alcançar a RC durante as primeiras 4 semanas, cerca de metade irá a óbito durante a fase de indução (muitas vezes devido a infecção), e a outra metade terá a doença resistente (leucemia morfológica persistente).

Pacientes com leucemia persistente no final da quarta semana da fase de indução têm mau prognóstico e podem se beneficiar de transplante de células-tronco hematopoéticas (TCTH) alogênico. Em uma grande série retrospectiva, a sobrevida global de 10 anos de pacientes com leucemia persistente foi de 32%. Uma tendência a resultados superiores com o transplante alogênico foi observada em comparação ao uso de quimioterapia em pacientes com fenótipo celular T (de qualquer idade) e pacientes com precursor de células B menores de 6 anos. Pacientes com precursor de células B entre 1 e 5 anos de idade no momento do diagnóstico, sem anomalias citogenéticas adversas (MLL translocação BCR-ABL), tiveram prognóstico relativamente favorável, sem nenhuma vantagem no resultado com o transplante em comparação a quimioterapia.

### Terapia de consolidação ou intensificação

Uma vez que a RC tenha sido alcançada, o tratamento sistêmico é administrado juntamente com a terapia dirigida ao SNC. A intensidade da quimioterapia pós-indução varia consideravelmente segundo a atribuição ao grupo de risco, mas todos os pacientes recebem alguma forma de intensificação depois de atingir RC e antes de começar a terapia de manutenção.

O esquema de intensificação usado com maior frequência é a terapia básica desenvolvida pelo grupo Berlin-Frankfurt-Münster (BFM), que inclui os seguintes aspectos:

- Consolidação inicial (por vezes chamada de "indução IB") imediatamente após a fase inicial de indução. Esta fase inclui ciclofosfamida, citarabina em dose baixa e uma tiopurina (mercaptopurina e tioguanina)
- Fase provisória de manutenção, que inclui doses múltiplas intermediárias a altas de metotrexato (1 a 5 g/m²) com resgate com leucovorina, ou aumento gradual da dose intensificada de metotrexato (dose inicial de 100 mg/m²), sem resgate com leucovorina
- Reindução (ou intensificação atrasada), que normalmente inclui as mesmas medicações usadas durante a fase de indução da consolidação inicial
- Manutenção, que normalmente consiste em mercaptopurina, doses baixas de metotrexato, e às vezes pulsos de vincristina ou corticosteroides.

### Manutenção ou terapia de continuação

**Terapia básica de manutenção.** Na maioria dos protocolos, a terapia de manutenção básica inclui 6-mercaptopurina oral diária e metotrexato por via oral ou parenteral semanal. A quimioterapia intratecal frequentemente continua durante a terapia manutenção. É importante ressaltar que a falta de adesão ao tratamento com 6-mercaptopurina na fase de manutenção foi associada a risco significativamente aumentado de recaída.

**Pulsos de vincristina ou corticosteroides.** Pulsos de vincristina e corticosteroides são adicionados; frequentemente é a terapia básica padrão de manutenção, embora o benefício desses pulsos no contexto de esquemas multifarmacológicos intensivos permaneça controverso.

Duração da terapia de manutenção. Habitualmente, a quimioterapia de manutenção continua por 2 a 3 anos de RC contínua. Não está claro se um longo período de terapia de manutenção reduz recaída em crianças, particularmente no contexto de terapias atuais. A extensão da terapia de manutenção por mais de 3 anos não melhora o resultado.

Tratamento direcionado ao SNC para a leucemia linfoblástica aguda em crianças. Terapias específicas dirigidas ao SNC devem ser instituídas no início do tratamento para eliminar a doença no SNC clinicamente evidente no momento do diagnóstico e para a prevenção da recidiva em todos os pacientes. As taxas de sobrevivência melhoraram significativamente após a introdução das terapias dirigidas ao SNC (tratamento padrão para a terapia SNC: quimioterapia intratecal; quimioterapia sistêmica dirigida ao SNC; radiação craniana).

## Prognóstico

A LLA na infância foi uma doença quase universalmente fatal na década de 1960. Hoje é uma das doenças mais curáveis observadas na oncologia pediátrica, com sobrevida livre de eventos de aproximadamente 90%.

## Bibliografia

Bom APK. Leucemias: quando pensar e como avaliar. In: Sociedade Brasileira de Pediatria; Oliveira Filho EA, Nobrega M (Orgs.). PROPED – Programa de Atualização em Terapêutica Pediátrica: Ciclo 1. Porto Alegre: Artmed Panamericana; 2014. pp. 113-36.

Childhood cancer. In: Howlader N, Noone AM, Krapcho M et al. (Eds.). SEER Cancer Statistics Review, 1975-2010. Section 28. Bethesda: National Cancer Institute; 2013.

Dores GM, Devesa SS, Curtis RE et al. Acute leukemia incidence and patient survival among children and adults in the United States, 2001-2007. Blood. 2012; 119(1):34-43.

Kaplan JA. Leukemia in children. Pediatr Rev. 2019; 40(7):319-31.

Li Y, Schwab C, Ryan SL et al. Constitutional and somatic rearrangement of chromosome 21 in acute lymphoblastic leukaemia. Nature. 2014; 508(7494):98-102.

Richards S, Pui CH, Gayon P et al. Systematic review and meta-analysis of randomized trials of central nervous system directed therapy for childhood acute lymphoblastic leukemia. Pediatr Blood Cancer. 2013; 60(2):185-95.

Smith MA, Altekruse SF, Adamson PC et al. Declining childhood and adolescent cancer mortality. Cancer. 2014; 120(16):2497-506.

Vora A, Goulden N, Wade R et al. Treatment reduction for children and young adults with low-risk acute lymphoblastic leukaemia defined by minimal residual disease (UKALL 2003): a randomised controlled trial. Lancet Oncol. 2013; 14(3):199-209.

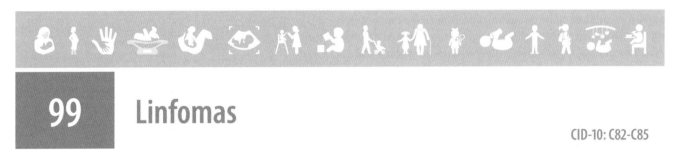

# 99 Linfomas

CID-10: C82-C85

*Carolina Iracema de Oliveira Rego*

## Introdução

Os linfomas consistem em um grupo de neoplasias malignas do tecido linfoide. Podem ser derivados de linfócitos B e T, precursores ou maduros. São classificados em Hodgkin (LH) e não Hodgkin (LNH) e cada um, por sua vez, tem suas diversas subclassificações, sendo ambos fisiopatologicamente bastante distintos.

O linfoma é o terceiro câncer mais comum na infância, estando atrás das leucemias e tumores do sistema nervoso central. As duas formas de linfoma são raras nos lactentes e apresentam incidência crescente até a adolescência, sendo em alguns centros, entre as idades de 15 a 19 anos, o câncer mais comum.

## Formas clínicas

A Organização Mundial da Saúde (OMS) divide o LH em clássico e nodular com predominância linfocítica. Os últimos parecem ter melhores desfechos. O LH clássico corresponde a mais de 90% dos casos e pode ser dividido, em ordem decrescente de incidência, em: esclerose nodular, celularidade mista, depleção linfocítica e rico em linfócitos.

A maioria dos casos pediátricos de LNH é de alto grau de replicação celular e com comportamento agressivo, diferentemente dos casos em adultos, em que predomina a doença indolente. Os mais comuns são, de acordo com a OMS, linfoma de Burkitt, linfoma linfoblástico T e linfoma difuso de grandes células B.

## Fatores de risco e causas

Os fatores de risco de linfoma na infância são:

- Sexo: LH é mais predominante no sexo masculino do que no sexo feminino
- Raça: é mais provável em brancos

- Infecções: inclusive vírus Epstein-Barr e HIV
- Doenças do sistema imune (p. ex., LES, artrite reumatoide)
- Síndromes de imunodeficiência (p. ex., ataxia-telangiectasia, síndrome de Bloom, imunodeficiência variável comum, síndrome de Wiskott-Aldrich, síndrome de imunodeficiência combinada grave)
- Uso de agentes imunossupressores
- História familiar de linfoma.

### Manifestações clínicas

Os sintomas do linfoma pediátrico variam de acordo com o tipo de linfoma e com a área envolvida. No LNH, os sintomas desenvolvem-se rapidamente, em geral dentro de 1 a 3 semanas. Consistem em massa de tecido linfoide sem sinais flogísticos que, quando em tecidos profundos, apresenta-se com sinais de compressão de órgãos, como paresia se estiver no canal medular, dispneia se estiver no mediastino, dor abdominal se estiver no intestino etc. Hepatomegalia e/ou esplenomegalia podem estar presentes em estágios avançados do linfoma. Nesse tipo de linfoma, a minoria dos pacientes tem sinais sistêmicos como febre, perda de peso e sudorese noturna.

Alguns tipos de LNH estão relacionados com características clínico-epidemiológicas específicas. O linfoma de Burkitt frequentemente apresenta-se com dor abdominal semelhante a quadros de apendicite e intussuscepção intestinal ou como linfonodomegalia de rápido crescimento de cabeça e pescoço. Tem pico de incidência entre os 4 e 6 anos de idade, sendo comum haver lise tumoral espontânea. No linfoma difuso de grandes células B, ocorre crescimento de massa em qualquer região do organismo, sendo a lise tumoral incomum, e a incidência, crescente com a idade. A apresentação mais comum no linfoma linfoblástico T é como linfadenopatia com envolvimento do mediastino, sendo a idade média de diagnóstico aos 12 anos.

Já o LH é uma doença de evolução lenta, em torno de 80% dos casos ocorre linfadenopatia indolor de crescimento lento, em geral na região cervical, supraclavicular ou axilar, e menos frequentemente em região inguinal. Geralmente o linfonodo é mais firme e menos hiperemiado que nas adenopatias inflamatórias. Quando existem sintomas B, estes implicam prognóstico e tratamento. São eles: febre, sudorese noturna e perda de mais de 10% do peso corporal nos 6 meses que antecedem o diagnóstico. Aumento de fígado e baço ao diagnóstico também ocorre somente nos estágios muito avançados. Pode ocorrer massa mediastinal na apresentação clínica inicial. Aproximadamente 30% dessas massas ocupam mais de um terço do diâmetro do mediastino (massa volumosa).

### Diagnóstico diferencial

Os sintomas do linfoma da infância podem ser semelhantes a outras doenças malignas (principalmente quando possuem metástases linfonodais), doenças infecciosas como tuberculose, mononucleose e toxoplasmose, além de doenças inflamatórias como lúpus eritematoso sistêmico.

O timo normal atinge seu tamanho máximo aos 10 anos de idade e por vezes pode ser confundido com alargamento patológico de mediastino anterior.

Quadros de abdome agudo sugestivo de apendicite ou invaginação intestinal devem ser avaliados com critério na intenção de excluir linfoma.

### Exames complementares e comprovação diagnóstica

Após história clínica e exame físico compatíveis com a doença, deve-se proceder com solicitação de exames de imagem das regiões acometidas. A radiografia de tórax com incidências posteroanterior e de perfil identifica facilmente massa mediastinal; a ultrassonografia (US) de abdome mostra massas abdominais; e a tomografia computadorizada (TC) e a ressonância magnética (RM) identificam massas em órgãos profundos. O papel da TC por emissão de pósitrons (PET-TC) ainda é alvo de estudos no linfoma pediátrico, sendo discutível sua indicação tanto no diagnóstico quanto no acompanhamento da resposta ao tratamento.

Uma vez identificada linfonodomegalia ou massa suspeita com o exame de imagem mais adequado para a situação, deve-se indicar biopsia. Quando houver linfonodomegalia, a biopsia de preferência deve ser excisional, e não apenas por agulha fina ou aspiração, pois o diagnóstico histopatológico pode depender da avaliação de toda a arquitetura do linfonodo, principalmente nos casos de LH. O nódulo a ser escolhido para a análise histopatológica deve ser claramente acometido, e não apenas satélite. Quando houver massa e não linfonodomegalia, não é necessário exérese de toda a massa, mas retirada apenas de amostra com material suficiente para os exames diagnósticos.

O diagnóstico definitivo é feito após análise histopatológica do tecido envolvido. Os subtipos de linfomas podem ser identificados por meio de histologia, imuno-histoquímica, imunofenotipagem e análise genética.

Exames laboratoriais comumente estão normais no diagnóstico. Anemia, trombocitopenia ou leucopenia podem ocorrer quando já tiver havido infiltração da medula óssea ou quando houver esplenomegalia ou enterorragia secundária a envolvimento do sistema digestório.

A hiperuricemia pode ocorrer nos tumores de proliferação rápida e deve ser investigada na suspeita de LNH na infância, pois está relacionada a síndrome de lise tumoral e consequente insuficiência renal aguda.

### Complicações

Podem ocorrer complicações da doença logo ao diagnóstico, durante o tratamento e após o término do tratamento.

As chamadas de urgências e emergências oncológicas podem estar presentes como complicações no diagnóstico dos linfomas da infância e adolescência, e seu reconhecimento e manejo precoce são fundamentais na redução da morbimortalidade dos pacientes acometidos. Constituem urgências e emergências oncológicas: síndrome de veia cava superior, obstrução tumoral aguda da via respiratória, obstrução intestinal, compressão de medula espinal, tamponamento pericárdico, meningite ou tumor linfomatoso em sistema nervoso central, síndrome de lise tumoral, obstrução ureteral e tromboembolismo venoso. Paciente com massa mediastinal tem alto risco de parada cardiorrespiratória durante sedação profunda por compressão dos grandes vasos da base cardíaca.

A toxicidade ao tratamento é uma importante complicação que varia de acordo com o quimioterápico utilizado e dose/local da radioterapia. Mielossupressão é a toxicidade aguda mais comum e pode ser tratada com transfusão de hemocomponentes e com fator estimulador de granulócitos (filgrastim). Os produtos sanguíneos devem ser preferencialmente filtrados para prevenir infecção por citomegalovírus e irradiados para prevenir doença do enxerto contra o hospedeiro em paciente imunossuprimido. Em caso de neutropenia febril, o paciente deve receber cobertura antimicrobiana adequada para reduzir risco de sepse e suas complicações. Infecções virais, como a varicela, devem também ser adequadamente tratadas, devido à importante imunossupressão, independentemente de neutropenia. Vômitos relacionados à quimioterapia devem ser agressivamente tratados com antieméticos, que incluem antagonistas do receptor da serotonina (ondansetrona), benzodiazepínicos e corticosteroides.

As complicações tardias ocorrem após o término do tratamento. Algumas toxicidades tardias podem ser detectadas pelo pediatra anos após o término da terapia. No linfoma, podem ocorrer neurotoxicidade central e periférica, insuficiência cardíaca congestiva, infertilidade, redução do crescimento de ossos e tecidos moles, doenças da tireoide e segunda neoplasia. Os estudos atuais direcionados a mudanças do tratamento quimioterápico e radioterápico são voltados principalmente para reduzir os efeitos colaterais tardios, que ainda impactam a morbidade e a mortalidade dos sobreviventes de câncer na infância.

## Tratamento

O tratamento deve ser realizado em um centro de oncologia pediátrica e a definição terapêutica definida em equipe. Como existem diversos subtipos de linfomas e cada subtipo apresenta suas particularidades na fisiopatologia e no tratamento, o ideal é que todo paciente seja incluído em protocolos internacionais de tratamento, o que permite o acompanhamento do maior número possível de cada subtipo da doença.

O tratamento do LH consiste na associação de radioterapia com esquemas de quimioterapia que variam de acordo com o estadiamento. A radioterapia é alvo de estudos devido aos frequentes efeitos colaterais tardios, podendo, no futuro, ser excluída do tratamento em casos específicos com boa resposta ao tratamento quimioterápico inicial.

O tratamento do LNH é realizado basicamente com esquemas de quimioterapia que variam de acordo com o subtipo de linfoma e o estadiamento. Diferentemente do adulto, radioterapia não é comumente indicada no LNH da infância.

Em geral, tratamento cirúrgico não é necessário, devido à grande sensibilidade à quimioterapia do linfoma. Geralmente, cirurgia é realizada apenas para obter amostra para diagnóstico, não tendo benefício a exérese total de uma extensa massa tumoral. Em relação ao uso de terapia direcionada, como o rituximabe e o brentuximabe, ainda não há evidências em pediatria de que esses agentes sejam benéficos no tratamento inicial do linfoma pediátrico e, portanto, essas substâncias não são padronizadas como fármacos de tratamento de primeira linha.

## Prevenção

Diferentemente do câncer do adulto, ainda não se estabeleceu quais estímulos ambientais podem estar relacionados ao câncer na infância. O mais importante na criança é, além de cultivar hábitos saudáveis de vida, realizar consultas regulares com o pediatra no intuito de identificar precocemente sintomas de alerta que devam ser investigados e permitir o diagnóstico precoce não só do linfoma, mas de qualquer doença grave. O diagnóstico precoce permite o tratamento em estádios iniciais e, consequentemente, melhora o prognóstico e viabiliza menos toxicidade tardia ao tratamento.

## Evolução e prognóstico

Tanto o LH quanto o LNH são doenças malignas de bom prognóstico, principalmente quando tratados precocemente. A sobrevida livre da doença após a conclusão do tratamento é de pelo menos 85% para a maioria dos pacientes com linfoma.

## Bibliografia

Beehtoiarov IN. Pediatric limphoma Pediatr Rev. 2017 Sep; 38(9):410-23.

Greer JP, Arber DA, Glader B et al. Wintrobe's clinical hematology. 13. ed. Baltimore: Williams & Wilkins; 2014.

Kelly KM. Hodgkin lymphoma in children and adolescents: improving the therapeutic index. Blood. 2015; 126(22):2452-8.

McClain KL; Kamdar K. Overview of Hodgkin lymphoma in children and adolescents. UpToDate; 2018. Disponível em: www.uptodate.com. Acesso em: 31/01/2018.

Minard-Colin V, Brugières L1, Reiter A et al. Non-hodgkin lymphoma in children and adolescents: progress through effective collaboration, current knowledge, and challenges ahead. J Clin Oncol. 2015; 33(27):2963-74.

Swerdlow SH, Campo E, Pileri SA et al. The 2016 revision of the World Health Organization classification of lymphoid neoplasms. Blood. 2016; 127(20):2375-90.

Termuhlen AM, Gross TG. Overview of non-Hodgkin lymphoma in children and adolescents. UpToDate; 2018. Disponível em: www.uptodate.com. Acesso em: 31/01/2018.

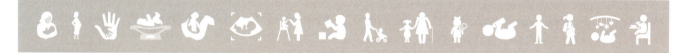

# 100 Púrpura Trombocitopênica Idiopática

CID-10: D69.3

*Alexandra Vilela Gonçalves*

## Introdução

A PTI é caracterizada por trombocitopenia, com contagens de plaquetas < 100.000/mm³, causada pela destruição imunologicamente mediada das plaquetas.

Anteriormente essa doença era denominada púrpura trombocitopênica idiopática, mas, como o mecanismo da doença é claramente imunológico e nem todo paciente tem manifestações hemorrágicas (púrpura), os termos "idiopática" e "púrpura" devem ser evitados sendo o termo trombocitopenia imune primária preferível atualmente.

O expressão trombocitopenia imune secundária refere-se a plaquetopenias imunes associadas a doenças específicas como lúpus, síndrome do anticorpo antifosfolipídio (SAF), infecções (HIV, hepatite C, *H. pylori*), fármacos etc.

As plaquetas são fragmentos celulares anucleados produzidos pelos megacariócitos na medula óssea. Têm vida média no sangue periférico de 7 a 10 dias, sendo removidas da circulação por baço, fígado e medula óssea. Quando ocorre uma lesão da parede vascular, há exposição do subendotélio, e as plaquetas exercem sua atividade hemostática por meio dos mecanismos de adesão, ativação e agregação plaquetários.

## Classificação

A PTI é classificada como:

- Recentemente diagnosticada: até 3 meses do diagnóstico
- Persistente: 3 a 12 meses do diagnóstico
- Crônica: acima de 12 meses do diagnóstico.

## Causas

Ocorre o desenvolvimento de autoanticorpos contra glicoproteínas da superfície plaquetária. Os complexos anticorpo-plaqueta são reconhecidos como anômalos pelas células do sistema reticuloendotelial (macrófagos) e são fagocitados e destruídos (Figura 100.1). Atualmente se sabe que os autoanticorpos formados também interferem diretamente com a função/atividade dos megacariócitos.

O fator desencadeante para formação do autoanticorpo geralmente é uma infecção viral ou exposição a vacinas, que precede a doença em 5 a 30 dias.

## Quadro clínico

O quadro clínico mais comum é de uma criança que subitamente apresenta sinais de sangramento cutâneo como petéquias, equimoses, hematomas e, em alguns casos, sangramentos mucosos como epistaxe e gengivorragia. Sangramentos gastrintestinal e urinário ocorrem em menos de 10% dos casos.

Na história é importante avaliar se não há febre, perda de peso ou dores ósseas ou abdominais; sintomas que sugerem infecções ou doenças neoplásicas. Perguntar sobre uso de medicações que podem induzir plaquetopenia, como anticonvulsivantes. Investigar quadros infecciosos ou exposição a vacinas nas semanas que antecederam os sintomas.

No exame físico, a criança se apresenta em bom estado geral, afebril. O paciente não deve apresentar adenomegalias, hepatoesplenomegalia ou artrite, pois esses sinais podem indicar doenças linfoproliferativas (leucemia, linfomas), infecciosas ou reumatológicas.

## Diagnóstico diferencial

As causas de trombocitopenia podem ser agrupadas conforme os mecanismos fisiopatológicos envolvidos, como descrito a seguir.

### *Diminuição na produção de plaquetas*

#### Doenças hereditárias

- Síndrome de Wiskott-Aldrich: trombocitopenia, imunodeficiência grave, eczema
- Trombocitopenia amegacariocítica congênita: trombocitopenia com hipoplasia de megacariócitos
- Síndrome da trombocitopenia com ausência do rádio (TAR): trombocitopenia, aplasia/hipoplasia do rádio bilateral
- Síndrome de Bernard-Soulier: defeito no receptor GPIb/IX/V; trombocitopenia moderada, plaquetas gigantes
- Doença de von Willebrand tipos 2N e 3

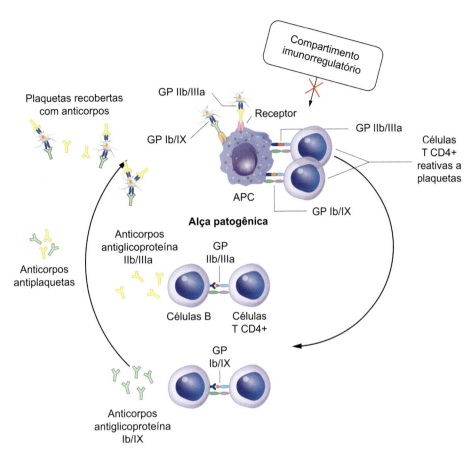

Figura 100.1 Alça patogênica na trombocitopenia imune primária (PTI). Ilustração esquemática de um ciclo patogênico contínuo realizado por células apresentadoras de antígeno (APC), células B e CD4+, com produção de autoanticorpos antiplaquetários em pacientes com PTI. (Adaptada de Consolini et al., 2016.)

- Anemia de Fanconi: baixa estatura, malformações ósseas e de sistema urinário, manchas café com leite
- Anomalia de May-Hegglin: trombocitopenia com plaquetas gigantes, inclusões basofílicas nos granulócitos.

### Distúrbios/doenças adquiridas

- Deficiência de vitaminas (ácido fólico, vitamina $B_{12}$), medicamentos
- Insuficiência medular adquirida: aplasia de medula óssea, mielodisplasia
- Infiltração medular: leucemias agudas, metástases de tumores sólidos (sarcoma de Ewing, osteossarcoma etc.), doenças de depósito (doença de Gaucher etc.), infecções (leishmaniose, histoplasmose etc.)
- Medicamentos (quimioterápicos, anticonvulsivantes, antibióticos etc.).

### *Destruição plaquetária*

#### Imunologicamente mediada

- Trombocitopenia imune primária (PTI)
- Trombocitopenia imune neonatal
- Secundária a infecções (HIV, hepatite C, dengue, malária citomegalovírus) ou doenças autoimunes (lúpus, síndrome do anticorpo antifosfolipídio)
- Induzida por substâncias.

#### Não imunologicamente mediada

- Coagulação intravascular disseminada (CIVD)
- Anemias hemolíticas microangiopáticas (síndrome hemolítico-urêmica [SHU], púrpura trombocitopênica trombótica)
- Destruição por próteses valvares cardíacas, doenças cardíacas congênitas e adquiridas
- Síndrome de Kasabach-Merritt
- Hipotermia
- Hiperesplenismo: hepatopatias crônicas, doenças de depósito, doenças linfoproliferativas etc.

### *Pseudoplaquetopenia*

Falsa plaquetopenia induzida pelo EDTA presente nos tubos de coleta de hemograma. A lâmina periférica demonstra contagem e morfologia plaquetária normais, e, se o hemograma for coletado em citrato, a contagem é normal.

### Exames complementares

Para o diagnóstico, o exame fundamental é o hemograma, que deve apresentar exclusivamente plaquetopenia. O esfregaço sanguíneo deve ser avaliado por profissional experiente para descartar presença de células atípicas (principalmente blastos). A presença de outras alterações, como leucocitose ou leucopenia, neutropenia ou anemia, pode sugerir leucose, sendo importante a avaliação de um hematologista nesta situação.

O mielograma não é necessário nos casos típicos, somente quando há sintomas/sinais atípicos (esplenomegalia, dor óssea) ou outras alterações no hemograma (anemia, neutropenia, leucocitose).

Os exames básicos recomendados são: sorologias (HIV, hepatite C, citomegalovírus), Coombs direto e tipagem sanguínea ABO/Rh (somente se o tratamento proposto for imunoglobulina anti-D).

Avaliação rotineira de doenças reumatológicas (fator antinuclear [FAN], fator reumatoide, anticardiolipinas) não é um consenso entre os trabalhos publicados. A maioria dos serviços indica a realização, mas outros somente se houver sintomas sugestivos.

### Tratamento

A primeira questão a ser avaliada é qual paciente necessita de tratamento, levando em consideração a alta taxa de remissão da doença (80% dos casos). Portanto, devem receber tratamento:

- A maioria das publicações indica tratamento para pacientes com plaquetas abaixo de 20.000/mm$^3$ (adultos e pediátricos) com manifestações hemorrágicas
- Pacientes com manifestações hemorrágicas de risco (hematúria, enterorragia, melena, metrorragia volumosa nas adolescentes, hemorragia de sistema nervoso central) devem receber tratamento independentemente da contagem plaquetária.

As principais opções terapêuticas para o tratamento da PTI não crônica são: imunoglobulina humana (IH), corticoterapia (em diversos esquemas e doses), imunoglobulina anti-D (Quadro 100.1).

A IH atua inibindo a formação de anticorpos pelos linfócitos e se ligando aos receptores dos macrófagos, bloqueando a fagocitose das plaquetas. Como vantagem principal, é um produto altamente efetivo na PTI, elevando rapidamente a contagem plaquetária, mas é um produto de custo muito elevado. Sua principal indicação é quando se necessita elevar rapidamente a contagem plaquetária (paciente com hemorragia de risco).

Os corticosteroides são medicamentos eficazes e, como vantagem, são de baixo custo e estão disponíveis em todos os serviços hospitalares. No entanto, por serem linfolíticos e fazerem parte do tratamento de leucemias agudas, só devem ser usados quando se tem certeza do diagnóstico de PTI; em caso de dúvida o paciente deve ser avaliado pelo hematologista e deve realizar mielograma antes de iniciar o tratamento.

A imunoglobulina anti-D pode ser utilizada somente nos pacientes de grupo sanguíneo Rh positivo, não esplenectomizados e com Coombs direto negativo; pode induzir a hemólise.

Nos pacientes em fase crônica, as opções terapêuticas são diferenciadas e incluem esplenectomia, medicamentos imunossupressores (rituximabe, vincristina, azatioprina etc.).

Recém-nascidos (RN) filhos de mães portadoras de PTI podem apresentar plaquetopenia em graus variados devido à passagem de anticorpos maternos através da barreira placentária, por isso é essencial realizar o monitoramento da contagem plaquetária após o nascimento. Se o RN desenvolver plaquetopenia, o tratamento mais comumente utilizado é a imunoglobulina humana, e, devido ao maior risco de sangramento nessa população, indica-se utilizar: plaquetas abaixo de 50.000/mm$^3$; plaquetas entre 50.000 e 100.000/mm$^3$ somente se houver sangramentos ativos.

Novos fármacos que atuam no receptor da trombopoetina (agonistas) estimulam a síntese de plaquetas pelos megacariócitos e elevam a quantidade de plaquetas no sangue acima da capacidade de destruição periférica. Com esses medicamentos se evitam os efeitos adversos da corticoterapia prolongada ou a esplenectomia. Ainda não são liberados para a faixa etária abaixo de 18 anos.

**Quadro 100.1** Opções e doses para tratamento da trombocitopenia imune primária (PTI) em fase não crônica.

| Agente | Dose |
|---|---|
| Imunoglobulina humana | 0,8 a 1 g/kg/dose por 1 a 2 dias<br>Dose única é eficaz na maioria dos trabalhos |
| Prednisona | 4 mg/kg/dia VO por 4 dias<br>2 mg/kg/dia VO por 14 a 21 dias |
| Metilprednisolona intravenosa | 30 mg/kg/dia IV por 3 dias |
| Dexametasona | 20 a 40 mg/m$^2$/dia por 4 dias (máx. 40 mg/dia)<br>Cada 15 a 28 dias por 4 a 6 ciclos |
| Imunoglobulina anti-D | 50 a 75 µg/kg/dose IV dose única |

VO: via oral; IV: intravenosa.

### Evolução e prognóstico

A PTI na infância apresenta um excelente prognóstico, sendo que 80% dos pacientes apresentam normalização das plaquetas em 6 meses. Devido a isso, o tratamento visa controlar as manifestações hemorrágicas de risco. No entanto, o tratamento não interfere no prognóstico ou no curso da doença, isto é, não modifica o risco de cronificação.

> **Atenção**
>
> - Nunca se devem utilizar corticosteroides quando não houver certeza do diagnóstico de PTI; nesses casos, deve ser feito mielograma antes
> - Em pacientes com plaquetopenia, deve-se evitar o uso de anti-inflamatórios não hormonais (ácido acetilsalicílico, ibuprofeno, cetoprofeno), pois esses fármacos inibem a função plaquetária, favorecendo sangramentos.

## Bibliografia

Blanchette V, Bolton-Maggs P. Childhood immune thrombocytopenic purpura: diagnosis and management. Hematol Oncol Clin North Am. 2010; 24(1):249-73.

Braga JAP, Loggetto SR, Hoepers ATC et al. Guidelines on the diagnosis of primary imune thrombocytopenia in children and adolescents: Associação Brasileira de Hematologia, Hemoterapia e Terapia Celular Guidelines Project: Associação Médica Brasileira – 2012. Rev Bras Hematol Hemoter. 2013; 35(5):358-65.

British Committee for Standards in Haematology General Haematology Task Force. Guidelines for the investigation and management of idiopathic thrombocytopenic purpura in adults, children and in pregnancy. Br J Haematol. 2003; 120:474-96.

Consolini R, Legitimo A, Caparello MC. The centenary of immune thrombocytopenia – Part 1: revising nomenclature and pathogenesis. Front Pediatr. 2016; 19(4):102.

Journeycake JM. Childhood immune thrombocytopenia: role of rituximab, recombinant thrombopoietin and other new therapeutics. Hematology. 2012; 2012:444-9.

Loggetto SR, Braga JAP, Veríssimo MPA et al. Guidelines on the treatment of primary imune thrombocytopenia in children and adolescentes: Associação Brasileira de Hematologia, Hemoterapia e Terapia Celular. Guidelines Project: Associação Médica Brasileira – 2012. Rev Bras Hematol Hemoter. 2013; 35(6):417-27.

Neunert C, Lim W, Crowther M et al. The American Society of Hematology 2011 evidence-based practice guideline for immune thrombocytopenia. Blood. 2011; 117(16):4190-207.

Prova D, Stasi R, Newland AC et al. International consensus report on the investigation and management of primary imune thrombocytopenia. Blood. 2010; 115:168-86.

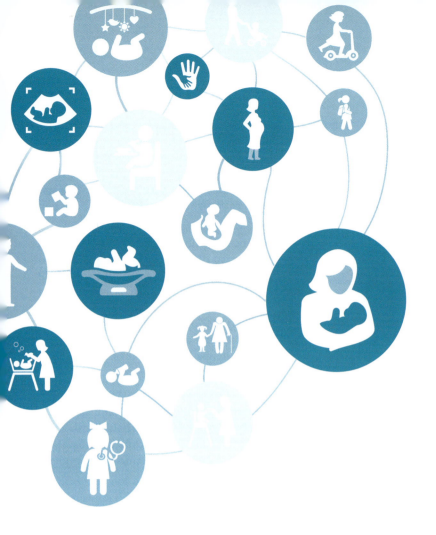

# Doenças do Sistema Imunológico

**Parte 15**

**Capítulo 101** Defeitos do Complemento, 311
**Capítulo 102** Defeitos Primários da Imunidade Humoral, 313
**Capítulo 103** Imunodeficiências Combinadas, 316
**Capítulo 104** Imunodeficiências Primárias, 318

# 101 Defeitos do Complemento

CID-10: D84.1

*Daniélli C. Bichuetti-Silva • Anete Sevciovic Grumach*

## Introdução

O sistema complemento exerce diversas funções nas respostas imunes inata e adaptativa: promoção da opsonização de microrganismos para fagocitose mediada pelo receptor do complemento presente nos fagócitos; promoção da inflamação; lise de microrganismos; remoção de células em apoptose; sinalização coadjuvante para ativação de linfócitos B na produção de anticorpos.

Existem três principais vias de ativação do sistema: a via clássica, que é ativada por determinados isotipos de anticorpos ligados a antígenos; a via alternativa, que é ativada na superfície das células microbianas na ausência de anticorpo; e a via das lectinas, que é a ativada por uma lectina plasmática que se liga a resíduos de manose em microrganismos. Todas as vias culminam na geração de complexos de enzimas que clivam a proteína mais abundante do complemento, C3, para dar início a via comum que promove todas as funções anteriormente descritas.

As deficiências de complemento apresentam-se por um amplo espectro de doenças e manifestações clínicas (infecções, doenças autoimunes e inflamatórias, angioedema), dependendo da proteína e da via de ativação do sistema complemento afetadas. São considerados defeitos raros do sistema imunológico, representando de 1 a 6% das imunodeficiências primárias. Muitos defeitos, mesmo clinicamente significativos, são apenas reconhecidos na segunda ou na terceira década de vida.

## Causas

Na maioria das vezes, trata-se de um defeito primário, genético, de herança autossômica recessiva, exceto no angioedema hereditário e na deficiência de properdina, cujas heranças são autossômicas dominantes e ligadas ao X, respectivamente. Podem, ainda, ocorrer por defeito secundário, adquirido, relacionados com consumo induzido por um estado inflamatório, por autoanticorpos, por síntese diminuída e/ou catabolismo aumentado.

## Manifestações clínicas

De maneira geral, os defeitos nos componentes iniciais da via clássica do complemento (C1-C4) estão associados a manifestações autoimunes (p. ex., lúpus eritematoso sistêmico [LES]) e suscetibilidade aumentada a infecções. As deficiências da via alternativa (fator I e properdina) e dos componentes finais da cascata do sistema complemento (C5-C9) estão associadas a maior risco de infecção, especialmente por espécies de *Neissera*. O risco da doença meningocócica nesses indivíduos comparados com a população em geral é 1.000 a 10.000 vezes maior. Além disso, as infecções por sorotipos incomuns (X, Y, Z, W135 e 29E) são mais frequentes.

Cerca de metade dos indivíduos com deficiência do complemento apresentará pelo menos uma infecção, sendo o meningococo o agente mais envolvido (67%). As outras infecções ficam a cargo de outras bactérias piogênicas encapsuladas, com destaque para *Pneumococcus*, *H. influenzae* e *Streptococcus*.

As doenças autoimunes já associadas às deficiências de complemento incluem síndromes clínicas que se assemelham a LES, lúpus cutâneo, dermatomiosite, púrpura de Henoch-Schönlein, glomerulonefrite membranoproliferativa e vasculites. O quadro clínico semelhante ao LES na deficiência de complemento difere da síndrome clínica dos pacientes com o sistema complemento intacto: início mais precoce, menos envolvimento renal, pulmonar e pericárdico, *rashes* cutâneos fotossensíveis mais proeminentes.

O angioedema sem urticária causado pela deficiência do inibidor de C1, também chamado de angioedema hereditário (AEH) ou edema de Quincke, é caracterizado por crises paroxísticas de edema (com duração média de 3 a 7 dias) em lábios, pálpebras e sistema digestório (cólica). Porém, pode acometer outras partes do corpo como faringe e laringe (dispneia e risco de asfixia – 25 a 40% dos pacientes), sistema geniturinário (retenção urinária) e sistema nervoso central (cefaleia). Manifestações prodrômicas comumente encontrados são: eritema serpiginoso, irritabilidade e ansiedade. Os fatores desencadeantes relatados são traumatismo, infecção, estresse emocional e variações hormonais (período menstrual, gravidez, uso de contraceptivos e reposição hormonal). O angioedema hereditário sem défict de inibidor de C1 esterase foi descrito há 15 anos e houve avanço significativo em seu conhecimento nos últimos anos. Aproximadamente 20% dos pacientes apresentam mutação identificada do fator XII e o quadro clínico é semelhante ao angioedema hereditário com défict de inibidor de C1, com influência mais acentuada de estrógenos como fator desencadeante.

Até o momento, doenças inflamatórias renais e oculares já foram associadas a defeitos genéticos em proteínas reguladoras da via alternativa do complemento (fator H): hemoglobinúria paroxística noturna (HPN); síndrome hemolítico-urêmica atípica (SHUa); glomerulopatia C3; doença renal de depósito denso; e degeneração macular relacionada à idade (DMRI).

Nos últimos anos, deficiências da MBL (lectina ligadora de manose) têm sido associadas a várias situações clínicas como processos infecciosos e doenças autoimunes, porém representam defeitos adicionais que podem influenciar tanto a gravidade das doenças como a fibrose cística ou a imunodeficiência comum variável. Mais recentemente, houve a identificação de casos isolados de deficiência de MASP2 e ficolinas relacionados a processos infecciosos recorrentes.

São considerados sinais de alerta para defeitos do complemento: meningite meningocócica em maiores de 5 anos de idade; outras infecções bacterianas recorrentes, especialmente por *Pneumococcus*; manifestações autoimunes; angioedema sem urticária; doenças inflamatórias renais ou oculares.

### Diagnóstico diferencial

O diagnóstico diferencial deve ser realizado com outras imunodeficiências que predispõem a infecções por microrgamismos extracelulares encapsulados (p. ex., defeitos da imunidade humoral) e com doenças inflamatórias reumatológicas. No que se refere ao angioedema sem urticária, deve-se excluir o angioedema adquirido ou associado ao uso de inibidor de enzima conversora de angiotensina e, ainda, do tipo idiopático.

### Exames complementares

Na suspeita de deficiências do sistema complemento caracterizadas pelas infecções recorrentes e/ou manifestações autoimunes e inflamatórias, exames de triagem iniciais para defeitos de componentes das vias clássica (CH50) ou alternativa (AP50) devem ser solicitados. Na sequência, exames específicos para identificar o defeito em níveis proteico, funcional e/ou genético estão disponíveis apenas em laboratórios especializados e de pesquisa científica (Quadro 101.1).

Na investigação do angioedema sem urticária, exame inicial de triagem consiste na dosagem de C4, seguida pela dosagem quantitativa e funcional do inibidor de C1 e dosagem de C1q. Todos esses exames podem ser facilmente encontrados em laboratórios comerciais.

Com relação à avaliação das vias das lectinas, há a necessidade de se realizarem exames específicos e somente disponíveis em laboratórios de pesquisa. Há um *kit* comercial disponível capaz de rastrear as três vias de ativação do sistema complemento *Euro Diagnostica complement assay solution* (antigo Wielisa); trata-se de um imunoensaio enzimático para determinação qualitativa e/ou semiquantitativa.

### Tratamento

Nas deficiências do complemento com suscetibilidade às infecções meningocócicas, está indicada a imunização com a vacina conjugada tetravalente contra *Neisseria meningitidis*. Essa medida pode diminuir a recorrência dessas infecções, sugerindo a indução de uma resposta imune adaptativa. A vacinação dos contatantes também é relevante na transmissão da infecção. Recomenda-se a imunização contra outros encapsulados como pneumococos e hemófilos.

**Quadro 101.1** Defeitos do complemento, padrão de herança e manifestações clínicas.

| Deficiência | Herança | Manifestações clínicas |
| --- | --- | --- |
| C1q | AR | Semelhantes ao LES, infecções |
| C1r/s | AR | Semelhantes ao LES, infecções |
| C2 | AR | Semelhantes ao LES, infecções |
| C4 (C4A/C4B) | AR | Semelhantes ao LES, artrite reumatoide, infecções |
| C3 | AR | Infecções piogênicas, SHU atípica |
| C5 | AR | Meningite (*Neisseria*), LES |
| C6 | AR | Meningite (*Neisseria*), LES |
| C7 | AR | Meningite (*Neisseria*), LES |
| C8α-ϒ/C8β | AR | Meningite (*Neisseria*), LES |
| C9 | AR | Infecções por *Neisseria* (maioria assintomática) |
| Fator B | AD | Infecções por *Neisseria*, SHU atípica |
| Fator D | AR | Infecções por *Neisseria* |
| MBL | AR | Infecções bacterianas (maioria assintomática) |
| Ficolina 3 (H-ficolina) | AR | Infecções respiratórias, enterocolite necrosante |
| MASP-2 | AR | Infecções respiratórias |
| Inibidor de C1 | AD | Angioedema hereditário |
| Proteína ligadora de C4 | AR | Síndrome de Behçet atípica, angioedema |
| Properdina | Ligada ao X | Meningite (*Neisseria*) |
| Fator H | AR | Infecções, SHUa, GC3, DDD, DMRI |
| FHR1 (FHR3) | AR | SHUa, GC3, MDRI, artrite reumatoide, LES |
| Fator I | AR | Infecções graves, SHU atípica, GC3 |
| Trombomodulina (CD141) | AR | SHUa |
| CD46/MCP | AD | SHUa, GC3 |
| CD55/DAF | AR | HPN, hemólise crônica, doença desmielinizante periférica, infarto cerebral |
| CD59 | Adquirida | HPN |
| CR2 (CD21) | AR | Infecções, associada com ICV |
| CR3 (CD18/CD11b) | AR | Deficiência de adesão leucocitária |
| CR4 (CD18/CD11 c, LFA-1) | AR | Deficiência de adesão leucocitária |

Modificado de Grumach e Kirschfink, 2014. AD: autossômica dominante; AR: autossômica recessiva; DDD: doença de depósito denso; DMRI: doença macular relacionada a idade; GC3: glomerulopatia C3; HPN: hemoglobinúria paroxística noturna; ICV: imunodeficiência comum variável; LES: lúpus eritematoso sistêmico; SHUa: síndrome hemolítico-urêmica atípica.

O tratamento do AEH consiste na abordagem profilática com derivados androgênicos como danazol e oxandrolona, ou com inibidores da plasmina como o ácido tranexâmico e ácido épsilon aminocaproico. Para o tratamento das crises, recomenda-se a reposição do inibidor de C1, recombinante ou derivado do plasma de doadores saudáveis ou inibidor de receptor de bradicinina (ambos disponíveis em nosso meio) ou inibidor de calicreína (não disponível).

> **Atenção**
> - Embora as deficiências do complemento sejam raras, a pesquisa em grupos específicos está associada a maior frequência: pacientes com lúpus, infecções meningocócicas ou angioedema sem urticária
> - A triagem laboratorial solicitando-se CH50 torna possível avaliar as situações mais frequentemente associadas a infecções de repetição e autoimunidade, e a dosagem de C4 pode ser utilizada para a triagem dos casos de angioedema sem urticária associada
> - O tratamento com imunização para microrganismos encapsulados deve ser sempre recomendado para paciente e contatantes.

O tratamento das doenças autoimunes segue o mesmo protocolo que pacientes sem deficiência de complemento e consiste na supressão do desequilíbrio imunológico com corticosteroide e/ou outras substâncias imunossupressoras. Deve-se destacar os novos agentes imunobiológicos (p. ex., eculizumabe), indicados nos casos de HPN e SHUa.

## Bibliografia

Botto M, Kirschfinl M, Macor P et al. Complement in human diseases: lessons from complemente deficiencies. Mol Immunol. 2009; 46: 2774-83.

Cicardi M, Aberer W, Banerfi A et al. Classification, diagnosis, and approach to tretament of angioedema: consensus report from the Hereditary Angioedema International Working Group. Allergy. 2014; 69: 602-16.

de Cordoba SR, Tortajada A, Harris CL et al. Complement dysregulation and disease: from genes and proteins to diagnostics and drugs. Immunobiology. 2012; 217:1034-46.

Drogari-Apiranhitou M, Fijen CAP, Van de Beek D et al. Development of antibodies against tetravalent meningococcal polysaccharides in recaccinated complemente-deficient patients. Clin Exp Immunol. 2000; 119:311-6.

Grumach AS, Kirschfink M. Are complement deficiencies really rare? Overview on prevalence, clinical importance and modern diagnostic approach. Mol Immunol. 2014; 61(2):110-7.

Pettigrew HD, Teuber SS, Gershwin ME. Clinical significance of complement deficiencies. Ann N Y Acad Sci. 2009; 1173:108-23.

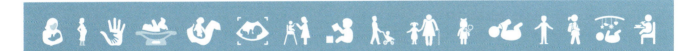

# 102 Defeitos Primários da Imunidade Humoral
CID-10: D80.9

*Daniélli C. Bichuetti-Silva • Leila Borges*

## Introdução

Os defeitos da imunidade humoral são caracterizados pelo comprometimento na produção ou na qualidade dos anticorpos, acarretando suscetibilidade aumentada a infecções por microrganismos encapsulados, doenças autoimunes e neoplasias. Correspondem às formas mais frequentes de imunodeficiências primárias, sendo responsáveis por cerca de 50% de todos os casos.

## Causas

Os defeitos primários da imunidade são genéticos, com herança ligada ao X e formas autossômicas recessivas ou dominantes. As imunodeficiências humorais primárias mais frequentes são: hipogamaglobulinemia transitória da infância, deficiências seletivas de anticorpos, imunodeficiência comum variável e agamaglobulinemia ligada ao X.

## Manifestações clínicas

Manifestações clínicas da deficiência humoral geralmente surgem após os 6 meses de vida, quando títulos de anticorpos maternos transferidos pela placenta diminuem e o lactente não consegue produzir níveis próprios satisfatórios. A principal característica da imunodeficiência humoral é a predisposição a infecções por bactérias extracelulares encapsuladas (p. ex., *S. pneumoniae, H. influenzae, S. aureus*), que conduzem a infecções recorrentes das vias respiratórias, como pneumonia, sinusite e otite média. Afecções gastrintestinais como diarreia também são observadas, geralmente secundárias às infecções por *Giardia lamblia*, embora *Campylobacter, Salmonella*, espécies de *Shigella,* rotavírus e enterovírus também sejam etiologias. Doença granulomatosa, especialmente dos pulmões, e manifestações autoimunes, como trombocitopenia e anemia hemolítica, também podem ser evidenciadas. Na maioria dos casos não é visto comprometimento na defesa para infecções virais agudas, porém pode haver predisposição à persistência da infecção em algumas situações, como nas infecções por enterovírus do sistema nervoso central e por norovírus no intestino. Em alguns casos a deficiência humoral pode ser assintomática, sendo muitas vezes descoberta acidentalmente, por exemplo, durante investigação de uma doença celíaca nos pacientes com deficiência de IgA.

## Diagnóstico diferencial

Imunodeficiências que predisponham a infecções por germes extracelulares encapsulados devem fazer parte do diagnóstico diferencial. Dentre elas, os defeitos do complemento, os defeitos de fagócitos e os defeitos da imunidade celular que afetem a produção de anticorpos, como a deficiência do ligante do CD40. Além disso, causas secundárias de imunodeficiência humoral devem ser consideradas, como síndrome nefrótica, enteropatia perdedora de proteína, determinados medicamentos (p. ex., ácido valproico, carbamazepina, D-penicilamina, captopril, ibuprofeno, sulfassalazina), afecções cutâneas e malignidades hematológicas.

## Exames complementares

A avaliação inicial consiste na pesquisa de alterações quantitativas dos anticorpos, com a dosagem de imunoglobulinas séricas (IgG, IgA, IgM e IgE), e das alterações qualitativas destes, com a medida de respostas de anticorpos específicos após exposição a antígenos proteicos (p. ex., toxoide tetânico) e de polissacarídeo (p. ex., vacina pneumocócica). A dosagem de subclasses de IgG (IgG1, IgG2, IgG3 e IgG4) pode ser útil em situações específicas, como pacientes com deficiência de IgA e infecções bacterianas recorrentes.

Quando a avaliação inicial sugere deficiência humoral, a investigação deve ser complementada com imunofenotipagem de linfócitos B, para determinar a presença ou ausência destes, importante nos casos de agamaglobulinemias congênitas. Na imunodeficiência comum variável, o estudo fenotípico de subpopulações de linfócitos B, quando disponível, pode auxiliar na definição do prognóstico (Quadro 102.1).

## Tratamento

O tratamento deve ser individualizado e consiste na detecção e na intervenção precoce dos processos infecciosos visando aos agentes mais comuns; na terapia de reposição de

**Quadro 102.1** Critérios diagnósticos para defeitos primários da imunidade humoral.

| Doença | Critérios diagnósticos |
|---|---|
| Agamaglobulinemia | Linfócitos B < 2%, em 2 ou mais ocasiões e linfócitos T normais<br>E<br>IgG < 200 mg/dℓ em < de 1 ano e < 500 mg/dℓ em > de 1 ano<br>OU<br>IgG normal com IgA e IgM baixas associada a infecções recorrentes em < 5 anos<br>OU<br>História familiar materna de agamaglobulinemia |
| Imunodeficiência comum variável | Pelo menos um dos seguintes: aumento da suscetibilidade à infecção, manifestações autoimunes, doença granulomatosa, linfoproliferação policlonal inexplicável, membro da família com deficiência humoral<br>E<br>IgG e IgA baixas com ou sem IgM baixa (em ao menos duas medidas; < 2 DP do normal para a idade);<br>E pelo menos um dos seguintes:<br>• Ausência de resposta vacinal (e/ou iso-hemaglutininas ausentes)<br>• Linfócitos B de memória baixos (< 70% do valor normal relacionado com a idade)<br>E<br>Afastar causas secundárias de hipogamaglobulinemia e estabelecer diagnóstico após o 4º ano de vida (sintomas podem estar presentes antes)<br>E<br>Ausência de deficiência grave de células T, definida como dois dos itens abaixo:<br>• Números de CD4/microlitro: 2-6 anos < 300, 6-12 anos < 250, > 12 anos < 200<br>• CD4 naïve: 2-6 anos < 25%, 6-16 anos < 20%, > 16 anos < 10%<br>• Proliferação de células T ausente |
| Deficiência de anticorpo antipolissacarídeo | Infecções (recorrentes ou bacterianas graves)<br>E<br>Níveis séricos de IgG, IgA, IgM e subclasses de IgG normais<br>E<br>Falta de resposta ao *Streptococcus pneumoniae* após imunização ou infecção documentada por esta bactéria<br>E<br>Ausência de defeito de linfócito T |

*(continua)*

**Quadro 102.1** Critérios diagnósticos para defeitos primários da imunidade humoral. (*continuação*)

| Doença | Critérios diagnósticos |
|---|---|
| Deficiência de subclasses de IgG | Infecções (recorrentes ou bacterianas graves)<br>E<br>Níveis séricos de IgG, IgA, IgM e subclasses de IgG normais<br>E<br>Baixos níveis de uma ou mais subclasses de IgG, em duas ocasiões<br>E<br>Ausência de defeito de linfócito T |
| Deficiência seletiva de IgM | Infecções (recorrentes ou invasivas, em geral bacterianas)<br>E<br>Baixos níveis de IgM com IgG, IgA, subclasses de IgG normais |
| Deficiência seletiva de IgA | Pelo menos um dos seguintes:<br>• Aumento da suscetibilidade à infecção<br>• Manifestações autoimunes<br>• Membro da família afetado<br>E<br>Diagnóstico após 4 anos de vida<br>E<br>IgA sérica indetectável (quando medida com nefelometria, inferior a 0,07 g/ℓ), com IgG e IgM séricas normais (medidas pelo menos duas vezes)<br>E<br>Exclusão de causas secundárias de hipogamaglobulinemia<br>E<br>Resposta vacinal normal |
| Hipogamaglobulinemia transitória da infância | IgG abaixo do valor normal para a idade detectada nos três primeiros anos de vida (em pelo menos 2 medidas)<br>E<br>Exclusão de causas secundárias de hipogamaglobulinemia e resolução espontânea após 4 anos |

DP: desvio padrão. Adaptado de Grimbacher e ESID Registry, 2014.

imunoglobulina nos casos indicados; na antibioticoterapia profilática; e no acompanhamento com foco na detecção precoce da doença pulmonar crônica, uma complicação comum da deficiência humoral. O uso da antibioticoterapia profilática pode ser indicado nos pacientes com infecções bacterianas recorrentes; porém, apesar de uma boa aplicabilidade clínica, não está baseado em evidências. A terapia de reposição de imunoglobulina tem indicação absoluta nos casos de agamaglobulinemia, e poderá ser considerada nos pacientes com normo ou hipogamaglobulinemia e deficiência de anticorpo específico, que apresentem infecções bacterianas recorrentes. Existe associação da reposição de gamaglobulina com melhora da expectativa de vida e redução de complicações infecciosas frequentes, como a doença pulmonar crônica. O acompanhamento desses pacientes deve ser feito com testes de função pulmonar regularmente, exclusão de bronquiectasias ou outras complicações pulmonares por meio da tomografia de tórax e da vigilância de sinais sugestivos de doenças autoimunes e neoplasias. Pacientes com deficiência humoral grave (agamaglobulinemia ligada ao X) não devem receber a vacina oral contra poliomielite, BCG, febre amarela, vírus vivo atenuado da influenza. E devido à reposição de gamaglobulina, pode haver interferência na resposta imune à vacina contra o sarampo e a varicela. Já os pacientes com imunodeficiência humoral mais branda (deficiência seletiva de IgA ou de subclasses de IgG) não devem receber a vacina oral contra poliomielite, BCG e febre amarela.

> **Atenção**
>
> Crianças com infecções bacterianas recorrentes de vias respiratórias (sinusites, otites e pneumonias), excluindo-se fatores predisponentes como atopia, alterações anatômicas e broncoaspiração, sempre devem ser investigadas para deficiências primárias de anticorpos.
> O diagnóstico precoce desses defeitos e a instituição imediata de antibioticoterapia profilática e/ou a reposição de imunoglobulina podem prevenir o desenvolvimento de sequelas, reduzir o número e a gravidade das infecções, e permitir uma vida bem próxima à esperada para uma criança saudável da mesma faixa etária.

## Bibliografia

Driessen G, Burg M. Educational paper: primary antibody deficiencies. Eur J Pediatr. 2011; 170:693-702.

Grimbacher B, ESID Registry Working Party. The European Society for Immunodeficiencies (ESID) registry 2014. Clin Exp Immunol. 2014; 178 (Suppl 1):18-20.

Oliveira J, Fleisher T. Laboratory evaluation of primary immunodeficiencies. J Allergy Clin Immunol. 2010; 125:297-305.

Orange S, Hossny E, Weiler C et al. Use of intravenous immunoglobulin in human disease: a review of evidence by members of the Primary Immunodeficiency Committee of the American Academy of Allergy, Asthma and Immunology. J Allergy Clin Immunol. 2006; 117:525-52.

Routes JM, Verbsky JW. Immunodeficiency presenting as an undiagnosed disease. Pediatr Clin North Am. 2017; 64(1):27-37.

Shearer T, Fleisher T, Buckley RH et al. Recommendations for live viral and bacterial vaccines in immunodeficient patients and their close contacts. J Allergy Clin Immunol. 2014; 133:961-6.

Wang N, Hammarström L. IgA deficiency: what is new? Curr Opin Clin Immunol. 2012; 12:602-8.

Winkelstein J, Marino M, Lederman H et al. X-linked agammaglobulinemia. Medicine. 2006; 85:193-201.

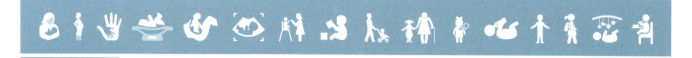

# 103 Imunodeficiências Combinadas

CID-10: D81.9

*Daniélli C. Bichuetti-Silva • Juliana Themudo Lessa Mazzucchelli*

## Introdução

A imunodeficiência combinada grave faz parte do grupo das imunodeficiências celulares ou combinadas de linfócitos T e B. É uma das formas mais graves de imunodeficiência primária e se caracteriza pela ausência ou pela disfunção de linfócitos T, o que afeta tanto a imunidade celular quanto a imunidade adaptativa humoral. Se não diagnosticada e tratada, leva o paciente ao óbito nos 2 primeiros anos de vida. Por isso é considerada uma emergência pediátrica. A incidência estimada atualmente é de 1/50.000 a 100.000 nascidos vivos. A idade média de diagnóstico está entre 2 e 7 meses de vida. Os tratamentos curativos existentes são o transplante de células-tronco hematopoéticas e a terapia gênica.

## Causas

Na realidade, trata-se de um grupo heterogêneo de defeitos genéticos que comprometem o desenvolvimento do linfócito T durante a vida intrauterina. Independentemente do fenótipo imunológico, T–B– ou T–B+ (+ ou – referindo-se à presença ou ausência das células), todos os pacientes apresentam quadro clínico semelhante. Em alguns casos também há alteração do número e da função das células *natural killer* (NK+ ou NK–). Até 2014, já eram conhecidas mutações em no mínimo 13 genes e novas continuam a ser descobertas.

## Manifestações clínicas

### Quadro clínico clássico

A história familiar de mortes precoces por infecção de vários meninos afetados e de consanguinidade é um dado importante. Em geral as crianças são saudáveis ao nascimento. Porém, nas primeiras semanas a meses de vida, começam a apresentar moniliáse oral, diarreia e déficit de ganho pôndero-estatural. As doenças respiratórias são persistentes, do tipo bronquiolite. Pneumonia intersticial de evolução insidiosa e progressiva sugere infecção por organismos oportunistas como *Pneumocystis jiroveci*. Ela pode estar acompanhada de outros vírus respiratórios, como adenovírus, vírus sincicial respiratório, parainfluenza, citomegalovírus e vírus Epstein-Barr (EBV). O herpes-zóster também pode ser um problema. Infecções bacterianas são menos frequentes inicialmente por conta da IgG materna circulante. No entanto, começam a surgir otites de repetição e infecções invasivas, como pneumonia e sepse, com resposta ruim aos antimicrobianos. Geralmente os germes envolvidos são *S. pneumoniae, H. influenzae, M. catarrhalis, P. aeruginosa, S. aureus, N. meningitidis* e *Mycoplasma pneumoniae*. A diarreia crônica viral pode levar a atrofia intestinal, má absorção e desnutrição. Muitas vezes ocorre intolerância a alimentos, e o quadro pode ser confundido com alergia à proteína do leite de vaca. Infecções fúngicas disseminadas são mais raras, porém fatais, causadas por *Aspergillus*, *Criptococcus* e histoplasma. Candidíase de pele e mucosas é frequente. Em pacientes vacinados com BCG, a infecção localizada ou disseminada pode ser a primeira manifestação clínica. Eles também estão propensos a infecções por *Toxoplasma gondii* e *Cryptosporidium parvum*. A doença enxerto-*versus*-hospedeiro pode ocorrer. Ela é ocasionada pela passagem transplacentária de linfócitos T maternos, os quais o paciente não consegue destruir. Manifesta-se na pele nas seguintes formas: eczema crônico insidioso, no 2º ou 3º mês de vida, ou dermatite grave com eritrodermia esfoliativa generalizada, 2 a 6 semanas após o nascimento, que pode persistir como dermatite descamativa generalizada. A maioria dos pacientes também apresenta linfonodomegalia, hepatoesplenomegalia e alopecia total. Doença hepática pode estar associada ao quadro cutâneo, com elevação leve a moderada das enzimas hepáticas sem icterícia. A doença também pode ocorrer em caso de transfusão de hemoderivados não irradiados. O quadro clínico pode ser impossível de distinguir da síndrome de Omenn. Ao exame físico, encontramos uma criança desnutrida. Pode haver desconforto respiratório e distensão abdominal. Hepatoesplenomegalia pode estar presente, principalmente se houver disseminação do BCG.

## Quadro clínico atípico

Nesses casos o quadro é mais leve, e as crianças tendem a sobreviver além dos 12 meses. A explicação para sua ocorrência são mutações hipomórficas, nas quais proteínas têm função residual. As infecções são graves e prolongadas, porém resolvem-se gradativamente. Respostas parciais a anticorpos estão presentes. Doenças autoimunes, tumores relacionados ao EBV e granulomas cutâneos foram descritos associados a esses casos.

## Síndrome de Omenn

Descrita em pacientes com mutações hipomórficas, a síndrome de Omenn é caracterizada por exantema generalizado, descamação e esfoliação eritematosa, eritrodermia perdedora de proteínas e pele com consistência de couro. Pode estar presente ao nascimento ou desenvolver-se ao longo das primeiras semanas de vida. O cabelo, as sobrancelhas e os cílios podem cair. Hepatomegalia e linfadenopatia são frequentes, particularmente axilar e inguinal. Os pacientes podem apresentar déficit de ganho pôndero-estatural, diarreia e infecções persistentes, como nas outras formas da doença, sendo que infecções de pele por estafilococos ou *Pseudomonas* sp. são particularmente comuns. Pneumonite e enterite tendem a ser mais inflamatórias do que infecciosas. O quadro clínico se assemelha à reação enxerto-*versus*-hospedeiro provocada por linfócitos maternos. Laboratorialmente, existe aumento significativo dos níveis de IgE sérica e eosinofilia importante.

## Síndrome de DiGeorge

Estimada em 1/4.000 nascidos vivos, é o defeito de desenvolvimento do terceiro e quarto arcos faríngeos que resulta em alterações na formação do timo e das paratireoides. Essas alterações se traduzem clinicamente em anomalias variáveis: dismorfismo facial, dificuldade para alimentar a criança, cardiopatia congênita (anomalias conotruncais), hipocalcemia neonatal e aumento da frequência de doenças psiquiátricas na infância e vida adulta. A deleção do cromossomo 22q11.2 foi observada como a causa em 35 a 90% dos casos. Outras causas são a associação CHARGE (sigla em inglês para coloboma, doença cardíaca, atresia de cóanas, atraso de crescimento e desenvolvimento, hipoplasia genital, anomalias auditivas/surdez) por mutação do gene *CHD7* e a embriopatia da mãe diabética. A deleção 22q11.2 e a associação CHARGE têm herança autossômica dominante, porém as mutações *de novo* representam 90% dos casos. Na maioria dos casos existe uma deficiência de linfócitos T leve a moderada, que não causa a imunodeficiência da síndrome completa. A síndrome de DiGeorge completa, caracterizada pela ausência do timo, tem quadro clínico semelhante à imunodeficiência combinada grave T–B+NK+, é rara e representa 1% dos casos da síndrome de DiGeorge.

## Diagnóstico diferencial

A imunodeficiência secundária à infecção pelo HIV é um diagnóstico diferencial importante, seguida por outras imunodeficiências primárias graves e de manifestação precoce, como neutropenia congênita, deficiência do ligante do CD40L e síndrome da imunodesregulação, poliendocrinopatia e enteropatia ligadas ao X (IPEX).

## Exames complementares

O reconhecimento da linfopenia característica pode fazer com que o diagnóstico seja feito até mesmo ao nascimento. Em geral o número absoluto de linfócitos é < 500/mm$^3$. Em adultos, linfopenia significa menos de 1.000/mm$^3$. Porém, menos de 2.000/mm$^3$ em recém-nascidos e menos de 4.000/mm$^3$ em crianças de 6 a 9 meses são considerados valores anormais. Portanto, menos de 2.500 linfócitos pode significar a doença. No entanto, deve-se salientar que a contagem normal de linfócitos não exclui a doença, pois somente as subpopulações de linfócitos podem estar reduzidas ou ausentes.

Exames laboratoriais e de imagem sugeridos: radiografia simples de tórax para avaliar a presença ou a ausência da sombra tímica, hemograma com diferencial (número absoluto de linfócitos, neutrófilos e eosinófilos), sorologia para o HIV, dosagem de IgA, IgM e IgG totais – lembrar que valor normal de IgG até os 6 meses pode representar a IgG materna, porém as demais podem estar baixas. Mais sofisticados: perfil simples das subpopulações de linfócitos (CD3+/CD4+/

CD8+). Em caso de resultados como linfopenia ou hipogamaglobulinemia, prosseguir a investigação por meio de testes funcionais dos anticorpos (p. ex., dosagem de anticorpos vacinais), linfoproliferação e estudos que incluam estágios de maturação de linfócitos T, B e NK e diagnóstico molecular – esses últimos somente em laboratórios especializados de referência.

## Tratamento

Medidas de proteção contra infecções: lavar as mãos; evitar o contato com portadores de doenças e limitar o número de cuidadores; isolamento reverso para crianças hospitalizadas. A amamentação é contraindicada somente se a sorologia da mãe for positiva para citomegalovírus (CMV) e houver risco de transmissão neonatal. O uso de vacinas de vírus vivos atenuados e BCG está contraindicado. O uso de sulfametoxazol/trimetoprima está indicado para a profilaxia da infecção pelo *P. jiroveci*; assim como o uso profilático de antifúngicos e antivirais em casos de infecções fúngica e herpética pregressas. O tratamento profilático para aqueles que receberam a vacina BCG deve ser discutido com infectologista. O uso da imunoglobulina intravenosa a cada 4 semanas deve ser iniciado precocemente. Transfusões sanguíneas devem ser realizadas com produtos irradiados e filtrados, dado o risco de contaminação, especialmente pelo CMV, e de reação enxerto-*versus*-hospedeiro. Suporte nutricional e suplementos vitamínicos podem ser necessários. O transplante de células-tronco hematopoéticas é uma opção de cura, e o prognóstico pós-transplante está diretamente relacionado à precocidade deste tratamento.

### Atenção

- História familiar positiva, déficit de ganho pôndero-estatural e/ou infecções recorrentes fúngicas, virais e/ou bacterianas em uma criança normal ao nascimento, com linfopenia e ausência de sombra tímica na radiografia de tórax, são pistas importantes para o diagnóstico
- O evento adverso à BCG é um sinal de alerta para imunodeficiência primária
- Um teste de triagem neonatal para detectar a presença ou a ausência de linfócitos T, o TREC (do inglês, *T-cell receptor excision circles*), já empregado com sucesso nos EUA, encontra-se em estudo no Brasil e constitui importante perspectiva futura para o diagnóstico precoce de imunodeficiências graves

## Bibliografia

Adeli MM, Buckley RH. Why newborn screening for severe combined immunodeficiency is essential: a case report. Pediatrics. 2010; 126(2):e465-9.

Maggadottir SM, Sullivan KE. The diverse clinical features of chromosome 22q11.2 deletion syndrome (DiGeorge syndrome). J Allergy Clin Immunol Pract. 2013; 1(6):589-94.

Mazzucchelli JT, Bonfim C, Castro GG et al. Severe combined immunodeficiency in Brazil: management, prognosis, and BCG-associated complications. J Investig Allergol Clin Immunol. 2014; 24(3):184-91.

McWilliams LM, Dell Railey M, Buckley RH. Positive family history, infection, low absolute lymphocyte count (alc), and absent thymic shadow: diagnostic clues for all molecular forms of severe combined immunodeficiency (SCID). J Allergy Clin Immunol Pract. 2015; pii:S2213-2198(15)00097-5.

van der Burg M, Gennery AR. Educational paper. The expanding clinical and immunological spectrum of severe combined immunodeficiency. Eur J Pediatr. 2011; 170(5):561-71.

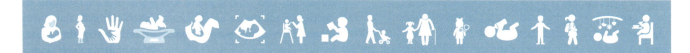

# 104 Imunodeficiências Primárias

CID-10: D80

*Daniélli C. Bichuetti-Silva • Beatriz Tavares Costa Carvalho*

## Introdução

As imunodeficiências primárias (IDP) são um grupo heterogêneo de mais de 350 defeitos genéticos, que afetam os sistemas de defesa inato e/ou adaptativo, proporcionando uma suscetibilidade aumentada a infecções, doenças alérgicas, autoimunes, inflamatórias e neoplásicas. Sua incidência, de forma geral, está estimada em 1:2.000, sendo mais rara nas formas mais graves (p. ex., imunodeficiência combinada grave, 1:70.000). Apesar do grande avanço no reconhecimento clínico e molecular desses defeitos nos últimos 20 anos, muitos pacientes ainda permanecem sem diagnóstico ou são diagnosticados tardiamente, o que resulta em grande morbimortalidade. Nesse contexto, o pediatra exerce um papel importante em identificar precocemente as crianças que necessitam ser investigadas, permitindo que o diagnóstico e o tratamento adequados sejam introduzidos o mais cedo possível.

## Imunofisiologia

A defesa contra microrganismos é mediada pelas reações iniciais da imunidade natural (também chamada de inata ou nativa) e pelas respostas tardias da imunidade adquirida (adaptativa). Os principais componentes da imunidade inata são as barreiras físicas e químicas, como a integridade da pele e das mucosas e a presença de substâncias antibacterianas nessas superfícies; células fagocitárias (neutrófilos e macrófagos); células *natural killer* (NK); proteínas do sangue, incluindo frações do sistema complemento e outros mediadores da inflamação; e proteínas denominadas citocinas, que regulam e coordenam várias atividades das células envolvidas nessa resposta. A resposta imune adaptativa se diferencia por sua resposta altamente específica e pela capacidade de desenvolvimento de "memória" imunológica. É dividida em dois tipos: imunidade humoral, mediada por anticorpos produzidos pelos linfócitos B, sendo a principal via de defesa contra microrganismos extracelulares e suas toxinas; e imunidade celular, mediada pelos linfócitos T e seus produtos (citocinas), que por sua vez respondem pela defesa contra agentes intracelulares, como vírus e algumas bactérias.

A criança apresenta, do nascimento até o final da infância, um amadurecimento gradual do seu sistema imunológico. Durante o primeiro ano de vida, apesar do elevado número de linfócitos totais, a maior parte dessas células corresponde às chamadas células *naïve*, virgens do contato com antígenos, que somente a partir desse estímulo irão se diferenciar em linfócitos de memória. Além disso, esses linfócitos T são menos eficientes na produção de citocinas e na indução da produção de anticorpos pelos linfócitos B. Ao nascimento, o recém-nascido apresenta um bom aporte de imunoglobulina G (IgG) materna proveniente da passagem transplacentária no terceiro trimestre de gestação. Inicia-se então a produção endógena de anticorpos, sendo a IgM a mais facilmente produzida, atingindo níveis estáveis por volta de 1 ano de idade. Os níveis de IgA se elevam mais lentamente, podendo atingir níveis estáveis até por volta dos 12 anos de idade. Enquanto os níveis de IgG materna vão decaindo, a IgG endógena vai sendo produzida gradualmente, e, por volta dos 3 a 6 meses de idade, há a chamada hipogamaglobulinemia fisiológica, período de encontro dos vales dos níveis de IgG materna e IgG endógena (Figura 104.1).

A resposta imunológica contra os antígenos polissacarídios pela via T-independente também está prejudicada nos primeiros anos de vida. Somente por volta dos 5 anos, ocorrerá o amadurecimento desse mecanismo de defesa contra os microrganismos polissacarídios encapsulados (p. ex., pneumococo, meningococo e hemófilo tipo B). As vacinas conjugadas vieram para suprir essa "deficiência fisiológica". O estoque de neutrófilos na medula óssea nos primeiros meses de vida é facilmente esgotável, além de apresentar capacidades de aderência e migração reduzidas. Por fim, o nível e a função dos componentes do sistema complemento também estão reduzidos.

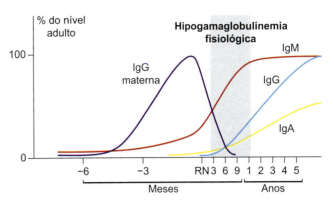

**Figura 104.1** Níveis séricos de imunoglobulinas na infância em percentual dos níveis de um adulto sadio. RN: recém-nascido. (Adaptada de Murphy, 2016.)

Infecções recorrentes ou por germes atípicos e distúrbios inflamatórios ou autoimunes são as principais condições que levam à suspeita clínica de IDP. Com base na lista sugerida pela Fundação Jeffrey Modell e pela Cruz Vermelha Americana, o Grupo Brasileiro de Imunodeficiências (Bragid) adaptou uma lista de dez sinais de alerta para IDP nas crianças do nosso meio (Quadro 104.1).

Qualquer paciente com infecção grave, infecções recorrentes ou por agentes oportunistas ou atípicos deve ser investigado para IDP após afastar a possibilidade de infecção pelo vírus da imunodeficiência humana (HIV). É importante também considerar a patogenicidade do agente infeccioso. Infecções com microrganismos de baixa patogenicidade (p. ex., micobactérias e histoplasma) são sugestivas de defeito no sistema de defesa, mesmo na ausência de quadro grave.

**Quadro 104.1** Dez sinais de alerta para imunodeficiência primária na criança.

1. Duas ou mais pneumonias no último ano
2. Quatro ou mais otites no último ano
3. Estomatites de repetição ou moniliíase por mais de 2 meses
4. Abscessos de repetição ou ectima
5. Um episódio de infecção sistêmica grave (meningite, osteoartrite, septicemia)
6. Infecções intestinais de repetição ou diarreia crônica
7. Asma grave, doença do colágeno ou doença autoimune
8. Efeito adverso ao BCG e/ou infecção por micobactéria
9. Fenótipo clínico sugestivo de síndrome associada a imunodeficiência
10. História familiar de imunodeficiência

## Classificação

O International Union of Immunological Societies/Expert Committee for Primary Immunodeficiency realizou recentemente a atualização das IDP reconhecidas e propôs a seguinte classificação:

- Imunodeficiências combinadas
- Imunodeficiências combinadas associadas a características sindrômicas
- Deficiências predominantes de anticorpos
- Doenças de desregulação imune
- Defeitos congênitos do número e/ou função dos fagócitos
- Defeitos da imunidade inata
- Doenças autoinflamatórias
- Deficiências do sistema complemento
- Fenocópias de IDP.

## Diagnóstico diferencial

Condições clínicas e/ou ambientais que predisponham à ocorrência de infecções devem ser lembradas no diagnóstico diferencial: problemas anatômicos de vias respiratórias superiores (hipertrofia de adenoides) ou inferiores (corpo estranho), fibrose cística, discinesia ciliar, refluxo gastresofágico, atopia, exposição à fumaça de cigarro ou a infecções (creches e irmãos mais velhos). Causas de imunodeficiências secundárias também devem ser afastadas: síndrome nefrótica, asplenia, anemia falciforme, desnutrição, infecção pelo HIV ou uso de medicamentos imunossupressores.

## Exames complementares

A investigação de IDP inicia-se com exames de baixa complexidade, disponíveis em laboratórios comerciais, como: hemograma, dosagem de imunoglobulinas séricas, teste cutâneo de hipersensibilidade tardia, radiografia de tórax, sorologia para HIV, teste da di-hidrorrodamina (DHR) e dosagem do complemento total (CH50). Na avaliação do hemograma, um exame simples e de baixo custo – o acometimento das três séries (vermelha, branca e megacariocítica) – indica disfunção medular grave e sugere o diagnóstico de disgenesia reticular; anemia persistente pode refletir uma doença crônica e distúrbio nutricional já instalado; neutrófilos reduzidos (< 1.500/mm$^3$) podem indicar presença de neutropenia crônica, congênita ou cíclica; o número reduzido de linfócitos (variável por faixa etária; por exemplo, < 3.500/mm$^3$ em lactentes e < 2.000/mm$^3$ em adultos) está associado a quadros de imunodeficiência combinada; o excesso de leucócitos no sangue periférico (> 20.000/mm$^3$) está presente nas deficiências de adesão leucocitária; plaquetopenia com plaquetas pequenas é patognomônica da síndrome de Wiskott-Aldrich. A avaliação dos níveis séricos de imunoglobulinas deve ser interpretada considerando-se sempre os níveis de normalidade por faixa etária: níveis reduzidos apenas de IgA com as outras normais são indicativos de deficiência seletiva de IgA. Redução de IgA, IgG e/ou IgM permite o diagnóstico de agamaglobulinemia ligada ao X, imunodeficiência comum variável, dentre outras doenças por defeitos de anticorpos; o nível elevado de IgE pode estar presente em diferentes imunodeficiências: síndrome de hiper-IgE, síndrome de Wiskott-Aldrich e síndrome de imunodeficiência, poliendocrinopatia e eczema ligados ao X (IPEX). A suspeita das deficiências de anticorpos pode ser complementada pela dosagem das subclasses de IgG (IgG1, IgG2, IgG3 e IgG4) e pela avaliação funcional da resposta humoral por meio da dosagem de iso-hemoaglutininas e sorologias para sarampo, rubéola ou tétano (antígenos proteicos), e níveis de anticorpos antpneumococo (antígeno polissacarídio) pré e pós-imunização específica. O teste de hipersensibilidade tardia permite avaliar a capacidade de geração de uma resposta inflamatória cutânea T-dependente, por meio da aplicação intradérmica de antígenos aos quais o indivíduo já se expôs em algum momento da vida (p. ex., derivado proteico purificado [PPD], candidina, tricofitina). A radiografia de tórax permite identificar a presença ou a ausência do timo, auxiliando no diagnóstico das imunodeficiências combinadas. Na suspeita desses defeitos, a dosagem de linfócitos T e das subpopulações (CD3, CD4 e CD8), linfócitos B (CD19, CD20) e células NK (CD16,CD56), e o teste de linfoproliferação (teste de cultura de linfócitos) são importantes ferramentas no diagnóstico. Quando a suspeita recai sobre defeitos de fagócitos e o hemograma revela normalidade quantitativa, o teste da DHR pode revelar defeitos na atividade microbicida dos fagócitos, decorrentes da falha de produção de reativos intermediários do oxigênio, permitindo o diagnóstico da doença granulomatosa crônica. O ensaio hemolítico CH50 serve como triagem para os defeitos dos componentes da via clássica do complemento e pode ser adicionado com o ensaio hemolítico AP50 e a dosagem das frações C3 e C4.

## Tratamento

O cuidado do paciente com IDP envolve uma equipe multiprofissional (pediatra, imunologista, dentista, fisioterapeuta, psicólogo, nutricionista, entre outros) que trabalhará em colaboração para o maior sucesso na terapêutica e no prognóstico. Os pacientes devem ter uma dieta balanceada e adequada para suas necessidades individuais e ser orientados quanto à importância dos cuidados de higiene pessoal (p. ex., prevenção de cáries) e dietéticos (p. ex., consumo de água filtrada) para prevenir infecções. É importante também que evitem exposições desnecessárias a infecções, como o convívio com outras crianças doentes (p. ex., creche e surtos de doenças infecciosas nas escolas) e viagens a regiões de epidemias de doenças infectocontagiosas. Intervenções medicamentosas para reduzir o risco de novas infecções e suas sequelas são a vacinação, o uso profilático de antimicrobianos (antibióticos e antifúngicos) e a reposição intravenosa ou subcutânea de imunoglobulinas, quando indicadas. Para algumas formas de IDP, o transplante de células-tronco hematopoéticas é um tratamento curativo já em prática há alguns anos, e estudos envolvendo a terapia gênica mostram resultados promissores.

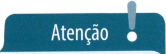

O pediatra é o primeiro médico a tratar um paciente com história clínica sugestiva de imunodeficiência primária (ver Quadro 104.1). O diagnóstico precoce reduz a morbimortalidade e melhora o prognóstico.

## Bibliografia

Abbas AK, Lichtman HA, Pillai S. Imunologia celular e molecular. 7. ed. Philapelphia: W.B. Saunders Company; 2012. pp. 3-17.

Al-Herz W, Bousfiha A, Casnova JL et al. Primary immunodeficiency diseases: an update on the classification from the International Union of Immunological Societies Expert Committee for Primary Immunodeficiency. Front Immunol. 2014; 5:162.

Costa-Carvalho BT, Grumach AS, Franco JL et al. Attending to warning signs of primary immunodeficiency diseases across the range of clinical practice. J Clin Immunol. 2014; 34:10-22.

European Society for Immunodeficiencies. Disponível em: www.esid.org.

Grupo Brasileiro de Imunodeficiências. Disponível em: www.imunopediatria.org.br.

Jeffrey Modell Foundation. Disponível em: www.info4pi.org.

Jyothi S, Lissauer S, Welch S et al. Immune deficiencies in children: an overview. Arch Dis Child Educ Pract Ed. 2013; 98:186-96.

Murphy K, Weaver C. JaneWay's immunobiology. 9 ed, Garland Science. 2016; 924p.

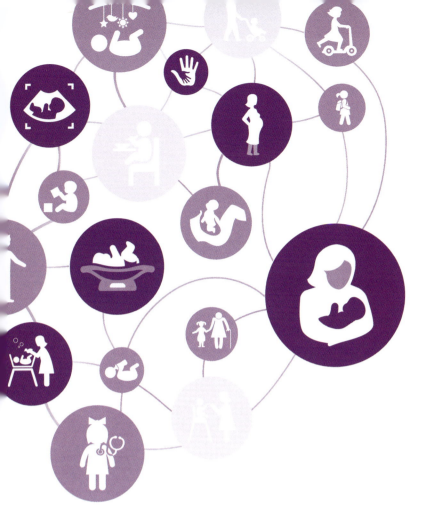

# Doenças dos Ossos, das Articulações, das Bursas e dos Tendões

**Parte 16**

**Capítulo 105** Artrite Séptica, 325
**Capítulo 106** Escoliose, 327
**Capítulo 107** Osteomielite, 329
**Capítulo 108** Torcicolo Congênito, 333

# 105 Artrite Séptica

CID-10: M00

*Maurício Pessoa de Morais Filho*

## Introdução

A artrite séptica é definida como invasão bacteriana do espaço articular, gerando inflamação, comprometimento agudo e incapacidade crônica. Essa condição requer diagnóstico e tratamento de urgência por parte do pediatra e do ortopedista, tendo em vista sua evolução para destruição irreversível da cartilagem, complicações motoras e sepse. A contaminação articular é causada por bactérias com disseminação hematogênica ou por contiguidade com osteomielite metafisária.

A incidência global de artrite séptica aguda é estimada em 4 a 10 por cada 100.000 crianças. É 2 a 3 vezes mais comum em crianças do sexo masculino. A incidência varia entre os estudos, mas a artrite séptica acomete mais crianças menores de 4 anos de idade. As articulações mais comumente acometidas são quadril, joelho e tornozelo, representando cerca de 80% dos casos. Frequentemente está acompanhada de infecções em outros locais e tecidos.

## Causas

Qualquer microrganismo pode invadir as articulações, incluindo bactérias, fungos, vírus e protozoários; entretanto, a maioria dos casos de infecção é causada por bactérias piogênicas.

*Staphylococcus aureus* é o patógeno mais comum, independentemente do grupo etário. Outros microrganismos causais incluem espécies de *Streptococcus* e *Enterobacter* do grupo A (Quadro 105.1). A artrite séptica por *Haemophilus influenzae* pode ocorrer em crianças que não foram vacinadas. Nos últimos 10 anos, estudos norte-americanos identificaram uma prevalência crescente de *S. aureus* resistente à meticilina (MRSA) em 26 a 63% dos casos de artrite séptica, próximo à realidade brasileira (34,2% de MRSA adquirido na comunidade em Ribeirão Preto – SP, segundo dados de Paternina et al. [2018]).

## Mecanismo de destruição articular

A resposta inflamatória à artrite séptica leva a elevadas concentrações de citocinas locais como fator de necrose tumoral α e interleucina 1β (IL-1β), que se correlacionam com a gravidade do processo inflamatório. As altas concentrações dessas substâncias aumentam a liberação de metaloproteinases de matriz hospedeira e outras enzimas degradadoras de colágeno. A liberação direta de toxinas bacterianas, como estreptoquinase e estreptodornase, e de enzimas lisossomais danifica ainda mais as superfícies articulares. A destruição das articulações pode começar 8 horas após a inoculação.

**Quadro 105.1** Distribuição dos microrganismos causadores de artrite séptica por faixa etária.

| Faixa etária | Microrganismo |
|---|---|
| Neonato hospitalar | *Staphylococcus aureus*, bacilos gram-negativos (BGN) entéricos, *Candida albicans* e *Neisseria gonorrhoeae* |
| Neonato não hospitalar | Estreptococos do grupo B e *S. aureus* |
| Menores de 2 anos | *S. aureus* e *Haemophilus influenzae* |
| 3 a 6 anos | *S. aureus*, *H. influenzae* e *Streptococcus viridans* |
| 7 a 12 anos | *S. aureus*, *S. viridans* e estreptococos |
| Maiores de 13 anos | *S. aureus* e *N. gonorrhoeae* (se vida sexual ativa) |

Adaptado de Nassif et al., 2009.

O aumento do volume líquido intra-articular produz aumento de pressão na articulação associado a distensão capsular. Tais eventos resultam em alterações da irrigação sanguínea articular e menor aporte nutricional, podendo levar a isquemia compressiva e necrose avascular da epífise.

## Fatores de risco

São considerados fatores de risco para artrite séptica a ocorrência de infecções cutâneas, imunodeficiências primárias e secundárias, diabetes melito, hemofilias, doença falciforme, presença de acessos venosos e cirurgias prévias. Dentre os recém-nascidos, aqueles prematuros e com baixo peso ao nascimento, por seu maior período de internação e frequentes procedimentos invasivos durante a assistência médica, apresentam maior risco de desenvolver bacteriemia, sepse e também artrite séptica. Nessa faixa etária é importante a suspeição de artrite ocasionada por agentes fúngicos. Após os 12 anos, a incidência de *Neisseria gonorrhoeae* como agente causador da artrite séptica possui importância clínica. Portanto, vida sexual ativa também representa fator de risco nessa faixa etária.

## Manifestações clínicas

As manifestações clínicas têm fundamental importância na artrite séptica, visto que a suspeição clínica e o rápido diagnóstico são essenciais para uma conduta adequada e multiprofissional. Assim como na osteomielite, os sinais e sintomas de uma infecção aguda estão presentes.

A dor ocasionada pela distensão articular tem início abrupto e progressivo, com forte intensidade. A dor vem acompanhada de alterações de marcha (claudicação) e incapacidade de sustentar o peso do corpo na articulação acometida (típico dos membros inferiores). Nas articulações subcutâneas, é possível observar sinais de derrame articular, como inchaço e calor local. Observam-se posições de defesa, em que a cápsula articular encontra-se mais relaxada, como a flexão do joelho e a flexão acompanhada de abdução e rotação externa do quadril. Qualquer movimento passivo ou ativo da articulação causa dor.

Aumento de volume é um sinal constantemente observado devido ao aumento do líquido sinovial e da proliferação bacteriana, assim como hiperemia e hipertermia, visto que se trata de um processo infeccioso.

Vários estudos têm demonstrado que o bloqueio articular associado a uma temperatura superior a 38,5°C é o sinal clínico mais confiável para suspeição diagnóstica e para um dos principais diagnósticos diferenciais, a sinovite transitória.

Em cada faixa etária, algumas manifestações clínicas podem ser associadas à artrite séptica. Neonatos e lactentes frequentemente apresentam febre sem sinais localizatórios ou mesmo sepse como manifestação inicial, devido aos sinais locais menos evidentes como a simples redução da movimentação da extremidade acometida por causa do desconforto, o que pode passar despercebido inicialmente. Entre a faixa etária escolar e adolescentes, comumente se observam aumento da temperatura corpórea, taquicardia, anorexia e irritabilidade. Em todas as idades, deve-se avaliar a queda do estado geral como sinal de alarme.

A artrite séptica deve ser considerada em todas as crianças que apresentem aumento súbito de temperatura associado a artralgia. É de fundamental importância que qualquer criança que apresente sinais e sintomas compatíveis com artrite séptica seja encaminhada com urgência para hospital com serviço ortopédico.

## Diagnóstico diferencial

Algumas patologias podem apresentar sintomas similares aos da artrite séptica, o que torna o diagnóstico mais difícil. Os principais diagnósticos diferenciais são as artrites não infecciosas, infecções sistêmicas e musculoesqueléticas e as demais causas de dor articular.

A sinovite transitória do quadril é um dos principais diagnósticos diferenciais. É uma condição benigna e autolimitante em decorrência de inflamação sinovial associada a derrame articular. Embora tal patologia seja mais comum que a artrite séptica, deve-se considerar que qualquer criança que apresente dor articular e irritabilidade tenha artrite séptica até que se prove o contrário, visto a gravidade do atraso do diagnóstico da artrite séptica.

A osteomielite também pode simular a apresentação da artrite séptica, principalmente dor e febre, além de frequentemente estarem associadas. Nesses casos, exames complementares como punção articular e ultrassonografia podem ser utilizados para verificar se existe derrame articular. Ainda no campo das infecções, cabem como diagnóstico diferencial as celulites e os abscessos (músculo obturador interno ou psoas),

bursite séptica e, devido ao comprometimento do estado geral, endocardite bacteriana.

Outros diagnósticos diferenciais, devido à artralgia, incluem traumatismo e tumores. A artralgia também pode representar a primeira apresentação de uma artropatia inflamatória ou febre reumática aguda.

## Exames complementares

No serviço de emergência deve-se solicitar hemograma para avaliar contagem de leucócitos, velocidade de hemossedimentação (VHS), proteína C reativa (PCR) e culturas. Vários estudos demonstram que leucocitose maior que $12,0 \times 10^9/\ell$, VHS > 40 mm/h e PCR > 20 mg/$\ell$ são significativamente mais comuns na artrite séptica.

As radiografias da articulação envolvida e dos ossos adjacentes são fundamentais para excluir outras patologias, como fraturas, lesões tumorais e osteomielite. Ultrassonografia da articulação envolvida é o exame de imagem mais sensível para detectar derrame articular.

Qualquer criança com apresentação clínica sugestiva, alterações dos marcadores inflamatórios e derrame articular deve ser mantida em jejum e imediatamente avaliada por um ortopedista para punção articular com técnicas assépticas. A depender das normas do hospital e da articulação acometida, pode ser submetida a punção com anestesia local ou sob anestesia geral em centro cirúrgico.

O líquido articular puncionado deve ser enviado para contagem de células, coloração de Gram, microscopia, cultura e antibiograma. A coloração de Gram confirma o diagnóstico de artrite séptica, mas só é positiva em um terço dos casos.

A realização de exames não deve atrasar o diagnóstico e o tratamento precoce, visto que a morbidade de um caso perdido excede a morbidade do tratamento.

## Tratamento

O tratamento da artrite séptica de urgência é a drenagem cirúrgica e a lavagem da articulação, o que pode ser realizado com artrotomia aberta ou por artroscopia. O líquido articular deve ser enviado para exames laboratoriais. Fragmentos da cápsula articular devem ser enviados para cultura, antibiograma e análise histológica. Um sistema de irrigação pode ser instalado para lavagem contínua da articulação. O membro frequentemente é imobilizado no pós-operatório, seja com tala gessada ou com tração esquelética.

A antibioticoterapia inicial deve basear-se na bacterioscopia. No entanto, caso esta seja negativa ou na impossibilidade de realizar tal exame, a escolha do antibiótico deve se basear na faixa etária e nos fatores de risco. Independentemente da classe de antibiótico escolhida, a via de administração é sempre parenteral até a melhora dos parâmetros clínicos e laboratoriais.

Os esquemas antibióticos consistem basicamente na associação de penicilina antiestafilocócica, como a oxacilina, com uma cefalosporina de terceira geração, como ceftriaxona. Em pacientes previamente hígidos, pode-se omitir o uso da cefalosporina de terceira geração. Pacientes que apresentem risco para bactérias com perfil de resistência à oxacilina devem receber vancomicina. Em casos de suspeita de infecção por anaeróbios, usa-se a clindamicina. Casos que não respondam com melhora clínica e laboratorial com uso de oxacilina ou vancomicina podem decorrer de infecção por *Kingella kingae*, que, apesar da baixa sensibilidade aos antibióticos descritos, responde bem ao uso de ampicilina-sulbactam e cefalosporinas de 1ª, 2ª e 3ª gerações.

### Evolução e prognóstico

Para casos não complicados de artrite séptica, o uso de antibióticos por 3 semanas é o suficiente. O paciente deve ser acompanhado ambulatorialmente com repetição das provas de atividade inflamatória e hemograma após 1 semana da alta e após 1 semana da interrupção da antibioticoterapia. Deve ser acompanhado em conjunto com o pediatra e o ortopedista por pelo menos 2 anos para avaliar possíveis sequelas, como alterações articulares, distúrbios de crescimento, necroses avasculares e osteomielite crônica.

As taxas de letalidade ficam em torno de 10%, mas a morbidade pode se aproximar dos 50%. A evolução e o prognóstico estão intimamente ligados à velocidade do diagnóstico e do tratamento. Caso ocorram em tempo hábil, a probabilidade de complicações irreversíveis diminui.

### Bibliografia

American Academy of Pediatrics. Kingella Kingal infections. In: Kimberlin DW, Brady MT, Jackson MA et al. (Eds.). Red Book: 2018 Report of the Committee on Infections Diseases. 31. ed. 2018. pp. 497-8.

Aupiais C, Basmaci R, Ilharreborde B et al. Arthritis in children: comparison of clinical and biological characteristics of septic arthritis and juvenile idiopathic arthritis. Arch Dis Child. 2017; 102(4):316-22.

Castellazzi L, Mantero M, Esposito S. Update on the management of pediatric acute osteomyelitis and septic arthritis. Int J Mol Sci. 2016; 17(6). pii: E855.

Fogel I, Amir J, Bar-On E et al. Dexamethasone therapy for septic arthritis in children. Pediatrics. 2015; 136(4):e776-82.

Montgomery NI, Epps HR. Pediatric septic arthritis. Orthop Clin North Am. 2017; 48(2):209-16.

Nassif KC, Arantes NF, Dezontini NF et al. Artrite séptica em pediatria. Rev Med Minas Gerais. 2009; 19:39-45.

Paternina OR, Prado SID, Cervi MC et al. Is community-associated methicillin-resistant Staphylococcus aureus (CA-MRSA) an emerging pathogen among children in Brazil? Braz J Infect Dis. 2018 Sep-Oct; 22(5):371-6.

Wall C, Donnan L. Septic arthritis in children. Aust Fam Physician. 2015; 44(4):213-5.

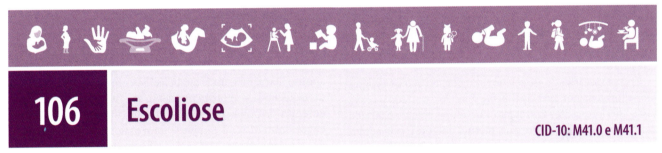

# 106 Escoliose

CID-10: M41.0 e M41.1

*Maurício Pessoa de Morais Filho*

### Introdução

Escoliose é uma deformidade da coluna com desvio lateral. A avaliação radiológica demonstra curvas com ângulo de Caobb (ver adiante) superiores a 10°. A escoliose forma uma curva complexa que leva a deformidades não apenas no plano coronal, mas também no plano tridimensional, causadas pelo movimento autorrotativo da coluna vertebral com alterações da amplitude da cifose ou da lordose. Esse desvio pode ou não ser estruturado.

Os desvios não estruturados são aqueles que não se relacionam com alterações estruturais nas vértebras ou nos discos. São condições não progressivas, relacionadas a menor gravidade, e não apresentam rotações vertebrais fixas. Estão associadas a encurtamento de membros, espasmos musculares, tumores da coluna vertebral e alterações posturais. Uma característica fundamental da escoliose não estruturada é sua capacidade de regressão com o tratamento da patologia de base.

As escolioses estruturais possuem como características a retração dos tecidos moles na concavidade da curva, alterações na forma e no tamanho das vértebras e rotação fixa das vértebras envolvidas. O processo de rotação e alteração na forma das vértebras progride enquanto houver crescimento vertebral.

A escoliose idiopática corresponde a aproximadamente 80% das deformidades estruturais. O diagnóstico de escoliose idiopática é aceito como um diagnóstico de exclusão, visto que as alterações congênitas, neuromusculares, traumáticas e secundárias devem ser descartadas. É dividida em três subgrupos de acordo com a idade: infantil (0 a 3 anos), juvenil (4 a 9 anos) e do adolescente (10 anos até a maturidade). Tal diagnóstico só pode ser firmado após exame físico e radiográfico detalhado.

## Epidemiologia

A prevalência de escoliose idiopática é de aproximadamente 3%, acometendo ambos os sexos de maneira igual. A maioria possui pequenas curvaturas; no entanto, cerca de 10% progridem para curvas moderadas ou graves.

A prevalência permanece igual entre os sexos para as curvas com menos de 10°, ocorrendo aumento da prevalência feminina para curvas maiores e progressivas. A importância clínica dessas observações é que a progressão da curva é mais comum em meninas. Dentre os pacientes que apresentam escolioses com curvas graves, menos de 10% são do sexo masculino.

A prevalência de curvas radiográficas de pelo menos 10° varia de 1,5 a 3%; a de curvas superiores a 20° está entre 0,3 e 0,5%; e a de curvas superiores a 30° está entre 0,2 e 0,3%.

## Manifestações clínicas

As manifestações clínicas são extremamente variáveis, podendo apresentar o ápice da curva principal nas regiões torácica, toracolombar ou lombar, convexidade à esquerda ou à direita e curvas compensatórias acima e abaixo. A apresentação mais comum é a convexidade torácica à direita associada a convexidade lombar esquerda compensatória. As curvas torácicas com convexidade à esquerda são incomuns e frequentemente estão associadas a anormalidades subclínicas do neuroeixo.

Manifestações clínicas em mais jovens, curvatura > 20° e acometimento da coluna torácica (pior que a lombar) e esqueleto imaturo são fatores de pior prognóstico, com maior probabilidade de progressão. As curvas torácicas em pacientes com esqueleto imaturo têm risco de 58 a 100% de progressão da escoliose.

Com a maturidade esquelética atingida, o risco de progressão se torna menor, principalmente quando associado a curvaturas inferiores a 30°. Entretanto, curvaturas acima de 50° tendem a progredir 1 grau por ano, mesmo durante a vida adulta.

## Causas

A patogênese da escoliose não é bem estabelecida. Não é difícil entender que uma deformidade existente produza um carregamento assimétrico da coluna vertebral em crescimento, que por sua vez causa crescimento assimétrico das vértebras. No entanto, como se inicia essa deformidade e o motivo de progressão em alguns pacientes e de não progressão em outros ainda não estão claros. Alterações biomecânicas, neurais, metabólicas e hormonais têm sido relatadas na escoliose idiopática, mas é difícil dizer se elas são primárias ou secundárias à deformidade.

## Fatores de risco

Os fatores de progressão das curvas na escoliose são o sexo do paciente, a presença de crescimento ósseo remanescente e a magnitude e o padrão da curva. Como mencionado anteriormente, a maioria das progressões das curvas ocorre no sexo feminino, apesar de não se ter uma causa exata definida para tal predileção.

O *status* menstrual pode ajudar na definição do potencial de crescimento. Uma menina na fase pré-menárquica ainda se encontra no período de crescimento ativo. Após a menarca, o potencial de crescimento se restringe a aproximadamente 2 anos, o que indica menor probabilidade de progressão da curva.

Outro parâmetro de avaliação da história natural da escoliose é o tamanho da curva existente ao diagnóstico. Pacientes com esqueleto imaturo com curvas maiores que 20° possuem risco elevado de progressão. Pacientes com esqueleto imaturo e curvas superiores a 30° apresentam elevado risco de progressão com indicação de manipulação com órtese desde o momento da avaliação inicial.

## Métodos de triagem

Os sinais clínicos que devem ser avaliados, em especial pelo pediatra e pelo clínico geral, como método de triagem para posterior investigação diagnóstica incluem assimetria dos ombros, proeminência desigual da escápula, elevação aparente do quadril, assimetria do triangulo de Talhe (trígono formado entre as laterais do corpo e a face medial dos membros superiores), cabeça não centrada na pelve e teste de Adams (teste de dorsiflexão) positivo.

## Diagnóstico por imagem

O sinal ou índice de Risser consiste em uma medida radiográfica do potencial de crescimento, que se baseia na ossificação da apófise ilíaca. Esta é dividida em quatro quadrantes de lateral para medial. O sinal de Risser é classificado a partir do grau 0, no qual não se observa ossificação da apófise citada; no grau 4 observa-se a ossificação dos quatro quadrantes da apófise ilíaca; no grau 5, estabelecido como sinal de maturidade esquelética, a apófise completou sua fusão, traduzida como ausência de potencial de crescimento (Figura 106.1). Os pacientes com Risser 0 e 1 apresentam maior risco de progressão da curva. A diferenciação entre o Risser 0 e o 5, no qual não se observa a apófise de crescimento, completa-se pela avaliação

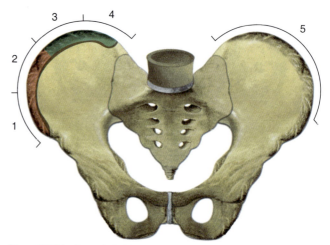

**Figura 106.1** Avaliação do índice de Risser. (Adaptada de Wolf-Heidegger | Atlas de anatomia humana. 6. ed. Rio de Janeiro: Guanabara Koogan; 2006.)

da cartilagem trirradiada do quadril, visto que esta encontra-se fundida no Risser 5.

Tanto para diagnóstico quanto para acompanhamento da escoliose, são necessárias radiografias panorâmicas da coluna em ortostatismo. A radiografia anteroposterior pode ser útil para avaliar o grau e a gravidade da curva, fornecendo uma estimativa razoável, visto que avalia apenas as deformidades bidimensionais sem considerar os desvios rotacionais da coluna. O método de Cobb consiste em identificar as vértebras inclinadas para a concavidade da curva, e posteriormente se traça uma linha sobre a borda superior da vértebra proximal e uma linha inferior à vértebra distal à concavidade. Em seguida, são traçadas linhas perpendiculares às anteriormente descritas e então mede-se o ângulo entre elas. Esse ângulo deve ser medido na curva de maior valor angular, e não nas curvas de compensação (ver Figura 106.2).

A gravidade da escoliose pode ainda ser definida pela diferença do ângulo costela-vértebra nas radiografias. Esse cálculo deve ser repetido a cada 2 ou 3 meses para avaliar a regressão ou progressão da curva.

## Tratamento

Assim que o diagnóstico for estabelecido ou suspeitado, o paciente deve ser encaminhado ao ortopedista para avaliar a necessidade do uso de órteses ou tratamento cirúrgico. A definição do tratamento levará em conta o tempo de início da curva, visto que curvaturas com início precoce requerem tratamento cirúrgico com maior frequência; o grau e a localização da curva; a resposta ao tratamento conservador com órtese; a análise da progressão da curva; e a aceitação estética por parte dos pais e do paciente.

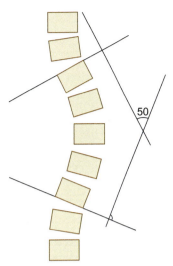

Figura 106.2 Medição do ângulo de Cobb.

## Bibliografia

Grauers A, Einarsdottir E, Gerdhem P. Genetics and pathogenesis of idiopathic scoliosis. Scoliosis Spinal Disord. 2016; 11:45.

Gstoettner M, Sekyra K, Walochnik N et al. Inter- and intraobserver reliability assessment of the Cobb angle: manual versus digital measurement tools. Eur Spine J. 2007; 16(10):1587-92.

Richards S, Sucato D J, Johnston CE. Scoliosis. In: Herring JA. Tachdjian's pediatric orthopaedics: from the Texas Scottish Rite Hospital for Children. 5. ed. Philadelphia: Elsevier Saunders; 2014.

Tavares Jr MCM, Ledur FR, Letaif OB et al. Características anatomorradiológicas na escoliose idiopática do adolescente com indicação cirúrgica. Rev Bras Ortop. 2017; 52(3):344-8.

Yaman O, Dalbayrak S. Idiopathic scoliosis. Turk Neurosurg. 2014; 24(5): 646-57.

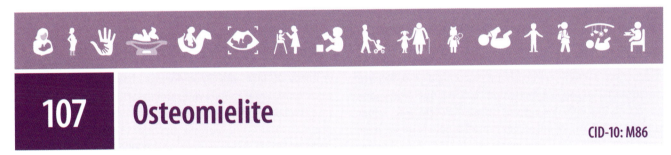

# 107 Osteomielite

CID-10: M86

*Rodolpho Lemes de Oliveira*

## Introdução

A infecção no aparelho musculoesquelético representa uma situação de risco grave à saúde da criança e do adolescente e necessita ser identificada e tratada o mais precocemente possível. A osteomielite aguda, em particular, é uma doença óssea inflamatória, geralmente de origem infecciosa causada por bactérias. Em países desenvolvidos, tem sua incidência em torno de 8 casos em 100.000 crianças por ano, mas esse número aumenta em países de baixa renda. Aproximadamente 50% dos casos envolvem crianças menores de 5 anos, e a proporção entre os sexos é cerca de 2 a 3 vezes maior no sexo masculino.

## Formas clínicas

Existem três formas clínicas clássicas da osteomielite instituídas com base na duração da infecção. Ao ser identificada, a infecção é considerada aguda se tiver evolução menor que 2 semanas; subaguda, para o intervalo entre 2 semanas e 3 meses; ou crônica, caso ultrapasse esse período. Outra maneira de ser classificada diz respeito à quantidade de ossos acometidos: unifocal, se afetar apenas um osso; ou multifocal, se mais de um osso. Mais de 90% das infecções são unifocais, estando a forma multifocal mais relacionada aos neonatos.

## Causas

Classicamente, a forma de aquisição da osteomielite se dá por três maneiras distintas: hematogênica, que é a via mais comum; adquirida por contiguidade (por estruturas adjacentes, como articulações, tecidos moles, traumatismo ou cirurgia com inoculação direta de microrganismos dentro do osso).

De acordo com a grande maioria dos estudos, a região metafisária dos ossos longos costuma ser o ponto inicial da osteomielite hematogênica, pois essa região do osso é a mais vascularizada e, portanto, a mais propícia a alojar bactérias após um episódio de bacteriemia. Também é um ambiente favorável devido a formações de lagos venosos e ausência de células fagocíticas, o que facilita o crescimento de bactérias. Entre os ossos, o fêmur e a tíbia são os mais afetados, como se observa na Figura 107.1. Em crianças maiores e adolescentes, a placa de crescimento forma uma barreira que dificulta a passagem de bactérias da metáfise para a epífise, impedindo a infecção articular (artrite séptica) por contiguidade. Em lactentes, particularmente abaixo dos 6 meses de idade, tal barreira é ineficiente, ocorrendo o risco da osteomielite desenvolver artrite séptica associada.

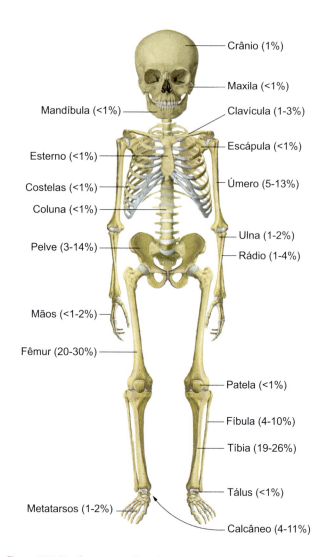

**Figura 107.1** Distribuição esquelética da osteomielite aguda em crianças. (Adaptada de Peltola & Pääkkönen, 2014.)

## Agentes etiológicos

A principal bactéria envolvida na osteomielite é o *Staphylococcus aureus* sensível à meticilina (MSSA), que corresponde a cerca de 40 a 90% dos agentes isolados. Porém, está aumentando a incidência de infecções causadas pelo *S. aureus* resistente à meticilina (MRSA), que, além de exigir um tratamento antimicrobiano mais potente e prolongado, é responsável por infecções mais graves e com maiores complicações, como trombose venosa profunda e embolia pulmonar séptica. O *Streptococcus* beta-hemolítico do grupo A e o *S. pneumoniae* também são significativamente importantes nessas infecções. Outras bactérias se relacionam a grupos específicos para a osteomielite, como *Kingella kingae*, em crianças menores de 2 anos; *Streptococcus* do grupo B, em neonatos; e *Salmonella* sp., em crianças portadoras de anemia falciforme.

## Manifestações clínicas

A forma de apresentação da doença é bastante variável, e isso pode representar muitas vezes um desafio diagnóstico em sua fase inicial. Quando a osteomielite se origina de uma causa pontual, como traumatismo, inoculação direta ou contiguidade, os sinais focais costumam ser mais significativos precocemente, apresentando-se com hiperemia local, edema, dor à compressão da metáfise óssea, aumento de temperatura local, limitação de movimento do segmento afetado e febre. Entretanto, quando o episódio inicial deriva de bacteriemia, pode ser confundida com uma síndrome infecciosa inespecífica, como febre de origem indeterminada, calafrios, taquicardia e prostração. Posteriormente, com a evolução da infecção, os sinais locais se tornam mais evidentes; porém, se o profissional assistente não tiver experiência, sobretudo em crianças jovens e em lactentes, o retardo ou o não diagnóstico pode ser catastrófico, aumentando bastante a morbidade e a mortalidade.

### Diagnóstico diferencial

Um dos principais diagnósticos diferenciais de osteomielite é o de neoplasias. Estas podem se manifestar com sinais inflamatórios locais, febre, queda do estado geral, e comumente há história de algum traumatismo local (frequente em crianças) que pode desviar e retardar o diagnóstico da neoplasia em si. A leucemia é a neoplasia mais comum na infância, mas outras que podem ocorrer são granuloma eosinofílico e lesões metastáticas de neuroblastoma. Na pré-adolescência, também assume grande importância o sarcoma de Ewing, sendo a radiografia, solicitada no início da investigação, bastante útil na confirmação dessa lesão.

Outras causas infecciosas participam do diagnóstico diferencial; ressaltam-se artrite séptica e infecções de pele e de tecido subcutâneo. Tais condições podem, porém, apresentar-se de forma interligada à osteomielite, o que deve ser avaliado no exame clínico detalhado e exames complementares, quando pertinente.

Os principais diagnósticos diferenciais são os seguintes:

- Tumores benignos
- Tumores malignos
- Leucemia
- Febre reumática
- Tromboflebite
- Piomiosite
- Celulite
- Fratura traumática
- Fratura por estresse
- Abuso infantil
- Escorbuto
- Septicemia.

### Exames complementares

Os exames laboratoriais têm importância no diagnóstico e no acompanhamento do paciente. Os mais utilizados são hemograma, proteína C reativa (PCR) e velocidade de hemossedimentação (VHS). O hemograma pode estar ainda normal nas fases iniciais da doença, mas sua apresentação clássica é de aumento do número de leucócitos, com predominância de polimorfonucleares. Tanto a PCR quanto a VHS costumam aumentar rapidamente nesse tipo de infecção. O tempo médio para a alteração é de 6 horas para a PCR e de 48 a 72 horas para a VHS, inclusive com níveis de VHS podendo ultrapassar valores de 100 mm/h. Porém, no seguimento laboratorial, a PCR torna-se mais sensível para monitorar a resposta ao tratamento em avaliações seriadas, pois baixa mais rapidamente com a boa resposta, podendo preceder inclusive a melhora clínica.

A VHS pode demorar 2 a 4 semanas para se normalizar, após a infecção estar controlada. Outro exame importante é a hemocultura ainda antes do início do antibiótico empírico, pois pode guiar melhor o tratamento para agentes específicos. Esse exame tem positividade em cerca de 40% dos casos.

A radiografia simples é um exame de grande valia na investigação inicial, principalmente para avaliação dos diagnósticos diferenciais. O médico assistente deve ter em mente, também, que um exame normal nos primeiros dias não exclui o diagnóstico de osteomielite, visto que existe um intervalo de tempo para que se veja a imagem alterada no exame radiográfico de 2 a 3 semanas após o início dos sintomas. A tomografia computadorizada não acrescenta muito à radiografia na busca por sinais de osteomielite, além de submeter o paciente a muita radiação. A cintilografia óssea é um exame sensível e útil nessa investigação, especialmente quando um osso longo é afetado ou quando os sinais de localização não são evidentes. Porém, o exame padrão-ouro para a investigação é a ressonância magnética, pois demonstra os sinais que sugerem infecção óssea em uma fase bem inicial da doença, com sensibilidade e especificidade próximas de 100%.

### Complicações

Uma das formas mais eficazes de tentar minimizar as complicações da osteomielite aguda é o diagnóstico precoce e o pronto tratamento. Com o aumento da prevalência do MRSA, a resistência ao tratamento inicialmente empregado tem sido uma complicação cada vez mais frequente, além de essa própria bactéria ter maior virulência que sua forma sensível. Outras complicações são as fraturas patológicas, a trombose venosa profunda, a embolia séptica pulmonar (essas duas mais relacionadas com MRSA) e a cronificação da infecção.

### Tratamento

Na suspeita de osteomielite aguda, recomenda-se coletar amostras de sangue para exames e culturas e já instituir antibioticoterapia empírica até receber o resultado das culturas. Nessa fase, o tratamento deve ser feito em regime hospitalar e com antibiótico venoso que, obrigatoriamente, deve cobrir o *S. aureus*. Caso não haja abscesso ósseo, pode-se tentar apenas o tratamento com antibiótico, sem a necessidade de intervenção cirúrgica para drenagem. O antimicrobiano a ser empregado variará de acordo com o perfil de resistência das bactérias de cada serviço (Quadro 107.1).

O tempo total pelo qual deve ser empregada a antibioticoterapia é controverso na literatura e não há uma regra a ser seguida em todos os casos. O tipo e a duração do tratamento devem levar em conta a condição de saúde do paciente, a evolução clínica e laboratorial durante o tratamento e a bactéria envolvida na infecção. Tradicionalmente, o paciente recebe medicação venosa por 7 a 10 dias e, caso esteja em boas condições

**Quadro 107.1** Tratamento empírico de osteomielite aguda com antibiótico em crianças.

| Antibiótico | Dose diária (mg/kg/dia) | Dose máxima diária | Penetração óssea (%) |
|---|---|---|---|
| Cefazolina (se prevalência de MSSA > 90% na comunidade) | ≥ 150, divididos em 4 doses iguais | 2 a 4 g | 6 a 7 |
| Oxacilina (se prevalência de MSSA > 90% na comunidade) | ≤ 200, divididos em 4 doses iguais | 8 a 12 g | 15 a 17 |
| Clindamicina (se prevalência de MRSA ≥ 10% na comunidade e se *Staphylococcus aureus* resistente à clindamicina for < 10%) | ≥ 40, administrados em 4 doses iguais | 3 g | 65 a 78 |
| Vancomicina (se prevalência de MRSA ≥ 10% na comunidade e se *S. aureus* resistente à clindamicina for ≥ 10%) | ≤ 40, administrados em 4 doses iguais | Ajustar de acordo com o nível sérico, com meta de 15 a 20 μg/mℓ | 5 a 67 |
| Linezolida, se não houver resposta com a vancomicina | 30, administrados em 3 doses iguais | 1,2 g, por não mais que 28 dias | 40 a 51 |

MSSA: *Staphylococcus aureus* sensível à meticilina; MRSA: *S. aureus* resistente à meticilina. Adaptada de Peltola & Pääkkönen, 2014.

clínicas, recebe alta mantendo medicação oral até completar 4 a 6 semanas. Trabalhos mais recentes compararam ciclos curtos de antibióticos com os ciclos tradicionais. Foram estudados pacientes maiores de 3 meses e que não tinham infecções por MRSA, nos quais foram administrados antibiótico venoso por 2 a 4 dias e, completando 20 dias, antibióticos orais em altas doses (observando que a terapia era interrompida nesse tempo se os níveis de PCR já estivessem normais). O desfecho clínico não teve diferença estatística dos métodos tradicionais com ciclos longos de antibióticos. Entretanto, quando os níveis de PCR não estiverem normalizados, ou quando se estiver diante de uma infecção por MRSA, recomenda-se prolongar o tratamento até 4 a 6 semanas. Também não há estudos suficientes que justifiquem ciclos curtos em crianças menores de 3 meses, desnutridas, com anemia falciforme, ou que residam em locais onde a incidência de osteomielite por salmonela seja importante.

A necessidade de cirurgia ou de biopsia óssea para estudo permanece controversa. Sabe-se que o tratamento conservador tem eficácia de 90% se a infecção for tratada em sua fase precoce. Ainda, se a abordagem cirúrgica for muito agressiva, há aumento expressivo de sequelas, além de manter taxas de complicações, como osteomielite crônica, próximas de 15%, demonstradas em alguns estudos. A que está mais bem documentada é a abordagem cirúrgica dos casos de abscesso ósseo na doença subaguda ou crônica (abscesso de Brodie). Também, quando não há resposta ao antibiótico após dias de tratamento, a drenagem do abscesso pode acelerar a recuperação do paciente.

### Evolução e prognóstico

Empregando-se o tratamento de forma precoce e estabelecendo a terapia adequada, o resultado satisfatório é obtido na maioria dos pacientes. Nesse contexto, a taxa de morbidade situa-se em torno de 5% e a de mortalidade, próxima de zero.

Entretanto, faz-se necessário que o seguimento ambulatorial se dê por pelo menos 1 ano após a alta hospitalar para que possam ser avaliadas a adesão ao tratamento, sua resposta e possíveis complicações da doença. Para tal, o exame clínico deve ser minucioso, e o médico assistente pode complementar sua avaliação com os níveis de PCR e radiografias seriadas, não sendo estas últimas obrigatórias no seguimento.

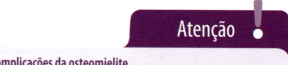

**Complicações da osteomielite**
- Artrite séptica.
- Distúrbios do crescimento e discrepância do comprimento dos membros.
- Fraturas patológicas.
- Meningite.

### Bibliografia

Fucs PMMB, Yamada HH. Infecções osteoarticulares em pediatria. Pediatr Mod. 2014; 50(12).

Pääkkönen M, Peltola H. Bone and joint infections. Pediatr Clin North Am. 2013; 60(2):425-36.

Peltola H, Pääkkönen M. Acute osteomyelitis in children. N Engl J Med. 2014; 370(4):352-60.

Puccini PF, Ferrarini MAG, Iazzetti AV. Osteomielite hematogênica aguda em pediatria: análise de casos atendidos em hospital universitário. Rev Paul Pediatr. 2012; 30(3):353-8.

Thévenin-Lemoine C, Vial J, Labbé JL et al. MRI of acute osteomyelitis in long bones of children: pathophysiology study. Orthop Traumatol Surg Res. 2016; 102(7):831-7.

Tong SY, Davis JS, Eichenberger E et al. Staphylococcus aureus infections: epidemiology, pathophysiology, clinical manifestations, and management. Clin Microbiol Rev. 2015; 28(3):603-61.

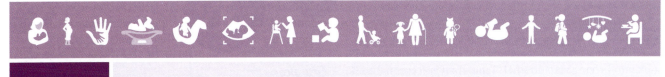

# 108 Torcicolo Congênito

CID-10: Q68.0

*Luiz Eduardo de Paula e Silva*

## Introdução

O torcicolo congênito é uma deformidade ortopédica caracterizada por encurtamento do músculo esternocleidomastóideo (ECM) unilateralmente com inclinação do crânio para o lado afetado, associada a rotação do mesmo para o lado oposto da lesão. De instalação tardia entre 2 e 3 semanas após o nascimento, a patologia é um achado comum nos recém-nascidos, com incidência de 1:250 nascidos vivos e predominância no sexo masculino na proporção de 3:2, sendo o lado direito o mais afetado.

## Causas

Sua etiologia é controversa, com teorias diversas – postural intrauterina, traumática perinatal, neurogênica, sindrômica compartimental isquêmica, hereditária, distrófica muscular etc. Entre os fatores de risco mais comuns estão: fetos macrossômicos, sexo masculino, gemelidade, apresentações fetais anômalas, primiparidade, partos traumáticos e anormalidades anatômicas uterinas.

## Manifestações clínicas

Os sinais clínicos de torcicolo congênito incluem:

- Fibrose ou encurtamento do músculo ECM
- Inclinação lateral da cabeça no plano frontal e rotação contralateral no plano transversal com notável limitação do arco de movimento da coluna cervical, ativa ou passivamente
- Massa ou tumor palpável no músculo ECM durante os primeiros 3 meses de vida, seguido de restrição da amplitude de movimento e de torcicolo postural fixo, resultado de um músculo restrito ou fixo
- Modificação da morfologia craniana (relacionada à presença de plagiocefalia) por achatamento da zona parietoccipital e/ou anteriorização da orelha contralateral ao músculo ECM afetado e achatamento frontal homolateral ao músculo ECM afetado
- Posturas compensatórias da coluna cervical e torácica, tronco e extremidades, incluindo elevação do ombro ou inclinação do tronco para o lado afetado.

## Diagnóstico diferencial

Os diagnósticos diferenciais mais comuns são os seguintes:

- Linfadenite séptica profunda, dolorosa, fazendo com que o lactente desvie a cabeça para o lado
- Outras anomalias de natureza ortopédica, tais como subluxação da articulação atlantoaxial, síndrome de Klippel-Feil e hemivértebra congênita, manifestando-se por flexão da cabeça para o lado
- Defeitos da visão, como diplopia devido ao estrabismo, resultando em torcicolo de origem ocular
- Lesão cerebral ou alguma anomalia do desenvolvimento no lactente jovem que apresenta rotação persistente de pescoço e cabeça para o lado, quer em consequência do reflexo tônico cervical assimétrico, quer em virtude da hipotonia ou distonia muscular
- Plagiocefalias.

## Exames complementares

**Exames radiológicos.** Estão indicadas avaliações radiológicas simples de coluna cervical para pesquisa de alterações ósseas associadas em incidências em AP, em perfil e oblíquas. No torcicolo congênito verdadeiro, a coluna cervical é normal, porém podem ocorrer casos de subluxação cervical C1-C2 e defeitos estruturais da coluna cervical, que podem resultar em torcicolos na infância.

**Tomografia computadorizada.** No torcicolo congênito, a tomografia computadorizada mostra alargamento do músculo ECM, situado em geral em metade inferior, sem calcificação no interior do músculo ou da massa tumoral. Outros achados são achatamento craniofacial ipsilateral, achatamento contralateral da porção posterior do crânio, além de subluxação rotatória de C1-C2, presente em cerca de 50% dos casos. É recomendada em todos os pacientes, principalmente em crianças com menos de 1 ano de idade, por possuir a vantagem, sobre a radiografia, de distinguir os diferentes tecidos moles e estruturas ósseas do pescoço. Além disso, é importante na avaliação de casos clinicamente equívocos, na identificação de massas cervicais da criança que se originam de estruturas extramusculares e na detecção de neoplasias primárias do pescoço que podem ocorrer na infância.

**Ressonância magnética.** A ressonância magnética evidencia achados característicos em ambas as imagens obtidas em T1 e T2. Em crianças com menos de 3 meses de idade, o músculo esternocleidomastóideo está alargado e possui um aumento heterogêneo do sinal. Tanto no plano coronal como no transverso, o diâmetro máximo do músculo envolvido 2 a 4 vezes maior que o normal, e, em pacientes mais velhos, a ressonância mostra sinais consistentes com atrofia e fibrose de todo o músculo comprometido, sem sinais de inflamação ou edema.

**Exames laboratoriais.** Os achados laboratoriais no torcicolo congênito frequentemente são normais. Uma biopsia do músculo deltoide, com técnicas histoquímicas de coloração, está indicada em pacientes que não respondam ao tratamento conservador ou que desenvolvam torcicolo tardiamente, porque nesses casos o torcicolo pode ser apenas manifestação local de uma doença sistêmica. A biopsia deve ser realizada antes da cirurgia corretiva, visto que se pode estabelecer de forma mais segura quais pacientes terão melhor prognóstico. Assim, o paciente cuja biopsia apresente alterações do tipo miopático ou neurogênico possui pior prognóstico do que aquele em que a biopsia é normal.

## Tratamento

### Conservador

Em cerca de 80% dos casos, a fibrose não é suficiente para requerer cirurgia corretiva. Em crianças com menos de 1 ano de idade, o tratamento do torcicolo congênito consiste em exercícios de estiramento muscular. Os exercícios podem ser divididos em duas etapas e devem ser realizados por duas pessoas. Uma das pessoas fixa ambos os ombros e a outra segura a cabeça com uma das mãos na base do crânio e a outra em torno da mandíbula da criança. A primeira etapa consiste em tracionar a cabeça da criança suavemente com o intuito de afastá-la dos ombros e em seguida realizar uma rotação da cabeça em direção ao lado oposto, de tal forma que a mandíbula aproxime-se do ombro oposto ao músculo lesado. Essa posição deverá ser mantida por 10 segundos. A segunda etapa consiste em tracionar a cabeça, inclíná-la ligeiramente para a frente e rodá-la ligeiramente para o lado oposto à lesão. Em seguida, o pescoço da criança é inclinado lateralmente até que a orelha esteja em contato com o ombro. O estiramento é mantido durante 10 segundos. Esses exercícios devem ser repetidos no mínimo cinco vezes, em duas ou mais sessões diárias. O início da fisioterapia antes dos 6 meses de vida está relacionado a melhor evolução.

Primordial é o preparo do quarto do recém-nascido. O berço deve ser colocado junto à parede, e o RN colocado de tal forma que, para olhar os estímulos, tenha de movimentar a cabeça para o lado da lesão, isto é, o lado não lesado deve estar voltado para a parede, quer esteja em decúbito ventral, quer esteja em decúbito dorsal. Dessa forma, pode-se conseguir estiramento do esternocleidomastóideo sem necessidade de cirurgia.

### Cirúrgico

Diversas cirurgias foram preconizadas, desde a mais radical, como a extirpação completa do músculo, até a mais simples, como a secção do músculo em sua porção média. Outras cirurgias recomendadas são o alongamento em "Z" da porção esternal do músculo ECM, recomendado principalmente em mulheres por não comprometer o aspecto em "V" do pescoço; a liberação do músculo ECM em sua porção proximal ou distal, ou em ambas simultaneamente. A liberação muscular proximal e distal, por dificultar a recidiva do torcicolo, é mais eficaz, uma vez que o músculo é liberado tanto de sua origem como de sua inserção. A tendência atual é não utilizar gessos ou aparelhos de imobilização externa no pós-operatório, e sim fisioterapia intensiva o mais precocemente possível. O reflexo de correto posicionamento do pescoço deve ser treinado por meio da utilização de um espelho, por um período não inferior a 3 meses. Em virtude de os pacientes portadores de torcicolo congênito adquirirem o hábito de olhar em plano inclinado, ocasionado pela inclinação lateral do pescoço, considera-se esse treinamento de reeducação dos reflexos do correto posicionamento do pescoço como um dos principais fatores para a prevenção de recidivas.

## Prognóstico

O prognóstico do torcicolo congênito pode ser considerado bom, visto que cerca de 80% dos pacientes com menos de 1 ano de idade respondem ao tratamento conservador. Alguns autores questionam a eficácia dos exercícios de estiramento muscular e acreditam que, mesmo sem nenhum tratamento, a maioria das crianças evolui para correção praticamente completa da deformidade. Portanto, frente a recém-nascidos com torcicolo congênito, deve-se tranquilizar os familiares e informar que em cerca de 80% dos casos o tratamento conservador será suficiente para corrigir a deformidade. Nos 20% restantes que não respondem ao tratamento conservador, em geral os resultados obtidos com cirurgia corretiva são bons.

## Bibliografia

Bruschini S. Ortopedia pediátrica. 2. ed. Rio de Janeiro: Atheneu; 1998.
Carvalho O. Manual de pediatria. Rio de Janeiro: Guanabara Koogan; 1977.
Lee K, Chung E, Lee BH. A comparison of outcomes of asymmetry in infants with congenital muscular torticollis according to age upon starting treatment. J Phys Ther Sci. 2017; 29(3):543-7.
Segre CAM, Armellini PA, Marino WT. RN. 4. ed. São Paulo: Sarvier; 1995.
Shepherd RB. Fisioterapia em pediatria. 3. ed. São Paulo: Santos; 1996.
Vaughan VC, McKay Jr RJ, Behrman RE. Nelson: tratado de pediatria. 11. ed. Rio de Janeiro: Interamericana; 1983.

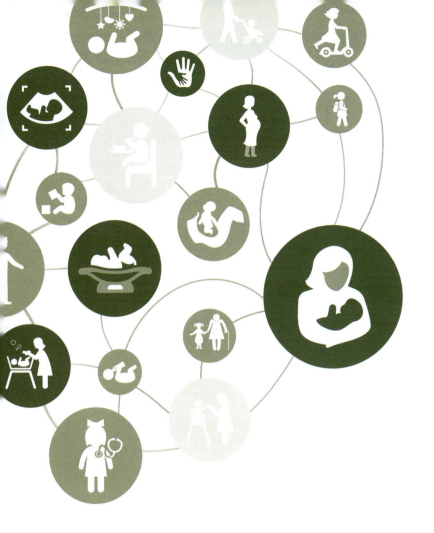

# Doenças do Sistema Nervoso e Psiquiátricas

Parte 17

| | | |
|---|---|---|
| Capítulo 109 | Acidente Vascular Cerebral, 337 | |
| Capítulo 110 | Ataxia, 339 | |
| Capítulo 111 | Distúrbios do Sono, 342 | |
| Capítulo 112 | Epilepsias, 345 | |
| Capítulo 113 | Neoplasias Intracranianas, 349 | |
| Capítulo 114 | Síndrome de Guillain-Barré, 353 | |
| Capítulo 115 | Transtorno de Déficit de Atenção e Hiperatividade, 355 | |
| Capítulo 116 | Transtorno do Espectro Autista, 358 | |
| Capítulo 117 | Transtorno Opositor Desafiador, 361 | |

# 109 Acidente Vascular Cerebral

CID-10: I64

Bárbara Pimenta Novais Máximo • Maysa Campos Mota de Oliveira • Camilla Sousa Santos • Isabella Delminda Godinho Santiago • Maria das Graças Nunes Brasil

## Introdução

Acidente vascular cerebral (AVC) é definido pela Organização Mundial da Saúde como "desenvolvimento rápido de sinais clínicos de perturbação focal ou global da função cerebral, com duração superior a 24 horas e que pode levar à morte sem outra causa que não a vascular". A incidência na pediatria varia de 2 a 8 casos em cada 100.000 crianças de até 14 anos, por ano, sendo que as proporções de AVC isquêmico (AVCi) e hemorrágico (AVCh) são semelhantes. Todavia, vale ressaltar que a incidência pode ser subestimada, pelo baixo grau de suspeição dessa patologia em pediatria.

Nas últimas duas décadas, tem sido cada vez mais apontada como importante causa de mortalidade infantil e está entre as 10 principais causas da morte em crianças. Basicamente, possui etiologia multifatorial, como doenças cardíacas congênitas ou adquiridas, distúrbios vasculares e infecções. Apesar de ser considerada uma doença rara, o AVC na infância é aterrorizante, já que, apesar da plasticidade cerebral observada nas crianças, há morbidade residual que cursa com custos hospitalares, pessoais e sociais. Por isso, é necessário um diagnóstico rápido para que haja o início precoce da terapêutica e da neuroproteção cerebrovascular.

## Formas clínicas e fisiopatologia

O AVC pode se apresentar nas formas isquêmica ou hemorrágica, sendo a primeira mais comum na faixa etária pediátrica, com prevalência estimada de 55% e no período neonatal representa 80% dos casos. O AVCi ocorre por interrupção do fluxo sanguíneo e, consequentemente, da oxigenação em determinado território cerebral. Pode acontecer tanto em artéria, caracterizando isquemia arterial, quanto em veia ou seio venoso, caracterizando a trombose do seio venoso.

O mecanismo de obstrução é explicado pela formação de coágulos ou trombos. No caso da isquemia arterial, esse trombo pode ter formação local (devido à hipercoagulabilidade ou em resposta a um dano endotelial) ou ser originado em outra parte do corpo, como no coração.

O AVCh ocorre por hemorragia espontânea intraparenquimatosa ou subaracnóidea. O dano cerebral focal é devido ao efeito expansivo do sangramento e devido à isquemia dos tecidos adjacentes. É importante lembrar que as hemorragias subdural e extradural não entram na classificação de acidente vascular cerebral.

## Causas e fatores de risco

Inúmeras doenças na infância podem predispor o desenvolvimento de AVC e são responsáveis por cerca de 80% dos casos; apenas um quinto dos AVCs em pediatria são classificados como idiopáticos. As causas mais comuns são arteriopatias, doenças cardíacas e distúrbios protrombóticos, entre outras (Quadro 109.1). A etiologia do AVC na infância frequentemente é multifatorial, o que a diferencia da do adulto, no qual a doença arteriosclerótica é a principal causa.

**Quadro 109.1** Causas de acidente vascular cerebral em pediatria.

**Doenças cardíacas**
- Doença cardíaca congênita
- Doença cardíaca reumatológica
- Miocardiopatia
- Endocardites e miocardites
- Arritmias

**Distúrbios hematológicos**
- Hemoglobinopatias (anemia falciforme)
- Policitemia
- Trombocitose
- Leucemia e linfoma

**Coagulopatias**
- Deficiência de proteína C/S
- Deficiência de antitrombina III
- Síndrome do anticorpo antifosfolipídio
- Anticoagulante lúpico
- Mutação do fator V de Leiden
- Coagulação intravascular disseminada

**Alterações metabólicas**
- Distúrbios mitocondriais
- Homocistinúria, hiper-homocisteinemia e doença de Fabry
- Dislipidemias

**Vasculopatias**
- Síndrome de moya-moya
- Displasia fibromuscular
- Distúrbios neurocutâneos

**Vasculites**
- Doenças do tecido conjuntivo
- Púrpura de Henoch-Schönlein
- Poliarterite nodosa
- Doença de Kawasaki

**Traumatismo em região cardíaca ou cervical**

**Infecção**
- Meningite
- Varicela
- HIV

**Idiopático**

Adaptado de Gemmete et al., 2013.

**Quadro 109.2** Sintomas do acidente vascular cerebral de acordo com o território vascular acometido.

| | |
|---|---|
| **Artéria cerebral anterior** | |
| Fraqueza na perna contralateral, mudanças de comportamento | |
| **Artéria cerebral média** | |
| Fraqueza em braço e face contralaterais, afasia, disartria, hemianopsia, déficits sensoriais | |
| **Artéria cerebral posterior** | |
| Hemianopsia, déficits sensoriais | |
| **Sistema vertebrobasilar** | |
| Tontura, ataxia, desequilíbrio, movimentos oculares anormais, alteração da deglutição, alteração do nível de consciência | |
| **Veias e seios venosos cerebrais** | |
| Alteração do nível de consciência, cefaleia, vômitos, papiledema | |

Modificado de Bernson-Leung e Rivkin, 2016.

## Manifestações clínicas

A apresentação clínica depende da faixa etária. Sabe-se que os sintomas se tornam mais específicos com o aumento da idade. Os neonatos frequentemente apresentam letargia e convulsão. As crianças apresentam com maior frequência a característica típica do AVC: déficit neurológico de início súbito. Esses déficits, por sua vez, variam com o tipo de AVC e com a área cerebral acometida, mas a hemiparesia é a manifestação focal mais comum.

O AVC que ocorre na circulação anterior, composta pelas artérias cerebral anterior e cerebral média, originadas da carótida interna, geralmente apresenta déficit motor, distúrbios de linguagem e desvio do olhar. Já o que ocorre na circulação posterior, representada pela circulação vertebrobasilar que irriga as artérias cerebral posterior, cerebelar e do tronco cerebral, pode apresentar alteração do nível de consciência, tontura, ataxia, vômito e alterações dos movimentos oculares. No Quadro 109.2 há mais detalhes sobre os sintomas relacionados a cada território vascular acometido.

Há relato de que mais de 60% das crianças tenham sintomas generalizados além dos sintomas focais. Cefaleia tem sido observada em 40% dos pacientes com isquemia arterial e em 46% daqueles com AVCh. Convulsão foi relatada em 31% das crianças.

## Diagnóstico diferencial

Existem vários diagnósticos diferenciais do AVC, a saber:

- Enxaqueca complicada
- Infecção intracraniana (meningite, abscesso)
- Síndrome de encefalopatia reversível posterior (PRES)
- Exposição a substâncias tóxicas
- Distúrbio metabólico
- Hipertensão intracraniana idiopática
- Causas musculoesqueléticas de fraqueza
- Hemorragia (AVCh, hemorragia traumática)
- Traumatismo
- Tumor
- Doença desmielinizante (esclerose múltipla, encefalopatia disseminada aguda)
- Processo pós-infeccioso (cerebelite, ataxia cerebelar aguda).

Inicialmente, é muito importante que seja realizada uma ressonância magnética (RM) de crânio para averiguar a existência de causas de elevação de pressão intracraniana, como hemorragia, infecção intracraniana, doenças inflamatórias, leucoencefalopatia posterior reversível e malignidade.

O primeiro passo para reconhecer o AVC em crianças é a sua inclusão no diagnóstico diferencial de déficits neurológicos de início súbito. Apesar de sua baixa prevalência, a dificuldade do reconhecimento imediato dos sintomas pelos pais pode atrasar a procura de um médico. Além disso, a falha em não considerar o AVC como possibilidade diagnóstica pelos médicos também contribui para a demora do diagnóstico.

## Exames complementares

A abordagem diagnóstica deve permitir uma rápida identificação entre AVCi e AVCh através da realização de exames de imagem (TC/RM) na emergência. A tomografia computadorizada (TC) sem contraste tem boa disponibilidade e permite distinguir os casos de AVC. No AVCh é visualizada hiperdensidade (brilhante); no AVCi, inicialmente podem ser visualizados vasos hiperdensos, perda dos limites entre as substâncias cinzenta e branca e obliteração dos sulcos cerebrais. Após 12 a 24 horas do início dos sintomas, a TC aumenta sua sensibilidade na detecção de isquemia.

A TC ou a RM com imagens de perfusão são úteis para identificar as áreas cerebrais que ainda possuem suprimento sanguíneo, denominadas áreas de penumbra, em que o tecido ainda tem possibilidade de reperfusão. As ressonâncias magnéticas em T1, em T2 e em sequências de eco de gradiente também são úteis no diagnóstico, sendo que esta última é útil para identificar áreas de hemorragia antiga e recente.

O padrão-ouro do diagnóstico é a angiografia por cateter convencional, que identifica a presença de oclusão aguda ou um êmbolo em local de bifurcação vascular durante um evento isquêmico, ou extravasamento de contraste associado a um evento hemorrágico. A angiografia por TC ou por RM identifica a vasculatura de forma rápida e menos invasiva se comparada à angiografia por cateter convencional, sendo também útil para diagnóstico de obstrução vascular e/ou lesões que funcionam como gatilho do evento isquêmico.

Outra ferramenta diagnóstica é a ultrassonografia com Doppler transcraniano, que pode ser utilizada para: identificação indireta da existência de oclusão vascular; diagnóstico de hemorragia intraventricular ou de matriz germinativa no período neonatal; detecção de anormalidades no fluxo sanguíneo cerebral em crianças com suspeita de dissecção arterial extracraniana; e monitoramento em tempo real do paciente submetido a terapia trombolítica.

## Tratamento

Diante da suspeita de AVC, medidas de suporte para neuroproteção devem ser instituídas prontamente. A fim de otimizar a perfusão cerebral e a oxigenação, a pressão arterial deve ser mantida entre os percentis 50 e 95 para idade, sexo e altura. É necessário evitar alterações metabólicas, mantendo, principalmente, a glicemia e o nível de sódio adequados. Deve-se reduzir a demanda metabólica, evitando febre e convulsão.

Em relação ao tratamento direcionado, a grande discussão gira em torno do uso do ativador de plasminogênio tecidual (t-PA), um trombolítico de uso intravenoso. Ao contrário do que ocorre em adultos, em pediatria não há estudos que comprovem a segurança e a eficácia dessa medicação. No entanto, há grandes centros médicos que tratam o AVCi com t-PA com base no protocolo do ensaio "The thrombolysis in pediatric stroke", administrado na dose de 0,9 mg/kg até 4,5 horas do início dos sintomas. A terapia endovascular é realizada em casos selecionados.

*Guidelines* discutem a utilização de antiplaquetários e anticoagulantes tanto no manejo inicial quanto na prevenção secundária. Para a American Heart Association, em casos em que não se possam excluir como causas do AVC a dissecção, a vasculopatia ou a hipercoagulabilidade, a anticoagulação com heparina não fracionada ou de baixo peso molecular deve ser considerada até 1 semana após o quadro. As diretrizes do American College of Chest Physicians recomendam o uso de ácido acetilsalicílico ou anticoagulantes já durante a avaliação inicial.

## Prevenção secundária

As mesmas diretrizes já citadas recomendam que, nos casos de dissecção comprovada, fonte cardiogênica e trombofilias, a anticoagulação seja realizada como profilaxia de uma nova isquemia arterial. Sabe-se que nesses casos a recorrência em 5 anos chega a 66%. No entanto, na ausência dessas situações, é recomendado apenas o uso de ácido acetilsalicílico na dose de 3 a 5 mg/kg/dia. Quando se trata de trombose do seio venoso e AVCh, a prevenção secundária depende de cada caso, como o uso de anticoagulantes na deficiência de antitrombina III.

## Evolução e prognóstico

Apesar de baixa mortalidade, o AVC apresenta alta morbidade, e até 90% das crianças podem manifestar sequelas neurológicas após o quadro. Nota-se também que essa morbidade tem relação com a faixa etária de ocorrência; neonatos mostram melhor prognóstico do que crianças mais velhas. Além disso, estudos mostram que crianças que tiveram isquemia arterial têm piores desfechos quando comparadas a crianças que tiveram trombose do seio venoso ou mesmo ACVh.

## Bibliografia

Bernson-Leung ME, Rivkin MJ. Stroke in neonates and children. Pediatr Rev. 2016; 37(11):463-77.
Gemmete JJ, Davagnanam I, Toma AK et al. Arterial ischemic stroke in children. Neuroimaging Clin N Am. 2013; 23(4):781-98.
Kasner SE, Moss HE. Cerebrovascular disorders. ACP Medicine. 2010; 1-22.
Kimchi TJ, Agid R, Lee SK et al. Arterial ischemic stroke in children. Neuroimaging Clin N Am. 2007; 17(2):175-87.
Mekitarian Filho E, Carvalho WB. Acidentes vasculares encefálicos em pediatria. J Pediatr (Rio J). 2009; 85(6):469-79.
World Health Organization (WHO). STEPS-stroke manual: the WHO STEPwise approach to stroke surveillance. Geneva: WHO; 2006.

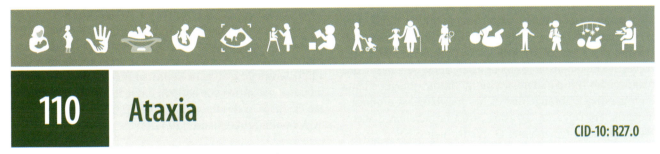

# 110 Ataxia

CID-10: R27.0

Camilla Sousa Santos • Maria das Graças Nunes Brasil

## Introdução

A palavra "ataxia" (do grego *ataktos*, "sem coordenação") refere-se a uma anormalidade patológica da coordenação ou modulação do movimento. Embora mais comumente atribuída à disfunção cerebelar, lesões em quase todos os níveis do sistema nervoso podem resultar em incoordenação motora.

Há dois grandes tipos de ataxias: cerebelar e cordonal posterior. A ataxia cerebelar ocorre quando a disfunção está relacionada ao cerebelo (verme ou hemisférios cerebelares), havendo distúrbio de equilíbrio, marcha com base alargada, tremor intencional (evidenciado na prova dedo-nariz ou calcanhar-joelho), dismetria e disdiadococinesia. Já a ataxia cordonal posterior ocorre por lesão das vias de sensibilidade profunda, evidenciada pela prova de Romberg positiva (alteração do equilíbrio com os olhos fechados).

Na criança, as ataxias mais comuns são as cerebelares, por isso, neste capítulo nos concentraremos principalmente em distúrbios que afetam o cerebelo.

## Manifestações clínicas

O termo ataxia pode ser usado para qualquer distúrbio da marcha. No entanto, empregamos a expressão ataxia cerebelar como uma condição em que a atividade motora rítmica e coordenada está afetada, levando a um quadro com alterações clínicas características: marcha instável, arrastada e com base ampla, dismetria, disartria, disfagia e várias anormalidades no movimento ocular. Em casos de ataxia com progressão lenta, inicialmente a criança pode relatar ou demonstrar fraqueza muscular ou sensação de tontura.

## Classificação e causas

Uma ampla variedade de distúrbios pode levar à ataxia clínica. As causas de ataxia cerebelar podem ser divididas em três categorias: genéticas, adquiridas e idiopáticas. As ataxias adquiridas ainda se subdividem quanto à forma de início e evolução, podendo ser congênitas, agudas ou subagudas/crônicas. Na prática pediátrica, a ataxia pode ser a causa primeira de uma consulta médica, sendo que as causas adquiridas devem sempre estar ressaltadas na mente do pediatra.

### *Ataxias genéticas*

#### Autossômicas recessivas

É a classe mais comum de ataxia genética observada em crianças, com início típico antes dos 20 anos. Variantes mais leves podem se manifestar somente na idade adulta. Possui incidência de 4/100.000 pessoas em todo o mundo.

**Ataxia de Friedreich.** É a mais comum representante dessa classe, correspondendo a quase 50% das ataxias recessivas. É causada por alteração no gene da frataxina, levando a alterações no metabolismo mitocondrial. Inicia-se a partir dos 3 anos até o fim da adolescência. A sintomatologia é lenta e progressiva e abrange disfunções neurológicas e miocardiopatia; em cerca de 20% dos casos, há também diabetes melito insulinodependente. O quadro neurológico associa ataxia cerebelar global, ataxia cordonal posterior com sinal de Romberg positivo e alteração da sensibilidade profunda, abolição dos reflexos, sinal de Babinski e neuropatia periférica crônica. Voz escandida e nistagmo horizontal podem estar presentes. Cifoescoliose e pés cavos podem preceder os sinais neurológicos.

**Ataxia-telangiectasia (doença de Louis-Bar).** Associa alterações neurológicas, cutâneas e do sistema imunológico. Uma das causas da doença consiste em um defeito na reparação do DNA. As manifestações clínicas principais incluem marcha atáxica, movimentos anormais dos olhos, telangiectasias oculocutâneas e imunodeficiência. Em associação, também podem ocorrer doenças pulmonares (p. ex., fibrose pulmonar, pneumonias recorrentes etc.), aumento na incidência de malignidade (principalmente linfomas e leucemias) e diabetes melito causado pela resistência insulínica.

**A-betalipoproteinemia (doença de Bassen-Kornzweig).** Doença muito rara. O defeito é na deficiência em apolipoproteína B, transportadora de quilomícrons e lipoproteínas de baixa densidade. O quadro neurológico inicia-se entre a primeira e a segunda década de vida (semelhante à doença de Friedreich) e é associado à retinite pigmentar. No primeiro ano de vida, ocorre síndrome de má absorção, com diarreias gordurosas profusas que costumam cessar no segundo ano.

**Ataxia familiar por deficiência de vitamina E.** Doença rara, com defeito na codificação da proteína de transporte de alfatocoferol situado no cromossomo 8q13. O quadro clínico é semelhante ao da doença de Friedreich.

**Xantomatose cerebrotendínea.** É rara e caracterizada por atraso intelectual, ataxia progressiva de aparecimento tardio (adolescência), hiper-reflexia profunda, mioclonias velopalatinas, catarata e xantomas cutâneos e dos tendões.

**Síndrome de Joubert.** Caracterizada por malformação do verme cerebelar e do tronco cerebral. As manifestações clínicas iniciam-se ainda no lactente, que apresenta hipotonia e períodos de polipneia associados a pausas respiratórias. No decorrer do desenvolvimento infantil, aparece a ataxia, não sendo incomuns o retardo mental e os movimentos oculares anormais. Ao exame de neuroimagem, é possível visualizar o sinal característico dessa síndrome: "dente molar".

#### Autossômicas dominantes

Também conhecidas como ataxias espinocerebelares (SCA, do inglês *spinocerebellar ataxia*), é um grupo heterogêneo de doenças degenerativas que afetam predominantemente a medula e o cerebelo. Embora tão frequentes quanto as de origem autossômica recessiva, a maioria delas inicia-se na vida adulta, entre 20 e 50 anos de idade. Porém, algumas são de interesse pediátrico por abrirem o quadro ainda na infância; são elas as SCA dos tipos 1, 2, 3, 7 e 17. O quadro clínico das SCA é polimorfo (Quadro 110.1).

### *Ataxias adquiridas*

#### Congênitas

São estáticas e não progressivas, porém em um primeiro momento pode ser difícil distingui-las das progressivas de início precoce. Para tanto, é recomendado que nas crianças que apresentem quadro de ataxia antes dos 5 anos seja realizado exame de neuroimagem (ressonância magnética [RM] de crânio) para avaliar possível atrofia cerebelar progressiva. A anamnese se faz extremamente necessária, já que no

**Quadro 110.1** Quadro clínico das ataxias espinocerebelares (SCA).

| Doença | Idade de início | Gene/produto | Cromossomo | Quadro clínico | Imagem (RM) |
|---|---|---|---|---|---|
| SCA1 | 4 a 74 anos (média: 37) | SCA1/ataxina 1 | 6p23 | Ataxia, disartria, nistagmo, movimentos sádicos oculares lentos, espasticidade | AOPC |
| SCA2 | 1 a 70 anos (média: 36) | SCA2/ataxina 2 | 12q24 | Semelhante ao anterior. Hiporreflexia e tremor | AOPC |
| SCA3 (doença de Machado Joseph) | 5 a 70 anos (média: 36) | MJD3/ataxina 3 | 14q24.3-q21 | Muito variável. Distonia e parkinsonismo no início mais precoce, retração de pálpebras, fasciculação fasciolingual, alterações de sensibilidade térmica | AOPC, dilatação do IV ventrículo |
| SCA7 | 0 a 70 anos | SCA7/ataxina 7 | 3p21.1-p12 | Ataxia, disartria, amaurose e retinopatia | AOPC |
| SCA17 | 6 a 48 anos | SCA17/proteína ligante ao TATA box | 6q27 | Ataxia, demência, epilepsia, psicose | AOPC |

RM: ressonância magnética; AOPC: atrofia olivopontocerebelar. Modificado de Rosemberg, 2010.

geral essas crianças chamam a atenção dos pais somente no momento do início da marcha, por volta de 1 ano de idade. Porém, descrições de atividades diárias, como alimentação ou brincadeiras/jogos manuais, podem dar pistas para identificar manifestações iniciais de ataxia.

Algumas causas de ataxias congênitas são: secundárias a lesão hipóxico-isquêmica, infarto intraútero, malformações de fossa posterior (como na síndrome de Dandy-Walker), atrofia cerebelar ou disgenesia cerebelar.

### Agudas

Respondem por 30 a 50% de todos os casos de ataxia em pediatria, geralmente acometendo crianças com idade inferior a 6 anos. Na ataxia cerebelar aguda, várias causas devem ser investigadas, dentre elas possível traumatismo, intoxicação (p. ex., anticonvulsivantes, álcool etílico ou benzodiazepínicos), acidente vascular cerebral e infecções. Na maioria das vezes ocorre secundariamente a uma doença febril aguda, porém nem sempre o agente é identificado. A condição pós-infecciosa mais comumente associada é a varicela, porém a vacinação tem diminuído em muito essa incidência. Outros agentes virais e até mesmo bacterianos podem induzir uma cerebelite, tais como enterovírus, Epstein-Barr, hepatite A, herpes simples, sarampo, caxumba, parvovírus B19, Legionella e Mycoplasma pneumoniae. A síndrome de Miller-Fisher é considerada um distúrbio imune pós-infeccioso, tida como variante da síndrome de Guillain-Barré, caracterizada por ataxia, oftalmoplegia e arreflexia. Em geral possui curso benigno, sendo esperada a recuperação.

Os sintomas da ataxia aguda têm início e progressão rápidos, geralmente desenvolvendo-se de horas a 1 ou 2 dias. O distúrbio da marcha é o sintoma primário na maioria dos pacientes, mas em outros pacientes a disfunção cerebelar pode ser limitada a problemas de controle de movimentos finos, como tremores. O nistagmo está presente em metade dos casos. Outros sintomas associados podem incluir alterações de fala, disartria, vômitos, irritabilidade e cefaleia. Meningismo e convulsões estão ausentes.

### Subagudas e crônicas

Diversas categorias de doenças podem levar a uma condição de ataxia subaguda ou crônica, tais como distúrbios nutricionais e endócrinos, doenças inflamatórias ou autoimunes, infecções e doenças neoplásicas/paraneoplásicas. As causas nutricionais podem incluir várias deficiências, como de vitamina $B_{12}$, vitamina E, folato e cobre. O diabetes pode levar a alterações no sistema nervoso periférico, ocasionando um quadro de alteração da marcha (e também pode estar associado à ataxia de Friedreich, como visto anteriormente). São limitados os casos na literatura de doenças autoimunes associadas à ataxia, porém crianças com manifestações sistêmicas sugestivas devem ser submetidas a pesquisa de anticorpos antinucleares e outros autoanticorpos se necessário. Condições neoplásicas ou paraneoplásicas podem estar associadas à ataxia cerebelar com progressão lenta, com ou sem outros sinais neurológicos adicionais. Os tumores de fossa posterior são comuns em crianças que apresentam quadro de ataxia. Em menores de 3 anos, é importante reconhecer a síndrome de opsoclonia-mioclonia-ataxia, que muitas vezes está associada a neuroblastoma. Outros cânceres também podem estar relacionados ao desenvolvimento de ataxia infantil, porém é importante ressaltar a leucemia, já que crianças com ataxia-telangiectasia possuem risco aumentado para o desenvolvimento dessa doença.

### Exames complementares

Exames de neuroimagem (idealmente a RM de crânio) são na maioria das vezes indispensáveis nos quadro de ataxia, principalmente nas adquiridas, em que causas potencialmente fatais como tumores, condições infecciosas e acidentes vasculares podem ser rapidamente reconhecidas, e o tratamento, instituído. Exames laboratoriais e testes genéticos podem ser necessários, estes últimos particularmente quando houver suspeita de causas genéticas, e devem ser solicitados de acordo com a singularidade de cada caso.

## Tratamento

O tratamento depende da etiologia, como, por exemplo, a hemorragia da fossa posterior requer abordagem neurocirúrgica urgente; processo infeccioso, como abscesso cerebelar, necessita de terapia antimicrobiana ampla ou encefalite do tronco cerebral pode receber terapia antiviral (aciclovir) até que o agente causador seja identificado.

## Bibliografia

Fogel BL. Childhood cerebellar ataxia. J Child Neurol. 2012; 27(9):1138-45.
Overby P, Kapklein M, Jacobson RI. Acute ataxia in children. Pediatr Rev. 2019 Jul;40(7):332-343.
Poretti A, Benson JE, Huisman TA et al. Acute ataxia in children: approach to clinical presentation and role of additional investigations. Neuropediatrics. 2013; 44(3):127-41.
Rosemberg S. Neuropediatria. 2. ed. São Paulo: Sarvier; 2010. pp. 64-72.
Rothblum-Oviatt C, Wright J, Lefton-Greif MA et al. Ataxia telangiectasia: a Review. Orphanet J Rare Dis. 2016; 11(1):159.
Woods CG, Taylor AM. Ataxia telangiectasia in the British Isles: the clinical and laboratory features of 70 affected individuals. Q J Med. 1992; 82(298):169-79.

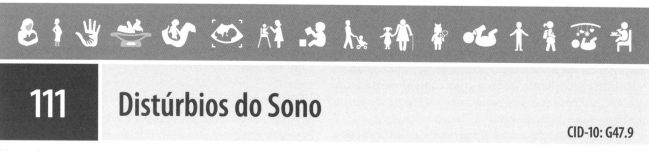

# 111 Distúrbios do Sono

CID-10: G47.9

*Maysa Campos Mota de Oliveira*

## Introdução

Os estágios fisiológicos do sono são baseados em traçados eletroencefalográficos e no padrão comportamental, subdivididos em sono REM (do inglês *rapid eye movement*, "movimento rápido dos olhos"), também denominado sono ativo; e o sono não REM, ou NREM, denominado sono quieto.

Os distúrbios do sono na infância são queixas frequentes na consulta pediátrica. O ciclo sono-vigília sofre modificação com base em um padrão cronológico. Dessa forma, desde o nascimento até a adolescência, ocorre diferenciação no padrão do sono, havendo redução do tempo do sono e reiteração da vigília diurnamente e do sono no período noturno (Quadro 111.1).

Estudos demonstraram alta prevalência de distúrbios do sono na faixa etária pediátrica, sendo 25 a 50% em pré-escolares e até 40% em adolescentes.

**Quadro 111.1** Recomendações da American Academy of Sleep Medicine (2016) para a duração do sono.

| Faixa etária | Horas de sono ideais (incluindo cochilos) |
|---|---|
| 4 a 12 meses | 12 a 16 |
| 1 a 2 anos | 11 a 14 |
| 3 a 5 anos | 10 a 13 |
| 6 a 12 anos | 9 a 12 |
| 13 a 18 anos | 8 a 10 |

A maioria dos distúrbios do sono se apresenta primariamente, porém uma parcela dos casos se associa a diversas doenças orgânicas ou psiquiátricas, como asma, obesidade, doenças neuromusculares, doença do refluxo gastresofágico, epilepsia, déficit de atenção, autismo, *bullying*, transtorno de ansiedade, depressão, entre outras.

Nos primeiros anos de vida, as queixas mais frequentes são dificuldade para iniciar o sono e aumento da frequência dos despertares noturnos, seguidos por parassonias e distúrbios respiratórios do sono. A partir da idade pré-escolar, são mais frequentes os distúrbios de higiene do sono inadequada. Na adolescência, os distúrbios mais frequentes estão relacionados às questões circadianas (atraso de fase) e movimentos excessivos durante o sono (síndrome das pernas inquietas).

## Formas clínicas

Basicamente, os principais distúrbios do sono são: apneias do lactente, insônia, parassonias (sonambulismo, despertar confusional, terror noturno, pesadelo, sonilóquio, bruxismo), enurese noturna, síndrome da apneia obstrutiva do sono, síndrome das pernas inquietas e narcolepsia.

### *Apneia do lactente*

A apneia do lactente ocorre quando se observa pausa respiratória que permaneça pelo menos 20 segundos, sem causa aparente específica, com associação de bradicardia com ou sem cianose, palidez e hipotonia.

Lactentes com esse tipo de episódio devem ser investigados, já que em 50 a 60% dos casos é possível definir sua etiologia. Em casos de menor gravidade, com recuperação espontânea e sem necessidade de reanimação, a investigação pode ser ambulatorial. Porém, em casos mais graves que demandem reanimação e/ou recorrência, o lactente deve ser internado para monitoramento cardíaco e respiratório, bem como investigação da causa em ambiente hospitalar.

## *Parassonias*

Parassonias são eventos motores, autonômicos ou experienciais indesejáveis que ocorrem no início ou durante o sono e podem estar associadas ou não ao despertar.

As parassonias que estão associadas ao despertar parcial ou incompleto ocorrem no terço inicial do sono, durante o sono NREM; são elas: sonambulismo, despertar confusional e terror noturno. Já as parassonias que não estão associadas ao despertar ocorrem durante o sono REM, como o sonilóquio. Existe ainda a parassonia que ocorre tanto no sono REM como no NREM, o chamado bruxismo.

### Relacionadas ao sono NREM

#### Despertar confusional

O despertar confusional é caracterizado por choro inconsolável, gritos, agitação motora, confusão, olhos abertos ou fechados e falas ininteligíveis. O episódio piora quando os pais tentam acalmar a criança e a mesma não consegue despertar completamente, não atende ao comando dos pais e não os reconhece. Os episódios duram em média 5 a 15 minutos, cessam espontaneamente, e a criança tem amnésia do evento. Ocorre geralmente em lactentes, pré-escolares e escolares, sendo raro na adolescência. O eletroencefalograma, quando realizado, mostra-se normal. O quadro é benigno e desaparece com a idade.

#### Sonambulismo

O sonambulismo é caracterizado por comportamento estereotipado, atividade motora complexa, como o ato de sentar e andar, que ocorre durante o sono NREM (terço inicial da noite). A criança tem o estado de consciência alterado e o julgamento prejudicado, pode se apresentar confusa, atordoada ou agitada, e geralmente está com os olhos abertos durante o episódio.

Durante o episódio de sonambulismo, é difícil acordar a criança e, quando é acordada, ela pode apresentar estado confusional. Vale ressaltar que não existe sonolência diurna associada ao sonambulismo.

A faixa etária mais afetada é a dos os escolares e adolescentes, sendo que 15 a 20% das crianças podem ter um evento esporádico durante a vida e 6% podem ter eventos durante anos. Além disso, pode haver antecedentes familiares em 10 a 25% dos casos, e o paciente pode ter associação de outras parassonias, como sonilóquio, terror noturno e enurese.

Alguns fatores podem precipitar o episódio, como privação de sono, doença febril, apneia do sono, entre outros.

O diagnóstico é clínico, baseado na história típica, sendo a polissonografia indicada somente nos casos em que houver sintomas associados, como roncos ou sono agitado.

Como se trata de uma situação autolimitada, o tratamento baseia-se em prevenção de acidentes (trancar janelas e portas); o quarto da criança deve ser um local seguro, longe de escadas e com alarmes, como sinos que possam ser colocados na maçaneta da porta para alertar os pais para o despertar da criança. Geralmente, não há recomendação de tratamento medicamentoso, exceto em casos em que os despertares são muito violentos ou o paciente sofre riscos de machucar-se. Os medicamentos utilizados são os benzodiazepínicos (clonazepam, 0,25 a 4 mg), antidepressivos tricíclicos (25 a 275 mg) e inibidores da recaptação da serotonina (10 a 20 mg).

#### Terror noturno

O terror noturno ocorre geralmente no terço inicial do sono, portanto ocorre no sono NREM, diferentemente dos pesadelos, que ocorrem no sono REM. Tal parassonia tem como características as manifestações comportamentais de medo intenso, que cursam com sintomas motores e descarga do sistema autonômico (taquicardia, taquipneia, diaforese, dilatação pupilar) e podem incluir gritos. O episódio dura de segundos a 20 minutos (média de 3 a 5 minutos), tem associação com sonhos, desorientação, amnésia após cada episódio, e apresenta melhora espontânea. É mais frequente em meninos entre 3 e 8 anos de idade, com prevalência estimada de 3 a 6% em crianças pré-púberes, menos comum em adolescentes. Geralmente, tem história familiar condizente com terror noturno.

O diagnóstico é realizado pelo quadro clínico típico. A polissonografia não é rotineiramente indicada, embora seja útil para diagnóstico diferencial com convulsões parciais complexas noturnas, convulsões do lobo frontal e, na criança que ronca, apneia obstrutiva do sono.

É de suma importância o esclarecimento para a família de que o terror noturno é um distúrbio benigno e autolimitado, que tende a desaparecer com a puberdade. Os benzodiazepínicos de ação curta podem ser considerados em crianças que cursam com episódios graves ou violentos.

### Relacionadas ao sono REM

#### Sonilóquio

Das parassonias relacionadas ao sono REM, a mais conhecida é o sonilóquio (falar noturno). O ato de falar durante o período de sono é considerado normal, pode estar relacionado a outras parassonias, tende a ser mais evidente após situações de estresse ou condições febris e geralmente a criança não se lembra do evento. Devido à sua benignidade, tal condição não requer nenhum tratamento.

### Pesadelos

O pesadelo é definido como um sonho aterrorizante, após o qual a criança acorda assustada; as histórias contadas costumam ser de ameaça à vida ou à segurança. Frequentemente, o episódio acontece baseado em algum momento vivido pela criança, que tenha sido assustador, preocupante ou de ansiedade. Uma característica importante é que a criança não tem amnésia do ocorrido, o que diferencia essa parassonia do terror noturno, em que há amnésia após o evento. Os pesadelos acometem ambos os sexos na proporção de 1:1, são mais frequentes em crianças de 3 a 6 anos de idade, mas podem ocorrer em qualquer período da vida, a depender dos estímulos do ambiente. O diagnóstico é baseado na clínica típica. É um quadro benigno e não necessita de terapia medicamentosa.

### Relacionada aos sonos REM e NREM

#### Bruxismo

Bruxismo tem como definição o movimento de atrito dos dentes durante o sono, em consequência da contração involuntária e rítmica dos músculos masseter, temporal e pterigoide.

A frequência dessa parassonia diminui com a idade, tendo prevalência estimada de 50% nos lactentes a partir dos 10 meses de idade, 15% nos pré-escolares e 12% nos adolescentes. Um dado importante é que um terço dessas crianças pode persistir com o bruxismo durante a vida adulta.

Estima-se que 20 a 50% dos casos de bruxismo tenham parentes de primeiro grau com o mesmo distúrbio. Além disso, outros fatores que podem contribuir para o aparecimento dessa parassonia são medicações psicoativas, transtorno de ansiedade e distúrbios neuropsiquiátricos em geral.

Em muitos casos, o bruxismo pode ser muito intenso, resultando em dano aos dentes, como desgaste, além de disfunção da articulação temporomandibular. Dessa forma, associados ao quadro, podem surgir sintomas como dor facial e cefaleia.

Quando se aventa a hipótese de bruxismo, a criança deve ser encaminhada para avaliação odontológica, após a qual as opções terapêuticas serão apontadas para cada caso; essas opções variam desde placas protetoras e aparelhos ortodônticos até toxina botulínica para relaxamento da musculatura envolvida.

### *Enurese noturna*

A enurese noturna (EN) é definida, segundo a International Children's Continence Society (ICCS), como "incontinência noturna intermitente". A EN é classificada em enurese noturna sintomática primária (PMNE), enurese noturna não assintomática (NMNE) e enurese noturna secundária. A PMNE é definida como uma enurese sem qualquer outra história de sintomas do trato urinário e sem história de disfunção da bexiga. Crianças com NMNE são aquelas que têm uma justificativa orgânica para a enurese, como infecções do trato urinário, enureses diurnas e disfunção anatômica ou neurológica da bexiga. Por outro lado, crianças com EN que anteriormente tiveram período seco de 6 meses ou mais são diagnosticadas com EN secundária.

EN é o distúrbio do sono mais comum da infância. Cerca de 10 a 15% das crianças ainda terão incontinência urinária até os 6 anos de idade e 15% dessas crianças conseguirão superar tal distúrbio na adolescência, todavia 1 a 2% poderão ter EN na vida adulta.

A expressão enurese noturna é utilizada para crianças com idade cronológica maior que 5 anos e idade mental maior que 4 anos, sendo que devem ocorrer dois ou mais eventos de incontinência urinária no período de 1 mês entre 5 e 6 anos de idade, ou um evento ou mais após os 6 anos de idade. Além disso, para o diagnóstico de enurese noturna, devem ser excluídas doenças que cursem com incontinência urinária, como diabetes, infecções do trato urinário e crises convulsivas generalizadas. Além disso, segundo a ICCS, é obrigatório fazer exame de elementos e sedimentos anormais (EAS) em todas as crianças com EN para identificar doença renal nos casos em que proteinúria ou hematúria estiver presente e descartar a infecção urinária como causa da EN.

A etiologia da enurese não é bem definida, mas estima-se que ocorra por falha na liberação de vasopressina durante o sono, bem como instabilidade vesical e incapacidade de despertar secundária à sensação de bexiga cheia.

A ICCS orienta dois tratamentos para crianças com PMNE: a desmopressina e o alarme para diurese. O alarme pode ser com estímulos vibratórios ou auditivos ou com ambos e, de acordo com a ICCS, o alarme deve ser tentado por pelo menos 2 a 3 meses. De todos os tratamentos para PMNE, o alarme é um dos mais eficazes e tem a melhor taxa de resolução a longo prazo. A desmopressina, análoga de vasopressina, age reduzindo a quantidade de urina produzida à noite, sendo a preparação oral a recomendada em relação ao *spray* nasal, devido ao risco de hiponatremia. Embora o sucesso com a desmopressina seja favorável, a taxa de recaída é maior do que o alarme.

Os anticolinérgicos, oxibutinina e tolterodina, não são recomendados como tratamento de primeira linha em qualquer criança com PMNE. Alguns estudos sugerem que a imipramina possa ser útil em crianças com PMNE refratário, crianças com transtorno de déficit de atenção em que tratamentos de primeira linha com desmopressina ou terapia de alarme falharam, mas as diretrizes atuais sugerem que o uso de imipramina seja limitado a centros especializados.

Além disso, para que a criança alcance a habilidade de continência urinária, é necessário que a família realize reforços positivos por meio de premiações quando tiver episódios de continência, faça a contagem de dias sem enurese noturna e não puna a criança quando o episódio de enurese ocorrer. Outra medida importante para todas as crianças é diminuir a ingesta de líquidos durante a noite, esvaziando a bexiga antes de dormir.

## Síndrome das pernas inquietas

A síndrome das pernas inquietas (SPI) é definida por uma sensação de desconforto nos membros inferiores (dor, ardor, parestesia) em repouso e em vigília, que culmina em um desejo incontrolável de movimentá-los.

A SPI é considerada um distúrbio neuromotor e sensorimotor em que o desconforto inicial nos membros só é superado após sua movimentação. Essa síndrome resulta em demora para iniciar o sono, bem como para mantê-lo sem despertares, e pode culminar em sonolência diurna excessiva, déficit de atenção e hiperatividade, além de prejuízo do desempenho escolar da criança ou do adolescente.

O diagnóstico é basicamente realizado com preenchimento dos quatro critérios diagnósticos dos adultos e relato da criança de sensação desagradável e/ou desconforto nas pernas, ou com preenchimento dos quatro critérios diagnósticos dos adultos, sem o relato da criança, porém mais dois dos seguintes critérios: (1) transtorno de sono; (2) familiar de primeiro grau portador de SPI; (3) polissonografia com PLMI (índice de movimentos periódicos de membros) ≥ 5.

Exames laboratoriais que corroboram o diagnóstico são voltados para a investigação de alterações do metabolismo de ferro (ferritina, saturação de transferrina, ferro sérico), já que evidências demonstraram que há uma relação entre a SPI e a carência de ferro.

O tratamento farmacológico basicamente é feito com precursores e agonistas dopaminérgicos.

## Bibliografia

Bayne AP, Skoog SJ. Nocturnal Enuresis: an approach to assessment and treatment. Pediatr Rev. 2014; 35(8):327-34; quiz 335.

Bhargava S. Diagnosis and management of common sleep problems in children. Pediatr Rev. 2011; 32(3):91-8; quiz 99.

Grupo Brasileiro de Estudos. Síndrome das pernas inquietas: diagnóstico e tratamento. Opinião de especialistas brasileiros. Arq Neuro-Psiquiatr. 2007; 65(3a):721-7.

Neves GSML, Macedo P, Gomes MM. Transtornos do sono: atualização (parte 2/2). Rev Bras Neurol. 2018; 54(1):32-8.

Nunes ML. Distúrbios do sono na infância. In: Sociedade Brasileira de Pediatria. Tratado de pediatria. 4. ed. Barueri: Manole; 2017. pp. 1955-8.

Paruthi S, Brooks LJ, D'Ambrosio C et al. Recommended amount of sleep for pediatric populations: a consensus statement of the American Academy of Sleep Medicine. J Clin Sleep Med. 2016; 12(6):785-6.

Pessoa JHL. Distúrbios do sono da criança: abordagem pediátrica. Pediatria Moderna. 2013; 49(2):73-9.

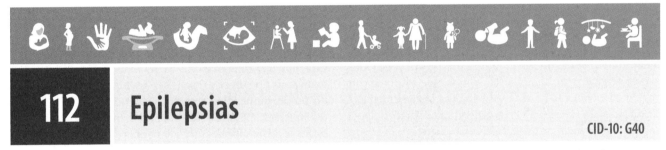

# 112 Epilepsias

CID-10: G40

Jéssica Canuto Arantes • Camilla Sousa Santos • Isabella Delminda Godinho Santiago • Maria das Graças Nunes Brasil

## Introdução

Epilepsia é um distúrbio cerebral caracterizado por predisposição duradoura a crises convulsivas generalizadas e pelas consequências neurobiológicas, cognitivas, psicológicas e sociais dessa condição. É a doença neurológica crônica mais prevalente do mundo, com cerca de 65 milhões de pessoas acometidas, sendo que a incidência na população pediátrica é mais de 2 vezes maior do que em adultos. Cabe ressaltar que epilepsia e crise epiléptica são duas entidades distintas, a segunda definida como ocorrência transitória de sinais e/ou sintomas devido a uma atividade neuronal síncrona ou excessiva no cérebro.

Em 2014, a International League Against Epilepsy (ILAE) propôs uma nova definição para epilepsia, para fins práticos e operacionais (Quadro 112.1). Como a expressão "crise não provocada" foi considerada vaga, a fim de evitar que crises provocadas (desencadeadas por algum fator transitório) fossem erroneamente definidas como epilepsia, foi proposto um tempo mínimo de 24 horas entre dois episódios convulsivos consecutivos para que se estabelecesse o diagnóstico de epilepsia. Além disso, a ILAE procurou incorporar no diagnóstico aqueles indivíduos que apresentaram somente uma crise epiléptica, mas que se encontram em condição que sabidamente predispõe, de forma duradoura, a novas crises (p. ex., um paciente que apresenta episódio de crise convulsiva pelo menos 1 mês após episódio de acidente vascular cerebral). A nova definição visou, ainda, englobar pacientes que apresentassem evidências incontestáveis de síndrome epiléptica, apesar de baixo risco de crises subsequentes. Por fim, a ILAE propôs um tempo limite para o diagnóstico de epilepsia, isto

**Quadro 112.1** Definição operacional (prática) de epilepsia, conforme a International League Against Epilepsy (ILAE).

Epilepsia é uma doença do cérebro definida por alguma das seguintes condições:
- Ao menos duas crises convulsivas não provocadas (ou reflexas), ocorridas em intervalo > 24 h
- Uma crise não provocada (ou reflexa) e uma probabilidade de crises subsequentes semelhante ao risco geral de recorrência (pelo menos 60%) após duas crises não provocadas, ocorrendo nos 10 anos seguintes
- Diagnóstico de síndrome epiléptica.

A epilepsia é considerada resolvida para indivíduos que tiveram uma síndrome epiléptica idade-dependente, mas que agora passaram à idade vulnerável, ou para aqueles que permaneceram livres de crises por pelo menos 10 anos, sem medicações antiepilépticas pelos últimos 5 anos.

é, a doença passou a ser considerada resolvida nos indivíduos que tiveram epilepsia típica em determinada faixa etária e que já se encontram assintomáticos e fora dessa faixa, e também naqueles que tiveram a última crise há mais de 10 anos e estão há pelo menos 5 anos sem usar medicações antiepilépticas.

## Formas clínicas

As crises epilépticas são primariamente classificadas quanto às manifestações iniciais, podendo ser de início focal, generalizado ou desconhecido. Uma crise focal tem origem em circuitos limitados a um hemisfério. Pode ser bem localizada ou mais difusamente distribuída; crises focais podem se originar em estruturas subcorticais. A crise de início generalizado é originada em algum local de uma rede neuronal com rápido envolvimento de redes distribuídas bilateralmente. A distinção entre crise focal e crise generalizada é prática e pode mudar com avanços na habilidade de caracterizar o início das crises.

Nas crises focais, ocorre uma subclassificação quanto ao grau de percepção do indivíduo, podendo a crise ser perceptiva ou disperceptiva. Percepção preservada significa que a pessoa está consciente de si e do ambiente, mesmo que imóvel.

Crise focal perceptiva e crise focal disperceptiva correspondem às antigas expressões "crise parcial simples" e "crise parcial complexa", respectivamente. As crises focais são também subagrupadas quanto à presença de sinais motores e não motores (geralmente sensoriais) no início da crise. Nos casos de ambos os sinais presentes, em geral os sinais motores são mais proeminentes. A denominação crise focal pode omitir a menção de percepção, quando não for aplicável ou for desconhecida; dessa forma, a crise deverá ser classificada diretamente pelas características de início motor ou não motor.

A crise "focal evoluindo para tônico-clônica bilateral" é um tipo peculiar de crise, que corresponde à antiga "crise parcial com generalização secundária". Esse tipo de crise reflete mais um tipo de propagação do que um tipo unitário de crise epiléptica, mas, por ser tão comum e importante, requer uma categorização à parte.

As crises generalizadas são subagrupadas em motoras e não motoras (ausências). Manifestações generalizadas das crises podem ser assimétricas, dificultando a diferenciação das crises de início focal. Crises de início desconhecido podem ser referidas como "não classificadas" ou com características adicionais, incluindo motoras, não motoras, tônico-clônicas, espasmos epilépticos e parada comportamental (Figura 112.1). A ILAE disponibiliza em seu *site* uma forma estendida desse mesmo esquema de classificação, mais completo e complexo.

## Classificação

A classificação das epilepsias é complexa e pode ser realizada em três diferentes níveis (Figura 112.2). O primeiro, quanto ao tipo de crise, pode ser de início focal, generalizado ou desconhecido. A seguir, classifica-se quanto ao tipo de epilepsia, podendo ser epilepsias focais, generalizadas, focais e generalizadas, ou desconhecidas. Nessa etapa, o papel do eletroencefalograma (EEG) é fundamental. Para uma epilepsia ser considerada generalizada, o paciente deve apresentar atividade de complexos de espícula-onda generalizados no EEG. Nas epilepsias focais, o EEG interictal tipicamente mostra descargas epileptiformes focais. Algumas

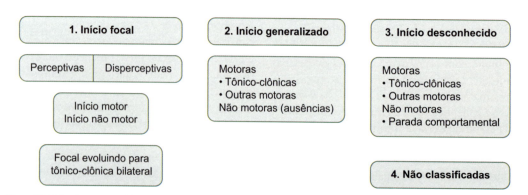

**Figura 112.1** Classificação simplificada dos tipos de crises epilépticas, conforme a International League Against Epilepsy (ILAE, 2017).

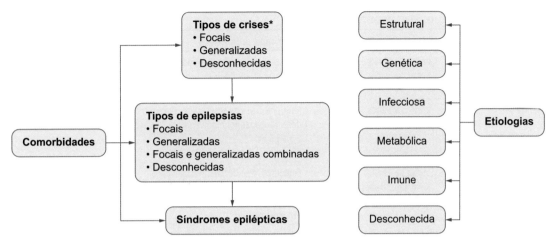

Figura 112.2 Esquema para classificação das epilepsias, conforme a International League Against Epilepsy (ILAE, 2017). *Os tipos de crises denotam o início das crises epiléticas.

epilepsias se apresentam tanto com crises focais quanto com crises generalizadas; são então chamadas epilepsias focais e generalizadas.

A terceira e última etapa busca enquadrar a epilepsia em alguma das chamadas síndromes epilépticas. Mediante a análise dos detalhes clínicos, como tipo de crise, idade de início e comorbidades associadas, é possível diagnosticar uma síndrome epiléptica específica. Muitas delas são associadas a achados específicos no EEG e alterações estruturais do sistema nervoso central, tornando, além do EEG, exames de neuroimagem ferramentas importantes para a classificação da epilepsia.

Pode-se também, paralelamente, classificar as epilepsias quanto à etiologia. Dessa forma, as epilepsias podem ter etiologia estrutural, genética, infecciosa, metabólica, imune e desconhecida, e a epilepsia de um mesmo paciente pode ser enquadrada em mais de um desses grupos etiológicos.

A classificação serve a vários propósitos: provê um esquema para a compreensão do tipo de crise do paciente, outros tipos de crise que mais provavelmente ocorrem naquele indivíduo, agentes potenciais precipitantes de crises e, frequentemente, seu prognóstico. A classificação também pode informar os riscos de comorbidades, como dificuldades de aprendizado, deficiência intelectual, manifestações psiquiátricas e risco de mortalidade. Por fim, e não menos importante, a classificação serve como guia para a seleção de fármacos antiepilépticos.

## Conceito de síndrome

As síndromes epilépticas são definidas por uma combinação distinta de características clínicas, sinais e sintomas e padrões eletrográficos. A classificação das epilepsias em síndromes fornece informações valiosas quanto a idade de início, tipo de crises, etiologia, fatores precipitantes, gravidade, prognóstico, resposta a terapias anticonvulsivantes, condições clínicas associadas e, no caso das epilepsias familiares, informações genéticas. A melhor forma de estudar as síndromes mais prevalentes da faixa etária pediátrica é classificá-las de acordo com a idade de início.

O Quadro 112.2 apresenta um resumo das síndromes epilépticas mais comuns na infância, a saber:

- Síndromes do período neonatal:
  - Convulsões neonatais benignas
  - Encefalopatia mioclônica precoce
  - Encefalopatia epiléptica infantil precoce (síndrome de Ohtahara)
  - Encefalopatia KCNQ2
  - Síndrome DEND (atraso no desenvolvimento, epilepsia e diabetes neonatal)
- Síndromes com início nos primeiros anos de vida:
  - Síndrome de West
  - Epilepsia benigna da infância
  - Epilepsia mioclônica juvenil
  - Síndrome de Lennox-Gastaut
  - Epilepsia de ausência da infância e juvenil
  - Síndrome de Dravet
  - Síndrome de Landau-Kleffner.

## Estado de mal epilético

Estado de mal epilético é a expressão utilizada para definir crises de duração maior do que 30 minutos ou múltiplas crises, sem que haja retorno à consciência entre elas. A primeira escolha de tratamento são os benzodiazepínicos (diazepam, midazolam, lorazepam), podendo ser administrados por vias oral, nasal, anal ou intravenosa. Se não houver resposta, uma segunda dose deve ser administrada. Não há evidências científicas concretas quanto a tratamento do estado de mal epilético após duas doses de benzodiazepínico; as respostas medicamentosas são altamente individuais e incertas. Opções de tratamento intravenoso são: fenitoína, fenobarbital, valproato de sódio e levetiracetam.

**Quadro 112.2** Síndromes epilépticas mais comuns da infância.

| Síndrome epiléptica | Proporção* | Idades de início e remissão | Descrição e prognóstico |
|---|---|---|---|
| Síndrome de West | 2 a 3% | Início: 3 a 12 meses<br>Remissão: variável | Espasmos no lactente associados a hipsarritmia no EEG. Frequentemente associada a lesões cerebrais. Prejuízo do desenvolvimento global é tipicamente observado<br>Prognóstico: variável |
| Epilepsia de ausência da infância | 2 a 5% | Início: 5 a 6 anos<br>Remissão: 10 a 12 anos | Múltiplas crises de ausência por dia em criança aparentemente saudável. As crises são desencadeadas por hiperventilação e associadas a descargas de ondas espiculadas com 2,5 a 3,5 Hz<br>Prognóstico: bom |
| Epilepsia benigna da infância com paroxismos centro-temporais | 3 a 8% | Início: 3 a 13 anos<br>Remissão: 16 anos | Convulsões hemifaciais leves que podem generalizar, se a ocorrência for noturna. O EEG é característico, ondas pontiagudas de alta amplitude em regiões centro-temporais, ativadas por sonolência e sono<br>Prognóstico: bom |
| Epilepsia de ausência juvenil | 1 a 4% | Início: 10 a 12 anos<br>Em geral, não há remissão | Crises de ausência esparsas em crianças ou adultos jovens aparentemente saudáveis. Descargas epileptiformes generalizadas são vistas no EEG interictal<br>Prognóstico: bom |
| Epilepsia mioclônica juvenil | 5 a 11% | Início: 12 a 18 anos<br>Em geral, não há remissão | Convulsões mioclônicas frequentes, mais comuns pela manhã, em crianças ou adultos jovens aparentemente saudáveis. A maioria dos pacientes também apresenta crises tônico-clônicas generalizadas. Descargas epileptiformes generalizadas são vistas no EEG<br>Prognóstico: bom |

*Proporção em relação às epilepsias da infância. EEG: eletroencefalograma.

## Diagnóstico

Uma vez aventada a hipótese de epilepsia, deve-se levantar quatro questões fundamentais:

- O diagnóstico é epilepsia? Isto é, preenche os critérios definidores propostos pela ILAE?
- Qual o tipo de crise epiléptica?
- É possível definir uma síndrome epiléptica para esse paciente?
- Há alguma comorbidade associada?

A primeira tarefa do médico pediatra diante de um relato de crise é fazer uma anamnese detalhada, determinar se o evento tem as características de uma crise epiléptica e diferenciá-lo de imitadores, como síncopes, parassonias, transtornos de movimento e outros eventos não epilépticos. Uma vez caracterizada a crise e preenchidos os critérios de epilepsia (ver Quadro 112.1), o próximo passo é solicitar EEG e exame de neuroimagem (preferencialmente ressonância magnética) e, associando os resultados aos detalhes clínicos, tentar chegar a uma síndrome epiléptica.

## Diagnóstico diferencial

O diagnóstico de epilepsia é frequentemente feito de forma equivocada. Um estudo realizado na Dinamarca mostrou que, de 233 crianças encaminhadas ao serviço terciário por diagnóstico de epilepsia, 87 (39%) haviam recebido o diagnóstico erroneamente, ou seja, não tinham epilepsia. Destas 87 crianças, 35 (40%) estavam recebendo anticonvulsivantes. Nesse estudo, os diagnósticos diferenciais mais frequentemente confundidos com epilepsia foram eventos de *staring spells* (crises de ausência; transtorno de atenção no qual a criança "paralisa" o olhar), crises psicogênicas, síncopes, distonias e parassonias. Outros diagnósticos diferenciais comuns na prática clínica são crises de perda de fôlego, convulsões febris, pesadelos e tremores.

## Tratamento

O manejo da criança com epilepsia deve ser holístico. O objetivo não é simplesmente controlar as crises, mas também oferecer suporte psíquico e qualidade de vida. O diagnóstico de epilepsia não é de fácil aceitação, devido à grande estigmatização da doença, e uma abordagem multidisciplinar ajuda a otimizar o tratamento. Podem fazer parte da equipe pediatra, neuropediatra, psicólogo, fonoaudiólogo, cirurgião e outros, de acordo com a demanda do paciente.

Estudos mostram que o tratamento precoce não interfere nos resultados da epilepsia a longo prazo, por isso o uso rotineiro de anticonvulsivantes após uma única crise não provocada não é recomendado. Após a segunda crise, as chances de uma terceira aumentam cerca de 60 a 90%, tornando então razoável considerar tratamento medicamentoso.

O tratamento é individualizado e a escolha do fármaco dependerá do tipo de crise, da síndrome epiléptica e de fatores individuais do paciente. O mais importante no momento da escolha de uma terapia medicamentosa inicial é definir o tipo de crise que o paciente apresenta (focal, generalizada, focal com generalização secundária).

De modo geral, os fármacos de primeira escolha para epilepsias focais são carbamazepina e oxcarbazepina. Já crises generalizadas têm melhor resposta ao ácido valproico. Para as crises de ausência, a etossuximida é a primeira escolha, porém podem responder bem ao valproato. Epilepsias mioclônicas benignas são geralmente tratadas com ácido valproico, especialmente se o paciente apresentar crises tônico-clônicas generalizadas e/ou crises de ausência associadas. Para as epilepsias mioclônicas graves, pode-se fazer uso de topiramato, clobazam ou ácido valproico; para a epilepsia mioclônica juvenil, ácido valproico e lamotrigina. A síndrome de West geralmente é tratada com hormônio adrenocorticotrófico (ACTH) e corticoterapia por tempo limitado; também se conseguem bons resultados com o uso de vigabatrina. O objetivo do tratamento é obter um bom controle das crises, com o mínimo de efeitos adversos possível.

Além do tratamento farmacológico, estão disponíveis algumas opções de tratamentos não farmacológicos, como dieta cetogênica, técnicas de neuroestimulação e tratamento cirúrgico. Essas opções são especialmente eficazes para pacientes refratários a tratamento medicamentoso, podendo também trazer bons resultados para os demais pacientes.

Em alguns casos, pode haver restrição de atividades, como dirigir (para adolescentes mais velhos) e nadar. Qualquer atividade em que uma possível crise convulsiva apresente risco deve ser evitada. É papel do médico orientar o paciente e a família quanto a esses cuidados. Uma boa relação médico/paciente é fundamental para o sucesso do tratamento.

## Bibliografia

Cerisola A. The misdiagnosis of epilepsy in children admitted to a tertiary epilepsy centre with paroxysmal events. Archivos Pediatría Uruguay. 2006; 77(2):177-8.
Fisher RS, Acevedo C, Arzimanoglou A et al. ILAE official report: a practical clinical definition of epilepsy. Epilepsia. 2014; 55(4):475-82.
Fisher RS, Cross JH2, D'Souza C et al. Instruction manual for the ILAE 2017 operational classification of seizure types. Epilepsia. 2017; 58(4):531-42.
Mikati MA, Hani AJ. Seizures in childhood. In: Kliegman RM, Stanton BF, St. Geme JW et al. (Eds.). Nelson textbook of pediatrics. 20. ed. Philadelphia: Elsevier Saunders; 2016. pp. 1280-7.
Zuberi, SM, Symonds JD. Update on diagnosis and management of childhood epilepsies. J Pediatr (Rio J). 2015; 91(6 Suppl 1):S67-77.

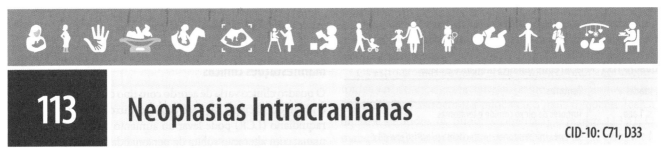

# 113 Neoplasias Intracranianas

CID-10: C71, D33

*Daniel Raylander da Silva Rodrigues • Camilla Sousa Santos • Maria das Graças Nunes Brasil*

## Introdução

As neoplasias intracranianas representam um grupo heterogêneo de doenças, sendo a segunda maior causa de malignidade na infância e na adolescência, com incidência de 3,3 a 4,5 casos por 100.000 pessoas por ano, mortalidade de até 30% e os maiores índices de morbidade nessa faixa etária. A abordagem dos tumores é multimodal, sendo a neurocirurgia a base do tratamento. Avanços recentes permitiram redução na morbimortalidade desses pacientes.

## Causas

A etiologia não é bem definida. Existe uma predileção do meduloblastoma e do ependimoma pela população masculina, além de uma relação familiar descrita em tumores cerebrais em aproximadamente 5% dos casos. Outra relação conhecida é aquela com radiação ionizante.

## Epidemiologia

Há uma incidência aproximada de 47 casos para 1 milhão de pessoas em menores de 20 anos, sendo maior naqueles com 5 anos ou menos (com 52 casos por milhão). Segundo a Organização Mundial da Saúde (OMS), em crianças até 14 anos os tumores mais comuns são astrocitoma pilocítico, meduloblastoma e tumores neuroectodérmicos primitivos; enquanto em adolescentes (15 a 19 anos) há predomínio de tumores hipofisários e astrocitoma pilocítico (Figura 113.1). De forma geral, há discreto predomínio nos tumores infratentoriais (43,2%) sobre os supratentoriais (40,9%), espinais (4,9%) e múltiplos sítios (11%) (Quadro 113.1).

## Classificação

Anteriormente, a classificação dos tumores foi pautada no conceito de que poderiam ser agrupados de acordo com suas

Quadro 113.4  Principais astrocitomas e suas características.

| Tipo | Grau (OMS) | Localização | Diagnóstico |
|---|---|---|---|
| Astrocitoma pilocítico (20%) | I | Cerebelo, região do III ventrículo/hipotálamo, região do quiasma óptico. Baixo potencial metastático | Hipointensidade em T1, hiperintensidade em T2 e realce da parede do cisto. Presença de fibras de Rosenthal à microscopia |
| Astrocitoma fibrilar infiltrativo (15%) | III (astrocitoma anaplásico) e IV (glioblastoma multiforme) | Hemisférios cerebrais, cerebelo, tronco encefálico e medula espinal | Ausência de realce após infusão de contraste. Maior celularidade que parênquima normal, com mitoses, pleomorfismo nuclear e microcitose |
| Astrocitoma pilomixoide (raro) | II | Região hipotalâmica e de quiasma óptico. Alto risco de disseminação local e cerebroespinal | Massa sólida com áreas císticas de permeio, hiperintensidade em T2, isossinal em T1 e realce variável pelo contraste, podendo ainda haver degeneração cística, necrose ou hemorragia no interior da lesão |

estruturas císticas. O principal fator prognóstico é a ressecção cirúrgica, seguido de idade e localização, sendo que crianças mais jovens e as portadoras de tumores em fossa posterior apresentam prognóstico mais reservado. Abordagem multimodal com ressecção total do tumor e irradiação apresenta sobrevida de 40%.

### Tumores do plexo coroide

São tumores derivados do epitélio intraventricular; representam 2 a 4% dos tumores pediátricos do sistema nervoso central e são o tipo mais comum nos menores de 1 ano de idade. Hipertensão intracraniana, macrocefalia e déficit neurológico focal podem ser as manifestações iniciais. Os tipos histológicos podem variar desde o papiloma (OMS grau I, bem circunscrito e semelhante ao plexo coroide normal, com até 100% de cura após ressecção cirúrgica) até o carcinoma (OMS grau III, potencial de metastatizar para o sistema de drenagem liquórica, e 20 a 40% de cura após neurocirurgia). Tumores do plexo coroide podem estar associados à síndrome de Li-Fraumeni, uma doença autossômica dominante de manifestação precoce caracterizada por múltiplos tumores como sarcomas, tumores de mama, leucemia, tumores do córtex suprarrenal e do sistema nervoso central.

### Tumores embrionários ou tumores neuroectodérmicos

É o grupo mais comum de neoplasias malignas do sistema nervoso central na infância, representando ainda 20% de todos os tumores centrais pediátricos. São conhecidos pelo potencial de disseminação precoce pelo sistema de drenagem liquórica.

O meduloblastoma, que representa 90% dos tumores embrionários, é um tumor cerebelar com predomínio no sexo masculino e pico bimodal de idade (entre 3 e 4 anos e entre 7 e 10 anos). A maioria ocorre no verme cerebelar e na região do quarto ventrículo, podendo se apresentar com lesões nos hemisférios cerebelares, principalmente nos pacientes mais velhos. À neuroimagem encontra-se uma imagem sólida bem delimitada na fossa posterior, homogênea, com realce em seu interior, podendo causar obstrução ao quarto ventrículo e hidrocefalia em até 80% dos pacientes quando do diagnóstico. Até 30% dos casos podem apresentar sinais de disseminação leptomeníngea à avaliação imaginológica, sem sintomas em sua grande maioria, o que justifica a punção lombar quando do diagnóstico do tumor primário (na ausência de contraindicação). Dentre os fatores prognósticos, ressalta-se idade (pior em mais jovens), disseminação (pior desfecho quando há metástase ou disseminação espinal vista no LCR) e tamanho da ressecção cirúrgica (maior morbimortalidade quando não é total).

A abordagem multimodal permite sobrevida em até 70% dos casos, visto a sensibilidade à quimioterapia e radioterapia, além dos avanços tecnológicos na neurocirurgia. Por outro lado, a radiação necessária para tratamento pode levar a sequelas neurológicas como microcefalia, dificuldade no aprendizado, déficit cognitivo, disfunção neuroendócrina (déficit de crescimento, hipotireoidismo, hipogonadismo, puberdade precoce ou tardia) e neoplasias secundárias.

### Craniofaringiomas

São afecções comuns na infância, contabilizando 7 a 10% de todos os tumores, originários do tecido embrionário da hipófise. As manifestações clínicas frequentemente se relacionam a distúrbios neuroendócrinos, como déficit de crescimento e atraso na maturação sexual, podendo ainda apresentar redução da acuidade visual ou alteração da campimetria. Frequentemente são grandes e heterogêneos com componentes sólidos e/ou císticos, predominando na região suprasselar. À RM nota-se tumor sólido com estruturas císticas preenchidas por líquido de densidade intermediária. Na TC podem-se encontrar calcificações associadas à sua parede. Cirurgia é o tratamento padrão-ouro com cura total nas pequenas lesões. Devido à localização, grande morbidade está relacionada a esses tumores e a seu tratamento. Não há indicação de quimioterapia.

### Tumores metastáticos

Leucemia linfoide aguda e linfoma não Hodgkin podem disseminar para leptomeninges, com sintomas consequentes à alteração do sistema de drenagem ventricular. Cloromas, coleções de células na leucemia mieloide aguda, podem ocorrer no neuroeixo. Mais raramente há metástase para parênquima cerebral a partir de neuroblastoma, rabdomiossarcoma, sarcoma de Ewing, osteossarcoma e sarcoma de células claras do rim. A abordagem varia de acordo com o tipo histológico, desde radiação e administração intratecal de quimioterapia até quimioterapia sistêmica. Por outro lado, o meduloblastoma é o tumor que mais comumente metastatiza para fora do sistema nervoso central.

## Evolução e prognóstico

Mais de 70% dos pacientes pediátricos com tumores cerebrais sobrevivem a longo prazo; entretanto, pelo menos 50% destes apresentarão problemas crônicos consequentes ao próprio tumor ou ao seu tratamento, como convulsões, déficits motores, neurocognitivos e neuroendócrinos, além de maior risco de neoplasias secundárias. Abordagem multidisciplinar desde o início do tratamento, promovendo controle das convulsões, manejo endocrinológico, fisioterapia, psicologia e educação familiar, resulta em melhores desfechos.

## Bibliografia

Antonini SRR, Colli LM, Ferro L et al. Tumores adrenocorticais na criança: da abordagem clínica à avaliação molecular. Arq Bras Endocrinol Meta. 2011; 55:599-606.

Ater JL, Kuttesch JF. Brain tumors in childhood. In: Kliegman RM, Stanton BF, St. Geme JW et al. (Eds.). Nelson textbook of pediatrics. 20. ed. Philadelphia: Elsevier Saunders; 2016. pp. 2453-60.

Ater JL, Kuttesch JF. Tumors in childhood. In: Kliegman RM, Stanton BF, St. Geme JW, Schor NF, eds. Nelson Texbook of Pediatrics. 20th e. Philadelphis, PA: Elsevier Saundes; 2016: 2453-60.

Brandão LA, Poussaint TY. Pediatric brain tumors. Neuroimaging Clin N Am. 2013; 23(3):499-525.

Louis DN, Perry A, Reifenberger G et al. The 2016 World Health Organization Classification of the Central Nervous System: a summary. Acta Neuropathol. 2016; 131(6):803-20.

Wells EM, Packer RJ. Pediatric brain tumors. Continuum (Minneap Minn). 2015; 21(2 Neuro-oncology):373-96.

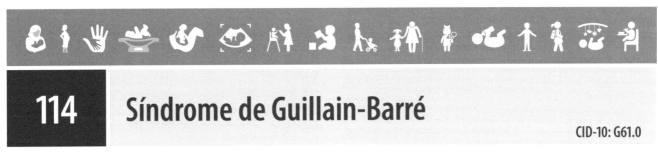

# 114 Síndrome de Guillain-Barré

CID-10: G61.0

*Camilla Sousa Santos • Maria das Graças Nunes Brasil*

## Introdução

A síndrome de Guillain-Barré (SGB) é um distúrbio autoimune, geralmente pós-infeccioso, que causa uma polineuropatia inflamatória aguda, caracterizada por fraqueza muscular simétrica associada a hipo ou arreflexia. É a causa mais comum de paralisia flácida aguda na infância. A fraqueza é predominantemente distal, principalmente no início do quadro, e muitas das crianças afetadas podem apresentar dor neuropática associada. Alterações sensitivas podem ocorrer, tais como parestesias e adormecimento, e geralmente obedecem a um padrão simétrico e ascendente. A SGB acomete crianças previamente hígidas e tem incidência variável nas diferentes populações, o que sugere influência de fatores genéticos e/ou exposição ambiental na etiopatogenia da doença.

## Fatores de risco e causas

Vários aspectos da história natural e de fatores etiológicos são ainda mal compreendidos. Sabe-se que a SBG tipicamente ocorre de 2 a 4 semanas após uma infecção aguda, caracterizando-se como um distúrbio autoimune resultante da ativação de células B e T e da produção de anticorpos contra proteínas antigênicas dos nervos periféricos e raízes nervosas. Embora a maioria desses anticorpos seja direcionada contra proteínas da bainha de mielina, em alguns casos porções axonais podem ser o primeiro alvo da lesão imunomediada. As infecções mais comumente associadas (50 a 70%) são gastrintestinais e respiratórias. Acredita-se que pelo menos um terço dos quadros conhecidamente pós-infecciosos seja causado pela bactéria *Campylobacter jejuni*. Outros agentes relacionados à SGB são o vírus Epstein-Barr, citomegalovírus, *Mycoplasma pneumoniae*, *Haemophilus influenzae*, vírus varicela-zóster, vírus influenza A, Zika vírus, dengue e chikungunya. Publicações recentes têm sugerido uma fraca associação entre SGB e imunização contra influenza A (H1N1), a qual teria o potencial de induzir ao mimetismo molecular, desencadeando a produção de anticorpos. Em relação ao Zika vírus, as taxas de incidência da SGB saltaram de 0,4 caso/100.000 hab./ano no período pré-epidêmico para até 5,6 casos/1.000.000 hab./ano durante sua epidemia.

## Manifestações clínicas

A apresentação clínica clássica é composta por fraqueza muscular simétrica, de predomínio distal no início do quadro, afetando primeiramente extremidades inferiores e, posteriormente, em intervalos variáveis de dias ou semanas, ascendendo para membros superiores. Parestesias e dor também são manifestações comuns. Em até 50% das crianças afetadas, a dor pode ser o primeiro sintoma a aparecer. Decorrente da inflamação de raízes nervosas e de nervos periféricos, a dor é geralmente mal localizada (costas, nádegas, perna e pescoço são alguns dos locais frequentes), e em crianças menores a irritabilidade é um sinal importante. A fraqueza pode manifestar-se inicialmente como dificuldade de deambular ou subir escadas. Não é raro que crianças com SGB apresentem ataxia, que resulta da fraqueza associada a certo grau de perda sensorial. Fraqueza ou fadiga dos músculos respiratórios, quando ocorre, progride lentamente e tende a estar correlacionada com o grau de fraqueza muscular dos membros. Alguns raros casos, porém, apresentam início agudo de insuficiência respiratória, a qual pode levar a óbito rapidamente.

O intervalo médio de tempo entre a exposição infecciosa e o início dos sintomas é de 10 dias, podendo variar de 3 dias a 6 semanas. Vale ressaltar que pelo menos metade dos pacientes infectados por *C. jejuni* não desenvolve qualquer sintoma gastrintestinal.

O exame físico na criança com SGB evidencia fraqueza muscular e ausência ou diminuição dos reflexos tendinosos. Os reflexos geralmente estão diminuídos já na primeira semana de doença; no entanto, ocasionalmente, podem permanecer inalterados. Hiper-reflexia também pode ocorrer, entretanto é rara.

A apresentação clínica descrita anteriormente, também conhecida como polineuropatia desmielinizante inflamatória aguda (AIDP), é a apresentação clássica da doença e representa pelo menos 75% dos casos de SGB nos países ocidentais. Porém, existem outras variantes clínicas de Guillain-Barré que devem ser lembradas, pois podem compor um quadro de sobreposição de achados clínicos que acabam por confundir o raciocínio diagnóstico. São elas as mais comuns:

- Neuropatia motora axonal aguda (AMAN): assemelha-se à AIDP; no entanto, provoca déficit motor fulminante e não se associa com alterações sensitivas
- Síndrome de Miller Fisher: é caracterizada pela tríade oftalmoplegia, ataxia e arreflexia na ausência de fraqueza muscular. Pacientes que apresentam quadro de oftalmoplegia e ataxia associados a fraqueza muscular são considerados como tendo síndrome de Miller Fisher sobreposta por síndrome de Guillain-Barré. Outras sobreposições como essa também podem ocorrer.

## Diagnóstico diferencial

É de extrema importância excluir outras causas de fraqueza muscular (inflamatórias, isquêmicas ou estruturais). Distúrbios da junção neuromuscular, mielite transversa, malignidade, doenças infecciosas dentre outras (Quadro 114.1) também devem ser lembrados.

## Exames complementares

Os exames complementares são fundamentais no caso de suspeita de SGB. O estudo do líquido cefalorraquidiano (LCR) é essencial para o diagnóstico. Nele as proteínas estão elevadas mais que 2 vezes o limite superior, a glicose está normal e não há pleocitose. Essa dissociação albuminocitológica encontrada em pacientes com polineuropatia aguda ou subaguda firma o diagnóstico de Guillain-Barré. Exames de neuroimagem são importantes para excluir patologias

**Quadro 114.1** Diagnósticos diferenciais da síndrome de Guillain-Barré.

**Lesões da medula espinal**
- Mielite transversa
- Abscesso epidural
- Tumores
- Poliomielite
- Enteroviroses
- Síndrome de Hopkins
- Malformações vasculares
- Subluxação vertebral com compressão medular
- Encefalomielite aguda disseminada

**Neuropatias periféricas**
- Tóxicas:
  - Metais pesados: ouro, chumbo, tálio
  - Organofosforados
  - Cola de sapateiro
  - Fluoroquinolonas
- Infecções:
  - HIV
  - Difteria
  - Doença de Lyme
- Erros inatos do metabolismo:
  - Doença de Leigh
  - Doença de Tangier
  - Porfiria
- Deficiência de CD59
- Vasculites

**Distúrbios das junções neuromusculares**
- Miastenia *gravis*
- Botulismo
- Hipercalcemia
- Miopatias
- Paralisias periódicas
- Dermatomiosites

estruturais, inflamatórias ou isquêmicas que podem causar fraqueza muscular em nível cerebral ou medular. A ressonância magnética é o exame de escolha. O estudo dos nervos periféricos por meio de eletroneuromiografia auxilia no diagnóstico e define o padrão e a gravidade da neuropatia, revelando evidência de desmielinização pura ou associada a disfunção axonal (menos comum).

## Tratamento

O paciente deve ser admitido em um ambiente hospitalar, onde seja monitorado, principalmente quanto à progressão da doença e ao padrão respiratório. Aquelas crianças com progressão lenta devem permanecer em observação para estabilização e resolução espontânea. Já aquelas portadoras de polineuropatia rapidamente progressiva poderão ser tratadas com imunoglobulina humana intravenosa. Os protocolos terapêuticos mais comuns incluem IVIG 400 mg/kg/dia por 5 dias consecutivos ou 1 g/kg/dia por 2 dias seguidos, ambos totalizando 2 g/kg de imunoglobulina intravenosa. O recomendado comumente é 400 mg/kg/dia durante 5 dias consecutivos. A plasmaférese e/ou substâncias imunossupressoras são importantes alternativas na falha da imunoglobulina.

Cuidados como manejo da dor, monitoramento da pressão arterial, mudanças de decúbito no caso de tetraplegia, prevenção de trombose venosa profunda e vigilância quanto a infecções secundárias fazem parte do tratamento.

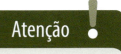

Ate 10% dos pacientes podem desenvolver recorrência. Estudos recentes mostram que a recorrência é menor naqueles em que a terapia com imunoglobulina foi administrada por 5 dias, quando comparada àquela instituída por 2 dias.

## Bibliografia

Capasso A, Ompad DC, Vieira DH, Wilder Smith A, Tozan YI. Incidence of Guillain-Barré syndrome (GBS) in Latin America and the Caribbean before and during the 2015-2016 Zika virus epidemic: a systematic review and meta-analysis. PLos Nege Trop Dis. 2019; 13(8):e0007622.

Hawken S, Kwong JC, Deeks SL et al. Simulation Study of the Effect of Inflenza and Influenza Vaccination on Risk of Acquiring Guillain-Barré Syndrome. Emerg Infec Dis. 2015; 21(2):224-31.

Korinthenberg R, Schessl J, J Kirschner. Clinical presentation and course of childhood Guillain-Barré syndrome: a prospective multicentre study. Neuropediatrics. 2007; 38(1):10-7.

Korinthenberg R, Schessl J, Kirschner J et al. Intravenously administered immunoglobulin in the treatment of childhood Guillain-Barré syndrome: a randomized trial. Pediatrics. 2005; 116(1):8-14.

Ryan MM. Pediatric Guillain-Barré syndrome. Curr Opin Pediatr. 2013; 25(6):689-93.

Sarnat HB. Guillain-Barré syndrome. In: Kliegman RM, Stanton BMD, St. Geme J et al. Nelson textbook of pediatrics. 20. ed. Philadelphia: Saunders/Elsevier; 2016. pp. 3010-3.

Varkal MA, Uzunhan TA, Aydilin N et al. Pediatric Guillain-Barré syndrome: indicator for a severe course. Ann Indian Acad Neurol. 2015; 18(1):24-8.

Wakerley BR, Yuki N. Mimics and chameleons in Guillain-Barré and Miller Fisher syndromes. Pract Neurol. 2015; 15:90-9.

Yuki N, Hartung HP. Guillain-Barré syndrome. N Engl J Med. 2012; 366:2294-304.

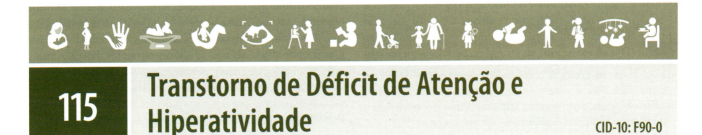

# 115 Transtorno de Déficit de Atenção e Hiperatividade

CID-10: F90-0

*Isabella Delminda Godinho Santiago • Maria das Graças Nunes Brasil*

## Introdução

Segundo a 5ª edição do *Manual Diagnóstico e Estatístico de Transtornos Mentais* (DSM-5), o transtorno de déficit de atenção e hiperatividade (TDAH) é um dos transtornos do neurodesenvolvimento, caracterizado por déficits que acarretam prejuízo no funcionamento pessoal, social, acadêmico ou profissional. O TDAH é um distúrbio que se manifesta na infância, com sintomas de hiperatividade, impulsividade e/ou desatenção.

A prevalência varia de 2 a 6%, dependendo dos critérios diagnósticos utilizados e da população estudada. É mais comum nos meninos do que nas meninas, e estudos apontam aumento da prevalência com o passar dos anos.

## Patogênese

A patogênese do TDAH não é totalmente conhecida, mas um desequilíbrio genético no metabolismo das catecolaminas no córtex cerebral parece desempenhar papel primário.

Nos estudos em animais, o sistema noradrenérgico está envolvido na modulação de funções corticais superiores, incluindo atenção e vigilância. Os modelos de ratos sugerem que um desequilíbrio entre os sistemas de norepinefrina e dopamina no córtex pré-frontal contribui para a patogênese do TDAH (diminuição da atividade dopaminérgica inibitória e aumento da atividade da norepinefrina).

Estudos em gêmeos reforçam a base genética do TDAH e revelam nível de concordância entre gêmeos monozigóticos de até 92% e 33% em gêmeos dizigóticos. Alguns genes já foram identificados e parecem desempenhar papel importante no desenvolvimento do transtorno.

Além disso, alterações na neuroanatomia de crianças com TDAH foram constatadas, como volumes corticais pré-frontais menores e espessura reduzida do córtex cingulado anterior, bem como afinamento cortical nas regiões bilaterais superiores do cérebro frontal.

Testes neuropsicológicos sugerem que os pacientes com TDAH têm dificuldades nas funções executivas (processos envolvidos no planejamento direto, incluindo raciocínio abstrato, flexibilidade mental, memória operacional) e/ou dificuldades com a inibição da resposta. Esses achados vão ao encontro de estudos de neuroimagem que demonstram anormalidades estruturais e funcionais em estruturas pré-frontais e regiões de núcleos da base que auxiliam a inibição da resposta motora e funções executivas.

Ainda de caráter controverso, estuda-se o papel secundário de fatores ambientais na patogênese do TDAH.

## Manifestações clínicas

A tríade sintomatológica clássica caracteriza-se por desatenção, hiperatividade e impulsividade. Todas as pessoas, tanto crianças quanto adultos, apresentam essas características em pelo menos algumas situações – o que é completamente normal. Porém, quando as queixas e os problemas causados por elas são muito intensos, deve-se iniciar a investigação clínica.

Os sintomas clássicos não se apresentam da mesma forma em todas as crianças e dependem diretamente da idade. Alguns pacientes apresentam mais hiperatividade e menos desatenção, e em outros casos acontece o inverso, podendo o TDAH enquadrar-se em diferentes apresentações.

**Apresentação predominantemente desatenta.** Quando a criança apresenta vários sinais de desatenção, mas não preenche os critérios de hiperatividade/impulsividade.

**Apresentação predominantemente hiperativa/impulsiva.** Quando se apresentam vários sinais de hiperatividade/impulsividade, mas os sinais de desatenção não são suficientes para preencher o critério de diagnóstico.

**Apresentação combinada.** Quando os critérios de hiperatividade/impulsividade e desatenção são igualmente preenchidos.

## Diagnóstico

A história patológica pregressa sobre o comportamento é decisiva para a definição diagnóstica, já que apenas um reduzido percentual de pacientes apresenta os sinais e sintomas característicos de TDAH durante o atendimento. É fundamental a lembrança de que a ausência de sintomas no consultório médico não exclui o diagnóstico. Essas crianças são frequentemente capazes de controlar os sintomas com esforço voluntário, ou em atividades de grande interesse. Por isso, muitas vezes, conseguem passar horas na frente do computador ou do *videogame*, mas não mais do que alguns minutos na frente de um livro em sala de aula ou em casa.

A anamnese detalhada é muito importante, para que se investiguem os antecedentes do paciente, já que alguns dados como alcoolismo e tabagismo materno na gestação, peso ao nascer, prematuridade, marcos do desenvolvimento neuropsicomotor, ambiente familiar e escolar, entre outros, podem ser relevantes nessa investigação. Posteriormente, o médico pode conduzir a aplicação de questionários para avaliação de sintomas do TDAH descritos tanto na Classificação Internacional de Doenças, que está em sua 10ª revisão (CID-10) e/ou no DSM-5. Um exemplo de questionário de avaliação de sintomas de TDAH é o SNAP-IV, que foi elaborado a partir do DSM-IV.

Segundo o DSM-5, para crianças menores de 17 anos, o diagnóstico de TDAH requer 6 ou mais sintomas de hiperatividade e impulsividade ou 6 ou mais sintomas de desatenção. Para adolescentes com 17 anos ou mais e adultos, são necessários 5 sintomas de hiperatividade e impulsividade ou 5 ou mais sintomas de desatenção.

São cinco os critérios diagnósticos, descritos a seguir.

### Critério A

Um padrão persistente de desatenção e/ou hiperatividade/impulsividade que interfere no funcionamento ou desenvolvimento. Em ambos os domínios, 6 (ou mais) dos seguintes sintomas devem persistir por pelo menos 6 meses, em um grau que é incompatível com o nível de desenvolvimento e tem impacto negativo diretamente sobre as atividades sociais e acadêmicas/profissionais. Para adolescentes e adultos mais velhos (17 anos ou mais), pelo menos 5 sintomas são obrigatórios. Os sintomas de cada domínio estão descritos a seguir.

#### Desatenção

- Muitas vezes, deixa de prestar atenção a detalhes ou comete erros por descuido na escola, no trabalho ou durante outras atividades
- Muitas vezes tem dificuldade em manter a atenção em tarefas ou atividades lúdicas (p. ex., tem dificuldade em permanecer focado durante palestras, conversas ou leitura prolongada)
- Muitas vezes parece não escutar quando lhe dirigem a palavra (p. ex., a mente parece divagar, mesmo na ausência de qualquer distração óbvia)
- Muitas vezes, não segue instruções e não termina tarefas domésticas, escolares ou no local de trabalho (p. ex., começa tarefas, mas rapidamente perde o foco e é facilmente desviado)

- Muitas vezes tem dificuldade para organizar tarefas e atividades (p. ex., dificuldade no gerenciamento de tarefas sequenciais, dificuldade em manter os materiais e os pertences em ordem, é desorganizado no trabalho, tem má administração do tempo, não cumpre prazos)
- Muitas vezes, evita, não gosta, ou está relutante em envolver-se em tarefas que exijam esforço mental constante (p. ex., trabalhos escolares ou deveres de casa, ou, no caso de adolescentes mais velhos e adultos, elaboração de relatórios, preenchimento de formulários etc.)
- Muitas vezes perde coisas necessárias para tarefas ou atividades (p. ex., materiais escolares, lápis, livros, ferramentas, carteiras, chaves, documentos, óculos, telefones móveis)
- É facilmente distraído por estímulos externos
- É muitas vezes esquecido em atividades diárias (p. ex., fazer tarefas escolares ou, no caso de adolescentes e adultos mais velhos, retornar chamadas, pagar contas, manter compromissos).

Hiperatividade/impulsividade

- Frequentemente agita as mãos ou os pés ou se remexe na cadeira
- Muitas vezes levanta-se ou sai do lugar em situações que se espera que fique sentado (p. ex., deixa o seu lugar na sala de aula, no escritório ou outro local de trabalho, ou em outras situações que exijam que se permaneça no local)
- Muitas vezes, corre ou escala em situações em que isso é inadequado (em adolescentes ou adultos, esse sintoma pode ser limitado a sentir-se inquieto)
- Muitas vezes, é incapaz de brincar ou participar em atividades de lazer calmamente
- Não para ou frequentemente está "a mil por hora" (p. ex., não é capaz de permanecer ou fica desconfortável em situações de tempo prolongado, como em restaurantes e reuniões)
- Muitas vezes fala em excesso
- Muitas vezes deixa escapar uma resposta antes de a pergunta ser concluída (p. ex., completa frases das pessoas; não pode esperar por sua vez nas conversas)
- Muitas vezes tem dificuldade em esperar a sua vez (p. ex., esperar em fila)
- Muitas vezes, interrompe os outros ou intromete-se (p. ex., intromete-se em conversas, jogos ou atividades, começa a usar as coisas dos outros sem pedir ou receber permissão).

## Critério B

Vários sintomas de desatenção e/ou hiperatividade/impulsividade devem estar presentes antes dos 12 anos de idade.

## Critério C

Vários sintomas de desatenção e/ou hiperatividade/impulsividade devem estar presentes em dois ou mais contextos (p. ex., em casa, na escola ou trabalho, com os amigos ou familiares, em outras atividades).

## Critério D

Há evidências de que os sintomas interferem ou reduzem a qualidade do funcionamento social, acadêmico ou ocupacional.

## Critério E

Os sintomas não ocorrem exclusivamente durante o curso da esquizofrenia ou outro transtorno psicótico, e não são mais bem explicados por outro transtorno mental (p. ex., transtorno de humor, transtorno de ansiedade, transtorno dissociativo, transtorno de personalidade).

Caso o paciente se adéque aos critérios após a avaliação minuciosa das informações e questionários aplicados, e a exclusão de outras doenças e condições que possam causar sintomas parecidos com os do TDAH, ele deverá ser diagnosticado com TDAH e encaminhado para tratamento.

## Comorbidades

As comorbidades mais comuns são o transtorno disruptivo, do controle de impulsos e da conduta, que pode chegar a 30 a 50%, sendo também significativos a depressão (15 a 20%), os transtornos de ansiedade (em torno de 25%) e os transtornos da aprendizagem (10 a 25%). Vários estudos têm demonstrado alta taxa de comorbidade entre TDAH e uso abusivo ou dependência de substâncias na adolescência e, principalmente, na idade adulta (9 a 40%), de forma direta ou indireta, se associados com os transtornos de conduta.

## Tratamento

Hoje, apesar de não haver cura para o TDAH, existem diversas abordagens terapêuticas que permitem que as pessoas com TDAH desenvolvam diferentes habilidades, vivam com qualidade, sejam socialmente inseridas e alcancem grandes objetivos.

A abordagem mais utilizada para o tratamento do TDAH é a combinada (multimodal), que consiste no uso de medicamentos associado a recursos complementares para melhorar a resposta final do paciente. Isso pode incluir a utilização de intervenções psicoterápicas, fonoaudiológicas, pedagógicas, psicopedagógicas, mudanças no estilo de vida, psicoeducação, além do uso de recursos tecnológicos e ajustes no ambiente onde o paciente está inserido.

A primeira linha de medicação engloba os estimulantes cerebrais, sendo o metilfenidato o mais disponível e acessível no Brasil. A dose recomendada varia de 0,3 a 1 mg/kg/dia (10 a 60 mg). Seu início de ação ocorre de 30 a 40 minutos após a ingestão e tem duração de ação de 3 a 4 horas, por isso recomendam-se duas a três tomadas ao dia. Geralmente é bem tolerado, mas pode ter alguns efeitos colaterais, como náuseas, cefaleia, inapetência, dores abdominais, crises epilépticas e efeito rebote. A melhora pode ser percebida na diminuição da impulsividade, na melhora da cognição e vigilância, no engajamento em tarefas, na eficiência de comunicação etc. Atualmente, dispõe-se da forma de longa duração do medicamento, o metilfenidato LA, cuja ação é mais prolongada, possibilitando a tomada de apenas um comprimido ao dia e redução de alguns efeitos colaterais.

As anfetaminas podem ser utilizadas, já que também atuam no metabolismo da dopamina, mas devem ser prescritas com cautela, pois, apesar da grande eficácia, também têm mais potencial de gerar dependência e uso abusivo.

Antidepressivos tricíclicos como a imipramina e a amitriptilina revelaram eficácia inferior, porém podem ser boas escolhas em casos de pouca resposta aos estimulantes e na presença de algumas comorbidades, como enurese e tiques.

### Evolução

Estimativas conservadoras documentam que cerca de 50% dos adultos diagnosticados com TDAH na infância seguem apresentando sintomas significativos associados a prejuízo funcional. Ao longo do desenvolvimento, a tendência é diminuir a hiperatividade, restando frequentemente déficits de atenção e a impulsividade, especialmente cognitiva (agir antes de pensar).

### Bibliografia

American Psychiatric Association. Attention-deficit/hyperactivity disorder. In: Diagnostic and Statistical Manual of Mental Disorders. 5. ed. Arlington; 2013. p. 59.

American Psychiatry Association. Diagnostic and statistical manual of mental disorders – DSM-5. 5. ed. Washington: American Psychiatric Association; 2013.

Associação Brasileira de Déficit de Atenção e Hiperatividade (ABDA). Disponível em: www.tdah.org.br/br/sobre-tdah/tratamento.html.

Barkley RA. Transtorno de déficit de atenção/hiperatividade: manual para diagnóstico e tratamento. 3. ed. Porto Alegre: Artmed; 2008.

DDA – Déficit de atenção. Disponível em: www.dda-deficitdeatencao.com.br/artigos/tdah-alimentacao.html.

National Institute for Health and Clinical Excellence. Attention deficit hyperactivity disorder: diagnosis and management of ADHD in children, young people and adults. Disponível em: www.nice.org.uk/CG72. Acesso em: 17/07/2013.

Tannock R, Frijters JC, Martinussen R et al. Combined modality intervention for ADHD with comorbid reading disorders: a proof of concept study. J Learn Disabil. 2018; 51(1):55-72.

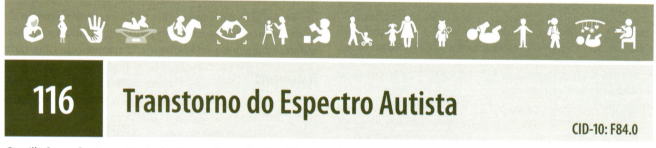

# 116 Transtorno do Espectro Autista

CID-10: F84.0

*Camilla Sousa Santos • Maria das Graças Nunes Brasil • Maria Paula Miranda Chaim*

### Introdução

O termo transtorno do espectro autista (TEA) abrange distúrbios anteriormente conhecidos como autismo clássico (às vezes chamado de autismo infantil precoce, autismo infantil ou autismo de Kanner), transtorno desintegrativo da infância, transtorno invasivo do desenvolvimento e transtorno de Asperger (ou síndrome de Asperger).

O TEA é biologicamente caracterizado como um distúrbio do neurodesenvolvimento que causa deficiências em dois domínios principais: (1) déficits na comunicação e interação social e (2) padrões restritos e repetitivos de interesses, comportamentos e atividades.

Historicamente, o principal precursor a descrever e classificar o autismo foi o psiquiatra infantil Leo Kanner em 1943. Para esse psiquiatra, as crianças autistas apresentavam características que as distinguiam de outras perturbações infantis já conhecidas e nomeadas. Os principais sintomas que classificavam esse diagnóstico eram: profunda falta de contato emocional com outras pessoas; ausência da fala ou formas peculiares, idiossincráticas de falar; fascinação por objetos e destreza no manuseio deles; rigidez às rotinas ambientais e familiares; e habilidades de realizar tarefas de encaixes e montagens.

### Causas

Embora seja um dos assuntos mais pesquisados e discutidos no meio científico, ainda não se tem uma causa etiológica definida para o TEA. Há um consenso geral de que existe um forte componente genético que altera o desenvolvimento neurológico. A teoria da "epigenética" é hoje uma das hipóteses amplamente aceita. Esta sustenta a tese de que um gene anormal é "ativado" no início do desenvolvimento fetal, influenciando a expressão de outros genes que não tenham sofrido mutação.

Outras observações reafirmam a possível influência dos fatores genéticos na etiologia do TEA: (1) maior prevalência no sexo masculino (4:1); (2) maior prevalência em irmãos de pacientes com TEA em comparação com a população em geral; (3) alta taxa de concordância entre gêmeos monozigóticos (36 a 96%); (4) aumento do risco de TEA conforme aumenta a relação de parentesco. Em um grande estudo populacional, o risco acumulado de TEA aos 20 anos era de aproximadamente 3% para primos, 7% para meios-irmãos paternos, 9% para meios-irmãos maternos, 13% para irmãos dos mesmos pais e gêmeos dizigóticos e 59% para gêmeos monozigóticos.

## Avaliação inicial

A primeira consulta de um paciente com suspeita de TEA deve incluir uma avaliação abrangente, de preferência por uma equipe que tenha experiência no diagnóstico e no manejo desse transtorno. A avaliação deve incluir uma história completa, exame físico, exame neurológico e avaliação acerca do desenvolvimento social, linguístico e cognitivo da criança. Deve ser reservado tempo suficiente para entrevista dos pais sobre preocupações atuais e história comportamental, bem como observação presencial do comportamento social, da comunicação e das brincadeiras (momento lúdico).

A avaliação abrangente tem vários objetivos: (1) diagnóstico definitivo de TEA; (2) exclusão ou diferenciação de condições que se assemelhem ou apresentem sintomas sugestivos que se confundam com TEA; (3) identificação de condições comórbidas que tenham implicações para tratamento ou aconselhamento genético; (4) determinação do nível de funcionamento da criança e perfil individualizado de pontos fortes e fracos.

## Manifestações clínicas

Na maioria das vezes as crianças chegam ao consultório médico acompanhadas dos pais ou cuidadores, que trazem consigo preocupações que englobam o comportamento e a interação da criança com seus pares ou com os objetos, queixas de atraso na comunicação, tanto na fala quanto na comunicação não verbal (p. ex., apontar o que deseja), e ausência ou pobre resposta ao chamado pelo nome (o que muitas vezes leva o responsável a acreditar que há algo errado com a audição ou a visão da criança). História de comportamentos repetitivos, ritualizados, estereotipados, interesse por partes isoladas dos objetos (brinquedo), birras frequentes e dificuldade em tolerar mudanças ou transições, autoagressão e distúrbios significativos na alimentação (incluindo pica ou repertório alimentar restrito) também estão entre as características notadas e muitas vezes relatadas em uma primeira consulta. A história geralmente é obtida dos pais, mas professores e terapeutas podem fornecer informações úteis.

## Diagnóstico

De acordo com os critérios do DSM-5, um diagnóstico de TEA requer todos os seguintes:

- Persistentes déficits na comunicação social e na interação social em múltiplas configurações, demonstrados por déficits em todos os três dos seguintes (déficits atuais ou coletados da história pregressa):
  - Déficit na reciprocidade socioemocional (p. ex., falha na conversa, dificuldade em compartilhar interesses, emoções)
  - Déficit na compreensão da comunicação não verbal utilizada para interação social (p. ex., contato anormal com os olhos ou linguagem corporal, má compreensão dos gestos)
  - Dificuldade no desenvolvimento, manutenção e compreensão de relacionamentos (p. ex., dificuldade em ajustar o comportamento ao ambiente social, dificuldade em fazer amigos, falta de interesse em pares)
- Padrões de comportamento, interesses ou atividades restritas e repetitivas, demonstrados por pelo menos dois dos seguintes (déficits atuais ou coletados da história pregressa):
  - Movimentos estereotipados ou repetitivos, uso de objetos ou fala (p. ex., estereótipos, ecolalia, pedidos de brinquedos etc.)
  - Insistência em manter os mesmos padrões, adesão inabalável a rotinas ou padrões de comportamento ritualizados (verbais ou não verbais)
  - Interesses fixados de forma bastante restrita e anormal com dificuldade em desviar o foco (p. ex., preocupação com certos objetos, interesses perseverantes)
  - Aumento ou diminuição da resposta ao estímulo sensorial ou interesse incomum nos aspectos sensoriais do ambiente (p. ex., resposta adversa a determinados sons, indiferença à temperatura, toque/cheiro excessivo de objetos)
- Sintomas que prejudiquem a função (p. ex., social, acadêmica ou em outras áreas importantes da vida da pessoa de acordo com seu contexto)
- Sintomas presentes precocemente no período de desenvolvimento. No entanto, que tenham se tornado aparentes somente depois que se iniciaram as demandas sociais; mais tarde, os sintomas podem ser mascarados por estratégias aprendidas
- Sintomas que não sejam mais bem explicados por deficiência intelectual ou atraso no desenvolvimento global.

O TEA pode estar ou não associado a morbidades ou outros distúrbios do neurodesenvolvimento, mentais ou comportamentais (p. ex., deficiência intelectual, comprometimento da linguagem).

Ainda que a Lei nº 13.438 não direcione um protocolo ou instrumento específico para detecção de tais sintomas, as escalas padronizadas mais utilizadas no Brasil são: *Childhood*

*Autism Rating Scale* (CARS); *Psychoeducational Profile Revised* (PEP-R); *Modified Checklist for Autism in Toddlers* (M-CHAT); *Autism Behavior Checklist* (ABC); *Autism Diagnostic Interview-Revised* (ADI-R); *Social Communication Questionnaire* (SCQ); e *Autism Diagnostic Observation Schedule-Generic* (ADOS-G).

## Diagnóstico diferencial

O principal diagnóstico diferencial para o TEA é a deficiência intelectual/atraso global do desenvolvimento. Entretanto, além desse diagnóstico, também podem ser citados como diagnósticos diferenciais:

- Síndrome de Rett
- Mutismo seletivo
- Transtorno de linguagem e transtorno da comunicação social (pragmática)
- Transtorno do movimento estereotipado
- Transtorno de déficit de atenção e hiperatividade
- Transtorno de ansiedade
- Transtorno obsessivo-compulsivo
- Esquizofrenia.

## Exames complementares

Não há marcadores específicos para o diagnóstico do TEA.

Uma vez que o diagnóstico de TEA é confirmado pelos critérios clínicos, testes médicos adicionais podem ser indicados para identificar condições comórbidas. Essas condições podem ter implicações importantes para o tratamento ou aconselhamento genético e/ou para excluir definitivamente algumas condições no diagnóstico diferencial. Essa avaliação deve incluir testes genéticos e testes metabólicos, neuroimagem e/ou eletroencefalografia (EEG). São poucos os casos em que um distúrbio reconhecível é encontrado; entre os mais comuns estão o complexo da esclerose tuberosa, a síndrome do X frágil e a síndrome de Angelman.

O tratamento de crianças com o diagnóstico de TEA ou com suspeita do diagnóstico concentra-se em intervenções comportamentais e educacionais que visem aos principais sintomas do TEA. As intervenções farmacológicas podem ser usadas para abordar comorbidades médicas ou psiquiátricas ou fornecer controle de sintomas, mas não atuam nos déficits centrais.

Os programas de tratamento devem ser individualizados de acordo com o funcionamento e as necessidades da criança, e devem ser revisados e modificados à medida que as necessidades da criança mudam ao longo do tempo.

Intervenções comportamentais e educacionais devem ser precoces e intensivas. É importante pontuar que não há uma aquiescência unificada quanto à melhor estratégia terapêutica a ser adotada para o tratamento da criança com TEA. Todavia, já está comprovada a importância de profissionais qualificados para que os resultados terapêuticos sejam significativos.

As estratégias terapêuticas mais utilizadas e cientificamente comprovadas para os tratamentos de crianças com TEA são: *Applied Behavior Analysis* (ABA); *Treatment and Education of Autistic and Communication Handicapped Children* (TEACCH); e *Developmental, Individual Difference, Relationship-Based/Floortime* (DIR/Floortime).

Além dos profissionais, é indispensável o envolvimento da família durante o tratamento da criança com TEA, pois os pais e/ou cuidadores constituem fatores essenciais para o êxito de qualquer trabalho realizado, já que a maioria busca organizar o contexto familiar, facilitando e intensificando o desenvolvimento das funções adaptativas.

## Evolução e prognóstico

O TEA não é degenerativo, e isso significa que é possível desenvolver a aprendizagem e a compensação ao longo da vida da criança. Todavia, é importante pontuar que quanto mais precoce forem iniciadas as estimulações terapêuticas adequadas, maiores serão as possibilidades de a criança expandir-se em seu desenvolvimento. Entretanto, mesmo o prognóstico sendo positivo, ainda não se fala em cura para o autismo, e sim em diminuição da gravidade e direcionamento para uma vida independente.

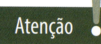

> **Atenção**
>
> Considerando o aumento do número de crianças com suspeita e com diagnóstico de TEA, foi sancionada no Brasil, em 26 de abril de 2017, a Lei nº 13.438, que obriga a todos os pediatras a aplicação de protocolo ou outro instrumento elaborado com a finalidade de facilitar a detecção de risco para o desenvolvimento psíquico da criança nos seus primeiros 18 meses de vida. Essa lei é de suma importância, pois, como comprovado cientificamente, quanto mais precocemente forem identificados os sinais de TEA e iniciadas as terapias adequadas, maior será a probabilidade de a criança avançar em seu desenvolvimento. A Lei nº 13.861/2019 determina que os censos demográficos incluam levantamento sobre o transtorno do espectro autista.

## Bibliografia

American Psychiatric Association. Manual diagnóstico e estatístico de transtornos mentais – DSM-5. 5. ed. Porto Alegre: Artmed; 2014.

Associação de Amigos do Autista (AMA). Introdução a algumas escolas de avaliação relacionadas ao espectro do autismo. Disponível em: www.ama.org.br/site/escalas.html. Acesso em: 22/05/2017.

Assumpção Jr FB, Kuczynski E. Diagnóstico diferencial psiquiátrico no autismo infantil. In Schwartzman JS, Araújo CA (Orgs.). Transtorno do espectro do autismo. São Paulo: Memnon; 2011. pp. 43-52.

Brasil. Lei nº 13.438, de 26 de abril de 2017. Altera a Lei nº 8.069, de 13 de julho de 1990 (Estatuto da Criança e do Adolescente), para tornar obrigatória a adoção pelo Sistema Único de Saúde (SUS) de protocolo que estabeleça padrões para a avaliação de riscos para o desenvolvimento psíquico das crianças. Disponível em: www.planalto.

gov.br/ccivil_03/_ato2015-2018/2017/lei/L13438.htm. Acesso em: 22/05/2017.
Centers for Disease Control and Prevention. Autism spectrum disorder (ASD). Disponível em: www.cdc.gov/ncbddd/autism/index.html. Acesso em: 23/05/2017.
Chaim MPM; Costa VESM. Criança diagnosticada com transtorno do espectro autista: interface entre floortime e Gestalt-terapia. Goiânia: Kelps; 2015.
Christensen DL, Baio J, Van Naarden Braun K et al. Prevalence and characteristics of autism spectrum disorder among children aged 8 years: autism and developmental disabilities monitoring network, 11 Sites, United States, 2012. MMWR Surveill Summ. 2016; 65(3):1-23.
Maglione MA, Gans D, Das L et al. Nonmedical interventions for children with ASD: recommended guidelines and further research needs. Pediatrics. 2012; 130(Suppl 2):S169.
Sandin S, Lichtenstein P, Kuja-Halkola R et al. The familial risk of autism. JAMA. 2014; 311:1770.
Teixeira G. Manual do autismo: guia dos pais para o tratamento completo. Rio de Janeiro: BestSeller; 2016.

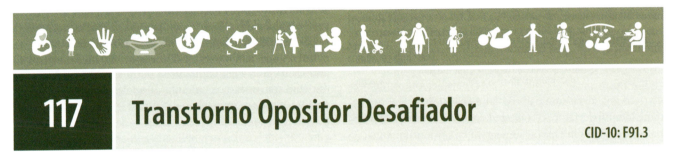

# 117 Transtorno Opositor Desafiador

CID-10: F91.3

*Isabella Delminda Godinho Santiago*

## Introdução

O transtorno opositor desafiador (TOD) é descrito no *Manual Diagnóstico e Estatístico de Transtornos Mentais*, 5ª edição (DSM-5), como uma categoria que envolve problemas de autocontrole de emoções e de comportamentos: os transtornos disruptivos, do controle de impulsos e da conduta. Manifestam-se em comportamentos que envolvem transgressões e/ou colocam o indivíduo em conflito significativo com normas sociais ou figuras de autoridade, com padrão de humor raivoso/irritável, de comportamento questionador/desafiante ou índole vingativa com duração de pelo menos 6 meses. Já segundo a Classificação Internacional de Doenças (CID-10), o transtorno caracteriza-se como um tipo de distúrbio da conduta que acomete habitualmente crianças jovens, com comportamento provocador e desobediente, persistente (com duração de mais de 6 meses) e que não corresponda aos comportamentos típicos da faixa etária.

A prevalência estimada do transtorno é de 2 a 10%, com média de 3,5%, e é significativamente mais comum nos meninos do que nas meninas, antes da adolescência.

## Fatores de risco

Embora não se tenha identificado uma causa única de TOD, vários fatores de risco e marcadores foram encontrados como associados ao comportamento de oposição. Os efeitos genéticos podem contribuir significativamente para o desenvolvimento de sintomas. A maioria dos estudos revela que o TOD é consequência de uma combinação de predisposição neurobiológica e, principalmente, fatores de risco psicológico e do ambiente social.

Alguns fatores de risco sociais e psicológicos são associados ao transtorno, como relacionamento negativo com os pais, pais negligentes, ausentes ou agressivos, desajuste familiar, abusos físicos, sexuais ou psicológicos, contato direto com comunidades com alto índice de criminalidade e/ou situação de miséria e dificuldade ou inabilidade em construir relações sociais.

## Manifestações clínicas

Em crianças e adolescentes diagnosticados com TOD, os comportamentos de raiva, oposição e agressão são constantes. Em geral tendem a ser ressentidas e facilmente se aborrecem com outras pessoas, a quem culpam por seus próprios erros e dificuldades. Geralmente têm baixa tolerância a frustrações e rapidamente perdem a paciência. Podem recusar-se a executar tarefas escolares que exijam autodeterminação porque têm dificuldades em acatar as exigências dos outros, característica que deve ser diferenciada da aversão à escola ou às tarefas de alta exigência mental, como acontece nas dificuldades de aprendizado ou no transtorno de déficit de atenção e hiperatividade, por exemplo.

São frequentes os comportamentos de busca por vingança, hostilidade, desobediência, desafio às normas e recomendações dos adultos, agressão verbal, além de ignorar solicitações, irritar e perturbar os outros propositalmente.

## Diagnóstico

Segundo o DSM-5, os critérios são agrupados em:
- Humor irritado/irritável
- Comportamento argumentativo/desafiante
- Comportamento vingativo.

De acordo com as novas diretrizes diagnósticas, para as crianças menores de 5 anos de idade, o comportamento deve ocorrer na maioria dos dias por um período de pelo menos 6 meses, com a exceção do comportamento vingativo. Para aquelas com 5 anos ou mais de idade, o comportamento deve ocorrer pelo menos 1 vez/semana, durante pelo menos 6 meses, novamente com exceção do sentimento de vingança. Princípios úteis para avaliar crianças com TOD incluem: tentar obter informações de várias fontes diferentes (pai, filho, professor) o quanto possível; avaliar problemas psiquiátricos comórbidos, particularmente TDAH; avaliar outros fatores de risco nos níveis familiar, escolar e de vizinhança. É importante identificar fatores (como *bullying* ou desavenças com os pares) que mantenham ou aumentem os comportamentos de oposição. O mesmo se aplica ao desempenho na escola: uma criança com dificuldades de leitura ou hiperatividade pode ter mais chances de manifestar comportamentos de oposição na escola.

## Diagnóstico diferencial

O transtorno opositor desafiador pode estar associado a várias comorbidades, dentre elas transtorno de déficit de atenção e hiperatividade, transtornos de ansiedade e transtorno depressivo maior, bem como uso abusivo de substâncias. Por isso, é importante fazer diagnósticos diferenciais com esses transtornos, além do transtorno bipolar do humor, deficiência intelectual, entre outros.

## Tratamento

O ideal é a atuação de uma equipe multiprofissional, que inclua médicos, psicólogos, assistentes sociais, pedagogos e outros, em decorrência da complexidade dos fatores associados. A psicoterapia, principalmente na modalidade cognitivo-comportamental, mostrou-se eficaz para o tratamento do TOD, principalmente quando envolve aconselhamento parental e mudanças no relacionamento familiar. O controle dos sintomas pode ser feito com medicamentos, que geralmente são mais eficazes nos casos em que há comorbidades. Entre os medicamentos mais estudados estão o metilfenidato, alguns antidepressivos como a fluoxetina, e antipsicóticos, como a risperidona.

## Evolução

Estudos sugerem que cerca de 50% das crianças com TOD têm curso favorável, enquanto a outra metade tende a evoluir com transtorno de conduta na adolescência. Metade dos adolescentes com transtorno de conduta pode ter melhora espontânea na idade adulta, enquanto os demais podem evoluir para transtornos de personalidade antissocial.

## Bibliografia

American Psychiatry Association. Diagnostic and statistical manual of mental disorders – DSM-5. 5. ed. Washington: American Psychiatric Association; 2013.

Serra-Pinheiro MA, Schmitz M, Mattos P et al. Transtorno desafiador de oposição: uma revisão de correlatos neurobiológicos e ambientais, comorbidades, tratamento e prognóstico. Rev Bras Psiquiatr São Paulo. 2004; 26(4):273-6.

World Health Organization. International classification of diseases (ICD-10). 10. ed. Geneva: WHO; 2010.

Zepf FD, Holtman M. Disruptive mood dysregulation disorder. In: Rey JM (Ed.). IACAPAP e-textbook of child and adolescent mental health. Geneva: International Association for Child and Adolescent Psychiatry and Allied Professions; 2012.

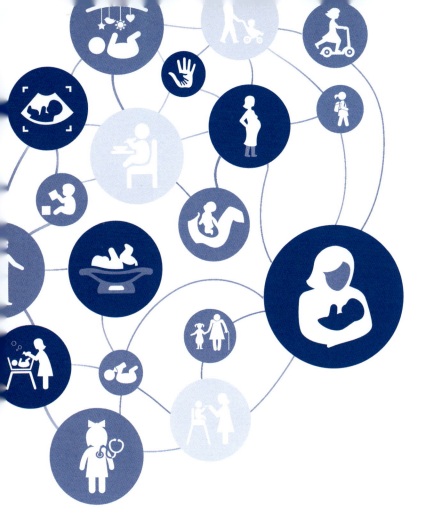

# Doenças Reumatológicas

**Parte 18**

Capítulo 118   Arterite de Takayasu, 365
Capítulo 119   Dermatomiosite Juvenil, 366
Capítulo 120   Doença Mista do Tecido Conjuntivo, 369
Capítulo 121   Febre Reumática, 373
Capítulo 122   Lúpus Eritematoso Sistêmico, 375
Capítulo 123   Miopatias Inflamatórias, 379
Capítulo 124   Púrpura de Henoch-Schönlein (Vasculite por IgA), 381
Capítulo 125   Síndrome de Amplificação Dolorosa (Fibromialgia), 383
Capítulo 126   Vasculites, 385
Capítulo 127   Vasculites Associadas ao Anticorpo Anticitoplasma de Neutrófilos A, 387

# 118 Arterite de Takayasu

CID-10: M31.4

*Ana Paula Vecchi • Clovis Artur Almeida da Silva*

## Introdução

A arterite de Takayasu (AT) é uma vasculite, geralmente granulomatosa, que acomete artérias de grande calibre, como a aorta e seus ramos, resultando em estenose luminal, oclusão, dilatação e/ou aneurisma. Os aneurismas (saculares ou fusiformes) ocorrem em 2 a 6%, mas geralmente coexistem com estenoses e são raros na faixa etária pediátrica. Esta é a terceira vasculite mais comum da infância.

Um recente estudo multicêntrico brasileiro demonstrou que a média da idade do início dos sintomas foi de 9 anos, com discreto predomínio em meninas.

## Classificação

A doença é classificada em cinco tipos de acordo com o envolvimento vascular no exame de imagem (arteriografia, angiorressonância ou angiotomografia vascular):

- Tipo I: arco aórtico e seus ramos
- Tipo II: aorta torácica descendente e abdominal
- Tipo III: arco aórtico e aorta torácica e abdominal
- Tipo IV: artéria pulmonar e outras localizações anteriores
- Tipo V: artéria coronária pulmonar e outras localizações anteriores.

## Causas

A inflamação iniciada na adventícia da aorta é resultante de uma resposta autoimune, mediada principalmente por células. Está influenciada por fatores genéticos (HLA-B52 e HLA-B39 no Japão e HLA-DR B1-1301/1302 no México) e ambientais, dentre eles a infecção pelo *Mycobacterium tuberculosis*.

Acredita-se que um estímulo desconhecido desencadeie a expressão de proteína 65 do choque tóxico (nHSP-65) no tecido aórtico, ativando o complexo de histocompatibilidade de classe 1 das células vasculares. Estes são reconhecidos por linfócitos T e macrófagos que produzem citocinas pró-inflamatórias. Isto resulta, finalmente, em inflamação aguda, necroses, proliferação da íntima e formação de células gigantes. Além disso, há o recrutamento de linfócitos B com produção de anticorpos antiendotélio, anticardiolipina e autoanticorpos antiaorta, o que acentua o processo inflamatório.

## Manifestações clínicas

A AT pode apresentar-se em três fases distintas: a fase inicial é caracterizada por manifestações sistêmicas como febre baixa, mal-estar, suores noturnos, artralgia, anorexia e perda de peso. Nesta fase não há alteração dos pulsos ou da pressão arterial; na fase intermediária, os sintomas constitucionais são acompanhados por características de envolvimento vascular, tais como alterações de sensibilidade ou dor sobre os vasos (angiodinia); e a fase final (oclusiva) é caracterizada por fibrose, oclusão e ausência de pulsos arteriais, nos quais os sinais de estenose ou oclusão arterial aparecem. Dentre estes destacam-se: hipertensão com diferenças de pressão sanguínea entre extremidades distintas, déficits de pulso, sopro e claudicações nas extremidades superiores e/ou inferiores. O envolvimento do arco aórtico geralmente determina manifestações neurológicas como cefaleia, convulsões, síncope em 16% e acidentes vasculares encefálicos (AVE) em 30% dos casos. Insuficiência cardíaca congestiva (ICC), dor torácica e abdominal também podem ocorrer.

O diagnóstico de AT é um desafio para o clínico. A doença tem sintomas clínicos inespecíficos e manifestações variadas: desde pacientes assintomáticos com pulsos assimétricos até a apresentação catastrófica, como por exemplo AVE, ICC e hipertensão arterial grave.

O Quadro 118.1 apresenta o critério classificatório do EULAR/PReS para AT.

## Diagnóstico diferencial

O diagnóstico diferencial da fase oclusiva (com estenose e redução dos pulsos arteriais) deve incluir doenças congênitas vasculares, tais como neurofibromatose e doença de Williams. Além disto, displasia fibromuscular é um processo vascular não inflamatório que pode apresentar hipertensão maligna e tipicamente tem o aparecimento do sinal de colar de contas na angiografia renal.

**Quadro 118.1** Critérios classificatórios de arterite de Takayasu (EULAR/PReS, 2008).

**Critério obrigatório:**
- Alterações angiográficas detectadas pela angiografia convencional, tomografia ou ressonância magnética de aorta e seus principais ramos.

**E pelo menos 1 dos seguintes critérios adicionais:**
- Diminuição do(s) pulso(s) da(s) artéria(s) periférica(s) e/ou claudicação de extremidades
- Diferença da medida da pressão arterial > 10 mmHg
- Sopro sobre a aorta e seus principais ramos
- Hipertensão arterial sistêmica.

EULAR: European League Against Rheumatism; PReS: Pediatric Rheumatology European Society.

Na fase inicial da AT, o diagnóstico diferencial inclui: artrite idiopática juvenil, lúpus eritematoso sistêmico juvenil e febre reumática. Os pacientes com AT podem apresentar febre de origem desconhecida e artrite como apresentação inicial.

### Exames complementares

A demonstração de alterações na aorta e seus ramos é fundamental; assim sendo, a arteriografia constitui o padrão-ouro. Entretanto, angiorressonância ou angiotomografia vascular são menos invasivas e têm sido mais utilizadas. Os exames laboratoriais são inespecíficos, muito embora a proteína C reativa (PCR) se mostre frequentemente elevada.

Existe dificuldade em se identificar agudização da doença, com processo inflamatório evidente, nem sempre demonstrados nos exames de fase aguda (PCR e velocidade de hemossedimentação [VHS]). Aparecimento ou agravamento de dois ou mais dos critérios estabelecidos de AT são bons indicadores de doença ativa. Investigações recentes têm focado na identificação de biomarcadores novos e sensíveis, tais como pentraxina-3 e técnicas de imagem como a PET com $^{18}$F-fluorodesoxiglicose.

### Tratamento

Esta doença é grave e a mortalidade geralmente é associada a complicações da hipertensão arterial.

O tratamento clinicocirúrgico deve ser individualizado.

O tratamento é realizado com doses elevadas de corticosteroides associados a imunossupressores, dentre eles a ciclofosfamida como medicação de escolha na fase de indução. Ciclosporina, micofenolato mofetila, etanercepte, infliximabe e adalimumabe (anticorpos que inibem o fator de necrose tumoral) têm sido utilizados nos casos refratários ou intolerantes a ciclofosfamida.

O tratamento cirúrgico consiste em dilatação por balão, colocação de *stent*, e até enxerto venoso da artéria.

### Evolução e prognóstico

Em geral, há maior morbidade e mortalidade em crianças do que em adultos com AT, associadas a hipertensão arterial e insuficiência cardíaca.

Houve melhora no prognóstico nos últimos tempos, com as novas opções terapêuticas, mas também com o reconhecimento precoce da doença e consequente otimização da terapêutica. No entanto, o curso da doença ainda é progressivo, com crises repetidas e a necessidade de terapia contínua com imunossupressores em mais de 80% dos casos.

### Bibliografia

Clemente G, Hilario MO, Lederman H et al. Takayasu arteritis in a Brazilian multicenter study: children with a longer diagnosis delay than adolescentes. Clin Exp Rheumatol. 2014; 32(3 Suppl 82):S128-33.

Ozen S, Pistorio A, Iusan SM et al. EULAR/PRINTO/PRES criteria for Henoch-Schonlein purpura, childhood polyarteritis nodosa, childhood Wegener granulomatosis and childhood Takayasu arteritis: Ankara 2008. Part II: Final classification criteria. Ann Rheum Dis. 2010; 69:798-806.

Russo RAG, Katsicas MM. Takayasu arteritis. Front Pediatr. 2018;6:265. e Collection 2018.

Silva CAA, Vecchi AP. Vasculites. In: Doenças reumáticas na criança e no adolescente. 2. ed. Barueri: Manole; 2010. pp. 174-6.

Vaideeswar P, Deshpande JR. Pathology of Takayasu arteritis: a brief review. Ann Pediatr Cardiol. 2013; 6(1):52-8.

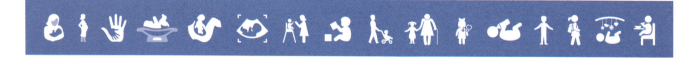

# 119 Dermatomiosite Juvenil

CID-10: M33.0

*Adriana Maluf Elias Sallum • Clarissa Harumi Omori • Ana Paula Vecchi*

### Introdução

A dermatomiosite juvenil (DMJ) é uma vasculopatia autoimune sistêmica, caracterizada pelo acometimento da pele e dos músculos, correspondendo a aproximadamente 85% das miopatias inflamatórias idiopáticas (MII) na faixa etária pediátrica. Doença rara na infância.

### Fatores de risco e causas

A doença é desencadeada quando fatores ambientais agem em um indivíduo geneticamente suscetível; 60% dos pacientes relatam exposição ambiental incomum até 6 meses antes do diagnóstico, como exposição solar intensa, infecções, uso de medicações e vacinas. A patogênese da DMJ envolve autoanticorpos miosite-específicos e dano às células endoteliais mediado pelo sistema complemento como evento primário, além de papel importante da interferona tipo I na perpetuação da atividade da doença.

## Manifestações clínicas

Os pacientes apresentam início agudo da doença em até 1/3 dos casos, mas na maioria das vezes o início é insidioso, acompanhado de sinais e sintomas como febre, anorexia, perda ponderal, fadiga, náuseas e vômito, que podem preceder o diagnóstico em até 6 meses.

As lesões cutâneas na DMJ são observadas em até 75% dos pacientes e são patognomônicas, com pápulas de Gottron e heliotropo (Figura 119.1). O heliotropo consiste em eritema violáceo em região periorbitária, podendo ser acompanhado de edema e extensão dessa lesão para a região malar. As pápulas de Gottron (Figura 119.2) são lesões eritêmato-descamativas localizadas principalmente sobre as articulações metacarpofalangianas e interfalangianas proximais das mãos, mas que podem ocorrer também sobre as faces extensoras de outras articulações, como cotovelos, joelhos e tornozelos.

A fraqueza muscular ocorre em mais de 90% dos pacientes e é caracteristicamente simétrica, inicialmente com fraqueza proximal de músculos dos ombros e quadris, flexores do pescoço e abdominais, podendo, progressivamente, acometer musculatura distal, músculos respiratórios, faríngeos, hipofaríngeos e linguais, causando insuficiência respiratória, refluxo gastresofágico, disfonia e disfagia.

A calcificação distrófica, ou calcinose, pode ocorrer em até 70% dos pacientes. Essa deposição de cálcio ocorre formando nódulos e até placas extensas subcutâneas; está associada a diagnóstico tardio, curso crônico da doença e/ou tratamento inadequado.

Artrites e artralgias estão presentes em até 65% dos casos, de forma simétrica e não erosiva, com acometimento principal das articulações dos joelhos, dos punhos, das articulações interfalangianas proximais e metacarpofalangianas.

Até 50% dos pacientes apresentam envolvimento pulmonar, com padrão intersticial à espirometria. Raramente pode haver vasculite visceral, com acometimento gastrintestinal e sinais e sintomas como dor abdominal, hematêmese e melena.

Outros órgãos menos frequentemente acometidos são o coração, podendo ocorrer miocardite, pericardite e distúrbios de condução; e o olho, com vasculite retiniana.

## Diagnóstico diferencial

Como diagnósticos diferenciais da DMJ, devem-se excluir todas as outras causas de MII da infância, além de outras causas de fraqueza muscular e mialgia, como as distrofias musculares, as neuropatias e outras doenças reumatológicas.

## Exames complementares

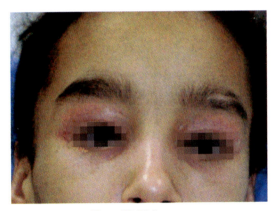

Figura 119.1 Heliotropo.

As enzimas musculares mais frequentemente analisadas são creatinoquinase (CK), aldolase, desidrogenase láctica (DHL), aspartato aminotransferase (AST/TGO) e alanina aminotransferase (ALT/TGP). Uma grande limitação a esses critérios diagnósticos é a dificuldade na realização de biopsia e eletroneuromiografia (ENMG) por serem invasivos. A ressonância magnética (RM) muscular revela anormalidades específicas da DMJ (91%), comparada à ENMG (50%) e à biopsia muscular (76%). A RM pode revelar fibrose, necrose, atrofia e infiltrado gorduroso, que são sinais de dano da doença; pode mostrar edema muscular, diminuição de capilares musculares, regeneração das fibras e alterações inflamatórias características, possibilitando avaliar a extensão e a gravidade da atividade da doença.

A capilaroscopia consiste na avaliação da microvasculatura da região periungueal, em que na DMJ observa-se um predomínio do padrão SD (esclerodermia), sendo útil para o diagnóstico da doença (sensibilidade de 100%), e na avaliação da atividade da doença, tanto cutânea quanto muscular.

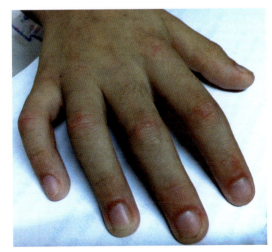

Figura 119.2 Pápulas de Gottron.

Os demais exames complementares são inespecíficos. O hemograma pode apresentar leucócitos normais, elevados ou baixos. As provas inflamatórias em geral encontram-se pouco elevadas. O exame de urina pode apresentar hematúria microscópica. Dentre os autoanticorpos não específicos, o fator reumatoide é negativo e o fator antinúcleo pode ser positivo em até 85% dos pacientes.

## Comprovação diagnóstica

O diagnóstico da DMJ é confirmado pelos critérios de Bohan e Peter (Quadro 119.1), que ainda são utilizados apesar de novas classificações tenham sido propostas (Lundenberg et al., 2017). Para o diagnóstico definitivo da doença, é necessário que o paciente apresente pelo menos uma lesão cutânea característica e mais três de quatro critérios: fraqueza muscular, aumento de enzimas musculares, ENMG sugestiva de miopatia inflamatória e biopsia muscular com achados característicos.

## Tratamento

Desde o advento dos corticosteroides para o tratamento da DMJ, o prognóstico da doença melhorou muito, com importante queda nas taxas de mortalidade. No entanto, devido aos eventos adversos secundários ao uso crônico de corticosteroides, indica-se a introdução de outras substâncias imunossupressoras associadas. Além disso, o uso combinado de corticosteroides e outro imunossupressor mostrou-se mais eficaz que o uso isolado de corticosteroides para o tratamento da doença. Propostas para o tratamento inicial da DMJ são: corticosteroide por via oral (glicocorticoide [GC]) associado ao metotrexato (MTX), GC associado ao MTX e pulsoterapia com metilprednisolona ou GC associado ao MTX, pulsoterapia com metilprednisolona e gamaglobulina por via intravenosa.

Micofenolato mofetila está indicado para os comprometimentos cutâneo e muscular refratários ao tratamento inicial. Ciclofosfamida por via intravenosa (500 a 750 mg/m$^2$/mês) para os refratários e que apresentem úlceras cutâneas, vasculites e fibrose pulmonar, e rituximabe, aos que não respondem às terapêuticas anteriores.

O uso do protetor solar é obrigatório em casos de comprometimento cutâneo. Sulfato de hidroxicloroquina pode ser eficaz nas formas leves, e corticosteroide e/ou tacrolimo tópicos podem ser utilizados como coadjuvantes. A introdução precoce de imunossupressores previne o aparecimento de calcinoses.

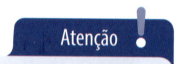

**Atenção**

Fisioterapia, terapia ocupacional e atividade física supervisionada devem ser indicadas precocemente com o objetivo de melhorar força e função musculares, condicionamento físico e atividade da doença em pacientes com DMJ.

### Quadro 119.1 Critérios de Bohan e Peter para DMJ e PM.

- Envolvimento cutâneo: coloração violácea e edema periorbitário (heliotropo) e/ou pápulas eritêmato-descamativas sobre as articulações metacarpofalangianas e interfalangianas proximais das mãos (sinal de Gottron)
- Fraqueza muscular simétrica, progressiva das cinturas escapular e pélvica dos flexores anteriores do pescoço, com ou sem disfagia e envolvimento da musculatura respiratória
- Elevação das enzimas musculares, particularmente a creatinoquinase (CK), frequentemente aldolase, aspartato aminotransferase (AST/TGO), alanina aminotransferase (ALT/TGP) e desidrogenase láctica (DHL)
- Eletromiografia mostrando unidades motoras curtas, polifásicas, fibrilações, ondas positivas, irritabilidade insercional, descargas de alta frequência e repetitivas
- Biopsia muscular com evidências de miopatia inflamatória: necrose das fibras musculares dos tipos I e II, fagocitose, degeneração e regeneração das fibras musculares com variação no calibre das fibras, células mononucleares intersticiais, endomisiais, perimisiais ou perivasculares

## Bibliografia

Ernste FC, Reed AM. Recent advances in juvenile idiopathic inflammatory myopathies. Curr Opin Rheumatol. 2014; 26(6):671-8.

Huber A, Feldman BM. An update on inflammatory myositis in children. Curr Opin Rheumatol. 2013; 25:630-5.

Huber AM, Giannini EH, Bowyer SL et al. Protocols for the initial treatment of moderately severe juvenile dermatomyositis: results of a Children's Arthritis and Rheumatology Research Alliance Consensus Conference. Arthritis Care Res (Hoboken). 2010; 62:219-25.

Hung CH. Treatment and clinical outcome of juvenile dermatomyositis. Pediatr Neonatol. 2015; 56(1):1-2.

Lundberg IE, Tjarnlund A, Bottai et al. European League Against Rheumatism/American College of Rheumatology classification criteria for adult and juvenile idiopathic inflammatory myopathies and their major subgroups. Ann Rheum Dis. 2017; 76(12):1955-64.

Sato JO, Sallum AM, Ferriani VP et al. Rheumatology Committee of the São Paulo Paediatrics Society. A Brazilian registry of juvenile dermatomyositis: onset features and classification of 189 cases. Clin Exp Rheumatol. 2009; 27:1031-8.

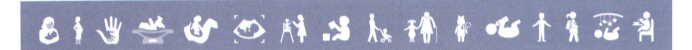

# 120 Doença Mista do Tecido Conjuntivo

CID-10: M35.1

*Ana Paula Viana de Siqueira • Breno Álvares de Faria Pereira*

## Introdução

A doença mista do tecido conjuntivo (DMTC), descrita por Sharp em 1972, é uma doença autoimune caracterizada por inflamação sistêmica crônica, arteriopatia vascular proliferativa e eventos trombóticos. O paciente apresenta títulos elevados de autoanticorpo sérico para a ribonucleoproteína nuclear pequena U (anti-U1-RNP) associado a manifestações clínicas similares às de lúpus eritematoso sistêmico, artrite, esclerose sistêmica, polimiosite e dermatomiosite.

A DMTC é rara em crianças e ocorre em 0,3 a 0,6% dos pacientes pediátricos reumatológicos. Apenas 23% dos casos de DMTC manifestam-se na infância. Não há predisposição étnica. A idade média de início da doença costuma ser de 10,7 anos (variando de 6,5 a 14 anos) com predominância do sexo feminino de 6:1. A incidência máxima da doença ocorre na terceira década de vida e pode afetar pessoas em todas as faixas etárias.

O conceito de DMTC persistiu, mas ainda se debate se a doença é distinta de lúpus eritematoso sistêmico, artrite, esclerose sistêmica, polimiosite e dermatomiosite ou representa uma sobreposição destes.

## Classificação

Quatro diferentes critérios de classificação para DMTC foram desenvolvidos (Quadro 120.1), e nenhum foi avaliado para crianças. Não há consenso quanto ao mais preciso. Os critérios de Kasukawa foram mais sensíveis (75%) em comparação aos de Alarcón-Segovia (73%) e Sharp (42%). A classificação de Alarcón-Segovia e a de Kasukawa são as mais utilizadas em pediatria.

Os critérios de atividade da doença incluem manifestações maiores: vasculite cutânea, diminuição da função pulmonar, alterações do sistema nervoso central; manifestações menores: artrite, nova erupção cutânea, diarreia, miosite leve, perda de peso; e alterações laboratoriais, como linfopenia, trombocitopenia, velocidade de hemossedimentação elevada, proteína C reativa, imunoglobulina G elevada. A doença ativa evidencia-se por meio de duas manifestações maiores, ou uma maior e duas menores, ou três menores e pelo menos uma alteração laboratorial.

## Causas

A DMTC apresenta etiologia desconhecida, embora a patogênese tenha sido relacionada com fatores genéticos e imunológicos. Existem dados que revelam que os autoanticorpos anti-U1-RNP desempenham papel central na patogênese da doença.

## Manifestações clínicas

As manifestações clínicas (Quadro 120.2) iniciais mais comuns de DMTC pediátrica são artralgia (91%), fenômeno de Raynaud (81%), artrite (74%), mialgia (42%), edema das mãos (Figura 120.1) e dos dedos ("dedo em salsicha"). Deve-se suspeitar de DMTC em crianças com doença multissistêmica sem causa aparente. A apresentação clínica da DMTC na infância pode ser aguda e grave similar à sepse ou de início insidioso com acumulação gradual de sinais e sintomas durante meses a anos. O quadro clínico completo raramente está presente desde o início.

**Manifestações pulmonares.** São consideradas semelhantes às da esclerose sistêmica. Em crianças, as anormalidades da função pulmonar são frequentes apesar da ausência de sintomas respiratórios. A hipertensão pulmonar (6 a 9%) é mais grave em adultos e geralmente é a principal causa de morte, apesar de ser rara em crianças. Os pacientes com envolvimento pulmonar apresentam valores de teste de função pulmonar mais baixos.

O padrão histológico mais comum da doença pulmonar intersticial (DPI) é a pneumonia intersticial não específica, que se apresenta como opacidades de vidro moído e padrão reticular nos campos pulmonares inferiores e periféricos na tomografia computadorizada de alta resolução. Os pacientes com DPI frequentemente apresentam dismotilidade e miopatia esofágica. A pneumonite aguda é incomum, sendo mais característica no lúpus, e o diagnóstico diferencial inclui hemorragia alveolar e causas infecciosas. A incidência estimada de serosite varia de 6 a 50%, e a dor pleurítica é o principal sintoma. As efusões são tipicamente exsudatos e podem ser autolimitadas e transitórias.

**Manifestações articulares.** Artralgia e artrites são os sintomas iniciais mais prevalentes em crianças com DMTC. Essas manifestações podem ser indistinguíveis da artrite idiopática juvenil.

**Quadro 120.1** Critérios de classificação da doença mista do tecido conjuntivo.

| Autor | Critérios | | Diagnóstico |
|---|---|---|---|
| Sharp (1987) | **Critérios maiores**<br>1. Miosite grave<br>2. Envolvimento pulmonar<br>  a. $DL_{CO} < 70\%$ e/ou<br>  b. Hipertensão pulmonar e/ou<br>  c. Lesão vascular proliferativa na biopsia<br>3. Fenômeno de Raynaud<br>4. Hipomotilidade esofágica<br>5. Dedos em salsicha<br>6. Esclerodactilia<br>7. Anti-ENA > 1:10.000 com anti-RNP + e anti-SM – | **Critérios menores**<br>1. Alopecia<br>2. Leucopenia < 4.000<br>3. Anemia<br>4. Pleurite<br>5. Pericardite<br>6. Artrite<br>7. Neuralgia do trigêmeo<br>8. *Rash* malar<br>9. Trombocitopenia<br>10. Miosite leve<br>11. História de edema de mãos | **Certeza**<br>4 critérios maiores<br>anti-SM –<br>anti-RNP > 1:4.000<br>**Provável**<br>3 critérios maiores<br>anti-SM –<br>ou<br>2 critérios maiores e 1 critério menor<br>anti-RNP > 1:1.000 |
| Alarcón-Segovia (1987) | **Critério sorológico**<br>1. Anti-RNP > 1:1.600 por hemaglutinação | **Critérios clínicos**<br>1. Edema de mãos<br>2. Sinovite<br>3. Miosite evidenciada biológica ou histologicamente<br>4. Fenômeno de Raynaud<br>5. Acroesclerose com ou sem esclerose sistêmica proximal | **Critério sorológico positivo**<br>Pelo menos 3 critérios clínicos<br>(se 1, 4 e 5 estiverem presentes, 2 ou 3 são necessários) |
| Kasukawa (1987) | **Sintomas comuns**<br>1. Fenômeno de Raynaud<br>2. Edema de mãos ou dedos | **Sintomas de LES**<br>1. Poliartrite<br>2. Adenomegalia<br>3. *Rash* malar<br>4. Pericardite ou pleurite<br>5. Leucopenia ou trombocitopenia<br>**Sintomas de ES**<br>1. Esclerodactilia<br>2. Fibrose pulmonar ou função pulmonar restritiva ou $DL_{CO}$ reduzido<br>3. Hipomotilidade ou dilatação esofágica<br>**Sintomas de PM**<br>1. Fraqueza muscular<br>2. Enzimas musculares elevadas<br>3. Sinais miogênicos na ENM | Pelo menos 1 dos 2 sintomas comuns<br>anti-RNP<br>Pelo menos um sinal das doenças do tecido conjuntivo: LES, ES, PM |
| Kahn (1991) | **Critério sorológico**<br>1. Anti-RNP > 1:2.000 – FAN salpicado Anti-ENA (anticorpos contra antígenos extraíveis do núcleo); Anti-SM (anticorpos anti-Smith); ENM (eletroneuromiografia) | **Critérios clínicos**<br>1. Fenômeno de Raynaud<br>2. Sinovite<br>3. Miosite<br>4. Edema de dedos | **Critério sorológico**<br>Fenômeno de Raynaud<br>Pelo menos 2 dos 3 seguintes sinais: sinovite, miosite e edema de dedos |

Anti-ENA: anticorpos contra antígenos extraíveis do núcleo; anti-RNP: anticorpos contra a fração nuclear das ribonucleoproteínas; anti-SM: anticorpos anti-Smith; $DL_{CO}$: capacidade de difusão de monóxido de carbono; ENM: eletroneuromiografia; ES: esclerose sistêmica; LES: lúpus eritematoso sistêmico; PM: polimiosite.

**Quadro 120.2** Manifestações clínicas da doença mista do tecido conjuntivo.

| Pulmonares | Doença pulmonar intersticial, hipertensão pulmonar |
|---|---|
| Articulares | Artralgia, artrites |
| Cutâneas | Fenômeno de Raynaud, esclerodactilia, telangiectasias, alopecia, úlceras de mucosa, eritema malar, fotossensibilidade |
| Musculares | Fraqueza proximal, miosite |
| Gastrintestinais | Dismotilidade esofágica, refluxo gastresofágico |
| Neurológicas | Cefaleia, neuralgia do trigêmeo, meningite asséptica, psicose e convulsões |
| Cardiovasculares | Pericardite |
| Renais | Glomerulonefrite membranosa |

**Manifestações cutâneas.** O fenômeno de Raynaud ocorre em 80 a 90% dos casos de crianças com DMTC. Aparece precocemente e persiste por anos. Outras manifestações cutâneas relatadas são: esclerodactilia, telangiectasias, alopecia, úlceras de mucosa, eritema malar e fotossensibilidade.

**Manifestações musculares.** A doença muscular é caracteristicamente leve no início, com sintomas de fraqueza proximal mínima e aumento leve a moderado nos níveis séricos de enzimas musculares. Quando presentes, estes sintomas se assemelham a outras miopatias inflamatórias, embora com manifestações mais leves. Em pacientes com DMTC associam-se disfagia e miosite, principalmente devido ao envolvimento do músculo esofágico estriado. Histologicamente, nessa condição a miosite é indistinguível da dermatomiosite.

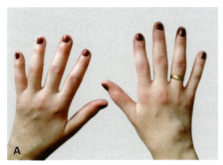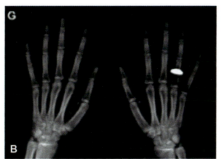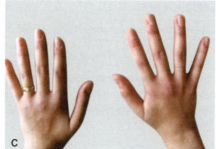

**Figura 120.1** Artrite e edema das mãos. **A.** Edema das mãos, anel cunhado por artrite/edema. **B.** Radiografia das mãos: ausência de erosão articular. **C.** Após a quinta infusão de tocilizumabe, redução de edema e artrite (Adaptada de Cabrera et al., 2016).

**Manifestações gastrintestinais.** A dismotilidade esofágica é caracteristicamente leve no início e está presente em 30 a 40%. Refluxo gastresofágico também pode ocorrer.

**Manifestações neurológicas.** O distúrbio mais comum é a cefaleia (44%). Neuralgia do trigêmeo, meningite asséptica, psicose e convulsões também podem ocorrer. Casos isolados de hemorragia intracraniana, síndrome da cauda equina, mielite transversa, encefalopatia multifocal progressiva, neuropatia desmielinizante, neuropatia óptica e vasculite da retina têm sido relatados.

**Manifestações cardiovasculares.** O envolvimento cardíaco é raro. A pericardite é frequente (14 a 16%). Além disso, podem ser observados: prolapso da valva mitral, hipertensão pulmonar e derrame pericárdico. Tamponamento cardíaco é raro e sua manifestação mais comum é a dispneia.

**Manifestações renais.** O acometimento renal é observado com menos frequência do que no lúpus, mas na DMTC parece ocorrer de forma mais grave em crianças que em adultos. A maioria apresenta glomerulonefrite membranosa. Pacientes com doença renal têm mais manifestações sistêmicas. A microscopia eletrônica demonstra deposição de complexo imune nos glomérulos.

## Diagnóstico diferencial

O diagnóstico da DMTC pode ser desafiador devido aos sintomas sobrepostos de doença autoimune. O achado de anticorpos anti-SM e anti-DNA é altamente sugestivo de lúpus eritematoso sistêmico. Doenças infecciosas, endócrinas e neoplásicas devem ser suspeitadas de acordo com os sinais e sintomas apresentados (Quadro 120.3).

## Exames complementares

O diagnóstico é confirmado pela presença de anticorpos anti-U1-RNP (padrão salpicado). Contudo, esse padrão não é exclusivo da DMTC. Pacientes com lúpus eritematoso sistêmico, esclerodermia, miosite e doença indiferenciada do tecido conjuntivo também podem apresentá-lo.

Os títulos de anti-U1-RNP correlacionam-se com a atividade da doença. Os níveis anti-U1-RNP diminuem após o tratamento. A presença de anti-U1-snRNP precede o início das manifestações clínicas.

**Quadro 120.3** Diagnóstico diferencial da doença mista do tecido conjuntivo.

| Doenças autoimunes | Lúpus eritematoso sistêmico, esclerose sistêmica (esclerodermia), síndrome de Sjögren, polimiosite, dermatomiosite, artrite reumatoide |
|---|---|
| Doenças infecciosas | Toxoplasmose, sepse |
| Doenças endócrinas | Tireoidopatias |
| Neoplasias | Leucemia |
| Idiopático | Hipertensão arterial pulmonar idiopática |

A avaliação inicial de uma criança com suspeita de DMTC inclui: anticorpo antinuclear (ANA), ALT, AST, creatinofosfoquinase (CPK), creatinina, albumina, proteína total e análise urinária. Se o resultado do ANA for positivo, deve-se prosseguir com a investigação e avaliação dos seguintes exames: anti-SSA (Ro), anti-SSB (La), anti-Smith (Sm), anti-RNP, anti-DNA, C3, C4, radiografia de tórax. Outros autoanticorpos frequentemente observados em pacientes com DMTC são: antifosfolipídios (ACL, antib2-GPI), AECA, fator reumatoide, peptídios citrulinados anticíclicos (anti-CCP), anti-Scl70. Alterações dos exames laboratoriais inespecíficos são demonstradas no Quadro 120.4.

A manometria esofágica, a eletroneuromiografia, a TC de tórax, o teste de função pulmonar e o ecocardiograma são úteis na avaliação das manifestações sistêmicas.

**Quadro 120.4** Alterações dos exames laboratoriais inespecíficos.

| Hemograma | Anemia normocítica normocrômica, leucopenia, trombocitopenia |
|---|---|
| VHS | Elevada |
| CPK | Elevada |
| Gamaglobulina | Hipergamaglobulinemia |
| Complemento sérico | Normal |
| Proteinúria | Presente |
| Creatinina sérica | Elevada |

CPK: creatinofosfoquinase; VHS: velocidade de hemossedimentação.

## Complicações

Os sistemas vascular, digestório, musculoesquelético, cardiopulmonar, hematológico, urinário, nervoso central e a pele podem ser afetados na DMTC. A perda auditiva sensorial foi relatada em adultos, mas não há relatos em criança. Meningite tuberculosa, pielonefrite aguda, hepatite autoimune, hemianopsia, cirrose, hipertensão portal e vasculite (38%) podem decorrer da DMTC.

A manifestação esofágica da DMTC pode apresentar algumas complicações ao longo da doença, entre as quais se destacam: esofagite de refluxo crônico, esofagite por infecção de *Candida* devido ao esvaziamento incompleto do esôfago, estenose esofágica, hemorragia gastrintestinal superior e metaplasia de Barrett. A DPI progride ligeiramente para fibrose (33%). As alterações patológicas que ocorrem na hipertensão arterial pulmonar incluem remodelação de arteríolas, hipertrofia muscular vascular lombar, proliferação da adventícia e da íntima, trombose *in situ* e lesões plexiformes.

## Tratamento

Não há tratamento específico para a DMTC, e a medicação visa amenizar os sintomas apresentados. A terapia imunossupressora e os esteroides são a base da terapia. O tratamento deve ser realizado por equipe multiprofissional para fornecer manejo adequado às necessidades dos pacientes e melhora da qualidade de vida.

As crianças respondem satisfatoriamente às baixas doses de corticosteroides, anti-inflamatórios não esteroidais e hidroxicloroquina. Uma combinação destes e de vários outros imunossupressores é usada quando há envolvimento de diferentes órgãos, incluindo metotrexato, micofenolato de mofetila, azatioprina, ciclofosfamida, ciclosporina e agentes biológicos.

O metotrexato pode ser útil nas manifestações de artrite e miosite. Pacientes com nefropatia apresentam resolução ou melhora com esteroides. Miosite grave, envolvimento visceral ou renal requer esteroides em altas doses. A ciclofosfamida é prescrita no caso de DPI e hipertensão arterial pulmonar. A trombocitopenia refratária pode ser tratada com rituximabe.

## Prevenção

É necessário monitoramento rigoroso dos pacientes com DMTC e estratificação de acordo com as características clínicas, genéticas e sorológicas. Isso certamente proporcionará melhorias na qualidade de vida dos pacientes e diminuirá a morbidade.

Pacientes com DMTC devem ser submetidos à triagem anual com ecocardiografia para investigar hipertensão pulmonar. Provas de função pulmonar também devem ser realizadas. O rastreamento do esôfago de Barrett deve ser indicado a pacientes com refluxo esofágico grave ou prolongado.

Os reumatologistas pediátricos devem abordar as necessidades psicossociais dos pacientes com DMTC, o que pode impactar positivamente a sua adaptação à doença e a adesão ao tratamento.

## Evolução e prognóstico

O diagnóstico e o tratamento precoces são fundamentais para redução da morbimortalidade da doença. A ideia inicial de DMTC como doença benigna foi destituída após muitos estudos mostrando desfechos desfavoráveis. A remissão de longa duração ocorre apenas em uma minoria dos pacientes, e após terapia imunossupressora por vários anos, enquanto a maioria tem atividade de doença leve. O curso clínico e os resultados podem variar de formas leves, com bom prognóstico clínico, a doenças graves e rapidamente ameaçadoras de vida.

Em crianças com DMTC a mortalidade é menor do que em adultos. Os casos de mortalidade anual relativa à DMTC juvenil variam de 0 a 7:1.000 pacientes e a causa dos óbitos varia bastante, sendo decorrentes especialmente de sepse, complicações cerebrais, insuficiência cardíaca, hipertensão pulmonar, insuficiência renal e sangramento gastrintestinal. Em adultos, o pior prognóstico e a alta mortalidade estão associados à doença pulmonar.

As características inflamatórias tendem a desaparecer com o tempo, mas o fenômeno de Raynaud é persistente e os sintomas de esclerodermia tornam-se progressivamente proeminentes. A artrite pode ser responsável por incapacidade funcional. A doença pulmonar intersticial tem progressão lenta, mas continua ocasionando deterioração da função pulmonar.

Sintomas depressivos (20%), de ansiedade (20%) e ideação suicida (14%) podem ser observados nos pacientes durante o curso da doença.

## Bibliografia

Berard RA, Laxer RM. Pediatric mixed connective tissue disease. Curr Rheumatol Rep. 2016; 18(5):28.

Cabrera N et al. Tocilizumab in the treatment of mixed connective tissue disease and overlap syndrome in children. RMD Open. 2016; 2(2):e000271.

Campos LMA. Doença mista do tecido conectivo. In: Campos Júnior D, Burns DAR, Lopez FA. Tratado de Pediatria: Sociedade Brasileira de Pediatria. 3th ed. Barueri, SP: Manole; 2014. pp. 2649-53.

Ciang NCO, Pereira N, Isenberg DA. Mixed connective tissue disease-enigma variations? Rheumatology (Oxford). 20171; 56(3):326-33.

Escolà-Verg L et al. Mixed connective tissue disease and epitope spreading: an historical cohort study. J Clin Rheumatol. 2017; 23(3):155-9.

Knight AM et al. Barriers and facilitators for mental healthcare in pediatric lupus and mixed connective tissue disease: a qualitative study of youth and parent perspectives. Pediatr Rheumatol Online J. 2015; 13:52.

Reiseter S et al. Progression and mortality of interstitial lung disease in mixed connective tissue disease: a long-term observational nationwide cohort study. Rheumatology (Oxford). 2018; 57(2):255-62.

Tsai YY et al. Fifteen-year experience of pediatric-onset mixed connective tissue disease. Clin Rheumatol. 2010; 29(1):53-8.

Ungprasert P et al. Epidemiology of mixed connective tissue disease, 1985-2014: a population-based study. Arthritis Care Res (Hoboken). 2016; 68(12):1843-8.

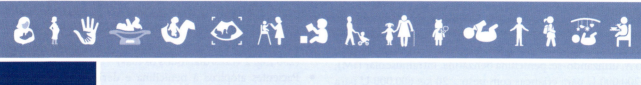

# 121 Febre Reumática

CID-10: I00

Breno Álvares de Faria Pereira • Alinne Rodrigues Belo • Annelyse de Araujo Pereira

## Introdução

A febre reumática (FR) é uma doença inflamatória, sistêmica, deflagrada pelo agente infeccioso *Streptococcus* beta-hemolítico do grupo A, e se manifesta em pessoas geneticamente predispostas. É a doença reumática mais comum no Brasil. O primeiro surto e suas recidivas ocorrem principalmente na faixa etária entre 5 e 15 anos.

A manifestação clínica mais relevante é a doença cardíaca e se caracteriza, na maioria das vezes, por valvulite, em especial das valvas mitral e aórtica, que pode se cronificar e originar sequelas incapacitantes. Podem ocorrer outras manifestações e acometer as articulações e o sistema nervoso central.

## Manifestações clínicas

As manifestações clínicas surgem após um período de latência de 2 a 3 semanas a partir da infecção estreptocócica e são bastante variadas.

O diagnóstico de febre reumática se baseia em um grupo de critérios: os critérios de Jones. Os critérios maiores são clínicos: artrite, cardite, coreia, nódulos subcutâneos e eritema marginado. A identificação de pelo menos um deles é necessária para o diagnóstico da FR:

- Artrite: presença de edema na articulação ou dor com limitação do movimento. É a forma mais frequente de apresentação de FR. As grandes articulações, como joelhos, cotovelos, punhos e tornozelos, são as mais afetadas. O padrão do envolvimento é migratório, com evolução assimétrica, totalmente resolutivo, na maior parte das vezes, não deixando sequelas. É excelente a resposta aos anti-inflamatórios não hormonais, com remissão dos sintomas em 48 a 72 horas
- Cardite: é o segundo critério maior mais frequente na FR. É o mais grave. O folheto atingido é o endocárdio em mais de 90% dos casos, na forma de insuficiência mitral, manifestando-se como sopro sistólico apical. Em aproximadamente metade das vezes, pode ser acompanhada de sopro diastólico basal, decorrente de insuficiência aórtica. A concomitância de insuficiência mitral e aórtica em um paciente previamente sadio é altamente sugestiva de febre reumática. Ocasionalmente, miocardite e pericardite podem estar presentes
- Coreia: são movimentos desordenados, involuntários, abruptos, de grupos musculares estriados esqueléticos, que aparecem de maneira insidiosa. As queixas são de tropeços à deambulação, fala arrastada ou "enrolada", deixar cair ou jogar objetos, como pratos, copos, cadernos, e escrita ruim. Atinge mais o sexo feminino, na faixa etária da adolescência. Há muita labilidade emocional, com facilidade para alternância entre choro e riso
- Eritema marginado e nódulos subcutâneos: são raros, mas altamente específicos de febre reumática. O eritema marginado é uma lesão macular com halo hiperemiado e centro opaco. Geralmente não é pruriginoso e poupa a face. Os nódulos subcutâneos são indolores e estão em geral localizados nas superfícies extensoras das articulações e ao longo dos tendões. Estão associados à presença de cardite.

Os critérios menores são quatro: febre, artralgia, aumento do intervalo PR no eletrocardiograma e aumento das provas de fase aguda (proteína C reativa e velocidade de hemossedimentação).

A febre geralmente está presente quando há artrite e responde rapidamente aos anti-inflamatórios. A artralgia, que é a dor articular sem limitação do movimento, só pode ser contada como critério menor na ausência de artrite. Já em relação ao intervalo PR prolongado, não é específico de FR.

## Diagnóstico

Dois critérios maiores ou 1 maior e 2 menores com evidência de infecção prévia pelo *Streptococcus* beta-hemolítico do grupo A são suficientes para diagnosticar o primeiro surto de FR.

Para pacientes que já tenham tido o surto inicial de FR, os critérios permanecem os mesmos, mudando apenas o número mínimo de critérios a serem preenchidos. Para esses indivíduos, além do preenchimento de 2 critérios maiores ou de 1 maior e 2 menores (como no surto inicial), pode-se considerar também a possibilidade do preenchimento de 3 critérios menores.

Coreia isolada, de etiologia não definida, continua sendo suficiente para o diagnóstico, mesmo na ausência das outras manifestações. Além disso, os achados ecodopplercardiográficos sugestivos de cardite – ainda que não acompanhados por sopro ou outros sinais clínicos (a "cardite subclínica") – são suficientes para contemplar 1 sinal maior dos critérios.

Miofasciite macrofágica é uma miopatia inflamatória que corresponde a menos de 1% das MIII e está relacionada a vacinas que contêm alumínio como adjuvante. A histologia demonstra infiltrado macrofágico e detecção de alumínio no músculo. O quadro clínico característico inclui mialgia, artralgia, fraqueza muscular, fadiga crônica e febre. A vacinação pode preceder o início dos sintomas em 2 a 12 meses.

Predomínio de eosinófilos na histologia muscular, que pode ser idiopático, induzido por medicamento ou relacionado à infecção parasitária, é característico da miosite eosinofílica, que também ocorre em menos de 1% dos casos.

Miosite enxerto-*versus*-hospedeiro pode ocorrer após transplante de medula óssea ou célula-tronco e manifesta-se por fraqueza muscular, mialgia e elevação de CK.

## Diagnóstico diferencial

Os principais diagnósticos diferenciais são as outras causas de MIII, seguidas pelas miopatias não inflamatórias e infecciosas, assim como as distrofias musculares e neuropatias (Quadro 123.1).

## Exames complementares

As características clínicas e patológicas possibilitam o diagnóstico das diferentes MIII, mas a presença dos autoanticorpos específicos ou associados à miosite, que ocorre em até 70% dos pacientes, pode definir grupos homogêneos quanto a características clínicas, resposta ao tratamento e prognóstico.

O mais frequente dos autoanticorpos específicos das MIII é o anti-p155/140, que está presente em 23 a 30% dos pacientes, particularmente aqueles com DMJ ou MS, que apresentam fotossensibilidade, *rash* malar, sinal do xale e do V, úlceras cutâneas, lipodistrofia, alterações na capilaroscopia periungueal e doença crônica.

Anti-MJ está presente em 20 a 25% dos pacientes com DMJ que apresentam cãibras musculares, disfonia e contraturas articulares, assim como uma doença mais grave com calcinose, atrofia muscular e ulceração gastrintestinal.

Os tradicionais autoanticorpos antissintetase estão presentes em menos de 5% dos pacientes com MIII, especialmente naqueles com PMJ e MS. Crianças que apresentam positividade para anti-Jo1 têm doença pulmonar intersticial, artrite, fenômeno de Raynaud e mãos mecânicas. Anti-SRP está associado à PMJ grave, refratária ao tratamento com fraqueza muscular distal e proximal. Anti-Mi-2, relacionado às características cutâneas da DMJ. Anti-CADM-140, a doença pulmonar intersticial rapidamente progressiva e ulcerações cutâneas.

Os autoanticorpos associados à miosite incluem anti-U1RNP, anti-Ro, anti-PM-Scl e anti-Ku, estes estão presentes em até 15% dos pacientes com MIII e estão mais frequentemente associados às MS.

## Tratamento

O tratamento farmacológico de DMJ e PMJ baseia-se no uso de glicocorticoides em associação aos agentes imunomoduladores como metotrexato, azatioprina, ciclosporina, micofenolato mofetila e imunoglobulina intravenosa. Outras opções terapêuticas têm sido descritas, tais como: tacrolimo, etanercepte, infliximabe, eculizimabe, rituximabe e transplante de medula óssea.

## Evolução e prognóstico

A resposta terapêutica é heterogênea na miosite por corpúsculos de inclusão, assim como nos diferentes subtipos de MIII, o que enfatiza a distinta fisiopatologia.

Uma vez que o tratamento farmacológico isolado não foi suficiente para recuperar a força e a função muscular, a atividade física tornou-se importante na resposta terapêutica.

**Quadro 123.1** Principais diagnósticos diferenciais das miopatias inflamatórias.

- Miopatias inflamatórias idiopáticas: dermatomiosite, polimiosite, miosite de sobreposição, dermatomiosite amiopática, miosite associada a câncer, miosite por corpúsculo de inclusão, miosite eosinofílica, miosite orbitária, miofasciite macrofágica, miosite enxerto-*versus*-hospedeiro
- Miopatias não inflamatórias: defeito genético mitocondrial, causas metabólicas, endócrinas, tóxicas, deficiência nutricional
- Miopatias infecciosas: bacterianas (*Staphylococcus*, *Streptococcus*, Lyme), virais (enterovírus, influenza, parvovírus, hepatite B)
- Distrofias musculares: Duchenne, Becker, fascioescapuloumeral, distal, oculofaríngea
- Neuropatias: esclerose lateral amiotrófica, Guillain-Barré, plexopatia diabética, miastenia *gravis*
- Doenças reumáticas: lúpus eritematoso sistêmico, doença mista do tecido conectivo, arterite de células gigantes, granulomatose de Wegener, poliarterite nodosa, fibromialgia
- Hipertermia maligna
- Rabdomiólise
- Traumatismo

## Bibliografia

Aikawa NE, Jesus AA, Liphaus BL et al. Organ-specific autoantibodies and automimmune diseases in juvenile systemic lupus erythematosus and juvenile dermatomyositis patients. Clin Exp Rheumatol. 2012; 30:126-31.

Kozu KT, Silva CA, Bonfá E et al. Dyslipidaemia in juvenile dermatomyositis: the role of disease activity. Clin Exp Rheumatol. 2013; 31:638-44.

Lundberg IE, Vencovsky J, Alexanderson H. Therapy of myositis: biological and physical. Curr Opin Rheumatol. 2014; 26:704-11.

Omori CH, Silva CA, Sallum AM et al. Exercise training in juvenile dermatomyositis. Arthritis Care Res. 2012; 64:1186-94.

Rider LG, Katz JD, Jones OY. Developments in the classification and treatment of the juvenile idiopathic inflammatory myopathies. Rheum Dis Clin N Am. 2013; 39:877-904.

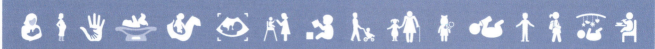

# 124 Púrpura de Henoch-Schönlein (Vasculite por IgA)

CID-10: D69.0

*Ana Paula Vecchi • Clovis Artur Almeida da Silva*

## Introdução

A púrpura de Henoch-Schönlein (PHS) é uma vasculite que acomete artérias de pequeno calibre por depósito de IgA-imunocomplexos na parede dos vasos, com acometimento de pele, articulações, sistema digestório e rins. Caracteriza-se por púrpuras palpáveis de distribuição gravitacional abaixo do umbigo, preferencialmente.

## Causas

A PHS ou vasculite por IgA é a vasculite mais comum da infância, e sua incidência anual é de 10 a 30/100.000 habitantes. Ocorre predominantemente em crianças nas fases pré-escolar e escolar, com média de idade de 6 anos, sem diferença entre os sexos.

As infecções de vias respiratórias superiores precedem o quadro em 40 a 50% das crianças, sugerindo um agente infeccioso como desencadeante. Outros possíveis fatores desencadeantes incluem imunizações (sarampo, cólera, tifo e febre amarela), medicamentos (ácido acetilsalicílico, penicilinas, cefalosporinas e eritromicina), alimentos (chocolate, leite, ovos, feijão e peixe), picadas de inseto e exposição ao frio.

Recentemente demonstrou-se que tanto os pacientes com PHS quanto aqueles com nefrite por IgA expressam uma deficiência congênita da glicosilação da galactose na molécula de IgA, o que dificultaria o seu *clearance*, facilitando o seu depósito e a formação de imunocomplexos.

## Manifestações clínicas

O acometimento de pele é condição essencial para o diagnóstico e se caracteriza por petéquias, púrpuras palpáveis, hematomas e, às vezes, bolhas hemáticas. Inicialmente o exantema é eritêmato-maculopapular, mas torna-se purpúrico após 48 horas (Figura 124.1).

Artralgia e artrite ocorrem em até 75% dos casos. A artrite é aguda, com envolvimento de grandes articulações (joelhos e tornozelos), migratória e bastante dolorosa.

O sistema digestório é acometido em torno de 50% dos casos. Sua apresentação varia desde dor abdominal leve, vômito, até sangramento intestinal e invaginação intestinal. O edema da parede do intestino delgado, com hemorragia de submucosa, explica os sintomas.

Em torno de 30% dos pacientes apresentarão hematúria e/ou proteinúria transitórias, com resolução em até 4 semanas. Hipertensão arterial também pode ocorrer. Entre 1 e 4,5% de todas as crianças com vasculite por IgA evoluirão com doença renal grave.

Outros sintomas menos comuns são orquite, hemorragia testicular, hemorragia pulmonar e vasculite cerebral.

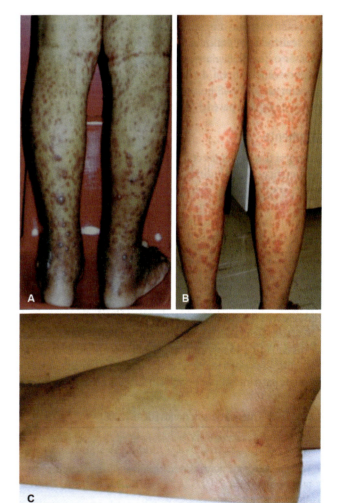

**Figura 124.1** Púrpura palpável típica em extremidades inferiores em criança com púrpura de Henoch-Shönlein.

**Quadro 126.1** Classificação de vasculites conforme o tamanho do vaso.

| Vasculites de pequeno calibre | Capilares, arteríolas e vênulas |
|---|---|
| Vasculites de médio calibre | Artérias viscerais: renais, hepáticas, mesentéricas e coronarianas |
| Vasculites de grande calibre | Aorta e seus ramos |

**Quadro 126.2** Classificação das vasculites na faixa etária pediátrica com a nova nomenclatura.

**Vasculite predominantemente de grandes vasos**
- Arterite de Takayasu

**Vasculite predominantemente de vasos de médio calibre**
- Poliarterite nodosa da infância
- Poliarterite cutânea
- Doença de Kawasaki

**Vasculite predominantemente de vasos de pequeno calibre**
- Granulomatosa
  - Poliangiite granulomatosa (granulomatose de Wegener)
  - Poliangiite granulomatosa eosilofílica (síndrome de Churg-Strauss)
- Não granulomatosa
  - Poliangiite microscópica
  - Vasculite por IgA (púrpura de Henoch-Schönlein)
  - Vasculite leucocitoclástica cutânea isolada
  - Vasculite urticariforme hipocomplementêmica

**Outras vasculites**
- Síndrome de Behçet
- Vasculite secundária a infecção
- Vasculite associada a doença do tecido conjuntivo
- Vasculite isolada de sistema nervoso central
- Síndrome de Cogan
- Não classificada

**Quadro 126.3** Nomes das vasculites adotados pelo Consenso de Chapel Hill em 2012.

**Vasculite de grandes vasos**
- Arterite de Takayasu
- Arterite de células gigantes

**Vasculite de médio calibre**
- Poliarterite nodosa
- Doença de Kawasaki

**Vasculite de vasos de pequeno calibre**
- Vasculites associadas ao ANCA[1] (anticorpo anticitoplasma de neutrófilo)
  - Granulomatose eosinofílica com poliangeite (síndrome de Churg-Strauss)
  - Poliangiite microscópica (PAM)
  - Granulomatose com poliangeite (granulomatose de Wegener)
- Vasculites por imunocomplexos
  - Vasculite por IgA (púrpura de Henoch-Schönlein)
  - Vasculite crioglobulinêmica
  - Vasculite hipocomplementêmica
  - Antimembrana basal glomerular

**Vasculites de vasos variáveis**
- Doença de Behçet
- Síndrome de Cogan

**Vasculites de único órgão**
- Angiite leucocitoclástica cutânea
- Arterite cutânea
- Vasculite de sistema nervoso central
- Aortite isolada

**Vasculite associada a doença sistêmica**
- Vasculite lúpica
- Vasculite reumatoide
- Vasculite sarcoidosa
- Outras

**Vasculites associadas com etiologia provável**
- Vasculite crioglobulinêmica associada ao vírus da hepatite C
- Vasculite associada ao vírus da hepatite B
- Aortite associada a sífilis
- Vasculite associada a medicamentos
- Vasculite associada ao ANCA
- Vasculite associada ao câncer
- Outras

Anticorpos anticitoplasma de neutrófilos, ou ANCA, são imunoglobulinas dirigidas contra enzimas constituintes dos grânulos citoplasmáticos de neutrófilos. Sua presença está associada a determinado grupo de vasculites.

## Causas

Algumas vasculites podem ser desencadeadas por agentes infecciosos que apresentam perda da tolerância imunológica, com uma resposta imune exacerbada sendo a principal causa de inflamação do vaso.

## Manifestações clínicas

Alguns achados clínicos sugerem vasculite:
- Febre, perda de peso, fadiga
- Lesões de pele (púrpura palpável, urticária, livedo, nódulos, úlceras)
- Lesões neurológicas (cefaleia, mononeurite, lesões em sistema nervoso central [SNC])
- Artralgia ou artrites, mialgia ou miosites, serosites
- Hipertensão
- Infiltrado ou hemorragia pulmonar

## Diagnóstico diferencial

Os principais diagnósticos diferenciais são os exantemas febris (exantema súbito, mononucleose, adenovírus, enterovírus, influenza, sarampo).

## Exames complementares

Associadas às manifestações clínicas, algumas alterações laboratoriais também são sugestivas de vasculite:

- Aumento da velocidade de hemossedimentação e da proteína C reativa
- Anemia, leucocitose
- Eosinofilia
- Anticorpo anticitoplasma de neutrófilo (ANCA positivo)
- Aumento do fator de von Willebrand
- Crioglobulinemia
- Circulação de imunocomplexos
- Hematúria.

## Tratamento

O tratamento dependerá do tipo de vasculite. Abordaremos apenas as vasculites mais comuns na infância nos Capítulos 124 e 127 desta Parte.

> **Atenção**
>
> Petéquias e púrpuras palpáveis que não desaparecem à digitopressão e sem plaquetopenia sugerem vasculite de pequeno calibre. Úlceras, nódulos e/ou livedo reticular sugerem vasculite de médio calibre. Redução ou ausência de pulsos periféricos, hipertensão arterial (com diferença de pressão arterial entre os membros) e sopro (carotídeo ou abdominal) sugerem vasculite de grande calibre.

## Bibliografia

Jennette JC, Falk RJ, Bacon PA et al. 2012 Revised International Chapel Hill Consensus Conference Nomenclature of Vasculitides. Arthritis Rheum. 2013; 65(1):1-11.

Ozen S, Pistorio A, Iusan SM et al. EULAR/PRINTO/PRES criteria for Henoch-Schonlein purpura, childhood polyarteritis nodosa, childhood Wegener granulomatosis and childhood Takayasu arteritis: Ankara 2008. Part II: Final classification criteria. Ann Rheum Dis. 2010; 69:798-806.

Petty RE, Cassidy JT. Vasculitis and its classification. In: Cassidy JT, Petty RE, Ronald ML et al. Textbook of pediatric rheumatology. 6. ed. Philadelphia: WB Saunders Elsevier; 2011. pp. 479-82.

Ruperto N, Ozen S, Pistorio A et al. EULAR/PRINTO/PRES criteria for Henoch-Schonlein purpura, childhood Wegener granulomatosis and childhood Takayasu arteritis: Ankara 2008. Part I; overall methodoloy and clinical characterization. Ann Rheum Dis. 2010; 69:790-7.

# 127 Vasculites Associadas ao Anticorpo Anticitoplasma de Neutrófilos A

CID-10: M31.3, CID-10: M30.1, CID-10: M31.7

*Ana Paula Vecchi • Clovis Artur Almeida da Silva*

## Introdução

As vasculites associadas ao anticorpo anticitoplasma de neutrófilos (ANCA) são um grupo de doenças caracterizadas por inflamação e necrose de vasos de pequeno calibre predominantemente com presença do ANCA e ausência de depósito de imunocomplexos. São elas:

- Granulomatose com poliangiite (antigamente denominada granulomatose de Wegener)
- Granulomatose eosinofílica com poliangiite (síndrome de Churg-Strauss)
- Poliangiite microscópica (PAM).

## Fatores de risco e causas

Vários fatores genéticos, como defeito no gene *HLA-DPB1* e no gene da alfa-1-antitripsina, têm sido descritos, mas isoladamente não reproduzem as doenças. A alfa-1-antitripsina inibe a atividade da proteinase 3 (PR3), enzima liberada na degranulação de neutrófilos, que levaria à lise do endotélio vascular. Agentes infecciosos como desencadeantes da doença têm sido relatados, principalmente o *Staphylococcus aureus*.

ANCA são anticorpos contra enzimas presentes nos grânulos de neutrófilos e lisozimas de monócitos, como PR3 e mieloperoxidase (MPO). As ligações do ANCA a esses antígenos ativam as células com liberação de enzimas líticas e interleucinas pró-inflamatórias. Além disto, há evidências indicando que as células T participam na formação dos granulomas.

As vasculites associadas ao ANCA são menos frequentes em crianças, sendo a granulomatose com poliangiite a mais comum.

## Manifestações clínicas

Sintomas gerais como febre, mialgia, artrite, púrpuras e nódulos podem ocorrer em qualquer uma delas.

A granulomatose com poliangiite é caracterizada por inflamação granulomatosa necrosante, envolvendo o trato respiratório superior (sinusite refratária, epistaxe e úlceras nasais) e inferior (nódulos pulmonares, infiltrados alveolares e intersticiais, e hemorragia pulmonar), acometimento renal com glomerulonefrite, proptose ocular e estenose subglótica. Na PAM microscópica há o envolvimento do sistema respiratório e dos rins, mas o granuloma está ausente. E na granulomatose eosinofílica com poliangiite, a inflamação granulomatosa necrosante é repleta de eosinófilos e frequentemente envolve o trato respiratório superior e inferior (asma). Outros achados são: dermatite atópica; sintomas neurológicos, como mononeurite; e eosinofilia periférica.

O diagnóstico das vasculites associadas ao ANCA em crianças é definido pelos critérios da European League Against Rheumatism/Pediatric Rheumatology European Society (EULAS/PRES) 2008 (Quadros 127.1 e 127.2).

## Diagnóstico diferencial

Infecções fúngicas invasivas (histoplasmose e aspergilose), tuberculose e sarcoidose são os principais diagnósticos diferenciais nos pacientes com envolvimento pulmonar. Por sua vez, lúpus eritematoso sistêmico juvenil, poliarterite nodosa e glomerulonefrite difusa aguda (GNDA) são os principais diagnósticos diferenciais nos pacientes com envolvimento renal.

**Quadro 127.1** Critérios classificatórios de síndrome de Churg-Strauss (granulomatose eosinofílica com poliangiite) (EULAR/PRES, 2008).*

- Asma (história de chiado ou expiração prolongada)
- Eosinofilia (eosinófilos > 10% em sangue periférico)
- História de alergia (rinite alérgica, ou alergia alimentar ou de contato)
- Mononeuropatia ou polineuropatia
- Infiltrado pulmonar (infiltrados pulmonares transitórios)
- Anormalidade em seios paranasais (dor ou alterações radiológicas)
- Eosinófilo extravascular (em biópsia)

*O diagnóstico é feito quando 4 critérios são preenchidos.

**Quadro 127.2** Critérios classificatórios de poliangiite com granulomatose, antigamente conhecida como granulomatose de Wegener (EULAR/PRES, 2008).*

- Inflamação nasal, oral ou de seios da face (úlceras orais, secreção nasal purulenta ou epistaxe)
- Radiografia ou tomografia computadorizada alterada (infiltrados fixos, nódulos ou cavitações)
- Alteração do exame de urina (hematúria > 5 por campo; proteinúria)
- Infiltração granulomatosa em biópsia ou glomerulonefrite pauci-imune
- Estenose subglótica, traqueal ou endobrônquica
- ANCA proteinase 3 (ANCA-PR3) ou ANCA com padrão citoplasmático (ANCA-C) positivos

*O diagnóstico é feito quando 3 dos 6 critérios são preenchidos.

## Exames complementares

No hemograma poderemos detectar anemia e leucocitose. As provas de atividade inflamatória, como velocidade de hemossedimentação (VHS) e proteína C reativa (PCR), geralmente estão elevadas. Os exames de imagem podem demonstrar granulomas, cavitações, infiltrados intersticiais e alveolares.

O ANCA está presente em mais de 70% dos casos, e o ANCA proteinase 3 (ANCA-PR3) ou o ANCA com padrão citoplasmático (ANCA-C) são mais frequentemente encontrados na granulomatose com poliangiite. O ANCA mieloperoxidase (ANCA-MPO) ou o ANCA com padrão perinuclear (ANCA-P) são mais frequentes em granulomatose eosinofílica com poliangiite e PAM microscópica.

A pesquisa de granuloma e vasculite em biópsia de pele, rins, pulmões e nervos é sempre recomendada.

## Tratamento

As vasculites associadas ao ANCA são graves e, portanto, requerem tratamento agressivo e precoce. A indução de remissão é feita classicamente com infusões intravenosas de ciclofosfamida mensais (1 g/m$^2$) associadas a corticosteroide, seguida de azatioprina, ou metotrexato, ou micofenolato mofetila na fase de manutenção. O rituximabe, que é um anticorpo contra células CD20, pode ser utilizado nos casos com vasculites associadas ao ANCA, refratárias às terapias anteriores.

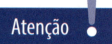

- Títulos elevados do ANCA são geralmente evidenciados durante doença ativa com quedas após terapia
- Ausência do ANCA não exclui o diagnóstico dessas vasculites, pois aproximadamente 20% dos casos não apresentam esses autoanticorpos

## Bibliografia

Jennette JC, Falk RJ, Bacon PA et al. 2012 Revised International Chapel Hill Consensus Conference Nomenclature of Vasculitides. Arthritis Rheum. 2013; 65(1):1-11.

McKinney EF, Willcocks LC, Broecker V et al. The immunopathology of ANCA-associated vasculitis. Semin Immunopathol. 2014; 36: 461-78.

Tarzi RM, Pusey CD. Current and future prospects in the management of granulomatosis with polyangiitis (Wegener's granulomatosis). Ther Clin Risk Manag. 2014; 10:279-93.

van Weelden M, Viola GR, Kozu KT et al. Disseminated histoplamosis in adolescent mimicking granulomatosis with polyangiitis. Rev Bras Reumatol. 2015; SO482-5004(15).

Vecchi AP, Silva CAA, Liphaus BL et al. Granulomatose de Wegener na faixa etária pediátrica: relato de cinco casos e revisão da literatura. Rev Bras Reumatol. 2001; 41(6):337-46.

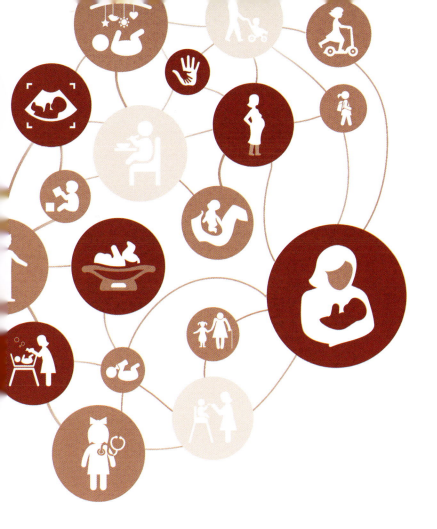

# Doenças Infecciosas e Parasitárias

Parte 19

| | | |
|---|---|---|
| Capítulo 128 | Acidente com Serpentes Venenosas, 393 | |
| Capítulo 129 | Calazar (Leishmaniose Visceral), 396 | |
| Capítulo 130 | Celulite, 400 | |
| Capítulo 131 | Chikungunya, 403 | |
| Capítulo 132 | Citomegalovirose Congênita, 406 | |
| Capítulo 133 | Coqueluche, 408 | |
| Capítulo 134 | Dengue, 411 | |
| Capítulo 135 | Diarreia Aguda, 414 | |
| Capítulo 136 | Doença de Kawasaki, 419 | |
| Capítulo 137 | Eritema Infeccioso, 422 | |
| Capítulo 138 | Escarlatina, 424 | |
| Capítulo 139 | Exantema Súbito, 426 | |
| Capítulo 140 | Febre de Origem Indeterminada, 428 | |
| Capítulo 141 | Gengivoestomatite Herpética, 432 | |
| Capítulo 142 | Hepatites Virais, 434 | |
| Capítulo 143 | Herpes-Zóster, 438 | |
| Capítulo 144 | *Influenza*, 439 | |
| Capítulo 145 | Malária, 441 | |
| Capítulo 146 | Meningite Bacteriana, 445 | |
| Capítulo 147 | Meningite e Encefalite Virais, 448 | |
| Capítulo 148 | Mononucleose Infecciosa, 449 | |
| Capítulo 149 | Paracoccidioidomicose, 452 | |
| Capítulo 150 | Parasitoses Intestinais, 454 | |
| Capítulo 151 | Sarampo, 457 | |
| Capítulo 152 | Sífilis Congênita, 459 | |
| Capítulo 153 | Síndrome da Imunodeficiência Adquirida, 461 | |
| Capítulo 154 | Toxoplasmose Congênita, 466 | |
| Capítulo 155 | Tuberculose, 468 | |
| Capítulo 156 | Varicela, 472 | |

# 128 Acidente com Serpentes Venenosas

CID-10: X20

*Rafael Alfaia • Paulo Sérgio Sucasas da Costa*

## Introdução

Os acidentes ofídicos são de importância médica devido a sua frequência e gravidade. No Brasil, ocorrem anualmente cerca de 20.000 casos de acidentes ofídicos, sendo um quarto na faixa etária pediátrica. É incomum ocorrer abaixo de 1 ano de vida (1,2%) e, acima dos 5 anos, a distribuição por faixa etária se encontra homogênea. Na população geral, a maioria (73,1%) dos acidentes é causada pelo gênero *Bothrops*, mas a maior letalidade é devida ao gênero *Crotalus* (1,87%). Os membros são os locais mais acometidos, sendo os membros inferiores os que contabilizam a maioria dos casos (70,8%). A identificação da serpente causadora do acidente é de grande importância para o tratamento, pois possibilita o diagnóstico clínico; há instruções para identificação das serpentes peçonhentas e não peçonhentas (Figura 128.1) e dos gêneros das serpentes peçonhentas por meio de suas características (Figura 128.2).

## Fatores de risco

O principal fator de risco é a exposição ocupacional, principalmente devido a não adesão ao uso de equipamentos de proteção individual.

## Manifestações clínicas

### Acidente botrópico

O veneno tem ação proteolítica, coagulante e hemorrágica. O quadro clínico pode ser dividido em manifestações locais e sistêmicas.

- Locais: dor e edema endurado no local da picada, com instalação precoce e de piora progressiva. Equimose e bolhas com ou sem necrose podem ocorrer no local da picada
- Sistêmicas: manifestações hemorrágicas (gengivorragia, epistaxe, hematêmese, coluria, sangramento de lesões cutâneas antigas), náuseas, vômitos, hipotensão arterial e choque.

Para fins didáticos e para orientação do tratamento, o acidente botrópico é classificado conforme a gravidade:

- Leve: sintomas locais leves ou ausentes, manifestações hemorrágicas discretas ou ausentes, tempo de coagulação normal ou alterado
- Moderado: sintomas locais evidentes que ultrapassam o segmento do local da picada, acompanhados ou não de sintomas sistêmicos

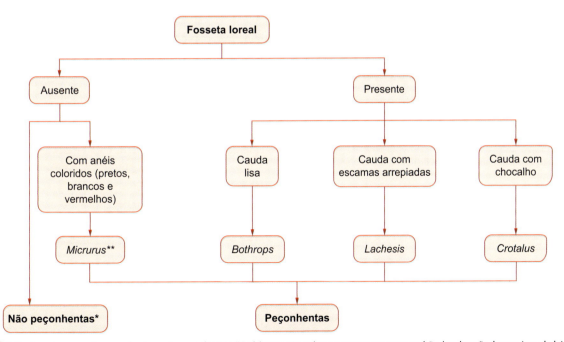

**Figura 128.1** Distinção entre serpentes peçonhentas e não peçonhentas. *As falsas corais podem apresentar o mesmo padrão de coloração das corais verdadeiras, sendo indistinguíveis pela ausência de dente inoculador. **Na Amazônia, ocorrem corais verdadeiras desprovidas de anéis vermelhos. (Adaptada de Manual de diagnóstico e tratamento de acidentes por animais peçonhentos, 2ª ed. 2001.)

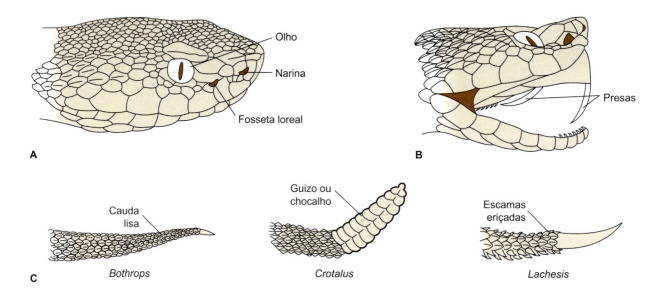

**Figura 128.2** Características das serpentes peçonhentas. Fosseta loreal presente (**A**) indica, com segurança, que a serpente é peçonhenta; é encontrada nos gêneros *Bothrops*, *Crotalus* e *Lachesis*. Todas as serpentes desses gêneros são providas de dentes inoculadores bem desenvolvidos e móveis situados na porção anterior do maxilar (**B**), assim como cauda com características específicas para identificação (**C**). (Adaptada de Manual de diagnóstico e tratamento de acidentes por animais peçonhentos, 2001.)

- Grave: sintomas locais intensos, podendo apresentar isquemia local ou síndrome compartimental. Se o paciente apresentar choque, hipotensão, oligoanúria, insuficiência renal aguda (IRA) ou hemorragias intensas, o quadro é classificado como grave independentemente dos sintomas locais.

### Acidente crotálico

O veneno tem ação neurotóxica, miotóxica e coagulante. Apresenta poucos sintomas locais, não há dor ou ela é discreta, parestesia local ou regional que pode ser acompanhada de edema e hiperemia discreta na região da picada.

A ação sistêmica pode ser dividida em:

- Neurológica: os sinais surgem nas primeiras horas após a picada, fácies miastênica, alteração do diâmetro pupilar, oftalmoplegia, borramento visual e diplopia
- Muscular: mialgia intensa iniciando-se nas primeiras horas, mioglobinúria resultante de rabdomiólise
- Coagulação: pode ocorrer incoagulabilidade sanguínea ou aumento do tempo de coagulação.

A gravidade do acidente é classificada conforme as manifestações clínicas:

- Leve: sinais e sintomas neurológicos discretos de início tardio, mialgia discreta ou ausência de mialgia ou mioglobinúria
- Moderada: sinais e sintomas neurotóxicos discretos, mas de início discreto, mialgia leve e urina um pouco escurecida
- Grave: sinais e sintomas neurotóxicos evidentes e intensos, mialgia intensa, mioglobinúria franca, podendo haver oligoanúria devido à IRA de instalação nas primeiras 48 h.

## Exames complementares

**Coagulograma.** É importante no diagnóstico e acompanhamento dos casos de acidente botrópico. Válido mencionar a queda do fibrinogênio.

**Elementos anormais de segmentoscopia (EAS).** No acidente botrópico, pode revelar hematúria, proteinúria ou leucocitúria. No acidente crotálico, pode-se verificar proteinúria discreta, sem hematúria, mas com mioglobinúria.

**Função renal.** Na fase oligúrica da IRA no acidente crotálico há aumento de creatinina, ureia, potássio, fósforo, e diminuição do cálcio.

**Creatinofosfoquinase (CPK), desidrogenase láctica (DHL), transaminases glutâmico-oxaloacética (TGO) e glutamicopirúvica (TGP), aldolase.** No acidente crotálico, a CPK tem pico de elevação nas primeiras 24 h e o da DHL é mais gradual e lento, sendo usado para diagnóstico tardio.

**Termografia.** O uso da termografia pode auxiliar no mapeamento das lesões nos acidentes por serpentes venenosas (Figura 128.3).

## Tratamento

### Acidente botrópico

Medidas gerais:

- Manter o membro elevado e estendido com analgesia para manejo da dor
- Manter paciente hidratado com diurese de 1 a 2 m$\ell$/kg/h

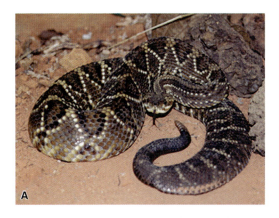
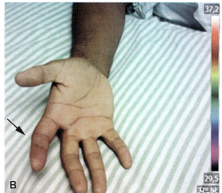
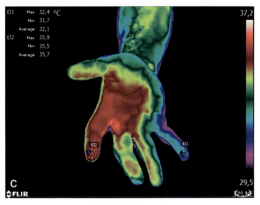

**Figura 128.3** Uso da termografia na delimitação das lesões por picada de cobra. **A.** Cobra *Bothrops moojeni*. **B.** Lesão clínica. **C.** Termografia com delimitação da lesão. (Fonte: Medeiros et al., 2017.)

- Se houver manifestação infecciosa no local da picada, usar cloranfenicol; dependendo da evolução, associar clindamicina a um aminoglicosídeo.

Medidas específicas conforme a gravidade:

- Soro antibotrópico intravenoso: casos leves, usar 2 a 4 ampolas; casos moderados, 4 a 8 ampolas; graves, 12 ampolas. Se o tempo de coagulação permanecer alterado 24 h após a soroterapia, pode-se utilizar dose adicional de 2 ampolas.

### Acidente crotálico

Medidas gerais:

- Diurese: manter paciente hidratado com diurese de 1 a 2 mℓ/kg/h para prevenir IRA. Pode-se utilizar 5 mℓ/kg de solução de manitol a 20%, mas se o paciente persistir oligúrico, pode-se utilizar 1 mg/kg de furosemida
- Alcalinização da urina: manter o pH urinário acima de 6,5 para impedir a precipitação de mioglobina utilizando bicarbonato de sódio intravenoso (2 a 5 mEq/kg/dose IV 6/6 h) com controle gasométrico.

Medidas específicas conforme a gravidade:

- Soro anticrotálico intravenoso: casos leves, usar 5 ampolas; casos moderados, 10 ampolas; casos graves, 20 ampolas.

### Atenção

O soro antiofídico pode ser diluído em uma proporção de 1:2 ou 1:5 de soro glicosado (SG) 5% ou soro fisiológico (SF) 0,9% para diminuição de reações, correndo a solução em 1 h. Para diminuição ainda maior de reações, pode-se utilizar pré-medicações como a prometazina 0,5 mg/kg (máximo de 25 mg) e a hidrocortisona 1 mg/kg, 10 a 15 min antes da soroterapia. A solução de alcalinização urinária pode ser feita pegando 2 a 5 mℓ/kg da solução de bicarbonato de sódio a 8,4% diluído em SG 5% na proporção de 1:4.

### Bibliografia

Brasil. Ministério da Saúde. Secretaria de Vigilância em Saúde. Guia de Vigilância em Saúde: volume único. 3. ed. Brasília: Ministério da Saúde, 2019.

Brasil. Ministério da Saúde. Fundação Nacional de Saúde. Manual de diagnóstico e tratamento de acidentes por animais peçonhentos. 2ª ed. Brasília, 2001.

Medeiros CR, Brioschi ML, Souza SN et al. Infrared thermography to diagnose and manage venomous animal bites and stings. Rev Soc Bras Med Trop. 2017 Mar-Apr; 50(2):260-4.

Walker JP, Morrison R, Stewart R et al. Venomous bites and stings. Current Problems in Surgery. 2013; 50:9-44.

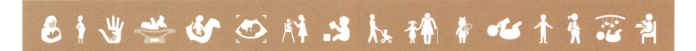

# 129 Calazar (Leishmaniose Visceral)

CID-10: B55.0

*Amanda Vieira Evangelista da Rocha • Cláudia Borges Rodrigues Teixeira*

## Introdução

As leishmanioses são zoonoses causadas por protozoários do gênero *Leishmania*. A transmissão ocorre por meio da picada da fêmea de flebotomíneos, principalmente a espécie *Lutzomyia longipalpis*. Existem mais de 20 espécies de *Leishmania* que podem desenvolver a doença no homem, conforme representado na Figura 129.1.

A infecção pelo parasito causa três principais síndromes clínicas: leishmaniose visceral (LV), também conhecida como calazar, leishmaniose cutânea (LC) e leishmaniose mucocutânea.

Leishmaniose é uma doença negligenciada, potencialmente fatal que apresenta repercussão global e prevalência em África, Ásia e América Latina. Cerca de 200.000 a 400.000 casos

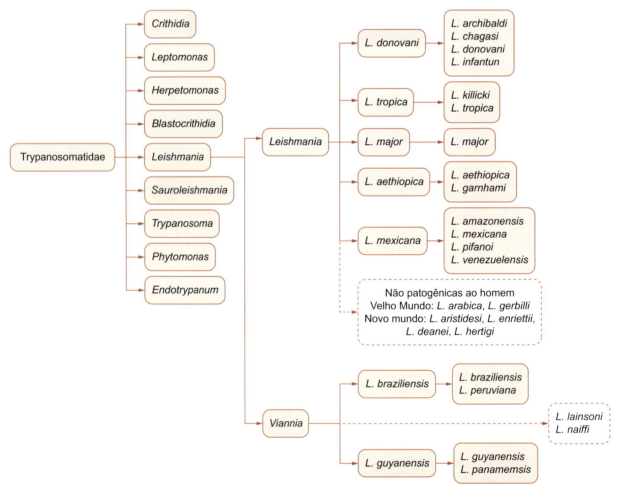

**Figura 129.1** Taxonomia de *Leishmania*. (Fonte: Brasil, 2011.)

novos ocorrem anualmente em todo o mundo; 90% deles são relatados em seis países: Brasil, Etiópia, Índia, Somália, Sudão do Sul e Sudão.

No Brasil é uma doença de notificação compulsória. Um fator preocupante é a ocorrência de coinfecção com o vírus da imunodeficiência humana (HIV), ou com outras imunodeficiências primárias ou secundárias.

As complicações infecciosas e as hemorragias são os principais fatores associados à morte na LV.

## Fatores de risco e causas

A imunopatogenicidade das leishmanioses depende da resposta celular inata e adaptativa do hospedeiro; do tropismo e da virulência do protozoário. Existem pacientes que permanecem assintomáticos, e, em contraste, há os que manifestam a doença por apresentarem características imunológicas que favorecem a proliferação do parasito. A Figura 129.2 exemplifica alguns dos fatores associados ao estado imunológico e o risco de adquirir leishmaniose.

O ciclo de infecção ocorre quando o vetor suga o sangue do mamífero (cão) contaminado pela *Leishmania*, e ingere o macrófago, com o parasito na forma amastigota. No intestino do vetor, o parasito se modifica para forma promastigota. Após picar o homem, o parasito que foi inoculado prolifera no sistema mononuclear fagocitário. No interior dos macrófagos, ocorre diferenciação em amastigotas, que proliferam e

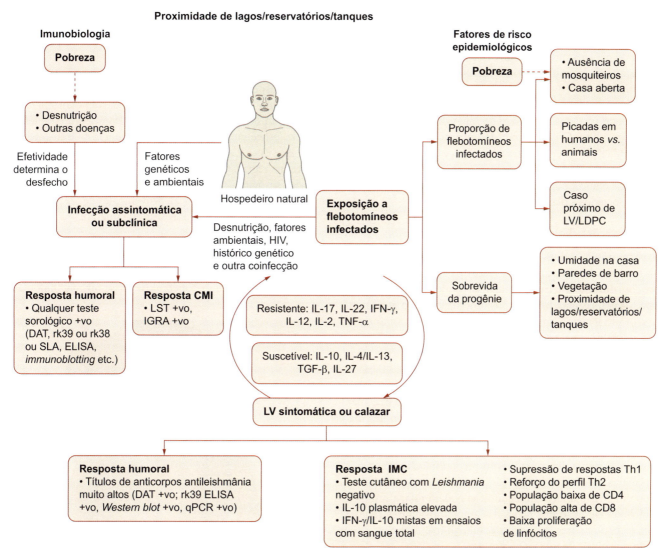

**Figura 129.2** Esquema generalizado de estado imunológico e interação de fatores que afetam o risco de leishmaniose visceral (LV) e infecção assintomática por *Leishmania donovani*. +vo: positivo; IMC: imunidade mediada por células; DAT: teste de aglutinação direta; ELISA: ensaio de imunoensaio ligado a enzima; HIV: vírus da imunodeficiência humana; IFN-γ: gamainterferona; IGRA: ensaio de liberação de gamainterferona; IL: interleucina; TCL: teste cutâneo com *Leishmania*; LDPC: leishmaniose dérmica pós-calazar; qPCR: reação em cadeia de polimerase quantitativa; SLA: antígeno de *Leishmania* solúvel; TGF-β: fator transformador de crescimento beta; TNF-α: fator de necrose tumoral alfa; LV: leishmaniose visceral. (Fonte: Adaptada de Singh et al., 2014.)

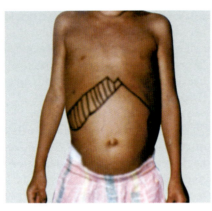
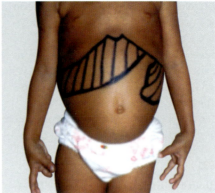

Figura 129.3 Paciente na fase aguda. (Fonte: Brasil, 2014.)

rompem a célula. Assim, disseminam-se e penetram em novas células, consequentemente levando à disseminação hematogênica para os outros tecidos ricos em células do sistema mononuclear fagocitário, como linfonodo, baço, medula óssea e fígado.

Alguns dos fatores de risco para a doença são: baixo nível socioeconômico dos moradores de zonas rurais e pacientes do sexo masculino. Crianças com desnutrição proteico-calórica moderada a grave têm 9 vezes mais chance de desenvolver LV. O maior risco de mortalidade está entre crianças com idade inferior a 5 anos, ou adultos maiores que 45 anos, e nos quadros associados a desnutrição e anemia intensa.

## Manifestações clínicas

Existem três fases de evolução clínica: inicial, de estado e final. Na fase inicial ou aguda (Figura 129.3), o paciente apresenta febre com duração inferior a 4 semanas, palidez cutaneomucosa, estado geral regular, hepatoesplenomegalia, o baço geralmente não ultrapassa 5 cm do rebordo costal esquerdo; anemia, hiperglobulinemia e velocidade de hemossedimentação alta. Esta fase pode durar em torno de 15 dias e o paciente pode evoluir para a forma oligoassintomática e cura espontânea.

Na fase de estado, o paciente mantém quadro clínico da fase inicial por mais de 2 meses, persiste com febre irregular, geralmente associada a emagrecimento progressivo, permanece com palidez cutaneomucosa e aumento da hepatoesplenomegalia. Os exames complementares evidenciam anemia, trombocitopenia, leucopenia com predominância acentuada de células linfomonocitárias, e inversão da relação albumina/globulina. As alterações bioquímicas podem estar presentes, e incluem elevação dos níveis das aminotransferases (duas a três vezes os valores normais), das bilirrubinas e aumento discreto dos níveis de ureia e creatinina.

Na última fase, a doença evolui progressivamente para o período final, com febre contínua e comprometimento mais intenso do estado geral (Figura 129.4). Instalam-se desnutrição (cabelos quebradiços, cílios alongados e pele seca) e edema dos membros inferiores, que pode evoluir para anasarca. Outras manifestações importantes incluem hemorragias (epistaxe, gengivorragia e petéquias), icterícia e ascite. Nesses pacientes, o óbito geralmente é determinado por complicações infecciosas e hemorrágicas.

Caso suspeito é definido por qualquer indivíduo com febre e esplenomegalia, proveniente de área com ocorrência de transmissão de LV, ou todo indivíduo com febre e esplenomegalia, proveniente de área sem ocorrência de transmissão, desde que descartados os diagnósticos diferenciais mais frequentes na região. Os casos confirmados devem preencher os critérios suspeitos, acompanhados de critério laboratorial, ou sem comprovação laboratorial, provenientes de área de transmissão, e com resposta favorável ao tratamento.

## Diagnóstico diferencial

A LV deve ser incluída no diagnóstico diferencial como doenças oportunistas, como tuberculose disseminada, linfomas,

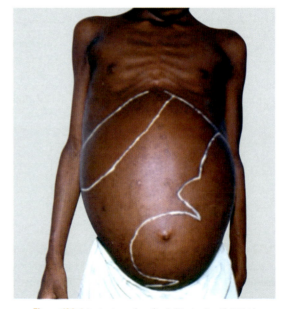

Figura 129.4 Paciente na fase final. (Fonte: Brasil, 2014.)

leucemias, salmoneloses, esquistossomose, citomegalovírus, toxoplasmose, pneumocistose, histoplasmose, coccidioidomicose.

## Exames complementares

O diagnóstico das leishmanioses é realizado por métodos diretos e indiretos. Os métodos diretos são visualização da forma amastigota no esfregaço de tecidos; isolamento do parasito por cultura *in vitro*; detecção molecular de ampliação do DNA parasitário por meio de amostra de sangue ou aspirado de medula óssea, gânglio linfático ou baço. Positividade em testes simultâneos aumenta a sensibilidade. A técnica de reação em cadeia de polimerase é a mais sensível para o diagnóstico de leishmaniose. Os métodos indiretos são os métodos sorológicos, a imunofluorescência e a imunocromatografia, esta apresentando elevada especificidade para LV.

Os exames inespecíficos são úteis para complementar a investigação e quantificar a gravidade do caso. São eles: hemograma, que pode demonstrar pancitopenia ou somente citopenia de uma determinada série; eletroforese de proteínas com inversão da relação albumina/globulina. Para iniciar o tratamento específico são necessários outros exames como: creatinina, ureia, alanina aminotransferase, aspartato aminotransferase, atividade de protrombina, fosfatase alcalina, bilirrubinas, amilase sérica. A fim de rastrear infecção, recomendam-se também radiografia de tórax, exame de sedimento urinário (urina 1) e urocultura, hemocultura.

## Tratamento

O tratamento para as leishmanioses é realizado de modo individualizado; portanto, deve-se observar: estado imunológico, faixa etária, peso, comorbidades, características clínicas do paciente e rotina de cada país. Na LV, o tratamento preconizado mundialmente é a anfotericina lipossomal. Outras terapias utilizadas são: estibogliconato de sódio, antimoniato de N-metilglucamina, miltefosina, anfotericina desoxicolato, anfotericina lipossomal. Entretanto, no Brasil, o Ministério da Saúde orienta como primeira escolha de tratamento o antimoniato de meglumina (Glucantime®).

Caso o paciente tenha alguma contraindicação, outra forma terapêutica é definida, com a anfotericina B na apresentação desoxicolato ou lipossomal. A escolha do tratamento deverá respeitar as contraindicações de cada medicamento.

As doses sugeridas são:

- Antimoniato de N-metilglucamina: 20 mg/kg/dia de sb+, por 30 dias, ou
- Anfotericina desoxicolato: 1 mg/kg/dia, em infusão por 6 h, duração de 14 a 20 dias a depender da clínica, ou
- Anfotericina lipossomal: 3 mg/kg/dia durante 7 dias ou 4 mg/kg/dia durante 5 dias.

As contraindicações de cada medicamento são as seguintes:

- Antimoniato de N-metilglucamina: insuficiência renal; insuficiência hepática; insuficiência cardíaca; uso concomitante de medicamentos que alterem o intervalo QT corrigido com duração maior que 450 ms; gravidez; idade maior de 50 anos e menor que 1 ano; hipersensibilidade aos componentes da formulação
- Anfotericina B desoxicolato: insuficiência renal; hipersensibilidade aos componentes da formulação
- Anfotericina B lipossomal: hipersensibilidade aos componentes da formulação.

Os pacientes podem evoluir para um quadro grave, necessitando de internação em unidade de terapia intensiva. A terapia antibiótica está indicada quando se localiza quadro infeccioso bacteriano definido. O esquema proposto é ceftriaxona (75 a 100 mg/kg/dia) e, nos casos de infecção de pele ou tecido celular subcutâneo, associa-se a oxacilina (100 a 200 mg/kg/dia).

**Atenção**

É importante, antes do início do tratamento, realizar o monitoramento laboratorial durante o uso das medicações necessárias. Em caso do uso de antimoniato de N-metilglucamina, deve-se, pelo menos **uma vez** na semana, monitorar com *eletrocardiograma, função hepática, função renal, amilase* e *lipase sérica*. É considerada resposta favorável ao tratamento quando o paciente apresenta melhora do estado geral, desaparecimento da febre e redução de pelo menos 50% da esplenomegalia. O paciente deverá ser acompanhado clinicamente por 6 meses.

## Bibliografia

Alvar J, Velez ID, Bern C et al. Leishmaniasis worldwide and global estimates of its incidence. PLoS ONE. 2012; 7(5):e35671.

Aronson N, Herwaldt BL, Libman Ml et al. Diagnosis and treatment of leishmaniasis: clinical practice guidelines by the Infectious Diseases Society of America (IDSA) and the American Society of Tropical Medicine and Hygiene (ASTMH). Clin Infect Dis. 2016; 63(12):1539-57.

Brasil. Ministério da Saúde. Secretaria de Vigilância em Saúde. Departamento de Vigilância Epidemiológica. Leishmaniose visceral: recomendações clínicas para redução da letalidade. Secretaria de Vigilância em Saúde. Brasília: MS, 2011.

Brasil. Ministério da Saúde. Secretaria de Vigilância em Saúde. Departamento de Vigilância Epidemiológica. Manual de vigilância e controle da leishmaniose visceral. Secretaria de Vigilância em Saúde, 1. ed., 5 reimpr. Brasília: Ministério da Saúde, 2014.

Rodrigues V, Cordeiro-da-Silva A, Laforge M et al. Regulation of immunity during visceral Leishmania infection. Parasites & Vectors. 2016; 9:118.

Singh OP, Hasker E, Sacks D, Boelaert M, Sundar S. Asymptomatic Leishmania infection: a new challenge for Leishmania control. Clinical Infectious Disease. 2014; 58(10):1424-29.

Singh OP, Sundar S. Developments in diagnosis of visceral leishmaniasis in the elimination era. Journal of Parasitology Research. 2015; 239469.

World Health Organization. Leishmaniasis in high-burden countries: an epidemiological update based on data reported in 2014 no. 22. Geneva, Switzerland: WHO, 2016. Disponível em: http://www.who.int/wer.

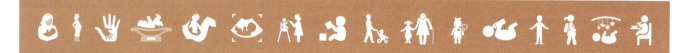

# 130 Celulite

CID-10: L03

*Danilo de Freitas Magalhães • Paulo Sérgio Sucasas da Costa*

## Introdução

Celulite é definida como infecção piogênica da pele sem formação de coleção ou cavitações e é limitada a derme, epiderme e tecido subcutâneo. Os limites da pele infectada com área de pele normal não são muito bem definidos. A celulite purulenta é aquela em que há drenagem de secreção purulenta ou exsudato na ausência de um abscesso organizado.

Nos EUA esta infecção é responsável por mais de 600.000 hospitalizações e, junto com abscesso de pele, mais de 9 milhões de consultas por ano. Aproximadamente 25% do total de consultas (ambulatoriais ou idas ao pronto-socorro) em pediatria são marcadas em virtude de infecção de pele.

## Fatores de risco e causas

A epiderme é a barreira primária de proteção contra infecção em nosso corpo. Qualquer fator que possa "quebrar" essa barreira é um potencial fator de risco para desenvolver uma infecção.

A pele humana é permanentemente colonizada por microrganismos. Essa flora é dividida entre permanente e transitória. A permanente é predominante e incluiu microrganismos não patogênicos como *Staphylococcus epidermidis* e *Propionibacterium acnes*, além de anaeróbios difteroides e micrococos. Já a flora transitória inclui microrganismos patogênicos, como o *Staphylococcus aureus*, estreptococos, gram-negativos entéricos e *Candida albicans*, que estão presentes em menor número e geralmente podem ser removidos com a limpeza da pele.

Dano agudo ou crônico na pele, contato com fatores externos vivos ou não, uso de antibiótico ou de dispositivos de longa permanência, como cateteres, podem modificar a flora da pele e predispor a infecção. Frequentemente a celulite se desenvolve após a introdução traumática de bactérias presentes na pele. Pode ser um traumatismo mínimo, como arranhões ou picadas de inseto, ou uma lesão mais significativa. Raramente pode se desenvolver por translocação direta de bactérias (p. ex., na osteomielite) ou por via hematogênica, sendo esta mais frequente em neonatos.

A maioria das celulites está relacionada à infecção por cocos gram-positivos, tradicionalmente o *Staphylococcus aureus* e o estreptococo beta-hemolítico do grupo A. Os microrganismos gram-negativos também podem gerar infecção, particularmente nas regiões axilares e de nádegas. O *S. aureus* é o mais isolado em hemocultura dos pacientes doentes e é o patógeno com maior propensão de formar abscessos (Quadro 130.1).

**Quadro 130.1** Fatores de risco associados aos patógenos.

**Fatores de risco para MRSA**
- História de internação hospitalar ou cirurgia no último ano
- Internação em casas de cuidados de longo prazo no último ano
- Hemodiálise
- Infecção ou colonização prévia por MRSA
- Uso recente de antibiótico
- Esportes de contato
- Paciente com relato de mordida de aranha
- Infecção de partes moles purulenta
- Ambientes com conglomerado de pessoas, como abrigos, prisões e quartel-general
- Usuários de fármacos intravenosos
- Relação homossexual masculina
- Contato intradomiciliar com portadores de MRSA

**Fatores de risco associados a outros patógenos**
- Infecções de pé diabético: frequentemente polimicrobiana, incluindo gram-positivos e gram-negativos aeróbios e anaeróbios
- Neutropenia: gram-positivos, gram-negativos, incluindo *Pseudomonas aeruginosa*
- Cirrose: gram-negativos, além de *Campylobacter fetus*, *Vibrio vulnificus*, *Capnocytophaga canimorsus*
- Uso de fármacos intravenosos: *S. aureus*, *P. aeruginosa*
- Mordida humana: mistura polimicrobiana de anaeróbios e aeróbios orais (estreptococo, *S. aureus*, *Eikenella corrodens*)
- Mordida de cães e gatos: mistura polimicrobiana de patógenos oriundos do animal (bactérias aeróbias e anaeróbias, incluindo *Pasteurella* sp.) e hospedeiros da pele do animal, incluindo estafilococos e estreptococos. *Capnocytophaga canimorsus* é um patógeno potencialmente grave para hospedeiros com cirrose ou asplenia
- Lacerações de água doce: *Aeromas hidrófilas*
- Lacerações de água salgada: *Vibrio vulnificus*
- Lesões em barbatana de peixe ou osso: *Vibrio vulnificus*, estreptococos, *S. aureus* e gram-negativos

MRSA: *Staphylococcus aureus* resistente à oxacilina.

Um grupo de bactérias que merece destaque atualmente são *S. aureus* CA-MRSA (*community acquired methycillin-resistant Sthapyloccus aureus – S. aureus* resistente à meticilina [oxacilina] adquirida na comunidade). O termo CA-MRSA se refere um conjunto de clones de *S. aureus*, que são portadores do gene *mecA* que codifica uma proteína de ligação à penicilina alterada, conferindo resistência às meticilinas e aos betalactâmicos antiestafilococos. Essas bactérias codificam a leucocidina Panton-Valentine (PVL), que é uma toxina formadora de poros associada a infecção de tecidos profundos e a pneumonia necrosante.

O CA-MRSA é um patógeno comunitário, e a primeira vez que foi isolado nos EUA foi em meados da década de 1990. Atualmente representa 30 a 80% de todas bactérias isoladas da comunidade em várias regiões dos EUA. No Brasil são necessários mais estudos para avaliar a prevalência dessas bactérias em nosso meio. O primeiro caso de CA-MRSA no Brasil foi publicado em 2005 por Ribeiro et al.

## Manifestações clínicas

Celulite ocorre quando há uma violação na barreira cutânea. É mais comum nas extremidades inferiores e geralmente é precedida por microtraumatismos. Vesículas, bolhas e manifestações hemorrágicas cutâneas como petéquias e equimoses podem desenvolver-se na pele inflamada.

O local acometido evolui com eritema, dor, calor e endurecimento (Figura 130.1). Não há limites bem definidos entre a pele afetada e a saudável; esta pode adquirir um aspecto de "casca de laranja". A infecção pode se espalhar rapidamente e algumas vezes estar acompanhada de linfangite e adenopatia regional.

Manifestações sistêmicas geralmente são discretas, mas febre, taquicardia, confusão mental, hipotensão e leucocitose estão algumas vezes presentes e podem ocorrer horas antes de as anormalidades na pele aparecerem e são incomuns em crianças.

Embora a distinção não possa ser feita com certeza, celulite por *S. aureus* tende a ser mais localizada e supurativa, enquanto a celulite por *S. pyogenes* tende a se espalhar mais rapidamente e estar associada a linfangite.

Como complicação pode-se ter abscesso, bacteriemia, osteomielite, artrite séptica, tromboflebite e fascite necrosante, principalmente se for uma lesão muito difusa associada com toxemia importante. Nas crianças, aproximadamente 25% das celulites são associadas a abscesso e aproximadamente 1% a osteomielite.

## Diagnóstico diferencial

O diagnóstico diferencial é feito com outras infecções de pele e de seus anexos, como a erisipela, que é um tipo de celulite que envolve as estruturas mais superficiais da derme. Clinicamente se distingue por ter as bordas mais elevadas e evidente diferenciação entre a área acometida e a pele saudável. Nesse tipo de infecção, é mais comum a presença do estreptococo beta-hemolítico.

**Abscesso.** É qualquer coleção de pus na derme ou no tecido subcutâneo. Clinicamente se apresenta em forma de nódulos eritematosos com flutuação. Os abscessos estão mais associados a infecção pelo *S. aureus*, e o tratamento primário se dá por drenagem cirúrgica.

**Fascite necrosante.** É uma infecção bacteriana de tecidos moles rapidamente progressiva, fulminante e com alta taxa de mortalidade. Esta infecção se espalha rapidamente no plano entre o tecido subcutâneo e a fáscia muscular superficial, provocando necrose generalizada. Outros diagnósticos a serem lembrados são impetigo, dermatite, artrite aguda, herpes-zóster, trombose venosa profunda, foliculite, furunculose etc.

## Exames complementares

O diagnóstico microbiológico é difícil. Aspirado local da infecção, cultura da biopsia da pele afetada e hemocultura permitem identificar o microrganismo em aproximadamente 25% dos casos.

O Guia Prático para Diagnóstico e Manejo das Infecções de Pele e Tecidos Moles, da Sociedade Americana de Doenças Infecciosas, orienta que hemocultura, biopsia ou aspirado da lesão são desnecessários para os casos típicos de celulite, devendo ser considerados em pacientes com neoplasias, manifestações sistêmicas graves (como febre alta e hipotensão), lesões por imersão, mordidas de animais, neutropenia e imunodeficiências.

A radiografia do local pode mostrar gás no tecido, o que sugere fortemente infecção necrosante. A ultrassonografia é o exame de escolha quando se suspeita de abscesso subjacente. A tomografia computadorizada possibilita avaliar infecção necrosante. Pode mostrar gás no tecido mole, espessamento facial profundo ou abscesso. A ressonância magnética, além de avaliar infecção necrosante, também pode diagnosticar osteomielite.

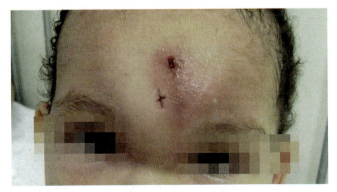

**Figura 130.1** Celulite facial em lactente após traumatismo local. Notar o eritema e o edema, com limitação da abertura ocular.

## Tratamento

O tratamento da celulite é voltado para antibióticos cujo espectro de ação inclua estreptococo beta-hemolítico e *S. aureus* sensível. Nos EUA, com o aumento do CA-MRSA como potencial patógeno, alguns médicos têm escolhido o antibiótico que atue contra esses patógenos (Quadro 130.2).

Cobertura para MRSA é prudente em celulites com traumatismos penetrantes, especialmente em usuários de drogas ilícitas, drenagem de secreção purulenta ou com evidência de infecção por MRSA em algum outro local. Opções de fármacos para tratamento de MRSA incluem aqueles de administração parenteral como vancomicina, clindamicina, trimetoprima-sulfametoxazol (TMP-SMX) e ceftarolina, ou oral, como doxaciclina, clindamicina ou TMP-SMX.

O tratamento de uma celulite em extremidade pode ser feito ambulatorialmente se febre, linfadenopatia e outros sinais constitucionais estiverem ausentes (contagem de glóbulos

**Quadro 130.2** Antibioticoterapia na celulite.

| Diagnóstico | Antibiótico | Comentários |
|---|---|---|
| Celulite de etiologia desconhecida (geralmente *S. aureus*, incluindo CA-MRSA, ou *Streptococcus* do grupo A) | • Terapia intravenosa:<br>  ○ Padrão: oxacilina 200 mg/kg/dia 6/6 h ou cefazolina/cefalotina 100 mg/kg/dia 8/8 h<br>  ○ CA-MRSA: clindamicina 30 mg/kg/dia 8/8 h ou vancomicina 40 mg/kg/dia 8/8 h ou ceftarolina <2 anos, 24 mg/kg/dia e ≥ 2 anos, 36 mg/kg/dia 8/8 h<br>• Terapia oral para MSSA: cefalexina ou amoxicilina/davulanato 50 mg/kg/dia 8/8 h<br>  ○ Para CA-MRSA: clindamicina, TMP-SMX ou linezolida | Para celulite bucal ou periorbital, considerar também *Streptococcus pneumoniae* ou *Haemophilus influenzae* tipo B em crianças não vacinadas<br>Tempo total de tratamento (IV + oral): 7-10 dias |
| Erisipelas (*Streptococcus*) | Iniciar com penicilina G 100.000 a 200.000 U/kg/dia IV de 4 a 6 h e na alta penicilina V 100 mg/kg/dia VO de 4 a 8 h ou amoxicilina 50 mg/kg/dia VO 8/8 h por 10 dias | Essas dosagens podem ser desnecessariamente altas, mas existem apenas pequenos experimentos clínicos com doses menores |
| Impetigo (*S. aureus*, incluindo CA-MRSA; ocasionalmente *Streptococcus* do grupo A) | Mupirocina ou retapamulina tópica nas lesões 8/8 h ou, para lesões mais extensas, terapia oral:<br>• Padrão: cefalexina 50 a 75 mg/kg/dia VO 6/6 h ou amoxicilina/davulanato 50 mg/kg/dia VO 8/8 h<br>• CA-MRSA: clindamicina 30 mg/kg/dia VO 8/8 h ou TMP-SMX 8 mg/kg/dia de TMP VO 12/12 h | Limpar área infectada com água e sabão |

CA-MRSA: *S aureus* resistente à oxacilina adquirido na comunidade; IV: via intravenosa; MSSA: *S aureus* sensível à oxacilina; TMP-SMX: trimetoprima-sulfametaxazol; VO: via oral. (Adaptado de Bradley e Nelson, 2018.)

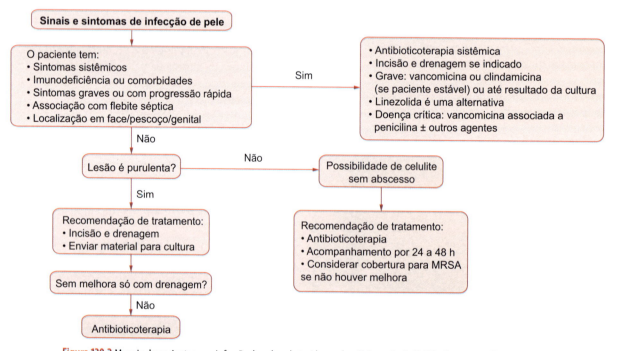

**Figura 130.2** Manejo de pacientes com infecção de pele e de tecidos moles. (Adaptada de NeVille-Swensen e Clayton, 2011.)

brancos < 15.000mℓ). Pode-se iniciar com cefalosporina de primeira geração, como cefalexina ou, se houver suspeita de MRSA, com clindamicina. Se não houver melhora ou se houver progressão da doença de maneira significativa nas primeiras 24 a 48 h de terapia, é necessária terapia parenteral (Figura 130.2). Se febre, linfadenopatia ou sinais constitucionais estiverem presentes, a terapia parenteral deve ser iniciada. A oxacilina é eficaz na maioria dos casos; porém, se houver toxicidade sistêmica importante ou suspeita de agente resistente, deve-se considerar a vancomicina como opção terapêutica.

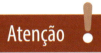

**Atenção**

No Brasil a prevalência de CA-MRSA ainda não está bem estabelecida e necessita de estudos de prevalência para que se possa guiar a antibioticoterapia em cada região.

Uma completa avaliação para sepse deve ser feita em neonatos que se apresentem com celulite. Deve-se iniciar antibioticoterapia empírica com antibiótico antiestafilococo-resistente à betalactamase, como oxacilina e vancomicina, e um aminoglicosídio, como gentamicina, até o resultado de culturas.

## Bibliografia

Bradley SJ, Nelson JD. Nelson's pediatric antimicrobial therapy. 26. ed. Washington: American Academy of Pediatrics; 2020.

Gunderson CG. Cellulitis: definition, etiology and clinical features. The Am J Med. 2011; 1113-22.

Juern AM, Drolet BA. Cutaneous bacterial infections. In: Kliegman RM, Stanton BF, St. Geme JW et al. (Eds.). Nelson textbook of pediatrics. 20 ed. Philadelphia: Elsevier Saunders; 2016. pp. 3203-6.

Larru B, Gerber JS. Cutaneous bacterial infections caused by Staphylococcus aureus and Streptococcus pyogenes in infants and children. Pediatr Clin N Am. 2014; 61:457-78.

Mistry RD. Skin and soft tissue infections. Pediatr Clin N Am. 2013; 60:1063-82.

NeVille-Swensen M, Clayton M. Outpatient management of community-associated methicillin-resistant Staphylococcus aureus skin and soft tissue infection. J Pediatr Health Care. 2011; 25(5):308-15.

Ribeiro A, Dias C, Silva-Carvalho MC et al. First Report of Infection with Community-Acquired Methicillin-Resistant Staphylococcus aureus in South America. J Clin Microbiol. 2005; 1985-8.

Stevens DL, Bisno AL, Chamber HF et al. Practice Guidelines for the Diagnosis and Management of Skin and Soft Tissue Infections: 2014 Update by the Infectious Diseases Society of America. Clin Infect Dis. 2014; 59(2):e10-52.

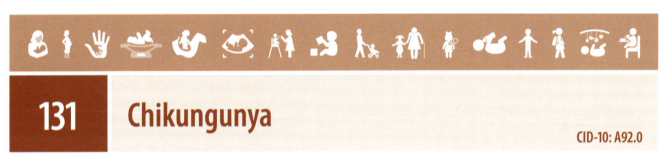

# 131 Chikungunya

CID-10: A92.0

*Solomar Martins Marques*

## Introdução

A febre chikungunya é uma arbovirose causada pelo vírus chikungunya (CHIKV), RNA de cadeia simples, família Togaviridae e gênero *Alphavirus*. É transmitida pela picada de fêmeas dos mosquitos *Aedes aegypti* e *Aedes albopictus* infectadas pelo CHIKV. Em 1952, foi documentada pela primeira vez em um surto na Tanzânia. Em dezembro de 2013, foi identificada pela primeira vez nas Américas e no nordeste do Caribe. Um ano mais tarde, a Organização Pan-Americana de Saúde (Opas) detectou a chikungunya em 49 países ou territórios, Américas Central, do Sul e do Norte.

## Fatores de risco e causas

Diferentemente das outras arboviroses, como a dengue, a maioria das pessoas infectadas pelo CHIKV apresentarão sintomas; no entanto, menos de 15% dos pacientes fazem soroconversão assintomática. Desse modo, o número de pacientes que necessitarão de atendimento será elevado, ocasionando uma sobrecarga nos serviços de saúde.

## Manifestações clínicas

As manifestações clínicas são semelhantes às da dengue: febre de início súbito, artralgia, mialgia, cefaleia, náuseas, fadiga e exantema. Difere quanto à dor articular de forte intensidade e incapacitante, podendo levar à dificuldade de se manter na posição ortostática ou deambular.

As formas graves de chikungunya, que requerem hospitalização, ocorrem predominantemente nos indivíduos mais velhos e com patologias coexistentes, tais como doenças cardiovasculares, neurológicas, respiratórias ou diabetes. A gravidade pode se manifestar como encefalopatia e encefalite, miocardite, hepatite e falência de múltiplos órgãos. Existem poucos relatos de achados de neuroimagem associados à chikungunya na literatura, não tendo lesão característica bem descrita ainda. Na região das Américas, até o momento, a letalidade por chikungunya é menor do que a observada por dengue. Os casos graves e óbitos ocorrem com maior frequência em pacientes com comorbidades.

O período de incubação no ser humano (intrínseco) é de 3 a 7 dias (podendo variar de 1 a 12 dias). O período no vetor (extrínseco) dura 10 dias. A viremia no ser humano se estende por até 10 dias e se inicia 2 dias antes dos sintomas.

A doença pode evoluir em três fases: aguda, subaguda e crônica. Após o período de incubação, inicia-se a fase aguda ou febril (a qual será detalhada adiante, devido a sua importância no diagnóstico precoce da doença), que dura até o 10º dia. Alguns pacientes evoluem com persistência de dor articular, caracterizando o início da fase subaguda, com duração de até 3 meses. Os sintomas que persistem por 3 meses ou mais atingem a fase crônica, com variações por sexo e idade. Exantema, vômitos, sangramento e úlceras orais parecem estar mais associados ao sexo feminino. Dor articular, edema e maior duração da febre são prevalentes quanto maior for a idade do paciente. Embora não seja uma doença de alta letalidade, tem caráter epidêmico com elevada taxa de morbidade associada à artralgia persistente, com redução da produtividade e da qualidade de vida.

**Fase aguda ou febril.** Febre de início súbito e intensa poliartralgia (acima de 90% na fase aguda), geralmente acompanhada de dores nas costas, cefaleia e fadiga, com duração média de 7 dias. Outras manifestações clínicas descritas na fase aguda são dor retro-ocular, calafrios, conjuntivite, faringite, náuseas, vômitos, diarreia, dor abdominal e neurite. Edema, quando presente, está associado à tenossinovite. O exantema macular ou maculopapular em metade dos doentes, após o segundo dia do início da febre, é mais comum em membros superiores, tronco e extremidades, podendo atingir a face. Prurido generalizado ou localizado nas regiões palmoplantares ocorre em cerca de 25% dos pacientes. Outras manifestações cutâneas têm sido relatadas nesta fase: dermatite esfoliativa, lesões vesicobolhosas, hiperpigmentação, fotossensibilidade, lesões simulando eritema nodoso. A defervescência da febre não é associada à piora dos sintomas como na dengue.

Lesões intertriginosas agudas penoescrotais ou ulceração perianal são outras manifestações distintas que podem se desenvolver cerca de 2 a 5 semanas após o início da febre. As ulcerações são geralmente profundas, de 1 a 3 ulcerações, medindo de 0,5 a 2 cm de diâmetro com bordas solapadas mostrando tecido de granulação saudável no fundo, eritema e espessamento da pele ao redor. Múltiplas úlceras aftosas podem ser encontradas nas axilas, na língua, no palato e em outras áreas da mucosa oral.

## Chikungunya em crianças

Mulheres com febre chikungunya no período perinatal têm um risco de 49% de propagar o CHIKV para o neonato por transmissão vertical. O recém-nascido é assintomático nos primeiros dias. A partir do 4º dia (3 a 7 dias), surgem os sintomas, que incluem febre, síndrome álgica, recusa da mamada, exantema, descamação, hiperpigmentação cutânea e edema de extremidades. Cesárea não parece ser preventiva em transmitir o vírus. Lesões vesicobolhosas em bebês também têm sido relatadas e apresentam início súbito. As manifestações do sistema digestório são mais frequentes nas crianças. Eritema generalizado, erupção cutânea maculopapular e descamação da pele estão entre os outros achados dermatológicos nos lactentes. Podem ocorrer linfadenomegalias cervicais associadas. As formas graves são frequentes nesta faixa etária, como o surgimento de complicações neurológicas, hemorrágicas, acometimento miocárdico e cianose periférica (sem qualquer alteração hemodinâmica).

## Diagnóstico diferencial

O principal diagnóstico diferencial é a febre de dengue, que pode ocorrer como uma coinfecção. São frequentemente indistinguíveis apenas por sinais clínicos, necessitando de exclusão sorológica. A maior variedade de diagnósticos diferenciais recai sobre os exantemas febris (exantema súbito, mononucleose, adenovírus, enterovírus, influenza, Zika e sarampo). Outras condições que podem ser muito semelhantes são rubéola, sarampo, mononucleose infecciosa, hepatite B, escarlatina, doença de Kawasaki, síndrome do choque tóxico, síndrome retroviral aguda, malária, urticária, leptospirose, febre reumática, reações medicamentosas e lúpus eritematoso sistêmico. A hipermelanose facial persistente se assemelha ao melasma. As ulcerações orais e genitais exigem diferenciação de doença de Behçet e doenças sexualmente transmissíveis ulcerativas, como sífilis e cancro mole.

## Exames complementares

Na fase aguda, a alteração laboratorial mais comum é a leucopenia com linfopenia. Plaquetopenia inferior a 100.000 céls./mm$^3$ é rara.

**Diagnóstico laboratorial.** A confirmação da febre chikungunya é possível por qualquer um dos testes descritos no Quadro 131.1.

## Tratamento

O tratamento depende da fase da doença. A fase aguda exige diagnóstico diferencial de dengue. Por isso, o exame físico detalhado é necessário. Como não existe tratamento antiviral específico, o uso de sintomáticos e orientação quanto aos riscos e à evolução natural devem ser sempre cogitados. O paracetamol e a dipirona podem ser utilizados quando houver necessidade. Quando a dor for refratária, pode-se utilizar morfina (para menores de 12 anos), codeína e tramadol (para maiores de 12 anos).

**Quadro 131.1** Testes diagnósticos para confirmação da febre chikungunya.

| Testes para CHIKV | Tempo após início da doença |
|---|---|
| Cultura viral<br>RT-PCR (*reverse-transcription polymerase chain reaction*); qRT-PCR (*real time RT-PCR*) | Primeiros 3 dias de doença<br>1 a 8 dias |
| Testes sorológicos ELISA e teste imunocromatográfico do tipo POC (*point-of-care*): IgM; IgG ou anticorpo neutralizante mostrando títulos<br>Sorologia pareada | 5º dia (IgM) e 6º dia (IgG) a 2 meses<br>2 amostras coletadas, a 1ª na fase aguda e a 2ª, 15 dias após. Aumento de 4 vezes no título dos anticorpos demonstra a reatividade específica |

IgM: imunoglobulina M; IgG: imunoglobulina G.

Existe a necessidade de se incluir a febre chikungunya na lista das síndromes dengue-like na rotina de saúde no Brasil. A situação epidemiológica deve ser sempre observada, pois existem especificidades nos tratamentos de dengue e chikungunya.

Em relação aos medicamentos, até o momento, não há tratamento antiviral específico. A terapia utilizada é de suporte sintomático, hidratação e repouso. Os anti-inflamatórios não esteroides (ibuprofeno, naproxeno, diclofenaco, nimesulida, ácido acetilsalicílico, associações, entre outros) não devem ser utilizados na fase aguda da doença, devido ao risco de complicações renais e de sangramento aumentado desses pacientes.

### Atenção

O ácido acetilsalicílico e os corticosteroides também são contraindicados na fase aguda pelo risco de síndrome de Reye e de sangramentos. Para as dores, o documento recomenda 14 medicamentos para os diferentes tipos, desde as mais leves até as mais intensas, persistentes ou incapacitantes.

**Notificação.** Todo caso suspeito de chikungunya deve ser notificado ao serviço de vigilância epidemiológica, conforme fluxo estabelecido em cada município. Os óbitos suspeitos são de notificação imediata, devendo-se comunicar às secretarias municipais de saúde em, no máximo, 24 h.

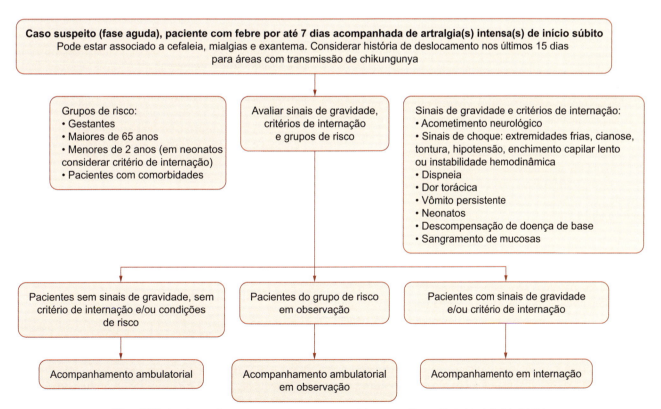

**Figura 131.1** Classificação de risco e manejo do paciente com chikungunya. (Fonte: Ministério da Saúde, 2017.)

## Bibliografia

Brasil. Ministério da Saúde. Secretaria de Vigilância em Saúde. Secretaria de Atenção Básica. Chikungunya: Manejo Clínico/Ministério da Saúde, Secretaria de Vigilância em Saúde, Secretaria de Atenção Básica. Brasília: Ministério da Saúde, 2017. Disponível em: http://portalarquivos.saude.gov.br/images/pdf/2016/dezembro/25/chikungunya-novo-protocolo.pdf.

Brito CAA, Azevedo F, Cordeiro MT et al. Central and peripheral nervous system involvement caused by Zika and chikungunya coinfection. PLOS Neglected Tropical Diseases. 2017;11(7):1-6.

FDA Drug safety communications. FDA restricts use of prescription codeine pain and cough medicines and tramadol pain medicines in children; recommends against use in breastfeeding women. Disponível em: https://www.fda.gov/downloads/Drugs/DrugSafety/UCM553814.pdf. Acesso em abril/2017.

Lourenco-de-Oliveira R, Failloux A. High risk for chikungunya virus to initiate an enzootic sylvatic cycle in the tropical Americas. PLOS Neglected Tropical Diseases. 2017.

Pereira LP, Villas-Bôas R, Scott SS et al. Encephalitis associated with the chikungunya epidemic outbreak in Brazil: report of 2 cases with neuroimaging findings. Rev Soc Bras Med Trop. 2017; 50(3):413-16.

# 132 Citomegalovirose Congênita

CID-10: P35.1

*Rafaela Moura de Oliveira • Ana Carolina Lemes David*

## Introdução

O citomegalovírus humano (CMV) é um vírus DNA, pertencente à família Herpesviridae. A grande maioria das infecções por CMV são assintomáticas ou autolimitadas em crianças e adultos saudáveis. Em hospedeiros imunocomprometidos e fetos, porém, a infecção pode provocar grandes repercussões.

O CMV é a causa mais comum de infecção congênita no mundo, inclusive em países desenvolvidos, afetando 0,2 a 2% de todos os recém-nascidos (RN) vivos. Embora a maioria das crianças afetadas seja assintomática ao nascer, 10 a 15% apresentam sinais e sequelas associadas ao CMV, incluindo perda auditiva neurossensorial (PANS) e anormalidades do desenvolvimento neurológico.

A taxa de transmissão vertical aumenta com o avançar da idade gestacional, enquanto o maior risco de dano fetal ocorre quando a infecção é adquirida nos estágios iniciais da gravidez.

## Manifestações clínicas

Vários fatores maternos são conhecidos por aumentar a incidência e a gravidade da infecção congênita pelo CMV, como o estado imunológico materno, que desempenha um papel importante. Em casos de infecção materna primária (sem imunidade preexistente), a taxa de transmissão intraútero é cerca de 40%; em caso de infecção recorrente, a taxa é de 1 a 2%. Além disso, os déficits neurológicos são mais comuns nos casos de infecção materna primária e resultam em sequelas mais graves ao feto.

Rawlinson et al. dividiram as manifestações clínicas da seguinte maneira:

- RN com infecção sintomática moderada a grave: restrição do crescimento intrauterino, trombocitopenia, petéquias, hepatoesplenomegalia, icterícia, hiperbilirrubinemia direta, aminotransferases séricas aumentadas, coriorretinite e PANS ou acometimento de sistema nervoso central (SNC) com microcefalia, ventriculomegalia, calcificações periventriculares (Figura 132.1), malformações corticais ou cerebelares, alterações liquóricas, coriorretinite, perda auditiva neurossensorial, presença de DNA viral no liquor (letalidade neonatal varia de 5 a 10%)
- RN com infecção sintomática moderada: podem ocorrer uma ou duas manifestações isoladas geralmente leves e transitórias; trombocitopenia, petéquias, hepatoesplenomegalia, alteração dos níveis de transaminases
- RN assintomático com perda auditiva neurossensorial isolada: perda neurossensorial ≥ 21 decidels
- RN assintomático e sem perda auditiva: 85 a 90%.

A infecção perinatal é assintomática na grande maioria dos RN a termo. No entanto, pode estar associada a quadros clínicos de variável gravidade, como síndrome sepse-*like*, colestase, trombocitopenia, neutropenia e pneumonite, principalmente quando acomete RN pré-termo com peso inferior a 1.500 g e/ou idade gestacional < 32 semanas.

Entre os RN assintomáticos infectados pelo CMV, 10% apresentam sequelas de início tardio, mais comumente a PANS, ocorrendo por volta dos 3 anos de idade. Por essa razão é importante que todos os acometidos com infecção congênita por

CAPÍTULO 132    Citomegalovirose Congênita

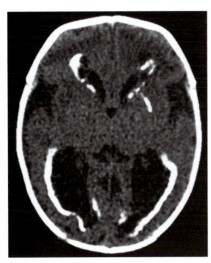

**Figura 132.1** Calcificações periventriculares extensas e dilatação periventricular. (Adaptada de Sanchez et al., 2016.)

**Quadro 132.1** Avaliação clínica e exames complementares para crianças com infecção congênita pelo citomegalovírus humano (CMV).

**Avaliação clínica**
- Peso, estatura e circunferência cefálica
- Hepatimetria e tamanho do baço
- Fundoscopia ocular ao nascimento e com 12 e 60 meses

**Avaliação auditiva**
- Otoemissões acústicas
- Potencial evocado da audição (BERA) ao nascimento, com 3, 6, 12, 18, 24, 30 e 36 meses. A partir dessa idade, audiometria infantil condicionada a cada 6 meses até 6 anos de idade

**Exames de imagem do sistema nervoso central**
- Tomografia computadorizada de crânio ao nascimento e, se alterada, repetir de acordo com a necessidade clínica

**Exames complementares**
- Hemograma completo com contagem de plaquetas
- Bilirrubina total e frações
- Transaminases séricas
- Exame liquórico: celularidade, proteinorraquia, glicorraquia e pesquisa do DNA do CMV

CMV, independentemente da apresentação clínica ao nascimento, recebam monitoramento audiológico em série ao longo dos primeiros anos de vida, permitindo a detecção precoce de possíveis alterações auditivas.

Transtornos cognitivos também podem ser notados em 5% dessas crianças ao longo dos primeiros anos de vida.

## Exames complementares

A avaliação clínica e os exames complementares indicados para crianças com citomegalovirose congênita estão apresentados no Quadro 132.1.

**Atenção**

A presença de CMV na urina e/ou na saliva do RN nas primeiras 3 semanas de vida, detectada por isolamento viral ou por identificação de DNA viral pela PCR, é considerada marcador definitivo de infecção congênita pelo CMV.

## Diagnóstico diferencial

O diagnóstico diferencial é realizado com outras infecções congênitas: toxoplasmose, herpes, sífilis, rubéola, vírus Zika, parvovírus B19.

## Comprovação diagnóstica

A avaliação sorológica infantil é afetada por presença de IgG materna circulante e baixa capacidade preditiva de IgM para CMV.

O isolamento do vírus na urina e/ou na saliva, ou em culturas de tecidos, tem sido o método padrão-ouro para o diagnóstico confiável de infecção congênita por CMV, não sendo adequado para fins de triagem. O isolamento do vírus na urina e/ou na saliva, ou em culturas de tecidos, tem sido o método padrão-ouro para o diagnóstico definitivo da infecção congênita por CMV, não sendo rotineiramente utilizado para fins de triagem. A presença do CMV na urina e/ou na saliva identificada por PCR ou cultura viral define o diagnóstico de CMV congênito nas primeiras 3 semanas de vida.

A ausência do vírus na saliva e/ou na urina, do nascimento até 2 a 3 semanas de vida, exclui o diagnóstico de infecção congênita. A detecção do vírus após 4 a 12 semanas de vida indica infecção adquirida no período perinatal ou pós-natal precoce.

A triagem materna pré-natal é complexa, visto que a detecção de IgG anti-CMV não permite afastar o risco de infecção fetal, pois, apesar de ser menos frequente, pode haver transmissão devido à infecção secundária gestacional (reativação de infecção latente ou reinfecção com nova cepa viral).

## Tratamento

O tratamento com ganciclovir por via intravenosa (IV) ou valganciclovir por via oral (VO), em crianças com infecção congênita por CMV, está restrito a casos selecionados, ou seja, RN com infecção confirmada, sintomáticos (moderada a grave), com evidências de envolvimento do SNC (calcificações intracranianas, microcefalia, atrofia cortical, líquido cefalorraquidiano [LCR] anormal), alteração auditiva e/ou coriorretinite. Devem-se excluir outras etiologias de infecção congênita, especialmente sífilis e toxoplasmose, cujos sinais e sintomas podem ser semelhantes. As doses recomendadas são:

- Ganciclovir: 6 mg/kg/dose, IV, 12/12 h, por 6 semanas (durante seu uso deve ser realizado hemograma a cada 3 dias nas primeiras 3 semanas, e a partir de então semanalmente, reduzindo a dose pela metade se neutropenia < 500 células/mm$^3$)
- Valganciclovir: 16 mg/kg/dose, VO, 12/12 h, por 6 meses.

Vários estudos têm avaliado a tolerabilidade do uso de ganciclovir e comparado a eficácia desse medicamento com a de seu profármaco de uso oral, o valganciclovir.

Bialas et al. concluíram que, apesar de estudos mostrarem uma clara melhora no desempenho auditivo de RN tratados com ganciclovir, a neutropenia é um efeito colateral significativo dessa medicação.

Rawlinson et al. afirmam que o tratamento com valganciclovir, não excedendo 6 meses, apresenta incidência de neutropenia consideravelmente inferior à observada com ganciclovir, proporcionando, assim, uma opção oral prática para o tratamento da doença congênita do CMV. Sugerem também o monitoramento com contagem de neutrófilos absolutos semanalmente durante 6 semanas, depois na 8ª semana, e depois mensalmente durante a duração da terapia; além da dosagem dos níveis de transaminases mensalmente, durante a terapia. O tratamento deve ser iniciado no período neonatal.

Estudos que comparam os benefícios do tratamento de 6 semanas com o de 6 meses com valganciclovir concluíram que o tratamento mais duradouro levou à melhor resposta do desenvolvimento auditivo e neurológico em crianças infectadas com CMV. Além disso, a incidência de neutropenia foi semelhante nos grupos tratados com placebo e nos tratados com valganciclovir entre 6 semanas e 6 meses.

## Prevenção

Medidas de prevenção primária, como a educação de gestantes em relação às fontes de exposição e intervenções comportamentais para limitar a exposição ao CMV, são comprovadamente eficazes. Deve-se evitar o contato com saliva por meio de beijo, compartilhamento de utensílios e alimentos com crianças menores de 3 anos, que são potenciais excretoras do vírus por meio da urina e da saliva. Devem-se estimular medidas como higiene das mãos após a troca de fraldas e limpeza do nariz de crianças dessa faixa etária.

O uso de leite materno cru para os RN a termo não é contra-indicado; não há necessidade de evitar a amamentação dessas crianças. Quanto ao RN pré-termo, de muito baixo peso, tal orientação permanece indefinida.

Para RN menores de 30 semanas ou com menos de 1.500 g, recomendam-se transfusões sanguíneas deleucotizadas.

A identificação e o acompanhamento especializado do RN deficiente auditivo podem propiciar intervenção precoce e evitar maiores comprometimentos.

Não há vacina disponível até o momento.

Estudos ainda estão sendo realizados acerca dos benefícios do uso de terapia antiviral e de imunoglobulina específica nas mães infectadas, porém esse tratamento não está rotineiramente indicado e pode apresentar eventos adversos.

A implementação do rastreio universal para infecção congênita por CMV deve ser vista como uma prioridade para melhorar a saúde pediátrica em nível mundial, visto que já existe o teste para triagem em larga escala por meio da detecção do DNA viral pela reação em cadeia da polimerase (PCR).

## Bibliografia

Bialas KM, Swamy GK, Permar SR. Perinatal cytomegalovirus and varicella zoster virus infections: epidemiology, prevention, and treatment. Clin Perinatol. 2015; 42(1):61-75, viii.

Brasil. Ministério da Saúde. Secretaria de Atenção à Saúde. Departamento de Ações Programáticas e Estratégicas. Atenção à saúde do recém-nascido: guia para os profissionais de saúde. Vol. 2: Intervenções comuns, icterícia e infecções. Brasília: MS; 2011.

Marsico C, Kimberlin DW. Congenital cytomegalovirus infection: advances and challenges in diagnosis, prevention and treatment. Ital J Pediatr. 2017; 43(1):38.

Rawlinson WD, Boppana SB, Fowler KB et al. Congenital cytomegalovirus infection in pregnancy and the neonate: consensus recommendations for prevention, diagnosis, and therapy. Lancet Infect Dis. 2017; 17(6):e177-88.

Sanchez TR, Datlow MD, Nidecker AE. Diffuse periventricular calcification and brain atrophy: A case of neonatal central nervous system cytomegalovirus infection. Neuroradiol J. 2016; 29:314-6.

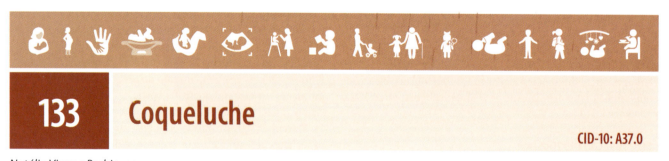

# 133 Coqueluche

CID-10: A37.0

*Natália Vianna Rodrigues*

## Introdução

Coqueluche é uma doença infectocontagiosa que afeta as vias respiratórias superiores, sendo marcada por um quadro de tosse crônica. É causada por um cocobacilo gram-negativo do gênero *Bordetella*, sendo a *Bordetella pertussis* a espécie mais comum. Tem como outros agentes etiológicos menos comuns a *B. parapertussis* e a *B. bronquiseptica*. A via respiratória é o principal meio de transmissão, por meio de gotículas disseminadas por tosse e espirros. O cocobacilo infecta as células ciliadas do sistema respiratório, levando a uma lesão epitelial que desencadeia a ativação linfocitária, o recrutamento de macrófagos com consequente hiperplasia linfocitária brônquica e peribrônquica. A toxina pertússis, a hemaglutinina, as fímbrias e a toxina adenilatociclase são importantes fatores de virulência responsáveis pela fisiopatologia da doença, sendo esses os principais componentes da vacina acelular.

### Fatores de risco e causas

O principal fator de risco para contaminação é o contato direto com algum portador do agente etiológico. Esse tipo de contato é definido pela convivência em espaço fechado por período superior a 1 h, contato direto com secreções respiratórias, orais ou nasais e contato face a face (Quadro 133.1).

Com o início da vacinação no ano 1940 a incidência de coqueluche diminuiu significativamente pelo mundo. Porém, nas últimas décadas a ascendência desses índices vem em ritmo acelerado. Dentre as teorias que explicam essas mudanças epidemiológicas estão: a diminuição da imunidade vacinal nos adultos e idosos, o maior índice de suspeita entre os profissionais de saúde, o aumento do uso de PCR (reação em cadeia da polimerase) como ferramenta diagnóstica e a diminuição da cobertura vacinal em algumas regiões diante do receio pelos efeitos colaterais da vacina inativada.

Diante disso, os lactentes são os mais suscetíveis à morbidade e à mortalidade pela coqueluche por terem seu esquema vacinal incompleto, sendo os adultos portadores da bactéria em suas vias respiratórias os principais veículos de contaminação. Além desses, crianças e adolescentes maiores de 10 anos são outra faixa etária epidemiológica da infecção pelo tempo de administração vacinal, porém apresentando menor gravidade em suas manifestações clínicas. Mundialmente a coqueluche está entre as dez principais causas de mortalidade em menores de 1 ano.

Entre os anos 2000 e 2010, a incidência da coqueluche se manteve em níveis bastante reduzidos, entre 0,9 (2000) a 0,32 (2010) por 100.000 habitantes. Entretanto, houve um aumento gradativo após esse período, atingindo o maior pico em 2014, com 4,2 casos por 100.000 habitantes. Em 2017 e 2018, os patamares retornaram a 1,0 caso por 100.000 habitantes, sendo registrados 2.098 casos em 2018.

### Manifestações clínicas

O CDC (Center for Disease Control and Prevention) define como caso clínico de coqueluche um quadro de tosse crônica com duração maior que 2 semanas associado a um sinal clássico da infecção como: paroxismo de tosse, tosse emetizante ou "guincho inspiratório", sem outras causas aparentes.

A doença é descrita em três fases bem definidas, porém caracteriza-se por uma gama significativa de manifestações, dificultando o diagnóstico. Apresenta tempo de incubação que varia de 7 a 14 dias. Inicia-se na fase catarral que dura de 1 a 2 semanas, marcada por sintomas respiratórios inespecíficos como febre baixa, tosse, congestão nasal e coriza, semelhantes a qualquer infecção viral de vias respiratórias superiores, sendo uma das causas do diagnóstico tardio. A tosse vai se intensificando até entrar na fase paroxística que dura de 2 a 6 semanas, caracterizada por paroxismos de tosse (cinco a dez tosses ininterruptas seguidas por um "guincho inspiratório" na tentativa de retomar a ventilação). Esse som é menos comum em adolescentes e adultos. Os paroxismos podem vir associados a cianose, salivação, lacrimejamento, vômito pós-tosse e exaustão física. Um fato que destaca essa fase é o bom estado geral no período intercrise. Lactentes jovens costumam ter manifestações atípicas evidenciando *gasping*, apneia, cianose, palidez, bradicardia. Lentamente os sintomas vão se abrandando até a chegada da fase de convalescença que pode durar de semanas a meses, com recuperação da lesão epitelial da via respiratória e, paralelamente, melhora clínica.

A Secretaria de Vigilância Epidemiológica definiu, no período de 2011 e 2013, um *ranking* da combinação de sintomas mais prevalentes nos casos confirmados no Brasil, estando tosse com paroxismo de tosse representando 70%, tosse e cianose 60%, tosse e vômitos 59%, tosse e guincho 41%, tosse com guincho e vômitos (tríade) em apenas 35% dos casos.

Os lactentes jovens são os mais suscetíveis a complicações, principalmente aqueles com idade inferior a 6 meses. Dentre elas estão apneia 50%), pneumonia (20%), crises convulsivas (1%) e óbito (1%). Crianças e adolescentes que já foram imunizados podem apresentar quadro assintomático ou brando, sendo os transmissores da bactéria para as crianças jovens. As principais complicações dessa faixa etária são relacionadas aos paroxismos como: perda de peso (33%), incontinência urinária (28%), síncope (6%), fratura de costela (4%), hemorragia conjuntival, pneumotórax, hemorragia cerebral como apresentações menos comuns.

### Diagnóstico diferencial

Os diagnósticos diferenciais são a ampla gama de infecções de vias respiratórias superiores. A infecção pelo vírus respiratório sincicial pode ser um diagnóstico diferencial em lactentes

---

**Quadro 133.1** Definição de contato direto e paciente de alto risco: indicação de profilaxia.

**Contato íntimo**
- Contato próximo em espaço fechado por mais de 1 h
- Contato direto com secreção respiratória, oral ou nasal de pacientes infectados
- Contato face a face com pacientes infectados

**Alto risco**
- Lactentes menores de 1 ano
- Gestantes no terceiro trimestre
- Imunocomprometidos
- Pneumopatas crônicos

Adaptado de Tiwari et al., 2005.

que manifestam apenas apneia. *Chlamydia trachomatis* é uma alternativa pelo quadro de tosse sem febre em neonatos. Outras causas de tosse crônica em crianças e adolescentes são *Chlamydia pneumoniae* e *Mycoplasma pneumoniae*.

### Exames complementares

O diagnóstico clínico é dificultado pela variedade de manifestações e inespecificidade dos sintomas. Diante disso a confirmação laboratorial torna-se importante. Tanto a cultura quanto a PCR são exames confirmatórios recomendados pelo CDC. As amostras para realização dos exames são obtidas por aspirado de nasofaringe ou *swab* de nasofaringe posterior. A cultura é o exame de escolha, porém a *Bordetella* apresenta crescimento lento em meio de cultura, podendo demorar até 1 semana, além de sofrer interferência pelo uso anterior de antibióticos. A PCR é um método tão específico e sensível quanto a cultura, apresenta maior agilidade na confirmação diagnóstica (1 a 2 dias) e não sofre interferência pelo uso de medicações. Existem métodos sorológicos, porém não são recomendados como testes confirmatórios.

O leucograma apresenta sinais indiretos como leucocitose com linfocitose. Durante a fase catarral pode haver leucocitose com até 20 mil leucócitos e até 1.000 linfócitos em até 1.000 células/mm$^3$. Já na fase paroxística o número de leucócitos pode chegar a 40 mil/mm$^3$ com linfocitose em 60 a 80%.

A radiografia de tórax é indicada em menores de 4 anos de idade para investigar complicações. Apresenta como imagem característica o "coração felpudo", causado pelo infiltrado pulmonar pericárdiaco (Figura 133.1).

### Tratamento

A efetividade do tratamento da coqueluche com antibióticos é questionável. Estudos evidenciam que as medicações não reduzem o tempo de doença, a intensidade dos sintomas nem previnem complicações. Caso o antibiótico seja iniciado durante a fase catarral poderá ser observada a não progressão dos sintomas. Contudo, a fase paroxística, na qual a maioria dos diagnósticos é realizada, não sofre interferência pelo uso de medicações por ser mediada por toxinas. Se não tratada, apresenta resolução espontânea em 2 a 4 semanas. Contudo, a antibioticoterapia continua sendo recomendada visando à erradicação da bactéria da nasofaringe de adultos e crianças portadoras, para diminuição da transmissibilidade. Tal objetivo é alcançado com 5 dias de uso da medicação.

O tratamento deve ser iniciado até 6 semanas do início dos sintomas em menores de um 1 ano e em até 3 semanas nas outras faixas etárias. Os macrolídios são a classe recomendada, sendo a azitromicina e a claritromicina os mais bem tolerados e com índices semelhantes de *clearance* da bactéria. A eritromicina, antigamente sugerida como medicação de escolha, entrou em desuso diante dos seus efeitos colaterais como sintomas irritativos gastrintestinais e hipertrofia de piloro. Em caso de intolerância a macrolídios pode ser indicada a associação de sulfametoxazol com trimetoprima (Quadro 133.2). Medicações sintomáticas não apresentam evidências científicas de efetividade e não são recomendadas.

Diante de um caso suspeito de coqueluche, deve-se iniciar o isolamento respiratório para gotículas, indicar o uso de máscara cirúrgica pelo paciente na sala de espera e durante a mobilização deste para realização de exames. A notificação dos casos suspeitos é compulsória.

### Prevenção

A profilaxia com antibióticos é indicada para prevenir a transmissão do agente a indivíduos de risco. Deve ser iniciada nos primeiros 21 dias de sintomas, englobando todos os contatos (familiares, cuidadores, profissionais de saúde). As medicações e as doses profiláticas são iguais às terapêuticas.

**Quadro 133.2** Indicações terapêuticas na coqueluche.

| Antibiótico | Posologia |
| --- | --- |
| Azitromicina | Menores de 6 meses: 10 mg/kg por 5 dias; maiores de 6 meses: 10 mg/kg (máximo 500 mg) no primeiro dia e 5 mg/kg (máximo 250 mg) do 2º ao 5º dia<br>Adultos: 500 mg no primeiro dia e 250 mg do 2º ao 5º dia |
| Claritromicina | Menores de 1 mês: não recomendado; maiores de 1 mês: 15 mg/kg/dia 12/12 h por 7 dias (máximo 1 g/dia)<br>Adultos: 1 g/dia 12/12 h por 7 dias |
| Eritromicina | Menores de 1 mês: azitromicina é preferível pelo risco de hipertrofia de piloro. Dose: 40 a 50 mg/kg/dia 6/6 h; maiores de 1 mês: 40 a 50 mg/kg/dia 6/6 h por 14 dias (máximo 2 g/dia)<br>Adultos: 2 g/dia 6/6 h por 14 dias |
| Sulfametoxazol-trimetoprima | Menores de 2 meses: contraindicada; maiores de 2 meses: TMP 8 mg/kg/dia SMX 40 mg/kg/dia 12/12 h por 14 dias<br>Adultos: TMP 320 mg/dia SMX 1.600 mg/dia 12/12 h por 14 dias |

Adaptado de Tiwari et al., 2005.

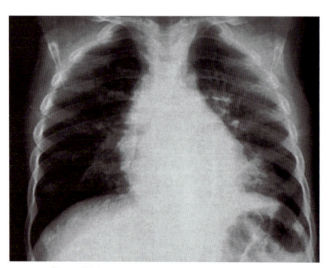

**Figura 133.1** Imagem de "coração felpudo" na coqueluche.

Os esquemas de imunização vêm sendo estudados e modificados visando ao controle dos novos surtos da infecção. As estratégias visam à proteção das crianças pequenas, ao reforço dos adolescentes e dos adultos, além da proteção indireta dos lactentes pela vacinação dos seus transmissores (cuidadores e profissionais de saúde) e das gestantes.

O CDC indica a administração da vacina dTpa (toxoides diftérico, tetânico e componente pertússis acelular) em cinco doses: aos 2, 4, 6 meses de idade, entre 15 e 18 meses, entre 4 e 6 anos de idade. A quinta dose não é necessária se a quarta dose tiver sido administrada ou se maiores de 4 anos. Uma nova dose de dTpa (toxoide tetânico, toxoide diftérico reduzido, componente pertússis acelular) é indicada de 7 a 10 anos em caso de esquema anterior incompleto ou estado vacinal desconhecido. Um reforço com dTpa deve ser administrado entre 11 e 12 anos, e após essa faixa etária com intervalo de 10 anos em caso de reforço da dT. Além disso, é recomendada uma dose de reforço com dTpa para gestantes no terceiro trimestre a cada gestação, visando à transmissão de anticorpos pela placenta e à proteção do lactente enquanto seu esquema vacinal não se completa.

Segundo o Programa Nacional de Imunização (PNI) no Brasil, a vacinação contra a coqueluche é feita: DPT (associada à vacina pentavalente) aos 2, 4 e 6 meses, reforço aos 15 meses e 4 anos de idade. A dTpa é indicada apenas em crianças que apresentaram efeitos colaterais ao componente pertússis como crise convulsiva febril ou afebril 72 h após a vacinação, síndrome hipotônica hiporresponsiva 48 h após ou crianças com diagnóstico de epilepsia, cardiopatias, pneumopatias com risco de descompensação em caso de febre, doença neurológica crônica e recém-nascidos em UTI neonatal. A Sociedade Brasileira de Pediatria indica um reforço com dTpa entre 9 e 10 anos e após com intervalo de 10 anos. No ano de 2014 foi introduzida no PNI a vacinação de gestantes entre 27 e 36 semanas gestação e de profissionais de saúde de maternidades e unidades de tratamento intensivo neonatais (anestesistas, ginecologistas obstetras, neonatologistas, pediatras, enfermeiros e técnicos em enfermagem).

### Evolução e Prognóstico

O prognóstico da doença é relacionado à faixa etária do paciente. Escolares e adolescentes apresentam um bom prognóstico, mas lactentes têm um risco maior de óbito e encefalopatia. Apneia e convulsões durante a internação estão mais relacionadas à déficit intelectual.

### Bibliografia

Brasil. Ministério da Saúde. Secretaria de Vigilância em Saúde. Guia de Vigilância em Saúde: volume único. 3ª ed. Brasília: Ministério da Saúde, 2019.

Brasil. Ministério da Saúde. Secretaria de Vigilância de Saúde. Informe Técnico Implantação da vacina adsorvida difteria, tétano e coqueluche (pertussis acelular) tipo adulto – dTpa. Outubro 2014.

Chiappini E, Stival A, Galli L, Martino M. Pertussis re-emergence in the post-vaccination era. BMC Infect Dis., 2013; 13:151.

Kline JM, Lewis WD, Smith EA et al. Pertussis: a reemerging infection. Am Fam Physician. 2013; 88(8):507-14.

Ochi M, Nosaka N, Knaup E et al. Recurrent apnea in an infant with pertussis due to household transmission. Clin Case Rep. 2017; 28; 5(3):241-5.

Snyder J, Fisher D. Pertussis in childhood. Pediatrics in Review. 2012; 33:412.

Tanaka M, Vitek CR, Pascual FB et al. Trends in pertussis among infants in the United States, 1980-1999. JAMA. 2003; 290(22):2968-75.

Tiwari T, Murphy TV, Moran J; National Immunization Program, Centers for Disease Control and Prevention. Recommended antimicrobial agents for treatment and postexposure prophylaxis of pertussis: 2005 CDC Guidelines. MMWR Recomm Rep. 2005; 54(RR-14):1-16.

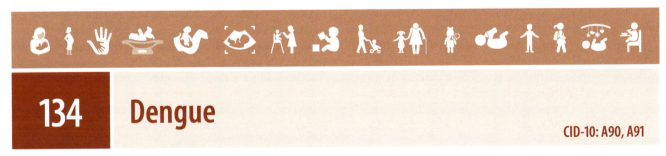

# 134 Dengue

CID-10: A90, A91

*Solomar Martins Marques • João Bosco Siqueira Júnior*

### Introdução

A dengue é uma doença febril aguda, viral, transmitida pela picada de mosquito. Nos últimos 50 anos, essa doença tem se espalhado, com um aumento de 30 vezes na incidência global.

O principal vetor da dengue e de outras arboviroses (vírus que nascem [*born*] em artrópodes – chikungunya, Zika e febre amarela urbana) é a fêmea dos mosquitos da família Culicidae, pertencentes ao gênero Aedes, do subgênero Stegomyia e espécie Aedes aegypti. Com relação à dengue, são conhecidos quatro sorotipos: DENV-1, DENV-2, DENV-3 e DENV-4. As estimativas mais recentes apontam 390 milhões de infecções por dengue a cada ano e que metade da população do mundo vive em países onde a dengue é endêmica. Entre os infectados, cerca de 100 milhões seriam sintomáticos, com 500.000 pacientes evoluindo para doença grave, requerendo internação, em sua maioria crianças.

## Quadro clínico

A dengue apresenta um amplo espectro clínico, que inclui desde manifestações leves até formas graves; muitas infecções podem ser inaparentes. Após o período de incubação, que pode variar de 4 a 10 dias, a doença começa abruptamente e é seguida por três fases: febril, crítica e de recuperação. A criança com o vírus da dengue (DENV) pode ser assintomática ou ter uma síndrome febril clássica viral, ou com sinais e sintomas inespecíficos: adinamia, sonolência, recusa da alimentação e de líquidos, vômitos, diarreia ou fezes amolecidas. Nos lactentes, especialmente em menores de 6 meses, sintomas como cefaleia, dor retrorbitária, mialgias e artralgias manifestam-se por choro persistente, adinamia e irritabilidade, confundíveis com outros quadros infecciosos febris, dificultando diagnóstico e manejo precoces. O Brasil adotou, a partir de 2014, a nova classificação de caso de dengue revisada da Organização Mundial da Saúde: dengue, dengue com sinais de alarme e dengue grave. Nesse contexto, o Sistema de Vigilância da Dengue passou a disponibilizar uma nova ficha de notificação de casos suspeitos com a nova classificação apresentada no campo 44, na qual houve a substituição da classificação anterior de: dengue clássica, dengue com complicações, febre hemorrágica da dengue e síndrome do choque da dengue, para dengue, dengue com sinais de alarme e dengue grave.

## Sinais de alarme

São considerados sinais de alarme na dengue dor abdominal intensa e contínua, episódios de vômito persistentes, hipotensão postural e/ou lipotimia, hepatomegalia dolorosa, sangramento de mucosa ou hemorragias importantes, sonolência e/ou irritabilidade, oligúria, diminuição repentina da temperatura corpórea ou hipotermia, aumento repentino do hematócrito, queda abrupta de plaquetas e desconforto respiratório. Nos adultos, têm importância para o desfecho fatal diabetes, doença pulmonar obstrutiva crônica, insuficiência renal e doenças cardiovasculares.

Em crianças, além dos sinais de alarme, os fatores de risco clínicos e laboratoriais são frequentemente citados como letargia, extremidades frias, sobrepeso, desnutrição, ascite, derrame pleural, leucopenia, plaquetopenia, hemoconcentração, tempo de protrombina aumentado, tempo de tromboplastina parcial prolongado, elevação de transaminases: aspartato aminotransferases (AST) e alanina aminotransferases (ALT).

## Diagnóstico diferencial

A dengue tem variado espectro clínico de casos assintomáticos a graves. A maioria das infecções por dengue em lactentes é leve e difícil diferenciar de outras doenças febris, passível de ser confundida com doenças febris agudas, exantemáticas, hemorrágicas, doenças sistêmicas graves e até com patologias do sistema nervoso central. Dependendo do momento epidemiológico da região, é possível fazer diagnósticos diferenciais com exantema súbito, influenza, rubéola, sarampo, malária, enteroviroses, doença de Kawasaki, púrpura de Henoch-Schönlein, hantavirose, febre amarela e leptospirose. Vale ressaltar que outras arboviroses recém-introduzidas no país também ganharam destaque como diagnóstico diferencial como os casos de febre da chikungunya e da zika. Os quadros de dengue com sinais de alarme podem simular apendicite, obstrução intestinal, abdome agudo e infecção urinária. Meningococcemia, septicemia, meningites virais e bacterianas, encefalites, síndrome do choque tóxico e choque cardiogênico (miocardites) se confundem com dengue grave.

## Exames complementares

Dentre os exames inespecíficos, o hemograma é o mais importante. Não existe um achado patognomônico, mas a presença de leucopenia e plaquetopenia é fortemente sugestiva de dengue em área endêmica. Existe dengue sem alterações na série branca, ou mesmo com leucocitose. É possível ainda a presença de outras infecções com esses achados laboratoriais. Os fenômenos hemorrágicos são causados tanto pela plaquetopenia quanto pela alteração da permeabilidade vascular, presente nos casos graves da doença. Mas a plaquetopenia progressiva é um sinal de alarme. Por outro lado, a hemoconcentração tem relação direta com o agravamento da doença, sendo extremamente útil na avaliação de prognóstico.

Os exames confirmatórios da infecção pelo DENV envolvem detecção do vírus, ácido nucleico viral, antígenos NS1 (isolamento viral, reação em cadeia da polimerase [PCR], imuno-histoquímica e teste rápido NS1) ou anticorpos (ELISA). Ao final da fase aguda da infecção, sorologia é o método de escolha para o diagnóstico. Em primoinfecções, anticorpos IgM são detectáveis em 80% dos pacientes após o 5º dia do início da doença, aumentando para 99% no 10º dia; em infecções secundárias, a sensibilidade dessa técnica diminui, aumentando a possibilidade de falso-negativos. É aconselhável a realização da sorologia a partir do 7º dia. Anticorpos IgG são detectáveis após algumas semanas e, provavelmente, por toda a vida.

## Tratamento

A dengue é uma doença dinâmica, com características clínicas muito semelhantes às de outras infecções em pediatra. História clínica detalhada e exame físico completo à primeira consulta são fundamentais para aventar o diagnóstico e melhorar o prognóstico. Atenção especial deve ser dada ao estado de hidratação, aferição de pressão arterial e reconhecimento precoce dos sinais de alarme (Figura 134.1). A condução terapêutica adequada demanda diagnóstico rápido de casos suspeitos, notificação, acompanhamento contínuo, atentando para a possibilidade de reestadiamento dos casos, quando necessário e, principalmente, reposição volêmica efetiva oral ou intravenosa. Independente da classificação vigente, a atenção aos sinais de alarme e sinais de choque facilita o caminho terapêutico com menor possibilidade de erros.

## Prevenção

A vacina contra os vírus da dengue é atenuada, composta pelos quatro sorotipos vivos do vírus, obtidos de forma separada por tecnologia de DNA recombinante. Ela só pode ser aplicada em indivíduos que já apresentaram algum subtipo da doença. A pedido da Anvisa, esta informação foi mudada na bula da vacina, após pesquisas sugerirem que aqueles que nunca tiveram dengue têm formas mais graves quando vacinados. A vacina está licenciada para pessoas entre 9 e 45 anos de idade. Preconiza-se três doses, com intervalos de 6 meses entre elas.

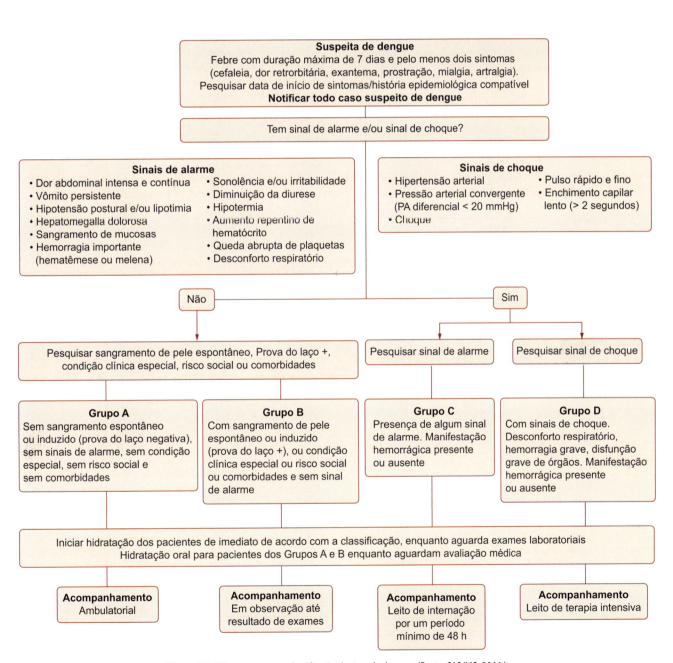

**Figura 134.1** Fluxograma para classificação de risco da dengue. (Fonte: SAS/MS, 2016.)

> **Atenção**
>
> A dengue se tornou muito frequente no Brasil, mas esse fato não significa que ela seja uma doença branda. Casos fatais ocorrem a todo o momento. É importantíssimo considerá-la, mesmo em momentos epidêmicos, como doença possivelmente grave e tratar criteriosamente cada indivíduo. A fase crítica geralmente ocorre durante a defervescência da febre e a gravidade é, em geral, precedida de sinais de alerta, decorrentes principalmente por perda de plasma. Hemoconcentração pode ser um dos sinais laboratoriais mais precoces de possibilidade de agravamento. O hematócrito é muito útil na fluidoterapia. Trata-se de um exame simples e rápido, sendo exame auxiliar na conduta clínica. Em um cenário de cocirculação de dengue, zika e chikungunya, a opção inicial de manejo deve ser por suspeita de dengue em virtude de a doença apresentar risco de morte maior do que as duas outras.

O método mais eficaz para o controle da dengue consiste no combate aos vetores, com a eliminação dos criadouros de Aedes aegypti ou o extermínio das formas adultas do vetor mediante a utilização de compostos organofosforados, sob a forma de aerossóis em volume ultrabaixo.

## Bibliografia

Azin FR, Goncalves RP, Pitombeira MH et al. Dengue: profile of hematological and biochemical dynamics. Revista Brasileira de Hematologia e Hemoterapia. 2012; 34 (1):36-41.

Bhatt S, Gething PW, Brady OJ, Messina JP, Farlow AW, Moyes CL et al. The global distribution and burden of dengue. Nature. 2013; 496(7446):504-7.

Falconar AKI, Romero-Vivas CME. Simple prognostic criteria can definitively identify patients who develop severe versus non-severe dengue disease, or have other febrile illnesses. Journal of Clinical Medicine Research. 2012; 4(1):33-44.

Gupta V, Yadav TP, Pandey RM et al. Risk factors of dengue shock syndrome in children. Journal of Tropical Pediatrics. 2011; 57(6):451-6.

Marón GM, Clará AW, Diddle JW, Pleités EB, Miller L, Macdonald G et al. Association between nutritional status and severity of dengue infection in children in El Salvador. The American Journal of Tropical Medicine and Hygiene. 2010; 82(2):324-9.

Ministério da Saúde, SVS. Dengue: diagnóstico e manejo clínico: adulto e criança. 5 ed. Brasília, Brasil; 2016. 80 p.

Pang EL, Loh HS. Towards development of a universal dengue vaccine – How close are we? Asian Pac J Trop Med. 2017; 10(3):220-8.

Pongpan S, Wisitwong A, Tawichasri C, Patumanond J. Prognostic indicators for dengue infection severity. Int J Clin Pediatr. 2013; 2(1):12-8.

Singhi S, Kissoon N, Bansal A. Dengue and dengue hemorrhagic fever: management issues in an intensive care unit. J Pediatr. 2007; 83(2):S22-35.

TDR/WHO. Handbook for clinical management of dengue. World Health Organization, Geneva, Switzerland, 2012.

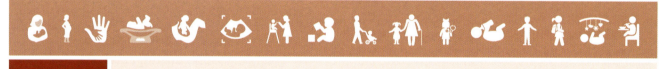

# 135 Diarreia Aguda

CID-10: A09

*Mariana Caetano Alves • Roberto Gonçalves de Faria Junior • Luana Kratka de Sousa*

## Introdução

A diarreia aguda é um problema de saúde pública em diversas regiões do mundo e, de acordo com a Organização Mundial da Saúde (OMS), é a segunda causa de morte em crianças menores de 5 anos de idade. A grande maioria das doenças diarreicas é secundária à diarreia aguda infecciosa. A expressão gastrenterite aguda abrange a maior parte das etiologias infecciosas da diarreia, que podem ser bacterianas, virais ou parasitárias.

A diarreia aguda consiste em aumento do número de evacuações, de início súbito, com fezes aquosas ou pastosas, diferente do habitual (diminui consistência e aumenta a frequência para ≥ 3 perdas em 24 h), potencialmente autolimitada, com curso de menos de 14 dias. Pode associar-se a fezes com muco e sangue (disenteria), tenesmo, náuseas, vômito, febre e dor abdominal. Há perda excessiva de água, eletrólitos (sódio, potássio), bicarbonato e zinco em fezes líquidas.

A desidratação ocorre quando essas perdas não são adequadamente repostas, o que leva a um déficit hidreletrolítico. Acomete crianças de todas as idades, sendo mais comum entre 6 meses e 2 anos. A mortalidade global vem diminuindo, mas a incidência global continua inalterada, em torno de 3,6 episódios por criança ao ano.

O declínio da mortalidade por diarreia, apesar da ausência de alterações significativas em sua incidência, é resultado da busca de consensos pela comunidade científica sobre medidas efetivas para reduzir esses índices, com melhoria de condições ambientais, educação e segurança alimentar, encorajamento do aleitamento materno e vacinação preventiva contra o rotavírus. Essas intervenções têm incluído terapia de reidratação oral (TRO) doméstica e hospitalar, melhora do gerenciamento nutricional das crianças com diarreia, uso do zinco e de antibióticos em casos específicos e indicação de medicações sintomáticas e probióticos.

## Fatores de risco e causas

A causa mais comum de diarreia aguda é de origem infecciosa, por transmissão fecal-oral ou por ingestão de alimentos e água contaminada. Assim, está associada a pobreza, má higiene ambiental e índices de desenvolvimento. Os riscos adicionais incluem tenra idade, deficiência imunológica, sarampo, desnutrição e ausência de aleitamento materno exclusivo ou predominante.

Os agentes etiológicos de origem infecciosa são bactérias e suas toxinas, vírus, parasitas e toxinas naturais.

**Vírus.** Geralmente cursa com febre baixa e diarreia aquosa. Os patógenos mais frequentemente implicados são rotavírus (25 a 40%) dos grupos A, B e C, calicivírus (10%), adenovírus (4 a 10%) e astrovírus (4 a 9%) (Quadro 135.1).

**Bactérias.** Alguns achados incluem febre alta, sangue nas fezes, dor abdominal importante e envolvimento do sistema nervoso central. Os principais patógenos envolvidos são a *Escherichia coli* (3 a 16%) enterotoxigênica, enteropatogênica clássica, enteroinvasiva, êntero-hemorrágica, enteroagregativa; *Staphylococcus aureus*; *Campylobacter* (1 a 8%); *Salmonella* não tifoide (3 a 7%); *Shigella* sp. (1 a 3%); *Yersinia enterocolitica* (1 a 2%) e *Vibrio cholerae* (Quadro 135.2).

**Parasitas.** Os principais são *Giardia lamblia* (1 a 15%), *Cryptosporidium* (1 a 3%), *Entamoeba histolytica* (1%); *Balantidium coli* e *Isospora belli* (Quadro 135.3).

**Quadro 135.1** Principais fontes de vírus envolvidos nas doenças diarreicas agudas, modos de transmissão, reservatórios e grupos etários.

| Agente etiológico | Grupo etário dos casos | Modo de transmissão e principais fontes | Reservatório |
|---|---|---|---|
| Astrovírus | Crianças e idosos | Fecal-oral, alimento, água | Provavelmente humanos |
| Calicivírus | Todos | Fecal-oral, alimento, água, nosocomial | Provavelmente humanos |
| Adenovírus entérico | Crianças | Fecal-oral, nosocomial | Provavelmente humanos |
| Vírus Norwalk | Todos | Fecal-oral, alimento, água, pessoa a pessoa | Humanos |
| Rotavírus do grupo A | Crianças | Fecal-oral, nosocomial, alimento, água, pessoa a pessoa | Humanos |
| Rotavírus do grupo B | Todos | Fecal-oral, água, pessoa a pessoa | Humanos |
| Rotavírus do grupo C | Todos | Fecal-oral | Humanos |

Fonte: Ministério da Saúde, 2016.

**Quadro 135.2** Principais bactérias envolvidas nas doenças diarreicas agudas, modos de transmissão, reservatórios e grupos etários.

| Agente etiológico | Grupo etário dos casos | Modo de transmissão e principais fontes | Reservatório |
|---|---|---|---|
| *Bacillus cereus* | Todos | Alimentos | Ambiente e alimentos |
| *Staphylococcus aureus* | Todos | Alimentos | Humanos e animais |
| *Campylobacter* spp. | Todos | Fecal-oral, alimento, água, animais domésticos | Aves, bovinos e ambiente |
| *Escherichia coli* enterotoxigênica (ETEC) | Todos | Fecal-oral, alimento, água, pessoa a pessoa | Humanos |
| *E. coli* enteropatogênica | Crianças | Fecal-oral, alimento, água, pessoa a pessoa | Humanos |
| *E. coli* enteroinvasiva | Adultos | Fecal-oral, alimento, água, pessoa a pessoa | Humanos |
| *E. coli* êntero-hemorrágica | Todos | Fecal-oral, alimento, pessoa a pessoa | Humanos |
| *Salmonella* não tifoide | Todos, principalmente crianças | Fecal-oral, alimento, água | Aves, mamíferos domésticos e silvestres, e répteis |
| *Shigella* spp. | Todos, principalmente crianças | Fecal-oral, alimento, água, pessoa a pessoa | Primatas |
| *Yersinia enterocolitica* | Todos | Fecal-oral, alimento, água, pessoa a pessoa, animal doméstico | Suínos |
| *Vibrio cholerae* | Todos, principalmente adultos | Fecal-oral, alimento, água | Ambiente |

Fonte: Ministério da Saúde, 2016.

## Patogênese

Ocorre sempre quando houver quebra de equilíbrio entre absorção e secreção de solutos na superfície intestinal (Quadro 135.4).

**Osmótica.** Geralmente é secundária a processo infeccioso que causa dano à mucosa do intestino, dificultando a absorção. O conteúdo intestinal, permanecendo hiperosmolar, concentra mais líquidos para dentro do lúmen intestinal. No cólon, o bolo fecal rico em carboidrato é fermentado, formando ácidos orgânicos e gases, irritando a mucosa e tornando as fezes ácidas, aquosas e explosivas.

**Invasiva.** Ocorre distúrbio de absorção, ocasionado por patógenos (*Salmonella*, *Shigella*, amebíase, *Yersinia*), devido à invasão do epitélio, podendo chegar até em submucosa. Em consequência, pode haver sangue e leucócitos nas fezes.

**Secretora.** É caracterizada por aumento de secreção intestinal ativa de água e eletrólitos, ocasionada por ação de patógenos que aumentam a concentração intracelular dos nucleotídios cíclicos e do cálcio. Causa desidratação rápida e progressiva.

## Diagnóstico diferencial

O diagnóstico diferencial é feito com:

- Intolerância a lactose e glúten
- Ingestão de grandes quantidades de hexitóis (adoçantes)
- Ingestão demasiada de alguns alimentos
- Sais mal absorvidos (p. ex., laxantes e antiácidos)
- Ácidos biliares (após ressecção ileal)
- Gorduras não absorvidas
- Fármacos e outras substâncias (p. ex., catárticos antraquinônicos, óleo de rícino, prostaglandinas)

**Quadro 135.3** Principais parasitas envolvidos nas doenças diarreicas agudas, modos de transmissão, reservatórios e grupos etários.

| Agente etiológico | Grupo etário dos casos | Modo de transmissão e principais fontes | Reservatório |
|---|---|---|---|
| *Balantidium coli* | Indefinido | Fecal-oral, alimentos, água | Primatas, roedores e suínos |
| *Cryptosporidium* | Crianças e adultos com AIDS | Fecal-oral, alimentos, água, pessoa a pessoa, animais domésticos | Humanos, bovinos, outros animais domésticos |
| *Entamoeba histolytica* | Todos, principalmente adultos | Fecal-oral, alimentos, água | Humanos |
| *Giardia lamblia* | Todos, principalmente crianças | Fecal-oral, alimentos, água | Humanos, animais selvagens e domésticos |
| *Isospora belli* | Adultos com AIDS | Fecal-oral | Humanos |

Fonte: Ministério da Saúde, 2016.

**Quadro 135.4** Patogênese da diarreia.

| Mecanismo | Patogênese | Composição das fezes | Exemplos | Comentários |
|---|---|---|---|---|
| Secretor | Absorção diminuída; Secreção aumentada | Aquosas; Osmolaridade normal; *Anion gap* < 100 mOsm/kg | Cólera, *E. coli*, neuroblastoma, *Clostridium difficile*, criptosporidiose (HIV) | Persiste durante jejum; sem leucócitos nas fezes |
| Osmótico | Má digestão; Ingestão de substâncias não absorvíveis; Defeitos de transporte | Aquosas; Ácidas; Aumento da osmolaridade; *Anion gap* > 100 mOsm/kg | Deficiência de lactase, má absorção de glicose-galactose, uso abusivo de laxantes | Cessa com jejum; sem leucócitos nas fezes |
| Motilidade aumentada | Tempo de trânsito diminuído | Fezes pastosas, estimuladas por reflexo gastrocólico | Síndrome do intestino irritável, tireotoxicose, síndrome de *dumping* | Infecção pode contribuir para aumento de motilidade |
| Motilidade diminuída | Defeito nas unidades neuromusculares com estase (supercrescimento bacteriano) | Fezes pastosas | Pseudo-obstrução; alça cega | Possível supercrescimento bacteriano |
| Área de superfície diminuída | Capacidade funcional diminuída | Aquosas | Síndrome do intestino curto; doença celíaca; enterite por rotavírus | Pode exigir dieta elementar, além de alimentação parenteral |
| Invasão da mucosa | Inflamação, reabsorção colônica diminuída, motilidade aumentada | Sangue e aumento de leucócitos nas fezes | Infecção por *Salmonella*, *Shigella*, amebíase, *Yersinia*, *Campylobacter* | Disenteria evidente com sangue, muco e leucócitos |

- Hormônios peptídicos produzidos por tumores pancreáticos
- Intoxicações.

## Exames complementares

O diagnóstico de diarreia aguda é eminentemente clínico, geralmente sendo dispensáveis exames laboratoriais para conduzir o manejo clínico. Ao julgar necessário (como casos mais graves, surtos e pacientes imunocomprometidos), pode-se solicitar: hemograma, eletrólitos, parasitológico de fezes, pesquisa de rotavírus nas fezes (ELISA) e coprocultura.

## Tratamento

Os objetivos terapêuticos são prevenir ou tratar desidratação, promover adequado aporte calórico, e reduzir a duração e a intensidade da diarreia. Os principais pontos do tratamento são abordados a seguir.

**Prevenção da desidratação.** A desidratação é a principal complicação da diarreia aguda. Deve-se oferecer líquidos logo que se iniciar o quadro diarreico, privilegiando-se aqueles com os quais a criança já esteja acostumada, como leite materno, água, chá e sucos.

**Tratamento da desidratação.** A terapia de reidratação oral (TRO) constitui o tratamento de escolha para a desidratação por não ser invasiva e permitir o rápido início do tratamento. Inicia-se em qualquer serviço de saúde, dando-se continuidade em domicílio. Deve ser dada fracionada, em pequenas porções. Deve-se utilizar a terapia de reidratação venosa (TRV) no caso de falha da TRO ou nos casos graves de desidratação.

**Manutenção do estado nutricional.** A alimentação habitual deve ser mantida, visando aos seguintes pontos positivos:

- Proteger a mucosa intestinal, evitando-se a atrofia induzida pelo jejum
- Evitar o aumento de permeabilidade intestinal (associada à diarreia)
- Prevenir ou reduzir danos sobre o estado nutricional causado pela doença.

A recomendação atual da OMS é estimular a alimentação durante e após a diarreia. Com a criança hidratada, a alimentação usual deve ser mantida. Em caso de desidratação leve ou moderada, a alimentação deve ser oferecida 4 a 5 h após a reidratação. O aleitamento materno deve ser mantido mesmo no caso de desidratação leve e moderada. As refeições devem ser oferecidas em pequenas porções com maior frequência, com alimentos de alta densidade calórica.

Em relação aos lactentes com menos de 4 meses, a intolerância à lactose pode ocorrer em cerca de 3%, o que significa que a utilização de fórmulas lácteas sem lactose raramente será necessária.

**Dor e febre.** Deve-se sempre lembrar que crianças pequenas com desidratação podem apresentar aumento da temperatura corporal. Tratar quando a temperatura estiver acima de 38°C ou quando o aumento de temperatura estiver associado a sintomas que causem mal-estar à criança. Antitérmicos recomendados são paracetamol e dipirona.

**Antieméticos.** Devem ser utilizados quando os vômitos forem intensos, aumentando o risco de desidratação e hospitalização. Dentre os medicamentos mais utilizados estão bloqueadores do receptor H1 da histamina (prometazina, dimenidrinato), antagonistas de receptores da dopamina (metoclopramida) e de serotonina-5HT (ondansetrona).

**Antidiarreicos.** Medicamentos antimotilidade não devem ser utilizados devido aos efeitos tóxicos associados ao sistema nervoso central, além do risco de íleo paralítico com seu uso.

**Antissecretórios.** Nos quadros de diarreia aguda em que os mecanismos secretórios estejam envolvidos e as perdas sejam importantes, a racecadotrila pode ser utilizada.

**Probióticos.** Seu uso leva à redução do tempo de diarreia. Os probióticos mais eficazes são: *Lactobacillus* GG, *Saccharomyces boulardii* e *L. reuteri*. O efeito demonstrado é cepa-dependente e dose-dependente (ao menos 10 bilhões de agentes por dia) atuando na imunomodulação e na exclusão de patógenos.

**Zinco.** Indicado para diminuir a duração e a gravidade dos episódios, além de prevenir sua recorrência. A OMS recomenda iniciar o mais precocemente possível e manter por 10 a 14 dias nas seguintes doses:

- Menores de 6 meses: 10 mg/dia
- Maiores de 6 meses: 20 mg/dia.

**Antibióticos ou antiparasitários.** Não são indicados para todos os quadros. As indicações são específicas para pacientes imunodeprimidos, recém-nascidos, quadros suspeitos de cólera e surto epidêmico de *Shigella* em crianças institucionalizadas. Se o paciente apresentar sangue nas fezes, realizar antibioticoterapia com espectro de cobertura para *Shigella* (responsável por 60% dos casos). Em áreas endêmicas de amebíase, se persistir sangue nas fezes após o tratamento mencionado, substituir a medicação por metronidazol 30 mg/kg/dia, de 8/8 h, por 5 a 10 dias (Quadro 135.5).

### *Planos terapêuticos*

#### Plano A

Criança sem desidratação (perda de até 3% do peso ou até 30 mℓ/kg).

**Objetivo.** Manter hidratação.

**Onde.** Em casa.

febre prolongada, exantema, conjuntivite, adenomegalia, alterações da mucosa oral e de extremidades associados, em alguns casos, ao desenvolvimento de aneurisma coronariano originavam a síndrome mucocutânea linfonodal (MLNS), posteriormente designada doença de Kawasaki.

A DK é uma vasculite multissistêmica, sem etiologia definida, que acomete preferencialmente lactentes e pré-escolares (75% dos casos em menores de 5 anos), com discreto predomínio no sexo masculino (1,5:1). Sua complicação clássica é a formação de aneurismas coronarianos, apresentando-se, portanto, como a causa mais comum de cardiopatia adquirida na infância nos EUA e no Japão; corresponde a 5% de todas as coronariopatias em adultos até 40 anos de idade no Japão.

A incidência em países orientais (p. ex., Japão [2012] – 264,8/100.000 crianças < 5 anos) é 3 a 15 vezes maior do que nos ocidentais (p. ex., EUA [2010] – cerca de 25/100.000 crianças < 5 anos). A taxa de recorrência no Japão é em torno de 3%.

## Causas

Não há etiologia definida para a DK. Embora, desde sua descrição, inúmeros patógenos tenham sido testados, nenhum deles foi identificado como agente da doença. Uma nova vertente aponta para um novo RNA vírus com porta de entrada pela via respiratória. Vários fatores apontam para a etiologia infecciosa, como o quadro autolimitado, a ocorrência de sazonalidade, a faixa etária limitada e a existência de surtos. Assim, um possível agente infeccioso deflagraria uma resposta inflamatória exacerbada.

Há também evidências de um componente genético na predileção pela doença (FCGR2A, Caspase 3) e na formação de aneurisma coronariano (TGFβ2, TGFRβ2).

## Manifestações clínicas

Algumas manifestações clínicas podem ser encontradas, como: *febre*, geralmente, alta (39 a 40°C), por mais de 5 dias, sempre ocorre. Se não for tratada, dura em média 14 dias, podendo continuar por 3 a 4 semanas.

Além da febre (com pelo menos 5 dias de duração), outros 4 dos 5 seguintes critérios devem estar presentes para o diagnóstico clínico: *exantema* (polimorfo – pode assumir qualquer forma, com exceção da forma vesicobolhosa); *alterações de mucosa* (língua em framboesa ou hiperemia/fissuras/sangramento labiais – Figura 136.1); *conjuntivite bilateral* (sem secreção); *alterações de extremidades* (hiperemia e/ou edema de mãos e pés [Figura 136.2] e descamação periungueal) e *adenomegalia* (> 1,5 cm, geralmente unilateral e cervical) (Quadro 136.1).

Outras manifestações associadas incluem formação de hiperemia ao redor do local da aplicação da vacina BCG, assim como hiperemia e descamação perianal (que podem auxiliar no diagnóstico precoce, especialmente em lactentes com menos de 6 meses de idade), artrite, artralgia, diarreia, vômitos, dor abdominal, hidropisia de vesícula biliar, uretrite e meningite asséptica.

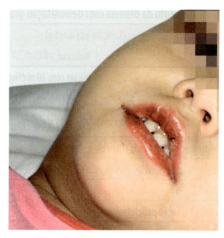

**Figura 136.1** Doença de Kawasaki evidenciando hiperemia e fissuras labiais.

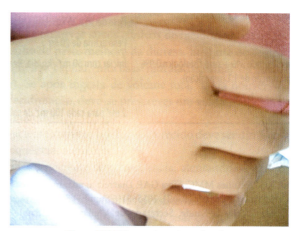

**Figura 136.2** Hiperemia e edema de mão.

**Quadro 136.1** Critérios diagnósticos na doença de Kawasaki.

- Febre (por mais de 5 dias, acompanhada de quatro dos critérios a seguir)
- Hiperemia conjuntival bilateral
- Alterações de mucosa
  - Eritema ou fissura labial
  - Eritema difuso em orofaringe
  - Língua em framboesa
- Alterações de extremidades
  - Edema endurado de mãos e pés
  - Eritema palmoplantar
  - Descamação, em geral periungueal
- Exantema polimorfo
- Adenomegalia cervical (maior que 1,5 cm de diâmetro)

*Cinco dos seis critérios são necessários para o diagnóstico.

## Diagnóstico diferencial

Os principais diagnósticos diferenciais recaem sobre os exantemas febris (exantema súbito, mononucleose, adenovírus, enterovírus, influenza, sarampo).

## Exames complementares

Não há exame patognomônico ou confirmatório. No entanto, pode-se verificar elevação de todos os marcadores de fase aguda (leucocitose com neutrofilia, velocidade de hemossedimentação, mucoproteínas). Na segunda semana da doença, ocorre plaquetose/trombocitose (plaquetas entre 400.000 e 3.000.000/mm$^3$). Também pode ocorrer anemia, hipoalbuminemia, elevação de enzimas hepáticas e piúria estéril. O eco-Doppler colorido é indicado para confirmação de diagnóstico, com 2 semanas de evolução e com 6 a 8 semanas de evolução, para identificação dos aneurismas de artéria coronária (mais comuns na fase subaguda da doença) e de outras eventuais alterações, como miocardite, valvulite ou pericardite.

Os achados laboratoriais estão descritos no Quadro 136.2.

## Tratamento

O tratamento inicial consiste na associação de gamaglobulina humana intravenosa (2 g/kg, em infusão contínua por 12 h) e anti-inflamatório não hormonal (ácido acetilsalicílico [AAS] 80 a 100 mg/kg/dia de 6 em 6 h por via oral até a cessação do quadro febril). Após a remissão da fase aguda, o AAS é mantido em dose antiagregante plaquetária (3 a 5 mg/kg/dia) por mais 3 meses ou enquanto persistirem as alterações coronarianas. Essa terapêutica reduz a incidência da formação de aneurismas coronarianos de cerca de 25% para cerca de 4%, desde que instituída até o 10º dia da doença. Pelo menos 11,6% dos pacientes permanecem febris após 48 h do uso de gamaglobulina, estando indicada uma segunda dose administrada de forma semelhante. No caso de os aneurismas terem um diâmetro maior que 8 mm, por vezes é necessária anticoagulação contínua e recomenda-se o encaminhamento para um cardiologista pediátrico.

## Complicações e prognóstico

Os aneurismas da artéria coronária se desenvolvem em 3 a 5% das crianças tratadas com imunoglobulina intravenosa (IGIV) e em até 25% de crianças não tratadas. O uso de antibióticos de forma inadvertida na fase febril inicial pode induzir ao diagnóstico errôneo de reação medicamentosa (eritema multiforme ou mesmo síndrome de Stevens-Johnson).

> **Atenção**
>
> Como pelo menos 3 a 4% dos pacientes podem apresentar falha com duas doses de gamaglobulina, novas terapias têm sido utilizadas neste caso, como pulsoterapia com metilprednisolona ou anticorpos monoclonais (infliximabe).

A DK pode ocorrer na forma incompleta, com febre e mais 2 ou 3 critérios descritos anteriormente e risco semelhante de formação de aneurisma coronariano. A American Heart Association (AHA, 2017) elaborou um algoritmo específico para nortear o diagnóstico da DK incompleta (Figura 136.3).

**Quadro 136.2** Alterações laboratoriais na doença de Kawasaki.

- Neutrofilia com desvio à esquerda
- Elevação de velocidade de hemossedimentação e proteína C reativa
- Nível elevado de alfa-1-antitripsina no soro
- Anemia
- Níveis lipídicos plasmáticos anormais
- Hipoalbuminemia
- Trombocitose após a primeira semana de doença
- Piúria estéril
- Níveis elevados de transaminases séricas
- Pleocitose do líquido cefalorraquidiano
- Leucocitose em líquido sinovial

Fonte: Son e Newburger, 2018.

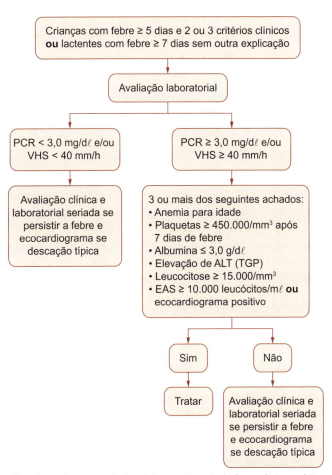

**Figura 136.3** Fluxograma de diagnóstico e tratamento da doença de Kawasaki incompleta. PCR, proteína C reativa; VHS, velocidade de hemossedimentação; ALT, alanina aminotransferase (anteriormente TGP – transaminase glutamicoperúvica); EAS, elementos anormais do sedimento. (Adaptada de McCrindle et al., 2017.)

## Bibliografia

Burns JC, Best BM, Mejias A. Infliximab treatment of intravenous immunoglobulin-resistant Kawasaki disease. J Pediatr. 2008;153(6):833-8.

Lai CC, Lee PC, Wang CC et al. Reaction at the bacillus calmette-guérin inoculation site in patients with kawasaki disease. Pediatr Neonatol. 2013 Feb;54(1):43-8.

McCrindle BW, Rowley AH, Newburger JW et al. Diagnosis, treatment, and long-term management of Kawasaki disease: a scientific statement for health professionals from the American Heart Association. Circulation. 2017 Apr 25;135(17):e927-e999.

Scuccimarri R. Kawasaki disease. Pediatr Clin North Am. 2012 Apr; 59(2):425-45.

Shulman ST, Rowley AH. Kawasaki disease. In: Feigin and Cherry's textbook of pediatric infectious diseases. 9. ed. Philadelphia: Elsevier Saunders; 2019. pp. 759-73.

Son MBF, Newburger JW. Kawasaki disease. Pediatr Rev. 2018 Feb; 39(2):78-90.

# 137 Eritema Infeccioso

CID-10: B08.3

*Alinne Rodrigues Belo • Paulo Sérgio Sucasas da Costa*

## Introdução

Eritema infeccioso é uma das doenças exantemáticas clássicas, também conhecida como "quinta doença"; é a manifestação clínica mais comum da infecção causada pelo parvovírus humano B19. Tem maior prevalência durante o inverno e a primavera e acomete principalmente a população pediátrica na faixa etária dos 5 aos 14 anos. Casos secundários são observados em pré-escolares, pais e professores. Em geral é uma doença aguda, benigna e autolimitada. Porém, em pacientes imunodeprimidos, pode se tornar crônica, e nos portadores de anemia hemolítica crônica (destaque para os falciformes) pode evoluir com crise aplásica medular. A infecção intraútero resulta em infecção fetal, com hidropisia e frequentemente aborto.

## Patogênese e fisiopatologia

O receptor celular para o parvovírus humano B19 é o antígeno sanguíneo P, encontrado em eritroblastos, megacarioblastos, células endoteliais e miócitos fetais. O vírus somente se replica no interior de células em divisão, sobretudo eritroblastos.

É transmitido através de gotículas do sistema respiratório e menos comumente através da transfusão de hemoderivados. Após a inoculação, segue a fase de replicação viral, com produção de inúmeras cópias virais (viremia) e infecção sistêmica; neste momento, observa-se uma profunda reticulopenia. Sabe-se que o dano celular é causado por citotoxicidade mediada por proteínas virais.

A viremia termina no momento em que aparecem anticorpos IgM específicos. Os anticorpos IgG surgem aproximadamente 2 semanas após a exposição e logo se tornam a maior classe de anticorpos (Figura 137.1).

A transmissão vertical durante a gestação está associada com hidropsia fetal não imune e natimorto, apesar de o vírus não ter potencial teratogênico.

O mecanismo de surgimento das lesões ainda não está totalmente elucidado. Anticorpos IgM estão presentes no momento em que o *rash* típico surge. Postula-se que haja um componente imunomediado. Porém, a presença de infiltrado perivascular e o isolamento de DNA viral e proteínas do

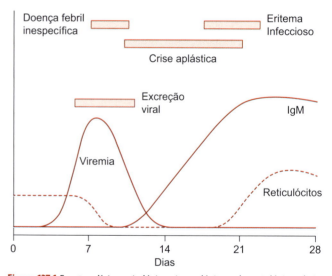

**Figura 137.1** Eventos clínicos, virológicos, imunológicos e hematológicos da infecção pelo parvovírus. (Adaptada de Schulte, 2014.)

capsídio do vírus em biopsias de pele com *rash*, de pacientes com eritema infeccioso, sugerem que a lesão seja efeito direto do vírus.

## Manifestações clínicas

O vírus possui um período de incubação que varia de 4 a 20 dias desde a infecção até o aparecimento das lesões cutâneas e/ou outras manifestações clínicas. As pessoas são contagiosas antes de a erupção cutânea se manifestar. Logo após tem início a replicação em células precursoras eritroides.

Durante a fase de viremia, alguns pacientes apresentam sintomas prodrômicos, tais como febre, cefaleia, mialgia, calafrios, mal-estar e sintomas do sistema respiratório alto. Essa fase pode durar em média 2 a 3 dias. Segue-se um período de 7 dias livres de sintomas que antecede a fase exantemática.

O exantema se caracteriza por três estágios clássicos e bem definidos.

O primeiro estágio caracteriza-se por um *rash* vermelho maculopapular, que conflui formando placas avermelhadas, tipicamente observadas na região das bochechas, conferindo o aspecto típico da doença de "face esbofeteada", ou "asa de borboleta". As áreas afetadas podem apresentar ligeiro relevo e há palidez nas áreas que circundam as lesões. Comumente poupam região perioral, fronte e dorso nasal. O exantema se agrava com exposição ao sol e calor, e regride em 1 a 4 dias.

Um segundo estágio ocorre 1 a 4 dias após o acometimento facial. Caracteriza-se por um exantema maculopapular em tronco e membros, inicialmente discreto, mas pode acometer grandes áreas. Tipicamente evolui com clareamento central, conferindo o aspecto rendilhado, reticular, o qual pode se assemelhar a um quadro alérgico.

O terceiro estágio tem duração variável de em média 1 a 3 semanas. Caracteriza-se por mudança na intensidade do *rash* com períodos de completa evanescência e recrudescência. As flutuações estão relacionadas a fatores como exposição solar, temperatura (banho quente), atividade física e situações de estresse.

O *rash* do eritema infeccioso é pouco pruriginoso (15% em crianças; 50% em adultos), mais proeminente em superfícies extensoras. Palmas e plantas são raramente acometidas, e uma descamação leve pode ser observada em um pequeno número de pacientes.

Outras manifestações clínicas podem ser observadas e são mais frequentes em adultos, e incluem artralgia, artrites, mialgia, cefaleia, adenomegalias e edema. Exantemas atípicos, como papular, purpúrico e vesicular, também foram descritos.

### Outras manifestações causadas pelo parvovírus B19

**Síndrome "em luvas e meias".** É uma apresentação incomum e autolimitada, que acomete crianças e adultos jovens. Caracteriza-se por lesões purpúricas eritematosas simétricas e indolores nas mãos e nos pés. Eventualmente acomete bochechas, cotovelos, joelhos e nádegas, e pode ser acompanhada de sintomas gerais.

**Infecção intrauterina.** O parvovírus B19 se multiplica no interior das células precursoras eritroides do feto, o que resulta em uma grave anemia fetal. A meia-vida curta dos eritrócitos fetais contribui para o agravamento do quadro. As consequências clínicas são hidropisia, ascite, edema, pericardite e pleurite, falência cardíaca no feto, edema placentário e abortamento.

**Crise aplásica.** Indivíduos portadores de anemia hemolítica crônica, tais como anemia falciforme, esferocitoses hereditárias, talassemias, deficiência de glicose-6-fosfato desidrogenase, deficiência de piruvato quinase, entre outras, possuem meia-vida curta das hemácias. Portanto a infecção pelo parvovírus humano B19 pode provar profunda depressão na contagem de hemácias e concentração hemoglobina, caracterizando uma aplasia eritrocitária temporária. Com a resolução da infecção, os reticulócitos reaparecem no sangue periférico, e a concentração de hemoglobina volta ao valor habitual.

## Complicações

A complicação mais comum é o envolvimento articular, relativamente raro em crianças (< 10% dos casos) e prevalente nos adultos (> 80% dos casos).

O acometimento geralmente é bilateral e transitório, com duração de poucos dias (alguns casos de evolução persistente podem durar de semanas a poucos meses). As articulações mais acometidas são as dos joelhos, dos tornozelos e interfalangianas proximais. É mais prevalente no sexo feminino.

## Diagnóstico diferencial

É diagnóstico diferencial de outras doenças exantemáticas, principalmente rubéola e escarlatina. Outros diferenciais incluem farmacodermias, vasculites, artrite idiopática juvenil, lúpus eritematoso sistêmico e doenças do soro.

## Comprovação diagnóstica

O diagnóstico do eritema infeccioso é comumente clínico, baseado na observação do *rash* típico, e raramente requer confirmação laboratorial. O diagnóstico laboratorial pode ser estabelecido com testes sorológicos específicos ou por meio da identificação do antígeno no sangue ou nos tecidos.

Testes sorológicos para o diagnóstico de uma infecção pelo parvovírus B19 estão disponíveis. O anti-B19 IgM específico se desenvolve rapidamente após a infecção (ver Figura 137.1) e persiste detectável por 6 a 8 semanas. Anti-B19 IgG serve como um marcador de infecção passada ou imunidade. Detectar o anti-B19 IgM e a viragem sorológica para IgG é a melhor forma de confirmar a infecção aguda. Identificar somente o IgG, sem a presença do IgM, mesmo que em títulos altos, não faz o diagnóstico da infecção aguda.

Para a detecção de partículas virais ou do DNA viral, foram descritos métodos como reação em cadeia da polimerase (PCR) e hibridização do ácido nucleico. Esses testes não estão disponíveis fora de centros de pesquisa ou laboratórios de referência.

## Tratamento

Não existe tratamento específico para infecção pelo parvovírus B19. O uso de sintomáticos no eritema infeccioso é raramente necessário, e o prognóstico da infecção é bom. Artralgias ou artrites podem ser tratadas com analgésicos e anti-inflamatórios.

- Pacientes com crise aplásica devem receber transfusão de concentrado de hemácias quando necessário
- Gestantes com infecção sintomática pelo parvovírus B19 devem ser acompanhadas pelo risco de crise aplásica fetal. Caso haja detecção de anemia ou hidropisia fetal, considerar transfusão fetal intraútero
- Pacientes imunocomprometidos e com infecção crônica pelo parvovírus B19 podem ser tratados satisfatoriamente com imunoglobulina humana
- Pacientes com diagnóstico clínico de eritema infeccioso não precisam ser isolados, pois já não se encontram em período de infectividade
- Avanços tecnológicos levaram ao desenvolvimento de vacinas recombinantes experimentais que parecem mostrar efeito protetor e preventivo promissor. Essas vacinas podem ser úteis em populações selecionadas, como pacientes com hemoglobinopatias e mulheres soronegativas e em idade fértil. Porém, ainda estão em fase de estudo

## Bibliografia

American Academy of Pediatrics (AAP). Parvovirus B19 (erythema infectiosum, fifth disease). In: Kimberlin DW, Brady MT, Jackson MA, Long SS eds. et al. (Eds.). Red book: 2018-2021 report of the Committee on Infectious Diseases. 30. ed. Grove Village: AAP; 2015. pp. 602-6.

Colmegan I, Alberts-Grill N. Parvovirus B19: its role in chronic arthritis. Rheum Dis Clin North Am. 2009; 35:95-110.

Draco F, Ciccarese G, Broccolo F et al. Atypical exanthems associated with Parvovirus B19 (B19V) infection in children and adults. J Med Virol. 2015; 87:1981-4.

Koch WC. Parvoviruses. In: Kliegman RM, St Geme III JW, Blum NJ, Shah SS Editors. Nelson textbook of pediatrics. 21 ed Philadelphia; PA; 2020. pp. 1609-1701.

Schulte DJ. Human Parvovirus B19. In: Chery JD, Harrison GJ, Kaplan SL et al. Textbook of pediatric infectious diseases. 7. ed. Philadelphia: Elsevier Saunders; 2014. pp. 1843-60.

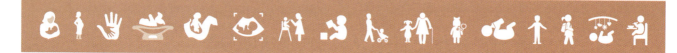

# 138 Escarlatina

CID-10: A38

*Maíra Silva Lottke • Paulo Sérgio Sucasas da Costa*

## Introdução

A escarlatina é uma infecção do trato respiratório superior associada a exantema cutâneo. Acomete em geral crianças em idade escolar entre 5 e 10 anos (80% dos pacientes acometidos). Entre o final da década de 1880 e o início da de 1900 a escarlatina foi a principal causa de morte em crianças, algumas vezes provocando a morte de todos os filhos de uma família em questão de semanas. Com o uso de antibióticos, houve uma queda dramática na mortalidade. Vários países têm enfrentado recentemente o ressurgimento da escarlatina e a razão para estes novos surtos ainda não é clara. Uma hipótese é de que esse fenômeno se deva a determinantes microbianos, como novas cepas com maior capacidade de virulência, como a cepa M10K, que dobrou os casos de escarlatina na Inglaterra em 2018 e aumentou os índices de doença invasiva pelo estreptococos A.

## Fatores de risco e causas

O agente etiológico é o estreptococo beta-hemolítico do grupo A (*Streptococcus pyogenes*) que produz uma exotoxina pirogênica também denominada toxina eritrogênica, além de citocinas responsáveis pelo processo infeccioso e inflamatório da doença.

## Manifestações clínicas

Há febre, amigdalite purulenta e exantema. Por vezes a criança pode se apresentar toxemiada. O *rash* é micropapular de coloração avermelhada, o que dá o aspecto áspero ou em lixa, como é conhecido. Ocorre entre 24 e 48 h após o início dos sintomas com distribuição centrífuga, ou seja, inicia-se em pescoço e tronco e se espalha para membros. Apresenta aspecto grosseiro ("pele de lixa" ou "pele de galinha"). Desaparece à compressão e é mais intenso em dobras como axilas, virilha e pregas dos cotovelos (sinal de Pastia). Em geral há palidez perioral importante, pois o exantema poupa essa região (sinal de Filatov) (Figura 138.1).

Após 3 a 4 dias o exantema desaparece associado a uma descamação de toda a pele, notadamente em leito ungueal. À oroscopia, encontram-se amígdalas hiperemiadas. A língua inicialmente apresenta-se com uma placa esbranquiçada, formada por exsudato, e as papilas edemaciadas, o que dá o aspecto de língua em morango branco. Quando o exsudato desaparece percebe-se apenas o edema das papilas e a hiperemia global da língua, dando o aspecto de morango vermelho ou língua em framboesa (Figura 138.2).

A transmissão ocorre de pessoa a pessoa através de gotículas e secreções infectadas e em geral cessa com 24 h de antibioticoterapia.

## Diagnóstico diferencial

As doenças exantemáticas fazem parte do diagnóstico diferencial, principalmente quando não há faringite evidente, além de farmacodermias e estafilococcias.

Doença de Kawasaki (DK) é um importante diagnóstico diferencial que deve ser descartado devido a semelhança de sintomas e gravidade de suas complicações. Na DK, não ocorre língua em morango branco e a descamação de extremidades é mais discreta, geralmente periungueal, ao contrário da descamação em dedo de luva da escarlatina. Além disso, o edema de extremidades e a conjuntivite não ocorrem na escarlatina.

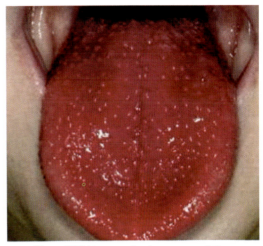

**Figura 138.2** Língua em framboesa na escarlatina.

## Exames complementares

O diagnóstico é clínico. Existem alguns métodos laboratoriais que podem auxiliar na detecção do estreptococo, como cultura de *swab* de orofaringe e ASLO (titulação de anticorpos contra o estreptococo), porém são inespecíficos.

## Tratamento

O tratamento visa diminuir o tempo de doença e evitar complicações imediatas, como choque tóxico e otite média aguda, e a longo prazo, como febre reumática.

O tratamento de escolha é o uso de penicilinas, sendo a penicilina benzatina por via intramuscular dose única ou amoxicilina por via oral por 10 dias os fármacos preferenciais. Para alérgicos a penicilinas o tratamento com macrolídios é uma opção.

Não é necessário profilaxia com antibioticoterapia para os contactuantes domiciliares ou escolares. Essa ação, além de não trazer benefícios comprováveis, pode aumentar a resistência bacteriana às penicilinas naquela comunidade.

### Atenção

Estudos recentes demonstram cepas de *Streptococcus pyogenes* resistentes a macrolídios (como azitromicina) provavelmente devido ao uso indiscriminado dessa classe de antimicrobiano no tratamento de infecções virais do sistema respiratório.

## Prevenção

Deve-se evitar o contato com pessoas infectadas com a bactéria. Porém, a prevenção é difícil já que algumas pessoas podem ser portadoras assintomáticas.

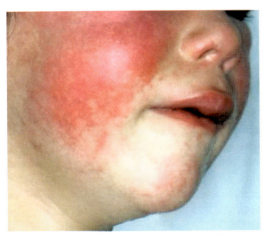

**Figura 138.1** Exantema com palidez perioral.

Já existem pesquisas voltadas ao desenvolvimento de vacina contra o *Streptococcus pyogenes*, porém ainda sem resultados objetivos.

## Bibliografia

Andrey DO, Posfay-Barbe KM. Re-emergence of scarlet fever: old players return? Expert Rev Anti Infect Ther. 2016; 14(8):687-9.

Bosanquet J. Scarlet fever. Nurs Stand. 2016, 30(35):17.

Brower S, Racey JA, You Y et al. Scarlet fever changes its spots. Lancet Infec Dis. 2019. pii: S1473-3099 (19)30494-3. [Epub ahead of print].

Fernández-Pradaa, Martínez-Dizb S, Lópezc AC et al. Scarlet fever outbreak in a public school in Granada in 2012. An Pediatr (Barc). 2014; 80(4):249-53.

Turner CE, Pyzio M, Song B et al. Scarlet fever upsurge in england and molecular-genetic analysis in North-West London, 2014. Emerg Infect Dis. 2016; 22(6):1075-8.

Wu PC, Lo WT, Chen SJ, Wang CC. Molecular characterization of group A streptococcal isolates causing scarlet fever and pharyngitis among young children: a retrospective study from a northern Taiwan medical center. Journal of Microbiology, Immunology and Infection. 2014; 47(4):304-10.

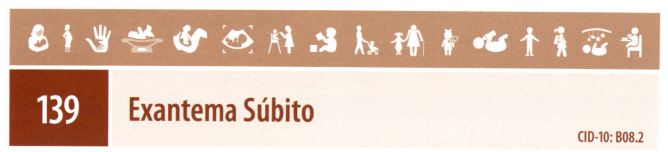

# 139 Exantema Súbito

CID-10: B08.2

*Renata Rodrigues Rosa • Paulo Sérgio Sucasas da Costa*

## Introdução

Exantema súbito ou roséola infantil ou sexta doença da infância é uma doença exantemática benigna e autolimitada que acomete crianças; tem pico de incidência entre 6 e 9 meses idade, devido à perda da proteção dos anticorpos maternos. Os agentes etiológicos são os herpes-vírus humanos tipo 6 (atualmente HHV-6A e HHV-6B) e tipo 7 (HHV-7).

A infecção por HHV-6 é a principal causa de atendimentos em crianças entre 6 e 8 meses com quadro de doença febril aguda. Estudos de prevalência mostram que a infecção por HHV-6 é responsável por cerca de 20% dos atendimentos em unidades de emergência, com 13% de hospitalização.

## Fatores de risco e causas

Pacientes com imunodeficiências (transplantados, HIV [vírus da imunodeficiência humana]-positivos) podem apresentar reativação da infecção por HHV-6.

O meio mais comum de transmissão é pela saliva dos adultos; a maioria adquire o vírus até os 2 anos de idade. Há ainda o contágio transplacentário e por integração cromossômica.

## Manifestações clínicas

O quadro clínico é caracterizado por surgimento abrupto de febre alta (média de 39,6°C) por 3 a 5 dias, agitação, irritabilidade, membranas timpânicas hiperemiadas (Figura 139.1). Convulsões febris são mais presentes em pacientes acometidos

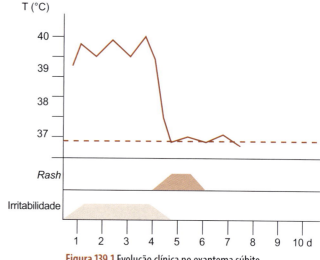

**Figura 139.1** Evolução clínica no exantema súbito.

por infecção aguda por HHV-6 do que outras causas de doença aguda febril (Figura 139.2).

Acompanhando a febre podem surgir: coriza, tosse, cefaleia, orofaringe hiperemiada sem exsudato, vômitos, diarreia e adenomegalias cervicais. O HHV-6 também pode ocasionar encefalite.

O exantema é roseado, não pruriginoso, surge no tronco (Figura 139.3) e se dissemina para face e extremidades. Apresenta-se em cerca de apenas 20% das crianças infectadas por HHV-6, dificultando o diagnóstico primário.

# CAPÍTULO 139 Exantema Súbito

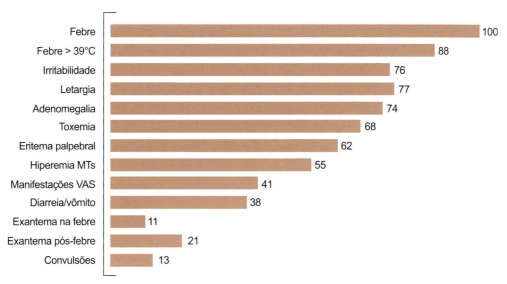

Figura 139.2 Percentual de manifestações clínicas na infecção pelo HHV-6. MTs: membranas timpânicas; VAS: vias aéreas superiores. (Adaptada de Asano et al., 1994.)

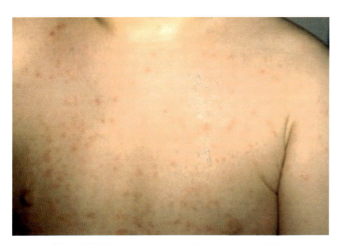

Figura 139.3 Exantema maculopapular no exantema súbito.

## Diagnóstico diferencial

Os diagnósticos diferenciais no primeiro momento são as doenças virais comuns da infância devido ao quadro febril agudo. Quando presente a roséola, os diagnósticos diferenciais são principalmente: citomegalovírus, sarampo, varicela, adenovírus e rubéola.

## Exames complementares

Nos achados laboratoriais das infecções primárias por HHV-6 há redução do número de leucócitos, linfócitos e neutrófilos.

O padrão-ouro para o diagnóstico é a cultura viral para comprovar a replicação viral. É usado apenas em centros de estudos. Há também sorologias (ELISA) e estudos moleculares (PCR).

## Tratamento

O tratamento para os casos de roséola é suporte clínico com objetivo de manter a criança hidratada e com a febre controlada com o uso de antitérmicos. Uso de antivirais (ganciclovir e ciclofovir) de rotina não é recomendado nesses casos comuns. Manifestações mais graves, como encefalite e em doentes imunocomprometidos, podem ser beneficiadas com uso de antivirais. Não há consenso na literatura sobre a eficácia desses medicamentos.

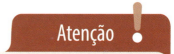

**Atenção**

O sintoma mais comum é a febre alta. O exantema surge caracteristicamente no tronco e se dissemina para as extremidades, porém o mesmo está presente em cerca de 1 em cada 5 casos de infecção por HHV-6. O tratamento é essencialmente sintomático, com controle da febre (antitérmicos) e a hidratação.

## Bibliografia

Agut H, Bonnafous P, Gautheret-Dejean A. Update on infections with human herpesviruses 6A, 6B, and 7. Med Mal Infect. 2017; 47(2):83-91.

Asano Y, Yoshikawa T, Suga S, Kobayashi I, Nakashima T, Yazaki T et al. Clinical features of infants with primary human herpesvirus 6 infection (exanthem subitum, reseola infantum). Pediatrics, 1994; 93(1):104-8.

Grose C. Human herpesviruses 6A, 6B, 7, and 8. In: Feigin and Cherry's textbook of pediatric infectious diseases. 8 ed. Philadelphia, PA: Elsevier Saunders; 2019. pp. 1472-1476.

Milbradt J, Auerochs S, Korn K, Manfred M. Sensitivity of human herpesvirus 6 and other human herpesviruses to the broad-spectrum anti-infective drug artesunate. Journal of Clinical Virology. 2009.

Mohammadpour TF, Gaínza-Lein M, Jafarpour S et al. HHV-6 and seizure: a systematic review and meta-analysis. J Med Virol. 2017; 89(1):161-9.

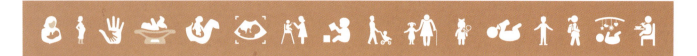

# 140 Febre de Origem Indeterminada

CID-10: R50.9

Danilo de Freitas Magalhães • Paulo Sérgio Sucasas da Costa

## Introdução

Febre, em pediatria, é definida com temperatura retal ≥ 38°C ou ≥ 37,8°C por medida axilar.

Febre de origem indeterminada (FOI) foi primeiramente descrita em 1961 e ainda apresenta definição controversa na literatura. A definição clássica da FOI é o quadro em que a causa da febre não pode ser identificada por história cuidadosa e completa, exame físico e dados laboratoriais preliminares e após 3 semanas de avaliação ambulatorial ou 1 semana de avaliação com o paciente hospitalizado (Figura 140.1).

## Fatores de risco e causas

As causas de FOI podem ser divididas em: infecciosas, reumatológicas, neoplásicas e miscelânea. Em mais da metade das crianças diagnosticadas, a FOI tem origem infecciosa, e em sua maioria, bacteriana.

O segundo grupo de causas mais comuns são as doenças autoimunes e inflamatórias, como a artrite inflamatória juvenil ou doenças inflamatórias intestinais.

Entre as causas neoplásicas, os diagnósticos mais comuns são leucemias e linfomas.

A possibilidade de febre relacionada a medicamento deve ser considerada se a criança faz uso de algum. Em geral a febre é persistente e não está relacionada a outros sintomas. A suspensão do medicamento geralmente resolve o quadro febril dentro de 48 a 72 h. A atropina, tanto em colírio ou sistêmica, pode causar a elevação da temperatura. Medicamentos que inibem a transpiração e, consequentemente, a regulação da temperatura, como as fenotiazinas e os agentes anticolinérgicos, podem causar febre. A epinefrina e os compostos relacionados também podem elevar a temperatura corpórea pela alteração da termorregulação.

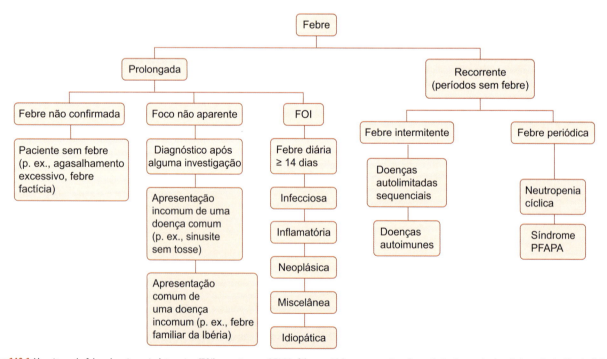

**Figura 140.1** Algoritmo de febre de origem indetermina (FOI) em crianças. PFAPA: febre periódica, estomatite aftosa, faringite e adenite. (Adaptada de Marshall, 2014.)

## Manifestações clínicas

No manejo do paciente com FOI, a anamnese e o exame físico bem detalhados são imprescindíveis. Deve ser interrogado sobre os sintomas que estavam presentes no início da febre e como esses evoluíram, viagens, animais domésticos ou contato com outros animais, histórico vacinal, medicações em uso ou frequentemente usadas, alergias, padrão da febre, história familiar e patológica e hábitos de vida. Ao exame, alguns achados podem ser de grande valia para o direcionamento diagnóstico do paciente (Quadro 140.1).

Em crianças com mais de 6 anos de idade, são mais comuns infecção respiratória ou do sistema geniturinário, infecções localizadas (abscesso, osteomielite), artrite inflamatória juvenil, raramente leucemia. Adolescentes são mais propensos a desenvolverem doença inflamatória intestinal (DII) e doenças autoimunes. Linfoma e tuberculose são causas de FOI em crianças mais novas.

## Diagnóstico diferencial

Das mais de 100 causas de FOI citadas no Quadro 140.2, 56 são de origem infecciosa.

## Exames complementares

O manejo do paciente com FOI pode ser feito ambulatoriamente ou com internação hospitalar; isso vai depender das condições clínicas e sempre que o médico assistente achar necessário.

**Quadro 140.1** Achados ao exame físico que podem ser úteis em pacientes com febre de origem indeterminada.

| Exame físico | Achado ao exame | O que achar? |
|---|---|---|
| Cabeça | Sensibilidade nos seios da face | Sinusite |
| Artéria temporal | Nódulos, pulso reduzido | Arterite temporal |
| Orofaringe | Ulceração, dor de dente | Histoplasmose disseminada, lúpus eritematoso sistêmico (LES), doença inflamatória intestinal, síndrome de Behçet, síndromes febris periódicas, abscesso periapical |
| Conjuntiva e retina | Tubérculo coroide, petéquias, manchas de Roth | Doenças granulomatosas disseminadas,* endocardite |
| Tireoide | Aumento de tamanho, dolorimento | Tireoidite |
| Coração | Doença do soro | Endocardite infecciosa ou marântica |
| Abdome | Linfonodos ilíacos aumentados, esplenomegalia | Linfoma, endocardite, doenças granulomatosas disseminadas* |
| Reto | Flutuação perirretal, dolorimento, dolorimento prostático | Abscesso |
| Genitália | Nódulo testicular, nódulo em epidídimo | Poliarterite nodosa, câncer, doença granulomatosa disseminada |
| Extremidades inferiores | Sensibilidade venosa profunda | Trombose ou tromboflebite |
| Unhas e pele | Petéquias, rajas hemorrágicas, nódulos subcutâneos, unhas em vidro de relógio | Vasculite, endocardite |

*Inclui tuberculose, histoplasmose, paracoccidioidomicose, sarcoidose, granulomatose com poliangiite e sífilis.

**Quadro 140.2** Causas de febre de origem indeterminada.

| Abscessos | Doenças bacterianas |
|---|---|
| • Abdominal<br>• Cerebral<br>• Dentário<br>• Hepático<br>• Pélvico<br>• Perirrenal<br>• Retal<br>• Sub-renal<br>• Psoas | • Actinomicose<br>• Doença da arranhadura do gato (*Bartonella henselae*)<br>• Brucelose<br>• *Campylobacter*<br>• Tularemia (*Francisella tularensis*)<br>• Listeriose (*Listeria monocytogenes*)<br>• Meningococcemia (crônica)<br>• *Mycoplasma pneumoniae*<br>• Doença da mordedura do rato (*Streptobacillus moniliformis*) |

*(continua)*

**Quadro 140.2** Causas de febre de origem indeterminada. (*continuação*)

| Doenças bacterianas (*continuação*) | Doenças de hipersensibilidade |
|---|---|
| • Salmonelose<br>• Tuberculose<br>• Doença de Whipple<br>• Yersinoses | • Febre relacionada a medicamento<br>• Doença do soro<br>• Doença de Weber-Christian<br>• Pneumonite |
| **Infecções localizadas** | **Neoplasias** |
| • Colangite<br>• Endocardite<br>• Mastoidite<br>• Osteomielite<br>• Pneumonia<br>• Pielonefrite<br>• Sinusite<br>• Doença de Lyme<br>• Febre recorrente (*Borrelia recurrentis*)<br>• Leptospirose<br>• Febre da mordedura do rato<br>• Sífilis | • Mixoma atrial<br>• Granuloma de colesterol<br>• Doença de Hodgkin<br>• Pseudotumor inflamatório<br>• Leucemia<br>• Linfoma<br>• Feocromocitoma<br>• Neuroblastoma<br>• Tumor de Wilms |
| **Doenças fúngicas** | **Doenças granulomatosas** |
| • Blastomicose (extrapulmonar)<br>• Coccidioidomicose (disseminada)<br>• Histoplasmose<br>• *Chlamydia*<br>• Linfogranuloma venerio (LGV)<br>• Psitacnose<br>• *Rickettsia*<br>• *Ehrlichia canis*<br>• Febre Q<br>• Tifo transmitido por carrapato | • Doença de Crohn<br>• Hepatite granulomatosa<br>• Sarcoidose |
| | **Doenças hereditárias e familiares** |
| | • Displasia ectodérmica anidrótica<br>• Doença de Fabry<br>• Disautonomia familiar<br>• Febre familiar do Mediterrâneo<br>• Hipertrigliceridemia<br>• Ictiose<br>• Anemia falciforme |
| **Doenças virais** | **Miscelânea** |
| • Citomegalovírus<br>• Hepatites virais<br>• HIV<br>• Mononucleose infecciosa | • Doença de Addison<br>• Doença de Castleman<br>• Hepatite crônica ativa<br>• Neutropenia cíclica<br>• Diabetes insípido<br>• Febre factícia<br>• Síndromes hemofagocíticas<br>• Febre hipotalâmico-central<br>• Hiperostose cortical infantil<br>• Doença inflamatória intestinal<br>• Doença de Kawasaki<br>• Doença de Kikuchi-Fujimoto<br>• Pancreatite<br>• Febre periódica<br>• Envenenamento<br>• Embolismo pulmonar<br>• Tromboflebite<br>• Tireotoxicose, tireoidite |
| **Doenças parasitárias** | |
| • Amebíase<br>• Babesiose<br>• Giardíase<br>• Malária<br>• Toxoplasmose<br>• Triquinose<br>• Tripanossomose<br>• Toxocaríase | |
| **Doenças reumatológicas** | |
| • Doença de Behçet<br>• Dermatomiosite juvenil<br>• Artrite reumatoide juvenil<br>• Febre reumática<br>• Lúpus eritematoso sistêmico | |

Adaptado de Steenhoff, 2020.

Os exames complementares devem ser guiados pelas manifestações clínicas que o paciente apresenta. Alguns exames devem ser feitos mais de uma vez, como a hemocultura para detectar bacteriemia associada a endocardite infecciosa e osteomielite.

Deve-se iniciar a investigação com exames mais simples e dirigidos às causas mais comuns de FOI de cada região (Figura 140.2).

> **Atenção**
>
> Em lactentes com 60 dias de vida ou menos sugere-se usar os critérios de Rochester para triar aqueles com baixo risco de infecção bacteriana invasiva, e, assim, ter uma conduta menos invasiva (sem punção lombar) visando reduzir o número de internações e uso desnecessário de antibióticos (Quadro 140.3).

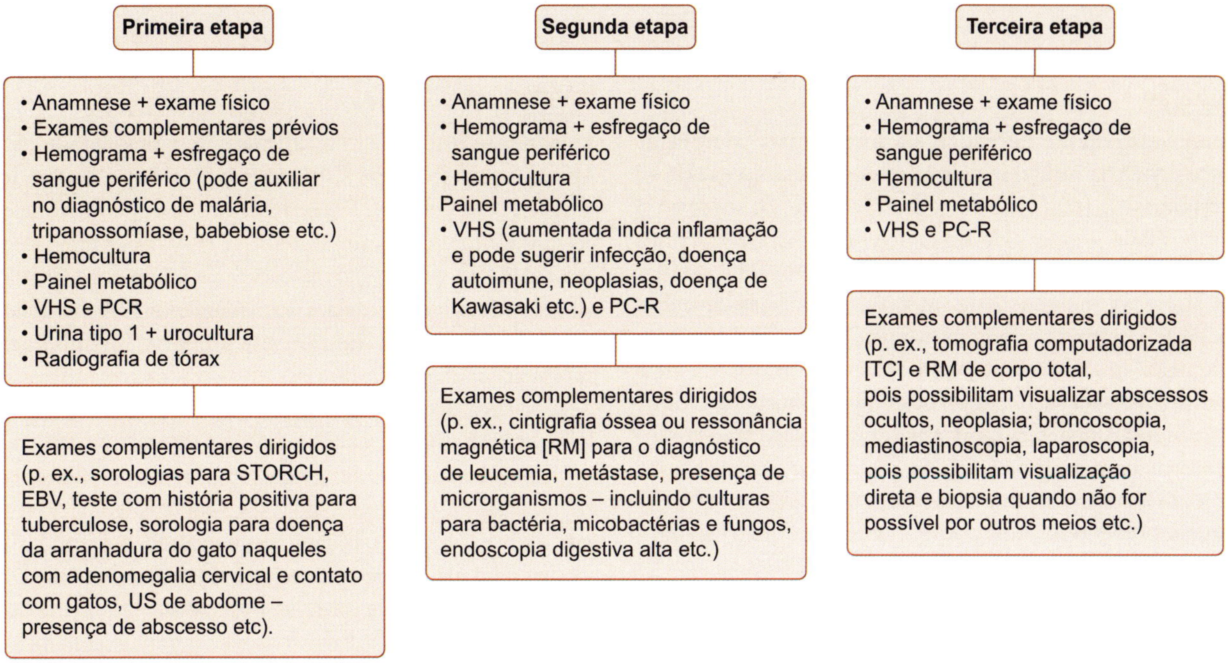

**Primeira etapa**
- Anamnese + exame físico
- Exames complementares prévios
- Hemograma + esfregaço de sangue periférico (pode auxiliar no diagnóstico de malária, tripanossomíase, babebiose etc.)
- Hemocultura
- Painel metabólico
- VHS e PCR
- Urina tipo 1 + urocultura
- Radiografia de tórax

Exames complementares dirigidos (p. ex., sorologias para STORCH, EBV, teste com história positiva para tuberculose, sorologia para doença da arranhadura do gato naqueles com adenomegalia cervical e contato com gatos, US de abdome – presença de abscesso etc).

**Segunda etapa**
- Anamnese + exame físico
- Hemograma + esfregaço de sangue periférico
- Hemocultura
- Painel metabólico
- VHS (aumentada indica inflamação e pode sugerir infecção, doença autoimune, neoplasias, doença de Kawasaki etc.) e PC-R

Exames complementares dirigidos (p. ex., cintigrafia óssea ou ressonância magnética [RM] para o diagnóstico de leucemia, metástase, presença de microrganismos – incluindo culturas para bactéria, micobactérias e fungos, endoscopia digestiva alta etc.)

**Terceira etapa**
- Anamnese + exame físico
- Hemograma + esfregaço de sangue periférico
- Hemocultura
- Painel metabólico
- VHS e PC-R

Exames complementares dirigidos (p. ex., tomografia computadorizada [TC] e RM de corpo total, pois possibilitam visualizar abscessos ocultos, neoplasia; broncoscopia, mediastinoscopia, laparoscopia, pois possibilitam visualização direta e biopsia quando não for possível por outros meios etc.)

**Figura 140.2** Abordagem diagnóstica para febre de origem indeterminada. EBV: vírus Epstein-Barr; PC-R: proteína C reativa; STORCH: sífilis, toxoplasmose, rubéola, citomegalovírus e herpes-vírus; VHS: velocidade de hemossedimentação. (Adaptada de Marshall, 2014.)

**Quadro 140.3** Critérios de Rochester.

| | |
|---|---|
| **Idade** | ≤ 60 dias |
| **Anamnese** | Nascido a termo; sem uso prévio de antibióticos; sem outras complicações |
| **Exame físico** | Bom estado geral; sem foco infeccioso aparente |
| **Exames laboratoriais** | Leucócitos entre 5.000 e 15.000; < 10 leucócitos/campo de grande aumento na urina tipo I |

Adaptado de Biondi e Byington, 2015.

Os que forem enquadrados como de baixo risco não precisam ser internados, mas deve-se orientar o retorno em 24 h para nova avaliação.

A FOI é um desafio para o médico e sempre causa angústia, pois há uma cobrança intensa por um diagnóstico etiológico e tratamento específico pelos familiares. É essencial nesses casos ter uma excelente relação médico-paciente e explicar com detalhes aos familiares todas as etapas do processo diagnóstico e a importância da definição etiológica e do tratamento correto. Apesar da investigação minuciosa, em cerca de um quarto dos casos, o diagnóstico pode não ser esclarecido.

## Bibliografia

Amy C, Robinson JL. Fever of unknown origin in children: a systematic review. World J Pediatrics, 2011; 7(1):5-10.

Arora R, Mahajan P. Evaluation of child with fever without source: review of literature an update. Pediatric Clin North Am. 2013; 60:1049-62.

Biondi EA, Byington CL. Evaluation and management of febrile, well-appearing young infants. Infect Dis Clin N Am. 2015; 29(3):575-85.

Marshall GS. Prolonged and recurrent fevers in children. Journal of Infection, 2014;68:S83-93.

Palazzi DL. Fever without source and fever of unknown origin. In: Feigin and Cherry's textbook of pediatric infectious diseases. 8 ed. Philadelphia: Elsevier Saunders; 2019. pp. 608-16.

Steenhoff AP. Fever of unknown orign. In: Kliegman RM, St Geme III JW, Blum NJ, Shah SS Editors. Nelson Textbook of Pediatrics. 21 ed. Philadelphia, PA; 2020, pp. 1397-1402.

Wing R, dor MR, McQuikin AP. Fever in the pediatric patient. Emerg Med Clin North Am. 2013; 31(4):1073-96.

# 141 Gengivoestomatite Herpética

CID-10: B00.2

*Natália Vieira Dias • Paulo Sérgio Sucasas da Costa*

## Introdução

A gengivoestomatite herpética é a forma mais comum de doença primária induzida pelo herpes-vírus simples (HSV) em crianças. É frequente em crianças entre 10 meses e 3 anos de idade, tendo pico de ocorrência entre 2 e 3 anos de idade, mas pode acometer jovens e adultos de qualquer faixa etária. A incidência de infecções primárias causadas pelo HSV-1 aumenta após os 6 meses de idade devido à diminuição dos anticorpos anti-HSV adquiridos da mãe durante a gestação. A gengivoestomatite herpética pode causar manifestações clínicas em 1 a 31% das crianças soropositivas para o vírus. É importante que o pediatra saiba lidar com essa condição e aprenda a distingui-la daquelas causadas por enterovírus, como a síndrome mão-pé-boca e a herpangina.

## Fatores de risco e causas

HSV-1 e HSV-2 são os dois principais tipos de herpes-vírus conhecidos que causam as infecções orais e periorais mais comuns. Classicamente, as duas formas do HSV podem infectar tanto a área oral como a genital; entretanto, o HSV-1 tem maior probabilidade de recorrência na cavidade oral, e o HSV-2 reativa mais frequentemente na área genital, mesmo em pessoas que inicialmente foram infectadas em ambos os locais com HSV-1 ou HSV-2.

## Manifestações clínicas

A doença se apresenta inicialmente com irritabilidade e febre. Apesar desses sintomas sistêmicos, o HSV não é detectado no sangue nesse período. Entretanto, em ensaio clínico recente, pesquisadores conseguiram detectar HSV-1 por meio da pesquisa de DNA por reação em cadeia da polimerase (PCR), no sangue ou no plasma de aproximadamente 30% das crianças acometidas por gengivoestomatite primária, mesmo no estágio inicial da doença.

A criança frequentemente apresenta recusa alimentar para sólidos e/ou líquidos. Por conseguinte, surgem lesões vesiculares perilabiais e labiais, ao longo da gengiva, na parte anterior da língua e na parte anterior do palato mole (Figura 141.1). As vesículas se rompem rapidamente, e quando visualizadas aparecem como úlceras de 1 a 3 mm, com halo acinzentado e base eritematosa. A gengiva torna-se eritematosa, levemente inchada e ulcerada. Pode se tornar friável e sangrar ao contato.

A criança vivencia um extremo desconforto, não se alimenta adequadamente. Em caso de recusa para líquidos, deve ser hospitalizada para garantir hidratação e manutenção adequadas. Há risco de desidratação devido à febre que acompanha o quadro da doença.

As vesículas podem se estender ao redor dos lábios e do queixo, ou para baixo do pescoço, em uma criança imunologicamente competente. A criança frequentemente tem mau

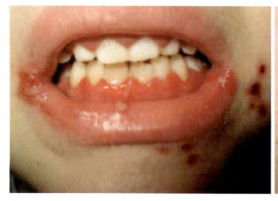
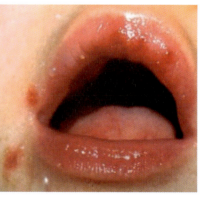

**Figura 141.1** Gengivoestomatite herpética com lesões vesiculares e aftas em lábios, gengiva e região anterior da língua.

hálito (odor fétido). As lesões sangram facilmente e podem se tornar recobertas por uma crosta enegrecida. Os linfonodos submandibulares e cervicais em geral tornam-se edemaciados, com consistência fibroelástica.

As manifestações clínicas continuam a evoluir em 4 a 5 dias, e o processo de resolução requer no mínimo mais 1 semana. As complicações são incomuns e podem ser epiglotite herpética e otite média aguda.

## Diagnóstico diferencial

O principal diagnóstico diferencial da gengivoestomatite pelo HSV é a herpangina, doença causada por infecção. A herpangina geralmente causa úlceras na faringe posterior, enquanto a gengivoestomatite apresenta úlceras localizadas na porção anterior da orofaringe. Além disso, herpangina tem início mais agudo, duração mais curta e ocorrência sazonal.

A síndrome mão-pé-boca é uma doença enteroviral que pode se manifestar com úlceras orais e erupções vesiculares em porções distais de extremidades, porém com distribuição bilateral, diferentemente da gengivoestomatite herpética, com acometimento simultâneo de autoinoculação do HSV em um dígito.

Síndrome de Stevens-Johnson (eritema multiforme) pode mimetizar infecção por HSV, mas geralmente é caracterizada por eritema multiforme, composto por erupção cutânea macular generalizado acompanhado de lesões bolhosas.

Impetigo pode ser confundido com lesões causadas por HSV, e o diagnóstico errado pode ser reforçado devido à colonização pelo *Staphylococcus aureus*, que pode ser identificado em culturas bacterianas e ser considerado como o agente causal. Pais ou cuidadores estão familiarizados com herpes labial ou "bolhas de febre", mas não sabem que essas lesões são causadas por HSV. Deve-se explicar o modo de transmissão do HSV oral assim que for feito o diagnóstico, pois a infecção do HSV também pode ser pensada como uma doença sexualmente transmissível; logo, os médicos devem evitar preocupações e ansiedades desnecessárias.

Nos adolescentes, a infecção por HSV-1 primária pode se manifestar como faringite exsudativa. Os achados característicos são úlceras rasas em amígdalas com exsudato cinza. Em alguns casos, a faringite aguda pode ser causada por HSV-2, com sintomas e curso clínico semelhantes, sendo necessária a cultura viral para identificar o tipo de vírus da infecção. Outros diagnósticos diferenciais para faringite por HSV podem ser infecção estreptocócica, por vírus Epstein-Barr, difteria e infecção pelo HIV.

## Exames complementares

Sinais e sintomas clínicos sugerem o diagnóstico provável de infecção por herpes-vírus simples. Pode-se obter um diagnóstico laboratorial definitivo por meio de cultura viral, estudo da PCR e diagnóstico sorológico. O padrão-ouro para diagnóstico do HSV é o método PCR devido ao fato de ser mais sensível do que o isolamento do vírus por cultura e não necessite de infecção para detecção do vírus. Um resultado isolado negativo do teste não exclui o diagnóstico em caso de alta suspeita clínica, e pode ser realizado teste sequencial de CSF por PCR.

Métodos sorológicos podem ser usados para conhecer o *status* imunológico para HSV e documentar quando o indivíduo foi infectado. Como esses vírus causam infecções persistentes, a presença de anticorpos IgG para HSV pode significar apenas que o paciente tem HSV-1 ou HSV-2 latente (ou ambos) no gânglio sensorial e que o vírus pode reativar e entrar em latência intermitentemente. Laboratórios utilizam o método ELISA ou imunofluorescência para detectar os anticorpos específicos contra o vírus HSV-1 ou HSV-2.

Esses métodos mostram se o paciente foi infectado, mas não quando ocorreu a infecção. A sensibilidade da sorologia IgG específica para HSV varia de 90 a 98%, com especificidade maior do que 94% quando comparada com o método *Western blot*. Como qualquer outro teste sorológico, resultados falso-negativos são mais prováveis no início do curso da infecção, e falso-positivos podem ocorrer em pacientes com baixa probabilidade de exposição pré-teste. A infecção pode ser demonstrada pela soroconversão. Testes sorológicos não são úteis para avaliar recorrência de HSV, pois os títulos de anticorpo IgG frequentemente não aumentam durante a reativação viral; e por outro lado, pode ocorrer aumento desses anticorpos na ausência de recorrência da doença. Além disso, a análise de IgM não pode ser usada para distinguir infecção primária de recorrente, visto que a reativação também pode induzir a produção de anticorpos IgM.

## Tratamento

O tratamento consiste no uso de aciclovir e fármacos semelhantes, como valaciclovir. Aciclovir é um análogo nucleosídico que é um potente inibidor da DNA polimerase do HSV e impede a replicação da cadeia de DNA. É um agente inativo. Sua biodisponibilidade oral é de aproximadamente 20%, sendo necessárias, portanto, altas e frequentes doses. A dose recomendada é de 15 mg/kg/dose 5 vezes/dia ou 20 mg/kg/dose em 4 doses diárias, durante 5 a 7 dias, ambos por via oral. A concentração sérica no plasma é de aproximadamente 50%, e sua excreção é renal, portanto deve-se fazer ajuste em caso de doença renal crônica. É uma medicação segura, mas pode apresentar como efeitos adversos *rash*, náuseas, vômitos, diarreia, dor abdominal, cefaleia e neutropenia. Pode causar neurotoxicidade em caso de superdosagem.

Deve-se associar terapia sintomática com hidratação e antitérmicos. O uso de anestésicos orais não é recomendado devido à probabilidade de lesão (morder) da mucosa oral ou dos lábios anestesiados, causando ferimentos.

O uso do aciclovir tópico não demonstrou eficácia na gengivoestomatite herpética.

> **Atenção**
>
> A Academia Americana de Pediatria (Reed Book 2018-2021) recomenda o afastamento das creches/escolas por 7 dias daqueles lactentes e pré-escolares com gengivoestomatite por HSV e que não têm controle das secreções orais.

## Bibliografia

American Academy of Pediatrics. Herpes simplex. In: Kimberlin DW, Brady MT, Jackson MA, Long SS, eds. Red Book: 2018-2021 Report of the Committee on Infectious Diseases. 31st ed. Grove Village: AAP; 2015. pp. 437-49.

Bradley SJ, Nelson JD. Nelson's pediatric antimicrobial therapy. 26. ed. American Academy of Pediatrics; 2020.

Harrison GJ, Pinsky B, Arvin AM. Herpes simplex viruses 1 and 2. In: Feigin and Cherry's textbook of pediatric infectious diseases. 8. ed. Philadelphia: Elsevier Saunders; 2019. pp. 1403-28.

Mohan RPS, Verma S, Singh U et al. Acute primary herpetic gingivostomatitis. BMJ Case Rep. 2013; 2013.

# 142 Hepatites Virais

CID-10: B15 a B17

*Lívia Maria Lindoso Lima • Ana Paula Lindoso Lima*

## Introdução

Hepatite viral consiste em uma infecção sistêmica cujas manifestações clínicas são decorrentes da lesão e da disfunção hepática. A etiologia é variada; pode ser infecciosa, metabólica, tóxica ou imunológica. O foco deste capítulo será a causa viral da hepatite aguda. As hepatites virais constituem um importante problema de saúde pública no Brasil, inclusive em crianças, devido à potencial transmissão vertical.

## Etiologia e fatores de risco

Os principais vírus hepatotrópicos são A, B, C, D e E, que representam aproximadamente 90% dos casos de hepatites agudas.

**Hepatite A.** É transmitida basicamente pela via fecal-oral, sendo a água e os alimentos contaminados por fezes com vírus da hepatite A (HAV) os grandes veículos de propagação da doença. Consequentemente, os fatores de risco são o convívio familiar e agrupamentos de pessoas em locais com condições precárias de saneamento. A transmissão parenteral é rara, mas pode ocorrer se o doador estiver na fase de viremia do período de incubação. A transmissão vertical pode ocorrer se a mãe teve hepatite aguda 1 a 2 semanas antes do parto. Nesse caso, recomenda-se administração de 0,02 mℓ/kg de gamaglobulina no recém-nascido.

**Hepatite B.** A transmissão do vírus da hepatite B (HBV) se faz por via parenteral e, sobretudo, pela via sexual, sendo considerada uma doença sexualmente transmissível. A transmissão vertical também é causa frequente de disseminação do HBV e representa fator de risco maior de infecção crônica. Os fatores de risco para aquisição do vírus B incluem exposição parenteral a sangue e derivados, uso de drogas intravenosas, atividade sexual promíscua sem uso de preservativos, acidente ocupacional, exposição perinatal (mãe HBsAg-positiva) e transmissão horizontal (rara e mais comum entre irmãos).

Certos grupos populacionais têm alto risco de adquirir o vírus: recém-nascido de mãe infectada com HBV, pessoas com múltiplos parceiros sexuais, contactantes domiciliares de pacientes com hepatite B, hemodialisados, trabalhadores de saúde, usuários de drogas injetáveis, portadores do vírus da hepatite C, imunocomprometidos, indivíduos que praticam atividades sexuais promíscuas, viajantes para zonas endêmicas.

**Hepatite C.** A infecção pelo vírus da hepatite (HCV) é endêmica em todo o mundo, acometendo cerca de 3% da população mundial. A exposição ao sangue e seus produtos é o maior fator de risco para aquisição do vírus C na faixa etária pediátrica. Transfusões sanguíneas e uso de drogas intravenosas são os principais modos de transmissão, representando 30 a 70% dos meios de aquisição de HCV. Outras vias de transmissão são contato sexual, hemodiálise, transplante de órgãos e exposições percutâneas (tatuagens, acupuntura, acidente com agulhas ou objetos cortantes contaminados com o HCV).

Calcula-se que o uso de drogas intravenosas seja responsável por metade de todas as novas infecções e, talvez, por mais de 50% das infecções crônicas. A transmissão perinatal do vírus C tem sido documentada quando a mãe apresenta altos títulos de RNA viral, mas parece ser rara, a não ser que a mãe seja também HIV-positiva. O risco estimado para a transmissão vertical não é maior do que 6% quando a mãe é HIV-negativa. O aleitamento materno não oferece risco de transmissão do HCV. Em menos de 10% dos casos, não se descobre a rota de transmissão.

**Hepatite D.** O vírus D partilha semelhanças epidemiológicas com o vírus B quanto à sua forma de transmissão: parenteral, sexual, perinatal e horizontal. A transmissão perinatal está diretamente relacionada à infectividade do HBV.

**Hepatite E.** A transmissão ocorre por via fecal-oral, por meio de água e alimentos contaminados, podendo raramente ocorrer por via parenteral e vertical.

## Manifestações clínicas

**Hepatite A.** Período de incubação é de 15 a 45 dias. A forma sintomática da doença é dividida em duas fases, pré-ictérica e ictérica. Na fase pré-ictérica, os pródromos são febre, vômitos, anorexia, astenia, cefaleia, dor abdominal localizada nas áreas superiores do abdome e diarreia. Também podem apresentar-se hepatomegalia, esplenomegalia e adenomegalia. Na fase ictérica, com duração aproximada de 2 semanas, ocorrendo quando há acolia, colúria, hepatomegalia dolorosa e mucosas juntamente com a pele apresentando coloração típica. As manifestações extra-hepáticas mais comuns incluem *rash* evanescente (11%) e artralgia (14%), podendo se apresentar de três formas:

- Forma polifásica: após recuperação clínica e bioquímica, ocorre uma recaída, entre 50 e 90 dias após o início da doença. A maioria evolui para cura
- Forma colestática: ocorre quando o paciente apresenta icterícia, prurido, com níveis de bilirrubinas e aminotransferases elevados. A maioria dos casos evolui para cura
- Forma fulminante: surge em 10 dias a 4 semanas após o início da doença. Sinais de alerta para essa forma são vômitos persistentes, mesmo após o início da icterícia, febre prolongada, hálito hepático, desorientação, irritabilidade, hiperventilação, tempo de protrombina prolongado, hemorragia espontânea e presença de sinais de encefalopatia hepática. Alta taxa de mortalidade.

**Hepatite B.** O período de incubação é de 1 a 4 meses. Aproximadamente 70% dos pacientes irão apresentar a forma anictérica, e apenas 30% irão desenvolver a forma ictérica. A fase pré-ictérica caracteriza-se por febre, anorexia, náuseas, fadiga e dor abdominal no quadrante superior direito; a fase ictérica, acolia, colúria e pele e mucosas com coloração amarelada. As manifestações extra-hepáticas são artrite migratória, angioedema e *rash* urticariforme ou maculopaluloso. A incidência de hepatite B fulminante é baixa, aproximadamente 0,1 a 0,5% dos pacientes. A cronicidade da hepatite B está relacionada com a idade do paciente durante o início da doença; 90% dos neonatos e 20 a 50% dos infectados com 1 a 5 anos terão chance de desenvolver a forma crônica. A síndrome de Gianotti-Crosti (caracterizada por acrodermatite papular em face, tronco e extremidades associada a linfadenopatia) é observada em criança com hepatite B aguda, podendo ser a única manifestação. Deve-se lembrar que essa síndrome pode estar associada a outras doenças virais.

**Hepatite C.** O período de incubação é de 15 dias a 5 meses. Os sintomas são semelhantes aos das hepatites A e B. A fase aguda pode ser assintomática ou com manifestações leves. Apenas 20% irão apresentar icterícia. As manifestações extra-hepáticas são doença do soro, agranulocitose e anemia aplásica. Nas hepatites pós-transfusionais, a evolução para cronicidade ocorre em mais da metade dos casos, diferentemente das formas esporádicas.

**Hepatite D.** Pode apresentar-se como uma doença aguda e limitada até formas fulminantes e crônicas. A coinfecção em geral apresenta-se como uma forma aguda e autolimitada, enquanto a superinfecção tem maior morbidade. Na coinfecção por vírus D e vírus B, apresenta-se como a forma ictérica da hepatite B.

**Hepatite E.** O período de incubação é de 15 dias a 1 mês. Raramente está associada a icterícia, apresenta período prodrômico breve, e as principais queixas são anorexia, náuseas, vômito e dor abdominal. É geralmente autolimitada, e em gestantes pode ocorrer a forma fulminante.

## Diagnóstico diferencial

A hepatite por vírus é bastante frequente em pediatria. A imunização nas unidades básicas de saúde para HAV e HBV pode atenuar esse cenário. Devem ser recordados nos diagnósticos diferenciais dos quadros virais: vírus Epstein-Barr, adenovírus, enterovírus, herpes-vírus (especialmente em imunocomprometidos) e citomegalovírus. Outros diagnósticos que devem ser considerados: leptospirose, febre amarela, malária, dengue, sepse, toxoplasmose, doenças hemolíticas, obstruções biliares, esteatose hepática não alcoólica, hepatite por substâncias tóxicas (álcool, solventes químicos etc.) e neoplasia (primária ou metastática) do fígado.

## Exames complementares

As aminotransferases (ALT/TGP e AST/TGO) são marcadores sensíveis de lesão do parênquima hepático, porém não são específicas para nenhum tipo de hepatite. A elevação da ALT/TGP geralmente é maior do que da AST/TGO e já é

A síndrome respiratória aguda grave é caracterizada pela síndrome gripal associada a sinais de gravidade, tais como saturação de $Sp_{O_2} < 95\%$ em ar ambiente, sinais de desconforto respiratório ou aumento da frequência respiratória avaliada de acordo com a idade, piora nas condições clínicas de doença de base ou hipotensão em relação à pressão arterial habitual do paciente.

## Complicações

As infecções secundárias do epitélio respiratório por *Streptococcus pneumoniae* ou *Staphylococcus* são a principal causa das complicações relacionadas à gripe, podendo levar a otite média aguda, sinusite ou pneumonia. Outras manifestações menos comuns são: miosite aguda relacionada a *influenza* B, miocardite, síndrome do choque tóxico e síndrome de Reye (relacionada ao uso de salicilatos). Complicações do sistema nervoso central, como encefalite, mielite e síndrome de Guillain-Barré, podem ocorrer com maior predominância na infância.

## Diagnóstico diferencial

A manifestação clínica pouco específica torna difícil a distinção de outras doenças virais, como as causadas pelo vírus sincicial respiratório, parainfluenza, metapneumovírus humano, adenovírus e até mesmo rinovírus, agente dos resfriados comuns, sendo importante a correlação com dados epidemiológicos para a terapêutica precoce. A infecção pelo vírus *influenza* é relacionada a sintomas mais intensos quando comparada às outras infecções virais (Quadro 144.1).

**Quadro 144.1** Diferenças entre influenza e resfriado comum.

| Sintomas | Influenza | Resfriado comum |
|---|---|---|
| Ocorrência | Sazonal | Ano todo |
| Início | Súbito | Gradual |
| Febre | Geralmente alta por 3 a 4 dias | Incomum |
| Cefaleia | Intensa | Incomum |
| Fadiga | Dura de 2 a 3 semanas | Leve |
| Dores | Frequente/intensa | Leve/inexistente |
| Exaustão | Precoce/intensa | Não |
| Obstrução nasal | Às vezes | Muito comum |
| Dor de garganta | Às vezes | Comum |
| Tosse | Sim | Incomum |
| Dor no peito | Comum | Leve |
| Complicações | Pneumonia | Sinusite |

## Exames complementares

O diagnóstico é feito pela clínica do paciente, na presença dos sintomas sem sinais localizatórios, associados ao quadro epidemiológico. Na investigação de rotina, podem-se encontrar leucopenia, infiltrado pulmonar ou atelectasia. Para confirmação do caso, o teste diagnóstico PCR em tempo real, deve ser realizado pelo *swab* combinado de nasofaringe e orofaringe, deve ser coletado até o terceiro dia do início dos sintomas, no máximo até 7 dias, e antes do início do esquema de tratamento.

## Tratamento

O tipo de tratamento a ser instituído dependerá da gravidade da doença. Em caso de síndrome gripal sem fatores de risco, comorbidades ou idade inferior a 2 anos, o tratamento poderá ser feito ambulatorialmente com sintomáticos, hidratação e repouso. Em caso de fatores de risco, há a recomendação de tratamento específico, se excluídos outros diagnósticos. No caso da síndrome respiratória aguda grave, é necessária a internação com tratamento de suporte, hidratação, medicamentos antivirais e oxigênio, se preciso. Atualmente, dois medicamentos antivirais são mais utilizados, os inibidores da neuraminidase: oseltamivir e zanamivir (Quadro 144.2), sendo que o oseltamivir apresenta maior disponibilidade e fácil administração, podendo ser utilizado em crianças acima de 2 semanas. Se houver persistência do quadro febril ou

**Quadro 144.2** Posologia e administração do tratamento de influenza.

| Faixa etária | Peso/idade | Dosagem |
|---|---|---|
| **Oseltamivir** | | |
| > 1 ano | ≤ 15 kg | 30 mg, 12/12 h, 5 dias |
| | > 15 a 23 kg | 45 mg, 12/12 h, 5 dias |
| | > 23 a 40 kg | 60 mg, 12/12 h, 5 dias |
| | > 40 kg | 75 mg, 12/12 h, 5 dias |
| < 1 ano | 0 a 8 meses | 3 mg/kg, 12/12 h, 5 dias |
| | 9 a 11 meses | 3,5 mg/kg, 12/12 h, 5 dias |
| Período neonatal | < 38 semanas | 1 mg/kg/dose, 12/12 h, 5 dias |
| | 38 a 40 semanas | 1,5 mg/kg/dose, 12/12 h, 5 dias |
| | > 40 semanas | 3 mg/kg/dose, 12/12 h, 5 dias |
| Recém-nascido pré-termo | – | 1 mg/kg/dose 12/12 h até 38 semanas |
| **Zanamivir** | | |
| ≥ 7 anos | – | 10 mg: duas inalações de 5 mg, 12/12 h, 5 dias |

Fonte: Ministério da Saúde, 2014.

deterioração do quadro geral do paciente, deve-se pensar em infecção secundária, e antibioticoterapia adequada deverá ser iniciada. É ideal que toda criança que necessite de internação seja colocada em isolamento de gotículas em torno de 10 dias (sabendo que imunossuprimidos podem eliminar o vírus por até 14 dias).

## Prevenção

O comitê consultivo de práticas de imunização recomenda a vacinação para todas as crianças entre 6 meses e 18 anos de idade; entretanto, há prioridade no Sistema Único de Saúde (SUS) para crianças de 6 meses a 5 anos de idade; pacientes que estejam recebendo terapia prolongada com ácido acetilsalicílico; crianças com maior risco para doença grave e complicações de *influenza*, como as portadoras de asma e outras doenças respiratórias crônicas, diabetes, imunossuprimidas ou com doenças neurológicas progressivas; lactantes e gestantes. Crianças entre 6 meses e 5 anos de idade, que nunca foram vacinadas, deverão receber duas doses da vacina, com intervalo de 4 semanas, no período de sazonalidade. Nos outros casos, a vacina deverá ser administrada anualmente, visando cobrir as novas variantes virais sobre as quais a população ainda não tenha adquirido imunidade. A quimioprofilaxia é altamente indicada para crianças com algum risco de desenvolver as complicações relacionadas à gripe após contato com caso confirmado e que não sejam vacinadas ou que tenham alguma contraindicação à vacinação (Quadro 144.3).

**Quadro 144.3** Quimioprofilaxia da influenza.

| Faixa etária | Peso/idade | Dosagem |
|---|---|---|
| **Oseltamivir** | | |
| < 1 ano | 0 a 8 meses | 3 mg/kg/dia, VO, 10 dias |
| | 9 a 11 meses | 3,5 mg/kg/dia, VO, 10 dias |
| > 1 ano | ≤ 15 kg | 30 mg/dia, VO, 10 dias |
| | > 15 a 23 kg | 45 mg/dia, VO, 10 dias |
| | > 23 a 40 kg | 60 mg/dia, VO, 10 dias |
| | > 40 kg | 75 mg/dia, VO, 10 dias |
| **Zanamivir** | | |
| ≥ 5 anos | – | 10 mg: duas inalações de 5 mg, 1 vez/dia, 10 dias |

VO: via oral. Fonte: Ministério da Saúde, 2015.

## Bibliografia

American Academy of Pediatrics. Recommendations for prevention and control of influenza in children, 2014-2015. Pediatrics. 2014; 134(5):1-17.

Brasil. Ministério da Saúde. Secretaria de Vigilância em Saúde. Protocolo de tratamento de influenza: 2015. Brasília: MS; 2014.

Chaves TSS, Ribeiro AN. Influenza A (H1N1). In: Focaccia R. Veronesi: tratado de infectologia. 5. ed. São Paulo: Atheneu; 2015.

Grohskopf LA, Sokolow LZ, Broder KR et al. Prevention and control of seasonal influenza with vaccines: recommendations of the Advisory Committee on Immunization Practices – United States, 2017-18 Influenza Season. MMWR Recomm Rep. 2017; 66(2):1-20.

McCullers JA. Influenza viruses. In: Feigin and Cherry's textbook of pediatric infectious diseases. 8. ed. Philadelphia: Elsevier Saunders; 2019. pp. 1729-44.

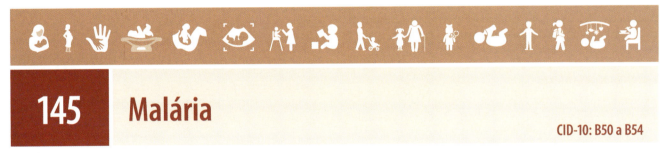

# 145 Malária

CID-10: B50 a B54

*Lívia Maria Lindoso Lima*

## Introdução

A malária é uma das principais doenças febris agudas, causada pela infecção das hemácias por protozoários do gênero *Plasmodium*. São cinco as espécies: *P. vivax*, responsável por 90% dos casos na região amazônica; *P. falciparum*, responsável pela forma mais grave da doença no Brasil; *P. malariae*, também mais comum no Brasil; *P. ovale*, responsável pelas infecções no continente africano; e *P. knowlesi*. Esta última não tem circulação no Brasil e afeta principalmente animais, mas no continente asiático há relato de casos em humanos.

Trata-se da protozoose de maior impacto no mundo, atingindo principalmente países tropicais e subtropicais. Na África, a mortalidade em crianças menores de 5 anos de idade chega a quase 90%.

O Brasil concentra o maior número de casos na América, correspondendo aproximadamente a 300.000 casos anuais. O número de casos no Brasil vem declinando nos últimos tempos; em 2003, o número de internações hospitalares era de 2,6%, caindo para 1,3% em 2008. Isso ocorre devido às políticas públicas que visam reduzir a letalidade e a gravidade dos casos, reduzir a incidência da doença, eliminar a transmissão em áreas urbanas e manter a ausência da doença em locais onde a transmissão já foi interrompida. No Brasil a malária é uma doença de notificação compulsória.

### Fatores de risco e causas

O homem é o principal reservatório com maior importância epidemiológica para a malária humana.

A transmissão ocorre quando há uma fonte de infecção constituída de vetor (mosquito) infectado e de hospedeiros suscetíveis ao meio ambiente dos transmissores.

O protozoário é introduzido pela picada da fêmea do mosquito (da ordem Diptera, família Culicidae e gênero *Anopheles*), sendo *Anopheles* o mais prevalente no Brasil. O *Plasmodium* invade os hepatócitos, multiplica-se e gera merozoítos, dando início ao ciclo pré-eritrocitário, que dura 6 dias para a espécie *P. falciparum*, 8 dias para a *P. vivax* e 12 a 15 dias para a *P. malariae*. Durante essa fase, o *P. vivax* e o *P. ovale* apresentam desenvolvimento lento de alguns dos seus esporozoítos, formando hipnozoítos, responsáveis pelas recaídas da doença. Ao final desse ciclo, os esquizontes rompem os hepatócitos e originam os merozitos, que invadem as hemácias originando os trofozoítos, que por sua vez transformam-se em macrogametas; estes, quando ingeridos pelos vetores, irão fecundar-se para dar origem ao ciclo sexuado do parasito. Por um período de 48 a 72 h pode ocorrer a ruptura das hemácias, dando início ao paroxismo malárico. O período de incubação do *P. falciparum* varia de 12 a 14 dias. Períodos de incubação prolongados são comuns em indivíduos previamente infectados e em uso inadequado da profilaxia. O período de incubação de *P. vivax* e *P. ovale* é de aproximadamente 2 semanas; de *P. malariae*, 18 dias. Outras formas de contaminação são: transmissão congênita, transfusão, órgãos transplantados, uso compartilhado de seringas ou acidente com agulhas e/ou objetos perfurocortantes contaminados. A infecção natural geralmente não confere proteção.

### Manifestações clínicas

As manifestações clínicas da malária variam de acordo com geografia, epidemiologia, imunidade e idade. Gestantes, crianças e imunodeprimidos são considerados grupos de risco para infecção grave.

Os sintomas envolvem a tríade clássica de febre, calafrio e cefaleia, podendo durar de 6 a 12 h e cursar com temperatura ≥ 40°C. Após 2 a 6 h, há defervescência da febre e surgem sudorese e fraqueza. Depois da fase inicial, a febre adquire caráter intermitente, dependente do tempo de duração dos ciclos eritrocíticos: 48 h para *P. falciparum*, *P. vivax* e *P. ovale* (malária terçã) e 72 h para *P. malariae* (malária quartã).

As manifestações clínicas da malária não complicada podem ser divididas em três fases: fase fria (sensação de frio, tremores); fase quente (febre, dores de cabeça, vômitos, convulsões em crianças pequenas); e estágio de sudorese (suor e cansaço).

Em crianças, lactentes e pré-escolares, a expressão clínica da doença costuma ser inespecífica, podendo, inclusive, inexistir a febre, tendo como sinal mais prevalente a anemia. A hepatomegalia pode ser percebida na primeira semana a partir do início dos sintomas, enquanto a esplenomegalia, apenas na segunda semana de doença. Essa condição pode refletir infecções de malária repetidas ou infecção devido a outras causas. O baço muitas vezes diminui devido a infartos após múltiplas exposições à malária, de modo a não ser palpável.

O quadro clínico na malária complicada é definido por altos níveis de parasitemia (> 5%) e/ou sinais de disfunção orgânica, como: malária cerebral, com alteração da consciência, alteração do comportamento, convulsões, coma e outras anormalidades neurológicas; dificuldade respiratória ou síndrome do desconforto respiratório agudo, devido à reação inflamatória pulmonar que inibe a troca de oxigênio e que pode ocorrer mesmo após a contagem de parasitas diminuir em resposta ao tratamento; hipotensão devido a colapso cardíaco; acidose metabólica (bicarbonato plasmático < 15 mmol/ℓ), normalmente associada a hipoglicemia (< 40 mg/dℓ); insuficiência renal, hemoglobinúria; insuficiência hepática (alteração das enzimas hepáticas e icterícia); coagulopatia com ou sem coagulação intravascular disseminada; e anemia grave com hemólise intravascular.

Crianças apresentam com maior frequência convulsões, coma, hipoglicemia, acidose metabólica, anemia grave (hemoglobina abaixo de 5 g/dℓ) e déficit do desenvolvimento neuropsicomotor e de outras capacidades do desenvolvimento neurológico. Achados comuns observados entre os adultos incluem icterícia grave, insuficiência renal aguda e edema pulmonar agudo.

### Diagnóstico diferencial

O maior leque de diagnósticos diferenciais recai sobre as doenças febris agudas, tais como dengue, febre amarela, leptospirose, meningite, febres hemorrágicas, febre tifoide, hepatite infecciosa, calazar, doença de Chagas aguda. Na fase inicial, principalmente na criança, devem-se descartar doenças infecciosas dos sistemas respiratório, urinário e digestório, quer de etiologia viral ou bacteriana. No período de febre intermitente, pode ser confundida com infecções urinárias, tuberculose miliar, salmoneloses septicêmicas, calazar, endocardite bacteriana e leucoses.

### Exames complementares

**Microscopia da gota espessa de sangue.** É considerada padrão-ouro em detecção e identificação dos parasitos da malária por meio da microscopia óptica, após coloração com corante vital (azul de metileno e Giemsa). Microscopia permite a identificação das espécies de *Plasmodium*, bem como a quantificação da parasitemia. É o método mais utilizado no Brasil. A técnica demanda cerca de 60 minutos, entre a coleta do sangue e o fornecimento do resultado.

**Esfregaço delgado.** Com baixa sensibilidade, esse método permite, com mais fidelidade, a diferenciação específica dos parasitos.

**Monitoramento da densidade do parasita.** Densidade muitas vezes se correlaciona com a gravidade da doença; ela deve ser monitorada durante e após o tratamento antimalárico para documentar a resolução da infecção.

**Testes rápidos para detecção de componentes antigênicos de plasmódio.** Baseiam-se na constatação de antígenos dos parasitos por anticorpos monoclonais, que são revelados por método imunocromatográfico; apresentam sensibilidade superior a 95% quando comparados à gota espessa, com parasitemia superior a 100 parasitos/µℓ; podem apresentar o resultado em cerca de 15 a 20 minutos. Não têm valor preditivo negativo suficiente para justificar a suspensão do tratamento na definição de doença grave.

**Testes de ácido nucleico.** São normalmente utilizados como padrão-ouro em estudos de eficácia de medicamentos contra a malária, vacinas e avaliação de outros agentes de diagnóstico, não sendo muito utilizados na prática clínica.

A Organização Mundial da Saúde (OMS) recomenda que o resultado do diagnóstico parasitológico esteja pronto em um curto período, idealmente menos de 2 h. Na impossibilidade ou atraso do diagnóstico parasitológico, deve-se tratar imediatamente o paciente com suspeita de malária complicada e grupos de risco.

## Tratamento

O tratamento imediato e adequado da malária tem como objetivo a prevenção de formas graves da doença, bem como a redução da mortalidade, além de eliminar a fonte de infecção para o mosquito e, consequentemente, reduzir a transmissão da doença.

O tratamento da malária não complicada consiste em terapia oral com uma combinação de dois medicamentos; o objetivo dessa estratégia é prevenir o desenvolvimento de mais resistência contra a malária.

O esquema recomendado para o tratamento das infecções é o seguinte (ver Quadro 145.1):

- *Plasmodium vivax* ou *Plasmodium malariae*: cloroquina por 3 dias e primaquina por 7 dias

**Quadro 145.1** Tratamento recomendado para a malária.

| Diagnóstico clínico e *Plasmodium* spp. Medicamento recomendado para tratamento na pediatria |
|---|

**Malária não complicada: *P. falciparum* ou espécie não identificada (sensível à cloroquina)**
- Fosfato de cloroquina: 10 mg de base/kg imediatamente, seguidos de 5 mg de base/kg nas 6 h, com 24 e 48 h. Dose total de 25 mg de base/kg; *ou*
- Hidroxicloroquina: 10 mg de base/kg imediatamente, seguidos de 5 mg de base/kg nas 6 h, com 24 e 48 h. Dose total de 25 mg de base/kg

**Malária não complicada: *P. falciparum* ou espécie não identificada (resistente à cloroquina)**
A. Atovaquona-proguanil
- Tablete adulto: 250 mg de atovaquona, 100 mg de proguanil
- Tabletes pediátricos:
  - 62,5 mg de atovaquona, 25 mg de proguanil
  - 5 a 8 kg: 2 tabletes pediátricos/dia por 3 dias
  - 9 a 10 kg: 3 tabletes/dia por 3 dias
  - 11 a 20 kg: 1 tablete adulto/dia por 3 dias
  - 21 a 30 kg: 2 tabletes adultos/dia por 3 dias
  - 31 a 40 kg: 3 tabletes/dia por 3 dias

B. Arteméter-lumefantrina
- 1 tablete = 20 mg de arteméter e 120 mg de lumefantrina
- O tratamento tem duração de 3 dias, sendo o total de 6 doses recomendadas. O paciente deve receber a primeira dose; após 8 h da primeira, a segunda dose; depois duas doses/dia nos próximos 2 dias
  - 5 a 15 kg: 1 tablete por dose
  - 15 a 25 kg: 2 tabletes por dose
  - 25 a 35 kg: 3 tabletes por dose
  - > 35 kg: 4 tabletes por dose

C. Sulfato de quinina + doxiciclina ou tetraciclina ou clindamicina
- Sulfato de quinina: 8,3 mg base/kg (= 10 mg do sal/kg) por 3 a 7 dias; *mais*
- Doxiciclina: 2,2 mg/kg/dia divididos em 4 tomadas por 7 dias; *ou*
- Tetraciclina: 25 mg/kg/dia, divididos em 4 tomadas por 7 dias; *ou*
- Clindamicina: 20 mg de base/kg/dia, divididos em 3 tomadas por 7 dias

D. Mefloquina
- 13,7 mg de base/kg (= 15 mg do sal/kg) na primeira dose, depois 9,1 mg de base/kg (10 mg do sal/kg) de 6 a 12 h após a primeira dose. Dose total de 25 mg de sal/kg

**Malária não complicada: *P. malariae* ou *P. knowlesi***
- Fosfato de cloroquina; *ou*
- Hidroxicloroquina (ver posologia anteriormente)

**Malária não complicada: *P. vivax* ou *P. ovale***
- Cloroquina (ver posologia anteriormente); *e*
- Primaquina: 0,5 mg base/kg dia por 14 dias (crianças < 6 meses não podem utilizar primaquina)

**Malária não complicada: *P. vivax* resistente à cloroquina**
A. Sulfato de quinina *mais* doxiciclina ou tetraciclina *mais* primaquina (ver anteriormente)
B. Atovaquona-proguanil *mais* primaquina (ver anteriormente)
C. Mefloquina *mais* primaquina (ver anteriormente)

**Malária grave**
- Gluconato de quinidina: 6,25 mg de base/kg (= 10 mg do sal/kg) IV por 1 a 2 h, depois 0,02 mg do sal/kg/min em infusão contínua por 24 h; *mais*
- Doxiciclina
  - Para criança com peso < 45 kg, fazer 2,2 mg/kg IV a cada 12 h, depois trocar para posologia oral quando a criança conseguir deglutir sem risco de broncoaspirar
  - Para criança com peso > 45 kg, 100 mg IV a cada 12 h, depois trocar para posologia oral quando a criança conseguir deglutir sem risco de broncoaspirar; *ou*
- Tetraciclina (ver anteriormente); *ou*
- Clindamicina: dose inicial de 10 mg de base/kg IV, depois 5 mg de base/kg IV a cada 8 h. Assim que possível, trocar para oral (ver posologia anteriormente)
- Duração do tratamento: 7 dias

IV: via intravenosa.

- *Plasmodium falciparum*: associação de arteméter + lumefantrina
- Esquema alternativo para o tratamento das infecções não complicadas por *Plasmodium falciparum*: quinina por 3 dias, doxiciclina por 5 dias e primaquina no 6º dia
- *Plasmodium vivax* + *Plasmodium falciparum* (malária mista): artemeter + lumefantrina por 3 dias e primaquina por 7 dias
- Esquema alternativo para tratamento das infecções por *Plasmodium vivax* em crianças apresentando vômito: cápsulas retais de artesunato por 4 dias e primaquina por 7 dias
- Esquema de prevenção de recaída da malária por *Plasmodium vivax*: cloroquina em dose única semanal, durante 3 meses
- Esquema recomendado para tratamento das infecções por *Plasmodium falciparum* na gestante com malária não complicada:
    - 1º trimestre: quinina 30 mg do sal/kg/dia, por 3 dias + clindamicina 20 mg/kg/dia, 4 vezes/dia, por 5 dias
    - 2º e 3º trimestres: artemeter + lumefantrina.

Em áreas de baixa transmissão, a OMS recomenda dose única de 0,25 mg/kg de primaquina com artemeter para pacientes com malária por *P. falciparum* (exceto gestantes, crianças com idade < 6 meses e mães em aleitamento materno com lactentes com idade < 6 meses) para reduzir a transmissão. Testes para a deficiência de G6 PD não são necessários.

A morte por malária grave pode ocorrer dentro de horas de apresentação, por isso é essencial que a avaliação e o início da terapêutica antimalárica sejam feitos rapidamente. Avaliações clínicas de repetição devem ser feitas a cada 2 a 4 h para detecção e tratamento de complicações. O tratamento com terapia antimalárica deve ser venoso, sendo os dois principais fármacos o artesunato e a clindamicina; em gestantes e crianças maiores de 6 meses, devem ser administradas quinina e clindamicina. A clindamicina não deve ser usada para crianças com menos de 1 mês; nesse caso, administrar apenas quinina.

É fundamental estabilizar o paciente grave:

- Oferecer $O_2$ complementar se saturação de oxigênio < 90%
- Aplicar 200 a 500 mg/kg de glicose (0,4 ml/kg de glicose a 50% com 1,6 ml de água destilada) quando houver hipoglicemia
- Em caso de crise convulsiva, aplicar diazepam 0,3 mg/kg em *bolus* venoso; se persistir, repetir a dose. Para pacientes com crise convulsiva que não responderem ao diazepam, deve-se pensar em *status* epiléptico e iniciar fenobarbital (dose de ataque 18 mg/kg, depois dose de manutenção de 5 mg/kg em 48 h)
- Em crianças com choque, infundir 3 a 4 ml/kg de fluidos por via intravenosa
- Se a criança apresentar hemoglobina ≤ 4 g/dl, fazer concentrado de hemácia
- Corrigir distúrbios hidreletrolíticos.

## Atenção

Anemia grave e complicações neurológicas são causas importantes de mortalidade imediatamente após o tratamento para a malária grave. Recomenda-se que as crianças sejam acompanhadas nos dias 7, 14 e 28 (1 mês) após a alta a fim de monitorar a recuperação de hemoglobina. Caso a sequela neurológica persista, haverá necessidade de maior tempo de seguimento.

Erros comuns no manejo de pacientes com malária:

- Atraso em iniciar a terapia antimalárica
- Falha no reconhecimento e no tratamento do edema agudo de pulmão
- Falha em iniciar antibiótico para casos suspeitos de infecção bacteriana, como meningite, mesmo sem resultado de punção lombar
- Erro no cálculo de dosagem e administração dos agentes antimaláricos.

Os viajantes devem observar os quatro princípios de proteção para malária:

- Estar ciente dos riscos, do período de incubação, da possibilidade de início tardio e dos principais sintomas
- Evitar ser picado por mosquitos, principalmente entre o anoitecer e o amanhecer
- Fazer uso de quimioprofilaxia quando for o caso, em intervalos regulares, para evitar ataques agudos de malária
- Procurar imediatamente assistência médica para diagnóstico e tratamento, se a febre se desenvolver 1 semana ou mais após entrar em uma área onde haja risco elevado para malária e até 3 meses (ou, raramente, mais tarde) após a partida da área de risco.

## Bibliografia

Bertolino P, Bowen DG. Malaria and the liver: immunological hide-and-seek or subversion of immunity from within? Front Microbiol. 2015; 6:41.

Brasil. Ministério da Saúde. Secretaria de Vigilância em Saúde. Departamento de Vigilância Epidemiológica. Ações de controle da malária: manual para profissionais de saúde na atenção básica. Brasília: MS; 2006.

Brasil. Ministério da Saúde. Secretaria de Vigilância em Saúde. Departamento de Vigilância Epidemiológica. Guia prático de tratamento da malária no Brasil. Brasília: MS; 2010.

Centers for Disease Control and Prevention. Treatment of malaria: guidelines for clinicians (United States). Part 1: Reporting and evaluation & diagnosis. Disponível em: www.cdc.gov/malaria/diagnosis_treatment/clinicians1.htm.

Gomes AP, Vitorino RR, Costa AP et al. Malária grave por Plasmodium falciparum. Rev Bras Ter Intensiva São Paulo. 2011; 23(3):358-69.

Limongi J, Costa D, Carvalho L et al. Plasmodium ovale malaria in Brazil: report of an imported case with a prolonged incubation period. J Infect Dev Ctries. 2014; 8(4):554-7.

World Health Organization (WHO). Guidelines for the treatment of malaria. 2. ed. Geneva: WHO; 2010.

World Health Organization (WHO). Management of severe malaria: a practical handbook. 3. ed. Geneva: WHO; 2012.

World Health Organization (WHO). Policy brief on single-dose primaquine as gametocytocide in Plasmodium falciparum malaria. 2015. Disponível em: www.who.int/malaria/publications/atoz/policy-brief-single-dose-primaquine-pf/en.

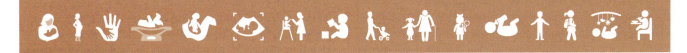

# 146 | Meningite Bacteriana

CID-10: G00.9

*Natália Vianna Rodrigues*

## Introdução

Meningite bacteriana é a inflamação das meninges, incluindo pia-máter, aracnoide-máter e espaço subaracnóideo, em resposta à infecção bacteriana do sistema nervoso central (SNC).

Durante os últimos 15 anos, mudanças epidemiológicas importantes vêm ocorrendo em consequência da ampliação da antibioticoterapia, da introdução de novas vacinas, além do rastreamento para *Streptococcus* do grupo B durante a gestação e da profilaxia intraparto. Contudo, a meningite bacteriana permanece como uma das infecções mais importantes na infância.

Os agentes etiológicos variam segundo faixa etária, fatores de risco do hospedeiro e nível de cobertura vacinal. Na era pré-vacinação, o *Haemophilus influenzae* era o principal causador de meningite bacteriana nos EUA. Atualmente, na faixa etária pediátrica, *Streptococcus pneumoniae* e *Neisseria meningitidis* são responsáveis por 95% dos casos em países desenvolvidos. O *H. influenzae* ainda apresenta certa importância epidemiológica em países em desenvolvimento e nas faixas etárias não completamente imunizadas. No período neonatal, os principais agentes são *Streptococcus* do grupo B, *Escherichia coli* e *Listeria monocytogenes*, agentes da flora vaginal materna.

## Fatores de risco e causas

A fisiopatologia da meningite bacteriana em crianças inicia-se pela colonização da mucosa do sistema respiratório superior (*S. pneumoniae*, *H. influenzae*, *N. meningitidis*) e do sistema digestório (*E. coli*, *L. monocytogenes*), mediada por estruturas bacterianas que interagem com receptores mucosos específicos, sendo influenciada pela cocolonização do trato e pela resposta imunológica do hospedeiro. O segundo passo, e mais importante, é a invasão da corrente sanguínea pela bactéria. Estudos mostram que o nível de bacteriemia é o fator primário para determinar a invasão das meninges. Já na corrente sanguínea, a bactéria atravessa a barreira hematencefálica (BHE) através dos capilares cerebrais (*S. pneumoniae*, *N. meningitidis*, *E. coli*, *Streptococcus* do grupo B) ou dos plexos coroides (*H. influenzae*). Ao penetrar no líquido cefalorraquidiano (LCR), as bactérias iniciam multiplicação intensa e liberação de fatores antigênicos; afinal, existe quantidade desprezível de agentes opsonizadores e fagocitários no LCR. Consequentemente, iniciam-se resposta inflamatória do hospedeiro, aumento da permeabilidade da BHE, pleocitose raquidiana, edema cerebral e aumento da pressão intracraniana. É importante frisar que as lesões e sequelas da meningite bacteriana são mediadas indiretamente, ou seja, são causadas pela resposta inflamatória, e não por ação direta das bactérias nas estruturas cerebrais.

Além dessa via fisiopatológica principal, existem a via hematogênica (quando há outro foco infeccioso distante que atinge as meninges), a disseminação por contiguidade (infecção paranasal, como otite média aguda, mastoidite e sinusite, infecções dentárias, fratura de base de crânio), a via transplacentária e a que ocorre durante o nascimento.

Um estudo recente identificou os seguintes fatores de risco para pior prognóstico na meningite bacteriana: anisocoria; sinal de Babinski positivo; pleocitose $> 500 \times 10^6/\ell$, proteinorraquia $> 1.000$ mg/$\ell$, glicorraquia $< 27$ mg/d$\ell$; resultado inicial de procalcitonina $> 0,11$ ng/d$\ell$ na admissão; hemoglobina $< 9,0$ mg/d$\ell$ durante a hospitalização; tomografia computadorizada (TC) de crânio anormal e eletroencefalograma (EEG) anormal.

## Manifestações clínicas

As manifestações de meningite no período neonatal são inespecíficas e compatíveis com o quadro de bacteriemia. O paciente apresenta febre ou hipotermia, letargia ou irritabilidade, baixa ingestão por via oral, vômito, diarreia, desconforto respiratório, crises convulsivas e abaulamento de fontanelas. Nessa faixa etária, principalmente em menores de 1 ano, não é comum a presença de sinais meníngeos.

Em crianças maiores, o quadro clínico é marcado por febre, cefaleia, fotofobia, náuseas, vômito, letargia ou irritabilidade. Nesse grupo, 75% apresentam sinais meníngeos que se caracterizam por cefaleia, vômito, dor lombar e rigidez de nuca. Alguns sinais semiológicos, como sinais de Kernig e Brudzinski, podem auxiliar na avaliação e indicam irritação de raízes nervosas que desencadeia contração muscular inespecífica a fim de minimizar a pressão intracraniana e a dor. O sinal de Kernig é positivo quando há impossibilidade de estender a perna em mais de 130° quando o quadril está flexionado a 90°. O sinal de Brudzinski é positivo quando há flexão dos joelhos ao se flexionar o pescoço em direção ao tórax.

O aumento da pressão intracraniana é regra na meningite bacteriana e se manifesta por cefaleia e abaulamento de fontanelas. O papiledema é raro pela brevidade do quadro ao diagnóstico. Quando está presente, deve-se investigar oclusão do seio venoso, empiema subdural e abscesso cerebral.

As crises convulsivas ocorrem em 30% dos casos à admissão e em 26% entre o primeiro e o segundo dia de internação hospitalar. Quando as convulsões em vigência de febre são relacionadas à meningite, há outros sinais indicativos, como alteração do nível de consciência, rigidez de nuca e toxemia. As crises convulsivas complexas (focal, prolongada ou mais de uma crise em menos de 24 h), de difícil controle, que persistem além do quarto dia de tratamento adequado ou que se iniciam ao final da internação, estão mais associadas a alterações vasculares cerebrais e a sequelas tardias. Crises generalizadas que se manifestaram logo no surgimento da doença e que cessam até o segundo dia de internação não estão associadas a pior prognóstico ou sequelas neurológicas.

## Diagnóstico diferencial

A variedade de diagnósticos diferenciais engloba as patologias que provocam sintomas relacionados ao aumento da pressão intracraniana e sinais de irritação meníngea. Dentre elas: tuberculose meníngea, meningite asséptica (medicamentosa, síndrome de Behçet, lúpus eritematoso sistêmico), abscesso cerebral, osteomielite de crânio, empiema subdural, tumores cerebrais. A diferenciação desses diagnósticos é feita pela análise do LCR.

## Exames complementares

O diagnóstico e o tratamento precoces são essenciais para a redução da morbimortalidade na meningite bacteriana. Portanto, diante da suspeita diagnóstica baseada em anamnese e exame físico cautelosos, a punção lombar e a análise do LCR devem ser realizadas imediatamente.

O LCR deve ser analisado logo após a coleta quanto a aspecto macroscópico, bioquímica, celularidade, bacterioscopia e cultura. Os parâmetros indicativos de meningite bacteriana são:

- Líquido turvo: pela grande quantidade de bactérias, leucócitos e proteínas dissolvidos
- Leucocitose com predomínio de polimorfonucleares: valor de referência em maiores de 3 meses, 6 células/mm$^3$ (na meningite bacteriana, a contagem de leucócitos supera 1.000/mm$^3$). Em crianças maiores de 3 meses, não há leucócitos polimorfonucleares no LCR normal
- Proteinorraquia: na meningite bacteriana, costuma superar 1 g/dℓ
- Redução da quantidade de glicose: deve ser aferida a glicorraquia simultaneamente à glicemia. Indicam meningite bacteriana valores de glicorraquia < 40% da glicose sérica.

É importante frisar que a análise bioquímica e celular do LCR após o início da antibioticoterapia adequada não é alterada até 68 h após iniciado o tratamento. Portanto, o início da antibioticoterapia não deve ser adiado para a coleta do LCR.

Exames de imagem não são recomendados na avaliação inicial do paciente; afinal, algumas alterações durante a doença aguda, como coleção de líquido subdural, são esperadas na evolução normal da doença. A TC está indicada antes da coleta do liquor quando houver suspeita de aumento da pressão intracraniana em pacientes com a fontanela fechada, de lesões centrais com efeito de massa (presença de sinais neurológicos focais) e comprometimento cardiopulmonar. Já a ressonância magnética é reservada para o diagnóstico de complicações, estando indicada na presença de sinais focais, crises convulsivas complexas, meningite recorrente, cultura positiva do LCR mesmo após tratamento adequado e aumento de polimorfonucleares no LCR mesmo após 10 dias de antibioticoterapia. As complicações que podem ser identificadas são: infarto cerebral, hidrocefalia obstrutiva, ventriculite, empiema ou abscesso cerebral e trombose de seio venoso.

Está indicado a realização do EEG para crianças que apresentarem crises convulsivas focais, crises que persistirem por mais de 72 h do diagnóstico, derrame subdural ao exame de imagem e alterações sensoriais prolongadas.

## Tratamento

Os elementos primordiais para o manejo de crianças com suspeita de meningite bacteriana são o início imediato do antibiótico correto e a antecipação de complicações. Cuidados de suporte para crianças gravemente enfermas devem ser iniciados com avaliação rígida de sinais vitais e suporte hemodinâmico.

Caso a punção lombar seja adiada pela necessidade de estudo radiológico ou por suspeita de coagulação intravascular disseminada, deve-se coletar amostra de sangue para hemocultura e iniciar antibioticoterapia imediatamente. A escolha da medicação é feita empiricamente, com base na idade e nos fatores de risco do paciente. Com os resultados da bacterioscopia e da cultura, o tratamento deve ser direcionado.

Para pacientes com menos de 1 mês de idade, deve-se iniciar a associação entre ampicilina (para cobrir *L. monocytogenes* e enterococos), 300 mg/kg/dia, divididos em 4 doses, e cefotaxima, 225 a 300 mg/kg/dia, divididos em 3 ou 4 doses, ou gentamicina, 7,5 mg/kg/dia, divididos em 3 doses. Para crianças com mais de 1 mês de idade, as cefalosporinas de terceira geração são os medicamentos de escolha. Cefotaxima, 225 a 300 mg/kg/dia, em 3 ou 4 doses, ou ceftriaxona, 100 mg/kg, 24/24 h ou 12/12 h, são os antibióticos recomendados por terem boa penetração no SNC e boa cobertura para os agentes mais comuns.

Atualmente, vem se observando um aumento da incidência de *S. pneumoniae* resistente a penicilina e cefalosporinas de terceira geração. Diante disso, é recomendada, em alguns países como os EUA, a associação de vancomicina, 15 mg/kg/dose, em 4 doses, à antibioticoterapia empírica em crianças com mais de 1 mês de vida.

Em casos de história significativa de alergia a penicilina e cefalosporinas (anafilaxia, urticária, angioedema), está indicada a associação de vancomicina e rifampicina ou aztreonam.

O tratamento deve durar até 5 dias após resolução da febre com mínimo de 7 a 10 dias.

A coleta de LCR de controle não é recomendada de rotina. Deve ser realizada em casos de melhora clínica lenta ou inexistente. Em casos de coleta de LCR ao final do ciclo de antibiótico, são indicações de retratamento a presença de bacterioscopia e cultura positivas, contagem > 30% de polimorfonucleares no LCR e glicorraquia < 20% em relação à sérica.

A indicação de corticoterapia adjuvante em casos de meningite bacteriana vem sendo questionada. Mesmo sabendo-se que as complicações da meningite são mediadas pela resposta inflamatória do hospedeiro, não há indícios consistentes da redução de sequelas nos pacientes acompanhados por longo período de tempo após o fim do tratamento com o uso da associação de antibiótico e corticosteroide. Contudo, permanece a recomendação de início precoce de dexametasona, 0,6 mg/kg/dia, divididos em 4 doses por 4 dias, por auxiliar na melhora clínica e na redução do tempo de febre.

É discutível o uso da restrição hídrica devido à secreção inapropriada do hormônio antidiurético (SIADH) (hiponatremia hipervolêmica), já que SIADH, edema cerebral e aumento da pressão intracraniana são os maiores causadores de sequelas e mortalidade. Metanálise recente não evidenciou diferenças quanto a mortalidade e sequelas neurológicas agudas nos grupos com ou sem restrição hídrica, mas o grupo sem restrição volêmica apresentou menos convulsões.

É recomendada a realização de exame neurológico diário a fim de antecipar complicações. Ao se confirmar o diagnóstico de meningite, deve-se acompanhar laboratorialmente com hemograma e níveis séricos de eletrólitos.

O tratamento das crises convulsivas deve ser estabelecido como de costume. A suspensão de anticonvulsivantes está indicada para os pacientes que não apresentarem novas crises a partir do segundo dia de internação e pacientes sem sinais neurológicos focais.

### Atenção

O prognóstico das meningites bacterianas vem melhorando progressivamente, acompanhando o início da terapia precoce e melhores medidas de suporte. A principal sequela da meningite é a redução da acuidade auditiva, estando o acompanhamento audiológico indicado após a alta hospitalar. Outras sequelas são o retardo do desenvolvimento neuropsicomotor com redução da motricidade fina e déficits de aprendizado, alterações comportamentais, convulsões persistentes e tardias, hidrocefalia obstrutiva e distúrbios visuais.

Existem medidas preventivas que devem ser bem indicadas pelo médico. Entre elas estão a profilaxia primária com a vacinação e a quimioprofilaxia dos contactuantes após o diagnóstico de um caso índex.

Em relação à meningite causada por *S. pneumoniae*, não está indicada a profilaxia com antibióticos, já que a disseminação entre contatos próximos não é comprovada. No Brasil, a vacina antipneumocócica conjugada decavalente faz parte do calendário vacinal desde 2010 e oferece cobertura para os sorotipos relacionados a doenças invasivas e para alguns causadores de otite média aguda. Ela deve ser administrada aos 2, 4 e 6 meses de idade com um reforço entre 12 e 15 meses. A vacina polissacarídica 23-valente é indicada para crianças maiores de 2 anos de idade que apresentam maior risco para doenças pneumocócicas graves, como populações indígenas, portadores de anemia falciforme, esplenectomizados, portadores de síndrome nefrótica, doença de Hodgkin e doenças crônicas.

Quanto à meningite meningocócica, está indicada a profilaxia com rifampicina para todos os contatos domiciliares, contatos de creche e para aqueles que tiveram contato com secreções orais nos 7 dias anteriores ao início do quadro clínico do paciente. A rifampicina deve ser iniciada nas primeiras 24 h do diagnóstico, na dose de 600 mg, 12/12 h por 2 dias para adultos, e 10 mg/kg/dose, 12/12 h por 2 dias para crianças maiores de 1 ano, e 5 mg/kg/dose, 12/12 h por 2 dias para menores de 1 ano de idade. No calendário vacinal brasileiro, está inclusa a vacina meningocócica C conjugada aos 3 e 5 meses com reforço entre 12 e 15 meses. Em 2020, a vacina quadrivalente ACWY passou a ser incorporada no programa nacional de imunizações para adolescentes (10 a 11 anos). A vacina contra o meningococo B é exclusiva da rede privada.

A meningite causada por *H. influenzae* atualmente é infrequente pelo início da vacinação contra esse agente desde o ano de 1999 no Brasil. No calendário vacinal brasileiro, a vacina contra *H. influenzae* do grupo B está inclusa na vacina pentavalente (associada a difteria, tétano, coqueluche e hepatite B), que deve ser administrada aos 2, 4 e 6 meses de idade com reforço aos 15 meses e 4 anos de idade. A vacina conjugada contra o meningococo B (Bexsero) é recomendada em 3 doses (esquema em menores de 6 meses), com intervalos de 2 meses entre as doses e reforço da vacina entre 12 e 23 meses de idade. Em caso confirmado de meningite por *Haemophilus*, está indicada a profilaxia primária de todos os contatos domiciliares quando um deles tiver menos de 4 anos e não for completamente imunizado ou for imunocomprometido, independentemente do seu *status* vacinal. A profilaxia é feita com rifampicina, 20 mg/kg, 1 vez/dia durante 4 dias.

### Bibliografia

Brasil. Ministério da Saúde. Secretaria de Vigilância em Saúde. Departamento de Doenças Transmissíveis. Manual de normas e procedimentos para vacinação. Brasília: MS; 2014.

Kim KS. Bacterial meningitis beyond the neonatal period. In: Feigin and Cherry's textbook of pediatric infectious diseases. 8. ed. Philadelphia: Elsevier Saunders; 2019. pp. 309-35.

Maconochie IK, Bhaumik S. Fluid therapy for acute bacterial meningitis. Cochrane Database Syst Rev. 2016; 11:CD004786.

Mann K, Jackson MA. Meningitidis. Pediatr Rev. 2008; 29(12):417-29; quiz 430.

Peng HL, Hu Y, Chen HJ et al. Risk factors for poor prognosis in children with refractory purulent meningitis and the discharge criteria. J Infect Public Health. 2018; 11(2):238-42.

# 147 Meningite e Encefalite Virais

CID-10: G02.0

*Fernando Oliveira Mateus*

## Introdução

Meningite viral é um processo inflamatório da meninge, tecido que cobre o encéfalo e a medula espinal, sendo o mais comum tipo de meningite. Caracteriza-se geralmente por um quadro clínico febril associado a sinais de irritação meníngea, que, em geral, evolui de forma benigna, diferentemente da encefalite viral, um processo inflamatório no encéfalo, com quadro febril associado a alteração neurológica, de prognóstico ruim. O termo meningoencefalite é designado para o processo que envolve tanto o encéfalo quanto as meninges.

## Fatores de risco e causas

Podem ocorrer em qualquer idade, com maior número de casos em menores de 5 anos e crianças com o sistema imune comprometido. Estas últimas e os recém-nascidos estão propensos a maior gravidade da doença. Aproximadamente 85% dos casos são provocados pelo grupo dos enterovírus, predominando na primavera e no verão, mas estando presentes por todo o ano, sendo a rota de transmissão fecal-oral. São seguidos pelos herpes-vírus simples (HSV-2, HSV-1), com quadros autolimitados; porém, quando relacionados a encefalite, normalmente em paciente imunocomprometidos, são potencialmente fatais. Outras causas menos frequentes são: arbovírus, vírus do sarampo, vírus da caxumba, varicela-zóster, vírus Epstein-Barr e citomegalovírus.

## Manifestações clínicas

As manifestações clínicas têm particularidades pela etiologia e faixa etária. De forma geral, caracteriza-se por manifestações infecciosas (febre ou hipotermia, anorexia, hipoatividade e toxemia), meníngeas (rigidez de nuca, sinais de Lasègue, Kernig e Brudzinski), e de hipertensão craniana (vômito, cefaleia e abaulamento das fontanelas em menores de 1 ano). Um quadro agudo, com alterações da consciência e comportamentais, manifestação neurológica focal ou convulsão, pode ser sinal de comprometimento do encéfalo, com progressão para meningoencefalite ou encefalite isolada. Outros sintomas que podem estar associados são: fotofobia, exantema, diarreia e mialgia.

## Diagnóstico diferencial

Distinguir entre meningite bacteriana e viral é um desafio e um importante passo na condução do quadro. Essa diferenciação é feita por meio de características clínicas, exames laboratoriais e principalmente punção lombar.

## Exames complementares

Na suspeita de meningite viral, deverá ser realizada punção liquórica, de preferência entre as vértebras L3-S1. Se houver alteração de consciência, déficit neurológico focal, convulsão ou imunocomprometimento, deve-se realizar um exame de imagem anteriormente, pois nesses casos a punção pode levar a herniação cerebral. O aspecto do líquido cefalorraquidiano (LCR) é normalmente claro, com celularidade entre 50 e 500, e predomínio linfomonocitário em 6 a 48 h. Quanto à bioquímica, encontra-se valor normal ou com leve alteração da proteína (15 a 40 mg/d$\ell$) e da glicose (em torno de 2/3 da glicemia). Para confirmação da etiologia, pode-se solicitar o isolamento do vírus no liquor, no sangue, na urina e nas fezes, dependendo do caso. A reação em cadeia da polimerase (PCR) tem sido muito utilizada no diagnóstico etiológico, sendo um método mais rápido, sensível e específico. Nas encefalites virais, a ressonância magnética é mais sensível do que a tomografia computadorizada para visualizar alterações sugestivas, lembrando que um exame de imagem normal não afasta o diagnóstico.

## Tratamento

O paciente geralmente é internado para investigação e definição da etiologia viral. O tratamento é de suporte, com antitérmicos, analgésico, antieméticos, hidratação, cabeceira elevada e sonda nasogástrica em caso de alteração do estado de consciência. No diagnóstico de herpes-vírus, pode ser utilizado o aciclovir (10 mg/kg/dose, 8/8 h por via intravenosa [IV] durante 14 a 21 dias). Atualmente, o uso de aciclovir em altas doses (20 mg/kg, 8/8 h, IV, durante 21 dias) em neonatos com encefalite por herpes simples diminuiu a mortalidade.

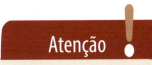

### Atenção

O diagnóstico da meningite e encefalite de etiologia viral é importante para a redução da hospitalização e do uso indiscriminado de antibiótico. Em investigação de fármacos antivirais, a pleconarila, medicamento com ação antipicornavírus, tem mostrado ser eficaz no tratamento de meningite por enterovírus em ensaios clínicos, mas esse medicamento ainda está em fase de aprovação. A corticoterapia é discutível na condução do quadro viral, sendo reservada para o paciente com quadro grave, de mau prognóstico.

### Bibliografia

Baquero-Artigao F. Update on congenital and neonatal herpes infections: infection due to cytomegalovirus and herpes simplex. Rev Neurol. 2017; 64(s03):S29-33.

Bronstein DE, Glaser CA. Aseptic meningitis and viral meningitis. In: Feigin and Cherrys's textbook of pediatric infectious diseases. 8. ed. Philadelphia: Elsevier Saunders; 2019. pp. 355-60.

Chadwick DR. Viral meningitis. British Medical Bulletin. 2005; 75-76(1):1-14.

Logan SAE, MacMahon E. Viral meningitis. BMJ. 2008; 336(7634):36-40.

Nigrovic LE, Fine AM, Monuteaux MC et al. Trends in the management of viral meningitis at United States children's hospitals. Pediatrics. 2013; 131(4):670-6.

Romero JR, Newland JG. Viral Meningitis and encephalitis: traditional and emerging viral agents. Semin Pediatr Infect Dis. 2003; 14(2):72-82.

Vranjac A. Meningites virais. Rev Saúde Pública. 2006; 40(4):748-50.

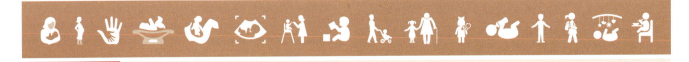

# 148 Mononucleose Infecciosa

CID-10: B27

*Thaynara Leonel Bueno*

## Introdução

Mononucleose infecciosa foi o nome dado por Sprunt e Evans para descrever uma síndrome que se assemelhava a uma doença infecciosa aguda e que era acompanhada pela existência de linfócitos atípicos em sangue periférico. Caracteriza-se pela tríade febre, dor de garganta e linfadenopatia generalizada, principalmente cervical anterior e posterior, além de linfocitose absoluta com linfócitos atípicos. Suas manifestações clínicas são benignas na maioria dos casos, apresenta bom prognóstico e possui extenso polimorfismo clínico.

## Causas

A mononucleose clássica é causada principalmente pelo EBV (90% dos casos), da família do herpes-vírus, composto por um genoma de DNA de cadeia dupla linear revestido por um capsídio envolvido por um envelope derivado de membrana de uma célula hospedeira, incorporado com glicoproteínas. Assim como os outros vírus da família, a latência, a cronicidade e a recorrência têm uma característica própria. Existem dois tipos distintos, 1 e 2, sendo o EBV tipo 1 mais prevalente em todo o mundo, e o EBV tipo 2 mais comum em algumas regiões da África. Ambos levam a infecções latentes que duram toda a vida.

Doenças similares à mononucleose infecciosa em até 10% dos casos são infecções causadas por citomegalovírus, adenovírus, rubéola, *Toxoplasma gondii* e vírus da hepatite.

## Epidemiologia

Os seres humanos são o único reservatório conhecido do EBV. Esse vírus é muito comum em todo o mundo e mais de 90% da população é infectada antes dos 30 anos de idade. A faixa etária da primoinfecção pelo vírus é variável; em países em desenvolvimento, praticamente todas as crianças são infectadas até o terceiro ano de vida, enquanto em países desenvolvidos, apesar da taxa de primoinfecção durante a infância também ser alta, cerca de 30% acontecem durante a adolescência.

Alguns fatores influenciam a época para infecção primária pelo EBV, que incluem região geográfica, etnia, *status* socioeconômico, aglomeração de pessoas, compartilhamento de quarto, frequentar creche e a baixa escolaridade materna. A importância em monitorar a época da primoinfecção na criança se baseia na maior associação de infecções precoces pelo EBV com o aparecimento de neoplasias e doenças autoimunes no futuro.

Transmitida a partir de secreções orais, sua principal forma de transmissão é pelo beijo (também conhecida como "doença do beijo"). Também pode ser transmitida por transfusão de sangue, transplante de órgãos sólidos ou transplante de células hematopoéticas, apesar de isso ser incomum.

## Patogênese

A transmissão do EBV ocorre por meio da saliva e inicialmente infecta células epiteliais na orofaringe e na nasofaringe. Após o contato com o vírus, há penetração no tecido linfoide do anel de Waldeyer da orofaringe, com viremia e infecção ao sistema linforreticular (fígado, baço, medula óssea; especificamente linfócitos B). O ciclo replicativo do vírus perpetua-se, sendo o EBV detectado na saliva (75 a 92%) e nas glândulas parótidas, um local de persistência permanente do EBV.

Os linfócitos atípicos, também conhecidos como células de Downey, característicos da mononucleose infecciosa, são linfócitos T CD8, que respondem aos linfócitos B previamente infectados com o vírus. Muitas das manifestações clínicas da mononucleose resultam da liberação de citocinas da resposta imune do indivíduo.

Após uma primeira infecção, o EBV pode ser imortalizado em linfócitos B da memória, e periodicamente reativado por elas. A replicação viral durante o período de latência não é típica, e somente antígenos nucleares determinados pelo EBV (EBNA) são produzidos e replicados durante a latência.

## Manifestações clínicas

Quando acomete crianças abaixo de 4 anos de idade, a clínica é variável, muitas vezes assintomática ou indistinguível de outras infecções da infância. Já em crianças maiores de 4 anos, 50% têm a tríade clássica (febre, odinofagia e linfadenopatia generalizada). Adolescentes e adultos jovens geralmente manifestam a doença pela apresentação clássica.

O período de incubação em adolescentes é de cerca de 40 dias, e em crianças, em geral, é mais curto. Os pacientes podem apresentar queixas inespecíficas, como mal-estar, náuseas, febre prolongada, hiporexia, prostração, fadiga, mialgia, e em geral esse período de pródromos dura em torno de 1 a 2 semanas.

Exame físico caracteriza-se por linfadenopatia generalizada (90%), principalmente cervical anterior e posterior, hepatoesplenomegalia (50%), faringite moderada com aumento das amígdalas e, em geral, com exsudato branco-acinzentado e petéquias em palatos duro e mole. Em 5 a 15% dos casos, podem vir acompanhados de exantema do tipo maculopapular, especialmente após uso de ampicilina e seus derivados.

A hepatite subclínica documentada por níveis elevados de transaminases ocorre em aproximadamente 75% dos pacientes.

## Comprovação diagnóstica

O diagnóstico presuntivo pode ser feito juntando idade e sintomas característicos à presença de linfocitose relativa com presença de linfócitos atípicos. Porém, o diagnóstico é confirmado com sorologia, seja por anticorpos heterófilos ou por anticorpos específicos contra EBV.

A característica essencial do hemograma na mononucleose infecciosa é a presença de leucocitose, em geral 10.000 a 20.000 leucócitos/mm, e linfocitose superior a 50%, dos quais mais de 10% correspondem a formas atípicas. Essa linfocitose absoluta costuma preceder o aparecimento dos anticorpos heterófilos e atingir um ápice em 2 a 3 semanas de doença.

Os testes de função hepática estão discretamente alterados em mais de 80% dos casos, mesmo sem hepatomegalia, geralmente entre a segunda e a terceira semana de doença. As transaminases e a fosfatase alcalina sofrem aumento discreto.

## Exames complementares

Existem basicamente dois tipos de sorologia para auxiliar o diagnóstico de mononucleose infecciosa: anticorpo heterófilo e anticorpos específicos do vírus Epstein-Barr.

**Anticorpo heterófilo.** Os anticorpos heterófilos transitórios encontrados na mononucleose infecciosa são conhecidos como anticorpos de Paul-Bunnell. A positivação geralmente ocorre a partir do nono dia de doença, e a negativação se inicia a partir do primeiro ou segundo mês após o início da doença. Encontram-se positivos em até 90% dos casos de mononucleose em crianças maiores e adolescentes, porém apenas em 50% no caso de crianças menores. A reação de Paul-Bunnell pode ser falso-positiva em inúmeros casos, como em fase aguda da doença de Chagas, hepatite viral, febre tifoide, população geral, tripanossomíase africana, malária, linfoma de Hodgkin e vigência de terapêutica anticonvulsivante. As vantagens do teste heterófilo são o baixo custo e a facilidade de execução.

**Anticorpos específicos do vírus Epstein-Barr.** São detectados a partir da técnica de imunofluorescência (IFI) ou ELISA. Encontra-se disponível para os antígenos EBNA, EA e VCA do EBV. A fase aguda é caracterizada pela resposta rápida aos anticorpos IgM e IgG ao VCA em todos os casos e de uma resposta da IgG ao EA na maioria dos casos.

O IgM ao VCA é transitório, mas pode ser detectado por até 4 semanas. IgG ao VCA geralmente atinge o pico em momento tardio da fase aguda, mas persiste estável por toda a vida. O IgM-VCA geralmente já é suficiente para o diagnóstico.

O anticorpo anti-EA permanece positivo por vários meses, e é detectável em até 80% na fase aguda. Os anticorpos anti-EBNA são os últimos a se desenvolverem e gradualmente aparecem após 3 a 4 meses do início da doença. Portanto, a ausência do anti-EBNA na presença dos outros anticorpos indica infecção recente; já anti-EBNA positivo indica infecção por EBV há pelo menos 3 a 4 meses. O IgM-VCA geralmente já é suficiente para o diagnóstico (Figura 148.1).

## Complicações

Em geral ocorre resolução espontânea da doença em até 2 meses, e as recorrências são raras. Porém, várias complicações já foram bem relatadas, inclusive a alta associação do EBV com

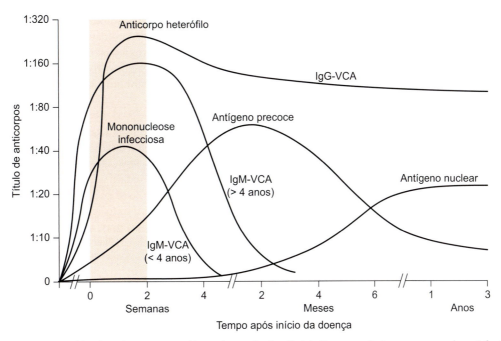

**Figura 148.1** Representação esquemática de anticorpos contra vários antígenos do vírus Epstein-Barr em pacientes com mononucleose infecciosa. (Adaptada de RedBook, 2018.)

neoplasias, em particular neoplasia de linfoides e de células de origem epitelial, incluindo linfoma endêmico de Burkitt e linfoma de Hodgkin, bem como carcinomas nasofaríngeo e gástrico. A evolução estimada para óbito é 1 caso em 3.000, destacando-se que os casos fatais são geralmente associados a complicações do sistema nervoso central.

Obstrução das vias respiratórias superiores é uma complicação com risco à vida considerável, afetando 1 a 3% dos casos, e leva aos sintomas de insuficiência respiratória, devido a inflamação importante do anel linfático de Waldeyer, edema da faringe e da epiglote e formação pseudomembranosa nas grandes vias aéreas. O envolvimento pulmonar com pneumonia é constatado em 5 a 10% dos casos em crianças.

A trombocitopenia leve ocorre em 25 a 50% dos casos durante a fase aguda da doença. Em contrapartida, a trombocitopenia grave é rara, com risco potencial de óbito por hemorragias. A síndrome hemofagocítica ou linfo-histiocitose hemofagocítica é uma doença rara e fatal causada por disfunção de células T citotóxicas e células *natural killer*, com incidência estimada em 1 caso em 800.000 pessoas, metade associada ao EBV. Foi observada em neonatos, crianças e adultos, porém 80% dos casos ocorreram em pessoas até 14 anos. A infiltração histiocitária do sistema reticuloendotelial causa hepatomegalia, esplenomegalia, linfadenopatia e pancitopenia e leva ao óbito na maioria dos casos.

A esplenomegalia é uma complicação comum e frequentemente autolimitada. A ruptura esplênica espontânea, contudo, ocorre em 0,1 a 0,5%. A maioria das rupturas esplênicas relatadas ocorreu em até 3 semanas após o diagnóstico, porém a ruptura pode ocorrer até mesmo após 7 semanas. A ruptura pode ocorrer após um traumatismo insignificante ou espontaneamente.

A incidência de encefalite por EBV é menor do que 0,5%, porém pode aumentar para 7,3% entre crianças internadas com mononucleose infecciosa, levando a óbito em 0,1 a 1% desses casos. Manifesta-se comumente por confusão, alteração no nível de consciência, febre e convulsões epilépticas. A incidência de síndrome de Guillain-Barré aumenta 20 vezes nos 2 meses seguintes à infecção por EBV.

Os principais fatores de risco ambientais de doenças autoimunes sistêmicas são as infecções, devido ao mimetismo molecular. A infecção por EBV foi associada a aumento da incidência de artrite reumatoide, lúpus eritematoso sistêmico, esclerose múltipla, doenças inflamatórias intestinais, doenças hepáticas autoimunes, esclerose sistêmica e miastenia *gravis*.

Estima-se que o EBV seja responsável por 84.000 casos de carcinomas gástricos, 78.000 de carcinoma da nasofaringe e 28.000 de linfoma de Hodgkin a cada ano. O risco para desenvolvimento do linfoma de Hodgkin aumenta progressivamente em 4 anos após a primoinfecção, ao passo que diminui para normal depois de 10 anos. A neoplasia infantil mais relevante derivada do EBV é o linfoma de Burkitt.

## Tratamento

Não há tratamento farmacológico antiviral específico para mononucleose infecciosa. A eficácia dos agentes antivirais (aciclovir, valaciclovir) na doença aguda é incerta e com baixa qualidade de evidência; por isso seu uso é questionável.

Geralmente a doença evolui para resolução clínica espontânea em 1 a 2 meses. O repouso relativo por cerca de 3 semanas é recomendado para evitar aumento de pressão intra-abdominal e risco de ruptura esplênica, apesar de isso ser raro.

O uso de terapia com corticosteroides não está indicado para os casos não complicados, podendo predispor a infecções secundárias. Tais medicamentos devem ser restritos aos casos mais complicados, os quais incluem risco de obstrução de vias aéreas por importante hipertrofia de tonsilas, trombocitopenia grave, anemia hemolítica autoimune e outras complicações. Inicia-se prednisona, 60 a 80 mg, por 2 a 3 dias, seguida de redução gradual da dose (10 mg/dia), por 1 a 2 semanas.

## Prevenção

A importância da prevenção da infecção primária por EBV se baseia na quantidade de doenças associadas e no aumento da prevalência de neoplasia associada ao EBV. Nos últimos anos, vários estudos têm sido feitos para conseguir a produção de vacina contra EBV. Embora o primeiro teste de fase 1 para uma vacina de EBV profilática tenha ocorrido há quase 20 anos, houve um progresso relativamente pequeno desde então. No total, três vacinas profiláticas foram testadas em seres humanos, porém nenhuma forneceu imunidade eficiente.

## Bibliografia

Bolis V, Karadedos C, Chiotis I et al. Atypical manifestations of Epstein-Barr virus in children: a diagnostic challenge. Departamento de Saúde Infantil, University Hospital of Ioannina (UHI), Ioannina, Grécia; 2015.

De Paor M, O'Brien K, Fahey T et al. Antiviral agents for infectious mononucleosis (glandular fever). Cochrane Database Syst Rev. 2016; 12:CD011487.

Dunmire SK, Hogquist KA, Balfour HH. Infectious mononucleosis. Curr Top Microbiol Immunol. 2015; 390(Pt 1):211-40.

Kliegman RM, St. Geme JW, Blum MJ, Shah SS, Tasker RC, Wilson KM, Behrman RE (eds.). Nelson textbook of pediatrics. 21. ed. Philadelphia: Elsevier Saunders; 2020.

RedBook. Atlas de doenças infecciosas em pediatria. 3 ed. Editora Guanabara Koogan, 2018.

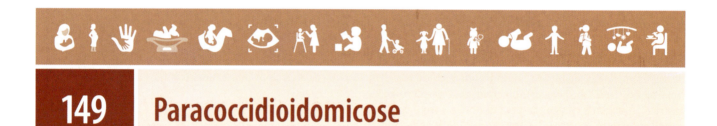

# 149 Paracoccidioidomicose

CID-10: B41

*Guilherme Lopes Barbosa*

## Introdução

A paracoccidioidomicose, anteriormente conhecida como blastomicose sul-americana, é geralmente uma doença crônica progressiva que preferencialmente afeta pulmões, pele, mucosas, suprarrenais, ossos e o sistema reticuloendotelial. Em crianças, a paracoccidioidomicose (PCM) é de manifestação aguda ou subaguda e se caracteriza por comprometimento linfático ganglionar, no seu aspecto mais simples, podendo ter linfonodos supurados e, na forma disseminada, envolver fígado, baço, pulmões, mucosas, pele, intestinos, infiltrações ósseas e suprarrenais. Entre as doenças infecciosas e parasitárias, a PCM é considerada a oitava causa de mortalidade no Brasil.

## Fatores de risco e causas

Essa doença fúngica sistêmica é provocada pelo *Paracoccidioides brasiliensis*, agente que apresenta dimorfismo na temperatura ambiente (micélios) e em estruturas biológicas (leveduriforme). O modo de transmissão natural é a inalação do fungo, pela contaminação de suspensões de poeira, podendo eventualmente ocorrer transmissão por via cutaneomucosa por ferimentos abertos ou provocados em traumatismos. Não há até o momento relatos de transmissão inter-humanos. As regiões de maior risco se encontram no continente americano, do México à Argentina; é mais prevalente nas regiões com predomínio de comprometimento do sexo masculino, com valores até 30 homens : 1 mulher embora na criança a relação seja de 1:1.

## Manifestações clínicas

As manifestações clínicas podem ser um leve comprometimento de linfonodos periféricos ou uma simples dor abdominal, mas apresentam uma gradação bastante variável, dependendo do envolvimento dos sistemas reticuloendotelial e fagocítico-mononuclear, com supurações ganglionar superficiais, hipertrofia dos conglomerados linfonodulares intestinais (placas de Peyer) na mucosa com manifestação de quadro de oclusão (ou semioclusão), levando desde dor abdominal inespecífica a abdome agudo; pode-se observar a participação de fígado e baço com volume bastante expressivo, variando atingindo a região de mesogástrio. O nível de comprometimento dos pulmões nas crianças se mostra diferente do visto frequentemente nos adultos, mas as características radiológicas são semelhantes. Do mesmo modo, as mucosas com lesões ulceradas, principalmente a boca, podem ser comprometidas, embora isso seja bem menos frequente. As lesões líticas dos ossos demonstráveis pela radiologia são características semelhantes e presentes nos comprometimentos disseminados das crianças, mas, por vezes, encontram-se lesões ósseas nos casos de comprometimento intermediário.

## Diagnóstico diferencial

Devido à riqueza na variedade de envolvimento dos sistemas fagocitários do hospedeiro, pode-se realizar o diagnóstico diferencial com tuberculose pulmonar e ganglionar, esporotricose, histoplasmose, leishmaniose visceral e tegumentar americana, cromomicose, hanseníase, sífilis, sarcoidose, tuberculose intestinal, doença de Crohn, linfoma de Hodgkin e outras neoplasias.

## Exames complementares

O hemograma inespecífico, como sempre, pode ter dados sistematicamente presentes em algumas etapas evolutivas da PCMCC. Anemia, aumento da velocidade de hemossedimentação, hipoalbuminemia grave e hipergammaglobulinemia com níveis séricos elevados de IgG são encontrados regularmente. Eosinofilia, bem como títulos elevados de anticorpos IgE, são detectados na maioria dos pacientes. Os leucócitos podem ser normais ou aumentados, com predomínio de neutrófilos e, por vezes, bastonetes.

O teste cutâneo com paracoccidioidina não é considerado um teste diagnóstico, porque 30% a 50% dos pacientes não são reativos quando são testados inicialmente. Por outro lado, um resultado positivo no teste cutâneo indica contato prévio com o fungo, mas não necessariamente doença ativa.

**Eletroforese de proteínas séricas.** Demonstra o grau de envolvimento do sistema de defesa, revelando elevação de gamaglobulina, diminuição de albumina e, nas fases iniciais, elevação de alfa-1 e 2. Observa-se inversão na relação albumina/globulina.

**Velocidade de hemossedimentação (VHS).** Mostra-se frequentemente elevada, podendo servir como referencial de melhora.

**Radiografia de ossos.** Mostra lesões líticas em calota craniana, clavículas, costelas (usualmente) e todo o esqueleto no comprometimento sistêmico. O estudo radiológico do tórax é uma prática recomendável.

**Radiografia de tórax.** Apesar de raras, o alargamento de mediastino, lesões parenquimatosas pulmonares, comprometimento de tecido linfático peribrônquico e até derrame pleural por envolvimento de serosa e seu espessamento.

**Colonoscopia.** Mostra edema com infiltração linfática, por vezes com estreitamento de graus variados do lúmen intestinal, lesões ulceradas e/ou perfurações.

**Ultrassonografia abdominal.** Mostra aumento de vísceras, sinais sugestivos de fibrose hepática.

**Sorologias.** Imunodifusão em gel com títulos > 1/64.

**Exame direto do fungo.** Visualizado através da coloração com KOH, onde se encontram estruturas circulares birrefringentes, com brotamentos, descritos como roda de leme, ou como mina submarina (aspecto tridimensional).

## Tratamento

Os esquemas terapêuticos propostos são:

- Itraconazol (crianças > 5 anos e < 30 kg), 5 a 10 mg/kg/dia, 1 vez/dia, durante 6 a 9 meses nas formas leves e 12 a 18 meses nas moderadas
- Sulfametoxazol, 40 a 50 mg/kg, ou trimetoprima, 8 a 10 mg/kg por via oral, 12/12 h, durante 12 meses nas formas leves e 18 a 24 meses nas moderadas
- Itraconazol em cápsulas de 100 mg (crianças > 5 anos e < 30 kg): 5 a 10 mg/kg/dia
- Anfotericina B (formas graves, alergia, resistência e intolerância a sulfas), 1 mg/kg/dia, total de 25 a 35 mg/kg (até 1 a 2 g); manutenção com sulfa por 1 a 3 anos. Outras apresentações farmacológicas:
    - Anfotericina de dispersão coloidal, 1 mg/kg/dia
    - Anfotericina lipossomal, 3 a 5 mg/kg/dia
    - Anfotericina complexo lipídico, 5 mg/kg/dia
- Rifampicina (formas graves, disseminadas, associada à anfotericina B), 600 mg/dia + anfotericina B, 25 mg/kg/dia, 3 vezes/semana.

### Critérios e controle de cura

O momento adequado para a interrupção do tratamento permanece controverso. Deve perdurar até que sejam observados os critérios de cura determinados pelos parâmetros a seguir.

**Clínicos.** Caracterizados por regressão dos sinais e sintomas, cicatrização de lesões e involução das linfonodopatias. A melhora pode ser rápida, em geral em 4 a 5 meses, infundindo no paciente a sensação de que não precisa mais de medicação e o desejo de interrompê-la, mesmo sem autorização médica. Esse comportamento dos pacientes deve ser alertado para evitar que haja descontinuidade terapêutica e instalação de recidiva da PCM. A vigilância clínica cuidadosa nas consultas ambulatoriais constitui medida essencial para a manutenção da adesão até a suspensão completa do tratamento.

**Radiológicos.** Estabilização das imagens radiológicas e manutenção das mesmas lesões cicatriciais em cinco radiografias realizadas ao longo de 1 ano.

**Imunológicos.** Negativação dos títulos de imunodifusão dupla ou estabilização do título em valores até 1:2, observada em três amostras de soro em intervalo de 2 meses.

**Micológicos.** Pesquisa negativa do fungo em exame das secreções nas quais foi anteriormente identificado.

**Aparentes.** Referem-se à cura clínica, micológica, radiológica e imunológica durante 2 anos, sem receber tratamento de manutenção.

> **Atenção**
>
> No tratamento com itraconazol, não há necessidade de correção de dose nos pacientes com insuficiência renal. Os derivados sulfamídicos devem ser evitados, assim como a anfotericina B, pela nefrotoxicidade. O medicamento mais utilizado em crianças é a sulfa pela eficácia, tolerabilidade, facilidade de administração e disponibilidade na rede pública, além da possibilidade de uso intravenoso quando a via oral não puder ser utilizada. O itraconazol pode ser usado como segunda opção.

## Bibliografia

Barbosa GL. Paracoccidioidomicose na criança. Rev Pat Trop. 1992; 21(2):269-363.

Nogueira MGS. Aspectos laboratoriais evolutivos de crianças em tratamento da paracoccidioidomicose. Rev Soc Bras Med Trop. 2006; 39(5).

Shikanai-Yasuda MA, Telles Filho FQ, Mendes RP et al. Consenso em paracoccidioidomicose. Rev Soc Bras Med Trop. 2006; 39(3):297-310.

Wanke B, Aidé MA. Paracoccidioidomicose. J Bras Pneumol. 2009; 35(12).

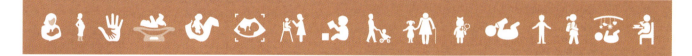

# 150 Parasitoses Intestinais

CID-10: B82.9

*Lian Padovez Cualheta • Júlio César Gontijo Júnior • Paulo Sérgio Sucasas da Costa*

## Introdução

As parasitoses intestinais têm prevalência desigual em várias regiões do país, refletindo o desenvolvimento socioeconômico e de qualidade de vida da região. Continua sendo um importante problema de saúde pública, apesar do declínio da prevalência no Brasil nos últimos 30 anos.

Existem poucos estudos de prevalência das parasitoses no Brasil, porém presume-se que haja milhões de indivíduos infectados por parasitas, sendo com maior frequência infecção por *A. lumbricoides*, *G. lamblia* e *T. trichiura*.

O quadro clínico das parasitoses é muito variável, dependendo de vários fatores, como hospedeiro, agente e meio ambiente. Em crianças desnutridas, distúrbios gastrintestinais crônicos podem estar presentes, levando a anemia e perda de peso. Nessas crianças é comum o poliparasitismo. Já em crianças eutróficas, com melhores condições de vida e de saneamento básico, as parasitoses são menos frequentes e, na maioria das vezes, assintomáticas ou oligossintomáticas. Para a melhora na situação epidemiológica, são necessárias medidas de melhorias no saneamento básico, na alimentação e na educação da população.

## Diagnóstico

O exame parasitológico de fezes é um método simples, de baixo custo e com boa especificidade para o diagnóstico das parasitoses intestinais. O exame visa à identificação no material fecal de larvas ou ovos de helmintos e formas trofozoíticas ou císticas de protozoários. Não há consenso no número de amostras necessárias, porém sabe-se que a eliminação dos ovos e larvas é cíclica, indicando pelo menos duas amostras.

## Manifestações clínicas e tratamento

### Giardíase

- Parasita: *Giardia lamblia*
- Transmissão: contato direto; água e alimentos contaminados
- Local: porções altas do intestino delgado
- Manifestações clínicas:
    - Fezes líquidas, explosivas, fétidas, vômito e distensão abdominal por 3 a 7 dias
    - Alternância de diarreia e constipação intestinal
    - Diarreia crônica
    - Síndrome de má absorção (semelhante à doença celíaca)
- Tratamento:
    - Metronidazol: 15 mg/kg/dia ÷ 3 por 5 a 7 dias
    - Tinidazol: para maiores de 3 anos, 50 mg/kg, dose única
    - Nitazoxanida:
        - 1 a 3 anos: 100 mg (5 mℓ), 12/12 h por 3 dias
        - 4 a 11 anos: 200 mg, 12/12 h por 3 dias
        - > 12 anos: 500 mg, 12/12 h por 3 dias
    - Alternativa: albendazol, para maiores de 6 anos, 400 mg, 1 vez/dia, por 5 dias.

## Amebíase

- Parasita: *Entamoeba histolytica*
- Transmissão: contato direto; água e alimentos contaminados
- Local: íleo e cólon; localização extraintestinal (fígado, cérebro, pericárdio, pulmão, pleura)
- Manifestações clínicas:
  - Assintomático
  - Colite amebiana não disentérica
  - Colite amebiana disentérica
  - Abscesso hepático (dor, febre, hepatomegalia, anorexia, astenia)
- Tratamento:
  - Metronidazol: 35 a 50 mg/kg/dia ÷ 3 por 10 dias
  - Secnidazol: 30 mg/kg, dose única
  - Teclozana:
    - < 7 anos: 50 mg/dose, 8/8 h por 5 dias
    - > 7 anos: 100 mg/dose, 8/8 h por 7 dias
  - Etofamida:
    - < 40 kg: 100 mg/dose, 8/8 h por 5 dias
    - > 40 kg: 200 mg/dose, 8/8 h por 5 dias.

## Ancilostomíase

- Parasita: *Ancylostoma duodenale* e *Necator americanus*
- Transmissão: penetração pela pele (principalmente pés)
- Local: porção superior do intestino delgado; pulmão (ciclo de Loss)
- Manifestações clínicas:
  - Ardência, prurido e erupção cutânea papulovesicular em região de penetração da larva (geralmente em pés)
  - Anemia ferropriva – atraso no crescimento, déficit cognitivo, atraso no desenvolvimento
  - Cólica abdominal, náuseas, diarreia
  - Síndrome de Loeffler (pneumonia eosinofílica associada a infiltrados pulmonares migratórios, sibilância, febre, cefaleia, prostração)
- Tratamento:
  - Mebendazol: 100 mg, 12/12 h por 3 dias (repetir esquema em 2 semanas).

## Ascaridíase

- Parasita: *Ascaris lumbricoides*
- Transmissão: ingestão de ovos em legumes, verduras, água
- Local: jejuno e íleo; pulmão (ciclo de Loss); orifícios naturais (colédoco, tuba auditiva, apêndice)
- Manifestações clínicas:
  - Dor abdominal, cólica, cefaleia, náuseas, vômito, anorexia, irritabilidade
  - Diarreia (manifestação rara)
  - Pseudo-obstrução intestinal
- Tratamento:
  - Albendazol: 400 mg, dose única
  - Mebendazol: 100 mg, 12/12 h por 3 dias, ou 500 mg, dose única
  - Ivermectina: 150 a 200 µg/kg, dose única
  - Nitazoxanida:
    - 1 a 3 anos: 100 mg (5 mℓ), 12/12 h por 3 dias
    - 4 a 11 anos: 200 mg, 12/12 h por 3 dias
    - > 12 anos: 500 mg, 12/12 h por 3 dias.

## Enterobíase

- Parasita: *Enterobius vermicularis*
- Transmissão: contato direto; objetos, roupas, alimentos, poeira
- Local: cólon, sigmoide e reto
- Manifestações clínicas:
  - Assintomático
  - Prurido anal, vulvar
  - Sono agitado
  - Dor abdominal
- Tratamento:
  - Albendazol: 400 mg, dose única
  - Mebendazol: 100 mg, 12/12 h por 3 dias, ou 500 mg, dose única (repetir esquema em 2 semanas)
  - Pamoato de pirvínio: 10 mg/kg ÷ 3 por 1 dia (repetir esquema em 2 semanas).

## Tricocefalíase

- Parasita: *Trichocephalus trichiurus*
- Transmissão: alimentos e água contaminados; contato direto
- Local: íleo, ceco, cólon
- Manifestações clínicas:
  - Assintomático
  - Diarreia crônica, disenteria, enterorragia
  - Prolapso retal
- Tratamento:
  - Albendazol: 400 mg, dose única
  - Mebendazol: 100 mg, 12/12 h por 3 dias, ou 500 mg, dose única.

## Estrongiloidíase

- Parasita: *Strongyloides stercoralis*
- Transmissão: penetração de larvas filarioides pela pele
- Local: duodeno e jejuno proximal
- Manifestações clínicas:
  - Diarreia ou disenteria crônica
  - Epigastralgia
  - Síndrome de Loeffler
  - Síndrome hiperinfecciosa (em imunodeprimidos)
- Tratamento:
  - Albendazol: 400 mg, 12/12 h por 7 dias
  - Ivermectina: 200 µg/kg, 1 vez/dia por 2 dias
  - Tratamento estendido por 5 a 7 dias em caso de síndrome hiperinfecciosa.

## *Teníase*

- Parasita: *Taenia solium*; *Taenia saginata*
- Transmissão: ingestão de carne contaminada
- Local: intestino delgado
- Manifestações clínicas:
  - Náuseas, vômito, diarreia
  - Aumento ou redução do apetite
- Tratamento:
  - Praziquantel: 10 mg/kg, dose única
  - Albendazol: 400 mg, 1 vez/dia por 3 dias
  - Mebendazol: 100 mg, 12/12 h por 4 dias.

## Complicações

As parasitoses intestinais cursam muitas vezes com quadro clínico oligo ou assintomático, porém algumas delas podem levar a complicações temidas, que merecem destaque.

**Ancilostomíase.** As manifestações clínicas dependem do estado nutricional do indivíduo; pacientes desnutridos, infectados cronicamente, podem apresentar quadro grave devido a anemia e hipoalbuminemia, decorrentes de variados graus de má absorção de nutrientes ou da enteropatia com perda de proteínas. Além do tratamento específico da parasitose, a anemia deve ter tratada com medicação oral e medidas dietéticas.

**Ascaridíase.** A obstrução intestinal por bolo de vermes adultos é pouco comum, porém é causa importante de mortalidade. O local mais comum de oclusão é na porção terminal do íleo, podendo ocorrer em ductos biliar e pancreático e apêndice cecal, simulando quadro de abdome agudo. A indicação de piperazina é restrita para os casos de suboclusão intestinal; atua paralisando o verme e facilitando sua eliminação. A dose recomendada é de 75 a 100 mg/kg por sonda nasogástrica. Em seguida, administra-se óleo mineral também por sonda, na dose de 40 a 60 ml; se necessário, repetir a cada 2 h com dose de 15 a 30 ml.

**Estrongiloidíase.** Síndrome hiperinfecciosa caracterizada pela disseminação de larvas pelo organismo, é uma complicação que pode ocorrer em pacientes imunodeprimidos, inclusive naqueles que recebem corticosteroides ou outros imunossupressores. A mortalidade é alta e decorrente da associação das lesões parasitárias e infecção bacteriana secundária.

**Amebíase.** A infecção amebiana pode se comportar de diversas maneiras. Comprometimento progressivo pode determinar colite fulminante, com ulceração de cólon e perfuração intestinal. Outra forma de amebíase invasiva é o abscesso hepático, que ocorre em 1 a 7% das crianças. O quadro é de febre, distensão abdominal e hepatomegalia. O quadro é agravado pela perfuração do abscesso hepático no peritônio, na pleura ou no pericárdio, podendo levar a óbito.

***Taenia solium.*** Pode cursar com infecção do sistema nervoso central (neurocisticercose). No Brasil, é uma causa muito comum de epilepsia, hidrocefalia e de outros distúrbios neurológicos. A tomografia computadorizada ou a ressonância magnética de crânio podem ser necessárias para elucidar o diagnóstico. Os cisticercos calcificados não precisam ser tratados, pois estão mortos. Os cisticercos vivos podem ser tratados com albendazol ou praziquantel. Quando os cisticercos são numerosos ou estão localizados em áreas críticas, como o tronco encefálico, recomenda-se a hospitalização do paciente para tratamento. O tratamento específico proporciona alívio sintomático, diminui a incidência de epilepsia, de vasculite e meningite crônica. Nem todos os pacientes com cisticercos vivos devem receber tratamento específico em virtude dos riscos da reação inflamatória que se segue à morte dos cisticercos. Em alguns casos tem-se preferido deixar o cisticerco morrer naturalmente. A administração de corticosteroides diminui muito os riscos do tratamento.

## Profilaxia

A profilaxia das parasitoses depende de medidas de melhoria no saneamento básico e nas condições socioeconômicas. Não há consenso sobre o impacto do tratamento em massa utilizando medicamentos de amplo espectro em dose única, pois não interfere no risco de reinfecção.

Algumas recomendações podem auxiliar na prevenção das infecções intestinais, levando em conta seus mecanismos de transmissão: consumo de água fervida ou filtrada, higiene adequada dos alimentos, orientações de higiene pessoal (lavar as mãos, cortar as unhas), uso de calçados e tratamento adequado dos indivíduos infectados.

## Bibliografia

Bradley SJ, Nelson JD. Nelson's pediatric antimicrobial therapy. 26. ed. American Academy of Pediatrics; 2020.

Cherry J, Harrison GJ, Kaplan SL et al. Feigin and Cherry's textbook of pediatric infectious diseases. 8. ed. Philadelphia: Elsevier Saunders; 2019.

Kliegman, RM, St. Geme JW, Blum MJ, Shah SS, Tasker RC, Wilson KM, Behrman RE (eds.). Nelson textbook of pediatrics. 21. ed. Philadelphia: Elsevier Saunders; 2020.

Mmbaga BT, Houpt ER. Cryptosporidium and Giardia infections in children: a review. Pediatr Clin North Am. 2017; 64(4):837-50.

Sucupira ACL, Bricks LF, Kobonger ME et al. Pediatria em consultório. 5. ed. São Paulo: Sarvier; 2010.

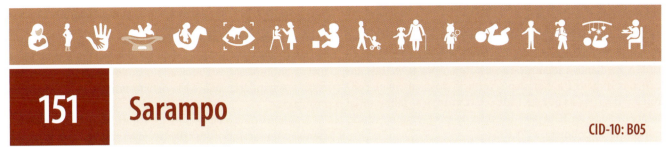

# 151 Sarampo

CID-10: B05

*Júlio César Gontijo Júnior*

## Introdução

O sarampo é uma doença altamente contagiosa, porém evitável com imunização, transmitida via gotículas ou aerossol. É causado por vírus de RNA da família Paramyxoviridae, pertencente ao gênero *Morbillivirus*.

## Epidemiologia

Após a introdução da vacina em 1963, ocorreu uma mudança importante na epidemiologia do sarampo, com redução de incidência, morbidade e mortalidade. Casos endêmicos da doença já praticamente não existem onde há ampla cobertura vacinal. A incidência caiu de 313 casos em 100.000 habitantes, no período anterior à vacina, para 1,3 caso em 100.000 após sua introdução. Durante o período de 2000 a 2018, a vacinação contra o sarampo impediu cerca de 23,2 milhões de mortes. A doença persiste endêmica em regiões onde a cobertura vacinal é irregular e, assim, o risco de recirculação persiste. Ocorrem aproximadamente 20 milhões de casos de sarampo por ano em todo o mundo.

O aumento de casos de sarampo no Brasil, desde 2010, vem preocupando o país e provocou a perda do certificado de erradicação da doença fornecido pela Organização Pan-Americana de Saúde (Opas) em 2016. Em 2018, foram registrados 10.274 casos de sarampo, sendo 9.778 apenas no estado do Amazonas, com 6 mortes confirmadas. Em 2020, até o mês de abril, forram confirmados 2.369, demonstrando a magnitude dessa doença nos tempos atuais.

## Patogênese

A porta de entrada do vírus é o sistema respiratório. A partir daí, ocorrem proliferação no sistema linfático e viremia primária, coincidindo com o período de incubação. O vírus do sarampo então se multiplica no tecido linfoide e em outros órgãos como pele, pulmões, sistema digestório, fígado e rins, produzindo viremia secundária e dando início ao período prodrômico. Juntamente ao início do exantema, ocorre a produção de anticorpos com subsequente redução da replicação viral e progressivo alívio dos sintomas.

No sarampo, existe a queda de linfócitos CD4 com imunossupressão transitória que pode durar até 1 mês. A infecção leva a resposta imunológica celular e humoral, produzindo imunidade duradoura.

## Manifestações clínicas

O período de incubação tem duração de 8 a 12 dias (variando de 7 a 21 dias). Logo após, inicia-se o período prodrômico manifestado por febre crescente, fadiga, tosse importante, coriza e conjuntivite associada a fotofobia, podendo ocorrer também irritação em orofaringe.

Entre 1 e 4 dias antes do início do exantema, surgem as manchas de Koplik, patognomônicas da doença, caracterizadas por lesões avermelhadas com centro branco-azulado, localizadas na mucosa jugal, no nível dos pré-molares, ocasionalmente se disseminando para lábios, palato duro e gengiva. Tais lesões perduram por vários dias e geralmente desaparecem antes da resolução do exantema, e também podem aparecer na mucosa vaginal e nas conjuntivas.

Aproximadamente 4 dias após intensificação das manifestações prodrômicas, surge o exantema maculopapular, dando início à fase exantemática. O exantema se inicia na face e na região cervical, progredindo para braços e tronco até alcançar as extremidades. Concomitantemente, a febre se intensifica, podendo alcançar 41°C. O *rash* dura 3 a 7 dias e desaparece na mesma ordem em que surge, deixando uma descamação fina. A tosse é o último sintoma a desaparecer.

O indivíduo é considerado transmissor do vírus no período que consiste nos 4 dias prévios e nos 4 dias após o início do exantema.

O sarampo tem acometimento e evolução mais graves em indivíduos imunocomprometidos, com maior duração do *rash*, acometimento visceral e maior índice de complicações.

## Exames complementares

O hemograma pode demonstrar leucopenia com linfopenia mais acentuada que neutropenia. Além disso, os níveis de proteína C reativa e velocidade de hemossedimentação (VHS) costumam ser normais na ausência de complicações bacterianas.

## Diagnóstico

O diagnóstico da doença é realizado com base nas manifestações clínicas e confirmado laboratorialmente pelo método ELISA mediante a identificação de anticorpos IgM. Tais anticorpos surgem 1 a 2 dias após o início do exantema e continuam detectáveis por até 1 mês. A confirmação laboratorial também pode ser feita pela detecção do RNA viral na reação em cadeia da polimerase (PCR).

## Diagnóstico diferencial

Rubéola, infecção por adenovírus, enteroviroses, eritema infeccioso e doença de Kawasaki produzem exantemas semelhantes ao sarampo e são diagnósticos diferenciais dessa doença.

## Complicações

As complicações do sarampo decorrem da patogenicidade do vírus sobre os sistemas respiratório e imune. A doença tem maior morbimortalidade em crianças menores de 5 anos, adultos maiores de 20 anos e indivíduos imunocomprometidos.

A pneumonia é a maior causa de morte no sarampo. Pode ocorrer por infecção viral direta ou por infecção bacteriana secundária. Os agentes mais associados à infecção secundária são: *Streptococcus pneumoniae*, *Haemophilus influenzae* e *Staphylococcus aureus*. A pneumonia grave pode ter como complicação crônica a bronquiolite obliterante.

Otite média aguda é a complicação mais comum associada ao sarampo. Outras complicações envolvem sinusite, mastoidite, laringotraqueobronquite e diarreia. Ceratite com ulceração de córnea levando a perda visual permanente pode ocorrer e está associada à deficiência de vitamina A.

A encefalite é uma complicação pós-infecciosa e imunomediada. O quadro clínico envolve convulsões, letargia, irritabilidade e coma. Até 15% dos pacientes acometidos vão a óbito e 20% apresentam sequelas permanentes, como retardo mental, alterações motoras e surdez.

Erupção hemorrágica de pele é observada no sarampo hemorrágico, complicação rara e comumente fatal.

### Pan-encefalite esclerosante subaguda

O vírus do sarampo pode permanecer latente no sistema nervoso central, sendo reativado 6 a 10 anos após a infecção primária, causando pan-encefalite esclerosante subaguda (PESS), com maior risco de ocorrer em pacientes que adquiriram o sarampo em idades menores, principalmente antes dos 2 anos. Essa é uma doença neurodegenerativa rara que se inicia com alterações comportamentais e deterioração intelectual. Uma segunda fase consiste em mioclonias importantes. Na terceira fase, as mioclonias cessam e há o início de convulsões, distonia, perda de movimentos com deterioração do sensório até o coma. Na quarta fase, ocorre desregulação da frequência cardíaca, da respiração e da pressão arterial com evolução para o óbito.

## Tratamento

O tratamento do sarampo se baseia em suporte clínico com hidratação, oxigênio suplementar e uso de antipiréticos. O uso de antibióticos está indicado quando existe infecção bacteriana secundária; não há benefício no uso de antibioticoprofilaxia.

A administração de vitamina A é indicada em todos os pacientes com sarampo. Em crianças menores de 6 meses, é feita uma dose diária de 50.000 UI por 2 dias. De 6 a 11 meses, a dose diária é de 100.000 UI por 2 dias; em crianças acima de 12 meses, dose diária de 200.000 UI por 2 dias deve ser administrada. Em crianças com manifestações de deficiência de vitamina A, uma terceira dose deve ser repetida 4 semanas após a administração da segunda dose.

## Prevenção

A prevenção primária no Brasil se baseia na administração da vacina tríplice viral (vacina combinada contra sarampo, caxumba e rubéola) aos 12 meses de idade, sendo feito o reforço aos 15 meses com vacina tetraviral (combinada contra sarampo, caxumba, rubéola e varicela). Ambas as vacinas são produzidas a partir de cepas de vírus vivos atenuados. As vacinas apresentam elevado nível de soroconversão (95% após a primeira dose e 98% após a segunda dose). Efeitos adversos das vacinas incluem febre e exantema transitório. Não há associação com encefalopatia ou autismo. Está contraindicada a imunização em gestantes e pessoas imunocomprometidas.

A profilaxia pós-exposição é realizada com bloqueio vacinal em até 72 h após a exposição ao contactante com sarampo. A imunoglobulina deve ser administrada em até 6 dias após exposição para evitar ou atenuar a doença e é indicada em contatantes domiciliares suscetíveis, principalmente gestantes, crianças menores de 6 meses e pessoas imunocomprometidas. A dose de imunoglobulina é de 0,25 mℓ/kg em crianças imunocompetentes e de 0,5 mℓ/kg em crianças imunocomprometidas; a via de administração é intramuscular.

## Bibliografia

Cherry JD, Harrison GJ, Kaplan SL et al. Feigin and Cherry's textbook of pediatric infectious diseases. 8. ed. Philadelphia: Elsevier; 2020.

Coutsoudis A, Kiepiela P, Coovadia HM et al. Vitamin A supplementation enhances specific IgG antibody levels and total lymphocyte numbers while improving morbidity in measles. Pediatr Infec Dis J. 1992; 11(3):203-9.

Goodson JL, Seward JF. Measles 50 years after use of measles vaccine. Infect Dis Clin North Am. 2015; 29(4):725-43.

Governo do Estado de São Paulo. Secretaria de Estado da Saúde. Alerta sarampo. Atualização epidemiológica. 2015. Disponível em: www.cve.saude.sp.gov.br/htm/resp/pdf/SARAMPO15_ALERTA_DEZEMBRO.pdf

Kliegman, RM, St. Geme JW, Blum MJ, Shah SS, Tasker RC, Wilson KM, Behrman RE (eds.). Nelson textbook of pediatrics. 21. ed. Philadelphia: Elsevier Saunders; 2020.

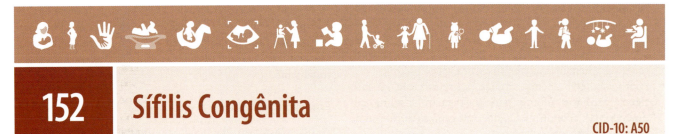

# 152 Sífilis Congênita

CID-10: A50

*Maria Clara Alves Moreira*

## Introdução

A sífilis congênita é uma doença infecciosa causada pela disseminação hematogênica, via transplacentária, do *Treponema pallidum* da gestante infectada não tratada ou inadequadamente tratada.

## Fatores de risco e causas

A transmissão vertical do *T. pallidum* pode ocorrer em qualquer idade gestacional e estágio clínico da doença materna. Existe ainda a possibilidade de transmissão através do canal de parto, se a mãe apresentar lesões genitais ativas, e durante o aleitamento materno, caso existam lesões mamárias por sífilis.

A probabilidade de transmissão vertical aumenta com o avanço da gestação e está diretamente relacionada ao estágio da doença materna, sendo que a sífilis primária apresenta taxas de transmissibilidade significativamente maiores que a sífilis latente.

## Classificação e manifestações clínicas

A sífilis congênita apresenta-se em dois estágios, descritos a seguir.

### Sífilis congênita precoce

É uma síndrome clínica que surge até os 2 primeiros anos de vida. No entanto, mais de 50% das crianças infectadas são assintomáticas ao nascimento, e geralmente as primeiras manifestações surgem até os 3 meses de vida.

O espectro clínico é bem amplo, variando desde sinais discretos e inespecíficos até manifestações graves, como septicemia e alterações viscerais:

- Prematuridade
- Baixo peso ao nascimento
- Icterícia
- Anemia
- Linfadenopatia
- Esplenomegalia
- Hidropisia fetal
- Lesões cutâneas: pênfigo palmoplantar, condiloma plano
- Alterações ósseas: periostite, osteíte, osteocondrite, pseudoparalisia dos membros
- Alterações respiratórias: desconforto respiratório, pneumonite, rinite serossanguinolenta
- Alterações do sistema nervoso central: convulsões, meningite
- Alterações hematológicas: anemia hemolítica, trombocitopenia
- Síndrome nefrótica
- Restrição de crescimento intrauterino.

### Sífilis congênita tardia

As manifestações clínicas da sífilis congênita tardia surgem a partir do segundo ano de vida e representam as cicatrizes das lesões iniciais e reações ao contínuo processo inflamatório. As principais manifestações clínicas são:

- Dentição: dentes de Hutchinson (deformidade dos dentes incisivos superiores), molares em amora
- Olhos: ceratite intersticial, coriorretinite, glaucoma secundário (uveíte), úlcera de córnea
- Orelha: surdez por lesão do oitavo par craniano
- Nariz e face: nariz em sela, mandíbula protuberante, fronte olímpica
- Pele: rágades periorais
- Sistema nervoso: hidrocefalia, crise convulsiva, atrofia do nervo óptico, paralisias de nervos cranianos, atraso do desenvolvimento
- Ossos e articulações: articulações de Clutton, tíbia em sabre.

## Diagnóstico diferencial

As condições clínicas do período neonatal que devem ser levadas em consideração no diagnóstico diferencial incluem as infecções congênitas como toxoplasmose, citomegalovírus, herpes simples e rubéola, além de sepse bacteriana, incompatibilidade sanguínea, maus-tratos e periostite da prematuridade:

**Manifestações dermatológicas.** Infecção estafilocócica, sepse por *Pseudomonas aeruginosa*, listeriose, infecção por herpes-vírus, candidíase mucocutânea, doenças dermatológicas hereditárias como epidermólise bolhosa, eritema tóxico, miliária rubra, melanose pustulosa.

- Obstrução nasal: alergia, infecção por *Chlamydia*
- Linfadenopatia: outras infecções congênitas, como citomegalovírus

- Hepatoesplenomegalia: isoimunização (incompatibilidade AB0 ou Rh), sepse neonatal precoce, outras infecções congênitas, vírus Cocksackie, hepatite neonatal, doenças das vias biliares (atresia de vias biliares, cisto de colédoco), doenças genéticas e metabólicas (fibrose cística, galactosemia)
- Hidropsia fetal: anemia crônica (isoimunização), insuficiência cardíaca, tumores perinatais (neuroblastoma, corioangioma), acondroplasia, doenças renais (trombose de veia renal), hepatite congênita
- Doenças renais: nefrite neonatal, trombose de veia renal
- Alterações ósseas: maus-tratos, hiperostose cortical, osteomielite.

## Exames complementares

### Pesquisa do Treponema pallidum

A pesquisa direta do *T. pallidum* não é um método de rotina pelo fato de a maioria dos pacientes ser assintomática. No entanto, a pesquisa do material coletado de lesão cutaneomucosa, de biopsia ou necropsia, assim como de placenta e cordão umbilical, é um procedimento útil. As formas disponíveis são pesquisa de campo escuro e imunofluorescência direta. A sensibilidade dessas duas técnicas depende de qualidade do material coletado, tempo de evolução da doença, condição da lesão e realização de tratamento anterior.

### Testes sorológicos

**Testes não treponêmicos.** O VDRL (*Veneral Diseases Research Laboratory*) e RPR (reagina plasmática rápida) são testes de alta sensibilidade (86 a 100% e 78 a 100%, respectivamente) e por isso são amplamente utilizados na triagem sorológica da sífilis em gestantes. Além disso, são exames simples, de baixo custo e que são úteis no acompanhamento do tratamento devido à possibilidade de titulação.

O uso de testes sorológicos deve ser avaliado com cautela, pois a presença de anticorpos, especialmente na criança assintomática, pode ser resultado da passagem de anticorpos maternos IgG por via transplacentária. Sendo assim, devem-se comparar os títulos da sorologia não treponêmica da criança com os da mãe. Títulos da criança superiores aos da mãe indicariam suspeita de sífilis congênita. Entretanto, um resultado negativo do recém-nascido não exclui o diagnóstico, principalmente se a infecção materna ocorreu próxima ao parto. Sendo assim, casos com forte suspeita epidemiológica devem ser testados novamente aos 3 meses de vida pela possibilidade de positivação tardia.

**Testes treponêmicos.** TPHA (*Treponema pallidum Hemagglutination*); FTA-Abs (*Fluorescent Treponemal Antibody-Absorption*) e ELISA (*Enzyme-Linked Imunosorbent Assay*) são testes de elevada especificidade (TPHA, 98 a 100%; FTA-Abs 94 a 100%; ELISA, 97 a 100%), que permitem a confirmação da infecção pelo *T. pallidum* e a exclusão dos resultados falso-positivos dos testes treponêmicos. Não são utilizados de rotina na triagem devido à sua baixa sensibilidade.

Devido à persistência de anticorpos antitreponêmicos mesmo após o tratamento adequado da infecção, esses testes não são úteis em diferenciar infecção recente de infecção passada, por isso não devem ser utilizados para monitorar o tratamento.

### Estudo do liquor

A ocorrência de alterações no líquido cefalorraquidiano (LCR) é muito mais frequente nas crianças sintomáticas com outras evidências de sífilis congênita do que nas crianças assintomáticas, apesar de infectadas. Nesse sentido, a sensibilidade da avaliação do LCR é menor em crianças assintomáticas. O achado de leucocitose (mais de 25 leucócitos/mm$^3$) e elevada concentração de proteínas (mais de 150 mg/d$\ell$) no LCR em um recém-nascido com suspeita de sífilis congênita deve ser considerado evidência adicional para o diagnóstico. Uma criança com VDRL positivo no LCR deve ser diagnosticada como portadora de neurossífilis, independentemente de haver alterações na celularidade e/ou na concentração de proteínas do LCR. Não se recomenda o uso de RPR no LCR.

### Radiografia de ossos longos

A avaliação radiológica do recém-nascido com suspeita de sífilis congênita é justificada pela alta frequência de aparecimento precoce de alterações ósseas como osteocondrite, osteíte e periostite. Além disso, em 4 a 20% dos recém-nascidos assintomáticos infectados, as imagens radiológicas representam a única alteração identificável.

### Tratamento

A penicilina é o tratamento de escolha da sífilis em qualquer estágio ou apresentação clínica. As recomendações para os tipos de penicilina e a duração do tratamento dependem da apresentação clínica e da probabilidade da infecção no recém-nascido.

As diretrizes para controle de sífilis congênita do Ministério da Saúde (2006) são as seguintes:

1. Nos recém-nascidos de mulheres com sífilis não tratada ou inadequadamente tratada, independentemente do resultado do VDRL do recém-nascido, realizar: hemograma, radiografia de ossos longos, punção lombar (na impossibilidade de realizar este exame, tratar o caso como neurossífilis) e outros exames, quando clinicamente indicados. De acordo com a avaliação clínica e de exames complementares:
    1A. Se houver alterações clínicas e/ou sorológicas e/ou radiológicas e/ou hematológicas, o tratamento deverá ser feito com penicilina G cristalina, 50.000 UI/kg/dose por via intravenosa (IV), a cada 12 h (nos primeiros 7 dias de vida) e a cada 8 h (após 7 dias de vida), durante 10 dias; ou penicilina G procaína, 50.000 UI/kg, dose única diária por via intramuscular (IM), durante 10 dias.

**1B.** Se houver alteração liquórica, o tratamento deverá ser feito com penicilina G cristalina, 50.000 UI/kg/dose IV, a cada 12 h (nos primeiros 7 dias de vida) e a cada 8 h (após 7 dias de vida), durante 10 dias.

**1C.** Se não houver alterações clínicas, radiológicas, hematológicas e/ou liquóricas, e a sorologia for negativa, deve-se proceder ao tratamento com penicilina G benzatina IM, na dose única de 50.000 UI/kg. O acompanhamento é obrigatório, incluindo o seguimento com VDRL sérico após conclusão do tratamento. Sendo impossível garantir o acompanhamento, o recém-nascido deverá ser tratado com o esquema 1A.

2. Nos recém-nascidos de mães adequadamente tratadas: realizar o VDRL em amostra de sangue periférico do recém-nascido. Se este for reagente com titulação maior do que a materna, e/ou na presença de alterações clínicas, realizar hemograma, radiografia de ossos longos e análise do LCR.

    **2A.** Se houver alterações clínicas e/ou radiológicas, e/ou hematológicas sem alterações liquóricas, o tratamento deverá ser feito como em 1A.

    **2B.** Se houver alteração liquórica, o tratamento deverá ser feito como em 1B.

3. Nos recém-nascidos de mães adequadamente tratadas: realizar o VDRL em amostra de sangue periférico do recém-nascido:

    **3A.** Se for assintomático e o VDRL não for reagente, proceder apenas ao seguimento clínico-laboratorial. Na impossibilidade de garantir o seguimento, deve-se proceder ao tratamento com penicilina G benzatina IM, na dose única de 50.000 UI/kg.

    **3B.** Se for assintomático e tiver o VDRL reagente, com título igual ou menor que o materno, acompanhar clinicamente. Na impossibilidade do seguimento clínico, investigar e tratar como 1A (sem alterações de LCR) ou 1B (se houver alterações no LCR).

### Atenção

- Nenhuma mãe deve deixar a maternidade sem ter seu *status* sorológico documentado ao menos uma vez durante a gestação, preferencialmente durante o parto
- Não utilizar testes treponêmicos para recém-nascidos e para avaliar resposta ao tratamento, pois os resultados são qualitativos, persistem após o tratamento, e anticorpos treponêmicos IgG que foram transferidos para o feto podem persistir por até 15 meses
- Não realizar o tratamento com outros antibióticos (p. ex., ceftriaxona)
- Sífilis congênita é de notificação compulsória.

Atualmente, têm sido realizadas pesquisas com o objetivo de produzir uma vacina eficaz para a prevenção da sífilis. No entanto, existem lacunas a serem preenchidas para que se possa alcançar esse objetivo, incluindo aumento do número de pesquisadores e centros de pesquisas e uma melhor compreensão dos mecanismos de proteção nos seres humanos, além do engajamento das indústrias, fundações e realização de parcerias para a produção da vacina.

## Bibliografia

Brasil. Ministério da Saúde. Secretaria de Vigilância em Saúde. Programa Nacional de DST e AIDS: Diretrizes para o controle da sífilis congênita. Disponível em: http://bvsms.saude.gov.br/bvs/publicacoes/manual_sifilis_bolso.pdf.

Cameron CE, Lukehart SA. Current status of syphilis vaccine development: need, challenges, prospects. Vaccine. 2014; 32(14):1602-9.

Centers of Disease Control and Prevention. Congenital syphilis – Atlanta, 2015. MMWR. 2015; 64(3):45-50.

Dobson S, Kollmann TR. Syphilis. In: Remington JS, Klein JO, Wilson CB et al. (Eds.). Infectious diseases of the fetus and newborn infant. 7. ed. Philadelphia: WB Saunders; 2011. pp. 524-56.

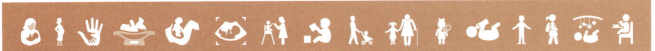

# 153 Síndrome da Imunodeficiência Adquirida

CID-10: B20

*Fernanda de Oliveira César • Isis Cristiane Fonseca Oliveira • Maly de Albuquerque*

## Introdução

O HIV (vírus da imunodeficiência humana) é o agente etiológico da síndrome da imunodeficiência adquirida (AIDS). Em pediatria, sua principal forma de transmissão é vertical (mãe-filho), podendo ocorrer também pelo contato sexual, parenteral.

## Fatores de risco e causas

A carga viral (CV) materna alta no momento do parto é considerada o principal fator de risco na transmissão vertical; o parto pré-termo (< 34 semanas idade gestacional) e a contagem de CD4 materna baixa no pré-natal também aumentam o risco. A exposição das mucosas do recém-nascido (RN) a sangue infectado e secreções cervicovaginais torna o intraparto o período mais vulnerável. Nos casos de CV > 1.000 cópias, deve-se considerar a indicação da cesariana.

No pós-parto, o aleitamento materno, por conter vírus livres e associados a células, é importante forma de contágio, por esse motivo a fórmula infantil deve ser introduzida, exceto em países com poucos recursos nos quais o benefício na prevenção de doenças (diarreia, pneumonia, desnutrição) supera o risco de transmissão de HIV.

As transfusões de sangue e hemoderivados atualmente são consideradas seguras devido aos avanços nos testes de triagem de doadores, porém não eliminaram o risco de infecção pelo HIV.

A via sexual é pouco frequente como forma de contágio em crianças, mas pode ocorrer devido aos abusos sexuais; já em adolescentes é a principal forma de aquisição da doença.

## Manifestações clínicas

Os sinais e os sintomas da infecção pelo HIV em crianças são variados e inespecíficos, tais como: infecções oportunistas (Quadro 153.1); infecções recorrentes de vias aéreas superiores, inclusive sinusite ou otite; linfadenomegalia generalizada, hepatomegalia e/ou esplenomegalia; parotidite recorrente; pneumonias de repetição; moniliase oral persistente; diarreia recorrente ou crônica; déficit ponderal e de estatura; atraso no desenvolvimento neuropsicomotor; febre de origem indeterminada.

Existem algumas condições que são consideradas definidoras da infecção pelo HIV, são elas:

- Pneumonia por *Pneumocystis jiroveci*: é a doença definidora de AIDS mais comum, representando mais de 50% no primeiro ano de vida. Cursa com dispneia, tosse seca, taquipneia e hipoxemia. Geralmente acomete indivíduos com CD4 < 200, mas em pacientes > 1 ano pode ocorrer mesmo com a contagem de CD4 maior. Sempre pensar nesta condição quando $SatO_2$ (saturação de $O_2$) < 92%, idade < 6 meses, frequência respiratória > 59 ipm e ausência de vômito. A radiografia torácica típica irá demonstrar infiltrado intersticial peri-hilar bilateral. O tratamento de primeira linha é com sulfametoxazol-trimetoprima
- Infecções bacterianas recorrentes: a aquisição vertical do HIV é por si só considerada fator de risco para infecções bacterianas, sendo que as mais comuns são bacteriemia e pneumonia por *Streptococcus pneumoniae*, espécies de *Salmonella*, *Staphylococcus aureus* e *Haemophilus influenzae* tipo b
- Perda de peso: quando a perda de massa corporal magra é maior que 10% causada pela própria doença, doenças oportunistas e aumento da demanda metabólica, tem como consequência déficit no crescimento e no desenvolvimento, aumentando o risco de mortalidade a curto prazo pelo HIV

**Quadro 153.1** Doenças oportunistas na infecção pelo vírus da imunodeficiência adquirida (HIV).

- Infecções bacterianas múltiplas ou recorrentes*
- Candidíase de brônquios, traqueia ou pulmões
- Candidíase do esôfago
- Câncer cervical, invasivo[†]
- Coccidioidomicose, disseminada ou extrapulmonar
- Criptococose extrapulmonar
- Criptosporidiose intestinal crônica (duração > 1 mês)
- Doença de citomegalovírus (exceto fígado, baço ou nódulos), início com idade > 1 mês
- Retinite por citomegalovírus (com perda de visão)
- Encefalopatia atribuída ao HIV[‡]
- Herpes simples: úlceras crônicas (> 1 mês de duração) ou bronquite
- Pneumonite ou esofagite (início à idade > 1 mês)
- Histoplasmose, disseminada ou extrapulmonar
- Isosporíase intestinal crônica (> 1 mês de duração)
- Sarcoma de Kaposi
- Linfoma de Burkitt
- Linfoma imunoblástico
- Linfoma primário do cérebro
- *Mycobacterium avium complex* ou *Mycobacterium kansasii*, disseminados ou extrapulmonares
- *Mycobacterium tuberculosis* de qualquer local, pulmonar,[†] disseminado, ou extrapulmonar
- *Mycobacterium*, outras espécies ou espécies não identificadas, ou extrapulmonar
- *Pneumocystis jiroveci* (anteriormente conhecido como *Pneumocystis carinii*)
- Pneumonia recorrente[†]
- Leucoencefalopatia multifocal progressiva
- Sepse por *Salmonella*, recorrente
- Toxoplasmose do cérebro, início à idade > 1 mês
- Síndrome consuptiva atribuída ao HIV[‡]

*Apenas entre crianças com idade < 6 anos. [†]Apenas entre adultos, adolescentes e crianças com idade ≥ 6 anos. [‡]Critérios diagnósticos sugeridos para encefalopatia do HIV e Síndrome consuptiva do HIV.

- Esofagite por *Candida*: cursa com odinofagia, dor retroesternal, febre, náuseas, vômito, hipersalivação, desidratação, rouquidão e sangramento gastrintestinal. Acomete indivíduos em uso de antibióticos e baixa de linfócitos T CD4+ (LTCD4+)
- Encefalopatia pelo HIV: incapacidade de desenvolvimento ou incapacidade cognitiva, crescimento cerebral prejudicado, déficits motores ou perda dos marcos do desenvolvimento adquiridos previamente
- Doença por citomegalovírus: é transmitida por contato direto de pessoa a pessoa por secreções contaminadas. Pode causar pneumonia, colite ou retinite
- Achados hematológicos: trombocitopenia, leucopenia e anemia são relativamente frequentes
- Lesões dermatológicas: infecções bacterianas, fúngicas e virais, dermatite seborreica, vasculite

- Doença renal: pode cursar com proteinúria, síndrome nefrótica e insuficiência renal
- Doença cardíaca: cardiomiopatia, derrame pericárdico, miocardite, arritmia cardíaca.

Outras condições definidoras de AIDS incluem candidíase pulmonar, criptosporidiose, infecção crônica pelo herpesvírus simples (HSV), sarcoma de Kaposi e infecção pelo *Mycobacterium avium*.

As crianças apresentam imaturidade imunológica, por isso a velocidade de progressão da doença é mais rápida em relação ao adulto. Existem três padrões distintos da doença em crianças: na progressão rápida, que ocorre em 20 a 30% dos pacientes não tratados, evolui para quadros graves no primeiro ano de vida, levando ao óbito antes dos 4 anos; na progressão normal, que é a apresentação mais comum (70 a 80% casos), desenvolvem os sintomas na idade escolar ou adolescência, com tempo médio de sobrevida de 9 a 10 anos. O terceiro padrão é denominado progressão lenta, acomete < 5% dos pacientes e a evolução da doença é mínima ou nula, com contagem normal de linfócitos T CD4+ (LT-CD4+).

## Diagnóstico diferencial

É feito com outras causas de imunodeficiências, como tratamento com corticosteroides (em altas doses e tempo prolongado) ou imunossupressores (quimioterapia e radioterapia), doença de Hodgkin, leucemias, mieloma múltiplo e síndrome de imunodeficiência genética.

## Exames complementares

### Menores de 18 meses

O diagnóstico da infecção pelo HIV depende da faixa etária; até os 18 meses de idade a quantificação do anti-HIV IgG reflete os anticorpos maternos, por isso deve ser solicitada a carga viral quantitativa (RNA viral), que deve ser colhida em 4 a 6 semanas, ou qualquer idade se o RN for sintomático ou foi amamentado. A coleta da carga viral deve ser repetida em um intervalo mínimo de 1 mês.

Se a primeira carga viral tiver um resultado detectável deve ser repetida assim que possível; sendo novamente detectável, faz-se o diagnóstico da infecção pelo HIV. Caso o 2º teste seja abaixo do limite de detecção, faz-se um terceiro após os 4 meses de idade, que exclui ou confirma a infecção.

Se a primeira carga viral tiver resultado indetectável deve ser repetida após o 4º mês e, caso permaneça indetectável, considera-se que não houve infecção. Caso o 2º teste apresente-se detectável deve-se imediatamente fazer um 3º teste confirmatório. Atenção especial deve ser dada aos resultados de CV < 5.000 cópias/mℓ, que podem ser falso-positivos.

### Maiores de 18 meses

#### Dois testes rápidos

Devido à especificidade do teste de triagem, caso haja dois testes positivos estes confirmam a infecção, mas deve ser solicitada a quantificação de CV (RNA-viral), que deve ser maior ou igual a 5.000 cópias/mℓ; se menor, considerar o resultado como um duplo falso-positivo, portanto deve-se realizar *Western blot* (WB) ou *immunoblot* ou *immunoblot* rápido (IBR).

Para exclusão da infecção pelo HIV, basta um único teste rápido negativo, mas caso a suspeita da doença permaneça, este deve ser repetido em 30 dias.

Se houver resultados discordantes, os testes devem ser repetidos, e caso permaneça a discordância, deve ser coletada punção venosa e encaminhada para laboratório para realização de imunoensaio.

#### Imunoensaio de 3ª ou 4ª geração e um teste molecular

O imunoensaio (IE) de 3ª ou 4ª geração é usado com triagem e o teste molecular (TM) como complementar. Amostra reagente no IE e número de cópias no TM maior ou igual a 5.000/mℓ representa infecção pelo HIV. Se o número de cópias for menor que 5.000/mℓ representa infecção pelo HIV-2 ou reação falso-positiva ou infecção em controladores de elite/em usuários de terapia antirretroviral. Nestes casos deve-se confirmar com um teste sorológico complementar ou WB, IB ou IBR.

Se o IE vier negativo, exclui-se a infecção pelo HIV, mas caso a suspeita da doença permaneça, este deve ser repetido em 30 dias.

#### Imunoensaio de 3ª ou 4ª geração e Western blot, immunoblot ou immunoblot rápido

O imunoensaio de 3ª ou 4ª geração como teste de triagem e um WB, IB ou IBR como teste complementar, para amostras reagentes na triagem. Esta combinação de testes é a que mais possibilita a ocorrência de resultados discrepantes quando a amostra for proveniente de indivíduos com infecção recente. Para minimizar este problema, quando possível, recomenda-se que seja realizado um teste molecular (TM) nas amostras que apresentarem resultado indeterminado ou discordante.

## Tratamento

Todos os RN de mãe infectada pelo HIV devem receber profilaxia com antirretrovirais (ARV), que deve ser iniciada o mais precocemente possível (Quadro 153.2). Em mães que utilizaram ARV durante o pré-natal e periparto e apresentam CV documentada < 1.000 cópias/mℓ no 3º trimestre, os recém-nascidos devem receber zidovudina (AZT) a cada 12 h por 4 semanas; já os filhos de mãe que não fizeram uso de AZT na gestação ou apresentam CV > 1.000 cópias/mℓ no 3º trimestre devem fazer uso de nevirapina associada a AZT em três doses.

**Quadro 153.2** Indicação do antirretroviral (ARV) no recém-nascido (RN) para a profilaxia da transmissão vertical do vírus da imunodeficiência adquirida.

| Cenários | Indicação | ARV | Posologia | Duração total |
|---|---|---|---|---|
| 1 | Uso de ARV no pré-natal e no periparto, com carga viral documentada < 1.000 cópias/m$\ell$ no 3º trimestre | AZT (VO) | RN com 35 semanas de idade gestacional ou mais: 4 mg/kg/dose, a cada 12 h<br>RN entre 30 e 35 semanas de idade gestacional: 2 mg/kg/dose, a cada 12 h nos primeiros 14 dias e 3 mg/kg/dose a cada 12 h a partir do 15º dia<br>RN com menos de 30 semanas de idade gestacional: 2 mg/kg/dose a cada 12 h | 4 semanas |
| 2 | Não utilização de ARV durante a gestação, independente do uso de AZT periparto<br>Uso de ARV na gestação, mas carga viral desconhecida, maior ou igual a 1.000 cópias/m$\ell$ no 3º trimestre | AZT (VO) | RN com 35 semanas de idade gestacional ou mais: 4 mg/kg/dose, a cada 12 h<br>RN entre 30 e 35 semanas de idade gestacional: 2 mg/kg/dose, a cada 12 h nos primeiros 14 dias e 3 mg/kg/dose a cada 12 h a partir do 15º dia<br>RN com menos de 30 semanas de idade gestacional: 2 mg/kg/dose a cada 12 h | 4 semanas |
|  |  | NVP (VO) | Peso de nascimento > 2 kg: 12 mg/dose (1,2 m$\ell$)<br>Peso de nascimento 1,5 a 2 kg: 8 mg/dose (0,8 m$\ell$)<br>Peso de nascimento < 1,5 kg: não usar NVP | 1ª dose: primeiras 48 h de vida<br>2ª dose: 48 h após a 1ª dose<br>3ª dose: 96 h após 2ª dose |

AZT: zidovudina; NVP: nevirapina; VO: via oral.

A partir de 4 semanas todas as crianças expostas verticalmente ao HIV devem receber sulfametoxazol-trimetoprima (SMX-TMP) até que a CV esteja indetectável em duas ocasiões, sendo a segunda após 4 meses. A medicação deve ser mantida nas crianças infectadas até 1 ano, independente da contagem de LT-CD4+, e após 1 ano, a indicação dependerá do número de LT-CD4+. A dosagem de SMX-TMP é de 750 mg de SMX/m²/dia a cada 12 h, 3 vezes/semana em dias consecutivos, ou às 2ª, 4ª e 6ª feiras.

A primeira linha de tratamento em crianças e adolescentes com menos de 35 kg consiste em AZT, lamivudina (3TC) e um inibidor de transcriptase reversa não nucleosídio (ITRNN), sendo de escolha a nevirapina (NVP) em menores de 3 anos e o efavirenz (EFZ) em maiores de 3 anos ou 35 kg. Nas crianças e adolescentes com mais de 35 kg AZT é substituída por tenofovir (TDF) (Quadro 153.3).

A segunda linha de tratamento em crianças com exposição intraútero ou perinatal à nevirapina ou contraindicação à mesma ou ao efavirenz deve ser a substituição da NVP por um inibidor de protease.

### Atenção

- Os indicadores de pior prognóstico da doença são carga viral sustentada alta (< 100.000 cópias/m$\ell$) e porcentagem de LT CD4 < 15%, e o maior risco de mortalidade documentada é em crianças que não receberam terapia preventiva com SMX-TMP

- Crianças apresentam maior risco de desenvolver resistência a terapia antirretroviral que os adultos, devido a elevada carga viral e opções limitadas de medicamentos. Já foi comprovado maior sucesso quando a escolha da terapia é guiada por testes de genotipagem; estes são solicitados sempre que há falha terapêutica

- Ao iniciar a terapia antirretroviral (TARV) pode ocorrer a síndrome inflamatória da reconstituição imune em 10 a 20% dos pacientes; estes apresentam piora clínica apesar do controle viral e da elevação da contagem de LT-CD4+. Nos casos em que há infecção oportunista o diagnóstico e o tratamento da mesma que se apresenta inicialmente de forma oculta e depois subclínica é o recomendado e suficiente. Nas formas muito graves, ocasionalmente a descontinuação temporária de TARV pode ser necessária.

### Evolução e Prognóstico

O uso da terapia antirretroviral para interrupção da transmissão perinatal de mãe para filho tem sido uma das maiores conquistas no controle da infecção pelo HIV em pediatria. Há um redução na taxa de transmissão perinatal do HIV-1 para < 2% e até < 1% se o nível de RNA viral da mãe for < 1.000 cópias/m$\ell$ no momento do parto.

Com o diagnóstico e terapia antirretroviral precoces, a progressão da doença para a AIDS diminuiu significativamente. As taxas de mortalidade em crianças infectadas verticalmente caíram mais de 90% desde o advento da terapia antirretroviral e muitas crianças sobrevivem até a adolescência e a idade adulta. Os melhores indicadores prognósticos são a supressão sustentada da carga viral e a restauração de uma contagem normal de linfócitos T CD4.

**Quadro 153.3** Primeira linha de tratamento da síndrome da imunodeficiência adquirida em crianças e adolescentes.

| Medicamento | Dose recomendada, efeitos adversos e contraindicações | Apresentações e conservação | Comentários |
|---|---|---|---|
| Nevirapina (NVP)* | Neonato (dose para quimioprofilaxia da transmissão vertical): ver Quadro 153.2<br>Criança (> 14 dias a 8 anos): 200 mg/m², dose única diária por 14 dias e, a seguir, 200 mg/m² a cada 12 h (dose máxima)<br>Adolescente: 200 mg, dose única diária por 14 dias e, a seguir, 200 mg a cada 12 h na ausência de exantema ou alteração da função hepática | Comprimido 200 mg: manter entre 15 e 30°C<br>Suspensão oral 10 mg/mℓ: manter entre 15 e 30°C | Pode ser administrado com alimentos |
| Efavirenz (EFV)** | Dose para criança (≥ 3 meses e ≥ 3,5 kg): 3,5 a 5 kg: 100 mg; 5 a < 7,5 kg: 150 mg; 7,5 a < 15 kg: 200 mg; 15 a < 20 kg: 250 mg; 20 a < 25 kg: 300 mg; 25 a < 32,5 kg: 350 mg; 32,5 a < 40 kg: 400 mg; ≥ 40 kg: 600 mg, dose única diária | Comprimido ou cápsula de 200 mg: manter entre 15 e 30°C<br>Comprimido 600 mg: manter entre 15 e 30°C<br>Solução oral 30 mg/mℓ: manter entre 15 e 30°C | Administrar de estômago vazio, preferencialmente à noite. Evitar alimentos gordurosos |
| AZT + 3TC | Criança: doses individuais de AZT e 3TC a cada 12 h (até dose máxima de adulto)<br>Adulto: 300 mg AZT e 150 3TC (1 comprimido) a cada 12 h | Comprimido 300/150 mg: manter entre 15 e 30°C | Pode ser administrado com alimentos |
| Lamivudina (3TC) | Neonato (< 30 dias): 2 mg/kg a cada 12 h<br>Criança: 4 mg/kg a cada 12 h (dose máxima 150 mg a cada 12 h)<br>≥ 12 anos: 150 mg a cada 12 h ou 300 mg em dose única diária | Comprimido 150 mg: manter entre 15 e 30°C<br>Solução oral 10 mg/mℓ: manter entre 15 e 30°C | Pode ser administrado com alimentos |
| Tenofovir (TDF)*** | Dose pediátrica (2 a 12 anos): 8 mg/kg/dose, 1 vez/dia (ainda sem registro no Brasil para crianças)<br>Adolescentes a partir de 12 anos e peso ≥ 35 kg: 300 mg, dose única diária (registro no Brasil apenas para adultos)<br>> 18 anos: 300 mg, dose única diária | Comprimido 300 mg: entre 15 e 30°C<br>Pó para solução oral e outros comprimidos não disponíveis no Brasil | Pode ser administrado com alimentos. Requer ajuste de dose em caso de insuficiência renal |
| Zidovudina (AZT) | Neonato (dose para quimioprofilaxia da transmissão vertical): ver Quadro 153.2<br>Dose pediátrica (6 semanas a < 18 anos): 180 a 240 mg/m²/dose a cada 12 h ou:<br>• 4 a < 9 kg – 12 mg/kg a cada 12 h<br>• 9 a < 30 kg – 9 mg a cada 12 h<br>• ≥ 30 kg – 300 mg a cada 12 h | Cápsula 100 mg: manter entre 15 e 30°C<br>Solução oral 10 mg/mℓ: manter entre 15 e 30°C<br>Frasco-ampola: 10 mg/mℓ<br>Após reconstituída: se refrigerar (2 a 8°C) – utilizar até 24 h após sua preparação; se mantiver entre 15 e 30°C, utilizar 8 h após sua preparação | Pode ser administrado com alimentos |

*Podem ocorrer exantema, hepatite e síndrome de Steven-Johnson geralmente nas 12 primeiras semanas. Monitorar função hepática nas semanas 2, 4 e 8 iniciais de tratamento. **No Brasil só há registro para crianças com 3 anos ou mais. Podem ocorrer alterações de humor e sonhos vívidos nas primeiras 2 a 4 semanas, hipercolesterolemia, exantema, potencial teratogênico (evitar uso em gestantes). ***Cefaleia, náuseas, vômito, disfunção tubular renal, desmineralização óssea, exacerbação de hepatite B (se interrompido o tratamento). Importante: requer monitoramento da função renal (sangue e urina).

# Bibliografia

AIDSinfo, 2016. Guidelines for the recommendations for use of antiretroviral drugs in pregnant HIV-1-infected women for maternal health and interventions to reduce perinatal HIV transmission in the United States. Disponível em: https://aidsinfo.nih.gov/contentfiles/lvguidelines/perinatalgl.pdf.

AIDSinfo, 2017. GUIDELINES for the use of antiretroviral agents in pediatric HIV infection. Disponível em: https://aidsinfo.nih.gov/contentfiles/lvguidelines/pediatricguidelines.pdf.

Brasil. Ministério da Saúde, Secretaria de Vigilância em Saúde, Departamento de DST, AIDS e hepatites virais. Protocolo clínico e diretrizes terapêuticas para manejo da infecção pelo HIV em crianças e adolescentes – Brasília: MS, 2014.

Siberry KG. Preventing and managing HIV infection in infants, children, and adolescents in the United States. Pediatrics in Review. 2014; 35 (7):268-86.

Yogev R, Chadwick EG. Acquired immunodeficiency syndrome (human immunodeficiency virus). In: Kliegman RM, Stanton BF, St. Geme JW, Schor NF, eds. Nelson textbook of pediatrics. 20th ed. Philadelphia: Elsevier Saunders; 2016:1645-66.

# 154 Toxoplasmose Congênita

CID-10: P37.1

*Rafael Alfaia • Paulo Sérgio Sucasas da Costa*

## Introdução

A toxoplasmose é uma doença parasitária transmitida por um protozoário intracelular chamado *Toxoplasma gondii*. São conhecidas três linhagens clonais do *T. gondii* as relacionadas com a toxoplasmose congênitas são as dos tipos 1 e 2. Possui incidência mundial de 15 para 10.000 nascidos vivos. No Brasil, é de 3 a 20 para 10.000 nascidos vivos.

## Fatores de risco e causas

Seres humanos se infectam ao ingerir carne vermelha crua ou malpassada que contenha cistos ou através de água e alimentos contendo oocistos presentes em fezes de gatos contaminados. Após a primoinfecção materna, o *T. gondii* atinge a circulação fetal através da infecção da placenta. A transmissão também pode ocorrer raramente em mulheres portadoras de imunodeficiência, após reativação da toxoplasmose latente durante a gestação ou reinfecção. Os riscos de transmissão aumentam com a evolução da idade gestacional (IG) (17% no primeiro trimestre, 25% no segundo e 65% no terceiro), já quanto menor a IG na época do contágio, maior a gravidade da doença.

## Manifestações clínicas

Recém-nascidos não apresentam sintomas evidentes em cerca de 85% dos casos. No Brasil, 80% apresentarão lesões oftalmológicas. As principais manifestações clínicas relatadas são:

- Na ultrassonografia (US) obstétrica: calcificações intracranianas, dilatação ventricular cerebral, hepatoesplenomegalia, ascite e placentomegalia
- No recém-nascido (RN): coriorretinite, estrabismo, amaurose, prematuridade, restrição de crescimento uterino (RCIU), hidrocefalia, microcefalia, calcificações intracranianas, epilepsia, hepatoesplenomegalia, adenomegalia, icterícia, anemia e trombocitopenia.

A tríade clássica hidrocefalia, coriorretinite e calcificações intracranianas é rara.

## Diagnóstico diferencial

A maior variedade de diagnósticos diferenciais recai sobre a STORCH (sífilis, toxoplasmose, rubéola, citomegalovírus, herpes-vírus, HIV).

## Exames complementares

Devido à ausência de sintomas da mãe e do RN se faz necessária a investigação laboratorial para o diagnóstico.

Na mãe, deve-se investigar o *status* sorológico para o diagnóstico de suscetibilidade ou de infecção.

Segundo o Ministério da Saúde, a definição de infecção aguda pode ser:

- Comprovada: soroconversão gestacional ou detecção de DNA do *T. gondii* pela reação em cadeia de polimerase (PCR) no líquido amniótico
- Provável: IgM+ e IgG+, baixo índice de avidez (em qualquer IG); aumento progressivo dos títulos de IgM e IgG; IgM+ e história clínica de toxoplasmose aguda gestacional
- Possível: IgM+ e IgG+, alto índice de avidez (colhido após 12 semanas de IG) ou indeterminado; IgM+ e IgG+ sem realização de teste de avidez colhido em amostra única em qualquer IG
- Improvável: IgM+/– e IgG+, índice de avidez alto (colhido antes de 12 semanas de IG)
- Ausente: IgM– e IgG– durante a gestação, IgG+ antes da gestação, IgM+, IgG–.

Para comprovação de diagnóstico de toxoplasmose congênita: no RN, IgM+ entre 2 dias de vida e 6 meses de idade; em crianças que durante o acompanhamento apresentam IgG+ após 12 meses de vida independentemente da presença de sinais ou sintomas; em crianças com sinais e sintomas de toxoplasmose com mãe IgG+; em crianças cujas mães apresentaram PCR + no líquido amniótico.

RN sintomáticos para toxoplasmose devem ser investigados para outras STORCH devido ao quadro clínico semelhante.

A avaliação complementar em RN com suspeita de toxoplasmose congênita deve ser feita com hemograma, fundoscopia e US transfontanela.

RN com toxoplasmose congênita comprovada ou filhos de mães com toxoplasmose aguda comprovada ou possível devem ser avaliados com hemograma, fundoscopia, tomografia computadorizada (TC) de crânio sem contraste, US transfontanela (quando TC não estiver disponível), avaliação liquórica, avaliação da função hepática, avaliação auditiva (EOA ou BERA, quando indicado).

## Tratamento

Todos os RN com toxoplasmose congênita comprovada devem receber tratamento até os 12 meses independentemente da presença ou não de manifestações clínicas. Os fármacos utilizados são:

- Sulfadiazina (500 mg ou 100 mg/m$\ell$): 100 mg/kg/dia divididos em 2 doses diárias até 1 ano
- Pirimetamina (25 mg ou 2 mg/m$\ell$): 1 mg/kg/dia 1 vez/dia durante 2 a 6 meses, depois 1 mg/kg 3 vezes/semana até completar 1 ano de tratamento. Se neutropenia < 500/mm$^3$, suspender até recuperação
- Ácido folínico (15 mg ou 5 mg/m$\ell$): 10 mg (2 m$\ell$ da solução) 3 vezes/semana. Se neutropenia < 1.000/mm$^3$, aumentar para 20 mg
- Prednisona ou prednisolona: 1 mg/kg/dia dividido em 2 doses diárias se coriorretinite em atividade ou proteinorraquia > 1.000 mg/d$\ell$ até resolução da coriorretinite ativa.

As apresentações dos fármacos citados em mg/m$\ell$ são soluções manipuladas.

### Atenção

O acompanhamento dos casos deve ser feito de acordo com o esquema elucidado na Figura 154.1. Devido à pirimetamina, a neutropenia ocorre em 58% dos casos, portanto, deve-se realizar hemograma semanal nos primeiros 2 meses de tratamento; se houver estabilização, a cada 2 semanas por 2 meses e, após esse período, mensalmente. Deve ser realizada avaliação oftalmológica semestral até a idade escolar, depois deve ser anual.

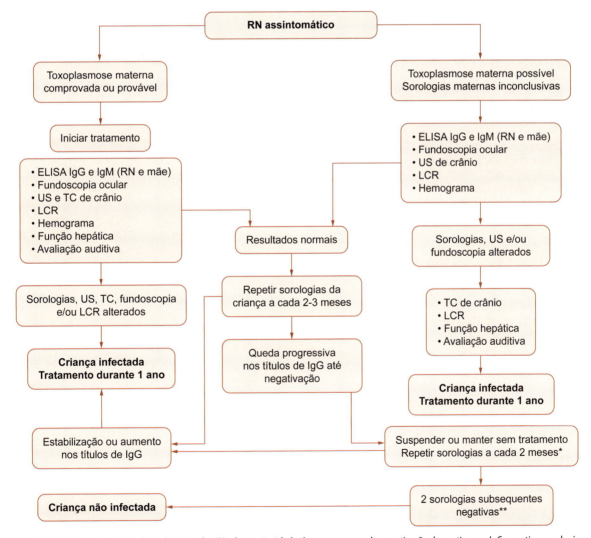

**Figura 154.1** Fluxograma de abordagem do recém-nascido. *Na descontinuidade do tratamento pela negativação dos anticorpos IgG, repetir a sorologia em 1 mês. **Em crianças que receberam tratamento, confirmar soronegativação 6 meses após a suspensão dos medicamentos. IgG: imunoglobulina G; IgM: imunoglobulina M; LCR: líquido cefalorraquidiano; TC: tomografia computadorizada; US: ultrassonografia. Fonte: Ministério da Saúde, 2014.

## Bibliografia

Brasil. Ministério da Saúde. Atenção à saúde do recém-nascido: guia para os profissionais da saúde. 2 ed. Brasília, 2014. Toxoplasmose congênita. v. 2, Capítulo 16, p. 109-124.

Brasil. Protocolo de notificação e investigação: toxoplasmose gestacional e congênita. Ministério da Saúde. 2018.

Moncada PA, Montoya JG. Toxoplasmosis in the fetus and newborn: an update on prevalence, diagnosis and treatment. Expert Rev. Anti Infect Ther. 2012; 10(7):815-28.

Montoya JG, Liesenfeld O. Toxoplasmosis. Lancet. 2004; 363:1965-76.

Oz HS. Maternal and congenital toxoplasmosis, currently available and novel therapies in horizon. Frontiers in Microbiology. 2014 Jul; 5:1-6.

Pomares C, Montoya JG. Laboratory diagnosis of congenital toxoplasmosis. J Clin Microbiol. 2016 Oct; 54(10):2448-54.

Togerson PR, Mastroiacovo P. The global burden of congenital toxoplasmosis: a systematic review. Bull World Health Organ. 2013. 91: 501-8.

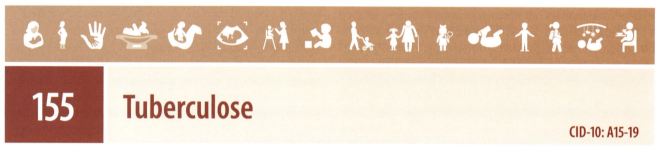

# 155 Tuberculose

CID-10: A15-19

*Fernanda de Oliveira César • Isis Cristiane Fonseca Oliveira • Maly de Albuquerque*

## Introdução

A tuberculose (TB) é uma doença infecciosa causada por *Mycobacterium bovis*. É transmitida pela inalação de bacilos expelidos por fala, tosse e espirro de paciente com tuberculose ativa de vias respiratórias.

## Fatores de risco e causas

A transmissão da doença ocorre, em sua maior parte, por contato com pacientes bacilíferos, ou seja, aqueles com baciloscopia positiva. Pacientes não bacilíferos, mesmo apresentando cultura positiva para o bacilo, são muito menos eficientes em transmitir a doença. As formas exclusivamente extrapulmonares da TB não são transmissíveis.

Em razão de seu modo de transmissão, a TB tem como principal fator de risco a convivência em grandes aglomerados, associada a baixas condições socioeconômicas; como ocorre nos países subdesenvolvidos, onde a doença é ainda um verdadeiro problema de saúde pública.

Condições que diminuem a imunidade, como a infecção pelo HIV ou o uso de imunossupressores, entre outros, são de muita importância na avaliação do paciente.

## Manifestações clínicas

### Tuberculose pulmonar

Em crianças pequenas, principalmente com menos de 10 anos de idade, as manifestações da tuberculose podem ser de difícil reconhecimento, uma vez que são variadas e inespecíficas. Ganho ponderal inadequado, tosse não produtiva e dispneia leve são os sintomas mais comuns. Alguns aspectos têm maior relevância para o diagnóstico nesse grupo, a saber: a forma pulmonar costuma ser abacilífera, diferentemente do adulto, e essas crianças, em geral, não são capazes de expectorar. Assim, baciloscopia e cultura negativas nunca excluem o diagnóstico de tuberculose em crianças.

Em crianças com idade superior a 10 anos e em adolescentes, o quadro clínico começa a se assemelhar ao dos adultos. As lesões são de predomínio em ápices pulmonares, escavadas e disseminadas bilateralmente. Os pacientes, em geral, apresentam sintomas respiratórios e são mais frequentemente positivos à baciloscopia. Nessa faixa etária, é possível a coleta do escarro para a realização de baciloscopia e de cultura para a confirmação diagnóstica.

O quadro clínico típico se caracteriza por febre, em geral moderada, de predomínio vespertino, por mais de 15 dias, associada a outros sintomas mais comuns, como tosse, irritabilidade, perda ponderal e sudorese noturna; hemoptise é rara. Muitas vezes, a hipótese é levantada por um quadro de pneumonia que não melhora com o tratamento com antibióticos para germes comuns.

Na prática, em nosso meio, é utilizado o sistema de escore para o diagnóstico de tuberculose pulmonar em crianças (Quadro 155.1).

### Tuberculose extrapulmonar

Cerca de 20% dos casos de tuberculose em crianças são formas extrapulmonares. A TB pode acometer qualquer órgão/tecido do corpo, porém as formas mais frequentes são: ganglionar periférica, pleural, óssea e meningoencefálica, descritas brevemente a seguir.

**Quadro 155.1** Escore para o diagnóstico de tuberculose pulmonar.

| Escore | Pontuação |
|---|---|
| **Critérios clínicos** | |
| Febre ou sintomas como: tosse, adinamia, expectoração, emagrecimento, sudorese > 2 semanas | 15 pontos |
| Assintomático ou com sintomas < 2 semanas | 0 ponto |
| Infecção respiratória com melhora após uso de antibióticos para germes comuns ou sem antibióticos | –10 pontos |
| **Critérios radiológicos** | |
| Adenomegalia hilar ou padrão miliar | 15 pontos |
| Condensação ou infiltrado (com ou sem escavação) inalterado > 2 semanas | |
| Condensação ou infiltrado (com ou sem escavação) > 2 semanas, evoluindo com piora ou sem melhora com antibióticos para germes comuns | |
| Condensação ou infiltrado de qualquer tipo < 2 semanas | 5 pontos |
| Radiografia normal | –5 pontos |
| **Contato com adulto tuberculoso** | |
| Próximo, nos últimos 2 anos | 10 pontos |
| Ocasional ou negativo | 0 ponto |
| **Teste tuberculínico** | |
| ≥ 5 mm em não vacinados com BCG; vacinados ≥ 2 anos; imunossuprimidos ou ≥ 10 mm em vacinados < 2 anos | 15 pontos |
| 0 a 4 mm | 0 ponto |
| **Estado nutricional** | |
| Desnutrição grave | 5 pontos |

Esta interpretação não se aplica a revacinados com BCG. Interpretação do sistema de escore: ≥ 40 pontos (diagnóstico muito provável): iniciar tratamento; 30 a 35 pontos (diagnóstico possível): pode ser iniciado o tratamento, a critério clínico; < 30 pontos (diagnóstico pouco provável): continuar a investigação da criança. Fazer diagnóstico diferencial com outras doenças pulmonares. Outros métodos podem ser usados para auxiliar no diagnóstico, como lavado gástrico, broncoscopia, escarro induzido, punções e métodos rápidos.

**Tuberculose ganglionar periférica.** Também denominada escrofulose, é a principal forma de TB extrapulmonar em crianças. Acomete com mais frequência linfonodos cervicais anteriores, submandibulares e supraclaviculares. Cursa com aumento subagudo desses linfonodos, que costumam ser de consistência firme, mas não endurecidos, bem definidos e indolores à palpação, e podem estar aderidos a planos adjacentes ou entre si. Ocasionalmente, evoluem com caseificação (quando, então, tornam-se amolecidos), necrose e flutuação. A radiografia de tórax é normal em 70% dos casos, e, em geral, o PPD (teste tuberculínico) é reator. O diagnóstico pode ser feito por aspiração com agulha fina ou biopsia excisional com confirmação bacteriológica ou histopatológica. Diagnóstico diferencial é realizado com infecções por micobactérias não tuberculosas, doença da arranhadura do gato, tularemia, brucelose, toxoplasmose, tumores, cisto de fenda branquial, higroma cístico e infecção piogênica.

**Tuberculose pleural.** O início é frequentemente súbito, podendo inclusive simular uma pneumonia bacteriana, e é caracterizado por febre baixa a alta, dispneia, dor torácica à inspiração profunda, tosse seca e murmúrio vesicular diminuído. A tríade astenia-emagrecimento-anorexia ocorre em 70% dos pacientes. O diagnóstico deve ser feito por meio de exame histopatológico, baciloscopia ou cultura de fragmento da pleura (biopsia). A cultura e a baciloscopia do líquido pleural têm baixa sensibilidade.

**Tuberculose óssea.** Corresponde a 10 a 20% das lesões extrapulmonares na infância. Acomete frequentemente vértebras e articulações coxofemorais e joelhos. A manifestação clássica da espondilite tuberculosa é a progressão para o mal de Pott (destruição dos corpos vertebrais levando a deformidade em giba e cifose). O quadro clínico é a tríade dor lombar-dor à palpação-sudorese noturna. As lesões ósseas da tuberculose lembram infecções piogênicas e fúngicas ou tumores ósseos. O comprometimento pode ser multifocal, e uma biopsia óssea é essencial para confirmar o diagnóstico.

**Tuberculose meningoencefálica.** É a complicação mais grave em crianças e é fatal se não houver tratamento rápido e efetivo. A meningite exsudativa é a apresentação clínica mais comum e é mais frequente em crianças com menos de 6 anos de idade. Mais usualmente, os sinais e sintomas progridem com lentidão, durante várias semanas, em três estágios. O primeiro estágio dura 1 a 2 semanas e caracteriza-se por sintomas inespecíficos, como febre, cefaleia, irritabilidade, sonolência e mal-estar. Os sinais neurológicos focais estão ausentes. O segundo estágio é evidenciado por letargia, rigidez de nuca, convulsões, sinais de Kernig e Brudzinski positivos, hipertonia, vômitos, paralisia de nervos cranianos e outros sinais neurológicos focais. Ocorrem, ainda nesse estágio, desenvolvimento de hidrocefalia, hipertensão intracraniana e vasculite. O terceiro estágio é marcado por coma, hemiplegia ou paraplegia, hipertensão, posição de descerebração, deterioração dos sinais vitais e, por fim, morte. O PPD é não reator em até 50% dos casos, e de 20 a 50% das crianças têm radiografia de tórax normal. O diagnóstico é auxiliado pelo exame do liquor, que demonstra alta celularidade (10 a 500 leucócitos/mm$^3$) com predomínio de linfócitos, proteína elevada (400 a 5.000 mg/d$\ell$) e níveis de glicose abaixo de 40 mg/d$\ell$, mas raramente abaixo de 20 mg/d$\ell$. A pesquisa de bacilo álcool-acidorresistente (BAAR) no liquor é positiva somente em até 30% dos casos, e a cultura em até 50 a 70%. Culturas de outros líquidos, como aspirado gástrico ou urina, podem ajudar a confirmar o diagnóstico. Outra forma comum da TB no sistema nervoso central (SNC) é o tuberculoma, massa resultante da confluência de tubérculos caseosos, que se manifesta clinicamente como um tumor cerebral e é com maior frequência infratentorial. Os sintomas mais comuns são febre, cefaleia e convulsões. A maioria regride com o tratamento clínico.

## Diagnóstico diferencial

Entram no leque de diagnósticos diferenciais: pneumonias bacterianas, infecção pulmonar fúngica (arpergilose, paracoccidioidomicose, histoplasmose etc.), infecção pulmonar por micobactérias não tuberculosas, sarcoidose, entre outros.

## Exames complementares

**Exames de imagem do tórax.** Os achados mais sugestivos são: adenomegalites hilares e/ou paratraqueais; pneumonias de qualquer aspecto radiológico com evolução lenta (superior a 2 semanas); adenomegalias mediastinais; cavitação pulmonar e infiltrado nodular difuso (padrão miliar).

**Baciloscopia.** É a pesquisa direta de BAAR no escarro ou em outros líquidos/secreções. No caso de suspeita de TB pulmonar, deve ser realizada em, pelo menos, duas amostras de escarro (uma diante da suspeita e a outra na manhã do dia seguinte, ao acordar). Em geral, isso somente é possível a partir dos 5 anos de idade e pode ser facilitado pela indução do escarro com nebulização de salina hipertônica a 3% (5 ml de SF a 0,9% + 0,5 ml de NaCl a 20%). Vale lembrar que a maioria das crianças com idade inferior a 10 anos é abacilífera.

**Cultura.** Deve ser realizada em casos suspeitos com baciloscopia negativa, casos em que haja dificuldade de obtenção da amostra, casos suspeitos de TB extrapulmonar e casos suspeitos de infecções causadas por micobactérias não tuberculosas. A indução do escarro produz amostras tanto para cultura quanto para baciloscopia, enquanto os aspirados gástricos, em geral, são usados em culturas. Culturas negativas nunca excluem o diagnóstico de TB em crianças. A grande desvantagem da cultura é que pode demorar de 14 a 30 dias para se obter um resultado, podendo chegar a 8 semanas.

**PPD (ou PT – prova tuberculínica).** Mede a resposta imune celular ao antígeno inoculado na derme. É considerado reator quando maior ou igual a 5 mm.

**Exame histopatológico.** Utilizado principalmente na investigação das formas extrapulmonares. A presença de granulomas com necrose de caseificação é compatível com o diagnóstico de TB. No entanto, o único método de certeza é a cultura seguida da identificação da espécie *M. tuberculosis*. Por isso, todo o material coletado por biopsia deve ser armazenado em água destilada ou SF a 0,9% e enviado para cultura em meio específico.

## Tratamento

O tratamento deve ser ambulatorial, diretamente observado (TDO). Em alguns casos, a hospitalização é recomendada, pelo menor tempo possível, como nos casos de TB meningoencefálica ou alguma outra condição que inviabilize o tratamento ambulatorial.

**Casos novos.** Caracterizados por pacientes nunca tratados ou que se trataram por menos de 30 dias. Recomenda-se o uso do esquema básico para o tratamento:

- Em crianças < 10 anos (Quadro 155.2):
  - Rifampicina (R) + Isoniazida (H) + Pirazinamida (Z) por 2 meses, seguidos de
  - Rifampicina (R) + Isoniazida (H) por mais 4 meses
- Em crianças > 10 anos (Quadro 155.3):
  - Rifampicina (R) + Isoniazida (H) + Pirazinamida (Z) + Etambutol (E) por 2 meses
  - Rifampicina (R) + Isoniazida (H) por mais 4 meses.

**Casos com tratamento anterior.** Caracterizados por pacientes já tratados por mais de 30 dias/recidiva após cura/retorno após abandono. Recomenda-se prosseguir com o esquema básico até o resultado da cultura e do teste de sensibilidade.

**Casos de TB meningoencefálica.** Utiliza-se o esquema básico, com prolongamento do tratamento de manutenção de 4 para 7 meses.

Um corticosteroide deve ser associado ao esquema de tratamento: prednisona oral (1 a 2 mg/kg/dia) por 4 semanas ou dexametasona (0,3 a 0,4 mg/kg/dia), por via intravenosa nos casos graves, por 4 a 8 semanas.

**Casos especiais.** Pacientes que apresentem hepatopatias, efeitos colaterais maiores, HIV/AIDS ou em uso de imunossupressores.

**Quadro 155.2** Esquema básico para crianças < 10 anos.

| Fases do tratamento | Fármacos | Peso do paciente | | | |
| --- | --- | --- | --- | --- | --- |
| | | Até 20 kg mg/kg/dia | > 20 a 35 kg mg/dia | > 35 a 45 kg mg/dia | > 45 kg mg/dia |
| 2 RHZ Fase de ataque | R | 15 | 300 | 450 | 600 |
| | Z | 10 | 200 | 300 | 400 |
| | H | 35 | 1.000 | 1.500 | 2.000 |
| 4 RH Fase de manutenção | R | 10 | 300 | 450 | 600 |
| | H | 15 | 200 | 300 | 400 |

**Quadro 155.3** Esquema básico para crianças > 10 anos.

| Regime | Fármacos | Faixa de peso | Unidade/dose | Meses |
|---|---|---|---|---|
| 2 RHZE Fase intensiva | RHZE 150/75/400/275 comprimidos em dose fixa combinada | 20 a 35 kg | 2 comprimidos | 2 |
| | | 36 a 50 kg | 3 comprimidos | |
| | | > 50 kg | 4 comprimidos | |
| 4 RH Fase de manutenção | RH Comprimido ou cápsula de 300/200 ou 150/100 mg | 20 a 35 kg | 1 comprimido ou cápsula de 300/200 mg | 4 |
| | | 36 a 50 kg | 1 comprimido ou cápsula de 300/200 mg + 1 comprimido ou cápsula de 150/100 mg | |
| | | > 50 kg | 2 comprimidos ou cápsulas de 300/200 mg | |

Recomenda-se submetê-los a esquemas especiais de tratamento.

**Casos de tuberculose latente.** A tuberculose latente (ILTB) consiste no período entre a entrada de *M. tuberculosis* no organismo e o aparecimento da doença. A detecção da ILTB permite a instituição de tratamento medicamentoso para os indivíduos infectados que apresentem maior risco de progressão para a doença ativa. Quando indicado, o tratamento é feito com isoniazida ou rifampicina.

A indicação do uso da isoniazida ou rifampicina depende dos seguintes fatores: resultado do PPD, idade, probabilidade de ILTB e risco de adoecimento.

Os grupos com indicação de tratamento são:

- Crianças < 10 anos de idade, contactantes de casos bacilíferos:
  - PPD ≥ 5 mm
  - Incremento de 10 mm ou mais em relação à primeira prova tuberculínica (após 8 semanas).
- Crianças > 10 anos de idade e adolescentes: a relação risco-benefício do tratamento deve ser avaliada caso a caso. A idade é um dos fatores de risco para hepatotoxicidade pela isoniazida e risco reduzido acumulado de adoecimento.

Um resumo da investigação dos contactantes é descrito na Figura 155.1.

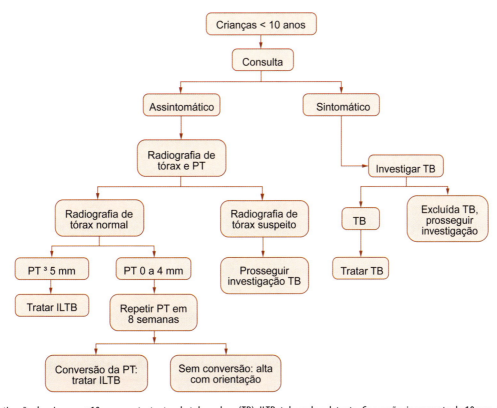

**Figura 155.1** Investigação de crianças < 10 anos contactantes de tuberculose (TB). ILTB: tuberculose latente. Conversão: incremento de 10 mm ou mais em relação a primeira prova tuberculínica (após 8 semanas).

## Atenção

Mesmo com os números crescentes de tuberculose em crianças em todo o mundo, a doença continua sendo subdiagnosticada pelo baixo índice de suspeição. Muitas vezes, passa despercebida como pneumonias de evolução arrastada ou por germes resistentes a antibióticos comumente utilizados. Deve-se buscar uma ampliação do leque de diagnósticos diferenciais, elevando a suspeita de tuberculose para um dos principais diagnósticos nesses casos, além de uma busca ativa pela doença.

Vale ressaltar mais uma vez que, em sua maioria, as crianças de idade inferior a 10 anos com TB pulmonar são abaciliferas, ou seja, apresentam-se com baciloscopia (pesquisa de BAAR) negativa. Baciloscopia e/ou cultura negativas não excluem o diagnóstico.

## Bibliografia

Behrman RE, Kliegman R, Stanton BF et al. Nelson: Textbook of Pediatrics. 20. ed. Elsevier, 2015.

Brasil. Ministério da Saúde, Secretaria de Vigilância em Saúde, Departamento de Vigilância Epidemiológica. Manual de recomendações para o controle da tuberculose no Brasil – Brasília, Editora MS, 2011.

Faddoul D. Childhood tuberculosis: an overview. Advances in Pediatrics, California. 2015; 62:59-90.

Hospital Albert Einstein. Tuberculose em Pediatria – Diretriz Assistencial, 2014. Disponível em <http://pubdiretrizes.einstein.br/download.aspx?ID=%7BA9C8CA0B-D502-4EB3-98CA-062D544A79BC%7D>. Acesso em: 1 fev 2019.

Ministério da Saúde. Secretaria de Vigilância em Saúde. Departamento de Vigilância das Doenças Transmissíveis. Manual de Recomendações para o Controle da Tuberculose no Brasil. Brasília: Ministério da Saúde, 2019. 364 p.

Sociedade Brasileira de Pneumologia e Tisiologia, Sociedade Brasileira de Infectologia e Sociedade Brasileira de Reumatologia. Tuberculose Infecção Latente: Diagnóstico – Diretrizes Clínicas na Saúde Suplementar, 2011.

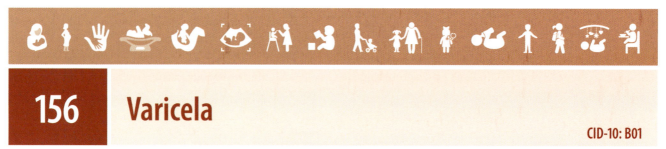

# 156 Varicela

CID-10: B01

*Fabiana Calaça de Moraes • Paulo Sérgio Sucasas da Costa*

## Introdução

A varicela é uma infecção viral, causada pelo vírus varicela-zóster (VVZ). É a infecção primária deste vírus e é predominantemente uma doença da infância e de populações não vacinadas, afetando a maioria das pessoas durante a infância (antes da era vacinal). Altamente contagiosa, é transmitida por contato direto e por via respiratória, com período de incubação que varia de 10 a 21 dias. A infecção primária pelo VVZ resulta em infecção latente de longa duração nos gânglios sensoriais, e a reativação endógena da infecção latente causa o herpes-zóster.

## Causas

O VVZ é um DNA herpes-vírus da família Herpesviridae. O VVZ tem pouca variabilidade molecular. Os três principais genótipos do tipo selvagem do VVZ foram descritos, a saber: a cepa europeia Dumas, a cepa japonesa vacinal Oka e o vírus parental, que foram completamente sequenciados.

O VVZ se dissemina por gotículas e aerossóis da nasofaringe 1 a 2 dias antes do início da erupção cutânea e de lesões cutâneas durante os primeiros 5 a 7 dias após o aparecimento do *rash*. Este período contagioso pode perdurar várias semanas em pacientes imunocomprometidos. O vírus penetra no hospedeiro suscetível através das superfícies mucosas do trato respiratório, embora seja difícil a detecção do vírus por cultura ou reação em cadeia da polimerase (PCR) nesses locais.

Várias glicoproteínas virais atuam na adesão do vírus às células mucosas e permitem sua penetração e propagação. Essas glicoproteínas também estimulam a resposta imune do hospedeiro. O VVZ se multiplica nos linfonodos regionais antes da primeira viremia subclínica após cerca de 4 a 6 dias. Durante a viremia, o VVZ também se dissemina para as vísceras. Em seguida, multiplica-se ainda mais no tecido reticuloendotelial. A segunda fase virêmica ocorre cerca de 14 dias após a infecção (14 a 21 dias) e promove a propagação viral para as superfícies da nasofaringe e pele, causando a erupção maculopapular vesicular típica. As vesículas contêm grandes quantidades de vírus e podem ser a mais importante via de transmissão viral. O período de contágio termina quando todas as lesões se encontrarem na forma de crostas.

Os papéis precisos de imunidade celular e humoral na proteção contra a infecção pelo VVZ não estão inteiramente compreendidos. A imunidade mediada por células parece ser mais importante que a imunidade humoral. A importância da imunidade mediada por células para eliminação da infecção primária, prevenção de infecções recorrentes e reativação da infecção tem sido evidenciada indiretamente pelo aumento da gravidade da doença em crianças com imunodeficiência celular; pela ausência de doença grave em indivíduos com hipogamaglobulinemia e imunidade celular preservada; pelo aumento de casos de herpes-zóster associados à disfunção imunológica celular e com diminuição da imunidade celular em pessoas idosas; e pelo maior risco de herpes-zóster em crianças infectadas com o vírus da varicela-zóster intraútero ou logo após o nascimento. No entanto, a imunidade humoral parece complementar a proteção pela imunidade mediada por células, como no sucesso da imunização passiva com imunoglobulinas específicas.

## Fatores de risco

A epidemiologia da varicela difere em climas temperados e tropicais. Em climas temperados, mais de 90% das pessoas são infectadas antes da adolescência, ao passo que, em muitos climas tropicais, a doença é adquirida mais tarde e os adultos são mais suscetíveis que as crianças. O VVZ mostra uma sazonalidade acentuada em climas temperados e na maioria dos climas tropicais, com pico de incidência nos meses mais frios e secos, durante o inverno ou a primavera.

Em climas temperados, a incidência da doença na população total é de 13 a 16 casos por 1.000 pessoas por ano, com variação substancial de ano para ano. As epidemias tendem a surgir em intervalos de 2 a 5 anos.

A varicela é uma doença da infância, com maior incidência em crianças de 1 a 9 anos de idade, mas, durante a última década, tem-se observado uma mudança para menor idade de infecção, abaixo de 5 anos. Não há relatos de diferenças de prevalência entre os sexos, mas, sim, de suscetibilidade reduzida para a doença em crianças com mais irmãos.

A idade avançada e um sistema imunológico comprometido são os fatores de risco mais importantes associados a gravidade da doença varicela e morte. A varicela em gestantes é mais grave que em não gestantes. O risco de morrer por varicela é mais elevado nos extremos de idade: em adultos, o risco de morte foi de 23 a 29 vezes maior, e, em lactentes, quatro vezes maior, em comparação a crianças em idade escolar, nas quais as taxas de letalidade foram cerca de 1 por 100.000. As taxas brutas de internação hospitalar por varicela nos países desenvolvidos variam de cerca de 2 a 6 por 100.000 habitantes. Tal como ocorre com o risco de morrer de varicela, o risco de internação é maior para lactentes e adultos que para crianças.

## Manifestações clínicas

A varicela caracteriza-se por exantema vesicular, que é frequentemente acompanhado de febre e mal-estar. Em pacientes imunocompetentes, os sintomas são geralmente leves a moderados, mas em casos graves pode haver mais de mil lesões e sintomas constitucionais e complicações graves, infecções bacterianas secundárias, além de comprometimento do sistema nervoso central (SNC), pneumonia e óbito.

Pode haver um pródromo de 1 a 2 dias durante o qual ocorre a febre concomitantemente ao aparecimento de lesões cutâneas. Estas começam como pequenas máculas, após pápulas, que evoluem rapidamente para vesículas, em seguida, para pústulas e, então, para crostas, dentro de um curto período, de 24 a 48 h (Figura 156.1). As vesículas podem surgir em qualquer parte do corpo. O número de lesões varia em menos de uma dezena a várias centenas. O curso da doença geralmente dura cerca de 7 dias.

As características das lesões da varicela na diferenciação com outras infecções são a presença de lesões em diferentes fases de evolução simultaneamente e a sua distribuição, que tende a ser de forma mais centrípeta, com as lesões mais concentradas no couro cabeludo, na face e no tronco que nos membros, podendo, no entanto, afetar as palmas das mãos e as plantas dos pés e estar presentes no interior da cavidade oral. As lesões da varicela são superficiais, e as crostas caem após 1 a 2 semanas, frequentemente causando manchas de hipopigmentação, que podem permanecer por vários meses ou deixar cicatrizes permanentes (principalmente se houver infecção secundária).

A varicela geralmente provoca sinais e sintomas sistêmicos como febre, dor de cabeça, mialgia, mal-estar e perda de apetite ou dificuldade de alimentação. A febre pode durar até cerca de 3 dias.

## Diagnóstico

O diagnóstico de varicela é clínico. Se a dúvida permanecer, uma história recente de exposição a varicela, ou a herpes-zóster, ou a ocorrência de casos secundários em contactantes pode auxiliar no diagnóstico. Embora o vírus possa ser cultivado, isso é difícil, oneroso e lento (várias semanas). Nas situações em que o diagnóstico definitivo seja par-

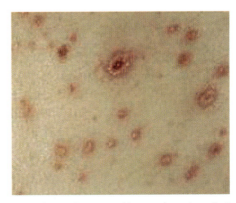

**Figura 156.1** Varicela com lesões em diferentes fases de evolução (máculas, pápulas, vesículas, pústulas e crostas).

ticularmente importante, como nos casos de varicela fatal, grave ou doença atípica, os testes de imunofluorescência de raspados de lesões podem ser usados. Em países com programas de vacinação contra a varicela, também são necessários testes de laboratório para distinguir a infecção com o tipo selvagem do vírus varicela-zóster de infecções com a estirpe da vacina.

### Diagnóstico diferencial

O diagnóstico diferencial da varicela inclui erupções vesiculares causadas por outros agentes infecciosos, como herpes-vírus simples, enterovírus (síndrome mão-pé-boca), rickéttsia e *S. aureus*; reações farmacológicas; dermatite de contato; herpes-zóster disseminado; e picadas de insetos. Antes da erradicação da varíola, casos de varicela grave podiam ser confundidos com varíola.

### Tratamento

O tratamento é sintomático na maioria dos casos, o que inclui antipiréticos e anti-histamínicos. Deve-se evitar ácido acetilsalicílico (AAS), pelo risco da síndrome de Reye. Banhos frios podem ser reconfortantes.

O tratamento com medicamentos antivirais é obrigatório para pacientes em risco de doença grave, como em pacientes imunocomprometidos e recém-nascidos cujas mães contraíram a infecção próximo ao parto, e para qualquer paciente com infecção pelo vírus varicela-zóster com complicações mediadas pelo vírus, tais como o envolvimento ocular, a pneumonia ou a encefalite. O aciclovir é na maioria dos casos eficaz se administrado por via intravenosa em até 72 h do início da doença. A dose diária intravenosa recomendada para crianças é de 1.500 mg/m² por dia; e para adolescentes e adultos, é de 30 mg/kg/dia divididos em três doses. Uma vez que o fármaco é excretado através dos rins, deve ser feita uma boa hidratação para evitar danos renais; a dosagem deve ser corrigida de maneira adequada em pacientes com insuficiência renal.

Em crianças saudáveis, o tratamento com aciclovir oral dentro de 24 h após o início da doença resultou em redução de 1 dia de febre e diminuição de 15 a 30% da gravidade das lesões cutâneas e dos sintomas sistêmicos, mas não pareceu reduzir a taxa de complicações. A dosagem recomendada é de 80 mg/kg/dia divididos em quatro doses para crianças, e de 4 g/dia, divididos em cinco doses para adultos, durante 5 dias. Não se recomenda o uso rotineiro de antivirais orais em casos não complicados de varicela em crianças saudáveis, sendo indicado seu uso (se iniciado dentro de 24 h de início do exantema) para grupos de pessoas com maior risco de doença grave, como gestantes, para adolescentes maiores de 13 anos de idade, para crianças com mais de 12 meses de vida com doença cutânea ou pulmonar crônica e para quem recebeu corticoterapia a longo prazo. A resistência do VVZ ao aciclovir tem sido relatada principalmente em pacientes com infecção por HIV subjacente. A resistência deve ser suspeitada naqueles que não respondam de maneira adequada ao tratamento, e o foscarnete intravenoso (120 a 200 mg/kg/dia, divididos em duas ou três doses) pode ser indicado.

### Complicações

A pneumonite é uma das complicações mais graves. É muito rara em crianças imunocompetentes, mas é importante para adultos e crianças imunodeprimidas. Consiste em uma pneumonia difusa que pode levar a insuficiência respiratória e morte, e o diagnóstico geralmente pode ser feito pela presença da varicela e infiltrado pulmonar difuso. O tratamento implica cuidados de suporte, como oxigênio e terapia antiviral com aciclovir.

A infecção bacteriana secundária das lesões de pele é a complicação mais comum da varicela (Figura 156.2). Pode haver aumento do eritema e endurecimento em torno da lesão, mas o foco de infecção secundária pode não estar sempre aparente. As bactérias infectantes são geralmente *Streptococcus pyogenes* ou *Staphylococcus aureus*. Essas infecções podem evoluir para complicações infecciosas muito graves, incluindo celulite, fasciíte necrosante, bacteriemia, osteomielite e síndrome do choque tóxico estafilocócico, com alta taxa de

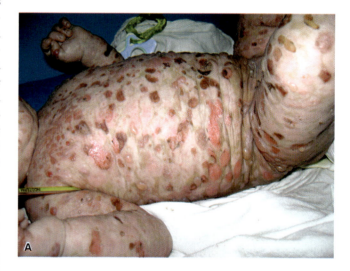

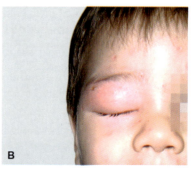

**Figura 156.2 A.** Varicela com infecção secundária difusa em pele. **B.** Celulite periórbitaria decorrente de varicela infectada.

mortalidade. O diagnóstico de infecção bacteriana secundária baseia-se na suspeita clínica, como a persistência da febre por mais de 3 dias ou o recrudescimento da febre. Uma análise aprofundada da pele deve ser realizada na busca do local de infecção bacteriana secundária, não apenas para o diagnóstico, mas também para determinar se existe um foco que requeira drenagem cirúrgica, por meio da qual o material infectado pode ser obtido para cultura e testes de sensibilidade aos antibióticos. Se houver suspeita de infecção grave, bacteriemia ou síndrome do choque tóxico, a hemocultura deve ser realizada, bem como outros exames necessários para avaliação de funções fisiológicas. Os pacientes com infecções leves podem ser tratados com cefalexina oral. Pacientes com infecções moderadas ou graves devem ser hospitalizados e receber cuidados de suporte e terapia antimicrobiana intravenosa (oxacilina ou cefalotina). No caso de *Staphylococcus aureus* resistente à meticilina (MRSA), uma opção terapêutica é clindamicina (no caso do CA-MRSA – adquirido na comunidade, com cobertura em 70 a 90%), ou a vancomicina, linezolida, daptomicina, ceftarolina, entre outros fármacos contra gram-positivos multirresistentes.

A encefalite pode ocorrer durante a varicela ou dentro de algumas semanas após o surgimento desta. Na maioria dos casos, é provavelmente uma encefalite parainfecciosa, o que implica que o vírus não está presente no cérebro. Ataxia cerebelar aguda é uma forma de encefalopatia caracterizada por ataxia, sugerindo doença do cerebelo e de suas conexões. O líquor é geralmente normal, assim como os exames de imagem. Sua duração se estende a algumas semanas, mas a recuperação é completa. A síndrome de Reye também é uma das complicações, e é associada ao uso indevido de ácido acetilsalicílico.

O VVZ torna-se latente em gânglios da raiz sensorial ou dorsal, e o herpes-zóster representa o recrudescimento do vírus e é caracterizado por uma doença de pele em distribuição dermatomal.

Apesar de incomum, a varicela materna pode resultar em infecção fetal. Isso pode resultar em graves cicatrizes da pele e atrofia cerebral. A síndrome da varicela congênita ocorre em 0,4 a 2,0% das crianças nascidas de mães infectadas com o VVZ durante as primeiras 20 semanas de gestação, mas há relatos de casos tão tardios quanto 28 semanas. Esta síndrome incapacitante consiste em uma série de anormalidades, incluindo grandes áreas de cicatrizes na pele, hipoplasia de membros, coriorretinite, catarata e outras malformações oculares, além de alterações cerebrais; as crianças afetadas apresentam atraso de desenvolvimento e prognóstico reservado.

A infecção intrauterina por varicela em crianças cujas mães não tenham anticorpos pode causar doença grave. Os recém-nascidos estão em maior risco de doença grave ou fatal se o *rash* da mãe aparecer entre 5 dias antes e 2 dias após o parto. Para essas crianças, deve ser administrada a imunoglobulina contra o VVZ o mais precocemente possível.

## Prevenção

A varicela é uma doença prevenível por meio da vacinação. As vacinas contra a varicela disponíveis são uma antigênica única e uma combinada contra sarampo, rubéola, caxumba e varicela (MMRV). A vacina contra a varicela é de vírus vivo atenuado e está disponível em todo o mundo. A vacina foi desenvolvida no Japão, e todas as vacinas utilizam a cepa Oka do vírus da varicela-zóster. A vacina é administrada subcutaneamente, e são recomendadas duas doses, a primeira aos 12, e a segunda aos 15 meses. A vacinação é contraindicada para gestantes e imunocomprometidos. Para crianças que receberam apenas uma dose, uma segunda dose é recomendada na adolescência. É uma vacina segura e bem tolerada, com eficácia de 80 a 85% contra a doença, e de 95% na prevenção de doença grave. Uma redução de 34,4% na incidência da doença em crianças de 5 a 9 anos de idade foi notada 2 anos após a implementação da vacina em um distrito na China.

A imunização passiva com imunoglobulinas contra o vírus varicela-zóster pode impedir ou melhorar a varicela clínica em indivíduos que são expostos ao vírus com alto risco de doença grave. É frequentemente usada para as pessoas expostas para as quais a vacina contra varicela é contraindicada, incluindo crianças imunocomprometidos suscetíveis, recém-nascidos cujas mães adquirem varicela de 5 dias antes a 2 dias após o nascimento, adolescentes e adultos, bem como crianças prematuras e gestantes. Desde a introdução da vacina contra a varicela na infância, casos de varicela, internações hospitalares e mortes caíram mais de 80% em crianças, e, em menor medida, em adultos.

## Bibliografia

American Academy of Pediatrics. Varicela-zoster virus infection. In: Kimberlin DW, Brady MT, Jackson MA, Long SS, eds. Red Book: 2018-2021 Report of the Committee on Infectious Diseases. 31st ed. Grove Village: AAP. pp. 869-83.

Berkoff MC, Brown WD. Varicella after the perinatal period. Pediatrics in Review. 2013; 34:537.

Fu J, Jiang C, Wang J et al. Epidemiology of varicella in Haidian district, Beijing, China. Vaccine. 2017; 35(18):2365-71.

Heininger U, Seward, JF. Varicella. Lancet, 2006. 368:1365-76.

LaRussa PS, Marin M, Gershon AA. Varicela Zoster Virus. In: Kliegman, RM, St. Geme JW, Blum MJ, Shah SS, Tasker RC, Wilson KM, Behrman RE (eds.). Nelson textbook of pediatrics. 21. ed. Philadelphia: Elsevier Saunders; 2020. p. 1708-15.

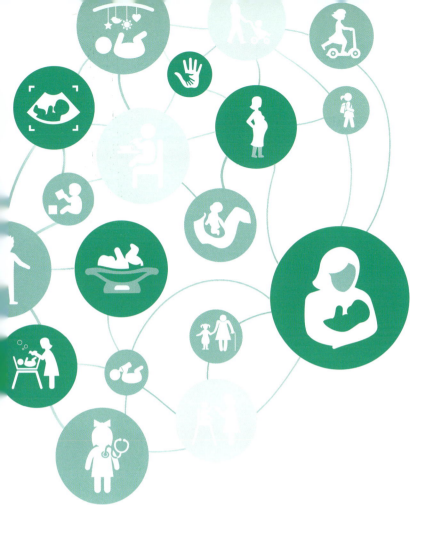

# Maus-Tratos

Parte 20

**Capítulo 157** A Criança e o Adolescente Vítimas ou em Situação de Violência Sexual, 479
**Capítulo 158** Prevenção de Violências, Promoção da Saúde e Proteção de Crianças e de Adolescentes, 483
**Capítulo 159** Violência contra Crianças e Adolescentes | Um Relevante Problema de Saúde Pública, 487

# 157 A Criança e o Adolescente Vítimas ou em Situação de Violência Sexual

CID-10: T74

*Eliane Terezinha Afonso • Marta Maria Alves da Silva • Maria Aparecida Alves da Silva • Adriana Helena Matos Abe*

## Introdução

Violência ou abuso sexual constitui um grave problema de saúde pública, que afeta crianças e adolescentes de todo o mundo, com significativa repercussão na saúde dessa população. Esta abordagem em uma parte específica justifica-se pelo grande impacto psicossocial causado às vítimas e famílias que sofrem ou sofreram esse tipo de violência. Além disso, ressaltam-se as especificidades que envolvem o atendimento dessa forma de violência pelos profissionais de saúde.

A magnitude epidemiológica e social da ocorrência da violência sexual na infância e adolescência no Brasil fica evidente na análise dos dados apresentados pelo Instituto de Pesquisa Econômica Aplicada (Ipea), no ano de 2014. Das notificações de estupro ocorridas em 2011, 88,5% das vítimas eram do sexo feminino, mais da metade tinha menos de 13 anos de idade, e 70% dos estupros foram cometidos no ambiente intrafamiliar, por parentes, namorados, amigos ou conhecidos da vítima.

A Sociedade Brasileira de Pediatria define violência sexual como todo ato ou jogo sexual cujo(a) agressor(a) está em estágio de desenvolvimento psicossexual mais adiantado que a criança ou o adolescente, tendo a intenção de estimulá-la(o) sexualmente ou utilizá-la(o) para obter satisfação sexual. Essas práticas eróticas e sexuais são impostas à criança ou ao adolescente pela violência física, por ameaças, por sedução ou pela indução de sua vontade. Podem variar desde atos em que não haja contato sexual até os diferentes tipos de atos com contato sexual, havendo ou não penetração. É notório o fato de que, independentemente de haver ou não contato físico, a violência sexual, de todos os tipos, é habitualmente carregada de consequências negativas para a saúde da criança ou do adolescente, que dela é vítima.

A ausência de evidência física para comprovação da violência sexual é habitualmente um fator que dificulta o diagnóstico. As manifestações de sua ocorrência podem ser de diversas ordens e formas de apresentação. Transtornos de comportamentos diagnosticados e tratados como tais com o uso de medicamentos podem esconder sofrimentos e situações de violência sexual, exigindo maior percepção geral do paciente pelo médico para seu diagnóstico.

Na ocorrência do contato físico, o diagnóstico de violência sexual pode ser realizado pelo exame médico-legal. Por outro lado, a manipulação dos órgãos sexuais ou o exibicionismo muitas vezes são de difícil identificação por falta de provas.

Um olhar atento de todos os profissionais nos diferentes espaços de convivência com crianças e adolescentes é fundamental para a suspeita de ocorrência de violência sexual, especialmente em locais de atenção à saúde e em escolas. A suspeita de violência e os sinais e sintomas relacionados às suas diferentes formas de expressão devem ser analisados em determinado contexto e sob uma perspectiva multiprofissional.

## Sinais e sintomas gerais possíveis de serem observados

Entre as crianças e os adolescentes vítimas de violência sexual, é frequente um conjunto de manifestações clínicas de alterações comportamentais e corporais como se apresentam a seguir.

### Manifestações corporais

- Alterações ou queixas do sistema geniturinário, como: prurido na área genital, infecções urinárias, odor vaginal, leucorreia ou secreções penianas, lesões ou sangramentos na região genital, incluindo alargamento do canal vaginal ou do reto. Dificuldade no controle de esfíncteres: encoprese, enurese
- Transtornos somatoformes ou de cunho psicossomático e emocional, sem causa clínica aparente (cefaleias recorrentes ou qualquer outra dor crônica; síndromes dispépticas ou outras dificuldades digestivas)
- Transtornos alimentares (anorexia ou compulsão)
- Sinais de qualquer traumatismo físico ou lesões corporais por uso de violência física
- História de gravidez precoce ou aborto em adolescentes.

### Manifestações comportamentais e psíquicas

- Tristeza constante, depressão, ansiedade, retração e situações autodestrutivas, incluindo isolamento social, ideação suicida, impulsividade
- Agressividade e autoflagelação ou uso abusivo de drogas
- Desinteresse por brincar ou por outras atividades esperadas para a idade; desinteresse por outras crianças e pessoas
- Crianças com medo direcionado para uma pessoa ou pânico de ficar sozinha; sono comprometido
- Mudanças súbitas e inexplicadas no humor, incluindo agressão e raiva contra familiares
- Comportamentos regressivos infantis e inadequados para idade
- Baixo nível de autoestima e grande preocupação em agradar os outros ou dificuldade de confiar nas pessoas
- Interesse sexual inesperado para a idade ou hipersexualização manifestada de diversos modos, incluindo os desenhos de crianças.

## Atenção integral à criança e ao adolescente em situação de violência sexual

Nos casos de violência sexual, deve-se rotineiramente: (i) prescrever a contracepção de emergência e a profilaxia para infecções sexualmente transmissíveis (ISTs), se necessário e segundo protocolo clínico e diretrizes terapêuticas do Ministério da Saúde (MS), preferencialmente nas primeiras 72 horas de ocorrência da violência; (ii) coletar material para provas forenses durante o atendimento emergencial, se este tiver de ser realizado e não houver tempo hábil para tal coleta em serviço específico como o Instituto Médico-Legal (IML); (iii) fazer a notificação compulsória de violências e encaminhar para a vigilância epidemiológica do serviço de saúde ou do município; e (iv) comunicar o caso ao Conselho Tutelar da Criança e do Adolescente, em conformidade com o Estatuto da Criança e do Adolescente (ECA).

> **Atenção**
>
> Orientação para a coleta de vestígios de violência sexual pelos pediatras:
> - Nesse caso, o esfregaço de secreção vaginal (até 72 horas da agressão) ou anal (até 6 horas) deve ser coletado em três lâminas de vidro, sem o uso de fixadores e colocados em embalagens próprias para lâminas
> - Secreções vaginais, orais ou anais também podem ser coletadas por *swab* e acondicionadas em papel-filtro estéril, que deve secar no ar ambiente por, no mínimo, 6 horas. Outros materiais biológicos, como pelos e cabelos, devem ser coletados, quando encontrados, para a realização de possível exame de DNA.

No entanto, todos esses procedimentos devem ser precedidos pelo **acolhimento** da criança e do adolescente vítima de violência e de sua família.

A Norma Técnica 131 do Ministério da Saúde (MS) dispõe sobre os registros de dados específicos que devem constar em prontuário de atendimento clínico de vítima de violência sexual:

- Local, dia e hora aproximados da violência sexual e do atendimento médico no hospital de referência
- História clínica detalhada, com dados sobre a violência sofrida
- Tipo(s) de violência sexual sofrido(s)
- Forma(s) de constrangimento empregada(s)
- Tipificação e número de agressores
- Exame físico completo, inclusive os exames ginecológico e urológico (devendo-se registrar a presença ou a ausência de sinais e sintomas de ISTs, tais como: leucorreias, lesões verrucosas, lesões ulceradas etc.)
- Descrição minuciosa das lesões, com indicação da temporalidade e localização específica
- Descrição minuciosa de vestígios e de outros achados no exame
- Identificação dos profissionais que atenderam a vítima, com letra legível e assinatura
- Preenchimento da Ficha de Notificação de Violência Interpessoal/Autoprovocada do MS (ficha do Sistema de Informação de Agravos de Notificação – Sinan)
- Comunicação obrigatória do caso ao Conselho Tutelar da Criança e do Adolescente, em conformidade com o artigo 13 do Estatuto da Criança e do Adolescente (ECA).

Ainda de acordo com a Norma Técnica do MS, *a exigência de apresentação de Boletim de Ocorrência (BO) policial e o laudo do Instituto Médico-Legal (IML) é incorreta e ilegal.* O BO registra a violência para o conhecimento da autoridade policial, que determina a instauração do inquérito e da investigação. O laudo do IML é um documento elaborado para fazer prova criminal. *A exigência destes documentos para atendimento nos serviços de saúde não é, portanto, correta.*

Quando se tratar de criança, adolescente ou pessoa em condição de dependência em relação ao(à) autor(a) da agressão, é importante avaliar a necessidade de estabelecer mecanismos de intervenção que atenuem a dependência e a vulnerabilidade. A Figura 157.1 apresenta o fluxograma de atendimento e de notificação de vítimas de violência sexual.

## Continuidade do cuidado com a criança ou o adolescente em situação de violência sexual

A identificação de violência intrafamiliar leva habitualmente a desequilíbrio e mudanças estruturais na dinâmica familiar adoecida. O fato envolve todo o núcleo familiar e, por isso, demanda uma atenção intersetorial em rede no município de residência, de acordo com a organização proposta. A intervenção de diferentes profissionais, como psicólogos, assistentes sociais, entre outros, deve ser buscada para o seguimento psicossocial da criança ou do adolescente e de todos os envolvidos.

O tratamento do(a) agressor(a) ainda é medida incipiente no Brasil como um todo, sendo raros os locais com serviços organizados nesse sentido, a exemplo do projeto "Invertendo a rota" vinculado à Pontifícia Universidade Católica de Goiás (PUC Goiás), em Goiânia, que objetiva o atendimento do(a) autor(a) da violência. Os resultados de intervenções como esta são pouco conhecidos; no entanto, sugerem melhor resposta no atendimento de agentes de violência não sexual.

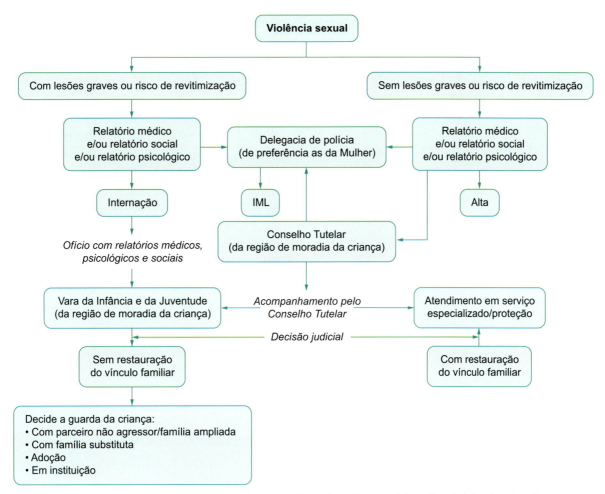

**Figura 157.1** Fluxograma de atendimento de crianças e adolescentes vítimas de violência sexual. Fonte: Sociedade Brasileira de Pediatria, 2014.

A violência sexual demanda que a proteção da vítima seja imediata, e, para tanto, outros setores devem ser acionados, como as instâncias de proteção (Conselho Tutelar, Ministério Público e Defensoria Pública) e de responsabilização, além do sistema judiciário e de segurança pública (delegacias e varas da infância e da juventude).

O pediatra tem um importante papel na identificação das situações de violência e, muito além disso, no atendimento e no acompanhamento dos casos, para prevenir a violência de repetição ou novas formas de violência contra as crianças e os adolescentes, e na avaliação da efetividade das diferentes medidas adotadas, incluindo as de proteção e de garantia de direitos.

## Marcos legais no enfrentamento das violências contra crianças e adolescentes

Buscando fundamentar pediatras e demais profissionais de saúde em relação aos aspectos legais para as ações de enfrentamento das violências contra crianças e adolescentes no Brasil, citam-se, no Quadro 157.1, alguns atos legais, como leis, decretos e portarias ministeriais.

**Atenção**

Você sabia que existe o Disque 100?

O Disque 100, também chamado de Disque Direitos Humanos, é um serviço de denúncia por telefone, gratuito, que funciona 24 horas, e é coordenado pela Ouvidoria Nacional do Ministério da Mulher, da Família e dos Direitos Humanos.

Tem a competência de receber, examinar e encaminhar denúncias e reclamações, atuar na resolução de tensões e conflitos sociais que envolvam violações de direitos humanos, além de orientar e adotar providências para o tratamento dos casos de violação de direitos humanos, incluindo de crianças e de adolescentes, podendo agir de ofício e atuar diretamente ou em articulação com outros órgãos públicos e organizações da sociedade.

As denúncias poderão ser anônimas, ou, quando solicitado pelo denunciante, é garantido o sigilo da fonte das informações.

Qualquer pessoa pode ligar para o Disque 100 e fazer uma denúncia de violência contra crianças e adolescentes.

Lembre-se: este simples ato pode salvar a vida de uma criança ou de um adolescente!

**Quadro 157.1** Principais marcos legais para o enfrentamento das violências contra crianças e adolescentes no Brasil.

| Marco legal | Especificação |
| --- | --- |
| Lei nº 8.069/1990 – Estatuto da Criança e do Adolescente (ECA) | Institui a notificação compulsória de violências contra crianças e adolescentes |
| Portaria MS nº 737/2001 | Refere-se à Política Nacional de Redução da Morbimortalidade por Acidentes e Violências |
| Portaria nº 1.968/2001 | Institui a notificação de violências e maus-tratos contra crianças e adolescentes nos serviços de saúde públicos, privados e filantrópicos |
| Plano Nacional de Enfrentamento da Violência Sexual Infantojuvenil | Define as diretrizes no enfrentamento da violência sexual contra crianças e adolescentes |
| Portaria MS nº 1.864/2003 | Institui o componente pré-hospitalar móvel da Política Nacional de Atenção às Urgências e implanta os Serviços de Atendimento Móvel de Urgência (Samu) |
| Lei nº 10.764/2003 | Altera o ECA em relação à proibição e às penalidades do uso de criança ou adolescente em cena pornográfica, de sexo explícito ou vexatória, entre outras providências |
| Portaria MS nº 936/2004 | Institui a Rede Nacional de Núcleos de Prevenção da Violência e Promoção da Saúde |
| Portaria MS nº 687/2006 | Institui a Política Nacional de Promoção da Saúde, que tem, entre suas prioridades, a prevenção de violências e acidentes e a redução do uso abusivo de álcool e outras drogas |
| Portaria MS nº 1.356/2006 | Institui incentivo aos estados, ao Distrito Federal e aos municípios para a implantação da Vigilância de Violências e Acidentes (VIVA) em serviços sentinela |
| Portaria nº 648/2006 | Institui a Política Nacional de Atenção Básica |
| Decreto nº 5.948/2006 | Institui a Política Nacional de Enfrentamento ao Tráfico de Pessoas, incluindo o tráfico de crianças e adolescentes, independentemente do fim (exploração sexual, trabalho infantil, trabalho escravo, tráfico de órgãos, adoções ilegais) |
| Portaria nº 2.472/2010 | Institui a notificação compulsória de violências doméstica, sexual e autoprovocadas em serviços sentinela |
| Linha de Cuidado para a Atenção Integral à Saúde de Crianças, Adolescentes e suas Famílias em Situação de Violências | Implanta uma estratégia para a integralidade do cuidado, articulando a atenção primária até o mais complexo nível de atenção e a rede intersetorial de proteção de crianças e adolescentes |
| Portaria nº 104/2011 | Institui a notificação compulsória de violências doméstica, sexual e autoprovocadas em todos os serviços de saúde (universalização da notificação) |
| Portaria MS nº 1.600/2011 | Reformula a Política Nacional de Atenção às Urgências e institui a Rede de Atenção às Urgências no Sistema Único de Saúde (SUS) |
| Portaria nº 2.488/2011 | Atualiza a Política Nacional de Atenção Básica |
| Decreto nº 7.958/2013 | Estabelece as diretrizes para o atendimento das vítimas de violência sexual pelos profissionais de segurança pública e da rede de atendimento do SUS |
| Lei nº 12.845/2013 | Dispõe sobre o atendimento obrigatório e integral de pessoas em situação de violência sexual |
| Portaria nº 1.271/2014 | Define a notificação compulsória de violência sexual e tentativa de suicídio como de notificação imediata (menos de 24 horas) |
| Portaria MS nº 2.446/2014 | Institui a versão atualizada da Política Nacional de Promoção da Saúde, que tem, entre suas prioridades, a promoção de uma cultura de paz e de direitos humanos, e a promoção da mobilidade sustentável |
| Lei nº 13.010/2014 | "Lei Menino Bernardo": estabelece o direito da criança e do adolescente de serem educados e cuidados sem o uso de castigos físicos ou de tratamento cruel ou degradante |
| Portaria Interministerial nº 288/2015 | Estabelece orientações para a organização e integração do atendimento das vítimas de violência sexual pelos profissionais de segurança pública e pelos profissionais de saúde do SUS |
| Portaria nº 1.130/2015 | Institui a Política Nacional de Atenção Integral à Saúde da Criança |
| Portaria nº 204/2016 | Reitera a notificação compulsória de violências interpessoal e autoprovocada como de notificação compulsória, e a violência sexual e tentativa de suicídio como de notificação imediata (até 24 horas) |

## Bibliografia

Aded NLO et al. Abuso sexual em crianças e adolescentes: uma revisão de 100 anos de literatura. In: Revista de Psiquiatria Clínica, 2006; 33:204-13.

Brasil. Ministério da Saúde, Ministério da Justiça, Secretaria de Políticas para as Mulheres/PR. Norma técnica atenção humanizada às pessoas em situação de violência sexual com registro de informações e coleta de vestígios. 1ª edição – 1ª impressão. Brasília/DF, 2015. Disponível em: <http://bvsms.saude.gov.br/bvs/publicacoes/atencao_humanizada_pessoas_violencia_sexual_norma_tecnica.pdf>.

Brasil. Ministério da Saúde. Política Nacional de Promoção da Saúde. Portaria MS/GM nº 2.446, de 11/11/2014. Disponível em: <http://bvsms.saude.gov.br/bvs/saudelegis/gm/2014/prt2446_11_11_2014.html>. Acesso em 16/2/2020.

Brasil. Ministério da Saúde. Portaria 737/GM, de 16/05/2001. Política Nacional de Redução da Morbimortalidade por Acidentes e Violências. Publicada no Diário Oficial da União – Seção 1, 18/05/2001. Brasília/DF: Ministério da Saúde, 2001.

Brasil. Ministério da Saúde. Portaria nº 204, de 17/02/2016. Define a Lista Nacional de Notificação Compulsória de doenças, agravos e eventos de saúde pública. Brasília, 2016. Disponível em: <http://bvsms.saude.gov.br/bvs/saudelegis/gm/2016/prt0204_17_02_2016.html>. Acesso em 16/2/2020.

Brasil. Ministério da Saúde. Secretaria de Atenção à Saúde. Departamento de Ações Programáticas Estratégicas. Prevenção e tratamento dos agravos resultantes da violência sexual contra mulheres e adolescentes: Norma Técnica. 3. ed. atual. e ampl., 1. reimpr. – Brasília: Ministério da Saúde, 2012.

Brasil. Ministério da Saúde. Secretaria de Ciência, Tecnologia e Insumos Estratégicos. Protocolo Clínico e Diretrizes Terapêuticas para Profilaxia Pós-exposição de Risco à Infecção pelo HIV, IST e Hepatites Virais. Brasília, 2017. Disponível em: <http://conitec.gov.br/images/Consultas/Relatorios/2017/Relatorio_PCDT_ProfilaxiaPosExposicaoRiscoInfeccao_HIV_IST_HepatitesVirais_CP.pdf>. Acesso em 16/2/2020.

Pfeiffer L., Waksman RD. Violência na infância e adolescência. Manual de segurança da criança e do adolescente da SBP. São Paulo: Nestlé, 2004.

Sociedade Brasileira de Pediatria. Campos Jr. D., Burns. DAR (Orgs.). Tratado de Pediatria. 3. ed. Barueri: Manole, 2014.

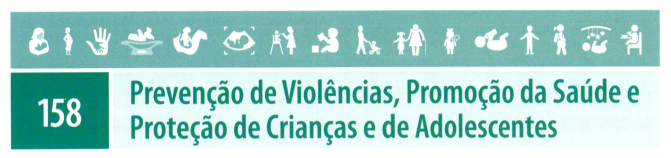

# 158 Prevenção de Violências, Promoção da Saúde e Proteção de Crianças e de Adolescentes

*Maria Aparecida Alves da Silva • Eliane Terezinha Afonso • Marta Maria Alves da Silva • Elisa Oliveira Dafico Pfrimer*

## Introdução

A violência contra crianças e adolescentes tem consequências graves e, às vezes, duradouras, que ameaçam a saúde e o bem-estar infantil e juvenil, podendo persistir até a idade adulta. A exposição à violência em idade precoce pode prejudicar o desenvolvimento cerebral, acarretando várias consequências imediatas e permanentes para a saúde física e mental. Apesar da magnitude e da gravidade das violências com repercussões no adoecimento, na mortalidade e na redução da qualidade de vida, a violência é prevenível e evitável por meio de intervenções individuais e coletivas. As intervenções de saúde pública são definidas segundo níveis de prevenção, a saber:

- Prevenção primária: abordagens que visam evitar a violência antes que esta ocorra
- Prevenção secundária: abordagens que têm como foco as respostas mais imediatas à violência, tais como assistência pré-hospitalar, serviços de urgência, anticoncepção de emergência ou tratamento de infecções sexualmente transmitidas após um estupro
- Prevenção terciária: abordagens que visam à assistência em longo prazo, tais como reabilitação e reintegração, e tentam diminuir o trauma ou reduzir a invalidez de longo prazo associada à violência.

Dada a complexidade do fenômeno, prevenir a violência exige diferentes abordagens que tenham evidência científica e que interfiram nos vários níveis de sua determinação. Krug et al. (2002) categorizam as intervenções em três dimensões: universais, selecionadas e indicadas.

Nas **universais**, as ações devem ser direcionadas para toda a população, de modo a modificar a cultura vigente e criar uma cultura de paz. Exemplos desse tipo de intervenção são: campanhas de *marketing* social; ações destinadas a reduzir desigualdades sociais no acesso a bens, serviços e oportunidades; ações que interfiram em aspectos culturais para reduzir diferenças de gênero e étnico-raciais; monitoramento de espaços públicos, como escolas, locais de trabalho e bairros; entre outros.

Nas **selecionadas**, as ações devem ser direcionadas para as pessoas expostas a um ou mais fatores que as ponham em situação de alto risco. As ações devem procurar influenciar as relações individuais próximas e criar ambientes familiares sadios, assim como fornecer ajuda profissional e apoio às famílias desintegradas. Um exemplo é o programa Primeira

Infância Melhor (PIM), realizado no estado do Rio Grande do Sul, que acompanha crianças em situação de vulnerabilidade social e expostas a altos riscos de violência.

Nas **indicadas**, a abordagem é direcionada para pessoas e grupos que manifestaram comportamento violento e para as vítimas das violências. A principal ação consiste na inserção em projetos terapêuticos multiprofissionais que integrem os setores de saúde, segurança, justiça e assistência social, por exemplo: as redes de cuidados às vítimas de violência existentes em algumas cidades brasileiras.

### Intervenções com efetividade

Em 2017, com base em evidências científicas, a Organização Mundial da Saúde (OMS) e a Organização Pan-Americana da Saúde (Opas), em conjunto com dez organismos de longa trajetória no enfrentamento de violências, elaboraram um documento denominado *Inspire*. Este documento contém estratégias que possibilitam oferecer a máxima possibilidade de reduzir e prevenir a violência contra crianças e adolescentes (Quadro 158.1).

### Promoção da saúde mental na primeira infância | Estratégia de prevenção da violência intrafamiliar

Pesquisas mais recentes desenvolvidas nas áreas da neuropsiquiatria e da endocrinologia apontam para alterações na organização cerebral, quando uma criança vive, de modo intenso e crônico, situações de violências (negligências, violências física, psicológicas e sexuais). Os estudos comparativos, coordenados pelo psiquiatra da escola de medicina de Harvard, professor Martin H. Teicher (2002), demonstraram que as consequências das violências podem ir além das dificuldades afetivas e comportamentais. Suas pesquisas identificaram alterações na morfologia e na fisiologia das estruturas cerebrais de pessoas que foram vítimas de violências interpessoais em fases precoces de sua vida.

O mecanismo tem muito a ver com os níveis de hormônio, que podem subir perigosamente durante o período que a criança sofre a violência. Altos níveis de cortisol, por exemplo, afetam o controle dos impulsos e a memória. Um estresse elevado também pode prejudicar o córtex pré-frontal, região

**Quadro 158.1** Estratégias do *Inspire* para prevenir e enfrentar a violência contra crianças e adolescentes.

| Estratégia | Medidas | Setores |
|---|---|---|
| Implementação e vigilância do cumprimento das leis | • Leis que proíbam pais, mães, professores ou outros cuidadores de aplicar castigos violentos a crianças e adolescentes<br>• Leis que criminalizem a violência sexual e a exploração de crianças e adolescentes<br>• Leis que previnam o uso indevido de álcool<br>• Leis que limitem o acesso de jovens a armas de fogo e outras armas | Judiciário, Legislativo |
| Normas e valores | • Mudança na adesão a normas sociais e de gênero que sejam restritivas<br>• Programas de mobilização da comunidade<br>• Intervenções de testemunhas | Saúde, Educação, Assistência Social |
| Segurança do ambiente | • Redução da violência por atuação em "áreas críticas"<br>• Interrupção da propagação da violência<br>• Melhoria do espaço urbano | Segurança Pública, Planejamento Urbano |
| Pais, mães e cuidadores recebem apoio | • Por meio de visitas domiciliares<br>• Por meio de grupos nas comunidades<br>• Por meio de programas integrais | Saúde, Assistência Social |
| Incremento de renda e fortalecimento econômico | • Transferência de renda<br>• Associações de poupança e empréstimo combinadas à educação para a equidade de gênero<br>• Microfinanciamento combinado à educação sobre normas de gênero | Finanças, Trabalho e Renda |
| Resposta de serviços de atenção e apoio | • Aconselhamento e apoio terapêutico<br>• Rastreamento de casos combinado a intervenções<br>• Programas de tratamento para jovens em conflito com a lei no sistema de justiça criminal<br>• Intervenções de acolhimento e seguimento familiar, com participação dos serviços de assistência social | Saúde, Judiciário, Assistência Social |
| Educação e habilidades para a vida | • Aumento da taxa de matrículas na pré-escola e nas escolas de ensinos fundamental e médio<br>• Criação de um ambiente escolar seguro, saudável e estimulante<br>• Melhoria do conhecimento das crianças sobre a violência maneiras de se proteger<br>• Formação de habilidades sociais e para a vida<br>• Programas dirigidos a adolescentes para prevenção da violência infligida pelo parceiro íntimo | Educação |

Fonte: Adaptado do documento *Inspire* (Opas, 2017).

do cérebro que regula o foco, o autocontrole e a tomada de decisões. Esses níveis podem permanecer altos mesmo depois de as vítimas serem removidas das situações que lhes fazem mal. Teicher argumenta que, se as violências (físicas, psicológicas, sexuais e negligências) ocorrerem durante a fase crítica da formação do cérebro, quando este está sendo esculpido pela experiência com o meio externo, o impacto do estresse grave pode deixar marcas indeléveis na sua estrutura e função. Para ele, a violência leva a uma cascata de efeitos moleculares e neurofisiológicos, que alteram de maneira irreversível o desenvolvimento neural. Estudos desenvolvidos por Tilman Furniss (1993) sobre impacto, grau de risco e gravidade das violências sexuais na saúde mental de crianças estão relacionados a sete fatores: (i) idade do início da violência; (ii) duração da violência; (iii) grau de violência ou ameaças de violência; (iv) diferença de idade entre a pessoa que comete a violência e a criança que a sofre; (v) quão estreitamente a pessoa que cometeu a violência e a criança eram relacionadas; (vi) ausência de figuras parentais protetoras; e (vii) grau de segredo.

Considera-se que os fatores de risco e gravidade para as situações que envolvem violências sexuais elencados por Furniss são, em sua maioria, também pertinentes para as demais formas de violências cometidas contra crianças. Nesse sentido, compreende-se que a promoção da saúde mental das crianças passa indubitavelmente pelo trabalho de apoio às famílias, para que estas desenvolvam práticas de cuidado e de educação não violentas, favorecendo, assim, a criação de ambientes familiares acolhedores e vínculos parentais positivos. Prevenir violências e interditá-las o mais precocemente são ações prioritárias nas políticas de promoção da saúde mental das crianças. Ações de educação em saúde promotoras de práticas parentais não violentas, diagnóstico precoce de situações de violências, notificação das violências e encaminhamentos pertinentes à rede de atenção e proteção são medidas urgentes e necessárias na promoção da saúde mental de crianças.

Comprometidos e preocupados com o impacto das violências na saúde das crianças e adolescentes, profissionais vinculados a diferentes instituições nacionais que atuam na atenção e na proteção de crianças e adolescentes assinaram a "Carta de Goiânia", por ocasião do seminário "Primeira infância livre de violências", que ocorreu no período de 9 a 10 de novembro de 2015. Esta Carta tem como objetivo sensibilizar a sociedade sobre os riscos das violências e propor a implementação de políticas intersetoriais que protejam a primeira infância das violências. Assim, em seu eixo 4, destaca-se: "a realização de campanha permanente por Políticas de Estados que promovam o desenvolvimento saudável e previnam violências na primeira infância." Esse eixo aborda especificamente a proposta para a área da saúde, com o objetivo de priorizar a promoção do desenvolvimento físico e mental e a prevenção das violências na primeira infância nas políticas e nos programas específicos das áreas técnicas da saúde da criança, da estratégia da saúde da família e da saúde mental.

As ações em saúde deverão considerar:
- Priorização, que se dará pela construção de critérios de risco para situações de violências contra crianças
- Estímulo ao diagnóstico precoce para situações de violências contra crianças
- Estímulo e qualificação das notificações de violências interpessoais/autoprovocadas e comunicação dos casos aos Conselhos Tutelares da Criança e do Adolescente
- Implementação de rede de cuidados hierarquizados por nível de atenção para mães e familiares, com o objetivo de promover o desenvolvimento saudável das crianças, desenvolver conhecimentos e práticas parentais saudáveis e dar atenção às famílias que apresentam algum comprometimento no vínculo afetivo-relacional com seus filhos e/ou comorbidades associadas que prejudiquem esse vínculo
- Orientação e monitoramento do uso abusivo de medicamentos psicoativos em crianças

A seguir, citam-se alguns exemplos de intervenções com efetividade na prevenção das violências na primeira infância:
- Atenção básica:
  - Pré-natal: caso a equipe perceba que o trabalho de educação em saúde seja insuficiente, as equipes realizarão grupos de orientações sistemáticas sobre os cuidados parentais que sejam promotores de saúde para gestantes e familiares
  - Crescimento e desenvolvimento: acompanhamentos e apoio a mães e familiares após o nascimento das crianças; distribuição de material educativo sobre os cuidados parentais que sejam promotores de saúde para gestantes e familiares e sobre os impactos da violência no desenvolvimento infantil
- Atenção secundária:
  - Saúde mental: implementar equipes de atenção em saúde mental, regionalizadas para familiares que usam de violências contra as crianças em razão de alguma dificuldade em sua saúde mental – equipes de referência
  - Pré-natal e parto: definir referências para o acompanhamento do pré-natal e parto das mães e famílias que apresentarem, dentro dos critérios construídos, alto risco de cometerem violências contra seus filhos
  - Acompanhamento ambulatorial ou hospitalar: assegurar rotina de acompanhamento dessas famílias após o parto e, caso seja necessário, encaminhar as famílias para as equipes regionalizadas de atenção à saúde mental (equipes de referência em saúde mental)
- Atenção terciária:
  - Acompanhamento ambulatorial ou hospitalar: regulamentação de procedimentos, a exemplo de exames de imagem, com o objetivo de realizar diagnóstico diferencial para os casos de suspeitas de violências recorrentes em fases precoces do desenvolvimento.

A Figura 158.1 ilustra a proposta de articulação intersetorial e hierarquizada em níveis de atenção apresentada pela

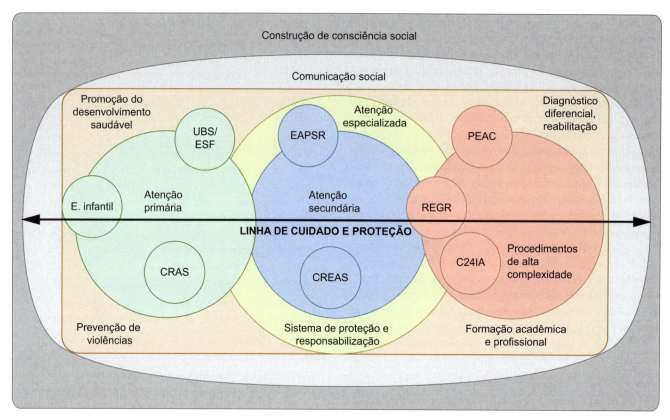

**Figura 158.1** Proposta de articulação intersetorial de acordo com nível de atenção. E. Infantil: Educação Infantil; UBS/ESF: Unidade Básica de Saúde/Equipe de Saúde da Família; CRAS: Centro de Referência da Assistência Social; CREAS: Centro de Referência Especializado da Assistência Social; PEAC: Programa de Exames de Alta Complexidade da Assistência Social (exames especializados com o objetivo de auxiliar no diagnóstico de situação de violências); EAPSR: Equipe de Atenção Psicossocial Regionalizada (atenção em saúde mental de crianças e famílias envolvidas em situação de violências); REGR: Referências Especializadas para Gravidez de Risco: atenção a mães e famílias que apresentem vulnerabilidades (história pregressa de violências e\ou transtornos mentais, gravidez na adolescência, dentre outras); C24IA: Complexo 24 horas da Assistência Social (p. ex., instituição de acolhimento). Fonte: "Carta de Goiânia – Primeira Infância Livre de Violências: Campanha permanente por Políticas de Estado que promovam o desenvolvimento saudável e previnam violências na primeira infância", novembro/2015.

"Carta de Goiânia – Primeira Infância Livre de Violências: Campanha permanente por Políticas de Estado que promovam o desenvolvimento saudável e previnam violências na primeira infância".

## Bibliografia

Furniss T. Abuso sexual da criança: Abordagem Multidisciplinar, Manejo, Terapia e Intervenção Legal Integrados. Tradução: Maria Adriana Veríssimo Veronesse. Porto Alegre: Artes Médicas, 1993.

Goiânia. Secretaria Municipal de Saúde. Núcleo de Vigilância de Violências e Promoção da Saúde. Carta de Goiânia. Aprovada no seminário "Primeira infância livre de violências – Carta de Goiânia: Campanha permanente por Políticas de Estados que promovam o desenvolvimento saudável e previna violências na primeira infância". Goiânia, 9 a 10 de 2015. Disponível em: <http://www.saude.goiania.go.gov.br/html/noticia/15/11/Reflexoes-sobre-desenvolvimento-protecao-das-criancas.shtml>. Acesso em 16/2/2020.

Krug AE et al.; OMS. Organização Mundial da Saúde. Relatório Mundial sobre Violência e Saúde. Genebra: Organização Mundial da Saúde (OMS), 2002.

Opas. Organização Pan-Americana da Saúde. Inspire – Sete estratégias para pôr fim à violência contra crianças. Washington, D.C.: Opas, 2017. Disponível em: <https://iris.paho.org/bitstream/handle/10665.2/33852/9789275719411-por.pdf?sequence=1&isAllowed=y>.

Schneider A., Ramires VR. Primeira Infância Melhor: uma inovação em política pública. Brasília: UNESCO, Secretaria de Saúde do Estado do Rio Grande do Sul, 2007.

Teicher MH. Cicatrizes que não saram: a neurobiologia do abuso infantil. Tradução de Dwain P. Santee. Scientific American, mar de 2002.

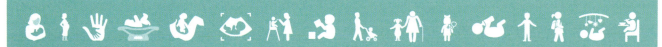

# 159 Violência contra Crianças e Adolescentes | Um Relevante Problema de Saúde Pública

*Marta Maria Alves da Silva • Eliane Terezinha Afonso • Maria Aparecida Alves da Silva • Maria Helena Alves Canuto • Flávio Henrique Alves de Lima*

## Epidemiologia das violências e dos acidentes

A violência se tornou um grave problema de saúde pública que afeta a saúde individual e a coletiva no mundo e no Brasil, onde tem sido, nas últimas décadas, a responsável pelo grande incremento na morbimortalidade de crianças e adolescentes. As lesões decorrentes de causas externas, violências e acidentes são motivos de morte na população brasileira na faixa etária de 1 a 19 anos. As principais causas externas de óbitos de crianças e adolescentes relacionadas no Quadro 159.1, ocorridas no ano de 2014, corroboram o observado.

Os homicídios foram responsáveis pelos mais altos índices de óbitos por causas externas entre adolescentes na faixa etária de 10 a 19 anos e aparecem como a terceira causa de morte de crianças menores de 10 anos de idade. Acidentes ou injúrias como asfixia e afogamento foram, respectivamente, a principal causa de óbito em menores de 1 ano de idade e na faixa etária de 1 a 4 anos. A investigação de muitos desses casos aparentemente não intencionais por vezes resulta na descoberta de intencionalidade e diagnóstico de agressões e homicídios velados; muitos desses casos são frutos de negligência, uma das formas de violência.

Por outro lado, o inquérito de Vigilância de Violências e Acidentes em serviços de sentinelas de urgência, realizado no Brasil em 2014, identificou que a forma de violência mais frequente em menores de 10 anos de idade foi negligência/abandono, seguida da violência física e sexual. Os principais agressores relacionados foram pai/mãe praticando violência contra crianças na faixa etária de 0 a 1 e de 2 a 5 anos, e, em seguida, agressores conhecidos/amigos, entre os que mais praticaram violência contra crianças de 6 a 9 anos de idade. O local de ocorrência mais frequente foi o domicílio.

A perpetuação da situação de violência entre crianças e adolescentes é evidência constante em estudos do tema. Dados do MS mostraram que a violência de repetição se fez presente em 29,1% do total dos casos de violências contra crianças e em 29,7% contra adolescentes. Entre crianças, as violências mais comuns foram negligência/abandono (26,1%), seguida da física (22,2%) e sexual/estupro (20,2%). Entre os adolescentes, foram a violência física (44,5%), a psicológica (19,5%) e a sexual/estupro (14,9%). Do total de estupros notificados em todas as faixas etárias (17.871 casos notificados em 2015), 71,4% ocorreram em crianças e adolescentes (12.765 casos).

As estatísticas sinalizam, portanto, o impacto da violência na saúde durante a infância e a adolescência. Reiteram, ainda, a importância e necessidade do envolvimento de todos os profissionais de saúde, e especialmente do pediatra, no reconhecimento, na condução adequada e na prevenção das situações de violência na infância e adolescência. A relação próxima dos familiares e cuidadores, o vínculo e o entendimento de que estes por vezes não cumprem seu papel de proteção, tornando-se potenciais agentes de violência, facilitam a identificação de vítimas por esses profissionais.

Quadro 159.1 Distribuição dos óbitos por causas externas segundo o tipo e a faixa etária, em ordem decrescente.

| Ordem decrescente | Faixa etária (anos) | | | | |
| --- | --- | --- | --- | --- | --- |
| | < 1 | 1-4 | 5-9 | 10-14 | 15-19 |
| 1ª | Asfixia | Afogamento | Acidente de transporte | Homicídio | Homicídio |
| 2ª | Acidente de transporte | Acidente de transporte | Afogamento | Acidente de transporte | Acidente de transporte |
| 3ª | Homicídio | Homicídio | Homicídio | Afogamento | Afogamento |
| 4ª | Quedas | Asfixia | Quedas | Suicídio | Suicídio |
| 5ª | Afogamento | Exposição à fumaça | Exposição à fumaça | Corrente elétrica | Intervenção legal |

Fonte: Sistema de Informação de Mortalidade (SIM)/Secretaria de Vigilância em Saúde (SVS)/Ministério da Saúde (MS).

## Aspectos conceituais da violência

A violência é um fenômeno de conceituação complexa e multicausal, que abriga eventos de tipologias e naturezas diversas. É preciso analisá-la por meio dos determinantes e condicionantes socioambientais e políticos, das desigualdades sociais, das estruturas sociais e das relações de poder. Aspectos culturais têm, portanto, forte correlação com a violência, como: sexismo, machismo, LGBTfobismo e racismo.

De acordo com a conceituação da OMS (2002), considera-se violência: "o uso intencional de força física ou do poder, real ou em ameaça, contra si próprio, contra outra pessoa, ou contra um grupo ou uma comunidade que resulte ou tenha possibilidade de resultar em lesão, morte, dano".

Na infância e na adolescência, a violência abrange tudo o que é feito ou o que se deixa de fazer (ação ou omissão) de modo consciente ou não, e que provoque dano físico, sexual e/ou psicológico à criança ou ao adolescente.

## Tipologia e formas mais frequentes da violência na infância e adolescência

A tipologia da violência é baseada na relação entre o provável autor da violência e a pessoa que sofreu a violência. A violência intrafamiliar ou doméstica é, de longe, a tipologia mais frequente da violência contra a criança: ocorre entre membros da própria família, entre pessoas que tenham grau de parentesco, laços consanguíneos ou vínculos afetivos entre vítima e provável autor(a) da violência. Em relação ao adolescente, quando se considera a faixa etária dos 10 a 14 anos, este tem sido vítima principalmente da violência intrafamiliar; porém, dos 15 aos 19 anos, o principal tipo de violência sofrida é o extrafamiliar, em que os(as) prováveis autores(as) da violência são amigos(as) e conhecidos(as) ou não têm um vínculo afetivo, familiar ou consanguíneo com os adolescentes. Entre outros tipos de violência, destaca-se, ainda, a autoinfligida, cuja expressão máxima é o suicídio, com índices crescentes nesse ciclo da vida.

### Natureza/formas

Quanto às suas formas de apresentações ou natureza, a OMS (2002) divide as violências, habitualmente, nas quatro categorias descritas a seguir. No entanto, é importante ressaltar que, na maioria das vezes, crianças e adolescentes em situação de violência estão submetidos a uma combinação de formas de violência e não há um único tipo.

- Violência física: são atos violentos nos quais se faz uso da força física de forma intencional, não acidental, com o objetivo de ferir, lesar, provocar dor e sofrimento ou destruir a pessoa, deixando, ou não, marcas evidentes no seu corpo. Exemplos: chutes, beliscões, tapas, murros, torções, estrangulamentos, queimaduras, ferimentos por arma de fogo, por arma branca, por objetos etc.
- Violência sexual: é qualquer ação na qual uma pessoa, valendo-se de sua posição de poder e fazendo uso de força física ou não, de coerção, intimidação ou influência psicológica, com uso ou não de armas ou drogas, obriga outra pessoa, de qualquer sexo, a ter, presenciar ou participar, de alguma forma, de interações sexuais ou a utilizar, de qualquer modo, a sua sexualidade, com fins de obter prazer, lucro, vingança ou outra intenção. Exemplos: estupro, assédio sexual, exploração sexual, pedofilia
- Violência psicológica ou moral: é toda forma de rejeição, depreciação, discriminação, desrespeito, cobrança exagerada, punições humilhantes e utilização da pessoa para atender às necessidades psíquicas de outrem. É toda ação que ponha em risco ou cause dano à autoestima, à identidade ou ao desenvolvimento da pessoa. Exemplo: *bullying*, que se manifesta em ambientes escolares ou outros meios, como o *cyberbullying*, que ocorre nas redes sociais. A síndrome de Münchausen por procuração é comumente associada a violência física
- Negligência/abandono: é a omissão pela qual se deixou de prover as necessidades e os cuidados básicos para o desenvolvimento físico, emocional e social de uma pessoa. Exemplos: privação de medicamentos; falta de cuidados necessários com a saúde; descuido com a higiene; ausência de proteção contra as inclemências do meio, como o frio e o calor; ausência de estímulo e de condições para a frequência à escola. O abandono é uma forma extrema de negligência.

Além das naturezas de violência definidas pela OMS, destacam-se outras formas de violências que podem acometer crianças e adolescentes, como a *violência química* imposta por responsáveis e também médicos (medicações psicoativas mal indicadas que interferem no seu comportamento e desenvolvimento); *trabalho infantil*; *tortura*; *tráfico de pessoas*; *violência financeira, patrimonial ou econômica*; *intervenção legal*.

## Como identificar situações de violência

Durante qualquer atendimento em saúde, ao se realizar anamnese e exame clínico, o pediatra ou outro profissional de saúde deve observar a presença de sinais ou sintomas sugestivos e/ou confirmados de que a criança ou o adolescente tenha sofrido ou viva em situação de violência (Quadro 159.2). Os sinais de sofrimento emocional podem anteceder os físicos e são de difícil percepção, exigindo um olhar atento dos profissionais no atendimento.

As consequências e os impactos na saúde e no desenvolvimento da criança e adolescente submetidos a situação de violência não são simples de se determinar, exigindo um acompanhamento ao longo do tempo para melhor avaliação e definição de intervenções necessárias. Entre as possíveis con-

**Quadro 159.2** Sinais e sintomas sugestivos de violências em crianças e adolescentes.

| Sinais e sintomas sugestivos de ter sofrido ou estar em situação de violência | Criança | | | Adolescente |
|---|---|---|---|---|
| | 0 a 11 meses | 1 a 4 anos | 5 a 9 anos | 10 a 19 anos |
| Choros sem motivo aparente | | | | |
| Irritabilidade frequente, sem causa aparente | | | | |
| Olhar indiferente e apatia | | | | |
| Tristeza constante | | | | |
| Demonstração de desconforto no colo | | | | |
| Reações negativas exageradas a estímulos comuns ou imposição de limites | | | | |
| Atraso no desenvolvimento, perdas ou regressão de etapas atingidas | | | | |
| Dificuldades na amamentação, podendo chegar à recusa alimentar, e vômitos persistentes | | | | |
| Transtornos de alimentação | | | | |
| Enurese e encoprese | | | | |
| Atraso e dificuldades no desenvolvimento da fala | | | | |
| Transtorno do sono | | | | |
| Dificuldades de socialização e tendência ao isolamento | | | | |
| Aumento da incidência de doenças, injustificáveis por causas orgânicas, especialmente as de fundo alérgico | | | | |
| Afecções de pele frequentes, sem causa aparente | | | | |
| Transtornos de aprendizagem, levando ao fracasso na escola | | | | |
| Comportamento extremo de agressividade ou destrutividade | | | | |
| Ansiedade ou medo ligado a determinadas pessoas, objetos ou situações | | | | |
| Pesadelos frequentes, terror noturno | | | | |
| Tiques ou manias | | | | |
| Comportamentos obsessivos ou atitudes compulsivas | | | | |
| Baixas autoestima e autoconfiança | | | | |
| Automutilação, escarificações, desejo de morte e tentativa de suicídio | | | | |
| Problemas de atenção ou dificuldade de concentração | | | | |
| Sintomas de hiperatividade | | | | |
| Comportamento de risco, levando a traumatismos frequentes ou acidentes | | | | |
| Uso abusivo de álcool e outras drogas | | | | |
| Doenças sexualmente transmissíveis | | | | |
| Infecção urinária de repetição | | | | |
| Hiperemia ou secreção uretral ou vaginal | | | | |
| Quedas e lesões inexplicáveis | | | | |
| Lesões físicas (manchas roxas, fraturas, queimaduras, feridas), às vezes em vários estadiamentos | | | | |

Os espaços assinalados em cor escura indicam a presença do sinal/sintoma sugestivo de violência em crianças e adolescentes segundo a faixa etária. Fonte: Ministério da Saúde (2010), com adaptações – extraído do *Guia de Vigilância em Saúde*, 2016.

sequências da violência contra crianças e adolescentes para a saúde, destacam-se:

- Problemas de saúde mental: transtorno de estresse pós-traumático, depressão e ansiedade, agressividade, tentativas de suicídio e suicídio
- Lesões: traumatismos cranioencefálicos, traumatismos dentários, fraturas, luxações, queimaduras, lesões internas
- Saúde materno-infantil: gravidez na adolescência, complicações da gravidez, parto prematuro, morte (inclusive morte fetal)
- Doenças transmissíveis e comportamentos de risco: hipersexualização, consumo abusivo de álcool e uso de drogas, práticas sexuais inseguras, infecção por HIV, múltiplos parceiros sexuais, infecções sexualmente transmissíveis (ISTs)
- Doenças não transmissíveis e comportamentos de risco: obesidade, sedentarismo, consumo de tabaco, consumo abusivo de álcool. Em razão do comportamento de risco, a longo prazo, a violência pode produzir efeito indireto na ocorrência de algumas doenças, como: diabetes, câncer, cardiopatias, entre outras.

## Atenção integral à criança e ao adolescente que sofreram violências ou que estejam em situação de violências

A atenção à criança e ao adolescente deve, sempre que possível, ser realizada por equipe multiprofissional, envolvendo, além do médico, psicólogos e assistentes sociais, por exemplo. Considerar que, em crianças e adolescentes, a violência, frequentemente, tem como agressores(as): companheiros das mães, pais biológicos, avôs, tios, padrinhos, bem como mães, avós, tias e outras pessoas que deveriam desempenhar papel de proteção, afeto ou confiança. Diante disso, é importante, no atendimento, verificar a possibilidade de entrevista na presença de outro técnico ou sem o familiar – muitas crianças e adolescentes podem ser vítimas dos próprios acompanhantes, ou estes serem coniventes. Por sua vez, a abordagem envolve toda a família e é de cunho interdisciplinar. No mínimo, três etapas devem ser consideradas no processo de atenção: o acolhimento; (i) a proteção à(s) vítima(s); (ii) a intervenção; ou (iii) o encaminhamento do caso. As tomadas de decisões devem ocorrer em equipe após a análise das informações coletadas no atendimento. Praticamente todas as crianças e todos os adolescentes em situação de violência pregressa ou atual necessitam de atendimento médico, psicoterápico e social. A avaliação da extensão das lesões físicas e os procedimentos necessários de acordo com o caso serão determinados pelo pediatra ou médico que atenda a vítima.

De acordo com a Norma Técnica do MS, o *acolhimento* representa a primeira etapa do atendimento da vítima de violência e nele são fundamentais: ética, privacidade, confidencialidade, sigilo. Por acolher, entenda-se o conjunto de medidas, posturas e atitudes dos(as) profissionais de saúde que garantam credibilidade e consideração à situação de violência. A escuta deve ser atenta e destituída de juízo de valor.

As situações podem ser de considerável gravidade, como na violência sexual ou outras com risco à vida ou de revitimização, que requerem, por vezes, além da internação da criança e comunicação obrigatória ao Conselho Tutelar, o acionamento da área da infância e juventude e o encaminhamento para a delegacia ou para o Instituto Médico-Legal (IML), preferencialmente, desencadeados pelo Conselho. Outras situações pontuais de violências avaliadas como mais leves pela equipe profissional podem incorrer em retorno da criança para a moradia com o monitoramento periódico da família após comunicação ao Conselho Tutelar. Em quaisquer das situações, a notificação para a vigilância epidemiológica deve ser realizada.

Os encaminhamentos médicos e de ordem protetiva ou legal devem ser de igual relevância e desencadeados de acordo com a gravidade e a necessidade de cada situação. A existência de determinados fatores que indiquem a gravidade da violência deve ser percebida pelo pediatra, com destaque para o tipo de agressão sofrida, as lesões físicas resultantes e, além disso, o estado psíquico da vítima. A presença do(a) agressor(a) no mesmo ambiente que a vítima e determinadas características do suspeito que apontem grande risco de recorrência da agressão ou possível conivência da família devem ser consideradas na classificação de gravidade da situação de violência e no norteamento da tomada de decisão para proteção da vítima.

Os princípios básicos a serem observados no primeiro atendimento à criança ou ao adolescente vítima de violência são (Sociedade Brasileira de Pediatria, 2014):

1. Garantir um ambiente reservado e acolhedor para o atendimento.
2. Escutar atentamente, observar detalhes e aceitar o que a criança contar, sem a influenciar com suas interpretações do ocorrido.
3. Manter atitude de crédito, sem fazer perguntas em demasia ou questionar o que está sendo relatado, evitando detalhes desnecessários.
4. Deixar claro que a vítima não deve se sentir culpada ou envergonhada pelas situações sofridas.
5. Evitar que a criança tenha de repetir sua narrativa várias vezes, até mesmo a outros profissionais, para que não se intensifique seu sofrimento.
6. Transcrever na anamnese exatamente as palavras da criança ou do adolescente, sem interpretações pessoais ou prejulgamento.
7. Orientar a criança ou o adolescente sobre todos os procedimentos que serão adotados.
8. Não prometer à vítima ou à família o que não puder cumprir, por exemplo, guardar segredo de todas as informações obtidas.

9. Explicar a necessidade de levar o caso (discutir e solicitar colaboração) a outros profissionais envolvidos no atendimento, mas somente a estes.
10. Promover o diagnóstico diferencial entre outras patologias não intencionais, que poderiam ter os mesmos sintomas.
11. Providenciar, se possível, que a avaliação de outro profissional que se fizer necessária, como a do perito do Instituto Médico-Legal (IML), seja realizada em um mesmo momento.
12. Realizar a notificação compulsória da suspeita de violência e maus-tratos e comunicar aos órgãos de proteção legal (Conselhos Tutelares, Ministério Público, Defensoria Pública), e, se necessário, aos órgãos de responsabilização (Varas da Infância e da Juventude e Delegacias).*
13. Afastar a preocupação centrada em confirmar a suspeita de violência ou em identificar o(a) agressor(a).
14. Atentar para o fato de que a simples suspeita de maus-tratos deve indicar a avaliação clínica, o tratamento necessário e a notificação, sendo a comprovação ou não dos maus-tratos dever dos órgãos de proteção legal.
15. Não se comprometer a não denunciar o(a) agressor(a) (solicitação esta muito comum vinda do outro responsável).
16. Supervisionar e garantir a ética no atendimento, tanto da vítima como da família e do(a) agressor(a).
17. Acompanhar o caso em todas as suas interfaces, participando das decisões quanto a tratamento, encaminhamentos e medidas de proteção legal.
18. Responsabilizar-se pelo seguimento clínico da criança ou do adolescente, independentemente de outros procedimentos, continuando a promover sua saúde física e mental.

## Notificação de violências

A notificação de violências contra crianças e adolescentes é uma exigência legal que tem por objetivo garantir a proteção e os direitos humanos. Possibilita, também, levantar informações epidemiológicas e revelar as violências sofridas por crianças e adolescentes, que, muitas vezes, ficam silenciadas no âmbito das famílias.

A notificação da violência é feita de qualquer caso suspeito ou confirmado de violência contra crianças e adolescentes por meio da utilização da Ficha de Notificação Individual de Violência Interpessoal/Autoprovocada do Sistema de Informação de Agravos de Notificação (Sinan) do Ministério da Saúde (MS); esta ficha pode ser acessada no site oficial do MS: <http://portalsinan.saude.gov.br/images/documentos/Agravos/via/violencia_v5.pdf>. Esta notificação de violências integra o sistema de Vigilância de Violências e Acidentes (VIVA) do MS.

O registro de qualquer caso suspeito ou confirmado de violência é de notificação compulsória pelos profissionais de saúde (médicos e outros) e pelos responsáveis por estabelecimentos e organizações públicos e particulares das redes de saúde e ensino, em conformidade com o Estatuto da Criança e do Adolescente (ECA) e portarias do MS. Notificar violências contra crianças e adolescentes significa:

- Prevenir violências
- Proteger crianças e adolescentes
- Promover saúde
- Garantir direitos humanos
- Fazer cumprir a lei e os acordos internacionais.

Embora a notificação não tenha o poder de denúncia policial, sua realização leva, com frequência, à inibição do comportamento agressivo dentro da família ou por parte de outro(a) agressor(a). Ao se fazer a notificação de violências contra crianças e adolescentes, também deverá ser feita uma comunicação obrigatória ao Conselho Tutelar mais próximo da residência da criança ou do adolescente, de acordo com o artigo 13 do ECA.

A notificação de violências sofrida por uma criança ou um adolescente é o primeiro passo de acionamento da rede de cuidados e proteção, tanto da rede intrassetorial (rede de serviços de saúde, como ambulatórios, clínicas, hospitais, maternidades, Centro de Atenção Psicossocial – CAPS, entre outros) como da rede intersetorial (rede da assistência social, da educação, Ministério Público, Defensoria Pública, Conselho Tutelar, IML, delegacias, Varas da Infância e da Juventude, e outros), de acordo com o caso e o tipo de violência sofrida.

## Bibliografia

Brasil. Ministério da Saúde. Portaria nº 204, de 17/02/2016. Define a Lista Nacional de Notificação Compulsória de doenças, agravos e eventos de saúde pública. Brasília, 2016. Disponível em: <http://bvsms.saude.gov.br/bvs/saudelegis/gm/2016/prt0204_17_02_2016.html>. Acesso em 16/2/2020.

Brasil. Ministério da Saúde. Secretaria de Atenção à Saúde. Departamento de Ações Programáticas e Estratégicas. Linha de Cuidado para a Atenção Integral à Saúde de Crianças, Adolescentes e suas Famílias em Situação de Violências: Orientação para Gestores e Profissionais de Saúde. Série F. Brasília, DF: Comunicação e Educação em Saúde. 2010. Disponível em: <http://bvsms.saude.gov.br/bvs/publicacoes/linha_cuidado_criancas_familias_violencias.pdf>. Acesso em 16/2/2020.

Brasil. Ministério da Saúde. Secretaria de Vigilância em Saúde. Coordenação-Geral de Desenvolvimento da Epidemiologia em Serviços. Guia de Vigilância em Saúde (versão eletrônica). 1. edição atualizada. Brasília: Ministério da Saúde, 2016. 773 p. Disponível em: <http://bvsms.saude.gov.br/bvs/publicacoes/guia_vigilancia_saude_1ed_atual.pdf>. Acesso em 16/2/2020.

Brasil. Ministério da Saúde. Secretaria de Vigilância em Saúde. Departamento de Vigilância de Doenças e Agravos não Transmissíveis e Promoção da Saúde. Saúde Brasil 2015/2016: uma análise da situação de saúde e da epidemia pelo vírus Zika e por outras doenças transmitidas pelo Aedes aegypti [recurso eletrônico]. Brasília: Ministério da Saúde, 2016. 386 p. Disponível em: <http://bvsms.saude.gov.br/bvs/publicacoes/saude_brasil_2015_2016_analise_zika.pdf>.

Brasil. Ministério da Saúde. Secretaria de Vigilância em Saúde. Viva: Instrutivo – Notificação de violência interpessoal e autoprovocada.

---
*Adaptado pelos autores do capítulo.

Quadro 160.1 Principais causas de apneia em recém-nascidos prematuros e a termo.

| Recém-nascidos prematuros | Recém-nascidos a termo |
| --- | --- |
| Idiopática ou da prematuridade | Transferência placentária: narcóticos, sulfato de magnésio, anestésicos gerais |
| Neurológicas: HPIV, convulsões, substâncias depressoras, hipoxemia, hipercapnia, hipotermia, hipertermia | Neurológicas: asfixia perinatal, convulsões, mal de Ondina, malformação de Arnold-Chiari, malformação de Dandy-Walker |
| Respiratórias: pneumonia, lesões obstrutivas de vias respiratórias, SDR-RN, reflexo laríngeo, paralisia de corda vocal ou de nervo frênico, pneumotórax, flexão de pescoço, obstrução das narinas por secreções ou pela oclusão ocular da fototerapia | Respiratórias: atresia de cóana, sequência de Pierre-Robin, malformações traqueais, lesões em massa obstrutivas, pneumonia |
| Cardiovascular: insuficiência cardíaca, hipotensão, hipertensão, hipovolemia, tônus vagal aumentado | Tocotraumatismo: hemorragia intracraniana, transecção de medula espinal, paralisia de nervo frênico |
| Gastrintestinais: distensão abdominal, peritonite, refluxo gastresofágico* | Neuromusculares: incoordenação respiração-sucção-deglutição, ausência dos reflexos de sucção e deglutição, neuromiopatias congênitas |
| Infecções: pneumonia, sepse, meningite | Infecções: pneumonia, sepse, meningite |
| Metabólicas: acidose, hipoglicemia, hipocalcemia, hiponatremia e hipernatremia | |
| Hematológica: anemia | |

HPIV: hemorragia peri-intraventricular; SDR-RN: síndrome do desconforto respiratório do recém-nascido. *Apneias podem ser seguidas de episódios de refluxo gastresofágico, mas não há evidências que confirmem que o refluxo gastresofágico seja uma causa de apneia. Adaptado de Committee on Fetus and Newborn. Apnea of Prematurity. Pediatrics. 2016.

O papel da hiperbilirrubinemia também tem sido demonstrado. Um estudo recente comprovou que os prematuros, com níveis de bilirrubina indireta mais elevada que a mediana, apresentam o dobro da probabilidade de evoluírem com apneia, nas duas primeiras semanas de vida. O motivo dessa correlação permanece obscuro, mas acredita-se que a bilirrubina não conjugada exerça algum efeito no centro respiratório.

### Exames complementares

Os exames complementares ajudam a excluir as demais causas de apneia. Contudo, a história materna deve ser bem explorada, e dados como complicações perinatais, idade gestacional, drogas/fármacos utilizados pela mãe, infecção materna, condições do parto e tipo de anestesia devem ser pesquisados. A descrição da sala de parto, as manobras realizadas, o índice de Apgar, a temperatura do ambiente, as condições de transporte e suas intercorrências devem ser todos valorizados no prontuário. No momento da apneia, deve-se avaliar a posição do neonato, a existência de secreção ou crostas de sangue nas narinas, a temperatura corporal e do ambiente, além da pesquisa da glicemia à beira do leito.

Após descartar causas mecânicas, devem-se afastar os demais distúrbios, por meio da pesquisa de eletrólitos, hemograma, proteína C reativa, gasometria arterial, radiografia de tórax, ultrassonografia transfontanela, ecocardiograma e eletroencefalograma.

Se houver suspeita de obstrução de vias respiratórias, a avaliação da Otorrinolaringologia deve ser considerada, bem como a videolaringoscopia e a broncoscopia.

### Tratamento

A abordagem da apneia da prematuridade inclui medidas de suporte e terapias farmacológicas. As medidas de suporte são: posicionamento adequado do recém-nascido (vias respiratórias pérvias e retificadas), estímulo tátil, manutenção da temperatura corporal entre 36,5°C e 37,5°C, e suporte respiratório, fornecendo pressão positiva contínua em vias respiratórias (CPAP nasal ou intubação orotraqueal).

Se outras causas foram excluídas e foi definido o diagnóstico de AP, deve-se considerar o tratamento farmacológico. Os critérios para o tratamento farmacológico e para o suporte respiratório na AP não são bem definidos e podem variar de acordo com cada serviço. No entanto, no caso de apneias recorrentes, com quedas de saturação frequentes e bradicardia, sobretudo aquelas que não melhoram espontaneamente, necessitando estímulos, a terapia deve ser instituída.

A terapia farmacológica de primeira linha baseia-se no uso de estimuladores do sistema nervoso central (SNC), as metilxantinas, preferencialmente, a cafeína. Além de estimular o centro respiratório, as metilxantinas inibem a atividade da adenosina fosfodiesterase (elevando os níveis de monofosfato de adenosina cíclico [cAMP] e estimulando o centro respiratório) e melhoram a contratilidade diafragmática. Apesar de o uso da cafeína ter estreita relação com o melhor desenvolvimento de substância branca cerebral, não se sabe se tal efeito é direto ou indireto, pelo controle da apneia e, consequentemente, pelos episódios de hipoxia e hiperoxia intermitentes. Revisões sistemáticas dessas medicações confirmam a efetividade em reduzir a apneia 2 a 7 dias após o início do tratamento, no entanto, o benefício profilático merece estudos adicionais. A dose ideal e a duração da terapia são questões ainda pendentes.

A cafeína (citrato de cafeína) é a preferida, entre as metilxantinas, e tem se mostrado bastante efetiva no tratamento da AP, embora, em respostas individuais, a cafeína pareça estar relacionada ao gene A2 (Quadro 160.2).

**Quadro 160.2** Recomendações para o uso de cafeína em prematuros, de acordo com a idade gestacional corrigida.

| Idade gestacional corrigida (IGco) | Introdução da cafeína | Suspensão da cafeína |
|---|---|---|
| ≤ 29 semanas | Nas primeiras 72 h de vida | 34 semanas de IGco e 7 dias sem apneia<br>36 semanas de IGco, se ainda com suporte ventilatório |
| 29 semanas e 1 dia até 32 semanas | Se necessitar de suporte ventilatório, com pressão positiva, por mais de 24 h e/ou se apresentar apneia | |
| 32 semanas e 1 dia até 34 semanas | Se apresentar apneia | |

A preferência pelo citrato de cafeína decorre da menor incidência de efeitos colaterais, da meia-vida mais longa e do maior limiar entre níveis terapêuticos e tóxicos. As doses recomendadas são: ataque de 20 mg/kg/dia e manutenção de 10 mg/kg/dia (dose única diária). As formulações estão disponíveis para uso intravenoso e oral.

Se o momento ideal para iniciar e suspender a cafeína é incerto, ainda mais controversa é a indicação do uso profilático. Os estudos recentes mostram que o início precoce da medicação (nos primeiros 3 dias de vida) apresenta vantagens como menor tempo de ventilação mecânica. Esses resultados corroboram, cada vez mais, a recomendação de se iniciar a cafeína, precocemente, para todos os prematuros com peso abaixo de 1.500 g.

Até agora, nenhum ensaio clínico demonstrou o melhor momento para se interromper o tratamento com a cafeína. A unidade de cuidados intensivos e semi-intensivos neonatais do Hospital das Clínicas da Universidade Federal de Goiás (HC/UFG) tem, como rotina, a suspensão da medicação na 34ª semana de idade gestacional corrigida ou 7 dias após o último episódio de apneia, se após a 34ª semana de IG. Um período mínimo de 7 dias sem apneia tem demonstrado boa correlação com a resolução do quadro, não havendo recorrências em 94 a 96% dos casos.

O uso precoce da cafeína promove, nos estudos mais recentes, menos episódios de apneia, além de menor tempo de ventilação mecânica, menor incidência de displasia broncopulmonar e melhor neurodesenvolvimento aos 18 meses.

O uso das demais xantinas deve ser desestimulado porque são menos efetivas e provocam mais efeitos colaterais. A teofilina apresenta eficácia reduzida após a primeira semana de uso, quando comparada com a cafeína. É menos tolerada e apresenta maiores taxas de taquicardia, disfunção gastrintestinal e maior incidência de graves efeitos colaterais, como hipopotassemia e convulsões. A aminofilina também desencadeia muitos efeitos colaterais, tais como: taquicardia, intolerância gastrintestinal, maior incidência de refluxo gastresofágico, diminuição do fluxo sanguíneo cerebral, tremores e convulsões.

Nos casos de apneia refratária à cafeína, o doxapram é uma nova opção estudada. Trata-se de um estimulante respiratório que age tanto nos receptores centrais como nos periféricos. Estudos recentes mostram redução das apneias em 48 h, com diminuição da necessidade de intubação. Recomenda-se a aplicação do doxapram em infusão contínua de 0,5 a 2,5 mg/kg/h, com ajustes de acordo com a evolução clínica. No entanto, o uso deve ser cauteloso, principalmente pelo risco de redução do fluxo cerebral. Além de faltarem estudos que avaliem o impacto da medicação a longo prazo, até o momento, o doxapram não é comercializado no Brasil para uso em seres humanos.

A anemia, além de ser uma possível causa de apneia em prematuros, pode também ser um fator de exacerbação dos episódios, por reduzir a oxigenação tecidual. Todavia, ainda há controvérsia em relação aos níveis de hematócrito que justificam a prescrição de transfusão de sangue. Os estudos demonstram que há certo consenso em se indicar transfusão de concentrado de hemácias quando o hematócrito for menor que 25%. Quando os níveis de hematócrito estão acima de 25%, antes de se indicar a transfusão, devem-se considerar se a anemia já existia antes dos episódios de AP; se a frequência e a gravidade dos episódios de AP vêm piorando de acordo com a queda do hematócrito; se o RN está necessitando de suporte ventilatório ou oxigênio; e se a frequência cardíaca vem se mantendo mais elevada. A conduta precisa levar em conta o quadro clínico e a evolução de cada paciente.

## Bibliografia

Astibia AO, Pinilla EM, Franco R. The potential of methylxanthine-based therapies in pediatric respiratory tract diseases. Respiratory Medicine. 2016 Mar; 112:1-9.

Committee on Fetus and Newborn. Apnea of Prematurity. Pediatrics. 2016; 137(1):e20153757. Control of breathing: maturation and associated clinical disorders.

Dobson NR, Patel RM. The role of caffeine in noninvasive respiratory support. clin perinatol. 2016 Dec; 43(4):773-84.

Dobson NR, Thompson MW, Hunt CE. Control of breathing: maturation and associated clinical disorders. In: MacDonald, MG, Seshia, MMK (editors). Avery's neonatology: pathophysiology and management of the newborn. 7th ed. Singapoure: Wolters Kluwer; 2016. p. 386-396.

Doyle LW, Cheong J, Hunt RW et al. Caffeine and brain development in very preterm infants. Ann Neurol. 2010 Nov; 68(5):734-42.

Eichenwald EC; AAP Committee on Fetus and Newborn. Apnea of prematurity. Pediatrics. 2016; 137(1):e20153757.

Gillombardo CB, Darrah R, Dick TE et al. C57BL/6J mouse apolipoprotein A2 gene is deterministic for apnea. Respir Physiol Neurobiol. 2017 Jan; 235:88-94.

Kang CH, Jayasooriya RG, Dilshara MG et al. Caffeine suppresses lipopolysaccharide-stimulated BV2 microglial cells by suppressing Akt-mediated NF-κB activation and ERK phosphorylation. Food Chem Toxicol. 2012 Dec; 50(12):4270-6.

Kumral A, Yesilirmak DC, Aykan S et al. Protective effects of methylxanthines on hypoxia-induced apoptotic neurodegeneration and long-term cognitive functions in the developing rat brain. Neonatology. 2010 Feb; 98:128-36.

Lodha A, Seshia M, McMillan DD et al. Association of early caffeine administration and neonatal outcomes in very preterm neonates. JAMA Pediatr. 2015 Jan; 169(1):33-8.

Manzoni P, Meyer M, Stolfi I et al. Bovine lactoferrin supplementation for prevention of necrotizing enterocolitis in very-low-birth-weight neonates: a randomized clinical trial. Early Hum Dev. 2014 Mar; 90(Suppl 1):S60-5.

More K, Athalye-Jape G, Rao S, Patole S. Association of inhibitors of gastric acid secretion and higher incidence of necrotizing enterocolitis in preterm very low-birth-weight infants. Am J Perinatol. 2013 Nov; 30(10):849-56.

Morton SU, Smith VC. Treatment options for apnoea of prematurity. ADC Fetal & Neonatal. 2016;101(4):F352-6. Online first March 22, 2016.

Nagatomo T, Jiménez J, Richter J et al. Caffeine prevents hyperoxia-induced functional and structural lung damage in preterm rabbits. Neonatology. 2016; 109(4):274-81.

Nobile S, Carnielli VP. Caffeine for preterm infants: current indications and uncertainties. Acta Biomed. 2015 Jun; 86(1):32-35.

Prins SA, Pans SJ, van Weissenbruch MM et al. Doxapram use for apnoea of prematurity in neonatal intensive care. Int J Pediatr. 2013 Oct; 2013:1-5.

Schmidt B, Roberts RS, Davis P et al. Caffeine for Apnea of Prematurity Trial Group. Long-term effects of caffeine therapy for apnea of prematurity. New Engl J Med. 2007; 357:1893-902.

Terrin G, Passariello A, De Curtis M et al. Ranitidine is associated with infections, necrotizing enterocolitis, and fatal outcome in newborns. Pediatrics. 2012 Jan; 129(1):e40-5.

Zhao J, Gonzalez F, Mu D. Apnea of prematurity: from cause to treatment. Eur. J Pediatr. 2011 Sep; 170(9):1097-105.

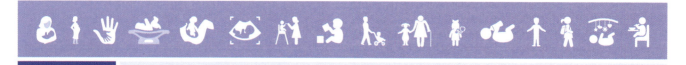

# 161 Convulsões no Recém-Nascido

CID-10: P90

*Danilo de Freitas Magalhães • Fernanda Aparecida de Oliveira Peixoto*

## Introdução

Convulsões são episódios de atividade cerebral paroxística anormal, clinicamente detectada por um observador. Entretanto, é difícil estimar a incidência de convulsão neonatal (CN), sendo que oito em dez episódios convulsivos podem ser subclínicos ou sem expressão clínica, dificultando o reconhecimento do evento. Neste caso, definimos o episódio como atividade elétrica não convulsiva ou convulsão subclínica, associada a descarga elétrica paroxística cerebral, com picos de ondas rítmicas e com duração de pelo menos 10 s. Embora haja um crescimento no diagnóstico da CN por técnicas eletroencefalográficas, este método ainda é limitado na realidade brasileira, consequentemente, uma parte significativa do diagnóstico não é realizada rotineiramente. Por outro lado, a apresentação clínica da CN é variada e, algumas vezes, sutil, dependendo da percepção do observador, dificultando ainda mais seu reconhecimento.

## Causas

A convulsão pode ser a manifestação de várias alterações bioquímicas e neurológicas. Hemorragia intracraniana, encefalopatia hipóxico-isquêmica, malformações congênitas e infecções são responsáveis por 80 a 85% dos casos de CN.

O Quadro 161.1 reúne algumas causas frequentes de CN em recém-nascidos a termo e prematuros.

## Fatores de risco

- Maternos
  - Idade materna maior que 40 anos
  - Nuliparidade
  - Diabetes melito preexistente ou gestacional
  - Uso de drogas lícitas e ilícitas
- Intraparto
  - Evidências de sofrimento fetal
  - Descolamento de placenta, prolapso de cordão umbilical, período expulsivo prolongado
  - Febre materna
  - Corioamnionite
- Recém-nascido
  - Prematuridade extrema
  - Baixo peso ao nascer
  - Pós-termo
  - Sexo masculino.

**Quadro 161.1** Etiologia das crises convulsivas neonatais em RNs a termo e prematuros.

| Etiologia | Frequência (%) | Recém-nascidos a termo | Recém-nascidos prematuros |
|---|---|---|---|
| Encefalopatia hipóxico-isquêmica | 40 a 60 | +++ | |
| Hemorragia intracraniana | 7 a 18 | + | +++ |
| Infarto cerebral | 6 a 17 | +++ | ++ |
| Malformação cerebral | 3 a 17 | ++ | + |
| Sepse/meningite | 2 a 14 | +++ | ++ |
| Hipoglicemia | 0,1 a 5 | | |
| Hipocalcemia, hipomagnesemia | 1 a 4 | | |
| Erros inatos do metabolismo | 1 a 4 | ++ | + |
| Kernicterus (encefalopatia bilirrubínica) | 1 | + | ++ |
| Síndrome de abstinência materna | 4 | ++ | + |
| Idiopática | 2 | | |
| Síndromes epilépticas* | 1 | ++ | |

*Entre as síndromes epilépticas, encontram-se a convulsão neonatal idiopática benigna, a convulsão neonatal familiar benigna e a convulsão neonatal benigna não familiar.

## Manifestações clínicas

O diagnóstico de convulsão no período neonatal pode ser clínico e/ou eletroencefalográfico. A prática mais comum é o diagnóstico clínico das crises convulsivas sem confirmação eletroencefalográfica. Além disso, a imaturidade do sistema nervoso central (SNC) possibilita que crises atípicas, como comportamentos motores autônomos anormais, ocorram com certa frequência. O monitoramento com o eletroencefalograma de amplitude (aEEG) é maior nas unidades de terapia intensiva neonatais (UTIN) e é de grande valia para o reconhecimento e a confirmação da crise convulsiva.

Historicamente, as convulsões neonatais são subdivididas em cinco categorias, baseadas em critérios clínicos:

- Clônica focal
- Clônica multifocal ou migratória
- Tônica
- Mioclônica
- Atividades convulsivas sutis.

Com o surgimento e a difusão do aEEG à beira do leito, surgiram novas classificações baseadas em achados eletroencefalográficos e clínicos (Quadro 161.2).

A atividade convulsiva sutil é a categoria mais comumente encontrada nos neonatos e inclui movimentos mastigatórios, oculares, movimentos simulando pedaladas e movimentos autonômicos. Qualquer movimento que interrompa o comportamento habitual e esperado do recém-nascido e pareça estereotipado deve ser observado rigorosamente pelo pediatra e deve aumentar o nível de suspeita para convulsão, principalmente se houver algum fator de risco. As convulsões sutis são difíceis de serem detectadas e coincidem de forma variável com alterações eletroencefalográficas. Por este motivo, são recomendadas gravações sincronizadas de vídeo-eletroencefalograma para documentar as relações temporais entre comportamentos clínicos e eventos eletroencefalográficos, pois, apesar do nome "sutil", os recém-nascidos podem sofrer lesões cerebrais significativas.

As convulsões clônicas são movimentos de grupos musculares, com distribuição focal, que consistem em um movimento rápido, seguido de retorno lento para posição original. Esses movimentos devem ser distinguidos de tremores ou outros movimentos repetitivos normais dos recém-nascidos, e, para isso, deve-se flexionar delicadamente a parte do corpo afetada. Se houver supressão do movimento, é mais provável que seja um tremor porque as crises clônicas persistem mesmo após a manobra. Estes movimentos podem envolver quaisquer partes do corpo, como rosto, braço, pernas, diafragma (soluços) e músculos faríngeos.

Nas crises clônicas multifocais ou migratórias, os movimentos espalham-se pelo corpo de maneira aleatória ou anatomicamente apropriada. Podem alternar de lado a lado e aparecer, de modo assincrônico, entre as duas metades do corpo da criança. Portadores desse tipo de crise têm pior prognóstico e tendem a evoluir para óbito ou comprometimento neurológico significativo. Representam 25% das CN.

As convulsões tônicas consistem em flexão ou extensão sustentada de grupos musculares axiais ou apendiculares, assemelhando-se a movimentos de decorticação (flexão de membros superiores com extensão de membros inferiores) ou de descerebração (extensão de membros superiores e inferiores). Algumas vezes ocorrem desvios da cabeça e do olhar. Somente 30% dos casos de convulsão tônica em recém-nascidos estão associados com alterações eletroencefalográficas, porque são um sinal de lesão cerebral difusa em vez de manifestação convulsiva propriamente dita. Representam 5% das CN.

As convulsões mioclônicas se manifestam como mioclonias. Caracterizam-se por movimentos isolados, bruscos e rápidos que podem ser generalizados e ter distribuição axial ou apendicular. Representam 20% das CN.

Uma característica que difere as crises mioclônicas das crises clônicas é que, na mioclonia, não há fase de retorno lento do movimento. Prematuros saudáveis podem ter movimentos mioclônicos sem ter convulsão. O EEG é recomendado para confirmar a existência de alterações cerebrais coincidentes.

## Diagnóstico diferencial

As convulsões neonatais devem ser diferenciadas de tremores, mioclonias benignas do sono e hiperexcitabilidade.

**Quadro 161.2** Classificação das convulsões neonatais com base em achados eletroclínicos.

**Convulsão clínica com equivalência eletrocortical consistente (fisiopatologia: epiléptica)**
- Clônica focal
  - Unifocal
  - Multifocal
  - Hemiconvulsiva
  - Axial
- Tônica focal
  - Postura assimétrica do tronco
  - Postura de membros
  - Desvio ocular sustentado
- Mioclônica
  - Generalizada
  - Focal
  - Espasmos
- Flexão
- Extensão
- Mistura de extensão/flexão

**Convulsão clínica sem equivalência eletrocortical consistente (fisiopatologia: presumidamente não epiléptica)**
- Mioclônica
  - Generalizada
  - Focal
  - Migratórias
- Tônica generalizada
  - Flexão
  - Extensão
  - Mistura flexão/extensão
- Automatismos motores
  - Movimento oral/língua
  - Alterações oculares
  - Movimentos progressivos
  - Movimentos complexos sem propósito

Fonte: Mizrahi e Kellaway, 1998.

Eventos motores que podem ser suprimidos ou restritos por manobras clínicas ou que são provocados ou desencadeados por estímulos táteis ou proprioceptivos são considerados de natureza não epiléptica.

## Exames complementares

Para a investigação da convulsão, alguns exames são obrigatórios e outros dependem da história clínica do recém-nascido e da história obstétrica materna.

Exames complementares mandatórios:

- Glicemia: deve ser obtida imediatamente à beira do leito
- Exames séricos: devem incluir ureia, creatinina, hemograma completo, eletrólitos (sódio, potássio, cloreto, magnésio, cálcio, fósforo), gasometria arterial, proteína C reativa e hemocultura
- Punção lombar: citometria, citologia, bioquímica, pesquisa direta de fungos e bactérias, além da cultura. Sorologias específicas devem ser solicitadas, caso haja suspeita de STORCH (sífilis, toxoplasmose, outras infecções, rubéola, citomegalovírus, herpes simples)
- Ultrassonografia transfontanela: para identificar hemorragias ou infartos parietais e malformações cerebrais
- EEG multicanal ou de amplitude integrada: preferencialmente associado com vídeo (Figura 161.1).

Exames a serem considerados:

- TC de crânio para identificar hemorragias que não sejam visualizadas pela ultrassonografia transfontanela e lesões traumáticas
- RM de crânio para pesquisa de isquemia e malformações
- Painel metabólico: concentração plasmática de amônia, aminoácidos, lactato; concentração urinária de aminoácidos e ácidos orgânicos

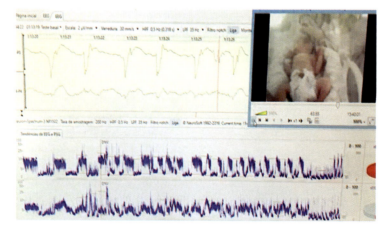

**Figura 161.1** Registro do aumento súbito da atividade elétrica mínima e máxima, na tendência, demonstrando ondas disformes, com espículas, repetitivas e constantes, caracterizando mal epiléptico. O evento elétrico é analisado em associação a vídeo do neonato, podendo demonstrar, ou não, convulsões clinicamente detectáveis. (Foto gentilmente cedida pelo grupo PBSF [http://www.pbsf.com.br].)

- Pesquisa de infecções congênitas: toxoplasmose, citomegalovirose, sífilis, herpes, rubéola, HIV, parvovírus, Epstein-Barr, Zika, Coxsackie), caso haja suscetibilidade de doença vertical
- Testes metabólicos específicos se houver suspeita de condições neurometabólicas.

## Tratamento

Diante de uma crise convulsiva, deve-se verificar a necessidade de estabilização das vias respiratórias (necessidade de aspiração, oxigenação ou ventilação). Obter acesso venoso, se ainda não disponível. Realizar o teste rápido de glicemia imediatamente, bem como a coleta de exames. A Figura 161.2 ilustra uma opção de tratamento.

## Prevenção

Alguns tipos de crise não podem ser evitados, como aqueles que apresentam fatores genéticos. Por outro lado, a principal causa de convulsão em nosso meio, a encefalopatia hipóxico-isquêmica, pode ser prevenida por meio de acompanhamento pré-natal adequado, com trabalho de parto bem assistido e profissionais capacitados em reanimação neonatal, presentes na sala de parto em todos os nascimentos, com ou sem riscos.

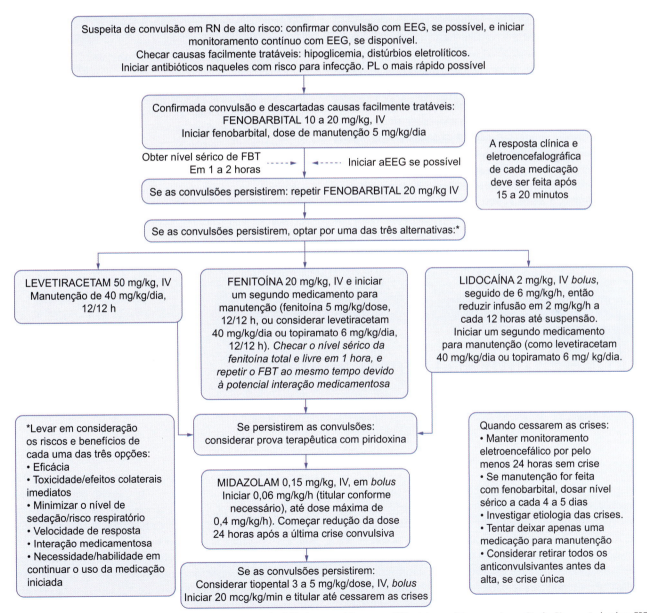

**Figura 161.2** Manejo de crise convulsiva neonatal. RN: recém-nascido; EEG: eletroencefalograma; aEEG: eletroencefalograma de amplitude; PL: punção lombar; FBT: fenobarbital; IV: via intravenosa.

As causas metabólicas podem ser prevenidas por protocolos de triagem de hipoglicemia e outras alterações metabólicas. Os erros inatos do metabolismo, embora não sejam preveníveis, podem ser detectados precocemente, com adequada suspeita e rápida investigação.

A prematuridade extrema, sobretudo no que tange às hemorragias intracranianas, é um fator importante, sobretudo quando os neonatos são transportados e manipulados de maneira inadequada. Treinamento em transporte neonatal e protocolos de manipulação mínima devem ser estimulados em todos os serviços de Neonatologia.

Cada recém-nascido deve ser avaliado individualmente, levando em conta suas necessidades e a realidade de cada unidade neonatal, de modo a estabelecer os melhores tratamentos e triagem para as crises convulsivas.

## Evolução e prognóstico

A evolução e o prognóstico dependerão da causa das convulsões. No geral, a taxa de mortalidade dos recém-nascidos, diagnosticados com convulsão, diminuiu nos últimos anos. Em um estudo que avaliou a taxa de mortalidade neonatal em recém-nascidos, com crises convulsivas confirmadas por EEG, demonstrou-se que, durante a década de 1980, a taxa de mortalidade de prematuros com CN era de 50%, e nos RNs a termo, de 40%. Nos anos 1990, por sua vez, a taxa de mortalidade para ambos os grupos de lactentes caiu para menos de 20%. No entanto, quando é avaliada a morbidade, dois terços dos sobreviventes apresentaram sequelas neurológicas. Estas podem incluir atraso no desenvolvimento neuropsicomotor e cognitivo, além de transtornos psicológicos ou comportamentais. O padrão eletroncefalográfico multifocal e a surto-supressão relacionam-se a mau prognóstico.

## Bibliografia

Mizrahi EM, Kellaway P. Diagnosis and management of neonatal seizures. Philadelphia: Lippincott-Raven; 1998.

PBSF – Protegendo Cérebros e Salvando Futuros. Banco de dados. [s.d.] [acesso em 05 ago 2017]. Disponível em: http://www.pbsf.com.br.

Scher MS. Seizures in Neonates. In: Martin RJ, Fanaroff AA, Walsh MC; Fanaroff & Martin's (editors). Neonatal-Perinatal Medicine: Diseases of the Fetus and Infant, 10th ed.; 2015. p. 927-49.

Slaughter LA, Patel AD, Slaughter JL. Pharmacological treatment of neonatal seizures: a systematic review. j child neurol. 2013 Mar;28(3): 351-64.

Temple CM et al. Neonatal seizures: long-term outcome and cognitive development among 'normal' survivors. Dev Med Child Neurol. 1995; 37:109-118.

Vasudevan C, Levene M. Epidemiology and aetiology of neonatal seizures, Seminars in Fetal & Neonatal Medicine. 2013. [acesso em 05 mar 2020] Disponível em: http://dx.doi.org/10.1016/j.siny.2013.05.008.

Whitelaw A, Osredkar D, Thoresen M. Neurological and neuromuscular disorders. In: MacDonald MG, Seshia MMK (editors). Avery's Neonatology: Pathophysiology and Management of the Newborn. 7th ed. Singapoure: Wolters Kluwer; 2016. p. 994-1016.

Ziobro J & Shellhaas RA. Neonatal seizures: diagnosis, etiologies, and management. Seminars in Neurology. 2020. doi:10.1055/s-0040-1702943.

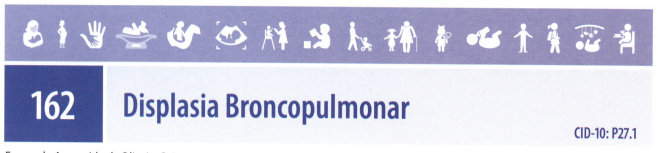

# 162 Displasia Broncopulmonar

CID-10: P27.1

*Fernanda Aparecida de Oliveira Peixoto*

## Introdução

A displasia broncopulmonar (DBP) é uma doença crônica pulmonar, que tipicamente acomete recém-nascidos prematuros, sobretudo aqueles submetidos a ventilação mecânica e oxigenoterapia. Entretanto, há controvérsias acerca do conceito da doença, uma vez que não há uniformidade, nos diferentes centros, em relação a tempo de uso de oxigênio e saturação aceitável para manter o prematuro em ar ambiente.

Atualmente, a definição mais aceita é a de Bancalari e Jobe, que a estabeleceram como a dependência de oxigênio por mais de 28 dias de vida, excluindo outras causas. Uma reavaliação posterior deve ser feita, porém, para classificar a gravidade da doença. Isso ocorre porque os prematuros com menos de 32 semanas de idade gestacional corrigida (IGco) ainda se encontram em fases muito precoces do desenvolvimento e da maturação, necessitando de um tempo maior para serem avaliados quanto à gravidade da doença, de tal forma que, para aqueles com menos de 32 semanas, a classificação deve ocorrer quando completarem 36 semanas de IGco, e, para os com mais de 32 semanas, quando completarem

56 dias de vida ou, para ambos, na alta hospitalar se esta ocorrer antes (Quadro 162.1). O uso dos dois critérios, definição e classificação, é dependente, não excludente e necessário para a adequada conceituação da doença.

Alguns autores desconsideram a hipótese de DBP naqueles prematuros que, quando classificados, são considerados como tendo doença leve, visto que sua evolução, a longo prazo, não difere das crianças sem DBP.

**Quadro 162.1** Classificação de gravidade da displasia broncopulmonar.

| Idade gestacional | < 32 semanas | ≥ 32 semanas |
|---|---|---|
| Época da avaliação | 36 semanas de IGco ou na alta hospitalar | 56 dias de vida ou na alta hospitalar |
| DPB leve | Ar ambiente | Ar ambiente |
| DBP moderada | $F_{IO_2} < 30\%$ | $F_{IO_2} < 30\%$ |
| DBP grave | $F_{IO_2} \geq 30\%$ e/ou uso de CPAP ou VMI | $F_{IO_2} \geq 30\%$ e/ou uso de CPAP ou VMI |

IGco: idade gestacional corrigida; DBP: displasia broncopulmonar; $F_{IO_2}$: fração inspirada de oxigênio; CPAP: pressão positiva contínua nas vias respiratórias; VMI: ventilação mecânica invasiva. Fonte: Jobe & Bancalari, 2001.

## Causas

A DBP é multifatorial e envolve vários fatores de riscos, alguns bem definidos, mas outros ainda obscuros. A inflamação é o pilar central da doença, posto que a maioria dos fatores envolvidos converge para o desencadeamento do processo inflamatório. A combinação entre o dano tecidual e o grau de reparação da lesão é que resultará nas alterações histológicas, anatômicas e funcionais da DBP.

Não se sabe ao certo em que momento a DBP se inicia, podendo ser até mesmo na vida intrauterina. No entanto, fatores como restrição do crescimento intrauterino, doença hipertensiva gestacional, ausência do corticosteroide pré-natal e corioamnionite parecem estar fortemente envolvidos com o desenvolvimento da doença.

A prematuridade de moderada para extrema e o baixo peso ao nascimento (< 1.500 g) são fatores importantes, sendo fortes preditores de DBP, com incidência e gravidade inversamente proporcionais.

Os três fatores que mais interferem no desenvolvimento da DBP são, porém: hiperóxia, ventilação mecânica e infecção neonatal.

A hiperóxia aumenta a produção de radicais livres de oxigênio, que, por sua vez, podem prevalecer sobre a produção comprometida dos antioxidantes nos prematuros, levando a lesão pulmonar. Até mesmo uma exposição mínima ao oxigênio, como em sala de parto, pode afetar o desenvolvimento do pulmão dos prematuros, especialmente daqueles com menos de 28 semanas.

A ventilação mecânica leva a distensão pulmonar excessiva, que resulta em barotrauma, volutrauma e na ativação de mediadores inflamatórios e pré-angiogênicos. Quanto mais precoce for a exposição a ventilação mecânica, maiores serão os danos teciduais, de modo que a necessidade de assistência ventilatória imediatamente após o nascimento correlaciona-se fortemente com o desenvolvimento da DBP.

A sepse neonatal tem papel direto na DBP, provavelmente, por estar associada às alterações na permeabilidade vascular, levando a lesão alveolar e, consequentemente, a interrupção do processo de alveolarização. Especula-se que prevenir a infecção neonatal, localizada ou sistêmica seja ainda mais importante que evitar a ventilação mecânica. Partindo dessa premissa, talvez, controlando-se a infecção neonatal, possa haver um impacto ainda maior na diminuição dos índices de DBP, mesmo nos pacientes em ventilação mecânica invasiva.

Persistência do canal arterial (PCA), nos prematuros extremos, é encontrada em quase todos os pacientes, e, tão logo a resistência vascular pulmonar e sistêmica se invertam, o fluxo direita-esquerda, pelo canal, passa a ser esquerda-direita, aumentando o fluxo pulmonar e corroborando para as lesões da vasculatura pulmonar, predispondo ainda mais às lesões da DBP.

A disbiose, na colonização do sistema respiratório do feto e do prematuro, tem sido demonstrada como resultante do desbalanço gerado por situações como corioamnionite, exposição a antibióticos, via de parto, tipo de dieta e colonização intestinal. Este desequilíbrio microbiótico tem sido, mais recentemente, descrito como um dos gatilhos de processos inflamatórios, incluindo a DBP.

A genética e a epigenética são fatores de risco cada vez mais estudados e podem interferir das mais variadas formas, interagindo com as agressões externas e com a fase de maturação pulmonar em que se encontra o prematuro.

## Manifestações clínicas

As manifestações clínicas da DBP, na maioria das vezes, misturam-se a outras condições clínicas dos prematuros, dificultando o reconhecimento da doença, de maneira isolada. Pacientes com DBP apresentam taquipneia, tiragens intercostais e subcostais, e, nos casos mais graves, utilizam a musculatura acessória para respirarem. Em decorrência da hipoxia crônica e da hipercapnia, apresentam dificuldade para o desenvolvimento ponderoestatural, mesmo com adequada oferta calórica. Condições como apneia, cianose e irritabilidade podem estar presentes.

## Exames complementares

**Radiografia de tórax.** A radiografia de tórax pode se apresentar de diversas formas, dependendo da gravidade e da evolução da doença, bem como da associação de comorbidades (Figuras 162.1 e 162.2). Os achados são variáveis e incluem enfisema intersticial (inclusive com formações bolhosas), espessamento intersticial e alterações cardiovasculares. A hiperinsuflação e outras alterações intersticiais tendem a aparecer em idades mais avançadas.

**Tomografia computadorizada (TC)/Ressonância magnética (RM).** A TC e a RM pulmonares podem auxiliar mostrando mais detalhes das lesões estruturais da DBP que não são visualizados na radiografia de tórax simples. Estes achados são úteis para a correlação com mortalidade associada a DBP, demonstrando lesões heterogêneas, enfisema intersticial e alterações arteriais mínimas não demonstráveis na radiografia.

**Ecocardiograma.** O ecocardiograma pode ajudar com a melhor avaliação da repercussão hemodinâmica da DBP e a titulação de medicamentos, como vasodilatadores. Os parâmetros mais úteis a serem avaliados são: sobrecargas ventriculares, em especial do ventrículo direito; pressão sistólica da artéria pulmonar; persistência do canal arterial e suas repercussões.

## Tratamento

Não existe tratamento para a DBP, e a prevenção é a melhor estratégia. Medidas que minimizem a agressão ao parênquima pulmonar, desde o nascimento, associadas ao manejo da prematuridade, vão garantir um melhor desfecho para estes pacientes.

**Ventilação mecânica.** A melhor estratégia ventilatória é o uso da pressão positiva contínua nas vias respiratórias (CPAP) precoce, ainda na sala de parto, evitando a necessidade de ventilação mecânica invasiva (VMI). Entretanto, os prematuros extremos e de muito baixo peso acabam necessitando, com mais frequência, de intubação e uso de surfactante exógeno. Medidas de terapia de resgate precoce como INSURE (intubação, terapia com surfactante, extubação), LISA (administração de surfactante menos invasiva [*less invasive surfactant administration*]) ou MIST (terapia com surfactante minimamente invasiva [*minimally invasive surfactant therapy*]) devem ser encorajadas, assim como a extubação precoce para aqueles que necessitaram de intubação.

Recém-nascidos com DBP instalada que requerem VMI, em geral, necessitam de maior volume corrente, tempo inspiratório alargado e menor frequência respiratória. Para minimizar as lesões, a gasometria arterial é importante para direcionar o controle dos parâmetros ventilatórios, e o objetivo deve ser manter pH entre 7,25 e 7,35, $P_{CO_2}$ entre 45 e 55 mmHg e $P_{O_2}$ entre 55 e 70 mmHg. Hipocapnia e hiperventilação, além de se relacionarem diretamente com maiores índices de DBP, também aumentam a chance de leucomalácia peri-intraventricular.

O desmame ventilatório de recém-nascidos com DBP é sempre muito difícil e deve ser realizado lentamente. O momento ideal para se iniciar o desmame é controverso, mas recomenda-se que este ocorra quando o pico de pressão inspiratória for ≤ 20 cmH$_2$O e F$_{IO_2}$ ≤ 0,4. O modo ventilatório recomendado é o ciclado a tempo com pressão de suporte. O uso de cafeína pré-extubação deve ser realizado, e o suporte ventilatório pós-extubação deve ser a CPAP ou a ventilação não invasiva com pressão positiva intermitente. Recém-nascidos com mais de 2 meses de VMI devem realizar broncoscopia antes da extubação.

**Oxigenoterapia.** A oferta de oxigênio, em sala de parto, para prematuros, deve ser iniciada com frações de 30% para alcançar a saturação-alvo de 75% para 85% em 10 min de vida. Estudos têm demonstrado a tendência de se iniciar a reanimação do prematuro em ar ambiente, muito embora ainda não seja uma recomendação formal. Após a admissão nas unidades de cuidados intensivos e semi-intensivos, a saturação-alvo deve estar, idealmente, entre 90 e 94%, não devendo exceder 95%.

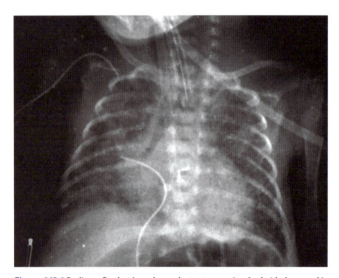

**Figura 162.1** Radiografia de tórax de um lactente com 1 mês de idade cronológica demonstrando infiltrado bilateral difuso com áreas de enfisema intersticial, edema e microatelectasias.

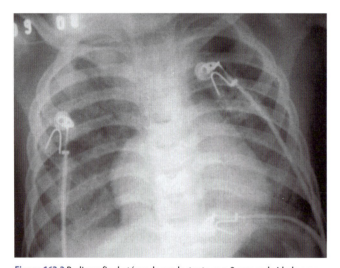

**Figura 162.2** Radiografia de tórax de um lactente com 3 meses de idade cronológica demonstrando infiltrado bilateral difuso com áreas de hiperinsuflação, intercaladas por atelectasias e desvio de mediastino.

Deve-se manter a saturação de oxigênio acima de 90% em recém-nascidos com DBP, para evitar micro-hipoxias. O desmame do oxigênio deve ocorrer quando o bebê conseguir manter saturação de oxigênio ≥ 90% por mais de 40 min em ar ambiente. Ainda assim, a oferta deve ser mantida durante as sucções e o sono noturno, sendo o desmame guiado pelo monitoramento da oximetria de pulso. As tentativas de retirada do oxigênio devem ocorrer a cada 1 a 2 semanas, pois intervalos menores não demonstram benefícios e podem comprometer a oxigenação e o desenvolvimento neurológico destas crianças.

**Nutrição.** A nutrição é um importante fator na recuperação dos recém-nascidos displásicos, e a dieta de escolha é o leite materno, enriquecido por fortificantes, quando ofertados por sonda ou gastrostomia. O monitoramento dos gráficos de desenvolvimento somático deve ser cuidadoso, sobretudo naqueles que conseguem, posteriormente, sustentar-se com o aleitamento materno exclusivo.

Na ausência do aleitamento materno, as dietas enterais devem ser ajustadas, com o objetivo de alcançar densidade calórica de 120 a 140 calorias/kg/dia, objetivando um ganho de 20 a 30 g/dia; embora seja aceitável, nestes recém-nascidos, o ganho de 10 g/dia. Às vezes, quando é necessária a restrição hídrica, dietas isocalóricas para lactentes (1 cal/m$\ell$) devem ser consideradas.

**Corticosteroides.** Partindo do princípio de que a DBP é uma doença inflamatória, os corticosteroides deveriam assumir papel importante no tratamento na prevenção da doença. No entanto, na fase aguda da DBP, quando o corticosteroide é comprovadamente efetivo na progressão da doença, o impacto negativo, demonstrado no atraso neurológico, impede seu uso nas primeiras 2 semanas de vida. A partir da segunda semana, embora não isentos de efeitos colaterais, os corticosteroides poderiam ser utilizados com mais segurança, porém, o impacto anti-inflamatório não é mais o mesmo, já que, nesta fase, a doença se organizou, com lesões fibróticas cicatriciais, no parênquima pulmonar. Entretanto, para aqueles pacientes em ventilação mecânica por mais de 2 semanas, é válida a tentativa. O esquema mais utilizado é com dexametasona, na dose inicial de 0,20 mg/kg/dia, dividida em duas doses diárias, com redução gradativa, a cada 3 dias, para 0,15 mg/kg/dia e, por fim, 0,10 mg/kg/dia, perfazendo um total de 9 dias de tratamento. O corticosteroide é interrompido, caso o paciente não tenha apresentado melhora clínica, até o 3º dia de vida.

Estudos promissores com o uso precoce do corticosteroide intratraqueal, por meio do surfactante utilizado na terapia de resgate precoce, demonstraram que parece minimizar a DBP e a mortalidade relacionada, porém, ainda não há indicação para o seu clínico.

**Diuréticos.** Os diuréticos podem ser utilizados na DBP, quando a sobrecarga hídrica comprometer a função pulmonar. Embora com efeitos colaterais mais frequentes, a furosemida é o diurético de escolha, podendo ser utilizada em doses menores, quando potencializada pela associação a outros diuréticos de menor potência, como os tiazídicos e a espironolactona. Contudo, tão logo haja o controle do edema pulmonar, principalmente após o desmame ventilatório, os diuréticos devem ser suspensos.

**Broncodilatadores.** Os lactentes com DBP podem apresentar episódios de broncospasmo, sobretudo aqueles com história de asma familiar. Nestes casos, a resposta clínica ao uso de broncodilatadores, tanto os beta-agonistas (fenoterol ou salbutamol), quanto os antagonistas muscarínicos (brometo de ipratrópio), pode ser benéfica e parece ser melhor nos pacientes que desenvolverão asma no futuro. De qualquer forma, sua indicação é limitada a fases de exacerbações de broncospasmo, muito embora os estudos não recomendem formalmente o seu uso, pois não há evidência suficiente da eficácia demonstrada.

Do grupo das xantinas, a cafeína tem sido usada, de forma rotineira, em pacientes em ventilação mecânica, por diminuir a resistência e aumentar a complacência pulmonares. A dose utilizada é igual à da apneia da prematuridade, e o tempo de uso é ainda obscuro, mas sugere-se que seja descontinuado, após garantido o sucesso do desmame ventilatório.

**Vasodilatadores.** Os vasodilatadores têm sido indicados como coadjuvantes do oxigênio, na queda da resistência vascular pulmonar, com parcimônia, uma vez que alguns estudos demonstraram maior mortalidade com seu uso, a longo prazo. A resposta é tardia e deve ser monitorada pelo ecocardiograma. A dose inicial é de 0,5 mg/kg/dose, a cada 8 h, podendo chegar a 2 mg/kg/dose a cada 6 h. O desmame deve ser gradual, tão logo a criança apresente melhora clínica e ecocardiográfica, na redução pressão pulmonar.

## Evolução e prognóstico

A DBP é uma doença de evolução crônica, que compromete a função pulmonar, mas que, a longo prazo, pode melhorar esta função, desde que novas lesões não comprometam mais o desenvolvimento pulmonar, sobretudo nos primeiros 2 anos de vida.

Crianças com DBP têm maior chance de desenvolverem comorbidades, que agravam ainda mais a própria condição da doença, além de aumentar o risco de reinternações, sobretudo no primeiro ano de vida. Condições como estenose subglótica, traqueomalacia, doença do refluxo gastresofágico, hipertensão pulmonar, asma, bronquiolite viral, broncopneumonias e demais infecções do trato respiratório devem ser prevenidas e tratadas adequadamente.

Neste cenário, o vírus sincicial respiratório apresenta impacto importante, e a imunização passiva, com o imunobiológico palivizumabe, deve ser indicada, no período de sazonalidade do vírus, nos primeiros 2 anos de vida da criança. Do mesmo modo, a vacinação dos recém-nascidos prematuros não deve ser atrasada e atenção especial deve ser dada às vacinas contra coqueluche e influenza, não apenas na criança, mas também em seus cuidadores, utilizando-se da estratégia *Cocoon*, que protege a criança, indiretamente, ao imunizar todos os seus contatos diretos. Frequentar creches e berçários deve ser desestimulado, na medida do possível, nos primeiros 2 anos de vida.

## Bibliografia

Ambalavanan N, Cotten CM, Page GP et al. Integrated genomic analyses in bronchopulmonary 511 dysplasia. The Journal of Pediatrics. 2015 Mar; 166(3):531-7.

Baker CD, Alvira CM. Disrupted lung development and bronchopulmonary dysplasia: opportunities for lung repair and regeneration. Curr Opin Pediatr. 2014 Jun; 26(3):306-14.

Bancalari E, Claure N. Definitions and diagnostic criteria for bronchopulmonary dysplasia. Semin Perinatol. 2006 Aug; 30(4):164-70.

Benitz WE. Patent ductus arteriosus: to treat or not to treat? ADC Fetal & Neonatal. 2012 Mar; 97(2):F80-F81.

Bhandari V. Postnatal inflammation in the pathogenesis of bronchopulmonary dysplasia. Birth Defects Res A Clin Mol Teratol. 2015 Mar; 100(3):189-200.

Bhandari V, Gruen GR. The genetics of bronchopulmonary dysplasia. Semin Perinatol. 2006 Aug; 30:185-91.

Costeloe KL, Hennessy EM, Haider S et al. Short term outcomes after extreme preterm birth in England: comparison of two birth cohorts in 1995 and 2006 (the EPICure studies). BMJ. 2012 Dec; 345:e7976.

Davis JM, Rosenfeld WN. Bronchopulmonary dysplasia. In: MacDonald MG, Seshia MMK (editors). Avery's neonatology: pathophysiology and management of the newborn. 7th ed. Singapoure: Wolters Kluwer; 2016. p. 994-1016.

Doyle LW, Halliday HL, Ehrenkranz RA et al. An update on the impact of postnatal systemic corticosteroids on mortality and cerebral palsy in preterm infants: effect modification by risk of bronchopulmonary dysplasia. J Pediatr. 2014 Sep; 5:1258-60.

Jobe AH, Bancalari E. Bronchopulmonary dysplasia. American Journal of Respiratory and Critical Care Medicine. 2001 Jun; 163(7):1723-29.

Kalikkot Thekkeveedu R, Guaman MC, Shivanna B, Bronchopulmonary dysplasia: A review of pathogenesis and pathophysiology. Respiratory Medicine. 2017. doi: 10.1016/j.rmed.2017.10.014.

Lal CV, Travers C, Aghai ZH et al. The airway microbiome at birth. Scientific reports. 2016 Aug 04; 6:31023.

Peixoto FA, Costa PS. Reviewing the use of corticosteroids in bronchopulmonary dysplasia. J Pediatr (Rio J). 2016; 92:122-8.

Petersen C, Round JL. Defining dysbiosis and its influence on host immunity and disease. Cellular Microbiology. 2014 Jul; 16(7):1024-33.

Shah SS, Ohlsson A et al. Inhaled versus systemic corticosteroids for preventing chronic lung disease in ventilated very low birth weight preterm neonates (Review). Cochrane Database Syst Rev. 2012; 5:CD002058.

Shennan AT, Dunn MS, Ohlsson A, Lennox K, Hoskins EM. Abnormal pulmonary outcomes in premature infants: prediction from oxygen requirement in the neonatal period. Pediatrics. 1988 Oct 470; 82(4):527-32.

Stoll BJ, Hansen NI, Bell EF et al. Neonatal outcomes of extremely preterm infants from the NICHD Neonatal Research Network. Pediatrics. 2010 Sep; 126(3):443-56.

Wagijo MA, Sheikh A, Duijts L, Been JV. Reducing tobacco smoking and smoke exposure to prevent preterm birth and its complications. Paediatric Respiratory Reviews. 2015 Sep 21; 22:3-10.

Walsh MC, Wilson-Costello D, Zadell A et al. Safety, reliability, and validity of 474 a physiologic definition of bronchopulmonary dysplasia. Journal of Perinatology: Official Journal of the California Perinatal Association. 2003 Sep; 23(6):451-56.

Wang H, St Julien KR, Stevenson DK et al. A genome-wide association study (GWAS) for bronchopulmonary dysplasia. Pediatrics. 2013 Aug; 132(2):290-7.

Yeh TF, Lin HC, Chang CH et al. Early intratracheal instillation of budesonide using surfactant as a vehicle to prevent chronic lung disease in preterm infants: a pilot study. Pediatrics. 2008 May; 121(5):e1310-8.

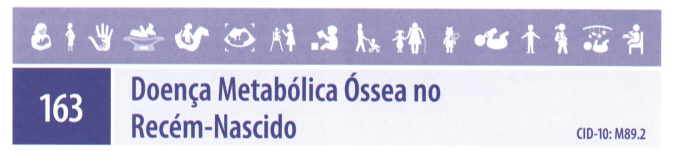

# 163 Doença Metabólica Óssea no Recém-Nascido

CID-10: M89.2

*Fernanda Aparecida de Oliveira Peixoto • Meire Luiza Gonçalves*

## Introdução

A doença metabólica óssea (DMO) é uma doença do osso em crescimento e corresponde ao desenvolvimento da mineralização óssea deficiente nos recém-nascidos prematuros (RNPT) e de muito baixo peso (< 1.500 g de peso de nascimento), em decorrência da oferta mineral insuficiente, causando desde osteopenia até fraturas ósseas.

A maior parte da transferência materna de minerais para o feto ocorre no 3º trimestre da gestação, alcançando o pico com 34 semanas de idade gestacional. Se a gestação for então, interrompida, a manutenção da absorção desses nutrientes fica comprometida, todavia, quanto mais jovem é o RNPT, maior é o risco desta patologia.

A osteopenia é considerada a fase inicial da DMO, quando ainda assintomática, e caracteriza-se pela diminuição do tecido ósseo, que se manifesta por redução da espessura ou do número de trabéculas e da espessura do córtex ósseo. A osteopenia vai gerar mineralização óssea insuficiente, resultando em um suporte esquelético frágil, que se expressa, inicialmente, por alterações bioquímicas detectáveis e, posteriormente, já como DMO, pela presença de alterações radiológicas ósseas, com risco de fraturas, além das alterações metabólicas e clínicas características.

As causas da DMO são multifatoriais, sendo a oferta insuficiente de minerais a principal causa. Vários fatores de risco contribuem para a doença, sendo a prematuridade extrema e a presença de crescimento intrauterino restrito os dois principais fatores.

O uso de nutrição parenteral (NP), por longos períodos, também leva à redução na oferta dos minerais, sobretudo porque no seu preparo é preciso calcular a quantidade de minerais, de maneira que não ocorra a precipitação da solução, o que dificulta as ofertas de cálcio e fósforo em índices necessários para a mineralização óssea adequada.

Por outro lado, prematuros alimentados apenas com leite humano não conseguem apresentar índices séricos satisfatórios destes minerais. Apesar de a absorção e a retenção do cálcio e fósforo serem altas, a concentração no leite materno é baixa. As fórmulas para prematuros fornecem nutrientes que se assemelham à oferta intrauterina, porém, apenas quando a dieta já alcançou o aporte calórico necessário. No entanto, as intercorrências da prematuridade e a imaturidade gastrintestinal impedem a rápida progressão das dietas enterais, dificultando a prevenção da DMO.

Outros fatores como: medicamentos (diuréticos, corticosteroides), icterícia colestática, retardo no início da nutrição enteral, displasia broncopulmonar, imobilizações, entre outros, podem contribuir para o desenvolvimento de DMO.

Para a compreensão das causas da DMO, faz-se necessário compreender a fisiologia do cálcio, do fósforo, do paratormônio (PTH), da vitamina D e da calcitonina. O cálcio e o fósforo são os minerais mais abundantes no organismo. Ambos estão, em sua maior parte, incorporados ao esqueleto humano. As concentrações séricas do cálcio são reguladas pelo PTH e pela vitamina D, hormônios que contribuem para aumentar a oferta sérica, e pela calcitonina, que tem efeito antagônico ao PTH e à vitamina D. Em paralelo, a distribuição sérica do fósforo é regulada pela oferta na dieta e por sua relação com os níveis de cálcio sérico, sendo que o PTH regula sua eliminação renal. Por sua vez, o PTH é secretado em resposta à diminuição do cálcio ionizado sérico, aumentando a reabsorção óssea e renal, e a síntese da vitamina D renal além da excreção renal de fósforo. A síntese da vitamina D é estimulada pelo PTH, pela hipocalcemia e pela hipofosfatemia. A vitamina D estimula a absorção intestinal de cálcio e fósforo e a excreção renal de cálcio, além de ter importante contribuição na reabsorção óssea do cálcio. Concluindo, a redução de fósforo sérico estimula a produção de vitamina D, que aumenta a absorção intestinal e reabsorção óssea de cálcio e fósforo, inibindo a liberação do PTH e reduzindo a perda renal de fósforo e a reabsorção renal de cálcio. No entanto, se a oferta de cálcio e fósforo da dieta continuar inapropriada, a perda renal desses íons se intensifica. Na presença de deficiência mineral, as alterações urinárias costumam ser as modificações mais precoces.

## Manifestações clínicas

As manifestações clínicas da DMO são variadas e ocorrem entre a 6ª e a 12ª semana de vida. Geralmente, apresentam um espectro amplo de alterações, que varia desde alterações bioquímicas até fraturas ósseas.

Os sinais clínicos da DMO são: interrupção do crescimento longitudinal e do perímetro cefálico, alterações cranianas (craniotabes, diátese de suturas), alargamento e edema das junções costocondrais, alargamento epifisário, fraturas espontâneas, insuficiência respiratória, decorrente de astenia ou fraturas de costelas, levando a atelectasias, dificuldades de desmame ventilatório e agravamento da displasia broncopulmonar.

No entanto, quando realizados a triagem e o adequado tratamento, no início da doença, dificilmente ocorrerá a progressão da osteopenia para a doença metabólica óssea.

## Exames complementares

Ainda não há um consenso para o diagnóstico de DMO, existindo variações de protocolos em cada serviço, mas, considerando que a DMO é uma evolução da osteopenia não corrigida, é importante que se identifiquem, o mais precocemente possível, as alterações bioquímicas que precedem as radiológicas e podem ser observadas a partir da 3ª semana de vida, quando o RNPT está mais estável e em processo de crescimento.

A triagem da DMO é realizada, principalmente, por meio da análise sérica de fósforo, cálcio e fosfatase alcalina. A osteopenia caracteriza-se por aumento sérico de fósforo e fosfatase alcalina, sendo que alguns autores sugerem que, quando níveis de fosfatase alcalina são maiores que 800 a 900 UI/$\ell$, mesmo que isoladamente, deve-se suspeitar de osteopenia. Em associação à diminuição sérica de fósforo, o aumento da fosfatase alcalina apresenta uma sensibilidade de quase 100% para o diagnóstico de DMO. A fosfatase alcalina, apesar de ser uma enzima predominantemente óssea e localizada na matriz dos osteoblastos, isoladamente, não faz o diagnóstico de DMO, sendo necessária a somatória de clínica e de outras alterações laboratoriais. Geralmente, o cálcio apresenta-se em níveis normais, dadas as ações compensatórias do PTH. Essas alterações bioquímicas surgem antes das alterações radiográficas e da densitometria óssea.

A triagem da DMO deve, portanto, ser realizada precocemente, pela triagem de osteopenia, após a 3ª semana de vida do RNPT.

Triagem de osteopenia (entre 21 e 28 dias de vida para todo RN < 34 semanas e ≤ 1.500 g de peso de nascimento):

- Fosfatase alcalina sérica
- Fósforo sérico
- Cálcio sérico
- Fósforo urinário (6 h)
- Cálcio urinário (6 h).

O controle deve ser repetido semanalmente para os RNs que recebem nutrição parenteral total (NPT); quinzenalmente para aqueles alimentados com leite humano e/ou fórmulas para prematuros; e trimestralmente até 1 ano de idade cronológica, após a alta hospitalar.

A triagem de DMO deve, então, ser realizada naqueles que apresentaram osteopenia:

- Radiografia simples de ossos longos para avaliação de mineralização óssea – com idade cronológica de 6 meses
- Ultrassonografia quantitativa – com idade corrigida de 6 meses.

As alterações radiológicas são de apresentação, geralmente, tardias, estando presentes quando a mobilização óssea é importante. O escore de Koo (Quadro 163.1) é utilizado para classificar as alterações radiográficas de recém-nascidos com DMO, que podem ser classificadas como de: grau I, rarefações ósseas; grau II, rarefações ósseas e alterações metafisárias; e grau III, associação a fraturas.

A ultrassonografia quantitativa oferece medidas relacionadas a densidade e estrutura óssea, não é invasiva, tem baixo custo e pode auxiliar no seguimento dos recém-nascidos com DMO.

A densitometria óssea de raios X de dupla energia (DEXA) é outro recurso diagnóstico muito mais sensível que a radiografia simples, porém, as dificuldades técnicas e financeiras para a sua execução limitam a utilização do método às pesquisas.

### Tratamento e prevenção

Para prevenir a osteopenia e, consequentemente, a DMO, uma ingesta oral de cálcio (100 a 160 mg/kg/dia) e fósforo (95 a 108 mg/kg/dia) deve ser garantida aos recém-nascidos. No entanto, nenhuma fórmula e nem mesmo o leite materno conseguem fornecer esta quantidade de minerais, de modo que ambos devem ser complementados.

Quando o bebê está em jejum, deve-se ofertar uma quantidade diária de cálcio de 40 mg/kg/dia (equivalente a 4 m$\ell$/kg/dia de gliconato de cálcio) e de fósforo de 50 mg/kg/dia (equivalente a 0,5 m$\ell$/kg/dia de fosfato ácido de potássio) em soluções parenterais. No entanto, a solução é instável quando misturada, sobretudo em presença de soluções lipídicas. Além do mais, a melhor relação cálcio/fósforo para mineralização óssea é de 1,7:1, e, no preparo das soluções parenterais, esta relação deve ser levada em consideração.

Tão logo se inicie o uso da via digestiva, a oferta dos minerais é, gradativamente, transferida da nutrição parenteral para a enteral. O leite materno ordenhado ou o leite humano pasteurizado é a melhor opção de nutrição enteral para os recém-nascidos prematuros, mas requer complementação com aditivos de leite materno, tão logo se consiga ofertar um volume maior ou igual a 100 m$\ell$/kg/dia, sendo mantido até que chegue a 40 semanas de idade gestacional corrigida. Na impossibilidade do uso de leite materno, as fórmulas lácteas para prematuros são as mais recomendadas e devem ser substituídas pelas fórmulas de transição de prematuros, a partir de 40 semanas de idade corrigida.

A suplementação de 400 UI diárias deve ser garantida logo na 1ª semana de vida, associada às demais vitaminas. Os polivitamínicos de uso parenteral costumam ter uma baixa concentração de vitamina D, e esta deve ser complementada oralmente, caso seja possível, mesmo em vigência de nutrição parenteral. A suplementação de vitamina D para mães lactantes, na dose de 800 UI, também é recomendada.

A suplementação oral empírica de cálcio e fosforo, para o RNPT, não é recomendada porque não aumenta a massa óssea corpórea total, e o excesso da ingesta destes íons, sobretudo nos recém-nascidos de extremo baixo peso, pode, potencialmente, acarretar efeitos colaterais indesejáveis como hipercalcemia e hiperfosfatemia iatrogênicas, além de formação de bezoar, com obstrução intestinal.

Além das medidas nutricionais, a estimulação diária do sistema musculoesquelético pode ajudar no fortalecimento da musculatura e dos ossos longos. Os exercícios devem ser realizados por meio de movimentos passivos de membros superiores e inferiores, por 10 min, quando os recém-nascidos estiverem recebendo dieta enteral em um volume > 110 m$\ell$/kg/dia e até alcançarem 2.000 g de peso.

Nos casos em que a fosfatase alcalina já se apresente em níveis superiores a 800 UI/d$\ell$, isoladamente; ou em níveis superiores a 500 UI/$\ell$, associada ao fósforo < 4,5 mg/d$\ell$; ou cálcio urinário > 4 mg/kg/dia; ou fósforo urinário < 1 mg/kg/dia, mesmo com o devido aporte de cálcio e fósforo na dieta, deve-se iniciar a suplementação de fórmula de fosfato tricálcico a 12,9% (50 mg/m$\ell$ de cálcio e 25 mg/m$\ell$ de fósforo), estimando-se uma suplementação diária, entre dieta e fórmula, de 140 mg/kg/dia de cálcio e de 100 mg/kg/dia de fósforo, fracionadas a cada 6 h. O tempo de suplementação é ainda controverso. Alguns autores sugerem que se trate até a normalização dos valores de fosfatase alcalina e fósforo, tanto sérico quanto urinário. Há trabalhos que sugerem até 4 a 6 meses de

**Quadro 163.1** Escore de Koo.

| Estágio | Achados radiográficos |
|---|---|
| Grau I | Rarefação óssea |
| Grau II | Rarefação óssea e alterações metafisárias, imagens em taça e formações ósseas superiostais |
| Grau III | Achados semelhantes ao grau II associados à presença de fraturas espontâneas |

idade cronológica do bebê. Independentemente do tempo, o monitoramento deve ser realizado até o 1º ano de vida, para que as deficiências possam ser rapidamente corrigidas.

O impacto da DMO na vida futura dos RNPTs ainda é foco de estudos, mas os dados atuais sugerem que as modificações da DMO possam anteceder o desenvolvimento de osteoporose em adultos jovens, justificando triagem, tratamento e monitoramento da condição.

## Bibliografia

Abdallah EAA et al. Serial serum alkaline phosphatase as an early biomarker for osteopenia of prematurity. Medicine. 2016; 95(37). http://doi.org/10.1097/MD.0000000000004837.

Harrison CM, Johnson K, McKechnie E. Osteopenia of prematurity: a national survey and review of practice. Acta Paediatr. 2008; 97:407-13.

Koo WW, Gupta JM, Nayanar VV, Wilkinson M, Posen S. Skeletal changes in preterm infants. Arch Dis Child. 1982; 57:447-52.

Kopelman BI et al. Diagnóstico e tratamento em neonatologia. São Paulo: Atheneu; 2004.

Catache M, Leone C R. Análise crítica dos aspectos fisiopatológicos, diagnósticos e terapêuticos da doença metabólica óssea em recém-nascidos de muito baixo peso. Jornal de Pediatria. 2001;77(Supl.1).

Leone CR, Mataloun MGB. Doença metabólica óssea. In: Ségre CAM, Costa HPF, Lippi UG. Perinatologia: fundamentos e prática. 3a ed. São Paulo: Sarvier; 2015. p. 1343-55.

Mannan MA et al. Osteopenia of prematurity: are we at risk? Mymensingh Med J. 2015 Jul;24(3):631-7.

Mutlu GY et al. Metabolic bone disease of prematurity: report of four cases. J Clin Res Pediatr Endocrinol. 2004;6(2):111-5.

Visser F, Sprij A, Brus F. The validity of biochemical markers in metabolic bone disease in preterm infants: a systematic review. Acta Paaediatr. 2012;101:562-8.

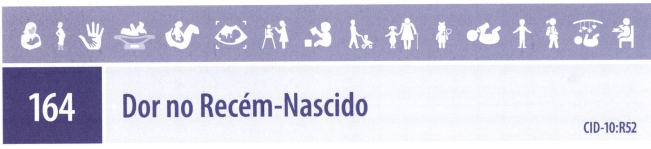

# 164 Dor no Recém-Nascido

CID-10:R52

*Fernanda Aparecida de Oliveira Peixoto • Lívia Maria Serradourada de Castro*

## Introdução

A dor é conceituada como um fenômeno complexo e multifatorial que não envolve apenas a transmissão de estímulos, envolve, ainda, aspectos orgânicos e psicossociais, bem como o processamento nas dimensões cognitiva e afetiva pelo córtex cerebral. Por vários anos, pensava-se que o recém-nascido (RN) fosse incapaz de sentir dor, em razão do pressuposto de que seu sistema nervoso ainda não estaria completamente formado.

Mais recentemente, foi demonstrado que as vias anatômicas responsáveis pela dor (neurotransmissores, ramificações dendríticas e talâmicas) encontram-se desenvolvidas, de maneira precoce, na sétima semana de gestação, e totalmente distribuídas, na superfície corporal, em torno da vigésima semana. Com 24 semanas de gestação, estímulos dolorosos já podem ser identificados, em resposta ao estresse, por meio de marcadores fisiológicos, metabólicos e hormonais. No entanto, as vias relacionadas a analgesia ainda estão imaturas, de maneira que é possível que o RN sinta mais dor que as crianças e os adultos.

Com o advento das unidades de terapia intensiva neonatal (UTIN), houve uma redução da mortalidade de recém-nascidos gravemente enfermos, o que aumentou a exposição deles a manipulação e procedimentos dolorosos. Estima-se que cada RN internado em UTIN seja submetido a mais ou menos 12 procedimentos dolorosos ao dia, durante as primeiras 2 semanas de internação, a maioria sem nenhum tipo de analgesia.

Recém-nascidos não a expressam verbalmente, sendo suas manifestações bem distintas das outras faixas etárias. Trabalhos realizados nos últimos anos comprovaram que os recém-nascidos a termo (RNT) e os prematuros, com mais de 24 semanas de gestação, possuem elementos necessários do sistema nervoso central para a transmissão do estímulo doloroso e memória para a dor, respondendo por meio de alterações fisiológicas e comportamentais, que podem ser detectadas como sinais indiretos de dor. Ainda assim, a avaliação da dor e do estresse neonatal depende da capacidade e da experiência da equipe, sobretudo da de enfermagem, para identificar estas respostas e os sinais de dor neonatal.

## Causas

Os manuseios e o próprio ambiente das unidades neonatais são fontes de dor para o neonato. Assim, por ocasião de internação na UTIN, os neonatos ficam expostos a inúmeras situações estressantes e desconfortáveis e a vários procedimentos dolorosos, a fim de, paradoxalmente, assegurar sua estabilidade clínica.

São diversos os procedimentos dolorosos realizados no neonato durante sua hospitalização, por exemplo, intubação, punções (venosa, arterial, lombar, pleural, abdominal, intraóssea), passagem de sondas e drenos, realização de curativos, remoção de fitas adesivas, inserção e remoção de cânula para pressão positiva contínua nas vias respiratórias (CPAP) nasal, fundoscopia, pós-operatório, queimaduras por infiltração de soro, meningite, abscessos, entre outros.

Além dos frequentes manuseios, a assistência necessária deixa o RN vulnerável à dor e a diversas formas de estimulação sensorial, como a luminosidade e os ruídos de todas as origens, os quais levam ao aumento expressivo da sensibilidade do RN à dor, além de interferirem em seu desenvolvimento e sua recuperação clínica. O ambiente estressante da UTIN também deve, portanto, ser considerado na avaliação e no manejo da dor no RN.

## Avaliação

Essa categoria aborda os meios de identificação da dor neonatal que inclui as alterações fisiológicas, comportamentais, bem como o uso de escalas de avaliação.

A avaliação da dor no RN tem como objetivos fundamentais: caracterização do evento doloroso e dos fatores envolvidos, identificação da necessidade de tratamento e avaliação da eficácia das intervenções, bem como do impacto das mesmas. A identificação da dor nos neonatos hospitalizados em UTIN é uma das principais ações que interferem na avaliação da qualidade de assistência em saúde.

A avaliação do lactente pré-verbal deve ser estabelecida pela observação de modificações de órgãos, sistemas e comportamentos. As alterações fisiológicas são bastante utilizadas para investigar a presença ou não da dor, porém, ainda são raros os estudos que utilizam esses indicadores para qualificar o estímulo doloroso. Além disso, as alterações fisiológicas são mais eficazes para a avaliação da resposta à dor aguda, o que restringe sua aplicabilidade, uma vez que os recém-nascidos internados em UTIN estão expostos a diferentes tipos de dor crônica. Ainda assim, sua empregabilidade é eficaz, na prática clínica, desde que aliada a indicadores mais específicos.

As alterações comportamentais vêm ganhando importância frente às fisiológicas, em razão de sua maior especificidade para avaliar a dor neonatal. Apesar da maior representatividade das alterações comportamentais, estas são subjetivas, uma vez que dependem da interpretação do profissional envolvido no cuidado com o RN. Esta avaliação baseia-se na alteração de certas expressões do comportamento do RN durante ou após um estímulo doloroso. As respostas comportamentais relacionadas à dor mais comumente pesquisadas são a resposta motora, a mímica facial, o choro e o padrão de sono e vigília.

A resposta motora do neonato diante de um estímulo doloroso apresenta-se como flexão e extensão das extremidades, movimentos específicos das mãos e rigidez do tórax. Os neonatos, mesmo os prematuros, apresentam uma resposta motora organizada quando submetidos ao estímulo doloroso. A facilidade em identificar a movimentação do RN no dia a dia nas UTIN, associada a alterações comportamentais, em vigência de um estímulo doloroso, demonstra a relação da motricidade como uma resposta à dor neonatal.

A mímica facial é reconhecida como um dos indicadores de consciência, além dos movimentos expressivos, modificações fisiológicas e verbalizações. Aproximadamente 90% dos recém-nascidos que experimentam a sensação dolorosa aguda apresentam alterações na mímica facial, caracterizada por fronte saliente, olhos espremidos, sulco nasolabial aprofundado e lábios entreabertos. Outras alterações como boca estirada no sentido horizontal ou vertical, língua tensa e tremor de queixo também podem ser observadas. A observação dessas expressões faciais possibilita a obtenção de informações sensíveis e específicas acerca da dor nos neonatos. Apesar disso, as modificações nas expressões faciais não permitem identificar a qualidade ou a intensidade da dor.

Essas expressões faciais estão vigentes apenas no estímulo doloroso, não sendo demonstradas pelo RN quando submetidos a estímulos apenas desagradáveis, mas não dolorosos. Outra característica importante das mímicas faciais é que estas tendem a diminuir diante de estímulos dolorosos prolongados ou repetitivos. Ainda não se sabe se isso reflete uma adaptação à dor ou uma diminuição na capacidade de expressar contínua da mesma.

Diante da dificuldade de avaliar a dor nessa faixa etária, escalas que avaliam a dor neonatal foram desenvolvidas, com o objetivo de facilitar sua identificação.

## Escalas

Os instrumentos que avaliam a dor no RN podem ser classificados como unidimensionais, quando avaliam apenas os aspectos comportamentais, perante os estímulos doloroso ou multidimensionais, quando associam os parâmetros comportamentais e fisiológicos. A escala EDIN (*Échelle Douleur Inconfort Nouveau-Né*) avalia a dor prolongada (por horas ou dias) em prematuros pela observação de mímica facial, movimentos corporais, qualidade de sono e consolo (Quadro 164.1). A EDIN é uma escala unidimensional comportamental, indicada para RN (prematuros ou a termo), hospitalizados em UTIN, com dor aguda e associada a patologias prolongadas, pós-operatório ou repetição frequente de procedimentos invasivos.

É composta por cinco indicadores: expressão facial; movimentos corporais; qualidade do sono; qualidade de interação ou sociabilidade; e consolabilidade ou reconforto. Cada indicador é medido em uma escala de 0 a 3 pontos, perfazendo um escore mínimo de 0 e um máximo de 15. Sua utilização clínica é considerada simples requerendo um contato mínimo com o RN de pelo menos 1 h, embora idealmente se aconselhe um período entre 4 e 8 h. A partir de 5 pontos, recomenda-se algum tipo de intervenção no controle da dor.

**Quadro 164.1** Escala EDIN (*Échelle Douleur Inconfort Nouveau-Né*).

|  | 0 | 1 | 2 | 3 |
|---|---|---|---|---|
| Rosto | Rosto calmo | Caretas passageiras: Sobrancelhas franzidas/lábios contraídos/queixo franzido/queixo trêmulo | Caretas frequentes, marcadas, prolongadas | Crispação permanente ou face prostrada, petrificada ou face acinzentadas |
| Corpo | Corpo calmo | Agitação transitória, geralmente calmo | Agitação frequente, mas acalma-se | Agitação permanente: e rigidez dos membros ou motricidade muito pobre ou limitada, com corpo imóvel |
| Sono | Adormece com sono, calmo | Adormece dificilmente | Acorda espontânea e frequente, sono agitado | Não adormece |
| Interação | Atento | Apreensão passageira no momento do contato | Contato difícil, grito a menor estimulação | Recusa o contato, nenhuma relação possível, gemido sem a menor estimulação |
| Reconforto | Sem reconforto | Acalma-se rápido com carícias, com a voz ou chupeta | Acalma-se dificilmente | Inconsolável, sucção desesperada |
| Pontuação |  |  |  |  |

Adaptado de Debillon et al., 2001.

A escala NFCS (*Neonatal Facial Coding System*) (Quadro 164.2) avalia as respostas de dor por meio da análise da atividade facial do RN, utilizando-se de oito parâmetros: testa franzida; fenda palpebral comprimida; sulco nasolabial aprofundado; boca aberta; boca estirada na vertical ou horizontal; língua tensa; protrusão da língua; e tremor do queixo.

Atribui-se 1 ponto para cada movimento facial presente, sendo o escore máximo de 8 pontos. Considera-se a presença de dor quando três ou mais movimentos faciais aparecem de maneira consistente, durante a avaliação. Pode ser aplicada em crianças em todas as faixas etárias, incluindo neonatos prematuros e a termo.

Entre as multidimensionais, a mais frequentemente utilizadas é a Escala de Avaliação de Dor em Recém-Nascido (NIPS – *Neonatal Infant Pain Scale*). A NIPS avalia a dor neonatal com base em seis indicadores: expressão facial; choro; movimentos respiratórios; movimentos de pernas e braços; estado de sono; e vigília. A pontuação da escala varia de 0 a 7 pontos, todavia a intervenção farmacológica na dor deve ser feita quando a pontuação for de 2 a 4 pontos.

A escala comportamental de dor NIPS (Quadro 164.3) foi desenvolvida por Lawrence et al. em 1993, para a avaliação da dor em RN, e adaptada da escala de dor CHEOPS. É composta de seis indicadores de dor, sendo cinco comportamentais e um fisiológico.

As avaliações são feitas em intervalos de 1 min antes, durante e após o procedimento agressivo.

Seu escore total pode variar de 0 a 7 (com pontuação de 0, 1 e 2). Para a pontuação obtida têm-se os seguintes significados: 0, sem dor; 1 e 2, dor fraca; 3 a 5, dor moderada; e 6 e 7, dor forte.

A escala CRIES (escore para a avaliação da dor pós-operatória do recém-nascido) (Quadro 164.4), diferentemente das outras, é específica para avaliar a dor pós-operatória. Ela avalia o choro, a necessidade de oxigênio para manter saturação a 95%,

**Quadro 164.2** *Neonatal Facial Coding System* (NFCS).

| Movimento facial | 0 ponto | 1 ponto |
|---|---|---|
| Fronte saliente | Ausente | Presente |
| Fenda palpebral estreitada | Ausente | Presente |
| Sulco nasolabial aprofundado | Ausente | Presente |
| Boca aberta | Ausente | Presente |
| Boca estirada (horizontal ou vertical) | Ausente | Presente |
| Língua tensa | Ausente | Presente |
| Protrusão de língua | Ausente | Presente |
| Tremor de queixo | Ausente | Presente |

Escore máximo de 8 pontos; considera-se presença de dor se ≥ 3. Adaptado de Viana, et al., 2006.

frequência cardíaca, pressão arterial, expressão facial e sono. A pontuação vai de 0 a 10, e a intervenção farmacológica é indicada quando se tem uma pontuação igual ou maior que 5.

Se a pontuação for igual ou maior que 5, deve ser administrada medicação para alívio da dor. A escala deve ser aplicada a cada 2 h nas primeiras 24 h após o procedimento doloroso e, depois, a cada 4 h por, pelo menos, 48 h.

Mesmo com o desenvolvimento e a validação de diversas escalas de avaliação, a dor neonatal continua sendo subdiagnosticada e subtratada dentro das UTIN. Apesar da comprovação de que medidas multidimensionais conseguem avaliar mais precisamente a dor, a maioria dos profissionais de saúde afirma avaliar a dor apenas com base na situação clínica do paciente ou no tipo de procedimento que está sendo realizado, não utilizando nenhuma dessas ferramentas de avaliação.

Assim, é imprescindível reconhecer a necessidade de implantação de protocolos assistenciais que visem ao reconhecimento, à avaliação e ao tratamento da dor nas UTIN, uma vez que apenas reconhecer a dor no RN sem fazer uso dos instrumentos padronizados gera interpretações muito subjetivas e individuais, desqualificando e subtratando a dor neonatal.

**Quadro 164.3** Escala de avaliação de dor em recém-nascido (NIPS – *Neonatal Infant Pain Scale*).

| Expressão facial | |
|---|---|
| 0–Relaxada | Face serena, expressão neutra |
| 1–Careta | Músculos faciais tensos, sobrancelhas, queixo e maxilares enrugados (expressão facial negativa – nariz, boca e sobrancelha) |
| **Choro** | |
| 0– Ausente | Sereno, não chora |
| 1– Choramingo | Choramingo brando, intermitente |
| 2– Choro vigoroso | Gritos altos, agudos, contínuos, que vão aumentando de intensidade. Nota: O choro silencioso pode ser detectado se o RN estiver intubado e é evidenciado por um movimento óbvio facial e local) |
| **Respiração** | |
| 0– Relaxada | Padrão normal para o RN |
| 1– Mudança/respiração | Inspiração irregular, mais rápida que a normal, sufocante, que impede a respiração |
| **Braços** | |
| 0– Relaxados/controlados | Ausência de rigidez muscular, movimentos e esporádicos dos braços |
| 1– Flexionados/Estendidos | Braços tensos, esticados e/ou extensão/flexão rígida e/ou rápida |
| **Pernas** | |
| 0– Relaxadas/controladas | Ausência de rigidez muscular, movimentos esporádicos das pernas |
| 1–Flexionadas/estendidas | Pernas tensas, esticadas e/ou extensão/flexão rígida e/ou rápida |
| **Estado de vigília** | |
| 0–Dorme/calmo | Calmo, tranquilo, a dormir ou acordado e estável |
| 1–Agitado | Alerta, inquieto e agitado |

Pontuação máxima de 7 pontos; considera-se presença de dor se ≥ 4. Adaptado de Nicolau et al., 2008.

**Quadro 164.4** Escore para a avaliação da dor pós-operatória do recém-nascido (CRIES).

| Avaliar | 0 ponto | 1 ponto | 2 pontos |
|---|---|---|---|
| Choro | Ausente | Alta tonalidade | Inconsolável |
| $Sp_{O2}$ > 95% | 0,21 | 0,21 a 0,30 | > 0,30 |
| FC e/ou PA (comparar com pré-operatório) | Sem aumento | Aumento de até 20% | ≥ 20% |
| Expressão facial | Relaxada | Careta esporádica | Contraída |
| Sono | Normal | Intervalos curtos | Ausente |

FC: frequência cardíaca; PA: pressão arterial ; $Sp_{O2}$: saturação de oxigênio no sangue arterial.

## Bibliografia

Abu-Saad HH, Bours GJ, Stevens B et al. Assessment of pain in the neonate. Seminars in Perinatology. 1998; 22(5):402-6.

Alencar AJ. Como o bebê vê. Revista de Pediatria do Ceará. 2009; 10(1):53-7.

Araújo GC, Miranda JOF, Santos DV et al. Dor em recém-nascidos: identificação, avaliação e intervenções. Revista Baiana de Enfermagem. 2015 jul/set; 29(3):261-70.

Balda RCX, Guinsburg R. Avaliação da dor no período neonatal. In: Kopelma IB. Diagnóstico e tratamento em neonatologia. São Paulo: Atheneu; 2004. p. 577-85.

Bueno M. Dor no período neonatal. In: Chaves D, Leão ER (col.). Dor 5º sinal vital: reflexões e intervenções de enfermagem. 2. ed. São Paulo: Livraria Martini; 2007.

Branco A, Fekete SMW, Rugolo LMSS et al. Valor e variações da frequência fundamental no choro de dor de recém-nascidos. Revista CEFAC. 2006; 8:529-35.

Brasil. Ministério da Saúde. Atenção Humanizada ao recém-nascido de baixo peso: método canguru. Manual técnico. Brasília; 2011.

Chermont AG et al. O que os pediatras conhecem sobre a avaliação da dor no recém-nascido. Jornal de Pediatria. 2003 jun; 79(3).

Cignacco E et al. Routine procedures in NICUs: factors influencing pain assessment and ranking by pain intensity. Swiss Med Wkly. 2008; 138(33 a 34):484-91.

Costa T, Rossato LM, Bueno M et al. Conhecimento e práticas de enfermeiros acerca do manejo da dor em recém-nascidos. Rev Esc Enferm USP. 2017; 51(4):e03210.

Debillon T et al. Development and initial validation of the EDIN scale, a new tool for assessing prolonged pain in preterm infants. ADC Fetal & Neonatal. 2001; 85:36-41.

Guaragni B, Howell A, Rehman FU, Jain A. Management of pain in ventilated neonates: current evidence. Paediatr Child Health. 2014; 24(1):32-7.

Guinsburg R. Avaliação e tratamento da dor no recém-nascido. J Pediatr. 1999[acesso em 06 ago 2017]; 75(3):149-60. Disponível em: http://www.jped.com.br/conteudo/99-75-03-149/port.pdf.

Guinsburg R, Cuenca MC; Sociedade Brasileira de Pediatria. Documento Científico do Departamento de Neonatologia. A linguagem da dor no recém-nascido; 2010.

Grunau RE, Holsti L, Peters JW. Long-term consequences of pain in human neonates. Semin Fetal Neonatal Med. 2006; 11(4):268-75.

Holsti L, Grunau RE. Initial validation of the Behavioral Indicators of Infant Pain (BIIP). Pain. 2007; 132:264-72.

Lawrence J, Alcock D, McGrath P et a.: The development of a tool to assess neonatal pain. Neonatal Netw. 1993;12:59-66.

Marins GLH. Escalas de avaliação da dor no recém-nascido hospitalizado utilizadas no Brasil: revisão integrativa. [trabalho de conclusão de curso]. Porto Alegre: Escola de Enfermagem, Universidade Federal do Rio Grande do Sul; 2010.

Margotto PR, Rodrigues DN. Dor neonatal analgesia/sedação. In: _____. Assistência ao recém-nascido de risco. 2. ed. Brasília: Pórfiro; 2004.

Mendes LC, Fontenele FC, Dodt RC et al. A dor no recém-nascido na Unidade de Terapia Intensiva Neonatal. Rev Enferm UFPE On Line. 2013; 7(11):646-54.

Mitchell A, Boss BJ. Adverse effects of pain on the nervous systems of newborns and young children: A review of the literature. J Neurosci Nurs. 2002; 34:228-36.

Nazareth CD, Lavor MFH, Sousa TMAS. Ocorrência de dor em bebês internados em unidade de terapia intensiva neonatal de maternidade terciária. Revista de Medicina da UFC. 2015 jun; 55(1):33-37. ISSN 2447-6595.

Nicolau CM, Modesto K, Nunes P et al. Avaliação da dor no recém-nascido prematuro: parâmetros fisiológicos versus comportamentais. Arquivos Brasileiros de Ciências da Saúde. 2008; 33(3):146-50.

Pereira ALST, Guinsburg R, Almeida MFB et al. Validity of behavioral and physiologic parameters for acute pain assessment of term newborn infants. Med J. 1999; 117:72-80.

Reichert APS, Silva SLF, Oliveira JM. Dor no recém-nascido: uma realidade a ser considerada. Nursing. 2000; 30(3):28-30.

Santos LM et al. Avaliação da dor no recém-nascido prematuro em Unidade de Terapia Intensiva. Rev Bras Enferm. 2012 fev; 65(1):27-33.

Scochi CGS et al. Cuidado individualizado ao pequeno prematuro: o ambiente sensorial em unidade de terapia intensiva neonatal. Acta Paul Enf. 2001; 14(1)9-16.

Silva YP, Gomez RA, Máximo TA et al. Avaliação da dor em neonatologia. Revista Brasileira de Anestesiologia. 2007 set-out; 57(5).

Silva TON, Silva VR, Martinez MR, Gradim CVC. Avaliação da dor em pacientes oncológicos. Rev. enferm. UERJ. 2011; 19(3):359-63.

Simons SH, Tibboel D. Pain perception development and maturation. Semin Fetal Neonatal Med. 2006; 11(4):227-31.

Sousa BBB et al. Avaliação da dor como instrumento para o cuidar de recém-nascidos. Texto Contexto Enferm. 2006 [acesso em 10 ago 2017]; 15(n.spe):88-96. Disponível em: http://www.scielo.br/pdf/tce/v15nspe/v15nspea10.pdf.

Stevens BJ, Johnston CC, Gibbins S. Pain assessment in neonates. In: Anand KJS, Stevens BJ, McGrath PJ. Pain in neonates. Northland: Elsevier Science, v. 10; 2000. p. 101-44

Viana DL, Dupas G, Pedreira MLG. A avaliação da dor da criança pelas enfermeiras na Unidade de Terapia Intensiva. J Pediatr. 2006; 28:251-61.

Vidal MA, Calderón E, Martínez E et al. Dolor en neonatos. Rev Soc Esp Dolor. 2005; 12:98-111.

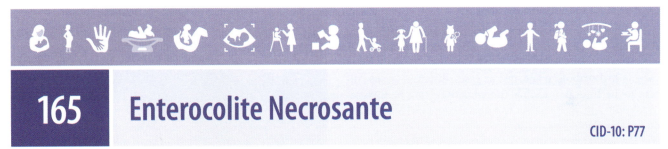

# 165 Enterocolite Necrosante

CID-10: P77

*Maíra Silva Lottke*

## Introdução

A enterocolite necrosante (ECN) é uma doença inflamatória do trato gastrintestinal, caracterizada como emergência neonatal. Sua incidência e gravidade são inversamente proporcionais à idade gestacional. Apresenta altas mortalidade (cerca de 20 a 25% em prematuros < 32 semanas) e morbidade, podendo levar a nutrição parenteral prolongada, infecções, intolerância alimentar, síndrome do intestino curto, retardo do ganho ponderoestatural e atraso no neurodesenvolvimento.

## Causas

É uma patologia multifatorial. O recém-nascido (RN), em particular o prematuro, apresenta uma barreira epitelial intestinal imatura, pois a produção de peptídios antimicrobianos e muco, que compõem a integridade da barreira intestinal, ocorre predominantemente no 3º trimestre. Sendo assim, há aumento da permeabilidade intestinal com maior risco de invasão bacteriana. Além disso, há imaturidade da motilidade intestinal, gerando estase luminal, crescimento bacteriano e retardo na eliminação de patógenos. A hipoxia tecidual também pode contribuir na fisiopatogenia, sendo que os diversos episódios (decorrentes das comorbidades associadas) geram vasoconstrição e isquemia local. Associado a isso, observa-se colonização intestinal com bactérias hospitalares, principalmente naqueles RNs não alimentados com leite materno, gerando uma resposta inflamatória exagerada, que culmina na instalação da doença. Deve-se lembrar de que o uso de fórmulas infantis, em geral hiperosmolares, e a progressão rápida da dieta, em um intestino imaturo, também colaboram para sua patogênese.

## Manifestações clínicas

Em geral, ocorrem nos primeiros dias de vida, em RNs a termo e mais tardiamente em pré-termos. Caracterizam-se por intolerância alimentar (resíduo gástrico e vômitos), distensão abdominal, dor abdominal e sangramento gastrintestinal. Ademais, podem surgir sintomas inespecíficos, de acordo com a gravidade, tais como apneia, distermias, baixa perfusão periférica, hipotensão e choque. O estadiamento da enterocolite necrosante pode ser classificado conforme Quadro 165.1.

## Diagnóstico diferencial

O principal diagnóstico diferencial é com sepse, pois os sintomas são bastante inespecíficos. Até porque a enterocolite tem estreita relação com a sepse neonatal.

**Quadro 165.1** Estadiamento da enterocolite necrosante (ECN).

| Estágio 1A | Estágio 1B | Estágio 2A | Estágio 2B | Estágio 3A | Estágio 3B |
|---|---|---|---|---|---|
| Suspeita de ECN | Suspeita de ECN | ECN confirmada | ECN confirmada | ECN avançada | ECN avançada (com perfuração) |
| Intolerância alimentar, distensão abdominal, vômitos, sangue oculto nas fezes. Radiografia normal ou com leve distensão de alças | Idem 1A + sangue vivo nas fezes | Idem 1A e 1B + ausência de RHA e dor abdominal leve. Radiografia com dilatação de alças, pneumatose | Idem 2A + dor abdominal intensa. Acidose metabólica e plaquetopenia. Raiografia: dilatação de alças, pneumatose, ar na veia porta. Pode ter ascite | Idem 2B + Hipotensão, CIVD, neutropenia. Intensa distensão abdominal e sinais de peritonite. Radiografia: idem 2B (sem perfuração intestinal) | Idem 3A Radiografia: pneumoperitônio |

CIVD: coagulação intravascular disseminada. Fonte: Bell et al., 1978, modificada por Walsh e Kliegman, 1986.

Outras condições também devem ser diferenciadas da ECN como: perfuração intestinal isolada, obstrução intestinal funcional e retardo na eliminação de mecônio.

## Exames complementares

A avaliação radiológica é imprescindível para o diagnóstico. Por meio desta, é possível também classificar a doença e, com isso, definir o tratamento. Os sinais à radiografia de abdome variam de distribuição anormal de gases, distensão gasosa difusa até perfuração intestinal (pneumatose), mais bem visualizada com a incidência decúbito dorsal com raios horizontais ou decúbito lateral esquerdo.

Os exames laboratoriais como hemograma, proteína C reativa, eletrólitos, gasometria arterial e hemocultura também fazem parte da investigação e evolução do quadro clínico.

## Tratamento

O tratamento deve incluir jejum, nutrição parenteral e antibioticoterapia, visando cobrir germes gram-positivos e gram-negativos, seguindo o perfil de resistência antimicrobiana de cada unidade. O tempo de jejum varia de acordo com o estágio da ECN: 3 dias para ECN suspeita (estágios 1A e B) e 7 dias, ou mais, para ECN confirmada (estágios 2 e 3).

Em caso de perfuração intestinal, o tratamento de escolha é o procedimento cirúrgico, que visa à remoção de alças necróticas, líquido e fezes na cavidade abdominal (Figura 165.1). Uma opção para prematuros extremos, de muito baixo peso (< 1.000 g), é a drenagem peritoneal, até que haja condições clínicas favoráveis para uma laparotomia posterior.

## Prevenção

A ECN é uma doença de grande morbimortalidade, mesmo com o tratamento adequado. Prevenir sua ocorrência, portanto, é fundamental. Neste ponto, a nutrição exerce papel fundamental. Evitar uso de fórmulas infantis e dar preferência para o leite materno são medidas imprescindíveis para a prevenção da ECN. O leite humano contém altos níveis de fator de crescimento epidérmico, que contribui para a maturidade da barreira intestinal. Além disso, a alimentação com o leite

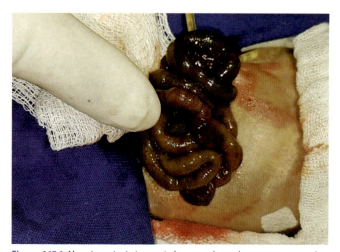

**Figura 165.1** Alças intestinais isquemiadas, com áreas de necrose, em recém-nascido prematuro com enterocolite necrosante.

materno coloniza o intestino do recém-nascido com bactérias comensais, que regulam a atividade inflamatória local. Nas fases iniciais, sobretudo naqueles lactentes recém-nascidos que não podem receber dieta precocemente, pode ser ofertada a colostroterapia.

A progressão rápida da dieta também deve ser proscrita, sendo o ideal de 10 a 30 m$\ell$/kg/dia, dependendo da aceitação e da idade gestacional.

O uso de antagonistas de receptores H2 deve ser desencorajado porque pode estar associado a maior risco de ECN.

O uso de probióticos em prematuros tem sido cada vez mais estudado, visando principalmente à prevenção da ECN. Os probióticos podem aumentar a microbiota intestinal, que irá competir com patógenos, produzir bacteriocinas e secretar peptídios antimicrobianos que protegerão a mucosa intestinal da invasão de patógenos. Estudos têm evidenciado que o uso dos probióticos pode modular a resposta inflamatória aos patógenos, pela diminuição da produção de citocinas inflamatórias e ativação de citocinas anti-inflamatórias, além de gerar aumento da integridade e função da barreira epitelial intestinal. O grande limitante do seu uso ainda se deve aos desconhecidos efeitos a longo prazo, sobretudo em prematuros.

## Bibliografia

Aguiar CR, Costa HPF, Rugolo, LMSS et al. O recém-nascido de muito baixo peso. 2. ed. São Paulo: Atheneu; 2010.

Bell MJ et al. Neonatal necrotizing enterocolitis. Therapeutic decisions based upon clinical staging. Annals of surgery. Philadelphia, 1978; 187:1-7.

Chamberlain RS, Lau AB, Christine SM. Probiotic administration can prevent necrotizing enterocolitis in preterm Infants: A meta-analysis. J Pediatr Surg. 2015; 50(8):1405-12.

Jakaitis BM, Denning PW. Human breast milk and the gastrintestinal innate immune system. Clin Perinatol. 2014; 41:423-35.

Lim JC, Golden JM, Ford HR. Pathogenesis of neonatal necrotizing enterocolitis. Pediatr Surg Int. 2015; 31:509-18.

Manzoni P, Meyer M, Stolfi I et al. Bovine lactoferrin supplementation for prevention of necrotizing enterocolitis in very-low-birth-weight neonates: a randomized clinical trial. Early Hum Dev. 2014 Mar; 90(Suppl 1):S60-5.

More K, Athalye-Jape G, Rao S et al. Association of inhibitors of gastric acid secretion and higher incidence of necrotizing enterocolitis in preterm very low-birth-weight infants. Am J Perinatol. 2013 Nov; 30(10):849-56.

Terrin G, Passariello A, De Curtis M et al. Ranitidine is associated with infections, necrotizing enterocolitis, and fatal outcome in newborns. Pediatrics. 2012 Jan;129(1):e40-5.

Walsh MC, Kliegman RM. Necrotizing enterocolitis: treatment based on staging criteria. Pediatric clinics of North America. Philadelphia, 1986; 33(1):179-201.

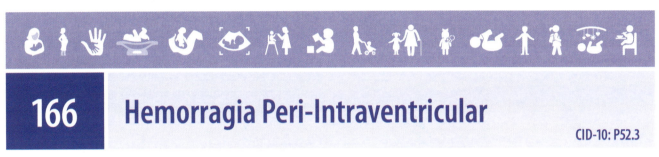

# 166 Hemorragia Peri-Intraventricular

CID-10: P52.3

*Meire Luzia Gonçalves • Fernanda Aparecida de Oliveira Peixoto*

## Introdução

A hemorragia peri-intraventricular (HPIV) é definida como sangramento decorrente da ruptura de vasos sanguíneos da matriz germinativa subependimária, podendo o sangramento se estender das regiões periventriculares até o interior dos ventrículos laterais. A matriz germinativa, localizada entre o núcleo caudado e o tálamo, produz precursores neuronais, entre 10 e 20 semanas de gestação, e posteriormente, produz os precursores das células gliais. Quando o feto chega a termo, a matriz involui, porém, enquanto estiver produzindo células nervosas, é ricamente vascularizada e suscetível a sangramentos, em decorrência de sua fragilidade estrutural.

De acordo com a Rede Neonatal Fiocruz, no Brasil, em 2016, 44% dos recém-nascidos admitidos nas unidades da rede apresentaram HPIV. Esta incidência é ainda maior nos prematuros com peso de nascimento menor ou igual a 1.500 g, em especial naqueles com menos de 28 semanas de idade gestacional. Nos últimos anos, tem se observado decréscimo dos casos, em razão das melhorias dos cuidados em unidades de terapia intensiva neonatal (UTIN). Por outro lado, os prematuros extremos são os de menor impacto nesta redução e representam grande desafio ao controle da hemorragia.

## Causas

A HPIV é resultado do sangramento da matriz germinativa, estrutura presente em prematuros que passa a involuir a partir da 28ª semana de idade gestacional, o que torna o evento raro em recém-nascidos a termo.

Os vasos da matriz germinativa são estruturas transitórias, portanto, constituídos apenas por endotélio pobremente suportado por fina estrutura muscular. A fragilidade destes vasos, associada à combinação da incapacidade de regular fluxo sanguíneo cerebral, leva aos altos índices de hemorragia em recém-nascidos prematuros.

Uma vez que a circulação cerebral do neonato é dependente da pressão arterial sistêmica, o sangramento inicial é multifatorial (Quadro 166.1). Qualquer fator que promova flutuações na pressão arterial, tal como oscilações bruscas de temperatura corporal e volemia, uso de vasoativos, sepse, aumento da pressão intratorácica, asfixia e transporte inadequado, leva ao risco de HPIV.

Mais recentemente, estudos ressaltam que a posição da cabeça do recém-nascido prematuro, no leito, pode interferir na hemodinâmica cerebral e predispor a HPIV. A explicação seria a de que a cabeça, quando posicionada de forma lateralizada, pode ocluir, funcionalmente, a drenagem da veia jugular ipsilateral, levando ao aumento da pressão intracraniana. Por outro lado, quando o prematuro é posicionado no leito em decúbito dorsal, com a cabeça posicionada na linha média e coxins laterais imobilizando-a, sobretudo nas primeiras 72 h de vida, é impedida a elevação da pressão hidrostática, protegendo contra a HPIV (Figuras 166.1 e 166.2).

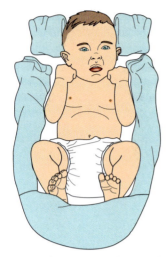

**Figura 166.1** Posicionamento do prematuro no leito: decúbito dorsal, com a cabeça posicionada na linha média e coxins laterais imobilizando-a.

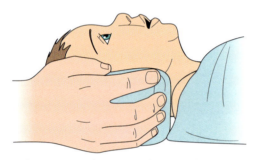

**Figura 166.2** Posicionamento do prematuro durante intubação: decúbito dorsal, com a cabeça posicionada na linha média e mãos laterais imobilizando-a.

**Quadro 166.1** Fatores de risco para hemorragia peri-intraventricular.

Prematuridade
Sexo masculino
Parto vaginal
Asfixia perinatal
Síndrome do desconforto respiratório neonatal
Pneumotórax
Coagulopatia
Plaquetopenia
Hipotermia
Oscilações da pressão arterial sistêmica levando a alterações do fluxo sanguíneo cerebral
Hipotensão precoce com correção rápida
Sobrecarga hídrica
Lateralização da cabeça do prematuro nas primeiras 72 h de vida

## Manifestações clínicas

Na maioria dos casos, o quadro clínico é inespecífico, sendo os casos mais leves, assintomáticos. Casos mais graves evoluem com crises convulsivas, apneia, abaulamento de fontanela, piora da perfusão tecidual, hipoatividade, hipotonia, taquicardia e palidez cutânea. Os sinais neurológicos podem estar mascarados pelo uso de sedação, e as convulsões, quando ocorrem, não costumam se apresentar com movimentos clônicos, sendo mais comuns os movimentos de pedalar ou movimentos repetitivos com a boca ou olhos.

Ocorre geralmente na 1ª semana de vida, principalmente, nos primeiros 3 dias de vida e, pela inespecificidade dos sintomas, justifica-se a realização rotineira, em todos os recém-nascidos com peso inferior a 1.500 g, da ultrassonografia transfontanelar, na 1ª semana de vida.

## Diagnóstico

O exame de imagem é indispensável para o diagnóstico e está indicado para todos os prematuros, nascidos com menos de 34 semanas de idade gestacional, entre 5 e 7 dias de vida, sobretudo naqueles com peso inferior a 1.500 g. Dos exames de imagem, a ultrassonografia transfontanelar (USGTF) é o exame mais utilizado, por apresentar boa qualidade de imagens, possibilitando diagnosticar, classificar, verificar a dilação ventricular e fazer seguimento da HPIV. Além do mais, a USGTF é de fácil realização, baixo custo e pode ser feita à beira do leito.

## Classificação

A classificação mais usada é a de Papile *et al.*, desde 1978, sendo esta baseada em achados tomográficos:

- Hemorragia grau I – pequena hemorragia, localizada apenas na matriz germinativa (Figura 166.3)
- Hemorragia grau II – pequena hemorragia, estendendo-se aos ventrículos, porém sem causar dilação (Figura 166.4)
- Hemorragia grau III – hemorragia volumosa o suficiente para dilatar os ventrículos e comprometer mais da metade do espaço ventricular (Figura 166.5)
- Hemorragia grau IV – hemorragia que, adicionalmente, acomete o parênquima cerebral (Figura 166.6).

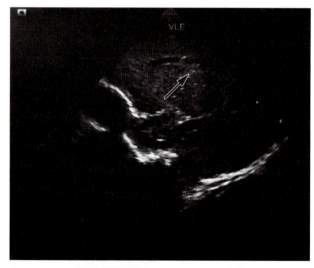

**Figura 166.3** HPIV grau I em corte sagital.

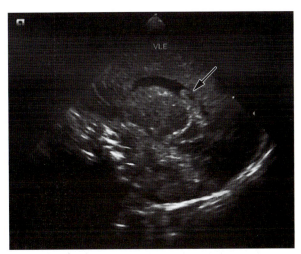

Figura 166.4 HPIV grau II em corte sagital.

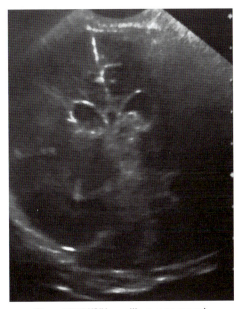

Figura 166.5 HPIV grau III em corte coronal.

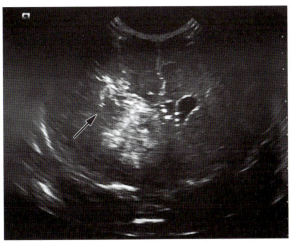

Figura 166.6 HPIV grau IV em corte coronal.

## Diagnóstico diferencial

O diagnóstico diferencial principal é sepse neonatal, uma vez que as HPIV graves podem abrir o quadro clínico com redução da perfusão periférica, taquicardia, hipotensão e hipoatividade, semelhante ao choque séptico.

Outros diagnósticos a serem considerados são aqueles que provocam convulsão nos recém-nascidos, como infecções congênitas, distúrbios metabólicos e erros inatos do metabolismo.

## Tratamento

O tratamento clínico da HPIV consiste em medidas de suporte para a manutenção da perfusão cerebral, por meio de estabilização hemodinâmica, controle rigoroso da oxigenação, temperatura corporal e glicemia, equilíbrio hidreletrolítico e tratamento de eventuais convulsões.

Recomenda-se ainda:

- Ventilar os recém-nascidos de forma gentil, evitando tanto a hiperoxia, que favorece os radicais livres, aumentando a extensão da lesão cerebral, quanto a hipocapnia, que reduz o fluxo cerebral, predispondo a leucomalácia periventricular
- Evitar expansão com grandes volumes ou hemoderivados, impedindo oscilações da pressão arterial sistêmica, pois a pressão de perfusão cerebral nesses doentes é reflexo da pressão arterial média
- Manusear minimamente os prematuros
- Manter a normotermia
- Atentar ao controle da glicemia e ao balanço hidreletrolítico do RN
- Garantir a nutrição parenteral e enteral, o mais precocemente possível, tão logo o bebê tenha condições hemodinâmicas. A baixa oferta de ácidos graxos durante o desenvolvimento cerebral está relacionada a hipomielinização e retardo cognitivo
- Detectar as crises convulsivas assintomáticas, com monitoramento adequado, tratando-as com rigor
- Seguimento dos casos mais graves, monitorando a hidrocefalia e a hipertensão intracraniana, indicando a intervenção neurocirúrgica o mais precocemente possível.

## Prognóstico

Apesar de mais leves, as HPIV graus I e II também representam risco de comprometimento do desenvolvimento neurológico. A HPIV grau III já acarreta maior comprometimento, podendo ocorrer diferentes deficiências neurológicas. No entanto, a HPIV grau IV é altamente desabilitante e está intimamente relacionada a encefalopatias graves, embora possa ocorrer apenas comprometimento motor, com preservação do desenvolvimento cognitivo, sobretudo quando o comprometimento é de apenas um dos ventrículos.

## Prevenção e prognóstico

Um pré-natal eficiente e de qualidade, sobretudo para as gestações de alto risco, é o melhor meio de prevenir a HPIV. No entanto, algumas medidas devem ser ressaltadas, tais como o uso do corticosteroide pré-natal, o clampeamento de cordão tardio e a ventilação pulmonar de volume garantido. Alguns estudos mostram que a indometacina reduz a ocorrência da hemorragia peri-intraventricular, porém, essa medicação não foi capaz de minimizar a incidência de paralisia cerebral, bem como de surdez e cegueira ao longo do tempo. Assim, não está indicada como profilaxia de rotina na prevenção da HPIV.

## Bibliografia

Amit M, Vibhuti S, Prakesh S. Periventricular/intraventricular hemorrhage and neurodevelopmental outcomes: a meta-analysis. Pediatrics. 2015;136:1132; originally published online November 23, 2015.

Ballar P. Pathogenesis and prevention of intraventricular hemorrhage. Clinic Perinatol. 2014 Mar; 41(1):47-67.

MacDonald MG, Seshia MMK (editors). Avery's neonatology: pathophysiology and management of the newborn. 7th ed. Singapoure: Wolters Kluwer; 2016. p. 994-1016.

Marba ST, Caldas JP, Vinagre LE, Pessoto MA. Incidence of periventricular/intraventricular hemorrhage in very low birth weight infants: a 15-year cohort study. J Pediatr (Rio J). 2011; 87:505-11.

Papile LA, Burstein J, Burstein R, Koffler H. Incidence and evolution of subependymal and intraventricular hemorrage: a study of infants with birth weights less than 1,500 gm. The Journal of Pediatrics. 31 Mar 1978; 92(4):529-34.

Romantsik O, Calevo MG, Bruschettini M. Head midline position for preventing the occurrence or extension of germinal matrix-intraventricular hemorrhage in preterm infants. Cochrane Database of Systematic Reviews. 2017; 7(Art. No.: CD012362). DOI: 10.1002/14651858.CD012362.pub2.

Silveira RC, Procianoy RS. Lesões isquêmicas cerebrais no recém-nascido pré-termo de muito baixo peso. J Pediatr (Rio J) [online]. 2005; 81(1, suppl. 1):S23-S32. ISSN 0021-7557.

Vesoulis ZA. Mathur, AM. Cerebral autoregulation, brain injury, and the transitioning premature infant. Front Pediatr. 2017 Apr; 3;5:64.

Whitelaw A, Osredkar D, Thoresen M. neurological and neuromuscular disorders. In: MacDonald MG, Mullett MD, Seshia MMK (eds). Avery's neonatology: pathophysiology and management of the newborn. Lippincott Williams and Wilkins, USA, 2015; pp. 994-1016.

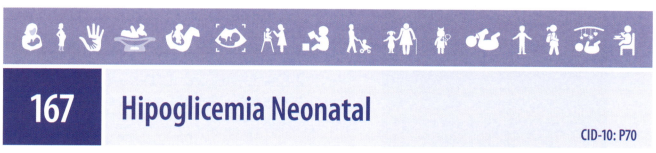

# 167 Hipoglicemia Neonatal

CID-10: P70

*Danielle Barbosa de Macedo • Fernanda Aparecida de Oliveira Peixoto*

## Introdução

A hipoglicemia neonatal é uma alteração relativamente frequente nos primeiros dias de vida do recém-nascido e está intimamente relacionada com a transição metabólica fetal para neonatal. O feto recebe glicose de maneira contínua e passiva, através da placenta. Após o nascimento, o recém-nascido passa a obter glicose por meio de uma série de processos endócrinos e metabólicos, influenciados por vários mecanismos, tais como: reserva de glicogênio, gliconeogênese, insulina sérica, glucagon, cortisol e hormônios do crescimento.

A definição de hipoglicemia neonatal ainda é motivo de muita controvérsia na literatura. Existem várias definições, não baseadas em evidências, que utilizam desde 30 a 45 mg/d$\ell$, como ponto de corte inferior da normalidade para recém-nascidos a termo, saudáveis e alimentados ao seio. Apesar de não haver um valor bem definido do limite inferior de normalidade da glicemia, tem sido demonstrado que valores abaixo de 47 mg/d$\ell$ podem trazer danos para o sistema nervoso central de recém-nascidos prematuros. Os valores mais baixos de glicemia são mais frequentes em recém-nascidos de risco (filho de mãe diabética, peso de nascimento acima de 4.500 g, pequenos para idade gestacional, asfixiados, prematuros e gestantes sulfatadas durante o trabalho de parto), sobretudo nas primeiras 48 h de vida.

Se, por um lado, o valor mínimo seguro de hipoglicemia neonatal assintomática não está bem definido, por outro, isso não ocorre para a hipoglicemia sintomática, principalmente com repercussões mais graves (convulsão ou coma) ou com glicemia muito baixa (< 25 mg/d$\ell$), por tempo prolongado. Neste caso, os recém-nascidos têm pior prognóstico de desenvolvimento neurológico, com grave alteração do aprendizado, paralisia cerebral e retardo mental.

Outros fatores de confusão, na triagem de hipoglicemia em neonatos de risco, são a detecção e a interpretação da hipoglicemia assintomática, principalmente nas primeiras 48 h de vida. Sabe-se que a glicemia, no bebê assintomático, passa por uma ascensão e estabilização dos valores nas primeiras 72 h de vida, podendo-se esperar valores tão baixos quanto 30 mg/d$\ell$, nas primeiras 4 h de vida, e 45 mg/d$\ell$, nas primeiras 24 h de vida. A partir do 2º e do 3º dia de vida, valores acima de 54 mg/d$\ell$ devem ser alcançados. Este comportamento da glicemia neonatal, nos primeiros dias de vida, pode aumentar o diagnóstico errôneo de hipoglicemia, levando a medidas intempestivas de tratamento, com mais risco de efeitos adversos (p. ex., internação em UTI, hidratação venosa e falha da amamentação) e sequelas a longo prazo.

Atualmente, a American Academy of Pediatrics aceita como hipoglicemia valores menores que 45 mg/dℓ nas primeiras 48 h de vida. No entanto, a Sociedade de Endocrinologia Pediátrica define como hipoglicemia valores menores que 50 mg/dℓ nas primeiras 48 h de vida e, após este período, recomenda que os valores sejam mantidos acima de 60 mg/dℓ.

Um ponto que é universalmente aceito é que os casos persistentes e recorrentes de hipoglicemia neonatal representam a maior preocupação, principalmente, aqueles clinicamente sintomáticos, pois são os que apresentam maior risco de lesão neurológica e, por conseguinte, devem ser diagnosticados e tratados antes da alta hospitalar. Não apenas o tratamento, mas também a investigação das causas, é de suma importância nos quadros de hipoglicemia neonatal. A alta hospitalar somente poderá ocorrer após estabelecer-se a nutrição enteral plena e quando a criança mantiver níveis normais de glicemia após 4 h de amamentação, por 1 a 2 dias.

Nos recém-nascidos asfixiados e com hipoglicemia, com associação de acidemia, o dano neurológico é potencializado, e isso deve ser exaustivamente combatido. Nesses casos, a medida da glicemia deve ser feita com mais rigor, e a hidratação venosa com infusão de glicose deve ser estabelecida até a 1ª hora de vida, objetivando a manutenção da glicemia na faixa da normalidade, de 54 mg/dℓ até 108 mg/dℓ, uma vez que tanto a hipoglicemia quanto a hiperglicemia são deletérias para o desenvolvimento neurológico.

## Causas

As causas mais comuns estão descritas no Quadro 167.1.

## Manifestações clínicas

A hipoglicemia pode ser assintomática, oligossintomática ou sintomática. Ainda assim, os sinais e sintomas clínicos podem ser muito inespecíficos, e esta deve ser considerada diante das seguintes situações:

- Letargia
- Apatia
- Apneia
- Cianose
- Choro estridente
- Recusa alimentar
- Vômitos
- Tremores
- Agitação
- Hipotermia
- Convulsão
- Coma.

**Quadro 167.1** Causas mais comuns da hipoglicemia.

**Hiperinsulinismo**
Filho de mãe com diabetes gestacional ou diabetes melito
Recém-nascidos grandes para idade gestacional
Eritroblastose fetal
Síndrome de Beckwith-Wiedemann
Nesidioblastose e adenoma pancreático
Após exsanguinotransfusão
Redução brusca de alta concentração de glicose em hidratação venosa

**Redução do estoque de glicogênio**
Recém-nascido prematuro
Recém-nascidos pequenos para idade gestacional
Recém-nascido com menos de 2.500 g

**Aumento do uso (catabolismo)**
Sepse neonatal
Choque
Hipotermia
Recém-nascidos que apresentaram asfixia perinatal
Policitemia

**Defeito no metabolismo de carboidratos**
Glicogenólise
Intolerância à frutose
Galactosemia

**Endocrinopatias**
Insuficiência suprarrenal
Deficiência hipotalâmica
Hipopituitarismo congênito
Deficiência de glucagon

**Defeitos do metabolismo de aminoácidos**
Doença do xarope de bordo
Acidemia propiônica
Acidemia metilmalônica
Tirosinemia
Acidemia glutárica
Acidúria etilmalônica

A triagem diagnóstica também é mandatória naqueles pacientes de alto risco, por meio de glicemia capilar. Considerada a hipoglicemia, a confirmação pela dosagem sérica deve ser realizada, uma vez que a especificidade das fitas de triagem, nesta faixa, é baixa. A análise da glicemia deve ser feita imediatamente após a coleta do sangue, para que não haja redução da glicemia com o tempo de estocagem (ocorre redução de 18 mg/dℓ por hora de espera).

Deve-se fazer o rastreio da glicemia, para os neonatos com fator de risco, da seguinte maneira: com 1, 3, 6, 9, 12 h de vida, mantendo-se, após, a cada 8 h, nas primeiras 48 h de vida.

## Tratamento

Os objetivos principais do tratamento são:

- Retornar a glicemia para valores dentro da faixa da normalidade
- Manter os níveis de glicemia estáveis, oferecendo glicose intravenosa, impedindo a queda grave dos valores de

glicemia, entretanto, evitando os *pushes* de glicose, que causam mudanças bruscas da glicemia, podendo levar à grande variação da osmolaridade sérica, sendo deletério ao sistema nervoso em desenvolvimento.

### Recém-nascidos sintomáticos, asfixiados graves ou com via digestiva impossibilitada (Figura 167.1)

Considerar hipoglicemia, se < 40 mg/dℓ.

- Iniciar a infusão por via intravenosa (IV) de glicose, com velocidade inicial de 6 a 8 mg/kg/min. Checar glicemia capilar após 30 min, se persistir < 40 mg/dℓ, aumentar gradativamente a velocidade de infusão de 2 em 2 mg/kg/minuto. Após estabilização, manter controles de glicemia a cada 8 h. Em caso de crises convulsivas, deve ser realizado *push* de glicose de 0,2 g/kg.

### Recém-nascido de mãe diabética (Figura 167.2)

Considerar hipoglicemia, se < 40 mg/dℓ.

- Diabetes gestacional ou diabetes melito do tipo 2: estimular aleitamento materno e oferecer complemento (leite humano pasteurizado ou fórmula). Checar a glicemia em 30 min, se persistir < 40 mg/dℓ, iniciar infusão de glicose intravenosa, com velocidade de infusão de glicose (VIG) de 6 a 8 mg/kg/min. Checar glicemia capilar após 30 min, se persistir < 40 mg/dℓ, ir aumentando a VIG de 2 em 2 mg/kg/minuto. Após estabilização, manter controles de glicemia a cada 8 h
- Diabetes insulinodependente: iniciar a infusão de glicose intravenosa, começando com VIG de 6 a 8 mg/kg/min. Checar glicemia capilar após 30 min, se persistir < 40 mg/dℓ, ir aumentando a VIG de 2 em 2 mg/kg/minuto. Após estabilização, manter controles de glicemia a cada 8 h.

### Recém-nascido assintomático (Figura 167.3)

Considerar hipoglicemia, se < 40 mg/dℓ.

- 0 a 4 h de vida: alimentar na 1ª hora de vida e medir glicemia capilar após 1 h
  - Se glicemia < 25 mg/dℓ, iniciar a infusão de glicose intravenosa, começando com VIG de 6 a 8 mg/kg/min. Checar glicemia capilar após 30 min, se persistir < 40 mg/dℓ, ir aumentando a VIG de 2 em 2 mg/kg/minuto. Após estabilização, manter controles de glicemia a cada 8 h. Se glicemia entre 25 e 40 mg/dℓ, manter o aleitamento materno e complemento. Checar glicemia capilar após 1 h. Se persistir nesta faixa, realimentar e checar a glicemia a cada 3 h, antes das mamadas. Considerar glicose intravenosa, na velocidade de infusão 5 a 8 mg/kg/min, de acordo com a aceitação oral.

Considerar hipoglicemia, se < 45 mg/dℓ.

- 4 a 24 h de vida: continuar a amamentação a cada 2 a 3 h. Checar glicemia após 1 h
  - Se glicemia < 35 mg/dℓ, continuar a amamentação e realizar nova medida da glicemia em 1 h. Se persistir menor que 35 mg/dℓ, iniciar infusão de glicose intravenosa, com VIG de 4 a 6 mg/kg/min. Checar glicemia capilar após 30 min, se persistir < 40 mg/dℓ, ir aumentando a VIG de 2 em 2 mg/kg/minuto. Após estabilização, manter controles de glicemia a cada 8 h
  - Se glicemia entre 35 e 45 mg/dℓ, continuar a amamentação com complemento e considerar reposição de glicose venosa, se necessário. Checar glicemia capilar após 1 h. Se persistir nesta faixa, realimentar e checar a glicemia a cada 3 h, antes das mamadas. Considerar glicose intravenosa, na velocidade de infusão 5 a 8 mg/kg/min, de acordo com a aceitação oral.

### Hipoglicemia persistente

Após 24 h de infusão de glicose intravenosa, com a glicemia mantendo-se acima de 45 mg/dℓ, deve-se reduzir a VIG na velocidade 2 mg/dℓ, a cada 6 h. Caso a duração de infusão de glicose intravenosa seja maior que 5 a 7 dias, com impossibilidade da redução gradativa, é mandatório que se investigue hiperinsulinismo, doenças endócrinas e erros inatos do metabolismo.

Do mesmo modo, quando for necessário chegar a VIG de 12 a 14 mg/dℓ, isso também deve ser investigado, e, neste caso, outras medidas devem ser tomadas, para manter os níveis glicêmicos acima de 40 a 45 mg/dℓ.

Quando for necessária uma VIG maior ou igual a 12 mg/kg/min, deve-se iniciar a hidrocortisona, na dose de 5 a 10 mg/kg/dia, IV, a cada 8 a 12 h. Não havendo resposta, pode-se iniciar nesta sequência:

- Glucagon: 0,3 mg/kg IV, a cada 12 h, podendo ser repetido a cada 6 h

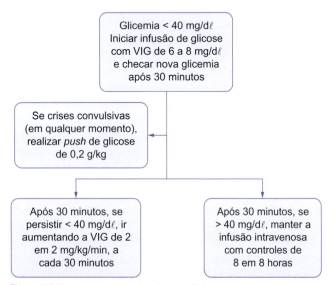

**Figura 167.1** Recém-nascidos sintomáticos, asfixiados graves ou com via digestiva impossibilitada.

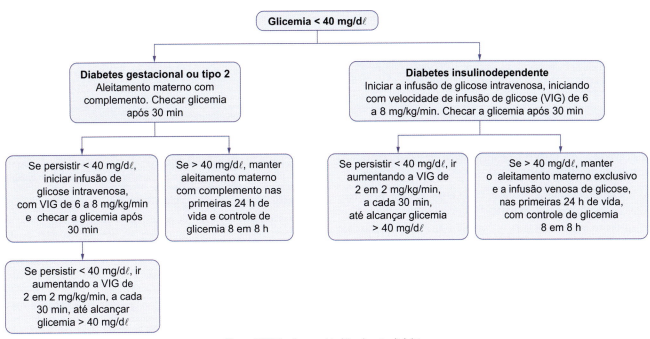

Figura 167.2 Recém-nascido filho de mãe diabética.

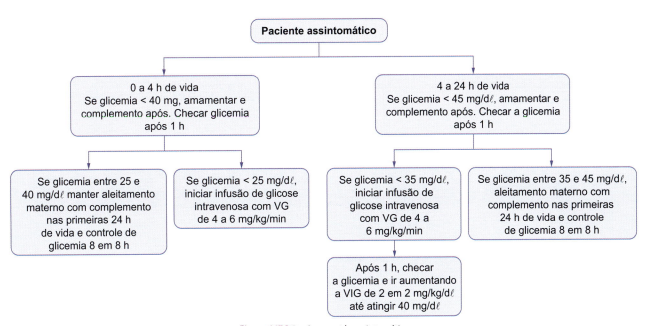

Figura 167.3 Recém-nascido assintomático.

- Diazóxido: 10 a 25 mg/kg/dia VO, a cada 8 a 12 h. Deve-se ponderar seu uso em quadros de choque, por sua potente ação hipotensora
- Octreotida (análogo da somatostatina): 20 a 50 mcg por via subcutânea (SC), a cada 6 a 8 h.

Nos casos de hipoglicemia persistente ou com necessidade de VIG maior ou igual a 12 mg/dℓ, além da avaliação do endocrinologista pediátrico, os seguintes exames devem ser solicitados: insulina, glicemia (coletada no mesmo momento da insulina), cortisol e hormônio do crescimento (GH), e deve-se desencadear a investigação de erros inatos do metabolismo, principalmente de galactosemia.

Mais recentemente, a introdução da dextrose gel a 40% na hipoglicemia neonatal tem demonstrado redução na falha do tratamento da hipoglicemia, diminuindo os efeitos adversos relacionados aos tratamentos mais invasivos da hipoglicemia, tais como internação, internação em UTIN, taxa de desmame de amamentação e infecções relacionadas à assistência. Não foram observadas reações adversas com o uso da dextrose gel a 40% na dose de 200 mg/kg ou 0,5 mℓ/kg/dose. No entanto, apesar de seu uso corrente, mais estudos são necessários para que a medida seja incorporada na rotina para o tratamento de hipoglicemia.

### Prevenção

A prevenção é o melhor meio de se evitar a hipoglicemia, preservando-se a integridade do sistema nervoso central. As principais medidas são:

- Iniciar dieta enteral precoce, na 1ª hora de vida, preferencialmente já na sala de parto
- Apoiar a amamentação e estimular a sucção frequente, em livre demanda, porém assegurar-se de que, até ocorrer a apojadura, o neonato deve sugar a cada 2 h, não devendo exceder 3 h de intervalo, sobretudo aqueles de risco. Reflexos de busca, preensão e sucção débil devem receber atenção especial, considerando a complementação, por meio do copinho ou pela combinação do seio materno com gavagem por cateter nasogástrico
- Não dar alta até que os RNs de risco apresentem boa pega, com bons níveis glicêmicos, após 4 h de amamentação, por 2 a 3 dias
- Orientar a família sobre a importância da amamentação e instruí-la para reconhecer os sinais de hipoglicemia
- Realizar triagem e tratar, se necessário, os recém-nascidos de risco

- Iniciar a oferta de aminoácidos, por via parenteral, nos prematuros extremos, o mais precoce possível (primeiras 6 h de vida), mesmo com o início da dieta enteral trófica.

### Bibliografia

Avatapalle HB, Banerjee I, Shah S et al. Abnormal neurodevelopmental outcomes are common in children with transient congenital hyperinsulinism. Front Endocrinol (Lausanne). 2013; 4:60.

Brasil. Ministério da Saúde. Secretaria de Atenção à Saúde. Departamento de Ações Programáticas Estratégicas. Atenção à saúde do recém-nascido: guia para os profissionais de saúde, n. 3, 2. ed. atual. Brasília: Ministério da Saúde; 2014. p. 99-105.

Güemes M, Rahman SA, Hussain K. What is a normal blood glucose? Hypoglycaemia. Arch Dis Child. 2016; 101:569-74. Harris DL et al. Dextrose gel for neonatal hypoglycaemia (the Sugar Babies Study): a randomised, double-blind, placebo-controlled trial. Lancet. 2013; 382:2077-83.

Harris DL et al. What happens to blood glucose concentration after oral treatment for neonatal hypoglycaemia? J Pediatr. 2017. PMID 28709629.

Hegart JE et al. Prophylactic oral dextrose gel for newborns babies at risk of neonatal hypoglycaemia: a randomised controlled dose-finding trial (the pre-hPOD Study). PLoS Med. 2016; 13(10):e1002155.

McKinlay CJ, Alsweiler JM, Ansell JM et al. Neonatal glycemia and neurodevelopmental outcomes at 2 years. N Engl J Med. 2015; 373:1507-18.

McKinlay CJD, Alsweiler JM, Anstice NS et al. Association of neonatal glycemia with neurodevelopmental outcomes at 4.5 years. JAMA Pediatr. 2017 Aug; 171(10):972-83.

Thompson-Branch A, Havranek T. Neonatal hypoglycemia. Pediatrics in Review. 2017 Apr; 38(4):147-57.

Weston PJ et al. Oral dextrose gel for the treatment of hypoglycaemia in newborn infants. Cochrane Database Syst Rev. 2016 May;5:CD011027.

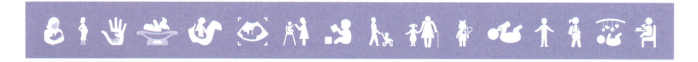

# 168 Icterícia Neonatal

CID-10: P59

*Fernanda Aparecida de Oliveira Peixoto • Laís Ferreira Borges*

### Introdução

A icterícia neonatal é uma condição clínica muito frequente e compreende a expressão clínica de hiperbilirrubinemia, podendo ocorrer tanto em processos fisiológicos quanto patológicos. Acomete cerca de 60 a 80% dos recém-nascidos (RN), que podem vir a necessitar de fototerapia, principalmente os que desenvolvem hiperbilirrubinemia na 1ª semana de vida. Recentemente, um estudo de Buthani mostrou que, nos primeiros 7 dias de vida, icterícia ocorre em 4 de cada 5 RNs, ou seja, em 84% dos RNs sadios.

Quanto mais precoce a alta, maior a probabilidade de que a icterícia não seja reconhecida pelos familiares, os quais não possuem, na maior parte das vezes, habilidade para avaliação. Dessa maneira, um pequeno número de neonatos desenvolverá hiperbilirrubinemias importantes, podendo, inclusive, evoluir para sequelas graves.

Um dos mais temidos desfechos é a disfunção neurológica induzida pela bilirrubina indireta, e sua manifestação mais grave, o *kernicterus* (encefalopatia bilirrubínica), que consiste em paralisia cerebral permanente com comprometimento auditivo neurossensorial. Praticamente todos os RNs com menos de 34 semanas evoluem com hiperbilirrubinemia, sendo difícil o reconhecimento precoce da encefalopatia bilirrubínica.

## Classificação

A icterícia neonatal pode ocorrer à custa do aumento de bilirrubina direta ou indireta. A hiperbilirrubinemia direta ou colestase neonatal envolve outros mecanismos fisiopatológicos, e, neste capítulo, é discutida apenas a hiperbilirrubinemia indireta.

A hiperbilirrubinemia indireta é considerada precoce quando ocorre nas primeiras 24 h de vida e tende a se associar a condições que levam a maior hemólise, portanto, maior necessidade de fototerapia e risco de impregnação bilirrubínica:

- Icterícia fisiológica: inicia-se após 24 h de vida com predomínio de bilirrubina indireta. Nos RNs a termo (RNT), o pico ocorre entre o 3º e o 5º dia de vida, e geralmente o declínio se dá em torno do 7º dia. Nos RNs pré-termo (RNPT), o pico ocorre entre o 5º e o 7º dia, com duração de até 2 semanas, principalmente nos que recebem aleitamento materno exclusivo
- Icterícia precoce: considera patológico o surgimento antes das 24 h de vida. Coletar bilirrubina total (BT) e frações, tipagem sanguínea, Coombs direto, hemoglobina, hematócrito e contagem de reticulócitos para iniciar a investigação.

## Quadro clínico

O achado mais notável no exame físico é a icterícia cutaneomucosa. A hiperbilirrubinemia indireta costuma se manifestar clinicamente quando alcança níveis séricos superiores a 5 mg/dℓ. Ao exame físico, o RN deve ser avaliado quanto à intensidade da icterícia (expressa como + a ++++) e quanto à abrangência da icterícia por zonas dérmicas, segundo Kramer, uma vez que progressão ocorre de modo craniocaudal (Figura 168.1).

A avaliação da icterícia, por zoneamento dérmico, pode ser prejudicada em neonatos prematuros ou de baixo peso, sobretudo com panículo adiposo diminuído, uma vez que o reconhecimento cutâneo decorre do depósito da bilirrubina no tecido subcutâneo. Por conseguinte, deve-se realizar dosagem da bilirrubina sérica ou transcutânea em todo RN com abrangência de zonas II/III, em decorrência de a visualização clínica ser errática. A dosagem transcutânea apresenta elevado coeficiente de correlação com a bilirrubina total sérica até os valores de 13 a 15 mg/dℓ em RNPT tardios e a termo. A mensuração deve ser realizada na testa ou no esterno, para recém-nascidos hospitalizados, e somente no esterno para aqueles avaliados no ambulatório, visto que receberam alta hospitalar e já foram expostos à luz solar na face, o que pode prejudicar a leitura. Ressalta-se que valores acima de 13 devem ser confirmados pela mensuração sérica de bilirrubinas.

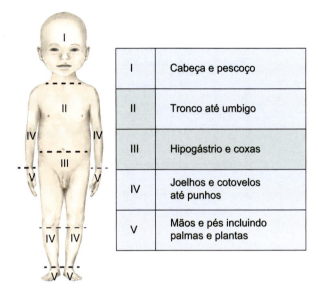

**Figura 168.1** Representação das zonas dérmicas de progressão craniocaudal de icterícia neonatal – zonas de Kramer.

Outro ponto a ser considerado na avaliação clínica são os fatores de risco para hiperbilirrubinemia significativa (BT > 17 mg/dℓ), com maior risco de impregnação de sistema nervoso central:

- Icterícia com menos de 24 h de vida
- Incompatibilidade por Rh, ABO ou antígenos irregulares (c, e, E, Kell etc.)
- Idade gestacional entre 35 e 36 semanas, independentemente do peso ao nascer
- Baixa ingesta
- Histórico familiar (irmão com icterícia tratado com fototerapia), descendência asiática, sexo masculino
- Presença de equimoses, céfalo-hematomas
- Clampeamento do cordão umbilical após 60 s
- Deficiência de glicose-6-fosfato desidrogenase (G6PD), síndrome de Gilbert, síndrome de Crigler-Najjar
- Hipotireoidismo
- Sepse, asfixia, acidose, hipoalbuminemia
- Concentração da bilirrubina total antes da alta hospitalar (na zona de alto risco ou intermediária superior): o nomograma mais utilizado é o de Buthani et al. (Figura 168.2).

## Diagnóstico

O campo de hipóteses diagnósticas é vasto para a hiperbilirrubinemia à custa do aumento da bilirrubina indireta. O primeiro passo é realizar uma cuidadosa anamnese que permita investigar a história familiar, incluindo icterícia em filhos anteriores. Durante o exame físico, além da avaliação da progressão craniocaudal, procurar a presença de hepatoesplenomegalia, céfalo-hematoma, petéquias, equimoses, sinais clínicos de colestase (acolia fecal e colúria) etc.

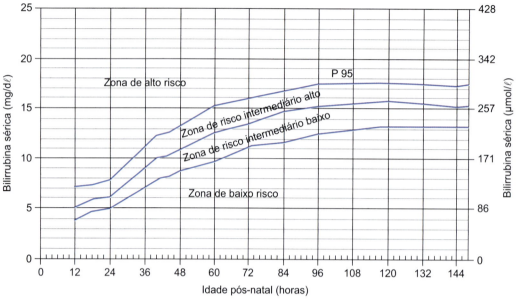

Figura 168.2 Nomograma de Buthani et al.

## Exames complementares

Os exames básicos iniciais são os seguintes:

- Tipagem sanguínea, Rh, Coombs indireto da mãe
- Tipagem sanguínea, Rh, Coombs direto do RN
- Bilirrubinas séricas
- Caracterização da hemólise: hemoglobina, hematócrito, reticulócitos.

De acordo com a suspeita etiológica, outros exames podem ser solicitados:

- Hemograma completo e hemocultura na suspeita de infecção
- Dosagem de G6PD
- Pesquisa de substâncias redutoras na urina (galactosemia)
- Hormônio tireoestimulante (TSH) e tiroxina (T4) livre
- Teste de fragilidade osmótica
- Sorologias específicas se sugestivo de infecção congênita
- Exames de imagem se sugestivo de obstrução intestinal.

## Tratamento

O objetivo do tratamento é a prevenção da disfunção neurológica induzida pela bilirrubina. Pode ser realizado por meio da fototerapia, em alguns casos exsanguinotransfusão e imunoglobulina humana intravenosa, cada qual com indicações específicas.

O mecanismo de ação da fototerapia consiste na aplicação de luz de alta intensidade, a qual promove fotoisomerização configuracional e estrutural da molécula de bilirrubina com formação de fotoprodutos excretados pelo rim e pela via biliar, sem a necessidade de conjugação hepática.

A eficácia da fototerapia depende principalmente do tipo de luz utilizada (*special blue* é a mais eficiente), da energia liberada (> 8 a 10 μ/cm²/nn), da superfície corpórea exposta à luz, da distância entre RN e fototerapia (30 a 40 cm).

As indicações da fototerapia (Figura 168.3 e Quadro 168.1) e/ou exsanguinotransfusão (Figura 168.4 e Quadro 168.2) devem levar em consideração etiologia da icterícia, dosagem periódica de BT, idade gestacional e pós-natal, peso do RN, além das condições agravantes da lesão bilirrubínica neuronal.

Além da fototerapia, a exsanguinotransfusão pode ser indicada para o tratamento da hiperbilirrubinemia indireta grave. Visa remover de maneira rápida a bilirrubina indireta, reduzir os níveis de anticorpos circulantes, substituir e repor as hemácias do RN, parcialmente hemolisadas ou cobertas de anticorpos, corrigir a anemia e promover melhora da insuficiência cardíaca nos casos de hidropisia fetal.

São critérios para a indicação da exsanguinotransfusão imediata:

- Teste de Coombs direto positivo no sangue de cordão umbilical
- Hemoglobina no sangue de cordão < 12 mg/dℓ
- Bilirrubina total no sangue de cordão > 4 mg/dℓ
- Sinais de hidropisia ou anemia grave
- Velocidade de hemólise > 0,5 mg/dℓ/h.

### Imunoglobulina intravenosa

Surgiu como uma modalidade terapêutica para o recém-nascido com doença hemolítica autoimune com aumento de BT, apesar da fototerapia de alta intensidade ou próximo ao nível de exsanguinotransfusão. Desde 2004, a American Academy of Pediatrics tem recomendado a administração de 0,5 a 1 g/kg de imunoglobulina em 2 h nestas situações.

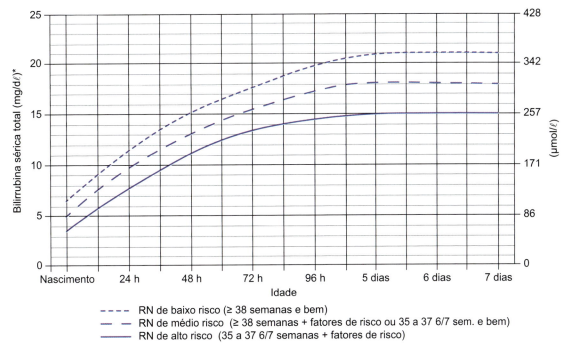

**Figura 168.3** Indicação de fototerapia pela American Academy of Pediatrics (RNs a termo ou próximos do termo). *Diminuir 2 mg/dℓ para alto risco: asfixia, incompatibilidade ABO/Rh, sepse, convulsões, hipoglicemia, acidose, hipoalbuminemia.

**Quadro 168.1** Indicação de fototerapia para prematuros < 35 semanas (Holden).

| Peso de nascimento | 1º DV | 2º DV | 3º DV | 4º DV | 5º DV | 6º DV | 7º DV |
|---|---|---|---|---|---|---|---|
| < 1.000 g | 5 | 5 | 5 | 5 | 5 | 7 | 7 |
| 1.000 a 1.249 g | 5 | 5 | 5 | 7 | 8 | 10 | 12 |
| 1.250 a 1.499 g | 8 | 8 | 8 | 10 | 12 | 12 | 12 |
| 1.500 a 1.749 g | 10 | 10 | 10 | 12 | 12 | 13 | 13 |
| 1.750 a 1.999 g | 10 | 10 | 12 | 13 | 13 | 13 | 13 |
| 2.000 a 2.499 g | 10 | 12 | 13 | 15 | 15 | 15 | 15 |
| ≥ 2.500 g | 10 | 12 | 13 | 15 | 17 | 17 | 17 |

DV: dia de vida. *Diminuir 2 mg/dℓ para alto risco: asfixia, incompatibilidade ABO/Rh, sepse, convulsões, hipoglicemia, acidose, hipoalbuminemia.

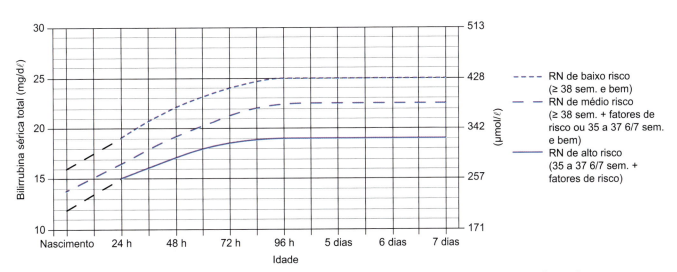

**Figura 168.4** Indicação de exsanguinotransfusão pela American Academy of Pediatrics (RNs a termo ou próximos do termo).

Quadro 168.2 Indicação de exsanguinotransfusão para prematuros < 35 semanas.

| Peso de nascimento | Risco normal BT e rel BT/alb | Alto risco BT e rel BT/alb |
|---|---|---|
| < 1.250 g | 13/5,2 | 10/4 |
| 1.250 a 1.499 g | 15/6 | 13 a 5,2 |
| 1.500 a 1.999 g | 17/6,8 | 15 a 6 |
| 2.000 a 2.499 g | 18/7,2 | 17 a 6,8 |
| ≥ 2.500 g | 30/8 | 20 a 7,2 |

BT: bilirrubina total; rel BT/alb: relação bilirrubina total/albumina.

Seu mecanismo de ação permanece incerto, mas estudos demostram que sua ação se dá por meio da inibição da hemólise pelo bloqueio de receptores dos macrófagos, reduzindo, assim, a hemólise dos glóbulos vermelhos revestidos por anticorpos.

Há, entretanto, relatos de maior incidência de enterocolite em RNs que receberam imunoglobulina.

## Bibliografia

American Academy of Pediatrics. Subcommittee on Hyperbilirubinemia. Management of hyperbilirubinemia in the newborn infant 35 or more weeks of gestation. Pediatrics. 2004; 114:297-316.

Bhutani VK, Johnson L, Sivieri EM. Predictive ability of a predischarge hour-specific sérum bilirubin of subsequent significant hyperbilirubinemia in healthy-term and near-term newborns. Pediatrics. 1999; 103:6-14

Bhutani VK, Stark AR, Lazzeroni LC, Poland R, Gourley GR, Kazmierczak S et al. Predischarge screening for severe neonatal hyperbilirubinemia identifies infants who need phototherapy. JPediatr. 2013; 162(3):477-82.e1.

Draque CM, Sanudo A, Peres CA et al. Transcutaneous bilirubin in exclusively breastfed healthy term newborns up to 12 days of life. Pediatrics. 2011;128:e565-71.

Maisels MJ, Bhutani VK, Bogen D et al. Hyperbilirubinemia in the newborn infant > or = 35 weeks gestation: an update with clarifications. Pediatrics. 2009; 124:1193-8.

Maisels MJ. What's in a name? Physiologic and pathologic jaundice: the conundrum of defining normal bilirubin levels in the newborn. Pediatrics. 2006 Aug;118(2):805-7.

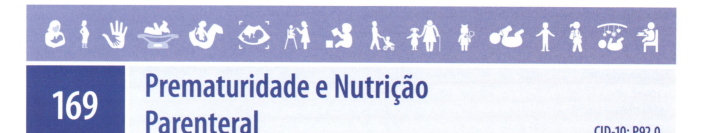

# 169 Prematuridade e Nutrição Parenteral

CID-10: P92.0

*Maíra Silva Lottke*

## Introdução

A nutrição parenteral (NP) é administrada por via intravenosa, de modo contínuo, e contém os aminoácidos, lipídios, carboidratos, eletrólitos, vitaminas e oligoelementos necessários para suprir as demandas nutricionais totais ou parciais do paciente. Nos recém-nascidos (RN), é utilizada principalmente nos de muito baixo peso e nos prematuros extremos.

Durante a gestação, o RN é nutrido continuamente através da placenta, o que garante seu crescimento, sua formação e seu desenvolvimento corporal. É durante o 3º trimestre que o feto recebe um aporte maior de carboidratos, proteínas e gorduras, que promove acúmulo de glicogênio tecidual, ganho ponderal e crescimento. Se houver interrupção desse aporte no último trimestre, como ocorre no nascimento prematuro, o RN não dispõe de uma reserva de glicogênio adequada e, por conseguinte, inicia um processo rápido de catabolismo, com consumo importante de massa magra e, consequentemente, desnutrição. Os efeitos deletérios são inúmeros, como atraso no neurodesenvolvimento e no crescimento, maior propensão a infecções e maior dependência de ventilação mecânica (principalmente em razão de fraqueza muscular).

Considerando a imaturidade intestinal do prematuro, a qual impede a introdução rápida de dieta enteral (ver Capítulo 165, *Enterocolite Necrosante*), é de fundamental importância a introdução precoce da nutrição parenteral, principalmente naqueles com menos de 30 semanas de idade gestacional ou com peso de nascimento abaixo de 1.500 g.

Além destes, todo RN com risco de desnutrição tem indicação de nutrição parenteral, como os com malformações congênitas do tubo gastrintestinal (atresia de esôfago, atresia de duodeno, obstruções intestinais etc.) ou defeitos congênitos que imponham jejum prolongado (gastrósquise e hérnia diafragmática, entre outros).

## Manejo da nutrição parenteral

Deve ser administrada por via intravenosa central ou periférica, sendo a central preferível quando houver previsão de uso prolongado da NP, dificuldade de acesso venoso (como em prematuros de muito baixo peso), necessidade de alto aporte nutricional e/ou osmolaridade acima de 900 mOsm/ℓ. A necessidade energética e proteica do RN pré-termo (RNPT) é maior que a do RN a termo. Por conseguinte, para evitar os efeitos da interrupção abrupta de nutrientes pela placenta, a oferta de NP deve ser iniciada logo após o nascimento, preferencialmente nas primeiras 6 h de vida.

A prescrição deve ser individualizada, de acordo com condições clínicas do RN, tempo de vida, idade gestacional e peso de nascimento, e ajustada diariamente de acordo com necessidades hídricas do RN, exames laboratoriais, glicosúria e progressão da oferta enteral. Deve ser suspensa quando a oferta de alimentação enteral alcançar de 80 a 100 kcal/kg/dia.

É necessário controle diário e rigoroso da oferta hídrica, considerando as perdas insensíveis no prematuro, que ocorrem principalmente em razão da imaturidade da barreira epitelial e da idade cronológica.

A oferta calórica é baseada nas necessidades diárias do neonato e deve ser de, pelo menos, 80 a 100 kcal/kg/dia.

Os hidratos de carbono, essenciais para manutenção do metabolismo dos órgãos vitais, devem ser ofertados, inicialmente, com taxas de infusão de 5 a 6 mg/kg/min de glicose e deve-se aumentar, diariamente, de 1 a 2 mg/kg/min, para manter a glicemia entre 60 e 120 mg/dℓ, podendo alcançar a taxa máxima de 11 a 12 mg/kg/min, conforme a tolerância do RN.

Os aminoácidos servem como substratos energéticos para a síntese proteica e são fundamentais para evitar o catabolismo e a acidose metabólica. São ofertados na forma de aminoácidos essenciais (não produzidos pelo organismo), condicionalmente essenciais (não produzidos pelo RNPT em decorrência da imaturidade hepática) e não essenciais (produzidos pelo organismo). As soluções disponíveis foram projetadas com base na composição do leite materno e devem conter cisteína e taurina, essenciais para a síntese proteica. Devem ser iniciadas precocemente e ajustadas até oferta máxima de 4 g/kg/dia para RNs prematuros e de 3 a 3,5 g/kg/dia para RNs a termo.

Os lipídios são essenciais para a formação da matriz germinativa e membrana celular das células do sistema nervoso central, além de serem precursores de eicosanoides, fundamentais para a modulação inflamatória. Há várias soluções lipídicas disponíveis no mercado, entre estas, o Intralipid® (óleo de soja com fosfolipídios de gema de ovo a 10 e 20%) e Smof Lipid® (óleo de soja, triglicerídeos de cadeia media, óleos de oliva e de peixe com fosfolipídios de gema de ovo). A oferta diária deve ser de 3 a 3,5 mg/kg/dia para RNs prematuros e de 2,5 a 3 mg/kg/dia para RNs a termo.

Deve ser observada a relação de calorias proteicas e não proteicas, que deverá ser mantida acima de 1:100 (1 g de proteína para cada 100 calorias não proteicas), a fim de evitar um balanço nitrogenado negativo, com consequente acidemia, uremia e aumento do catabolismo celular.

Os eletrólitos são ofertados de acordo com as necessidades diárias, incluindo sódio, potássio, cálcio, fósforo, magnésio e cloro.

É possível também ofertar, pela NP, oligoelementos, como zinco, cobre, manganês, cromo e selênio, além de polivitamínicos, como vitaminas A, B, C, D e E.

A suspensão da NP ocorre gradativamente, à medida que a dieta enteral progride, e pode ser suspensa quando esta alcançar, pelo menos, 2/3 das necessidades calóricas do neonato.

### Monitoramento

Deve ser realizado monitoramento rigoroso de eletrólitos, função renal, função hepática, triglicerídeos, glicosúria e acidemia, 1 a 2 vezes/semana, a depender da rotina de cada serviço. Controle do crescimento, com medidas de estatura, peso e perímetro cefálico, também são fundamentais para a vigilância nutricional (Quadro 169.1).

Exames para triagem infecciosa, como culturas, hemograma e proteína C reativa, somente devem ser feitos quando houver suspeita de infecção.

### Contraindicação

É contraindicada quando houver instabilidade hemodinâmica no RN.

### Complicações

As principais complicações são infecções relacionadas a uso prolongado de cateteres centrais, hipercolesterolemia, hiperglicemia, hipoglicemia, acidose metabólica, colestase e distúrbios hidreletrolíticos.

Quadro 169.1 Monitoramento do uso de nutrição parenteral em recém-nascidos.

| | Glicemia | Glicosúria | Eletrólitos* | Função renal** | Lipidograma | Função hepática*** | Hemograma† | Gasometria | Medidas antropométricas‡ |
|---|---|---|---|---|---|---|---|---|---|
| Diário | x | x | | | | | | | |
| 3 dias | | | x | | | | | | |
| Semanal | | | | x | x | | | x | x |
| Quinzenal | | | | | | x | x | x | |

*Eletrólitos podem ser coletados a cada 3 dias, na primeira semana do uso de nutrição parental. Posteriormente, pode ser controlado semanalmente. **Função renal compreende ureia e creatinina. ***Função hepática compreende transaminases glutâmico-oxaloacética e glutamicopirúvica, proteína total e frações, tempo de atividade da protrombina, gamaglutamil transferase, fosfatase alcalina, bilirrubinas total e frações e proteína total e frações. †Hemograma e proteína C reativa podem ser coletados em qualquer momento que se suspeite de infecção. ‡Peso, perímetro cefálico, estatura e circunferência do braço.

### Atenção

O avanço mais importante em nutrição parenteral em prematuros extremos, nos últimos anos, é a observação de que aumentos contínuos de aminoácidos e sua introdução precoce, já nas primeiras horas de vida, são benéficos para o crescimento e o neurodesenvolvimento do recém-nascido. Além disso, os riscos de sepse tardia, displasia broncopulmonar, enterocolite necrosante e atraso no neurodesenvolvimento foram menores em aproximadamente 2%, a cada aumento de 1 kcal/kg/dia de energia, em prematuros doentes, na primeira semana de vida. Stephens et al., em um estudo retrospectivo sobre neurodesenvolvimento em RNPT com extremo baixo peso (< 1.000 g), em um seguimento até 18 meses de vida, demonstraram que o aumento proteico e de energia na 1ª semana de vida foi relacionado a melhores escores de desenvolvimento cognitivo e psicomotor.

A administração precoce de lipídios também é recomendada por ser uma importante fonte de energia de ácidos graxos essenciais. Estudos recentes sugerem que o óleo de oliva pode ser mais imunomodulador que o óleo de soja. Dois ensaios randomizados, duplos-cegos, comparando soluções lipídicas baseadas essencialmente em óleo de soja *versus* emulsões com óleo de soja, triglicerídeos de cadeia média, óleo de oliva e óleo de peixe (Smof Lipid®), evidenciaram que as soluções lipídicas mistas são seguras e, aparentemente, têm efeitos benéficos em prematuros < 34 semanas de idade gestacional, em relação ao risco de doença hepática relacionada à NP.

## Bibliografia

Adamkina DH, Radmacherb PG. Current trends and future challenges in neonatal parenteral nutrition. Journal of Neonatal-Perinatal Medicine. 2016; 7:157-64.

Duggan CP, Jaksic T. Pediatric intestinal failure. N Engl J Med. 2017; 377:666-75.

Ehrenkranz RA, Das A, Wrage LA et al. Early nutrition mediates the influence of severity of illness on extremely LBW infants. Pediatr Res. 2011; 69(6):522-9.

Gawecka A, Michalkiewicz J, Kornacka MK et al. Immunologic properties differ in preterm infants fed olive oil vs soy-based lipid emulsions during parenteral nutrition. JPEN J Parenter Enteral Nutr. 2008;32(4):448-53.

Nucci AM, Ellsworth, K, Michalski A et al. ASPEN Pediatric Intestinal Failure Section. Survey of Nutrition management practices in centers for pediatric intestinal rehabilitation. Nutrition in Clinical Practice. 2018; 33(4):528-38.

Rayyan M, Devlieger H, Jochum F, Allegaert K. Short-term use of parenteral nutrition with a lipid emulsion containing a mixture of soybean oil, olive oil, medium-chain triglycerides, and fish oil: A randomized double-blind study in preterm infants. JPEN J Parenter Enteral Nutr. 2012; 36(1 Suppl):81S-94S.

Stephens BE, Walden RV, Gargus RA et al. First-week protein and energy intakes are associated with 18-month developmental outcomes in extremely low birth weight infants. Pediatrics. 2009; 123(5):1337-43.

Tomsits E, Pataki M, Tolgyesi A et al. Safety and efficacy of a lipid emulsion containing a mixture of soybean oil, medium-chain triglycerides, olive oil, and fish oil: A randomised, double-blind clinical trial in premature infants requiring parenteral nutrition. J Pediatr Gastroenterol Nutr. 2010; 51(4):514-21.

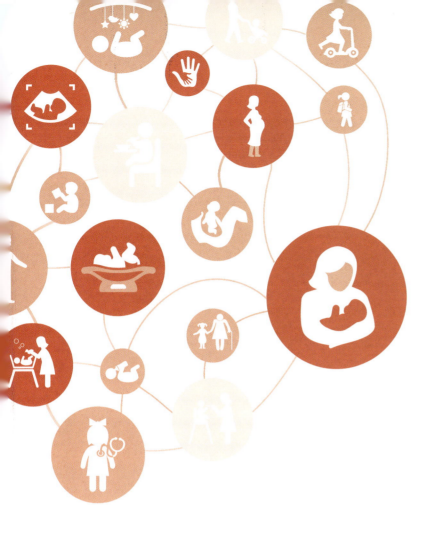

# Patologias Cirúrgicas Comuns na Infância

**Parte 22**

Capítulo 170  Criptorquidia, 531
Capítulo 171  Estenose Hipertrófica do Piloro, 532
Capítulo 172  Fimose e Parafimose, 534
Capítulo 173  Hérnia Inguinal, 535
Capítulo 174  Hidrocele Congênita, 537
Capítulo 175  Intussuscepção, 538
Capítulo 176  Torção do Testículo, 540

# 170 Criptorquidia

CID-10: Q53

*Ana Carolina Oliveira Menezes • Ranielly Ribeiro Venturini • Edward Esteves Pereira*

## Introdução

A criptorquidia consiste na falha de descida dos testículos para o escroto. Na maioria dos casos, é considerada uma alteração congênita, mas, em alguns casos, pode ser adquirida, com a ascensão testicular. Trata-se de uma das alterações congênitas mais comuns em neonatos do sexo masculino, que acomete cerca de 1,0 a 4,6% dos neonatos a termo e 1,1 a 45% dos prematuros. Pode haver descida espontânea em mais da metade dos casos até o terceiro mês de vida. Em 10% dos casos, é bilateral. Os testículos podem estar em qualquer local ao longo do trajeto de descida, inclusive nos músculos intra-abdominais, no canal inguinal e na base do escroto ou, ainda, serem ectópicos, atróficos ou inexistentes.

Quando os dois testículos não são palpáveis em um neonato e existe algum sinal de distúrbio de diferenciação sexual, com hipospadia associada, é essencial avaliação endocrinológica e genética logo que possível.

## Fatores de risco e causas

Os hormônios testiculares fetais são essenciais para que ocorra a descida testicular. Entre as prováveis causas congênitas para que não haja a descida do testículo, existe a insuficiência da hipófise ou do estímulo placentário (fator de crescimento insulina-símile do tipo 3). Como fatores de risco para esta forma, há o retardo do crescimento intrauterino, a prematuridade, a exposição excessiva ao hormônio estrogênio e o tabagismo durante a gravidez.

Para a forma adquirida, a causa seria a incapacidade do cordão espermático para se alongar à medida que o feto cresce. Isso faz o testículo ascender para fora do escroto.

## Classificação

De acordo com a Sociedade Brasileira de Urologia e o Colégio Brasileiro de Radiologia, classifica-se em:

- Palpáveis (80 a 90%)
  - Intracanalicular: entre os anéis inguinais interno e externo
  - Extracanalicular: entre o anel inguinal externo e o escroto (suprapúbico ou infrapúbico)
  - Ectópico: localizado fora do trajeto normal extracanalicular em direção ao escroto
  - Retrátil: quando desce até o escroto, mas não se fixa, subindo novamente. Posição preferencial escrotal: permanece no escroto com o paciente em repouso, mas sobe devido ao reflexo cremastérico
  - Deslizante: posição preferencial supraescrotal; só desce ao escroto quando tracionado, voltando imediatamente para posição mais alta
  - Reascendido: é o testículo de posição bem documentada no escroto ao nascimento, que se torna extraescrotal durante a infância, não retornando ao escroto
- Impalpáveis (10 a 20%)
  - Intra-abdominal (5 a 12%): localizado entre o polo inferior do rim e o anel inguinal interno
  - Atrófico (cerca de 6%): com redução significativa do tamanho
  - Ausente (cerca de 4%):
    - Evanescente: com atrofia total, sem vestígios do testículo, mas com vasos espermáticos terminando em fundo cego, sugerindo torção do cordão espermático durante a vida intrauterina
    - Agenesia: quando não se identificam vestígios de testículo ou vasos espermáticos, podendo ocorrer disgenesia gonadal, com persistência dos derivados müllerianos.

## Manifestações clínicas

A ausência de testículo no escroto não significa necessariamente criptorquidia. Na verdade, testículos retráteis (aqueles que migram do escroto para a virilha e vice-versa) são muito comuns.

Se o testículo não for palpável no escroto, deve-se examinar o canal inguinal. Inicia-se no tubérculo púbico e desliza-se até o escroto com a mão dominante.

## Exames complementares

Dois exames são solicitados: ultrassonografia (US) e ressonância magnética (RM). A US inguinoescrotal pode ser utilizada quando houver dúvida na palpação inguinal, especialmente em crianças com sobrepeso. Caso o testículo seja encontrado na região inguinal, a exploração inguinal será indicada, evitando-se um procedimento laparoscópico. Para a avaliação de testículos intra-abdominais, a US tem pouco valor. Sua sensibilidade é de 45% e a especificidade, de 78%. Utilizada frequentemente no pós-operatório para acompanhamento da evolução do testículo descido (comparar tamanho, vascularização, índice de elasticidade e varicosidades).

A tomografia computadorizada (TC) é um excelente exame, porém submete o paciente a significativa exposição à radiação. A RM mostra-se ainda mais acurada, mas exige anestesia geral e não modifica a conduta cirúrgica do caso.

Nenhum exame de imagem deve retardar a avaliação pelo cirurgião pediátrico.

## Tratamento

O uso da terapia hormonal ainda é controverso. Parece haver benefício da utilização adjuvante de hormônios em meninos com criptorquidia e estimulação insuficiente das células germinativas por gonadotrofinas. Indica-se a orquidopexia se a descida não ocorrer até os 6 meses, e ela deve ser realizada entre os 6 e 15 meses de idade. O procedimento envolve uma incisão inguinal, com a mobilização do testículo e do cordão espermático, associada ao fechamento do conduto peritoniovaginal pérvio. Realiza-se essa abordagem em esquema ambulatorial com alta taxa de eficácia (cerca de 98%). Se houver testículos intra-abdominais, a abordagem indicada é a laparoscopia.

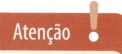

Se a criptorquidia não for tratada na época certa, pode evoluir para infertilidade ou neoplasia testicular, por afetar as células germinativas do testículo.

## Bibliografia

Elder JS. Disorders and anomalies of the scrotal contents. In: Kliegman, RM, St. Geme JW, Blum MJ, Shah SS, Tasker RC, Wilson KM, Behrm-Kliegman, RM, St. Geme JW, Blum MJ, Shah SS, Tasker RC, Wilson KM, Behrman RE (eds.). Nelson textbook of pediatrics. 21. ed. Philadelphia: Elsevier Saunders; 2020. p. 2993-3000.

Radmayr C, Dogan HS, Hoebeke P et al. Management of undescended testes: European Association of Urology/European Society for Paediatric Urology Guidelines. J Pediatr Urol. 2016; 12(6): 335-43.

Vikraman J, Hutson JM, Li R et al. The undescended testis: clinical management and scientific advances. Semin Pediatr Surg. 2016; 25(4):241-48.

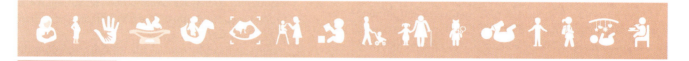

# 171 Estenose Hipertrófica do Piloro

CID-10: Q40.0

*Ana Carolina Oliveira Menezes • Ranielly Ribeiro Venturini*

## Introdução

A estenose hipertrófica do piloro (EHP) é uma afecção cirúrgica comum em pediatria. Ocorre em 2 a 5 para cada 1.000 lactentes na população ocidental, mais frequente em brancos de ascendência europeia, no sexo masculino (4♂:1♀), no primogênito (1,8 vez a mais) e em pacientes com comorbidades. Está associada a várias síndromes genéticas e a outros defeitos congênitos (fístula traqueoesofágica e hipoplasia ou agenesia do frênulo labial inferior).

## Fatores de risco e causas

Caracterizada por hipertrofia progressiva da musculatura pilórica, a EHP provoca alongamento e estreitamento persistentes do canal pilórico. Apesar de comum, a causa ainda é desconhecida, mas tem vários fatores associados. Ocorre, mais comumente, entre a segunda e a oitava semana de vida. Tipicamente, as crianças com EHP são clinicamente normais ao nascimento. Ela parece ter relação com a maturação do músculo piloro, surgindo mais tardiamente nos prematuros. Pode associar-se a gastrenterite eosinofílica, síndrome de Alpert, síndrome de Zellweger, trissomia do 18, síndrome de Smith-Lemli-Opitiz e síndrome de Cornélia de Lange.

O Quadro 171.1 cita os fatores que podem estimular a hipertrofia do piloro.

**Quadro 171.1** Fatores que podem estimular a hipertrofia do piloro.

| |
|---|
| Uso de mamadeira |
| Medicamentos: uso de eritromicina nas 2 primeiras semanas de vida |
| Fatores hormonais: níveis séricos elevados de prostaglandinas, gastrina |
| Fatores ambientais: consumo de álcool durante a gestação, tabagismo materno |
| Inervação muscular anormal |

## Manifestações clínicas

Apresenta-se com vômitos não biliosos, em jato, progressivos, que ocorrem logo após a ingestão de alimentos, por volta de 2 a 12 semanas de vida, com pico na quinta semana (porém, pode ocorrer da primeira semana aos 5 meses de vida). O lactente fica irritado e choroso, ávido pela mamada. À medida que os vômitos persistem, há desidratação com alcalose metabólica hipoclorêmica e hipopotassêmica. Distúrbios metabólicos extremos, atualmente, são menos frequentes, devido ao diagnóstico precoce. Pode se associar a síndrome ictérica, por hiperbilirrubinemia não conjugada (causada pela redução na atividade da glicoronil transferase hepática, ou pelo aumento da circulação êntero-hepática), que desaparece espontaneamente após o procedimento cirúrgico. O diagnóstico ocorre pela palpação de massa (oliva), endurecida, móvel, com cerca de 3 mm de espessura e 2 cm de comprimento, localizada abaixo da borda hepática e no epigástrio. Durante a sucção e após o episódio de vômito, a palpação fica mais fácil.

## Diagnóstico diferencial

Como diagnóstico diferencial, há alimentação em excesso, refluxo gastresofágico, alergia à proteína do leite, insuficiência suprarrenal (síndrome androgenital), erros inatos do metabolismo, anomalias de rotação intestinal, membrana pilórica ou duplicação pilórica, estenose duodenal proximal à ampola de Vater e outras formas de obstrução.

## Exames complementares

Na maioria dos casos, a ultrassonografia confirma o diagnóstico, com sensibilidade de 95%. Realiza-se o exame contrastado, raramente indicado, quando o exame físico e a ultrassonografia tiverem levantado dúvidas ou o início for tardio. Com o contraste, podem-se evidenciar o canal pilórico alongado (sinal da corda), a protuberância do músculo pilórico no antro (sinal do ombro) e as estrias paralelas de bário no canal estreitado (sinal do duplo trilho).

## Tratamento

No pré-operatório, o objetivo é corrigir os distúrbios hidreletrolíticos e acidobásicos, o que, na maioria dos lactentes, ocorre com sucesso em 24 h. Essa correção pode ser em *bolus* ou lenta (não há diferença), e deseja-se que o paciente apresente boa diurese com correção da alcalose para diminuir as chances de apneia pós-anestésica. O procedimento cirúrgico de escolha é a piloromiotomia. A técnica tradicional é o procedimento de Ramstedt, realizado por meio de curta incisão cutânea transversal e abertura da camada seromuscular pilórica longitudinalmente até a exposição da mucosa gástrica. A técnica laparoscópica é tão eficaz quanto a cirurgia a céu aberto, com menor tempo para a alimentação geral e para a alta hospitalar, mas apresenta maior taxa de piloromiotomia incompleta. Aconselha-se o tratamento conservador com alimentação nasoduodenal quando os pacientes não são bons candidatos à cirurgia. Atualmente, quando o tratamento cirúrgico não está disponível ou o paciente permanece com êmese após a abordagem laparoscópica, o sulfato de atropina oral ou intravenoso também pode ser utilizado (seu uso vem sendo promissor no Japão).

## Complicações

Se não forem corrigidos, os distúrbios metabólicos podem ser críticos, levando ao óbito. As complicações pós-operatórias imediatas podem ser correspondentes à perfuração duodenal inadvertida durante a abertura da camada hipertrófica pilórica (Figura 171.1). A longo prazo, são raras. Inicialmente, pode ocorrer persistência dos vômitos por edema do piloro no local da incisão; piloromiotomia incompleta; refluxo gastresofágico; e gastrite.

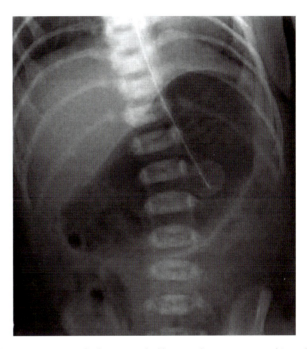

**Figura 171.1** Radiografia demonstrando dilatação gástrica na estenose hipertrófica do piloro (arquivo pessoal da Dra. Ana Carolina Oliveira Menezes).

## Bibliografia

Jobson M, Hall NJ. Contemporary management of pyloric stenosis. Semin Pediatr Surg. 2016; 25(4):219-24.

Maqbool A, Liacouras CA. Hypertrophic pyloric stenosis. In: Kliegman, RM, St. Geme JW, Blum MJ, Shah SS, Tasker RC, Wilson KM, Behrman RE (eds.). Nelson textbook of pediatrics. 21. ed. Philadelphia: Elsevier Saunders; 2020. p. 1946-8.

Martínez-Criado Y, Aspiazu D, Cabrera R et al. Presentación tardía de estenosis hipertrófica de píloro en la infancia: un caso inusual – delayed presentation of hypertrophic pyloric stenosis in infants: an unusual case. Carta al editor. An Pediatr. 2012; 76(3):169-70.

Pandya S, Heiss K. Pyloric stenosis in pediatric surgery: an evidence-based review. Surg Clin North Am. 2012; 92(3):527-39.

Peters B, Oomen MW, Bakx R et al. Advances in infantile hypertrophic pyloric stenosis. Expert Rev Gastroenterol Hepatol. 2014; 8(5):533-41.

Sathya C, Wayne C, Gotsch A et al. Laparoscopic versus open pyloromyotomy in infants: a systematic review and meta-analysis. Pediatr Surg Int. 2017; 33:325.

Yanchar NL, Rangu S. Corrected to uncorrected? The metabolic conundrum of hypertrophic pyloric stenosis. J Pediatr Surg. 2017; 52(5):734-8.

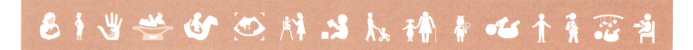

# 172 Fimose e Parafimose

CID-10: N47

*Ana Carolina Oliveira Menezes • Ranielly Ribeiro Venturini*

## Fimose

Fimose é a incapacidade de retração do prepúcio, impedindo a exposição da glande. Ao nascimento, a maioria das crianças apresenta fimose devido às aderências existentes entre o prepúcio e a glande. Nos primeiros 3 anos de vida, com o crescimento peniano e a crescente produção de esmegma que se acumula abaixo do prepúcio, ocorre a separação gradual da glande e do prepúcio, de modo que com 6 meses de vida o prepúcio é completamente retrátil em 20% dos pacientes e após os 3 anos, somente 10% dos meninos ainda terão prepúcio não retrátil.

### Formas clínicas

A fimose pode ser:

- Primária (ou fisiológica): ocorre em quase todos os recém-nascidos e se resolve espontaneamente em > 90% dos meninos nos primeiros 5 anos de vida, devido às aderências congênitas balanoprepuciais. No exame físico, observa-se orifício prepucial complacente (distensível) e sem cicatrizes
- Secundária (ou patológica): definida como prepúcio verdadeiramente não retrátil secundário a cicatrizes do prepúcio distal, com anel fibroso esbranquiçado e contraído e não distensível. Esse tipo de fimose é frequentemente associado às seguintes manifestações: balanopostites recorrentes, prepúcio não retrátil após período de retratilidade quando mais jovem, sangramento do orifício prepucial, disúria, ereção dolorosa e "balonamento" do prepúcio durante a micção resolvido apenas com compressão manual.

### Diagnóstico diferencial

O diagnóstico diferencial inclui as seguintes condições:

- Parafimose
- Pênis embutido (anomalia genética na qual a fáscia abdominal profunda se insere no púbis em uma localização anômala, fazendo com que o tecido suprapúbico se projete por sobre o pênis)
- Balanopostite aguda
- Aderência balanoprepucial
- Excessos de pele.

### Exames complementares

O diagnóstico é clínico.

### Tratamento

Em cerca de 80% dos casos, o prepúcio torna-se retrátil até os 3 anos, não necessitando de tratamentos complementares. A postectomia tem sido indicada antes dessa faixa etária nos casos de infecções locais recorrentes, situações especiais pela dificuldade ou pela necessidade de higiene adequada (pacientes sindrômicos ou nefropatas), desejo familiar (circuncisão por motivos religiosos ou estéticos) e pós-parafimose e quando há balanite xerótica obliterante.

O tratamento com corticosteroide tópico por 4 a 8 semanas, 1 a 3 vezes/dia, pode ser oferecido como opção. Os estudos ainda são controversos com relação ao benefício do uso de corticosteroide. Seu efeito pode ser temporário ou ainda ter uma alteração rebote após a suspensão do uso. Outra discussão existe com relação à manipulação ou ao "exercício prepucial" (Figura 172.1A). Ao forçar a exposição da glande, o prepúcio pode criar microfissuras que formam uma fibrose cicatricial inelástica (Figura 172.1B).

### Evolução e prognóstico

Além da parafimose, há o risco de hemorragia, infecção ou uma aparência imperfeita, como complicação imediata da postectomia. Uma complicação tardia seria nova estenose prepucial cicatricial ou do meato uretral por lesão térmica, bem como fístula uretral.

## Parafimose

É uma urgência clínica, definida por edema agudo e inflamação da região distal do pênis e glande, causada por constrição local, após retração do prepúcio que não foi reduzida, a qual age como um torniquete. Embora a parafimose possa ocorrer em qualquer idade, é mais comum em adolescentes e ocorre por existir algum grau de estenose prepucial, ou seja, uma complicação da fimose.

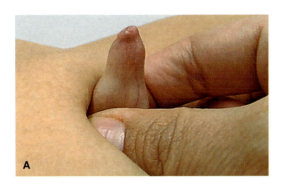
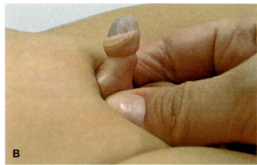

**Figura 172.1 A.** Fimose – impossibilidade de exposição da glande. **B.** Anel estenótico evidenciado após exposição forçada da glande.

## Manifestações clínicas

O anel de constrição faz com que ocorram edema da glande, dor intensa e congestão venosa.

## Diagnóstico diferencial

É erroneamente tratada como balanopostite em diversas ocasiões.

## Exames complementares

O diagnóstico é clínico.

## Complicações

Se não for desfeito o anel de constrição, consequências graves podem ocorrer, como necrose da glande do pênis ou amputação parcial do pênis.

## Tratamento

O tratamento da parafimose consiste na redução do prepúcio para o adequado retorno venoso da glande. Ele pode ser realizado com técnica manual, com ou sem sedação (conforme o grau de colaboração do paciente e do comprometimento local), ou ainda com utilização de bandagens compressivas.

Realiza-se a manobra para a redução manual primeiro, apertando-se a glande suavemente para reduzir seu volume e, depois, retrai-se o prepúcio com a ajuda do dedo indicador e médio, empurrando a glande com o polegar. Foi descrita, ainda, a utilização de alguns agentes como auxiliares na redução da inflamação e do edema, como a hialuronidase, a compressa de gelo local ou o uso de glicose tópico (gera um gradiente osmótico). Se necessário, pode ser realizada a incisão do dorso do anel constritivo ou, até mesmo, a circuncisão.

## Bibliografia

Castagnetti M, Leonard M, Guerra L et al. Benign penile skin anomalies in children: a primer for pediatricians. World J Pediatr. 2015; 11(4):316-23.
Clifford ID, Creig SS, Nataraja RM et al. Paediatric paraphimosis. Emerg Med Australasia. 2016; 28(1):96-9.
Elder JS. Anomalies of the penis and urethra. In: Kliegman, RM, St. Geme JW, Blum MJ, Shah SS, Tasker RC, Wilson KM, Behrman RE (eds.). Nelson textbook of pediatrics. 21. ed. Philadelphia: Elsevier Saunders; 2020. p. 2821-6.
Pohlman GD, Philips JM, Wilcox DT. Simple method of paraphimosis reduction revisited: Point of technique and review of the literature. J Pediatr Urol. 2013; 9(1):104-7.

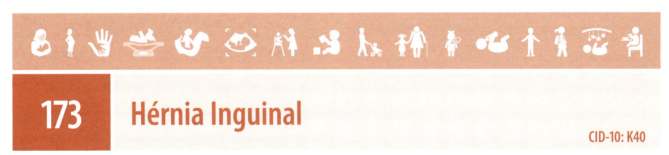

# 173 Hérnia Inguinal

CID-10: K40

*Ana Carolina Oliveira Menezes • Ranielly Ribeiro Venturini*

## Introdução

Hérnia inguinal é a protrusão do conteúdo da cavidade abdominal para o canal inguinal por meio da persistência do conduto peritoniovaginal. A incidência de hérnias inguinais em pediatria varia de 0,8 a 4,4%. Sua correção é uma das cirurgias pediátricas mais realizadas. As hérnias inguinais podem ser diretas, indiretas e femorais. Na faixa etária pediátrica, a maioria das hérnias inguinais consiste em indiretas congênitas, cerca de 99%. Apresenta maior incidência em meninos (10♂: 1♀). A maioria acontece no primeiro ano de vida.

## Fatores de risco e causas

Tem maior frequência em prematuros, com menos de 32 semanas e menos de 1.000 g. Apresenta incidência familiar aumentada, com maior chance de tê-las os irmãos de crianças que tiveram hérnias, sendo que as irmãs têm maior proporção. As hérnias inguinais indiretas têm correlação com a formação embriológica, vinculadas à descida das gônadas em desenvolvimento. Vários distúrbios contribuem para a ocorrência da hérnia inguinal, como alterações da descida do testículo (criptorquidia), fibrose cística, extrofia da bexiga, alterações que aumentam a pressão abdominal ou aumento do líquido peritoneal (ascite) e distúrbios do tecido conjuntivo (mucopolissacaridoses, síndrome de Marfan).

## Manifestações clínicas

Inicialmente, a hérnia inguinal apresenta-se como massa na região inguinal que fica mais evidente com o aumento da pressão intra-abdominal (através de choro, irritabilidade, esforço, tosse etc.). A protuberância pode já aparecer ao nascimento ou demorar meses e costuma ser intermitente. No começo, há redução espontânea, mas, com o passar do tempo, pode aumentar de tamanho e ficar mais difícil de reduzir. No sexo feminino, é um abaulamento acima dos grandes lábios e, no sexo masculino pode estender-se em direção à bolsa escrotal (Figura 173.1). No exame físico, deve-se procurar uma assimetria na região inguinal – se possível, examinar a criança de pé. Quando o lactente relaxa, há redução espontânea da hérnia. Se não houver abaulamento, pode-se palpar a região inguinal e perceber a sensação das camadas do canal inguinal. Já se houver encarceramento, não ocorrerá redução espontânea. A transiluminação pode ser inconclusiva porque a fina camada do intestino delgado pode se assemelhar à parede da hidrocele.

## Diagnóstico diferencial

Os diagnósticos diferenciais são hidrocele, torção testicular, linfadenite, abscessos e criptorquidia.

## Diagnóstico

O diagnóstico da hérnia inguinal é clínico. Muitas vezes, a história revela o súbito e intermitente abaulamento inguinal ou inguinoescrotal observado pelos pais durante a mudança de fralda, após o banho, durante o choro ou a defecação. Nos casos de encarceramento, a história é de choro e irritabilidade associados à dificuldade de redução do conteúdo herniado, podendo estar acompanhados de sinais de obstrução intestinal como recusa alimentar, distensão abdominal e vômitos. No quadro mais tardio, a criança pode apresentar sinais de infecção, relacionados com a translocação bacteriana do processo ou, ainda, o sofrimento da alça encarcerada (rebaixamento do nível de consciência, febre, bacteriemia, instabilidade hemodinâmica). Ao exame físico, o abaulamento inguinal não redutível pode estar associado a sinais flogísticos na região.

## Tratamento

O tratamento da hérnia inguinal é cirúrgico e eletivo. Nos menores de 3 meses, deve ser priorizado pelo alto risco de encarceramento.

No caso de hérnia inguinal encarcerada, sem sinais de sepse, a redução manual pode ser realizada com auxílio de analgesia e posição de Trendelenburg. Uma vez encarcerada, seu risco de recidiva aumenta em 15%. A programação cirúrgica após o encarceramento deve ser realizada, de preferência, nos primeiros 5 dias. Caso não consiga ser reduzida, há necessidade de exploração cirúrgica de urgência.

A cirurgia é tradicionalmente realizada com uma incisão na região inguinal, com abertura da aponeurose subjacente. As fibras cremastéricas são dissecadas até a visualização do saco herniário, que é separado delicadamente das estruturas do cordão com dissecção até o nível do anel interno. Depois disso, realiza-se a ligadura.

A cirurgia videolaparoscópica mantém o princípio da ligadura do saco herniário, que pode ser realizada por via intraperitoneal ou fechamento do anel inguinal interno via parede abdominal (herniorrafia inguinal videoassistida).

A maioria dos cirurgiões pediátricos não indica a exploração contralateral cirúrgica aberta de rotina, na tentativa de evitar lesões nas estruturas dos cordões espermáticos, o que poderia afetar a fertilidade futuramente. A incidência de aparecimento de hérnia contralateral varia de 5 a 20% na literatura. O clássico reparo a céu aberto permanece o padrão-ouro. O reparo laparoscópico está em expansão e parece uma importante ferramenta alternativa de diagnóstico e abordagem cirúrgica.

## Complicações

As complicações podem ser da própria hérnia ou ocorrer no pós-operatório. Como complicação da hérnia propriamente dita, há o encarceramento e o estrangulamento. No encarceramento, não se consegue a redução de seu conteúdo para a cavidade abdominal. Já no estrangulamento, ocorre compressão das estruturas no anel inguinal interno com dificuldade de retorno venoso e, muitas vezes de irrigação arterial, o que causa isquemia ou gangrena do conteúdo herniário.

Após o reparo da hérnia inguinal em crianças, as complicações descritas são lesão dos vasos do funículo (cordão) espermático, gerando orquite isquêmica, o que leva a atrofia testicular, lesão do ducto deferente, lesão de bexiga (nas hérnias deslizantes), neuralgia, criptorquidia iatrogênica, lesão de tuba uterina e infertilidade. Pode haver, ainda, infecção de ferida operatória e recidiva da hérnia (0,3 a 5,5%).

## Evolução e prognóstico

O diagnóstico e a reparação precoces são essenciais para diminuir as potenciais morbidades e complicações.

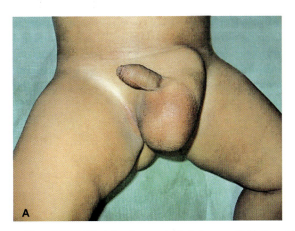
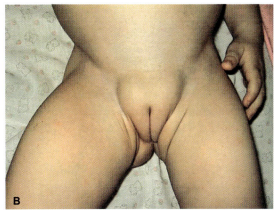

Figura 173.1 A. Hérnia inguinoescrotal do lado esquerdo (de Roy e Ghildiyal, 2008). B. Hérnia inguinal bilateral (de Gil e Salgado, 2014).

## Bibliografia

Aiken JJ. Inguinal hernias. In: Kliegman RM, St. Geme JW, Blum MJ, Shah SS, Tasker RC, Wilson KM, Behrman RE (eds.). Nelson textbook of pediatrics. 21. ed. Philadelphia: Elsevier Saunders; 2020. p. 2064-70.

Chalmers DJ, Vemulakonda VM. Pediatric urology for the general surgeon. Surg Clin North Am. 2016; 96(3):545-65.

Esposito C, Escolino M, Turrà F et al. Current concepts in the management of inguinal hernia and hydrocele in pediatric patients in laparoscopic era. Semin Pediatr Surg. 2016; 25(4):232-40.

Gil AT, Salgado M. Bilateral inguinal hernia in a female child. BMJ Case Rep. 2014;2014. pii: bcr2013202452.

Lau ST, Lee YH, Caty MG. Current management of hernias and hydroceles. Semin Pediatr Surg. 2007; 16(1):50-57.

Palmer LS. Hernias and hydroceles. Pediatr Rev. 2013(10); 34:457.

Roy AK, Ghildiyal JP. Impaction of feces in a loop of sigmoid colon: a rare cause of incarceration of inguinal hernia in children. Int J Surgery. 2008; 6(6):e7ee8.

Zavras N, Christou A, Misiakos EP et al. Current trends in the management of inguinal hernia in children. Int J Clin Med. 2014; 5(13):770-77.

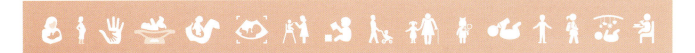

# 174 Hidrocele Congênita

CID-10: P83.5

*Ana Carolina Oliveira Menezes • Ranielly Ribeiro Venturini • Edward Esteves Pereira*

## Introdução

A hidrocele é o acúmulo de líquido na túnica vaginal, ao redor do testículo. Pode ser classificada como comunicante e não comunicante. Ocorre em cerca de 1 a 2% dos recém-nascidos.

## Fatores de risco e causas

A hidrocele comunicante consiste na existência de líquido peritoneal na bolsa escrotal, devido à persistência do conduto peritoniovaginal. Este possibilita a passagem de líquido até a bolsa. Já na hidrocele não comunicante, o conduto peritoniovaginal oblitera-se e o líquido permanece restrito. A maioria dos casos é não comunicante.

## Manifestações clínicas

Apresenta-se como um abaulamento indolor do escroto, que pode ou não ser redutível. No caso da hidrocele comunicante, há uma variação do volume escrotal durante o dia, dependendo do aumento da pressão intra-abdominal. Esse abaulamento pode não ser perceptível quando a criança está em decúbito dorsal, porque o líquido pode refluir espontaneamente para o abdome. A hidrocele não comunicante tem como característica um abaulamento liso e indolor do escroto, porém com volume fixo, mesmo às manobras de redução. Ambas podem ser transiluminadas com o auxílio de uma lanterna.

## Diagnóstico diferencial

O principal diagnóstico diferencial da hidrocele é a hérnia inguinoescrotal. Pode ser ainda confundida com tumores testiculares (também são indolores, porém de consistência sólida e transiluminação negativa) ou episódios de escroto agudo (diferem pela dor, pelo tempo de evolução e por sinais flogísticos associados).

## Exames complementares

Não há necessidade de realização de exames de imagem. A história, o exame físico e o teste de transiluminação são suficientes para o diagnóstico de hidrocele (Figura 174.1).

A ultrassonografia de bolsa testicular pode ser realizada em casos com suspeita de isquemia.

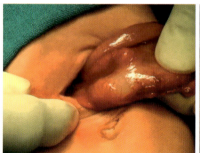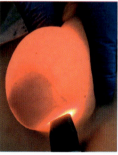

**Figura 174.1** Transiluminação em hidrocele (de Shields et al., 2019).

## Tratamento

O tratamento consagrado para hidrocele comunicante é cirúrgico. No entanto, dados recentes têm sugerido que a persistência peritoniovaginal pode apresentar obliteração espontânea em até 24 a 36 meses de vida. Dessa forma, pode-se optar pela observação clínica com segurança até tal faixa etária. Se não tiver resolução ou se apresentar aumento do anel inguinal (evoluindo para hérnia inguinal), deve-se indicar a correção cirúrgica. A hidrocele não comunicante tende a ser reabsorvida, especialmente nos primeiros 6 meses de vida.

## Bibliografia

Chalmers DJ, Vemulakonda VM. Pediatric urology for the general surgeon. Surg Clin North Am. 2016; 96(3):545-65.
Esposito C, Escolino M, Turrà F et al. Current concepts in the management of inguinal hernia and hydrocele in pediatric patients in laparoscopic era. Semin Pediatr Surg. 2016; 25(4):232-40.
Lau ST, Lee YH, Caty MG. Current management of hernias and hydroceles. Semin Pediatr Surg. 2007; 16(1):50-7.
Palmer LS. Hernias and hydroceles. Pediatr Rev. 2013; 34(10):457.
Resende DAQP, Souza LRMF, Monteiro IO et al. Coleções na bolsa testicular: ensaio iconográfico correlacionando achados ultrassonográficos com a ressonância magnética. Radiol Bras [online]. 2014; 47(1):43-8.
Shields LBE, White JT, Peppas DS et al. Scrotal ultrasound is not routinely indicated in the management of cryptorchidism, retractile testes, and hydrocele in children. Glob Pediatr Health. 2019; 6:2333794X19890772.

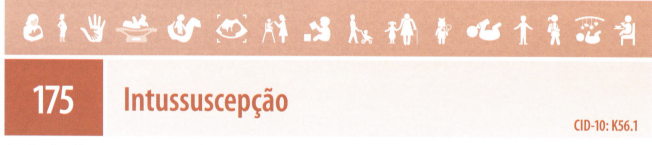

# 175 Intussuscepção

CID-10: K56.1

*Ana Carolina Oliveira Menezes • Ranielly Ribeiro Venturini*

## Introdução

A intussuscepção é a invaginação de um segmento do tubo gastrintestinal para dentro de outro segmento próximo. Na maioria dos casos, envolve o íleo que invagina através da válvula ileocecal no ceco. Raramente pode também comprometer o apêndice cecal (0,01%).

É a mais comum das causas de obstrução intestinal entre 5 meses até 3 anos de idade, sendo incomum em neonatos e prematuros. É mais frequente em meninos (3♂:1♀), com incidência entre 1 e 4 por 1.000 nascidos vivos.

## Fatores de risco e causas

Na pediatria, cerca de 90% dos casos de intussuscepção são idiopáticos. A intussuscepção está relacionada com diversos fatores, entre eles as doenças virais (infecção, por exemplo, por adenovírus), provavelmente, por gerarem hipertrofia e, consequente prolapso das placas de Peyer. A primeira vacina contra rotavírus colocada no mercado foi relacionada com intussuscepção. Cerca de 2 semanas depois, retirou-se a vacina do mercado e substituiu-se por outra, sendo que a atual tem discreto aumento do risco. Não há, no entanto, aparente associação entre intussuscepção e o rotavírus selvagem. Pode haver relação com a introdução de novas proteínas alimentares. Existem outros fatores de risco, especialmente em crianças acima de 2 anos, como hiperplasia nodular linfoide, divertículo de Meckel, pólipo intestinal, fibrose cística, doença celíaca, doença de Crohn, hemorragia de submucosa na púrpura de Henoch-Schönlein, neurofibroma, apêndice com coto invertido, linha de sutura anastomótica, enterostomia, hemangioma ou doenças malignas, como linfoma ou sarcoma de Kaposi. Tais patologias podem funcionar como uma cabeça de invaginação, ou seja, uma lesão que leva a alça intestinal a entrar na luz da porção seguinte do intestino. A intussuscepção pós-operatória é ileoileal e, geralmente, ocorre alguns dias após uma operação abdominal. A intussuscepção intrauterina pode estar associada ao desenvolvimento de atresia intestinal.

## Manifestações clínicas

O início do quadro é súbito, com dor, febre, vômitos e fezes com sangue. A dor é em cólica e intermitente. Durante os episódios de dor, as pernas e os joelhos ficam flexionados, e a criança apresenta choro alto e, nos intervalos sem dor, brinca normalmente. Pode haver aumento da peristalse no início do quadro, que se manifesta como diarreia de pequena monta. Com a evolução, o estado geral torna-se progressivamente pior, podendo haver febre, letargia, sonolência e hipoatividade. Há parada da eliminação de flatos e fezes, podendo haver eliminação por via retal de muco com sangue, o que é conhecido como "geleia de morango". No quadro mais avançado, o paciente apresenta sinais de choque e peritonite, que pode corresponder a um quadro de sepse por translocação bacteriana ou sofrimento da alça intestinal invaginada. Em cerca de 30% dos pacientes, ocorre a tríade clássica com dor, massa palpável em forma de salsicha e eliminação de fezes em geleia de morango. A congestão linfática e venosa e o edema da parede intestinal podem gerar obstrução intestinal e resultar em perfuração da parede intestinal.

## Diagnóstico diferencial

Tem como diagnóstico diferencial inicial as colites ou a gastrenterocolite (pela cólica intermitente e pela peristalse aumentada, associada à eliminação de sangue nas fezes), os pólipos intestinais e as patologias que cursam com abdome agudo obstrutivo.

## Exames complementares

A radiografia simples de abdome pode mostrar uma densidade na área da intussuscepção, além de sinais de obstrução intestinal, como níveis hidroaéreos, e desenho das alças, correspondente ao edema parietal. A ultrassonografia de abdome é o exame de escolha nestes casos – não invasivo e de alta sensibilidade (98 a 100%), com especificidade de 88%. Os sinais ultrassonográficos mais comuns são o sinal do "alvo" (Figura 175.1) e a imagem de pseudorrim. O enema baritado pode apresentar o sinal do menisco (coluna de ar colônica que interrompe no local da intussuscepção) e o sinal da mola em espiral (círculos concêntricos de densidade de gordura).

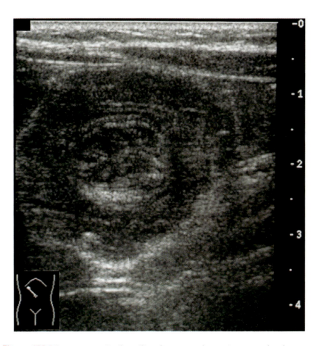

**Figura 175.1** Intussuscepção ileocólica demonstrada por imagem de ultrassom com o clássico sinal de alvo (de Menke, 2012).

## Tratamento

Após o diagnóstico, deve ser realizada a redução da intussuscepção. Em cerca de 4 a 10% dos pacientes com intussuscepção ileocólica, a redução é espontânea. A redução hidrostática guiada por ultrassonografia (enema com solução salina) ou a redução pneumática guiada por fluoroscopia (enema com ar) são bem-sucedidas na maioria dos casos, sendo a primeira a melhor opção. Este método (redução não operatória) é menos invasivo e diminui a taxa de morbidade, os custos e a duração da hospitalização. A redução com enema e sob orientação ultrassonográfica consegue resolver cerca de 80 a 95% dos casos, com recidivas de 5,2 a 20% (dependendo do método utilizado). Em 0,1 a 1% das tentativas, ocorre perfuração intestinal. A redução operatória, associada ou não à ressecção intestinal, pode ser necessária e está indicada nos casos de falha da tentativa de redução não operatória, suspeita de lesão patológica causadora da invaginação e, principalmente, em casos de instabilidade hemodinâmica, choque não responsivo ao manejo clínico inicial ou sinais de peritonite ou pneumoperitônio. Habitualmente, tal fato ocorre quando a intussuscepção é prolongada. A redução cirúrgica pode ser por laparotomia ou videolaparoscopia. Se, após a redução, o intestino não for viável, convém realizar ressecção com anastomose intestinal ou enterostomia.

### Evolução e prognóstico

A intussuscepção, quando não tratada em crianças, costuma ser fatal; a recuperação do paciente está relacionada com o tempo entre o episódio e sua resolução.

### Bibliografia

Betancourth-Alvarenga JE, Vázquez RF et al. Abdomen agudo secundario a invaginación apendicular/Acute abdomen secondary to appendiceal intussusception. An Pediatr. (2003, Ed. impr.); 82(1): e56-e59.

Daneman A, Navarro O. Intussusception part 2: an update on the evolution of management Pediatr Radiol. 2004; 34(2):97-108.

Fallis JC. Intussusception in the older child. Can Med Assoc J. 1976; 114(1):38-9, 42.

Huppertz HI, Soriano-Gabarró M, Grimprel E et al. Intussusception among young children in Europe. Pediatr Infect Dis J. 2006; 25(1 Suppl):S22-9.

Maqbool A, Liacouras CA. Intussusception. In: Kliegman, RM, St. Geme JW, Blum MJ, Shah SS, Tasker RC, Wilson KM, Behrman RE (eds.). Nelson textbook of pediatrics. 21. ed. Philadelphia: Elsevier Saunders; 2020. p. 1.965-67.

Menke J. Ileocolic intussusception and hydrostatic reduction in a 2-year-old girl. BMJ Case Rep. 2012;2012:bcr2012007466.

Savoie KB, Thomas F, Nouer SS et al. Age at presentation and management of pediatric intussusception: a Pediatric Health Information System database study. Surgery. 2017;161(4):995-1003.

Wong CWY, Jin S, Chen J et al. Predictors for bowel resection and the presence of a pathological lead point for operated childhood intussusception: a multicenter study. J Pediatr Surg. 2016; 51(12):1998-2000.

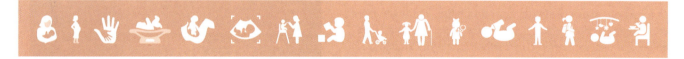

# 176 Torção do Testículo

CID-10: N44

*Ana Carolina Oliveira Menezes • Ranielly Ribeiro Venturini*

## Introdução

A dor escrotal aguda (escroto agudo), associada ou não a edema e eritema, deve ser tratada como uma condição emergencial. A maioria dos diagnósticos diferenciais não é emergencial, porém o dano isquêmico irreversível do testículo devido à torção, sim. Esta surge quando uma rotação axial interfere na circulação venosa e, dependendo do grau e do tempo de duração, compromete a circulação arterial.

A distribuição da torção de testículo é bimodal, com um pico no período neonatal e outro na puberdade.

## Formas clínicas

São reconhecidas três formas de torção testicular:

- Torção extravaginal: o cordão sofre rotação acima da inserção da túnica vaginal. É o caso da torção intraútero ou neonatal (fixação insuficiente da túnica ao escroto)
- Torção intravaginal: a falha na fixação da gônada possibilita sua mobilidade no interior da túnica. O defeito de fixação costuma ser bilateral. Isso justifica a fixação contralateral durante a abordagem cirúrgica. É a forma mais frequente
- Torção testicular propriamente dita: mais rara, ocorre apenas quando há um meso separando o epidídimo e o testículo e somente este for comprometido com a torção.

## Fatores de risco e causas

A causa é desconhecida, apesar de haver correlação com alguns eventos como atividades físicas e traumatismos. Pode acontecer, ainda, durante o sono.

## Manifestações clínicas

- Dor testicular unilateral súbita, intensa, irradiada para regiões inguinal, hipogástrica e lombar
- Edema e hiperemia da bolsa testicular, seguidos de endurecimento local com a progressão do quadro (Figura 176.1)
- Náuseas e vômitos
- Ausência de reflexo cremastérico
- O sinal de Prehn (alívio da dor à suspensão testicular, presente na epididimite) é negativo
- No período neonatal, há tumoração escrotal indolor, dura, de coloração arroxeada, com transiluminação negativa.

## Diagnóstico diferencial

**Orquiepididimite.** Infecção bacteriana do sistema urinário (bexiga ou uretra) que acometem os testículos de forma retrógrada. A faixa etária predominante é pré-puberal. O processo inflamatório tem sintomatologia gradual, podendo ser bilateral e associado, por vezes, a sinais de infecção urinária.

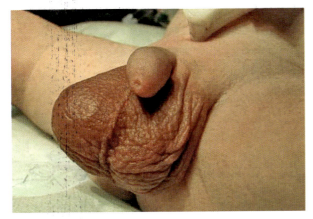

**Figura 176.1** Presença de inflamação do lado direito com torção recente e endurecimento do testículo esquerdo à palpação (de Callewaert e Kerrebroeck, 2010).

**Torção de hidátides de Morgagni (apêndices vesiculosos).** Hidátides de Morgagni são apêndices vestigiais rudimentares que podem torcer e causar dor súbita unilateral, geralmente no polo superior do testículo. À transiluminação, pode-se observar o ponto azul através da bolsa escrotal (*blue dot sign*). A dor desaparece gradualmente e desaparece quando há necrose da hidátide.

**Tumores testiculares.** Não são considerados diagnósticos diferenciais de escroto agudo, visto que se manifestam como aumento progressivo e indolor do testículo, sem outras manifestações locais, como sinais flogísticos.

## Exames complementares

**Ultrassonografia com Doppler colorido.** Exame padrão nos casos de dúvida diagnóstica. É rápido, não invasivo, com sensibilidade de 89,9% e com especificidade de 98,8% para distinguir isquemia testicular.

**Cintigrafia.** Tem sensibilidade de 90% para confirmar a vascularização testicular.

**Dímero D.** Estudos recentes sugerem que a dosagem sérica de dímero D (um conhecido marcador para eventos tromboembólicos venosos e isquemia intestinal) pode auxiliar no diagnóstico diferencial do escroto agudo.

## Complicações

As complicações são isquemia e necrose testicular. Há uma janela de 4 a 8 h antes de acontecer dano isquêmico significativo ao testículo. Por isso, existe o consenso de que a abordagem nas primeiras 6 h de sintomatologia proporciona maior chance de recuperação da gônada envolvida.

Pode haver atrofia do testículo preservado.

## Tratamento

Consiste em abordagem cirúrgica de urgência, com distorção do cordão espermático e avaliação da viabilidade gonadal. Se viável, realiza-se fixação bilateral. Se houver necrose (Figura 176.2), faz-se orquiectomia unilateral (evitando-se a redução da fertilidade por fenômenos autoimunes), além de fixação contralateral.

Nos casos perinatais (pré-natais e neonatais), a cirurgia é considerada eletiva, visto que a probabilidade de salvar o testículo é quase nula, exceto quando a sintomatologia aparece de forma aguda como nas demais faixas etárias. De qualquer modo, a fixação contralateral também é indicada nestes casos.

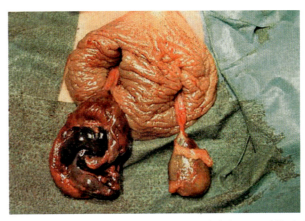

**Figura 176.2** Aparência dos testículos após abertura da bolsa escrotal. Testículo hemorrágico e necrótico direito e testículo esquerdo avascular (de Callewaert e Kerrebroeck, 2010).

## Bibliografia

Callewaert PRH, Kerrebroeck PV. New insights into perinatal testicular torsion. Eur J Pediatr. 2010;169(6):705-12.

Gatti JM, Murphy JP. Current management of the acute scrotum. Semin Pediatr Surg. 2007; 16(1):58-63.

Maksoud JG. Cirurgia pediátrica. 2. ed. Rio de Janeiro: Revinter, 2003.

Rhodes HL, Corbett HJ, Horwood JF et al. Neonatal testicular torsion. J Pediatr Surg. 2011; 46(11):2157-60.

Tryfonas G, Violaki A, Tsikopoulos G et al. Late postoperative results in males treated for testicular torsion during childhood. J Pediatr Surg. 1994; 29(4):553-6.

Yilmaz E, Hizli F, Afşarlar ÇE et al. Early diagnosis of testicular torsion in rats by measuring plasma D-dimer levels: comparative study with epididymitis. J Pediatr Surg. 2015; 50(4):651-4.

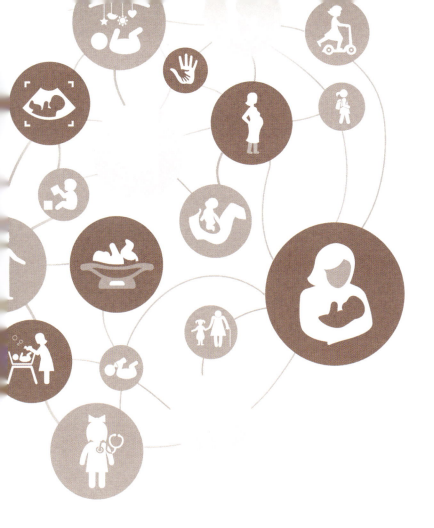

# Emergências, Acidentes e Traumatismos

Parte 23

| | |
|---|---|
| Capítulo 177 | Acidentes na Infância, 545 |
| Capítulo 178 | Aspiração de Corpo Estranho, 547 |
| Capítulo 179 | Fraturas, 548 |
| Capítulo 180 | Ingestão de Corpo Estranho, 550 |
| Capítulo 181 | Intoxicações Exógenas, 551 |
| Capítulo 182 | Luxações Comuns, 554 |
| Capítulo 183 | Sepse, 558 |
| Capítulo 184 | Síndrome de Desconforto Respiratório Agudo, 566 |
| Capítulo 185 | Via Respiratória na Criança, 570 |

# 177 Acidentes na Infância

CID-10: V49.8; X93.9

Lucas Rocha Alvarenga • Daniel Raylander da Silva Rodrigues • Paula Regina Ribeiro Novaes

## Introdução

Acidente é qualquer evento externo não intencional que gera desequilíbrio pela transferência de energia do ambiente para a pessoa, o que pode levar a danos físicos, psicológicos e materiais. Essa energia pode ser de natureza mecânica (quedas, colisões); térmica (queimaduras); elétrica (choques) e química (envenenamentos). Em crianças, principalmente, por sua vulnerabilidade, os danos podem ser piores do que os esperados para uma pessoa adulta.

Os acidentes na infância, sobretudo na faixa pré-escolar, expressam números consideravelmente elevados na taxa de morbimortalidade em âmbito mundial. Segundo a Sociedade Brasileira de Pediatria, o maior número de eventos traumáticos com crianças pequenas ocorre, em grande parte, no ambiente doméstico. Destes, no cenário mundial, 50% ocorrem por asfixia em menores de 15 anos e 1/3 por afogamento. Segundo dados do Sistema de Mortalidade (SIM) do Ministério da Saúde, em 2012, 5.146 pessoas entre 0 e 14 anos de idade morreram em função de acidentes, representando 9% de todas as mortes nessa faixa etária. Além disso, de acordo com o Sistema de Informação Hospitalares do SUS (SIH/SUS), em 2013, cerca de 140 mil crianças de 0 a 14 anos foram internadas em virtude de acidentes; o que representa 7% de todas as causas de internações nessa faixa etária. De acordo com o Ministério da Saúde, em 2015, 1.204 crianças com idade entre 10 e 14 anos morreram vítimas de acidentes e, em 2016, 43.723 foram internadas pelo mesmo motivo no Brasil.

Os acidentes ocorrem em todas as faixas etárias pediátricas, porém alguns traumatismos são mais característicos em determinadas idades. Asfixias e quedas predominam no primeiro ano de vida, seguidos por queimaduras e aspiração de corpo estranho. A partir dos 2 anos de vida, as quedas são a principal causa de acidente. Em crianças entre 5 e 7 anos, atropelamento, queimaduras e intoxicações estão entre as principais causas de morte, e as quedas representam a principal causa de internação por causa acidental no Brasil, nessa mesma faixa etária.

Em ordem decrescente, os principais acidentes no ambiente doméstico ocorrem na cozinha, seguidos por banheiro, escadas, corredores, quarto, sala, elevador, lavanderia, cozinha, piscina, quintal e garagem.

Desse modo, o pediatra tem papel fundamental na orientação dos pais e cuidadores quanto às medidas de prevenção e conscientização sobre a importância da segurança em diferentes ambientes para redução das taxas de internações, mortalidades e complicações decorridas de acidentes na infância. É importante ressaltar que não somente os pais ou cuidadores são responsáveis pela prevenção de acidentes na infância, mas também toda a comunidade na qual a criança se insere. Convém promover mudanças comportamentais para eliminação dos riscos dentro e fora do ambiente doméstico.

## Prevenção por faixa etária

Os procedimentos preventivos são os seguintes:

- Menores de 6 meses: nunca deixar o lactente sem supervisão. Não permitir que outra criança supervisione o lactente. Quando estiver com o lactente no colo, não manipular produtos quentes ou corrosivos. Não manipular objetos pequenos ou pontiagudos próximo à criança
- 0 a 1 ano: orientar os pais sobre a vigilância contínua desses recém-nascidos/lactentes. Usar grades protetoras nos berços, com distância máxima de 8 mm entre as grades. Não deixar objetos pequenos e soltos no berço. Andadores não devem ser estimulados. Escadas atapetadas e protegidas por portões em suas extremidades. Todas as partes da casa devem estar livres de objetos pequenos (menores de 2 cm de diâmetro), sacos plásticos e balões, que podem levar ao sufocamento
- 1 a 4 anos: utilizar proteção em tomadas, janelas com grades, travas em portas. Não deixar ao alcance da criança produtos de limpeza, medicações, utensílios de vidro ou bebida alcóolica. Utilizar armários mais altos para armazenamento de produtos, sem possibilidade de acesso da criança. Nenhuma janela com vidros quebrados ou rachados. Caixa de luz da casa longe do acesso da criança. Móveis sem arestas pontiagudas
- 5 a 9 anos: cuidados fora do ambiente doméstico, como travessia de ruas e uso de bicicletas. Ter atenção às brincadeiras da criança e supervisioná-la sempre que possível
- Acima de 9 anos: orientar as crianças sobre os riscos de brincadeiras não supervisionadas ou em lugares impróprios. Oferecer equipamentos de segurança para atividades de lazer ou esporte. Desencorajar atividades em crianças que estejam sob efeito de medicamentos que provoquem sonolência. Orientar sobre a importância do cuidado consigo mesma e com pessoas a seu redor.

### Acidente por projétil de arma de fogo

Os acidentes causados por projétil de arma de fogo (PAF) podem ser subdivididos em duas categorias: intencionais e não intencionais. Intencionalmente, incluem-se os homicídios e os suicídios. Não intencionalmente, incluem-se os acidentes domésticos. O acesso de uma criança a algum tipo de arma de fogo aumenta, consideravelmente, a chance de ela ocasionar um ato prejudicial ou até letal a si mesma ou outrem. A prevenção baseia-se, primordialmente, na limitação do acesso às armas de fogo, pois a maioria destes acidentes é evitável. Segundo a American Academy of Pediatrics (AAP), a medida mais efetiva para evitar acidentes por arma de fogo é a ausência de armas em lares e comunidades.

Nos EUA, as mortes relacionadas a armas de fogo são a terceira principal causa de morte nas crianças entre 1 e 17 anos de idade e a segunda causa de morte traumática (os acidentes automotivos são a principal causa) (Pediatrics, publicação on-line em 19 de junho de 2017); isso significa que 1.300 crianças morrem e 5.790 são tratadas por causa de feridas por PAF a cada ano.

A cada 60 minutos, uma criança ou um adolescente morre no Brasil em decorrência de ferimentos por PAF. Entre 1997 e 2016, mais de 145.000 crianças até 19 anos faleceram em consequência de disparos acidentais ou intencionais, como em casos de homicídio e suicídio. Os dados fazem parte de um levantamento divulgado em março de 2020 pela Sociedade Brasileira de Pediatria.

De acordo com o estudo, que considerou dados do SIM do Ministério da Saúde, em 2016, ano mais recente disponível, foram registrados 9.517 óbitos entre crianças e adolescentes no país. O número é praticamente o dobro do identificado há 20 anos – 4.846 casos em 1997 – e representa, em valores absolutos, o pico da série histórica.

### Acidente automotivo

A campanha "Criança Protegida no Carro", realizada há alguns anos pela Sociedade Brasileira de Ortopedia e Traumatologia (SBOT) e pela Sociedade Brasileira de Ortopedia Pediátrica (SBOP), reforça que, utilizando os equipamentos de segurança existentes hoje no mercado, como cadeirinhas, busters e cintos de segurança, as possibilidades de morte e lesões graves em crianças por consequência de acidentes no trânsito caem 70%.

Segundo o Departamento Nacional de Trânsito (Denatran), cerca de 2.000 crianças e adolescentes com idade até 17 anos morrem anualmente no Brasil em acidentes de carro e cerca de 37,8 mil sofrem lesões, que muitas vezes vão acompanhá-las o resto de suas vidas.

Os recém-nascidos/lactentes devem ser transportados em cadeirinhas de segurança, (tipo bebê conforto) sempre no banco de trás na posição de costas para dianteira do carro. É importante ler com atenção as instruções de instalação da cadeira. A cadeira deve estar firmemente presa ao banco pelo cinto de segurança e não pode se mover mais do que 2 cm de um lado para o outro. Para não machucar o bebê, entre as tiras da cadeirinha e o corpo da criança é preciso ficar um espaço de folga de um dedo transverso (ver Sociedade Brasileira de Ortopedia Pediátrica).

As crianças com idades entre 1 e 4 anos também devem ser transportadas em cadeirinhas presas firmemente ao cinto de segurança do veículo. A melhor posição da cadeira é no centro do banco. Quando instaladas corretamente, as cadeiras diminuem o risco de morte e lesões graves em até 70% (ver Sociedade Brasileira de Ortopedia Pediátrica).

As crianças com mais de 4 anos precisam usar suportes especiais (*buster*); eles ajudam a adequar o cinto ao tamanho da criança nesta fase em que são grandes demais para sentar na cadeirinha e pequenas para usar o cinto normal. O suporte de segurança permite que o cinto do veículo se ajuste corretamente ao ombro e à cintura da criança (ver Sociedade Brasileira de Ortopedia Pediátrica).

As crianças com mais de 10 anos de idade podem ser transportadas usando o cinto de segurança de três pontos. Mas, para estar segura, precisa ter o tamanho adequado, ou seja, a criança precisa sentar e dobrar seus joelhos na borda do assento, sem afastar as costas do encosto do banco.

### Bibliografia

Brasil. Ministério da Saúde, Secretaria Executiva, Datasus. Morbidade hospitalar – Internações por ocorrência segundo causas externas. Tabela [Internet]. Brasília (DF): Ministério da Saúde; [citado 2015 Nov 29]. Disponível em: http://tabnet.datasus.gov.br/cgi/sih/eidescr.htm.

Brasil. Ministério da Saúde, Secretaria Executiva, Datasus. Mortalidade – óbitos por ocorrência segundo causa CID 10. Tabela. Brasília (DF): Ministério da Saúde; s.d. [citado 29 Nov 29]. Disponível em: http://www.tabnet.datasus.gov.br.

Crossen EJ, Lewis B, Hoffman BD. Preventing gun injuries in children. Pediatr Rev. 2015; 36(2):43-50.

Hodges NL, Smith GA. Car safety. Pediatr Rev. 2014; 35(4):155-60.

Jorge MH, Martins, CB. A criança, o adolescente e o trânsito: algumas reflexões importantes. Rev Assoc Med Bras. 2013; 59(3):199-208.

Harada M de J, Pedreira MG, Viana DL. Injúrias físicas não intencionais na infância e adolescência. In: Promoção da Saúde: fundamentos e práticas. São Paulo: Yendis; 2012. p. 237-61.

Safe Kids (USA). Raising safe kids: one stage at a time 2009; [cited 2014 Nov 20]. Available from: http://www.safekids.org/research-report/raising-safe-kids-one-stage-time-march-2009.

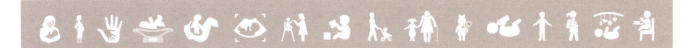

# 178 Aspiração de Corpo Estranho

CID-10: T17.8

*Maria Selma Neves Costa*

## Introdução

A aspiração de corpo estranho ocorre quando alimentos ou objetos atingem laringe, traqueia e/ou brônquios, podendo ocorrer obstrução parcial ou total das vias aéreas. Trata-se de acidente ameaçador à vida, mas nem sempre de fácil diagnóstico, pois o relato dos sintomas pode não ser associado a uma história de corpo estranho.

## Causas

Lactentes e crianças pequenas são as principais vítimas deste acidente como consequência da etapa de desenvolvimento neuropsicomotor marcada pela tendência em colocar objetos na boca e por capacidade mastigatória inadequada. No entanto, esse acidente pode ocorrer em qualquer faixa etária. Os corpos estranhos aspirados são, principalmente, alimentos (grãos, pipoca, sementes), partes de brinquedos, balões e bijuterias (componentes de objetos escolares quando se trata de crianças maiores e adolescentes). A maioria dos corpos estranhos aspirados instala-se no brônquio principal (mais vertical e mais largo).

## Manifestações clínicas

Um episódio de asfixia presenciado pelos cuidadores da criança ou do adolescente, associado à presença de corpo estranho nas mãos ou na boca antes do evento, é a apresentação clínica mais frequente. Geralmente, os pais relatam sufocamento e acesso de tosse, mas pode ser mencionado engasgo. Nos casos em que não há relato de corpo estranho, a suspeita deve ocorrer diante de sintomas respiratórios persistentes.

O exame físico mostrará alterações conforme a localização do corpo estranho, como dispneia de início súbito em graus variados, cianose, estridor, sibilos (generalizados ou localizados) e murmúrio vesicular diminuído. Pode ocorrer alteração de consciência em casos graves. Em alguns casos, o exame físico poderá não apresentar alterações em alguns períodos, retardando o diagnóstico.

## Diagnóstico diferencial

O quadro clínico pode ser semelhante a asma ou pneumonia. É preciso estar atento para a possibilidade de corpo estranho aspirado, mesmo sem um relato sugestivo, diante das seguintes situações:

- Relato de dispneia súbita e/ou episódio de cianose sem causa aparente, ainda que o quadro clínico apresente melhora espontânea
- Crise de sibilância que não responde de forma apropriada à terapêutica, mesmo com melhora parcial ou transitória
- Episódios recorrentes de pneumonia ("pneumonia de repetição"), especialmente quando a alteração radiológica se mantém na mesma região anatômica.

## Exames complementares

A radiografia de tórax poderá revelar e localizar o corpo estranho, desde que ele seja radiopaco, o que não ocorre na maioria dos casos, pois alimentos e objetos de plástico não serão visualizados. Radiografias realizadas em inspiração e expiração poderão apresentar sinais como hiperinsuflação – mas a realização dessas radiografias dependerá da colaboração do paciente. Atelectasia e infiltrados também podem ser observados. A tomografia computadorizada poderá colaborar no diagnóstico, mas, diante de determinadas circunstâncias, será mais adequada a realização de broncoscopia que define o diagnóstico e realiza o tratamento.

## Tratamento

O tratamento consiste na retirada do corpo estranho por broncoscopia. São cuidados auxiliares: (1) oxigenoterapia; (2) uso de broncodilator e corticoide nos casos que se apresentam com broncospasmo; e (3) antibioticoterapia nos casos complicados por pneumonia.

Caso a criança apresente uma obstrução completa das vias respiratórias, as compressões torácicas e a manobra de Heimlich devem ser tentadas. Se a criança for capaz de falar ou tossir, essas manobras devem ser evitadas, pois podem transformar uma obstrução parcial em completa.

## Medidas de prevenção

É importante orientar os cuidadores para evitar que crianças pequenas tenham acesso a bijuterias, brinquedos que possam se partir em partes pequenas, balões e alimentos como nozes e sementes, uvas inteiras, pipoca e gomas de mascar.

## Bibliografia

Ruiz FE, Mallory GB, Torrey SB et al. Airway foreign bodies in children. Up to Date. Disponível em: <www.uptodate.com>. Acesso em: 27 jan 2020.

Foltran F, Ballali S, Rodriguez H et al. Inhaled foreign bodies in children a global perspective on their epidemiological, clinical, and preventive aspects. Pediatr Pulmonol. 2013; 48(4):344-51.

Louie MC, Bradin S. Foreign body ingestion and aspiration. Pediatr Rev. 2009; 30(8):295-301.

Mallick MS. Tracheobronchial foreign body aspiration in children: A continuing diagnostic challenge. African J Paediatr Surg. 2014; 11(3):225-8.

Saliba J, Mijovic T, Daniel S et al. Asthma: the great imitator in foreign body aspiration? J Otolaryngol Head Neck Surg. 2012; 41(3):200-6.

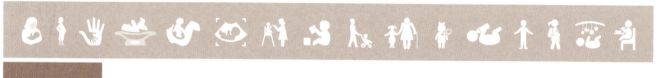

# 179 Fraturas

CID-10: T14.2

*Maurício Pessoa de Morais Filho*

## Introdução

O osso imaturo difere do adulto tanto nos aspectos fisiológicos quanto nos patológicos, sendo capaz de maior deformação plástica antes de fraturar. No entanto, as fraturas na infância são comuns e, muitas vezes, consideradas consequências da atividade habitual dessa parcela da população.

Fraturas na faixa etária pediátrica podem afetar a saúde e o desenvolvimento normal, devido a complicações como mau alinhamento do osso, sobrecrescimento ósseo, lesão fisária, síndrome compartimental ou alterações neurovasculares. Tais complicações podem ser decorrentes da própria fratura ou ter caráter iatrogênico.

## Epidemiologia

As incidências de fraturas vêm aumentando progressivamente, e representam cerca de 15% das lesões relacionadas com traumatismos em crianças. O risco global de uma fratura ocorrer durante a infância e a adolescência é de, aproximadamente, 180 por 1.000 crianças, o que representa pouco menos de 1 em cada 5 crianças.

A incidência de fraturas na infância aumenta linearmente desde o nascimento até o pico de incidência entre os 12 e 15 anos de idade. Tal incidência é explicada pelas propriedades de crescimento do osso em conjunto com o desenvolvimento físico e a melhora da capacidade de deambulação.

O aumento da incidência de fraturas no início da puberdade coincide com o surto de crescimento, que gera aumento da demanda de osso novo, alto *turnover* ósseo e alterações metafisárias que antecedem o fechamento da fise de crescimento.

O sexo masculino ainda apresenta maior risco de sofrer fraturas, apesar de menos significante do que antigamente, devido à maior participação em atividades desportivas.

As fraturas mais comuns em crianças estão associadas a lesões fisárias em 30% dos casos. A ocorrência anual de fraturas é de, aproximadamente, 9,47 a cada mil crianças. Em estudos norte-americanos em serviços de emergência as fraturas de antebraço são as mais frequentes, representando cerca de 17,8%, seguidas pelas fraturas de dedos e punhos.

## Particularidades anatômicas

Durante a faixa etária pediátrica, o osso tem maior proporção de água com relação ao conteúdo mineral por unidade de volume. Tal composição confere menor propriedade elástica e maior resistência contra falhas, sendo ainda capaz de suportar maior tensão do que compressão quando comparado com o osso maduro. O periósteo infantil é uma estrutura fibrosa espessa que envolve todo o osso, gerando maior resistência contra forças cisalhantes.

A placa de crescimento é outra peculiaridade que deve ser levada em conta nas fraturas pediátricas e em seu tratamento. A fise é uma estrutura cartilaginosa mais fraca que o osso, sendo menos capaz de suportar forças de torção, arqueamento e cisalhamento – portanto, uma área de maior fragilidade. Não é incomum pacientes encaminhados para serviços de ortopedia com hipótese diagnóstica de fratura em que se observa apenas a placa de crescimento na radiografia e sem sinais de fratura.

Uma diferença significativa no estudo das fraturas é o fato de os ligamentos durante a infância serem funcionalmente mais resistentes que os ossos. Isso faz com que traumatismos que resultariam em entorses ou distensões em adultos causem fraturas por avulsão óssea na faixa etária estudada.

## Mecanismo da fratura e suas formas clínicas

Conforme citado anteriormente, as fraturas pediátricas tendem a acontecer sob menor energia do que nos adultos, sendo que a maioria é resultante de forças de compressão, arqueamento ou torção.

As fraturas por compressão têm maior prevalência na transição metadiafisária, gerando um padrão de fratura impactada e estável denominada fratura em *torus*. Este tipo de fratura raramente cursa com lesão fisária, porém pode estar associada a deformidade angular aguda.

As forças de arqueamento em crianças com periósteo espesso causam fraturas incompletas conhecidas como fraturas em galho verde. Neste padrão, apenas uma cortical está fraturada, enquanto ocorre uma deformidade plástica na concavidade. O mesmo mecanismo de traumatismo pode resultar em fraturas microscópicas, não visíveis nas radiografias, que geram deformação plástica no osso com alterações permanentes. Nas crianças em estágio de amadurecimento ósseo mais avançado, as forças de arqueamento causam fraturas transversas ou oblíquas.

Por sua vez, as forças torcionais geram dois padrões de fratura, que dependem da maturidade da placa de crescimento. Nas crianças com esqueleto mais imaturo, o osso diafisário falha antes da fise, gerando fraturas em espiral. Entretanto, em esqueletos mais maduros, a fratura da fise ocorre primariamente.

## Avaliação inicial

Pacientes pediátricos vítimas de traumatismo devem ser submetidos à avaliação completa por equipe especializada. Convém fazer isso seguindo os algoritmos para traumatismo, com atenção especial para circulação, vias respiratórias, respiração, incapacidade e exposição.

É comum que a criança não saiba relatar de maneira fidedigna a história do traumatismo. Da mesma maneira, a ausência dos pais na cena do traumatismo também é comum. Dessa forma, um atendimento amplo em busca de lesões com avaliação de toda a extremidade faz-se necessário.

Assim como em todas as áreas médicas, a comunicação com o paciente é fundamental, sendo indispensável explicar para a criança e para quem a acompanha sobre todos os exames e procedimentos realizados.

Depois de asseguradas as condições citadas anteriormente, mostra-se indispensável um bom exame ortopédico. É fundamental a inspeção em busca de lesões de pele, pois fraturas expostas se enquadram como urgência. A avaliação neurovascular é indispensável e deve ser seguida de reavaliação periódica para afastar outra causa de urgência em ortopedia, a síndrome compartimental.

O examinador deve ficar atento a sinais que possam indicar violência contra a criança. As seguintes situações devem levantar tal alerta:

- Histórias diferentes pelos acompanhantes sobre o mecanismo do traumatismo
- História inconsistente com o tipo da fratura
- Fratura transversal do fêmur em menores de 1 ano
- Fratura transversal de úmero em menores de 3 anos
- Fraturas metafisárias (torção do membro)
- Fraturas em diferentes estágios de consolidação
- Lesões de pele sugestivas de abuso, queimaduras ou em diferentes estágios de cicatrização.

Em qualquer suspeita de violência, o paciente deve ser imediatamente retirado do ambiente de risco e hospitalizado, o que assegura a vida da criança.

## Exames complementares

Os exames complementares fundamentais nas fraturas em crianças são as radiografias ortogonais adequadas do seguimento envolvido, além da articulação proximal e distal deste. Radiografias comparativas podem ser usadas no caso de dúvida diagnóstica. Alterações radiográficas em tecidos moles, como o sinal do coxim gorduroso nas fraturas supracondilianas de úmero, devem ser observadas. As imagens de tomografia computadorizada e ressonância magnética podem ser utilizadas em fraturas complexas e em planejamento operatório pelo ortopedista.

## Tratamento

Ao contrário do que se observa no adulto, as fraturas pediátricas apresentam maior capacidade de consolidação, além de maior potencial de remodelação, o que possibilita menor tempo de mobilização. Poucos tipos de fraturas requerem tratamento cirúrgico, sendo o tratamento conservador o método de escolha na prática geral. O tratamento das fraturas em crianças envolve um processo contínuo de cura que deve incluir os pais como participantes fundamentais desde a admissão hospitalar até o retorno ao nível funcional anterior à fratura.

O objetivo no tratamento de uma fratura pediátrica consiste em reestabelecer a função completa do osso fraturado. Embora a perda funcional em crianças seja rara, as consequências da fratura são importantes, como dor, hospitalização, afastamento escolar e diminuição das atividades por semanas ou meses.

Desde o momento do traumatismo até o tratamento definitivo, o cuidador ou o responsável pela criança devem ser instruídos em manter elevação passiva do membro, aplicação de gelo e monitoramento da perfusão (cor e tempo de enchimento capilar) e da sensibilidade distais à fratura.

Podem-se tolerar maiores deformidades quanto mais próxima a fratura estiver da extremidade, devido ao maior potencial de remodelação. As deformidades rotacionais devem ser corrigidas com manipulação sob anestesia ou procedimento cirúrgico, pois não são corrigidas com o crescimento, independentemente da idade. Fraturas com grande comprometimento no comprimento do membro ou com graves cominuições podem necessitar de tração esquelética em um primeiro tempo, para posterior correção cirúrgica ou imobilização gessada.

Quanto ao uso de gessos e imobilizadores, convém levar em consideração a articulação distal e a proximal ao osso fraturado, impedindo maiores desvios pela ação fisiológica das forças deformantes. Os métodos de imobilização mais curtos devem ser monitorados pelo ortopedista.

Algumas fraturas têm indicação de abordagem cirúrgica pela urgência, devendo ser encaminhadas imediatamente ao ortopedista. Exemplos destes casos são as fraturas expostas (independentemente do grau de exposição ou pré-exposição óssea), fraturas associadas a síndrome compartimental, fraturas associadas a luxações e fraturas com graves repercussões nervosas e vasculares, como as fraturas supracondilianas do úmero.

### Bibliografia

Naranje SM, Erali RA, Warner WC et al. Epidemiology of pediatric fractures presenting to emergency departments in the United States. J Pediatr Orthopaed: 2016;36(4):pe45-e48.

Sofu H, Gursu S, Kockara N et al. Pediatric fractures through the eyes of parents. Medicine. 2015; 94(2):e407.

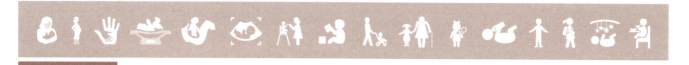

# 180 Ingestão de Corpo Estranho

CID-10: T18.9

*Maria Selma Neves Costa*

## Introdução

Acidente decorrente da ingestão de um objeto não destinado à alimentação. A maioria dos corpos estranhos ingeridos é eliminada sem manifestação clínica nem danos. Alguns produtos, no entanto, podem causar lesões muito graves.

As crianças menores são mais suscetíveis a esses acidentes por sua tendência natural a explorar os objetos ao seu alcance e levá-los à boca. Os corpos estranhos ingeridos mais frequentemente são moedas, brinquedos (inteiros ou em partes), bijuterias, pregos, parafusos, baterias. Pessoas com déficit intelectual constituem um grupo de risco para esses acidentes.

## Manifestações clínicas

Os sintomas mais frequentes são engasgos, salivação, inapetência, incapacidade de engolir alimentos, náuseas, vômito, dor (cervical, retroesternal ou abdominal). Hematêmese e melena não são comuns. Sintomas respiratórios (decorrentes de compressão traqueal) raramente ocorrem. Grande parte dos casos é assintomática.

A confirmação da ingestão de corpo entranho geralmente decorre do relato do paciente ou de cuidador que presencia o acidente. Alguns casos, no entanto, são achados, diante de uma imagem revelada em uma radiografia ou endoscopia.

## Exames complementares

A radiografia de tórax e/ou de abdome poderá revelar corpos estranhos radiopacos (moeda, prego, bateria, clipes, grampos), mas outros objetos não serão visualizados (brinquedos de plástico ou madeira, por exemplo).

Em alguns casos em que há sintomas, sem adequada identificação e localização do corpo estranho, pode ser indicada a realização de tomografia.

## Tratamento

Conforme descrito, na maioria dos casos, seja por características químicas ou físicas do objeto engolido, podem ocorrer graves lesões. Recomenda-se, então, o estabelecimento dos seguintes passos:

- Determinar a localização do corpo estranho. Algumas regiões anatômicas predispõem ao aprisionamento do objeto: esfíncter superior do esôfago, piloro e ligamento de Treitz
- Avaliar se o corpo estranho apresenta características perigosas (pontiagudos, com superfícies cortantes, longos, tóxicos ou irritantes).

### Corpo estranho sem características perigosas

Se retido no esfíncter esofágico superior (p. ex., moeda), necessitará ser retirado por endoscopia. Em um número pequeno de casos, em um período de observação de 12 a 24 horas, o corpo estranho progride para o estômago. Nesse caso, recomenda-se a realização de nova radiografia antes da endoscopia. Se o corpo estranho alcançar o estômago, na maioria dos casos, será eliminado em um período variável de dias a semanas. É necessária apenas a realização de uma radiografia semanal (ou quinzenal) e o acompanhamento das evacuações por parte dos cuidadores. Se, após 4 semanas, o corpo estranho ainda permanecer no estômago, necessitará de retirada endoscópica. Após alcançar o intestino, a maioria dos objetos será eliminada sem causar nenhum dano.

### Objetos com características perigosas

**Baterias.** Frequentemente utilizadas em controles remotos, relógios e brinquedos, a ingestão desses objetos tem aumentado nos últimos anos. Elas são potencialmente danosas e esse perigo deve ser rapidamente reconhecido, pois os danos podem acontecer em um curto período de tempo (2 horas): podem causar lesões graves como esofagite, perfuração e estenose esofágica. Elas devem ser retiradas por via endoscópica o mais rapidamente possível; no entanto, se atravessarem o duodeno não serão mais alcançáveis pela endoscopia.

**Objetos longos (maiores que 6 cm), cortantes e pontiagudos (agulha, alfinete, prego).** Esses objetos apresentam risco aumentado de perfuração e de impactação no intestino. A retirada endoscópica deve ser realizada o mais precocemente possível. Caso o objeto tenha migrado para o intestino, recomenda-se o acompanhamento com radiografias seriadas. Os cuidadores deverão observar o surgimento de dor abdominal, vômito, hematêmese e melena.

**Magnetos/ímãs.** A ingestão de pequenos ímãs pode causar lesões graves caso mais de um seja deglutido (ou um ímã e outro objeto metálico). Estes objetos podem se atrair em diferentes partes do intestino, podendo causar necrose, perfuração, fístulas e obstrução.

### Prevenção

A prevenção primária é a maneira mais eficaz de se evitar as lesões por ingestão de corpo estranho. Deve-se, então, remover do alcance de crianças pequenas itens potencialmente perigosos, além de se manter supervisão adequada de lactentes e pré-escolares. Como a ingestão de pequenas baterias continua sendo um dos acidentes mais preocupantes, deve-se verificar e tirar do alcance da criança todos os aparelhos domésticos que contenham bateria e nunca deixá-los em locais de fácil acesso.

### Bibliografia

Chan YL, Chang SS, Kao KL *et al*. Button battery ingestion: an analysis of 25 cases. Chang Gung Med J. 2002; 25:169-74.

Gilger MA, Jain AK, Mcomber ME. Foreign bodies of the esophagus and gastrintestinal tract in children. Disponível em: www.uptodate.com.

Litovitz T, Whitaker N, Clark L. Preventing battery ingestions: an analysis of 8648 cases. Pediatrics. 2010; 125:1178. DOI: 10.1542/peds.2009-3038.

Louie MC, Bradin S. Foreign body ingestion and aspiration. Pediatrics in Review 2009; 30:295. DOI: 10.1542/pir.30-8-295.

Thabet MH, Basha WM, Askar S. Button battery foreign bodies in children: hazards, management, and recommendations. Biomed Res Int. 2013; 2013:1-7. Article ID 846091.

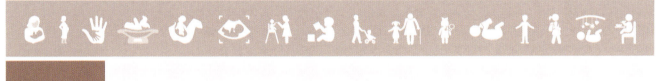

# 181 Intoxicações Exógenas

CID-10: X44.0

*Lucas Rocha Alvarenga • Daniel Raylander da Silva Rodrigues*

### Introdução

A exposição pediátrica a agentes tóxicos ainda se mantém como importante causa de procura a atendimento médico, morbidade e mortalidade, sendo, por vezes, de difícil investigação. O desafio diagnóstico vai desde a falta da informação de um cuidador sobre ingesta acidental até a omissão voluntária de um adolescente diante de drogas de abuso, fazendo com que o tratamento baseie-se na estabilização do paciente e sua abordagem tóxica sindrômica.

De acordo com o *Annual Report of the American Association of Poison Control Center's National Poison Data System* (NPDS), 1.326.789 intoxicações aconteceram em pacientes menores de 20 anos, número cinco vezes maior quando comparado com a população adulta, no ano de 2014. Apesar de até 50% dos casos terem ocorrido em menores de 5 anos, a incidência nesse grupo vem caindo desde 2008, quando alcançou seu pico.

Produtos de limpeza doméstica, paracetamol líquido e medicações para resfriado, principalmente nos menores de 6 anos, são os maiores responsáveis pelos atendimentos em pronto-socorro, enquanto a clonidina ainda representa grande causa de hospitalização. No Brasil, segundo o Sistema Nacional de Informações Toxicofarmacológicas, os medicamentos representam os principais agentes, com 30% das notificações, seguidos por domissanitários (12%), produtos químicos e industriais (5%) e drogas de abuso (4%).

O estado do desenvolvimento da criança implica a epidemiologia dos casos, visto que recém-nascidos não apresentam habilidade e destreza motora para manipular tóxicos, devendo-se suspeitar de negligência ou abuso. A partir da idade pré-escolar, quando a aquisição da capacidade motora coincide com a fase exploratória, o perfil altera-se e aumenta-se o risco às intoxicações exógenas. Os adolescentes, por sua vez, estão mais sujeitos à experimentação de drogas ilícitas e overdose, reforçando a necessidade de confiança e cumplicidade com o médico assistente.

Por vezes, a história de intoxicação não é clara, podendo ser inclusive negada pelos pais ou informantes. Dessa maneira, a anamnese torna-se importante para guiar a investigação e identificar os sinais e sintomas de uma toxíndrome. Convém questionar sobre medicamentos e domissanitários utilizados pelos familiares, locais onde são armazenados, assim como rotina da família e os locais aos quais a criança ou o adolescente têm acesso. Quando a ingesta for de conhecimento ou visualizada, questiona-se sobre qual tóxico, quantidade e horário, sintomas iniciais, evolução e medidas tomadas até chegada ao atendimento.

Ao se avaliarem os dados clínicos, podem-se agrupar os sinais e sintomas em toxíndromes (Quadro 181.1), sendo as principais: anticolinérgica, anticolinesterásica, simpaticomimética, narcótica e depressiva. A dosagem laboratorial dos tóxicos, tanto sérica quanto urinária, não deve ser realizada de rotina, por não influenciar o tratamento.

## Principais toxíndromes

### Toxíndrome anticolinérgica

Consequente à inibição das fibras parassimpáticas pós-ganglionares e que liberam acetilcolina, das fibras autônomas pré-ganglionares, das placas mioneurais da musculatura esquelética e até de sinapses do sistema nervoso central, de modo que a redução da quantidade de acetilcolina nas fendas sinápticas produza os sintomas.

Assim, há o predomínio dos efeitos parassimpáticos como: rubor facial, hipertermia, mucosas secas, midríase, taquicardia, retenção urinária, agitação psicomotora com alucinações e delírios. Entre os agentes, destacam-se atropina, anti-histamínicos, antiparkinsonianos, antidepressivos tricíclicos, antiespasmódicos e midriáticos.

### Toxíndrome anticolinesterásica

Com a inibição da enzima acetilcolinesterase, há o aumento da acetilcolina nas fendas sinápticas, com maior ativação dos receptores colinérgicos muscarínicos e nicotínicos, o que gera sintomas parassimpaticomiméticos, como: sudorese, lacrimejamento, salivação, broncorreia, miose, bradicardia e fasciculações musculares. Os inseticidas organofosforados e carbamatos são os mais importantes desta classe (Quadro 181.2), contando ainda com fisostigmina, cogumelos e algumas peçonhas.

### Toxíndrome simpaticomimética

Por meio da estimulação dos receptores simpáticos por catecolaminas, como norepinefrina e epinefrina, há a ação excitatória periférica dos vasos sanguíneos, da pele, das mucosas e das glândulas salivares, a ação inibitória periférica da musculatura lisa intestinal e brônquica e a ação excitatória cardíaca e do sistema nervoso central. Além disso, existem ações metabólicas e como aumento da glicogenólise e ações endócrinas, com modulação da secreção de insulina e hormônios hipofisários.

**Quadro 181.1** Principais toxíndromes.

| Toxíndromes | PA | FC | FR | TC | Pupilas | Estado mental | Outros | Agentes |
|---|---|---|---|---|---|---|---|---|
| Anticolinérgica | –/↑ | ↑ | ± | ↑ | Midríase | *Delirium* | Redução da peristalse, mucosas secas, retenção urinária | Atropina, anti-histamínicos, antiparkinsonianos, antidepressivos tricíclicos |
| Anticolinesterásica (colinérgica) | ± | ± | –/↑ | – | Normal | Normal ao deprimido | Sialorreia, lacrimejamento, diarreia, broncorreia, fasciculação | Organofosforados, carbamatos, fisostigmina |
| Simpaticomimética | ↑ | ↑ | ↑ | ↑ | Midríase | Agitado | Diaforese, tremores, convulsões | Cocaína, anfetaminas, descongestionantes nasais |
| Narcótica | ↓ | ↓ | ↓ | ↓ | Miose | Deprimido | Hiporreflexia, redução da peristalse | Opiáceos, loperamida |
| Depressiva | ↓ | ↓ | ↓ | –/↓ | ± | Deprimido | Hiporreflexia, ataxia | Barbitúricos, benzodiazepínicos e etanol |

PA: pressão arterial; FC: frequência cardíaca; FR: frequência respiratória; TC: temperatura; –, redução; ↑: aumento; ±: sem alteração; ↓: redução. Adaptado de Goldfrank apud Toce (2017).

**Quadro 181.2** Intoxicação por organofosforados e carbamatos.

- Exposição: via cutânea (sintomas tardios) e inalatória ou por ingestão (sintomas precoces)
- Mecanismo de ação: inibição da acetilcolinesterase de forma irreversível pelos organofosforados e reversível pelos carbamatos
- Quadro clínico comum a outras síndromes anticolinesterásicas: bradicardia, miose, lacrimejamento, sudorese, broncospasmo, salivação, broncorreia, diarreia e náuseas. Alguns organofosforados têm odor típico de petróleo e alho
- Tratamento:
  - Descontaminação da pele: remoção da vestimenta, lavagem com água abundante
  - Suporte ventilatório: oferta de oxigênio de 100% e até intubação orotraqueal – quando este último for indicado, não utilizar succinilcolina para o procedimento, por aumento do tempo de ação visto seu metabolismo ser feito pela acetilcolina
  - Atropina: iniciar com 0,05 mg/kg, por via intravenosa, devendo-se dobrar a dose a cada 3 a 5 min até obtenção de resposta
  - Pralidoxima: indicada em sintomas neuromusculares para estimular a colinesterase, na dose de 25 a 50 mg/kg, por via intravenosa, em 30 min, seguida de infusão contínua de 10 a 20 mg/kg/h.

Como resultado, tem-se o quadro de midríase, hiper-reflexia, hipertensão, taquicardia, piloereção, hipertermia, sudorese e alterações psíquicas. Apesar de a cocaína e os anfetamínicos serem os mais comuns, no grupo pediátrico destacam-se os descongestionantes nasais (efedrina/pseudoefedrina) e a cafeína.

## Tratamento

O atendimento inicial, assim como em outros cenários de emergências, visa à estabilização clínica com monitoramento dos sinais vitais, aquisição de acesso venoso e fornecimento de oxigênio suplementar quando necessário, seguido pela identificação da síndrome e condutas específicas como a descontaminação, eliminação e administração de antídotos.

*Descontaminação.* Refere-se às medidas que têm por objetivo diminuir a exposição ao tóxico, podendo ser gástrica, respiratória ou cutânea.

A descontaminação gástrica pode ser realizada a partir das medidas descritas a seguir.

*Carvão ativado.* Devido a sua grande capacidade de adsorção, ele impede a reabsorção pela circulação êntero-hepática e enteroentérica da toxina, sendo seu maior benefício atingido na primeira hora de ingestão. Por não haverem evidências de que seu uso melhore o prognóstico do paciente, a Academia Americana de Toxicologia só recomenda o seu uso nos indivíduos que ingeriram dose potencialmente tóxica ou letal dentro da primeira hora do evento, sem indicação nos casos assintomáticos. É contraindicado na ingestão de corrosivos, hidrocarbonetos ou álcool, em casos de obstrução ou perfuração intestinal e no rebaixamento do nível de consciência (pelo risco de aspiração em caso de vômitos).

Dose: 1 a 2 g/kg (máximo 50 g); o uso associado de laxantes não é recomendado.

*Lavagem gástrica.* Apesar de difundida, não há evidências científicas que comprovem seu benefício. Análogo ao uso do carvão ativado, sua indicação é cercada de controvérsias, sendo ainda utilizada na primeira hora de ingesta de ferro, lítio e outras substâncias em quantidades potencialmente fatais. É contraindicada no rebaixamento do nível de consciência e na ingesta de corrosivos.

*Irrigação intestinal.* Útil nos casos de substâncias de revestimento entérico, drogas ilícitas em cápsulas e metais pesados. Utiliza-se o polietilenoglicol, o qual é osmoticamente ativo, não absorvido, sem repercussões sistêmicas. Contraindicado no rebaixamento do nível de consciência, obstrução, hemorragia ou perfuração intestinal. O volume utilizado é de 25 mℓ/kg/hora (até 500 mℓ/h em crianças e 1.000 mℓ/h em adolescentes) por via oral ou sonda nasogástrica.

A descontaminação respiratória, por sua vez, consiste em reduzir a concentração do agente e evitar sua inalação ou aspiração. Pode ser feita por meio de ventilação do ambiente, remoção do paciente do local com retirada das vestimentas e lavagem corporal com água corrente. De modo ainda mais simples, a descontaminação cutânea, indispensável na intoxicação por organofosforados, baseia-se na lavagem corporal com água corrente abundante (principalmente de cabelos, olhos, axilas e região genital).

*Eliminação.* Com objetivo de aumentar a excreção do tóxico absorvido, é indicada nos pacientes hemodinamicamente instáveis ou com falência orgânica após as medidas iniciais.

*Diurese forçada.* É indicada nas substâncias de eliminação renal através da administração de diuréticos, sendo a furosemida o mais utilizado. Recomenda-se o aumento da hidratação em 20 a 30% durante o período.

Dose: 1 a 3 mg/kg por via oral ou 0,5 a 1 mg/kg por via intravenosa.

*Alcalinização da urina.* Indicada nas intoxicações por fenobarbital, salicilatos e antidepressivos tricíclicos, objetiva um pH urinário em torno de 7,5 ou maior para diminuir a reabsorção renal e aumentar a excreção do agente, sendo feita via administração de bicarbonato de sódio.

*Métodos dialíticos.* Hemodiálise, diálise peritoneal, hemofiltração, hemoperfusão e ECMO (oxigenação por membrana extracorpórea). São utilizados quando há pacientes expostos a altas concentrações, risco de morte ou falha nas medidas iniciais.

*Antídotos.* Utilizados no intuito de reduzir e até reverter os efeitos dos tóxicos, seja pela redução da absorção, inativação por ligação direta, antagonismo dos efeitos nos tecidos e até inibição da conversão em metabólitos ativos (Quadro 181.3).

Quadro 181.3 Indicação e dose dos principais antídotos.

| Agente | Antídoto | Dose |
|---|---|---|
| Opioide | Naloxona | < 20 kg: 0,1 mg/kg IV<br>> 20 kg: 2 mg IV<br>Pode ser administrada por via intramuscular |
| Paracetamol | N-acetilcisteína | VO: 140 mg/kg ataque + 70 mg/kg por 3 dias;<br>IV: 150 mg/kg em 15 min + 50 mg/kg em 4 h e 100 mg/kg em 16 h |
| Benzodiazepínicos | Flumazenil | 0,01 a 0,02 mg/kg IV em 15 s + 0,01 mg/kg a cada 1 min, até melhora do quadro |
| Bloqueador do canal de cálcio | Gliconato de cálcio e cloreto de cálcio | Gliconato: 100 a 200 mg/kg IV<br>Cloreto: 20 a 30 mg/kg IV |
| Metanol, etilenoglicol | Etanol 10% | Ataque: 10 mg/kg IV ou VO<br>Manutenção: 1 a 2 mℓ/kg/h IV ou VO |
| Betabloqueador | Glucagon | 0,15 mg/kg IV em bolo seguido por 0,1 mg/kg/h |
| Antidepressivos tricíclicos, cocaína, salicilatos e fenobarbital | Bicarbonato de sódio | 1 a 2 mEq/kg/IV em bolo, titular e repetir até melhora do QRS e pH |

VO: via oral; IV: via intravenosa.

Diante da dificuldade diagnóstica e de possíveis consequências, como o óbito, a principal medida é a prevenção, devendo ser reforçada em cada consulta médica e adequada de acordo com a fase do desenvolvimento da criança. De maneira análoga, quando houver falha da primeira, convém rápido reconhecimento e procura por atendimento médico, munido de informações como medicamentos e domissanitários contidos no domicílio.

O Centro de Informações Toxicológicas (CIT) é um serviço de informações via por telefone, com atendimento 24 h, capaz de orientar o familiar e até o profissional de saúde acerca do manejo do paciente intoxicado, além de alimentar o sistema de informação nacional com dados obtidos por meio da notificação dos casos suspeitos e confirmados.

## Bibliografia

Committee on Drugs. Metric nits and the preferred dosing of orally administered liquid medications. Pediatrics. 2015; 135(4):784.

Paulis M. Intoxicações exógenas agudas. In: Campos Júnior D, Burns D, Rabelo A. Tratado de pediatria: Sociedade Brasileira de Pediatria. 4. ed. Barueri: Manole; 2017. p. 223-29.

Sistema Nacional de Informações Toxicofarmacológicas (sinitox-fiocruz). Disponível em: <https://sinitox.icict.fiocruz.br>. Acesso em: 15 set. 2017.

Toce MS, Burns MM. The poisoned pediatric patient. Pediatrics in Review, 2017; 38(5):207-20.

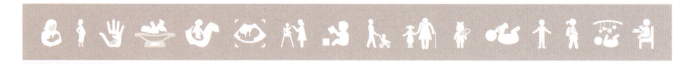

# 182 Luxações Comuns

CID-10: T14.3

*Rodolpho Lemes de Oliveira*

## Introdução

A luxação consiste em uma incongruência articular e figura como uma das emergências ortopédicas. Suas causas são diversas, mas na maior parte dos casos se desenvolve a partir de traumatismos e trações excessivas ou pela incompetência da estrutura capsulo-ligamentar em manter as partes ósseas articuladas.

## Pronação dolorosa

A articulação do cotovelo é formada por três ossos: o úmero proximalmente e o rádio e a ulna distalmente. Além disso, ela possui várias estruturas musculares e ligamentares que trabalham na estabilização desta articulação. Neste complexo, a cabeça do rádio se articula com a ulna em movimentos rotacionais de pronossupinação, estabilizada pelo ligamento anular e se articulando com o capítulo do úmero na flexoextensão, sendo um dos três pilares de sustentação do cotovelo.

Neste conjunto está a pronação dolorosa, que é um tipo de afecção causada pela subluxação da cabeça do rádio através do ligamento anular. É uma lesão frequente no paciente pediátrico menor de 5 anos de idade, sobretudo em crianças próximas dos 2 anos de vida.

## Causas

O mecanismo de lesão clássico ocorre quando a criança com o braço estendido é repentinamente puxada pela mão por um adulto, com movimento de tração axial combinado com a rotação (hiperpronação) do antebraço (Figura 182.1). O efeito desse movimento provoca uma sobredistensão no ligamento anular, o que resulta em luxação ou subluxação desta articulação.

## Fatores de risco

Vários estudos avaliaram a prevalência da subluxação da cabeça do rádio em determinados grupos. Constatou-se que há um pico de incidência na faixa etária de 2 a 3 anos de idade. O sexo feminino também é o mais afetado, bem como o braço esquerdo, entre os membros superiores, com uma incidência aproximada de 60% das vezes, em ambos os casos. Outro dado a ser observado é a correlação entre o peso mais elevado da criança e a lesão, pois em testes comparativos se notou que a maioria das crianças que sofreu a afecção estava acima do percentil 75 de peso. A taxa de recorrência dessa condição situa-se em torno de 15%.

## Manifestações clínicas

Classicamente, a criança apresenta-se protegendo o membro afetado e evitando sua mobilização. A posição típica é com o membro em adução, em rotação interna, em semiflexão do cotovelo e com o antebraço pronado (Figura 182.2). Não são observados sinais como edema, equimoses ou deformidades. A dor típica, embora possa estar presente, não ocorre durante a palpação do membro afetado, mas durante a sua mobilização.

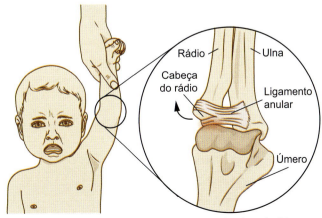

Figura 182.1 Mecanismo clássico da subluxação da cabeça do rádio.

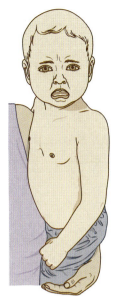

Figura 182.2 Posição típica da criança com pronação dolorosa.

## Diagnóstico

Na maioria dos casos, a história típica e o exame clínico são suficientes para estabelecer o diagnóstico, e a radiografia se torna um exame secundário e não obrigatório. Quando se solicita este exame complementar, o que se observa é um desvio da linha radiocapitelar, frequentemente maior que 3 mm. Também pode fornecer informações sobre fraturas, complicação pouco frequente mas que ocorre em alguns casos.

## Tratamento

O tratamento da lesão deverá ser feito pelo médico ortopedista e é realizado no próprio pronto-socorro ao diagnóstico, com manobras de redução. São duas as manobras mais empregadas.

Uma das técnicas é a de supinação e flexão, ilustrada na Figura 182.3. Nela, o examinador coloca o polegar na região antecubital, como suporte, e pressiona delicadamente a cabeça radial do membro afetado com o segundo ou o terceiro dedo. Mantendo essa tensão, com a outra mão faz o movimento de supinação do antebraço e a flexão do cotovelo, quando se observa um clique ou um estalido, que corresponde à redução da subluxação da cabeça do rádio. Percebe-se esse sinal sugestivo da redução em cerca de 70% dos casos.

A outra técnica é a da hiperpronação, ilustrada na Figura 182.4. Com uma das mãos, o médico assistente segura o cotovelo da criança pressionando delicadamente a topografia da cabeça do rádio com o dedo polegar ou o indicador, enquanto com a outra ele gira a mão da criança, provocando uma hiperpronação do antebraço. Estudos recentes mostram que esta última técnica possui melhores resultados na redução da subluxação durante a primeira tentativa e menor incidência de dor após o procedimento.

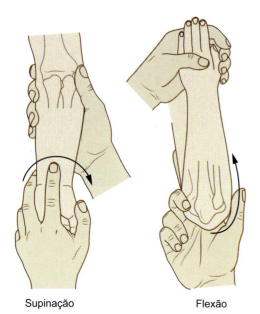

Supinação | Flexão

**Figura 182.3** Técnica da supinação e flexão para redução da subluxação da cabeça do rádio.

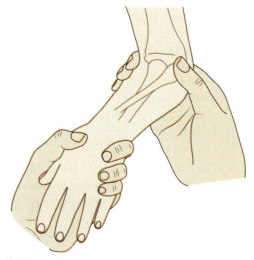

**Figura 182.4** Técnica da hiperpronação para redução da subluxação da cabeça do rádio.

Com o sucesso da manobra de redução, a criança volta a usar o braço cerca de 10 a 15 minutos depois e não está indicado imobilização. Caso persistam os sintomas, uma nova tentativa deve ser feita, bem-sucedida na maioria dos casos. Se esta ainda for refratária, indica-se a realização de radiografia, com o intuito de detectar fraturas ou outras patologias associadas, principalmente se houver história de traumatismo.

### Evolução e prognóstico

Realizado o procedimento de redução, a criança logo já começa a movimentar o braço, sem queixa de dor. Normalmente, não há necessidade de nenhum tipo de tratamento após o procedimento. Entretanto, em algumas crianças, a dor persiste de maneira moderada sem acometimento ósseo. Tal fato costuma estar relacionado com a lesão parcial do ligamento anular. Nessa situação, o braço deverá ser imobilizado com tala por 1 a 2 semanas, até que o ligamento se cicatrize e a criança recupere a mobilidade sem dor.

### Prevenção

Tendo-se em vista que a maioria dos casos de pronação dolorosa está relacionado com a tração excessiva do braço da criança, a melhor maneira de prevenir a lesão é evitar tal prática. A recomendação ganha mais força ainda para as crianças que já tiveram um episódio de pronação dolorosa.

## Displasia do desenvolvimento do quadril

### Formas clínicas

A displasia do desenvolvimento do quadril é um termo genérico de descrição de um espectro de alterações que atingem o quadril infantil, englobando desde malformações discretas até quadros mais graves, como luxações plenas e quadris instáveis. É uma condição que apresenta potencial de sequela grave, mas que se diagnosticada de modo precoce e corretamente tratada apresenta índice de resultados positivos acima de 90%. Por isso, justifica-se o empenho na pesquisa dessa doença em todas as crianças recém-nascidas.

### Fatores de risco e causas

A causa da doença ainda não é completamente conhecida, mas sabe-se que há fatores genéticos e ambientais envolvidos. Estudos epidemiológicos demostraram alguns grupos de risco no desenvolvimento desta patologia, como demonstra o Quadro 182.1.

O quadril esquerdo também é o mais afetado; em 60% dos casos ele é atingido de forma isolada. Em 20% das ocorrências, a displasia atinge ambos os lados do quadril e, no mesmo percentual, afeta isoladamente o lado direito.

**Quadro 182.1** Fatores de risco para o desenvolvimento da displasia congênita do quadril.

- Sexo feminino
- Raça branca
- Primiparidade
- Mãe jovem
- Apresentação pélvica ao nascimento
- Oligodrâmnio
- Altura elevada para a idade gestacional
- Peso elevado para a idade gestacional
- Deformidade nos pés
- Deformidade na coluna vertebral

## Manifestações clínicas

Por recomendação, toda criança recém-nascida deve ser submetida à busca ativa dessa patologia por meio do exame físico. As duas mais tradicionais manobras são a de Ortolani (Figura 182.5) e a de Barlow (Figura 182.6) e devem ser pesquisadas nessa ordem. Com a manobra de Ortolani, busca-se identificar um quadril que está luxado. Ela é realizada com a criança sem fraldas e em decúbito dorsal. Examina-se os membros inferiores individualmente. Com as coxas em adução, em leve rotação interna e o joelho fletido em 90°, o examinador abduz o quadril no sentido externo e traciona gentilmente a coxa. Feito isso no quadril previamente luxado, ele tende a se reduzir, quando se sente um "ressalto" e, para esse sinal, considera-se Ortolani positivo.

O passo seguinte é executar a manobra de Barlow, que visa a testar a instabilidade de um quadril não luxado. Ela também é feita com a criança despida e em decúbito dorsal. Ao exame, as articulações do quadril e do joelho devem estar em ângulo reto de 90°, com o quadril aduzido. O examinador tensiona verticalmente o joelho com a intenção de deslocar posteriormente a cabeça femoral do acetábulo. É observado o sinal de "pistonagem" no quadril luxável, que pode ser acompanhado por um "ressalto".

É importante ter em mente que essas manobras têm maior confiabilidade nas primeiras semanas de vida. Por isso, tais testes devem ser aplicados já no berçário, quando apresentam maior sensibilidade. Aos 3 meses, dificilmente um quadril cronicamente luxado manifestará com Ortolani positivo. Nesse momento, sinais indiretos, como encurtamento comparativo dos membros, como no teste de Galeazzi, ou limitação da abdução, são observados no exame físico e devem levar à suspeita de luxação do quadril.

## Exames complementares

Na suspeita da condição no exame físico, o próximo passo é fazer a avaliação por meio do exame de ultrassonografia da articulação do quadril. Consiste em um exame seguro e com boa acurácia para o diagnóstico. O exame radiológico da bacia passa a ser melhor empregado após o quarto mês de vida da criança, quando o núcleo de ossificação da cabeça femoral começa a se formar.

## Tratamento

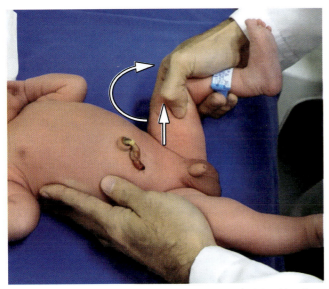

Figura 182.5 Manobra de Ortolani, para pesquisar se o quadril está luxado.

O objetivo do tratamento é a redução da luxação da articulação do quadril e sua estabilização até que ocorra maturidade dessa região. A rigor, a criança deve receber o diagnóstico logo nos primeiros dias de vida, para que já seja tratada precocemente. Estudos apresentam índices de bons resultados em até 96% dos casos com o tratamento já iniciado nas primeiras semanas de vida.

O tratamento iniciado até o terceiro mês de vida é feito com o suspensório de Pavlik. Essa órtese provoca naturalmente flexão e abdução do quadril, mantendo uma posição de maior congruência articular. Em geral, usa-se o suspensório de Pavlik por 6 a 8 semanas, com supervisões semanais pelo médico assistente, com bons resultados em aproximadamente 90% dos casos.

Na refratariedade do uso do suspensório de Pavlik ou em pacientes acima de 3 meses e antes da idade de marcha, tem-se a indicação de redução incruenta e uso de aparelho gessado pelvipodálico. A partir do início da marcha até os 4 ou 5 anos, os métodos de tratamento tornam-se mais invasivos, com reduções abertas, tenotomias e osteotomias, a depender de cada caso.

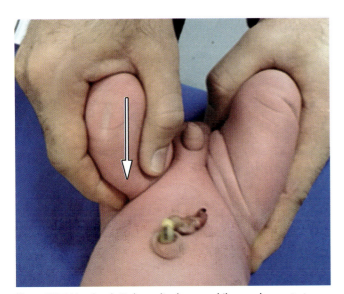

Figura 182.6 Manobra de Barlow aplicada no quadril esquerdo, para testar se a articulação do quadril é luxável.

## Bibliografia

Bexkens R, Rens FJ, Eygendaal D et al. Effectiveness of reduction maneuvers in the treatment of nursemaid's elbow: a systematic review and meta-analysis. Am J Emerg Med. 2017; 35(1):159-63.

Dezateux C, Rosendahl K. Developmental dysplasia of the hip. Lancet. 2007; 369(9572):1541-52.

Feeley IH, Green CJ, Rowan FE et al. International variance in the treatment of developmental dysplasia of the hip. J Child Orthop. 2014; 8(5):381-6.

Guarniero R. Displasia do desenvolvimento do quadril: atualização. Rev Bras Ortop. 2010; 45(2):116-21.

Irie T, Sono T, Hayama Y et al. Investigation on 2.331 cases of pulled elbow over the last 10 years. Pediatr Rep. 2014; 6(2):5090.

Vitello S, Dvorkin R, Sattler S et al. Epidemiology of nursemaid's elbow. Western J Emerg Med. 2014;1 5(4):554.

Zargarbashi RH, Bonaki HN, Zadegan SA et al. Comparison of pediatric and general orthopedic surgeons' approaches in management of developmental dysplasia of the hip and flexible flatfoot: the road to clinical consensus. Arch Bone Jt Surg. 2017;5(1): 46.

# 183 Sepse

CID: A41

*Daniel Raylander da Silva Rodrigues*

## Introdução

A sepse é uma das principais causas de morte na população pediátrica em todo o mundo. Seu manejo vem sendo orientado desde 2002, quando a American College of Critical Care Medicine (ACCM), em parceria com a Society of Critical Care Medicine, publicou a primeira diretriz de sepse pediátrica, sendo atualizada em 2007. Em 2008, o *Surviving Sepsis Campaing* (SSC) divulgou suas primeiras diretrizes sobre o assunto, atualizadas em 2012. Infelizmente, muitas recomendações baseiam-se em opiniões de especialistas ou estudos com baixo nível de evidências, sendo, por vezes, extrapoladas de orientações da população adulta.

Nas últimas duas décadas, a sepse vem sendo descrita, tanto em adultos quanto em crianças, como síndrome da resposta inflamatória sistêmica (SIRS) causada por infecção. Por ser um conceito amplo, critica-se a inclusão de condições sem gravidade, o que não possibilita diagnosticar ou predizer disfunções orgânicas.

A partir disso, e com o objetivo de identificar os pacientes de maior risco, em 2017, uma publicação nomeada *Sepsis-3* (*3rd International Consensus Definitions for Sepsis and Septic Shock*) redefiniu o conceito de sepse como uma infecção complicada por uma ou mais disfunções orgânicas. O *Sequential Organ Failure Assessment* (SOFA), ferramenta que ajuda a registrar a infecção e identificar pacientes sob maior risco de desfechos adversos, foi criado para a população adulta. Por meio de determinados critérios, afere-se um escore que, quando maior ou igual a 2, indica maior risco de mortalidade ou permanência prolongada nas unidades de terapia intensiva. Entretanto, ainda não pode ser usado rotineiramente para a população pediátrica, pois seus valores de referência não são escalonados, de acordo com as variações por faixa etária. Recentemente, têm sido demonstrados alguns estudos validando o pSOFA (*Pediatric Sequential Organ Failure Assessment*) e seu emprego na prática clínica.

Estima-se que mais de 30 milhões de casos de sepse aconteçam, anualmente, no mundo inteiro, apresentando taxa de mortalidade que chega a 35% e um gasto anual estimado de 5 bilhões de dólares, nos EUA. O reconhecimento e o tratamento precoces da sepse, bem como de suas complicações, podem reduzir as taxas de morbidade e mortalidade em até 50%, o que altera, globalmente, o impacto da doença.

Entre os sítios mais comuns, destacam-se pulmão (40%), abdome (30%) e sistema gentiurinário (10%).

## Classificação

Apesar da relevância do tema na população pediátrica, até 2005 não havia um consenso quanto às suas definições de sepse. A dificuldade relaciona-se com o caráter dinâmico e complexo da doença e certas peculiaridades da infância (diferentes grupos etários, variações fisiológicas dos sinais vitais, diferentes agentes infecciosos e fatores predisponentes). Somente em 2005, os membros da International Pediatric Sepsis Consensus Conference (IPSCC) publicaram definições exclusivas para a faixa etária pediátrica. Tais definições basearam-se nos conceitos, vigentes na época, de sepse para a população adulta e nas definições de sepse pediátrica de diversos autores. Desde a publicação do Sepsis-3, o termo "sepse grave" foi retirado, visando a reduzir interpretações e otimizar o atendimento.

### Síndrome da resposta inflamatória

Em pediatria, a síndrome da resposta inflamatória (SIRS) é definida como presença de, pelo menos, dois dos seguintes critérios, sendo que um deles deve ser alteração da temperatura ou do número de leucócitos (ver parâmetros normais no Quadro 183.1):

- Alteração de temperatura corporal (hipertermia ou hipotermia) aferida via retal, vesical, oral ou cateter central. Febre nas últimas 4 h, antes da apresentação do paciente no hospital, deve ser considerada e registrada como critério de SIRS
- Taquicardia, sendo considerada como frequência cardíaca (FC) > 2 desvios padrões (DP) acima do normal para a idade, na ausência de estímulos externos; ou outra elevação inexplicável por um período de tempo 0,5 a 4 h; ou, para criança < 1 ano, considera-se também a bradicardia, definida como FC < percentil 10 para idade, na ausência de estímulos externos, betabloqueadores ou doença cardíaca congênita; ou outra redução inexplicável por um período de tempo de 30 min
- Taquipneia, sendo considerada como frequência respiratória (FR) > 2 DP acima do normal para idade ou necessidade de ventilação mecânica para um processo agudo, não relacionado com a doença neuromuscular de base ou a necessidade de anestesia geral
- Alteração de leucócitos, sendo consideradas a leucocitose ou a leucopenia, não secundária à quimioterapia, ou presença de formas jovens de neutrófilos no sangue periférico.

### Infecção

Doença suspeita ou confirmada (com base em culturas positivas, anatomia patológica, testes de amplificação de RNA ou, ainda, exame clínico, de imagem ou testes laboratoriais), causada por qualquer patógeno infeccioso, sendo também considerada alguma síndrome clínica, associada a alta probabilidade de infecção.

### SIRS

Existência de dois ou mais sinais de SIRS, sendo um deles hipertermia ou hipotermia e/ou alteração de leucócitos, concomitantemente à presença de quadro infeccioso confirmado ou suspeito.

### Sepse grave

Desenvolvimento de disfunção cardiovascular ou insuficiência respiratória aguda na vigência de sepse ou, ainda, na disfunção de, pelo menos, dois sistemas (renal, hematológico, neurológico, hepático e respiratório).

### Disfunção orgânica

Também conhecida como síndrome de disfunção de múltiplos órgãos (SDMO), pode ser definida quando dois ou mais órgãos ou sistemas (respiratório, cardiovascular, hematológico, neurológico, gastrintestinal, hepático e renal), evoluem para a disfunção. Sua ocorrência, em vigência de sepse, representa maior gravidade ao quadro, com aumento significativo da morbimortalidade. O Quadro 183.2 demonstra os critérios utilizados para a definição de SMOD em Pediatria.

### Choque séptico

Definido na população pediátrica como sepse e disfunção cardiovascular, apesar da reanimação volêmica adequada. Quando comparada com a população adulta, a população pediátrica tem maior risco de evolução para sepse grave e choque séptico, devido às suas particularidades fisiológicas. O débito cardíaco, em crianças, depende muito da frequência cardíaca, quanto mais jovem o paciente, maior a dificuldade em elevar a tal frequência, pois seu valor basal já é alto. Por esse mesmo motivo, quando o débito cardíaco não é compensado, o organismo responde com vasoconstrição sistêmica, fazendo com que o choque frio seja o mais comum.

Concomitantemente, a menor superfície alveolar, a menor capacidade pulmonar residual, a maior complacência da caixa

**Quadro 183.1** Parâmetros de normalidade de acordo com as faixas etárias.

| Idade | FC (bpm) | Leucometria ($\times 10^3/mm^3$) P95 ou P5 | FR (irpm) | Temperatura (°C) | PAS (mmHg) |
|---|---|---|---|---|---|
| 1 m a 1 ano | > 180 ou < 90 | > 17,5 ou < 5 | > 34 | > 38,5 ou < 36 | < 75 |
| 1-5 anos | > 140 | > 15,5 ou < 6 | > 22 | > 38,5 ou < 36 | < 74 |
| 5-12 anos | > 130 | > 13,5 ou < 4,5 | > 18 | > 38,5 ou < 36 | < 83 |
| 12-18 anos | > 110 | > 11,0 ou < 4,5 | > 14 | > 38,5 ou < 36 | < 90 |

FC: frequência cardíaca; FR: frequência respiratória, PAS: pressão arterial sistólica. Adaptado de Watson & Carcillo, 2005.

**Quadro 183.2** Critérios para a definição de disfunção orgânica em pediatria.

| Sistemas | Disfunções |
|---|---|
| Cardiovascular | Apesar da administração de fluidos intravenosos ≥ 40 mℓ/kg em uma hora, presença de:<br>• Hipotensão arterial (PAS < p5 para idade ou < 2 DP para idade); ou<br>• Necessidade de medicação vasoativa para manter PAS dentro dos valores normais; ou<br>• Dois dos seguintes parâmetros de perfusão orgânica inadequada: tempo de enchimento capilar prolongado (> 5"); diferença entre temperatura central e periférica > 3°C; oligúria (débito urinário < 0,5 mℓ/kg/h); acidose metabólica (déficit de base maior que 5 mEq/ℓ); lactato acima de 2 vezes o valor de referência. |
| Respiratória | • $Pa_{CO_2}$ > 65 mmHg ou 20 mmHg acima da $Pa_{CO_2}$ basal; ou<br>• $Pa_{O_2}/F_{IO_2}$ < 300 na ausência de cardiopatia cianótica ou doença pulmonar preexistente; ou<br>• Necessidade de $F_{IO_2}$ > 50% para manter $SatO_2$ ≥ 92%; ou<br>• Necessidade de ventilação não invasiva (VNI) ou ventilação mecânica (VM). |
| Neurológica | • Escala de coma de Glasgow (ECG) ≤ 11; ou<br>• Alteração aguda do nível de consciência com queda ≥ 3 do nível da ECG basal. |
| Hepática | • Aumento significativo de bilirrubinas totais (≥ 4 mg/dℓ); ou<br>• ALT/TGP ≥ 2 vezes maior que o limite superior para idade. |
| Renal | • Creatinina ≥ 2 vezes que o limite superior para idade; ou<br>• Aumento de creatinina de 2 vezes em relação ao basal. |
| Hematológica | • Plaquetas < 80.000/mm³ ou redução de 50% no número de plaquetas com relação ao maior valor registrado nos últimos 3 dias; ou<br>• Alteração significativa de RNI (> 2). |

$Pa_{CO_2}$: pressão parcial de $CO_2$ em sangue arterial; $Pa_{O_2}$: pressão parcial de $O_2$ em sangue arterial; $F_{IO_2}$: fração inspirada de $O_2$; $SatO_2$: saturação de $O_2$; RNI: razão normalizada internacional. Adaptado de Goldstein B et al., 2005.

torácica e o maior gasto energético na manutenção do *drive* ventilatório tornam esses pacientes mais suscetíveis a falência respiratória, o que compromete ainda mais perfusão tecidual, agravando a disfunção cardiovascular.

## Fisiopatologia

Diariamente, todo organismo é submetido ao contato com germes, mas somente alguns, por diversos motivos (raça, etnia, sexo, idade, comorbidades, predisposição genética, virulência do agente infeccioso etc.), causam infecções graves. O processo infeccioso pode ter dois cursos: o primeiro, iniciado localmente (pré-séptico), que depois se difunde pela corrente sanguínea (generalizada); o segundo, pela inoculação direta do agente infeccioso na corrente sanguínea, sem a fase pré-séptica. A defesa local é promovida, principalmente, por fagócitos (macrófagos residentes) e pelo sistema complemento, sendo que as bactérias podem se proteger do mecanismo bactericida, por meio de sua cápsula e pela produção de enzimas, como a superóxido dismutase (SOD), a catalase e a glutationa peroxidase.

Quando na corrente sanguínea, a defesa é feita pelo sistema humoral e pelo oxigênio nos eritrócitos. As bactérias são atraídas e fixadas aos eritrócitos, por meio de forças elétricas, ativando e estimulando-os a liberar oxigênio (por meio da oxi-hemoglobina). Quanto efetivo, o germe é eliminado na superfície do eritrócito por oxidação de contato e degradado no sistema reticuloendotelial. Algumas bactérias apresentam uma cápsula que previne a atração, sendo transportadas e filtradas no fígado e no baço, podendo causar sobrecarga desses órgãos e dano local. Aquelas que sobrevivem à oxidação, na membrana dos eritrócitos, adentram nestes, por furos na membrana. Dentro dos eritrócitos, a grande quantidade de oxigênio pode eliminar os agentes. Entretanto, podem sobreviver se houver escassez de oxigênio ou resistência à atividade oxidativa. Com a sobrevivência, ocorre a proliferação bacteriana, promovendo a lise destas células. Com a lesão celular e a liberação das bactérias, há também a liberação de oxigênio no plasma, potencializada pela estimulação dos receptores superficiais dos eritrócitos pelos próprios germes.

Bacteriemia, sepse e choque séptico podem ser interpretados como um *continuum*, dependendo diretamente da quantidade de oxigênio liberada no plasma pelos dos eritrócitos (quanto mais oxigênio liberado, mais grave). Entre as consequências, destacam-se: a incapacidade dos eritrócitos de desempenhar sua função de transporte de oxigênio (que leva à hipoxia tecidual); a ativação de plaquetas (a qual causa a coagulação intravascular disseminada); e a alteração de proteínas plasmáticas, imunocomplexos, hormônios, aminoácidos e vitaminas, que prejudicam o funcionamento celular.

Além da liberação do oxigênio na corrente sanguínea, a hipoxemia agrava-se pela anemia consequente à supressão da medula óssea e pela baixa produção de eritropoetina. O dano tecidual resulta, ainda, da hipoperfusão e da disfunção mitocondrial, mediada por citocinas, chamada de hipoxia citopática. A falta de oxigênio desvia o metabolismo celular do aeróbico para o anaeróbico com produção e acúmulo de ácido láctico, dificultando ainda mais as reações celulares fisiológicas.

## Diagnóstico

A sepse deve ser suspeitada em todos os pacientes com quadro infeccioso. Vale lembrar que os critérios de SIRS são muito frequentes em crianças, principalmente alteração de temperatura, taquicardia e taquipneia, mesmo em infecções de pouca gravidade ou em outras comorbidades não infecciosas. O padrão-ouro, para o diagnóstico de sepse, é a hemocultura, porém as dificuldades técnicas para sua realização, o atraso nos resultados e a alta prevalência de exames falso-negativos podem retardar o diagnóstico. Portanto, convém atenção especial a todos os pacientes com qualquer sinal de deterioração dos parâmetros clínicos em que sugiram infecção grave. Constituem os principais sinais de gravidade a alteração do nível de consciência (irritabilidade, choro inconsolável, pouca interação com os familiares, sonolência) e a alteração da perfusão tecidual (tempo de enchimento capilar prolongado, oliguria, quedas de saturação e taquicardia).

Vale ressaltar que, em pediatria, a hipotensão é um sinal tardio, já em fase de descompensação avançada, ocorrendo muito tempo após a instalação do choque séptico. Isso porque a pressão arterial na infância é sustentada até que o organismo esteja gravemente comprometido. Por esse motivo, a presença de hipotensão não se faz necessária para o diagnóstico (embora sua ocorrência seja confirmatória), devendo o quadro ser reconhecido antes de sua ocorrência.

A hipoxemia e a retenção de $CO_2$ são achados frequentes, podendo ser utilizados ainda como marcadores de progressão do agravo. Taquicardia é o principal mecanismo para o aumento do débito cardíaco, sendo a bradicardia marcador de gravidade e de mortalidade.

O choque pode ser definido como frio ou quente. O choque frio (Figura 183.1) ocorre nos casos em que o aumento da frequência cardíaca foi insuficiente e há uma elevação da resistência vascular periférica, em razão de importante vasoconstrição periférica. Tal quadro reflete-se clinicamente em pulsos finos, aumento do tempo de enchimento capilar, extremidades frias e moteamento da pele. O choque quente (Figura 183.2) ocorre quando o débito cardíaco se eleva, porém o fluxo sanguíneo distribui-se inadequadamente, com queda da resistência vascular periférica, sendo clinicamente caracterizado por extremidades quentes, avermelhadas, com alargamento de pressão de pulso e tempo de enchimento capilar rápido.

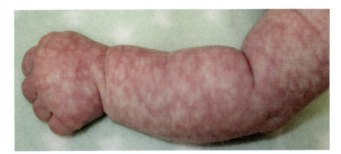

Figura 183.1 Mosqueteamento da pele em presença de choque frio.

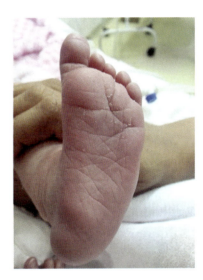

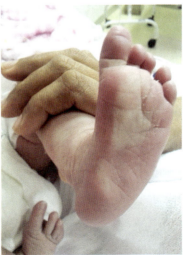

Figura 183.2 Extremidades avermelhadas em presença de choque quente.

## Diagnóstico diferencial

Entre as causas cardiopulmonares, deve-se descartar insuficiência cardíaca, pericardite, miocardite, embolia pulmonar e pneumonia. Causas metabólicas (insuficiência suprarrenal, diabetes melito, diabetes insípido e erros inatos do metabolismo), assim como gastrintestinais (peritonite, hemorragia, intussuscepção), hematológicas (anemia, sequestro esplênico), neurológicas (hemorragias traumáticas e espontâneas), intoxicações, anafilaxia e síndrome hemolítico-urêmica, devem ser contempladas. Convém sempre considerar síndrome de maus-tratos infantis, sobretudo diante de incoerência na história clínica.

## Tratamento

### Estabilização inicial

**Monitoramento.** Monitoramento hemodinâmico básico com oximetria de pulso contínua, medida da PA não invasiva, monitoramento da temperatura, débito urinário, perfusão tecidual periférica e, sempre que possível, saturação venosa central.

**Oxigenação.** Deve ser iniciada a oferta de oxigênio para todos, mesmo com nível de saturação considerado normal, sob pressão positiva contínua em vias respiratórias (CPAP, *continuous positive airway pressure*) para neonatologia ou cânula nasal de alto fluxo para pediatria. Na ausência de cânulas de alto fluxo nasal, aceita-se a oferta de oxigênio, por meio de máscara não reinalante. A saturação deve ser mantida acima de 92%.

**Ventilação.** Devido à baixa capacidade residual funcional, a intubação precoce em crianças pequenas deve ser necessária, sendo a indicação baseada em observação clínica do aumento do esforço respiratório, hipoventilação demonstrada pela hipercapnia, alteração do nível de consciência e segurança da via respiratória.

**Analgesia e sedação.** Convém cuidado especial com os fármacos utilizados na intubação, uma vez que cada um apresenta particularidades sobre os sistemas cardiovascular e respiratório. Apesar de não haver recomendações específicas acerca das medicações, é prudente evitar o uso de etomidato e de dexmedetomidina (pior desfecho em pacientes com choque séptico devido redução da função das adrenais e sistema nervoso simpático), bem como a infusão prolongada de propofol em menores de 3 anos de idade (relação com acidose metabólica). Por outro lado, a quetamina vem sendo cada vez mais utilizada, por apresentar características farmacológicas hemodinâmicas favoráveis, no contexto de sepse e choque séptico.

**Acesso venoso.** Na abordagem inicial do choque séptico, é importante assegurar o acesso venoso; recomenda-se a obtenção de dois acessos venosos periféricos ou, na impossibilidade destes, a punção intraóssea, para que não se atrase a reanimação volêmica inicial. A infusão de fármacos vasoativos, embora seja recomendada em acesso venoso central, não deve ser postergada. Além disso, o acesso venoso periférico pode ser utilizado, até que se obtenha de um acesso central, o que já se demonstrou importante para a redução da mortalidade dos pacientes em choque séptico.

**Exames laboratoriais.** Tão logo seja possível, deve-se coletar: gasometria arterial, lactato arterial, hemograma, creatinina, ureia, transaminases, eletrólitos, glicemia, bilirrubinas, proteína C-reativa ou procalcitonina e coagulograma. As culturas são importantes e devem ser coletadas o mais precocemente possível, tanto hemocultura quanto culturas de sítios suspeitos. Para a hemocultura, recomenda-se o uso de um frasco pediátrico, para lactentes e escolares (pelo pouco volume de sangue); e dois frascos para adolescentes e adultos jovens. Vale ressaltar que, ao contrário dos adultos, crianças com choque séptico têm comumente níveis normais de lactato, não sendo este bom indicador precoce de hipoperfusão. A coleta de liquor deve ser sempre considerada na suspeita de meningites, porém se pode aguardar a estabilização hemodinâmica do paciente e a garantia de não haver hipertensão intracraniana importante, pelo risco de herniação cerebral. Na suspeita de meningite, o paciente deve ser mantido em isolamento, até que se exclua o diagnóstico.

### Antimicrobianos

Devem ser prescritos e administrados antimicrobianos de amplo espectro, por via intravenosa, dentro da primeira hora da identificação da sepse. O foco infeccioso varia conforme a idade, sendo a bacteriemia mais comum em lactentes e pré-escolares e os focos respiratórios, mais frequente em escolares e adolescentes. A escolha do esquema antimicrobiano dependerá do perfil local de microrganismos e suas resistências, bem como das características do hospedeiro. O *Surviving Sepsis Campaign* traz algumas recomendações quanto à escolha do antimicrobiano (Quadro 183.3).

Não se deve retardar a administração do antimicrobiano na coleta das culturas. Recomenda-se o controle precoce e agressivo da fonte de infecção. O atraso no início do antibiótico, o controle inadequado do sítio de infecção, a não remoção dos dispositivos infectados e o retardo na drenagem de coleções infectadas estão associados a um aumento da mortalidade por sepse, sendo que, a cada hora, sem antibioticoterapia, aumentam-se em 6% os índices de morte.

### Reanimação hemodinâmica

Pacientes com sinais e sintomas de hipoperfusão tecidual (principalmente com tempo de enchimento capilar alentecido e/ou alteração nível de consciência), independentemente da ocorrência de hipotensão, têm indicação de reanimação hemodinâmica.

**Reanimação volêmica.** Crianças com sepse e choque séptico frequentemente apresentam grande déficit volêmico. O volume inicial para reanimação exige, em geral, 40 a 60 m$\ell$/kg, durante as primeiras horas de tratamento, e alíquotas de 20 m$\ell$/kg devem ser feitas em até 10 min e repetidas em intervalos de 15 min, após reavaliação clínica.

A reanimação hemodinâmica deve ser feita com solução salina isotônica (soro fisiológico 0,9% ou lactato de Ringer) ou coloide (albumina humana, principalmente em nefropatas e hepatopatas). Atualmente, não há superioridade entre os

**Quadro 183.3** Recomendações para antibioticoterapia racional no tratamento inicial da sepse.

| Foco | Infecção comunitária | Infecção associada à assistência à saúde |
|---|---|---|
| Pulmonar | • Lactentes: oxacilina + ceftriaxona;<br>• Crianças e adolescentes: oxacilina + ceftriaxona + claritromicina;<br>• Se choque tóxico: associado a clindamicina. | • Cefalosporina de 4ª geração; se uso prévio de cefalosporina, trocar por carbapenêmicos (imipeném ou meropeném)<br>• Se alta prevalência de estafilococos resistentes à oxacilina: associar glicopeptídeo (vancomicina ou teicoplanina) ou linezolida<br>• Se alta prevalência de germes multirresistentes: avaliar associação empírica de polimixinas (B ou E). |
| Urinário | • Ceftriaxona | • Cefalosporinas de 4ª geração ou carbapenêmicos. |
| Abdominal | • Cefalosporina de 3ª geração (ceftriaxona ou ceftaxima) + metronidazol + ampicilina ou gentamicina<br>• Piperacilina-tazobactam. | • Cefalosporinas de 4ª geração ou carbapenêmicos (imipeném ou meropeném) + vancomicina<br>• Se uso de cefalosporinas associar metronidazol. |
| Pele e partes moles | • Oxacilina<br>• Se sinais de necrose ou choque tóxico associar clindamicina. | • Glicopeptídeos + cefalosporinas de 4ª geração. |
| Corrente sanguínea associada a cateter venoso | | • Carbapenêmicos (imipeném ou meropeném) ou piperacilina-tazobactam + glicopeptídeos;<br>• Se fatores de risco para candidemia avaliar necessidade de cobertura para fungos com imidazólicos (fluconazol) ou equinocandinas (caspofungina, anidulafungina ou micafungina). |
| Meningite | • Ceftriaxona | • Se dispositivos invasivos (derivações): vancomicina (ou linezolida) e ceftriaxona. |
| Sem foco definido | • Ceftriaxona<br>• Se imunodeprimidos: vancomicina e cefepima (avaliar necessidade de cobertura para fungos). | • Carbapenêmicos + glicopeptídeos ou linezolida. |

tipos de soluções, tanto em mortalidade quanto em tempo de internação, sendo que consensos internacionais não aconselham nenhuma solução especificamente.

A infusão rápida de volume deve ser mantida até normalização dos sinais de hipoperfusão tecidual ou até o aparecimento de sinais de hipervolemia. Após cada alíquota de volume, recomenda-se a avaliação da resposta hemodinâmica do paciente, monitorando a presença de falência miocárdica ou hipervolemia, sendo esta, mais facilmente identificada por hepatomegalia (por vezes dolorosa), presença de crepitações à ausculta pulmonar e/ou ganho maior que 10% do peso corporal. As crepitações pulmonares precisam ser contextualizadas, não devendo ser consideradas de forma isolada, como sinal de hipervolemia, pois podem representar ausculta de foco pneumônico, antes mascarada pela desidratação. Na hipervolemia, recomenda-se suspender a reposição e iniciar furosemida (1 mg/kg/dose) e considerar fortemente a diálise, em caso de ganho de peso corporal acima de 10%.

**Fármacos vasoativos.** Considerar choque refratário ao volume, em caso de persistência dos sinais de hipoperfusão tecidual, após a infusão inicial de 40 a 60 m$\ell$/kg de volume, devendo diferenciar entre "choque quente" e "choque frio", a fim de otimizar o uso de fármacos vasoativos (Quadro 183.4). Recomenda-se iniciar o tratamento precoce com agentes inotrópicos (dopamina ou epinefrina), nos primeiros 15 min da reanimação, por via periférica, até que o acesso central seja garantido, uma vez que 80% das crianças com choque resistente a fluidos apresentam baixo débito cardíaco.

Na abordagem inicial, crianças tanto com choque frio quanto quente têm indicação de iniciar com dopamina (10 mcg/kg/min) ou epinefrina (0,05 a 0,3 mcg/kg/min). Nas crianças que apresentam choque quente, pode ser necessário o uso de norepinefrina (0,1 a 1 mcg/kg/min) para o controle da hipotensão. Ainda em tempo, de acordo com a literatura atual, não há superioridade absoluta de uma medicação, mas a epinefrina tem mostrado melhores desfechos, em comparação com a dopamina, podendo ser utilizada como fármaco de primeira escolha para choque frio.

É importante ter em mente que a condição hemodinâmica do choque é instável, podendo, em uma mesma criança, o choque frio migrar para choque quente e vice-versa e, o ajuste dos fármacos, deve ser feito de acordo com a resposta clínica.

O ACCM-*Pediatric Advanced Life Support* (ACCM-PALS) propôs um fluxograma para abordagem do choque em pediatria, reforçado pelo SSC em 2012, padronizando as medidas iniciais de reanimação volêmica, abordagem do choque de acordo com o tipo deste e medidas nos casos refratários (Figura 183.3).

**Quadro 183.4** Manifestações clínicas dos tipos de choque e condutas.

| Apresentação clínica | Conduta |
|---|---|
| Choque frio com PA normal | • Titular volume e amina vasoativa (dopamina ou epinefrina), para alcançar alvo de $SvcO_2 > 70\%$. Se necessário, quando Hb < 10 g/dℓ, transfundir concentrado de hemácias<br>• Se mesmo após condutas acima não houver normalização da $SvcO_2$, iniciar vasodilatador (milrinona 0,5 a 1 mcg/kg/min) e avaliar necessidade de *bolus* de fluidos. Considerar levosimendana. |
| Choque frio com PA baixa | • Titular volume e amina vasoativa (dopamina ou epinefrina), para atingir alvo de $SvcO_2 > 70\%$. Se necessário, quando Hb < 10 g/dℓ, transfundir concentrado de hemácias<br>• Se mesmo após condutas acima houver persistência da hipotensão, considerar infusão de norepinefrina<br>• Se $SvcO_2$ persistir < 70%, considerar dobutamina, milrinona ou levosimendana. |
| Choque quente com PA baixa | • Aumentar a dose de epinefrina > 0,3 mcg/kg/min ou iniciar norepinefrina 0,1 a 2 mcg/kg/min<br>• Iniciar vasopressina nos pacientes que mantêm hipotensão apesar de doses elevadas de norepinefrina (> 0,5 mcg/kg/min). A dose recomendada de vasopressina para o tratamento do choque é de 0,0003 a 0,002 U/kg/min (0,018 a 012 U/kg/h) com dose máxima de 0,008 U/kg/min. |

$SvcO_2$: saturação central de $O_2$; Hb: hemoglobina.

**Reavaliação da reanimação.** Após cada manobra de reanimação volêmica proposta, reavaliações devem ser feitas, checando a resposta do paciente e se orientando para as medidas subsequentes. Desde 2012, a partir da atualização do SSC e reforçados por recentes estudos, parâmetros não invasivos (como tempo de enchimento capilar, nível de consciência, diurese e lactato) vêm se mostrando equivalentes ao monitoramento contínuo ou intermitente da saturação venosa central.

**Ultrassonografia *point-of-care*.** Utilizada desde a década de 1990, a ultrassonografia à beira do leito pode beneficiar pacientes críticos, principalmente aqueles com hipotensão indeterminada, já sendo bem definido o benefício na população adulta. Seu uso pode ser empregado como ferramenta diagnóstica na avaliação da pré-carga, da contratilidade miocárdica e da pós-carga. Apesar de não haver diretriz estabelecida na população pediátrica, diversos protocolos já foram propostos para a avaliação do choque, destacando-se o *Rapid Ultrasound in Shock* e o *RUSH Protocol*. Neste primeiro, avaliam-se a função cardíaca, o volume intravascular (indiretamente pela veia cava inferior), os grandes vasos, o quadrante abdominal superior, a pelve, os pulmões, a aorta descendente e as extremidades (vasos profundos). O segundo utiliza uma sequência lógica que engloba técnicas já conhecidas, atendendo a três passos: função cardíaca (*the pump*), volemia (*the tank*) e vasos (*the pipes*). A descrição detalhada de cada item foge ao escopo do capítulo.

## Outras medidas

**Terapia com hidrocortisona.** Indicada nas crianças com choque refratário a fluidos e resistentes a catecolaminas (epinefrina ou norepinefrina em doses > 0,6 mcg/kg/min) ou com risco de insuficiência suprarrenal (uso prévio de corticoides para tratamento de doenças crônicas, doença pituitária ou adrenal conhecida, púrpura fulminante e suspeita de síndrome de Waterhouse-Friderichsen). A medicação deve ser iniciada após a coleta do cortisol basal e mantida enquanto a criança apresentar instabilidade hemodinâmica. Em geral, a hidrocortisona pode ser suspensa após 5 dias, porém convém mantê-la se o paciente ainda estiver em uso de vasopressor (até suspensão dele) ou se houver procedimento cirúrgico programado. Não há um consenso na dose ideal, mas se recomenda a dose de 50 mg/m²/dia, em dose máxima de 200 mg/dose, intravenoso, a cada 6 h. Nos adolescentes, preconiza-se a dose de 50 mg a cada 6 h. O desmame deve ser iniciado 24 h após suspensão do vasopressor ou do procedimento cirúrgico, de modo gradual.

**Hemoderivados.** Sugere-se que o alvo terapêutico para hemoglobina (Hb) seja semelhante ao de adultos. Durante a fase de reanimação, em pacientes com $SvcO_2 < 70\%$, o valor-alvo de Hb deve ser de 10 g/dℓ. Depois da estabilização, o valor é considerado > 7 g/dℓ. A transfusão de concentrado de plaquetas deve ser indicada em pacientes com plaquetas < 50.000, em sangue periférico, com sangramento ativo, ou todos que apresentarem plaquetas < 20.000, mesmo na ausência de hemorragia.

**Ventilação mecânica.** Durante a ventilação mecânica, assim como em adultos, convém minimizar os danos induzidos pela ventilação mecânica, sendo recomendada a estratégia protetora pulmonar.

**Correção de distúrbios metabólicos e eletrolíticos.** Nos pacientes sépticos, é importante manter a homeostase metabólica e hormonal. Nesse sentido, a correção da hipoglicemia e da hipocalcemia deve ser priorizada, na primeira hora de tratamento, uma vez que a manutenção destes distúrbios contribui significativamente para a disfunção miocárdica e a resposta insatisfatória às medidas de reanimação. Deve-se usar estratégia para controle glicêmico, objetivando glicemias entre 80 e 150-180 mg/dℓ, com especial atenção à ocorrência de hipoglicemia em lactentes. Recomenda-se a correção da hipocalcemia quando o cálcio ionizado for < 1,1 mmol/ℓ, pois

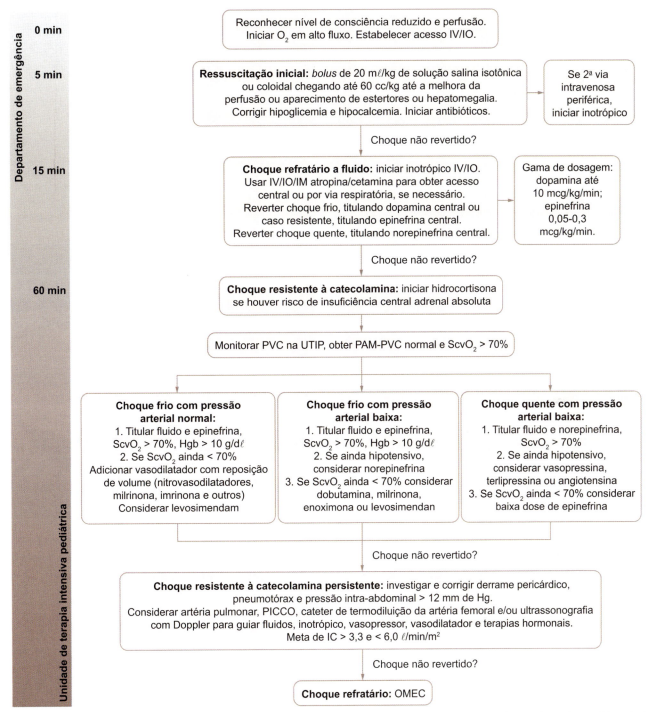

Figura 183.3 Algoritmo para o controle passo a passo guiado por metas sensível ao tempo de suporte hemodinâmico em recém-nascidos e crianças. Adaptada de Brierley et al., 2009.

sua deficiência pode contribuir para disfunção miocárdica. A infusão venosa de gliconato de cálcio (50 a 100 mg/kg), feita em 3 a 5 min, é o tratamento de escolha quando houver manifestações cardíacas, exceto para a tetania que, neste caso, deve ser tratada com 100 a 200 mg/kg do gliconato de cálcio, em infusão intravenosa, por 20 min.

**Diuréticos e terapia de substituição renal.** Recomenda-se a utilização de diuréticos para reverter a sobrecarga hídrica, nas crianças com choque séptico, após a fase inicial de reanimação, quando o paciente estiver estável. Deve-se considerar a terapia dialítica para crianças com ganho maior que 10% do peso corporal, ao final da estabilização do choque.

## Bibliografia

Brierley J, Carcilio JA, Choong K et al. Clinical practice parameters for hemodynamic support of pediatric and neonatal septic shock: 2007 update from the American College of Critical Care Medicine. Crit Care Med. 2009; 37(2):666-88.

Dellinger PR, Levy MM, Rhodes A et al. Surviving sepsis Ccmpaign: international guidelines for management of severe sepsis and septic shock: 2012. Crit Car Med. 2013; 4(2):580-637.

Gonin, MLC. Atualidades na sepse e choque séptico pediátrico. Rev Pediatr Soperj. 2012; 13(2):77-89.

Ince C, Mayeux P, Nguyen T e al. The endothelium in sepsis, shock. 2016; 45(3):259-70.

Instituto Latinoamericano de Sepse, Protocolo Clínico Pediátrico, 2016.

Kawasaki T, Up to date on Pediatric sepsis: a review. J Int Care. 2017; 47(5):12.

Lanziotti VS, Póvoa P, Soares M et al. Use of biomarkers in Pediatric sepsis: literature review. Rev Bras Ter Int. 2016; 28(4):472-82.

Long E, Duke T Fluir ressuscitation therapy for paediatric sepsis. J Paediatr Child Health. 2016; 52(2):141-46.

Matrics TJ, Sanchez-Pinto N. Adaptation and validation of a pediatric sequential organ failure assessment score and evaluation of the sepsis-3 definitions in critically ill children. Jama Pediatr. 2017; 171(10):e172352.

Minasyan H. Sepsis and septic shock: pathogenesis and treatment perspectives. J Crit Care. 2017; 40:229-42.

Prusakowski MK, Chen AP. Pediatric sepsis. Emerg Med Clin N Am. 2017; 35(1):123-38.

Rhodes A, Evans L, Alhazzani W et al. Surviving sepsis campaign: international guidelines for management of sepsis and septic shock 2016. Crit Car Med. 2017; 45(3):486-552.

Watson RS, Carcillo JA. Scope and epidemiology of pediatric sepsis. Pediatr Crit Care Med. 2005; 6(3):S3-S5.

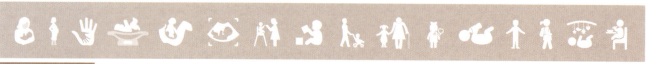

# 184 Síndrome de Desconforto Respiratório Agudo

CID: P22

*Daniel Raylander da Silva Rodrigues • Fernanda Aparecida de Oliveira Peixoto*

## Introdução

Descrita pela primeira vez em 1967, por Ashbaugh, a síndrome do desconforto respiratório agudo (SDRA) representa uma falência respiratória aguda grave causada por diversas etiologias. A partir daí, os conceitos e práticas pediátricas basearam-se em recomendações feitas à população adulta até que, em 2015, a *Pediatric Acute Lung Injury Consensus Conference* (PALICC) publicou diretrizes específicas para essa faixa etária. Isso possibilitou conceitos e condutas homogêneas, além de viabilizar estudos mais coerentes na área.

## Incidência

Estudos realizados com os conceitos prévios determinados pela Conferência de Consenso Americana e Europeia demonstraram uma prevalência que variou entre 0,86 a 7,8% nos pacientes admitidos em unidades de terapia intensiva (UTI) e em até 20% daqueles em ventilação mecânica. Apesar da incidência modesta, a morbidade e a mortalidade são elevadas, conforme a região geográfica, sendo que em pouco foram reduzidas nos últimos anos, apesar da melhora da ventilação mecânica e dos cuidados intensivos.

## Causas

A SDRA é uma afecção de etiologia variada, podendo ser causada por agressão pulmonar direta (como pneumonia, embolia gordurosa e aspiração de conteúdo gástrico) ou lesão indireta (como politraumatismo, sepse e pancreatite).

## Definições diagnósticas

Os conceitos estão resumidos no Quadro 184.1.

### Idade

De acordo com o novo consenso, não há limite de idade para a ocorrência de SDRA, valendo ressaltar que pacientes portadores de afecções específicas do período neonatal (como doença pulmonar da prematuridade, síndrome da aspiração meconial, pneumonia e sepse neonatal precoce) ou malformações congênitas (como hérnia diafragmática congênita ou displasia congênita dos capilares alveolares) devem ser excluídos.

### Tempo e fator desencadeante

Sinais/sintomas de hipoxemia e alterações radiológicas devem ocorrer em até 7 dias após insulto clínico conhecido. Nas crianças com insuficiência ventricular esquerda, deve-se

**Quadro 184.1** Conceitos do consenso de síndrome do desconforto respiratório (PALICC).

| | | | | |
|---|---|---|---|---|
| Idade | Não inclui afecções pulmonares relacionadas com o período neonatal. | | | |
| Instalação | Até 7 dias após insulto conhecido. | | | |
| Origem do edema | Falência respiratória não explicada completamente por falência cardíaca ou sobrecarga volêmica. | | | |
| Imagem de tórax | Infiltrado(s) novo(s) compatível(eis) com doença pulmonar parenquimatosa aguda | | | |
| Oxigenação | VNI | Ventilação invasiva | | |
| | SDRA (sem estratificação de gravidade) | Leve | Moderada | Grave |
| | Máscara facial em BIPAP ou CPAP ≥ 5 cmH₂O, com P/F ≤ 300 ou S/F ≤ 264 | 4 ≤ OI < 8<br>5 ≤ OSI < 7,5 | 8 ≤ OI < 16<br>7,5 ≤ OSI < 12,3 | OI ≥ 16<br>OI ≥ 12,3 |
| **Populações especiais** | | | | |
| Doença cardíaca cianótica | Conceitos sobre idade, instalação, origem do edema e imagem de tórax diante de deterioração aguda da oxigenação não explicada pela cardiopatia subjacente. | | | |
| Doença pulmonar crônica | Conceitos sobre idade, instalação, origem do edema e imagem de tórax diante de deterioração aguda da oxigenação que preencha os critérios anteriores. | | | |
| Disfunção ventricular esquerda | Conceitos sobre idade, instalação, origem do edema e imagem de tórax diante de deterioração aguda da oxigenação que preencha os critérios mencionados anteriormente e não sejam explicados por disfunção ventricular. | | | |

VNI: ventilação não invasiva; SDRA: síndrome do desconforto respiratório agudo; BIPAP: *bi-level positive airway pressure*; CPAP: *continuous positive airway pressure*; P/F: Pa$_{O_2}$, pressão parcial de oxigênio no sangue arterial; Fi$_{O_2}$, fração inspirada de oxigênio; S/F: Sp$_{O_2}$, Saturação de oxigênio no sangue periferico; OI: índice de oxigenação; OSI: índice de saturação de oxigênio.

considerar SDRA apenas se as alterações não forem explicadas pela falha do ventrículo ou por sobrecarga de volume.

## Achados radiológicos

Novo infiltrado consistente com doença pulmonar parenquimatosa aguda, não necessariamente bilateral.

## Oxigenação

Recomenda-se uso do índice de oxigenação (IO) calculado pela fórmula: IO = [(Fi$_{O_2}$ × Paw × 100)/Pa$_{O_2}$], sendo Fi$_{O_2}$ a fração inspirada de oxigênio; Paw, a pressão média das vias respiratórias ou pressão de distensão; e Pa$_{O_2}$, a pressão parcial de oxigênio – em preferência à relação P/F (Pa$_{O_2}$/Fi$_{O_2}$) para a avaliação e a classificação primária da gravidade em todos pacientes com ventilação mecânica. Naqueles em ventilação não invasiva (VNI) com máscara facial, seja em CPAP ou pressão bifásica positiva em vias aéreas (BIPAP, *bi-level positive airway pressure*), com CPAP mínimo de 5 cmH$_2$O, a P/F, assim como a relação saturação de oxigênio/Fi$_{O_2}$ – S/F, deve ser utilizada para o diagnóstico de SDRA.

Quando o IO não estiver disponível, para estratificar o risco nos pacientes recebendo ventilação invasiva, deve-se utilizar o índice de saturação de oxigênio (ISO), calculado por meio da fórmula: ISO = [(Fi$_{O_2}$ × Paw × 100)/Sp$_{O_2}$], sendo a Sp$_{O_2}$ a saturação periférica de oxigênio.

## Diagnóstico de SDRA em pacientes com doenças cardiopulmonares crônicas

Os pacientes com diagnóstico prévio de doença pulmonar ou cardiopatia congênita em uso de oxigênio suplementar, seja por VNI ou ventilação invasiva via traqueostomia, devem ser classificados como SDRA quando a instalação clínico-radiológica aguda for acompanhada de deterioração na oxigenação de base, após insulto conhecido. Tais pacientes não devem ser estratificados através do OI ou do OSI, sendo necessários novos estudos para estabelecimento de critérios classificatórios.

## Fisiopatologia

Seja a agressão direta ou indireta, os denominadores comuns são lesão endotelial e lesão alveolar difusa, o que leva a extravasamento de líquido e células que culminará em fibrose intersticial pulmonar. Apesar de não estar contido nos critérios diagnósticos de Berlin, o dano alveolar difuso – representado na fase aguda pela membrana hialina alveolar – é considerado por alguns autores como o achado histológico mais característico da síndrome.

Nos pacientes com lesão indireta, chamada SDRA secundária, o fator agressor pode desencadear uma síndrome da resposta inflamatória sistêmica e ocasionar um aumento da permeabilidade com consequente preenchimento alveolar e inativação do surfactante. Com isso, altera-se a mecânica ventilatória, o que pode ocasionar o colapso e a expansão repetitiva do alvéolo (RACE). Quando submetidos a uma ventilação heterogênea, a qual exerce estresse adicional entre os alvéolos preenchidos de ar e os colapsados, pode-se causar tensão excessiva nas paredes alveolares e, em combinação com a RACE, uma lesão pulmonar progressiva.

A patogênese da SDRA envolve três fases: (1) exsudativa ou inflamatória, (2) proliferativa e (3) fibrótica. Na primeira, temos a ruptura da barreira endotelial com edema de parede alveolar, formação de membrana hialina e acúmulo de neutrófilos. A fase proliferativa é marcada por destruição da microvasculatura, proliferação das células do tipo II (responsáveis pela reparação), proliferação dos miofibroblastos, fibrose e produção de matriz. Na última fase, a fibrótica, acontecem o espessamento da mioíntima, a maturação da fibrose, o influxo celular e a ruptura grave da arquitetura, responsáveis pelas sequelas da síndrome.

São considerados fenômenos centrais na SDRA a desregulação da inflamação, a atividade e o acúmulo inadequados de leucócitos e plaquetas, a ativação descontrolada das vias de coagulação e a alteração da permeabilidade das barreiras epiteliais e endoteliais do alvéolo.

## Tratamento

### Suporte ventilatório

Não existe um modo ventilatório superior, que possibilite o uso tanto do modo controlado quanto do assistido. Apesar disso, recomenda-se o controle sobre o volume inspiratório que pode variar de 3 a 6 m$\ell$/kg quando houver maior comprometimento do sistema respiratório e 5 a 8 m$\ell$/kg, em caso de complacência pulmonar preservada. Apesar das discordâncias na literatura, a pressão de platô deve ser limitada a 28 cmH$_2$O, permitindo-se pequenas variações (29 a 32 cmH$_2$O). Durante suporte ventilatório invasivo preferem-se tubos endotraqueais com balonete (*cuff*).

Recomenda-se que a pressão positiva expiratória final (PEEP) seja mantida em valores intermediários-altos (10 a 15 cmH$_2$O), sendo titulada de acordo com a oxigenação e a resposta hemodinâmica. Apesar disso, alguns pacientes em SDRA grave podem necessitar de valores maiores, devendo-se também ter mais a atenção quanto às respostas do paciente. Apesar da ausência de estudos, quando em uso de manobras de recrutamento, recomendam-se alterações progressivas e cuidadosas da PEEP.

Nos pacientes em insuficiência respiratória hipoxêmica sem evidências clínicas de alteração da complacência da caixa torácica e pressão de platô maior que 28 cm H$_2$O, tem-se a ventilação oscilatória de alta frequência (VOAF) como alternativa, devendo ser considerada nos casos moderados e graves de SDRA. A meta é obter o melhor volume pulmonar por meio do recrutamento pela titulação da Paw com monitoramento contínuo da oxigenação, variáveis hemodinâmicas e níveis de CO$_2$.

A ventilação percussiva de alta frequência (HFPV, *high-frequency percussive ventilation*) não deve ser utilizada de rotina, sendo indicada apenas quando houver SDRA associado à secreção induzida por colapso pulmonar que não tenha respondido aos cuidados iniciais.

Quanto às metas de oxigenação, em se tratando de SDRA moderada com PEEP inferior a 10 cmH$_2$O, recomenda-se Sp$_{O_2}$ alvo entre 92 e 97%. Em pacientes com PEEP ≥ 10 cmH$_2$O, têm-se níveis inferiores entre 88 e 92% como meta. Como não há evidência científica do limite inferior de Sp$_{O_2}$, pacientes com valores inferiores a 92% devem ser monitorados através da saturação venosa central e outros marcadores de oxigenação.

A chamada hipercapnia permissiva deve ser considerada em pacientes classificados como moderados ou graves, com o objetivo de minimizar a lesão pulmonar induzida pela ventilação. Nesses casos, o pH sanguíneo deve ser mantido entre 7,15 e 7,30. Tal medida é contraindicada para pacientes com hipertensão intracraniana, hipertensão pulmonar grave, algumas cardiopatias congênitas, instabilidade hemodinâmica e disfunção ventricular significativa. Não se recomenda suplementação de bicarbonato de rotina.

### Ventilação não invasiva

Considera-se ventilação não invasiva (VNI) nos quadros iniciais para pacientes em risco de SDRA (Quadro 184.2), para a melhora das trocas gasosas e a redução do trabalho ventilatório e de potenciais complicações da ventilação invasiva (principalmente populações mais vulneráveis às complicações, como os imunodeficientes). Sua instalação deve ser feita por equipe experiente, preferindo-se as máscaras oronasal e facial total, mantidas em constante monitoramento para rápida identificação de deterioração clínica.

**Quadro 184.2** Pacientes em risco de desenvolver síndrome do desconforto respiratório.

| Idade | Não inclui afecções pulmonares relacionadas ao período neonatal | | |
|---|---|---|---|
| Instalação | Até 7 dias após insulto conhecido | | |
| Origem do edema | Insuficiência respiratória não explicada completamente por falência cardíaca ou sobrecarga volêmica | | |
| Imagem de tórax | Infiltrado(s) novo(s) compatível(eis) com doença pulmonar parenquimatosa aguda | | |
| Oxigenação | VNI | | Ventilação invasiva |
| | CPAP ou BIPAP Máscara nasal | Oxigenação via máscara, cânula nasal ou alto fluxo | |
| | F$_{IO_2}$ ≥ 40% para manter Sp$_{O_2}$ 88 a 97% | Sp$_{O_2}$ 88 a 97% com oxigênio suplementar com fluxo mínimo:<br>– < 1 ano: 2 $\ell$/min<br>– 1 a 5 anos: 4 $\ell$/min<br>– 5 a 10 anos: 6 $\ell$/min<br>– > 10 anos: 8 $\ell$/min | Oxigênio suplementar para manter Sp$_{O_2}$ ≥ 88%, mas OI < 4 ou OSI < 5 |

A intubação orotraqueal deve ser considerada para pacientes que não apresentarem melhora ou que apresentarem agravamento clínico, como aumento da frequência respiratória e trabalho ventilatório, piora das trocas gasosas ou alteração do nível de consciência.

### Suporte extracorpóreo

A oxigenação extracorpórea por membrana (ECMO) deve ser considerada para casos de SDRA graves quando a causa da falência respiratória for considerada reversível e os pacientes forem candidatos ao transplante pulmonar. Por não haver critérios restritos para indicação da ECMO, toda criança com SDRA grave com falha das estratégias protetoras deve ser considerada, sendo que avaliações seriadas apresentam maior acurácia do que as pontuais.

### Hidratação

Pacientes com SDRA apresentam dano à barreira alveolocapilar, o que os torna potencialmente vulneráveis à sobrecarga de volume e edema pulmonar, sobretudo no manejo precoce, levando a maior tempo de agravo e aumento da taxa de mortalidade.

Um estudo feito pelo National Heart, Lung and Blood Institute (NHLBI) demonstrou que um protocolo de restrição à reposição de líquido em adultos preveniu a sobrecarga, e isso foi evidenciado por melhor oxigenação e menor tempo de ventilação mecânica. Apesar de as consequências estarem bem documentadas e da recomendação de evitar balanço hídrico positivo, não há protocolos na população pediátrica acerca do volume ideal a ser infundido, seja pela dificuldade na elaboração e na condução de estudos, seja pela variação entre as diversas faixas de idade ou respostas individuais aos processos inflamatórios.

A melhor estratégia é a prevenção, mas diuréticos e terapia de substituição renal podem ser necessários, sendo que o American College of Critical Care Medicine indica esta última para os pacientes com aumento de mais de 10% do peso corporal.

### Terapia nutricional

Uma a cada duas crianças em UTI desenvolve ou tem piora do estado nutricional, sendo que 58% de todos internados recebem alta malnutridos.

O fornecimento adequado de nutrientes previne a perda de massa muscular, aumenta a produção de proteínas de fase aguda e as de defesa e evita a depleção de substâncias antioxidantes teciduais, relacionando-se com o aumento de sobrevida em pacientes graves e/ou em ventilação mecânica. Além disso, em pacientes com SDRA, a oferta adequada de proteínas reduz a perda funcional da musculatura cardíaca e pulmonar, com redução do tempo de ventilação mecânica e da mortalidade. Tal fato deve-se à instalação do estado catabólico em pacientes críticos associados a síndromes inflamatórias que, a longo prazo, podem levar a depleção muscular e redução da função cardiopulmonar e imunológica, bem como menor capacidade de recuperação.

Aqueles com comorbidades prévias (principalmente cardiopulmonares, nutricionais e musculares) estão mais suscetíveis a tais agravos. Como ressaltado previamente, a sobrecarga de volume é um dos responsáveis por piores desfechos, sendo que a correta elaboração dietética pode otimizar a oferta e beneficiar o balanço desses pacientes.

### Sedação e bloqueio neuromuscular

A correta sedação é necessária para manter o conforto do paciente e possibilitar seu manejo (seja nos cuidados intensivos, seja na sincronia paciente-ventilador ou realização de procedimentos). O excesso de sedação é sabidamente responsável pelo maior tempo de duração da ventilação e pela falha na extubação – provavelmente devido à fraqueza muscular respiratória consequente ao desuso –, além das síndromes de retirada. Quando insuficiente, por outro lado, pode levar a intercorrências como extubação não intencional ou perda de cateteres, assim como a síndrome do estresse pós-traumático e o aumento da necessidade de cuidados de enfermagem.

Para o correto manejo desta, escalas têm sido usadas para mensurar o nível de sedação e guiar sua titulação. Entre elas, destacam-se *Ramsay and Richmond Agitation Sedation Scale* (RASS) – que, apesar de muito utilizada, não tem validação em população intensiva pediátrica –; e *COMFORT Scale* (e *COMFORT Behavior Scale*, após adaptação) e *State Behavioral Scale* (SCB), ambas validadas em pacientes de unidade intensiva pediátrica.

É importante ressaltar que, em pacientes críticos, as propriedades farmacocinéticas estão alteradas pelas condições clínicas, o que interfere nos padrões de absorção, metabolização e/ou distribuição, devendo ser levados em conta no tratamento.

Os bloqueadores neuromusculares associam-se a polineuropatia e miopatia nos pacientes em estado crítico. Assim, restringe-se seu uso a circunstâncias especiais, como a impossibilidade da ventilação mecânica, apesar da sedação profunda, devendo ser descontinuados o mais precocemente e utilizados nas menores doses possíveis.

### Tratamento adjuvante

**Óxido nítrico inalatório.** Segundo o consenso da PALICC, recomenda-se o uso em pacientes com história de hipertensão pulmonar ou grave disfunção ventricular direita, e como medida contemporizadora até ser instituído suporte de vida extracorpóreo. Entretanto, em uma revisão sistemática feita pela Cochrane em 2016, demonstrou-se que, apesar da melhora transitória da relação P/F e IO nas primeiras 24 h de tratamento, o uso de óxido nítrico inalatório não alterou a mortalidade a curto ou longo prazos. Isso demonstra, ainda, uma tendência ao aumento da disfunção renal.

**Aspiração.** Recomenda-se manter a via respiratória pérvia, mas para minimizar os riscos, é importante que se tenha cautela. Não há evidências suficientes para recomendar o uso preferencial de um sistema aberto ou de um sistema fechado de aspiração.

**Corticoides.** Apesar do grande número de estudos e das evidências do benefício na população adulta, não há evidências científicas disso na população pediátrica. Entre os possíveis benefícios estão a redução da ação dos receptores inflamatórios sistêmicos – essencial para a restauração da hemostasia, a resolução do agravo e a prevenção de fibrose, além da melhora da função da barreira alveolocapilar com restauração dos canais epiteliais de sódio e redução do edema alveolar. Por outro lado, existem danos potenciais, como supressão do sistema imune com aumento de infecções hospitalares; comprometimento do crescimento ósseo; e hiperglicemia ou hipertensão arterial, bem como alterações psiquiátricas, como insônia ou *delirium*. Dessa maneira, enquanto estudos bem conduzidos não forem realizados, não se recomenda o uso rotineiro de corticoides em pacientes com SDRA.

**Hemoderivados.** Nos pacientes estáveis e com evidências de oxigenação e perfusão adequadas, objetiva-se manter a Hb > 7 g/dℓ.

**Outras.** Entre as medidas sem evidências científicas, não sendo recomendadas de rotina, estão: surfactante, decúbito ventral, prostaglandinas intravenosas ou inalatórias, fibrinolíticos, anticoagulantes, beta-agonistas inalatórios, acetilcisteína e alfadornase em pacientes sem fibrose cística.

## Bibliografia

Fioretto JR, Rebello CM. Ventilação oscilatória de alta frequência em pediatria e neonatologia. Rev Bras Ter Int. 2009; 21(1)96-103.

Gebistorf F, Karam O, Wetterslev J, Afshari A. Inhaled nitric oxide for acute respiratory distress syndrome (ARDS) in children and adults Cochrane Database Syst Rev. 2016;(6):CD002787.

Im D, Shi W, Driscoll B. Pediatric acute respiratory distress syndrome: fibrosis versus repair. Front Pediatr. 2016; 4:28.

Ingelse SA, Asperen W, Lemson J et al. Pediatric acute respiratory distress syndrome: fluid management in the PICU. Front Pediatr. 2016; 4:21.

Schwingshackl A, Meduri GU. Rationale for prolonged glucocorticoid use in pediatric ARDS: what the adults can teach us. Front Pediatr. 2016; 4:58.

The Pediatric Acute Lung Injury Consensus Conference Group. Pediatric acute respiratory distress syndrome: consensus recommendations from the Pediatric Acute Lung Injury Consensus Conference. Pediatr Crit Care Med. 2015; 16(5):428-39.

Vet NJ, Kleiber N, Ista E et al. Sedation in critically ill children with respiratory failure. Front Pediatr. 2016; 4:89.

Wilson B, Typpo K. Nutrition: a primary therapy in pediatric acute respiratory distress syndrome. Front Pediatr. 2016;4:108.

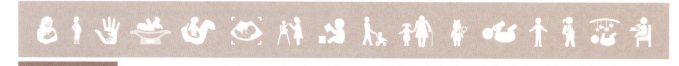

# 185 Via Respiratória na Criança

CID: A41

*Joji Sado Filho • Luísa Oliveira de Paiva • Karolline Alves Viana*

## Introdução

O manejo da via respiratória infantil é um grande desafio, devido às inúmeras particularidades anatômicas, tornando seu manuseio peculiar conforme será discorrido neste capítulo. Neonatos, lactentes e pré-escolares apresentam diferenças significativas quanto às vias respiratórias, em comparação com crianças maiores e adultos. A partir dos 8 a 10 anos de idade, as vias respiratórias adquirem configuração parecida com a de adultos.

Além de o próprio tamanho reduzido das estruturas tornar o campo visual mais estreito, dificultando a visualização durante a laringoscopia, existem diversos outros fatores que devem ser considerados no desafio do manejo desta via respiratória, como:

- Nos neonatos e lactentes, a maior proporção da cabeça com relação ao tórax e o occipício mais proeminente levam a flexão cervical quando em decúbito dorsal, desalinhando os eixos das vias respiratórias, o que dificulta ainda mais a visualização. O posicionamento adequado da cabeça, com a utilização de coxim sob os ombros, é relevante durante o manuseio dessa via respiratória. Na posição ideal, o pescoço encontra-se neutro ou em leve extensão

- A mucosa e o tecido linfoide em maior proporção na cavidade nasal, associados ao menor diâmetro das narinas, restringem a passagem do fluxo de ar, aumentando sua resistência. A hipertrofia das tonsilas faríngeas (adenoides), característica da criança, também dificulta a passagem do ar e associa-se a maior risco de sangramento e edema quando manipulada
- A língua ocupa maiores proporções dentro da cavidade oral, contribuindo para obstrução e maior dificuldade de visualização
- A epiglote é mais longa, complacente e com formato tubular o que dificulta sua elevação durante a laringoscopia. A utilização de lâminas retas ajuda na elevação da epiglote, possibilitando melhor visualização da abertura glótica
- Os recém-nascidos e os lactentes até, em torno, do quarto mês de vida apresentam respiração exclusivamente nasal
- O menor diâmetro da via respiratória na criança é ao nível da cartilagem cricóidea, abaixo das cordas vocais, o que pode dificultar a passagem do tubo pelo espaço subglótico
- A traqueia curta pode provocar extubação, com a extensão do pescoço, como também favorecer a intubação seletiva com maior frequência.

Todas essas peculiaridades e dificuldades podem resultar em obstrução da via respiratória e apneia.

Além disso, as crianças apresentam características fisiológicas específicas que precisam ser consideradas, como:

- Menor capacidade residual funcional, além de maior consumo de oxigênio. Logo, a dessaturação instala-se de forma mais precoce
- Menor porcentagem de fibras de contração lenta, que são resistentes a fadiga, no diafragma e nos músculos intercostais. Assim, há mais propensão a fadiga respiratória
- Os músculos respiratórios têm menos glicogênio e gordura
- A área de troca gasosa encontra-se diminuída, pela menor superfície alveolar com relação à superfície corporal, em decorrência de alvéolos menores e em menor quantidade
- A capacidade de aumentar o volume corrente é mais limitada, e tem-se maior dependência da frequência respiratória para aumentar o volume minuto.

Todos esses aspectos aumentam o risco de depressão respiratória e hipoxemia na criança.

## Manejo das vias respiratórias em crianças

O manejo das vias respiratórias, tanto na criança quanto no adulto, inicia-se com a verificação da disponibilidade e do funcionamento de alguns itens indispensáveis no suporte aéreo. Primeiramente, é importante que se tenha disponível fonte de oxigênio a 100%, sistema bolsa-válvula-máscara e dispositivos orais ou nasais de ventilação em diferentes tamanhos. Pela possível necessidade de obtenção de via respiratória avançada, são necessários ainda dispositivos supraglóticos, laringoscópios, lâminas de laringoscópio e tubos traqueais.

A oferta de oxigênio pode ser administrada pelas diferentes técnicas descritas a seguir.

### Ventilação sob máscara facial

O posicionamento adequado da cabeça é essencial para o alinhamento dos eixos da via respiratória, o que proporciona uma via respiratória pérvia. O pescoço deve-se encontrar em posição neutra ou em leve extensão, podendo ser necessária a utilização de coxim sob os ombros.

A máscara facial deve ser grande o suficiente para possibilitar a abertura da boca da criança durante a ventilação, sem, porém, cobrir os olhos. Uma ventilação adequada envolve uma máscara bem adaptada à face da criança e uma elevação do ângulo da mandíbula com a boca semiaberta. Deve-se evitar comprimir o assoalho da boca com os dedos, o que poderia levar a um deslocamento de partes moles e causar obstrução da via respiratória.

Na maioria das vezes, a técnica de ventilação sob máscara adequada possibilita uma ventilação eficaz. Em algumas situações, porém, pode ser necessária a utilização de cânulas oro ou nasofaríngeas. Vale destacar que a cânula orofaríngea deve ter a medida da distância da rima labial até o lóbulo da orelha.

### Máscaras laríngeas

As máscaras laríngeas (ML) são utilizadas rotineiramente em crianças, sendo uma opção à intubação traqueal. O tamanho adequado da ML baseia-se no peso corporal magro (Quadro 185.1).

**Quadro 185.1** Tamanhos das máscaras laríngeas (ML) de acordo com o peso corporal magro.

| Peso corporal magro | Tamanho da ML |
| --- | --- |
| < 5 kg | #1 |
| 5 a 10 kg | #1,5 |
| 10 a 20 kg | #2 |
| 20 a 30 kg | #2,5 |
| 30 a 50 kg | #3 |

Adaptado de Holm-Knudsen & Rasmussen, 2009.

Em lactentes, a epiglote mais alongada pode-se dobrar durante a inserção da ML, obstruindo a passagem do ar. Uma alternativa é a inserção da ML de forma reversa, com sua abertura voltada contra o palato e sua posterior rotação quando totalmente inserida.

É comum insuflar parcialmente o *cuff* durante a inserção. A quantidade de ar no *cuff* deve ser o suficiente para mantê-lo expandido, mas não distendido. O extravasamento de ar em torno da ML, após inserção e insuflação adequadas, indica posicionamento ou tamanho da máscara inadequados.

### Laringoscopia direta e intubação traqueal

A intubação traqueal, em geral, é necessária em situações que cursem com apneia, ausência de reflexos protetores de vias respiratórias, obstrução das vias respiratórias ou fadiga respiratória. A laringoscopia na criança pode ser realizada tanto com a lâmina de Miller (reta) quanto com a de MacIntosh (curva), desde que se respeite o tamanho adequado. A lâmina de Miller apresenta maiores vantagens em crianças com peso inferior a 2 a 2,5 kg.

Em crianças, podem ser utilizados tubos com ou sem balonete (*cuff*). No caso de se utilizar tubo com balonete, deve-se atentar à pressão do mesmo, que não deve ultrapassar 25 mmHg. Para a escolha do tamanho de tubos sem *cuff*, um procedimento que tem se mostrado bastante preciso é basear-se na idade da criança, por meio da seguinte fórmula: 4 + (idade em anos/4). No uso de tubos novos com perfil baixo de balonete (*cuff*), recomenda-se selecionar o tubo com 0,5 menor em tamanho. Para tubos com *cuff*, a fórmula é 3,5 + (idade em anos/4). Ver Quadro 185.2.

### Via respiratória e intubação difíceis

A ocorrência de via respiratória difícil (VAD) na criança apresenta um potencial catastrófico. É fundamental a segurança e o preparo para lidar com este tipo de situação. Estratégias claras e fundamentadas devem ser adotadas a fim de garantir a ventilação da criança, minimizando a morbimortalidade. A seguir, o organograma de manejo de via respiratória difícil infantil (Figura 185.1).

Quadro 185.2 Diâmetro interno do tubo endotraqueal, do cateter para aspiração e da lâmina do laringoscópio em lactentes, crianças e adolescentes.

| Grupo etário | Diâmetro interno TET (mm) | | Cateter de aspiração (French) | Lâmina de laringoscópio – tamanho e tipo |
| --- | --- | --- | --- | --- |
| | Sem balonete | Com balonete | | |
| Prematuro (< 1 kg) | 2,5 | | 4 a 5 | 00 – Miller |
| Prematuro (1 a 2 kg) | 3 | | 4 a 5 | 00 a 0 – Miller |
| Prematuro (2 a 3 kg) | 3 | | 5 a 6 | 0 – Miller |
| Recém-nascido | 3 | 2,5 | 6 | 0 – Miller |
| 1 a 6 meses | 3 a 3,5 | 2,5 a 3 | 6 | 0 – Miller |
| 6 a 12 meses | 3,5 a 4 | 3 a 3,5 | 8 | 1 – Miller |
| 1 a 2 anos | 4 a 4,5 | 3,5 a 4 | 8 | 1 a 2 – Miller |
| 3 a 4 anos | 4,5 a 5 | 4 a 4,5 | 10 | 2 |
| 5 a 6 anos | 5,5 a 5 | 4,5 a 5 | 10 | 2 |
| 7 a 8 anos | 5,5 a 6 | 5 a 5,5 | 10 | 2 a 3 |
| 9 a 10 anos | 6 a 6,5 | 5,5 a 6 | 10 | 3 |
| 11 a 12 anos | 6,5 a 7 | 6 a 6,5 | 12 | 3 |
| 16 anos-adulto | 7 a 8 | 7 a 7,5 | 14 | 3 a 4 |

Adaptado de Medicina Intensiva em Pediatria – Piva e Celiny.

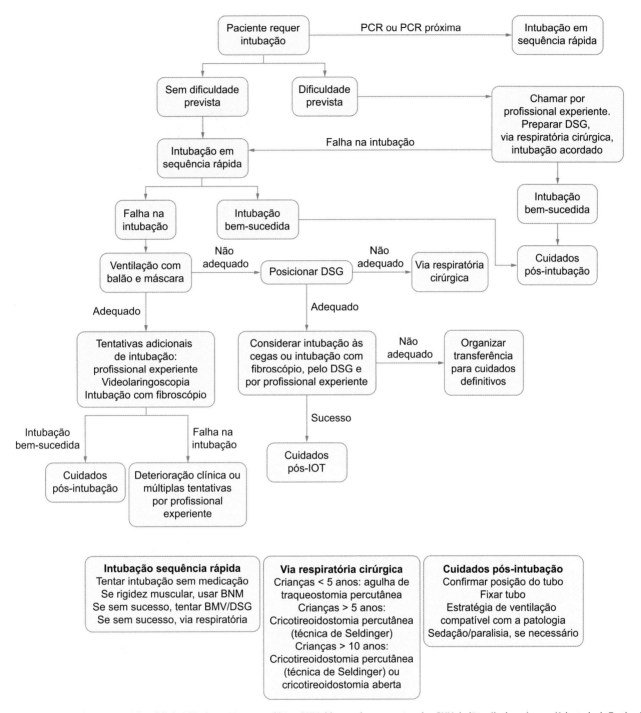

Figura 185.1 Manejo de via respiratória difícil. DSG: dispositivo supraglótico; BNM: bloqueador neuromuscular; BVM: balão-válvula-máscara. (Adaptada de Textbook of pediatric emergency medicine, 7th ed.)

## Bibliografia

Donoghue A, Nagler J, Yamamoto LG. Airway. In: Fleisher & Ludwig's – textbook of pediatric emergency medicine, 7. ed. Wolters Kluwer, 2015. p. 20-6.

Holm-Knudsen RJ, Rasmussen LS. Paediatric airway management: basic aspects. Acta Anaesthesiol Scand, 2009;53(1):1-9.

Müller H, Trotta EA, Piva JP. Acesso à via aérea – sequência rápida e técnicas especiais em intubação. In: Piva JP, Garcia PCR. Piva & Celliny – medicina intensiva em pediatria. Rio de Janeiro: Revinter; 2015. p. 13-33.

# Índice Alfabético

**A**
Abandono da criança ou adolescente, 488
Acidente(s) na infância, 545
- automotivo, 546
- prevenção, 5, 545
- projétil de arma de fogo, 546
- serpentes venenosas, 393
- - botrópico, 393
- - crotálico, 394
- - exames complementares, 394
- - fatores de risco, 393
- - manifestações clínicas, 393
- - tratamento, 394
- vascular cerebral (AVC), 337
- - causas, 337
- - diagnóstico, 338
- - evolução, 339
- - exames complementares, 338
- - fatores de risco, 337
- - fisiopatologia, 337
- - formas clínicas, 337
- - manifestações clínicas, 338
- - prevenção secundária, 339
- - prognóstico, 339
- - tratamento, 339
Adenoidite, 89
- causas, 89
- classificação, 89
- complicações, 89
- diagnóstico diferencial, 89
- evolução, 90
- exames complementares, 89
- manifestações clínicas, 89
- prognóstico, 90
- tratamento, 90
Adenomegalia(s), 9
- axilares, 9
- causas, 9
- cervicais, 9
- diagnóstico diferencial, 10
- doenças associadas, 10
- generalizada, 9
- inguinais, 9
- investigação, 10
- manejo, 10
- manifestações clínicas, 9
- supraclaviculares, 9
Adolescência, prevenção de doenças crônicas, 3
Aferição da pressão arterial, técnica, 270
Aftas, 171
- causas, 171
- diagnóstico diferencial, 171
- exames complementares, 172
- fatores de risco, 171
- manifestações clínicas, 171
- tratamento, 172
Aleitamento materno, 4, 243
- benefícios, 243
- composição do leite, 244
- contraindicações, 245
- definição, 243
- desmame do lactente, 245
- fisiologia, 244
- técnicas, 245
Alimentação
- primeiro ano de vida, 246
- - complementar, 246
- - esquema recomendado, 246
- - necessidades nutricionais, 247
- saudável, 248
- - adolescentes, 248
- - guia alimentar, 5
- - idade escolar, 248
- - primeira infância, 248
Amebíase, 455
Amigdalite, 90
- causas, 91
- classificação, 90
- complicações, 92
- diagnóstico diferencial, 91
- exames complementares, 91
- manifestações, 91
- tratamento, 92
Ancilostomíase, 455
Anemia ferropriva, 287
- causas, 288
- complicações, 289
- diagnóstico, 288
- evolução, 289
- exames complementares, 288
- manifestações clínicas, 288
- prognóstico, 289
- tratamento, 289
Apneia
- lactente, 342
- prematuridade, 495
- - causas, 495
- - classificação, 495
- - exames complementares, 496
- - fisiopatogenia, 495
- - tratamento, 496
Arritmias, 135
- classificação, 135
- diagnóstico, 137
- exames complementares, 137
- manifestações clínicas, 135
- tratamento, 138
Arterite de Takayasu, 365
- causas, 365
- classificação, 365
- diagnóstico, 365
- evolução, 366
- exames complementares, 366
- manifestações clínicas, 365
- prognóstico, 366
- tratamento, 366
Artrite
- idiopática juvenil, 10
- séptica, 325
- - causas, 325
- - diagnóstico, 326
- - evolução, 327
- - exames complementares, 326
- - fatores de risco, 325
- - manifestações clínicas, 325

- - mecanismo de destruição articular, 325
- - prognóstico, 327
- - tratamento, 326
Ascaridíase, 455
Asfixia perinatal, 3
Asma, 109, 116
- classificação, 109
- diagnóstico, 110
- - diferencial, 109
- - tratamento, 110
- fisiopatogenia, 109
- manifestações clínicas, 109
Aspiração de corpo estranho, 116, 547
- causas, 547
- diagnóstico, 547
- exames complementares, 547
- manifestações clínicas, 547
- medidas de prevenção, 547
- tratamento, 547
Astrocitomas, 351
Ataxia(s), 339
- A-betalipoproteinemia, 340
- adquiridas, 340
- agudas, 341
- causas, 340
- cerebelar, 339
- classificação, 340
- congênitas, 340
- cordonal, 339
- crônicas, 341
- espinocerebelares, 340
- exames complementares, 341
- familiar por deficiência de vitamina E, 340
- Friedreich, 340
- genética, 340
- manifestações clínicas, 340
- síndrome de Joubert, 340
- subagudas, 341
- telangiectasia, 340
- tratamento, 342
- xantomatose cerebrotendínea, 340
Atelectasia, 111
- diagnóstico diferencial, 112
- exames complementares, 112
- fisiopatogenia, 112
- manifestações clínicas, 112
- tratamento, 112
Ausculta cardíaca, áreas, 23
Autismo clássico, 358

## B

Bacteriúria assintomática, 257
- causas, 257
- diagnóstico, 257
- exames complementares, 257
- tratamento, 257
Bradicardia, 136
- bloqueio AV, 137
- parada do nó sinusal, 136
- sinusal, 136
Bronquiectasia, 113
- causas, 113
- diagnóstico diferencial, 114
- evolução, 115
- exames complementares, 114
- manifestações clínicas, 113
- prevenção, 115
- prognóstico, 115
- tratamento, 114
Bronquiolite, 115
- diagnóstico diferencial, 116
- etiologia, 115

- exames complementares, 116
- manifestações clínicas, 116
- obliterante pós-infecciosa, 118
- - causas, 118
- - exames complementares, 118
- - manifestação clínica, 118
- - tratamento, 119
- tratamento, 116
Bruxismo, 174, 344

## C

Calazar, 396
- causas, 397
- diagnóstico, 398
- exames complementares, 399
- fatores de risco, 397
- manifestações clínicas, 398
- tratamento, 399
Cardiomiopatias, 139
- diagnóstico diferencial, 140
- exames complementares, 140
- fisiopatologia, 139
- manifestações clínicas, 139
- tratamento, 140
Cardiopatia congênita
- acianogênica, 141
- - diagnóstico, 142
- - exames complementares, 142
- - quadro clínico, 142
- - tratamento, 142
- cianogênica, 144
- - diagnóstico, 144
- - exames complementares, 145
- - fisiopatologia, 144
- - tratamento, 145
Cárie dentária, 173-178
- avaliação do risco da criança, 175
- diagnóstico, 176
- manifestações clínicas, 176
- tratamento, 177
Catarata congênita, 71
- causas, 71
- classificação, 71
- diagnóstico diferencial, 72
- evolução, 72
- exames complementares, 72
- manifestações clínicas, 71
- membranosa, 72
- persistência de vítreo primário hiperplásico, 72
- polar, 71
- prognóstico, 72
- total, 72
- tratamento, 72
- zonular, 71
Cefaleia, 11
- avaliação, 11
- evolução, 14
- exames complementares, 12
- formas clínicas, 11
- mudança no estilo de vida, 12
- prevenção, 12
- prognóstico, 14
- tratamento, 12, 14
Celulite, 400
- diagnóstico, 401
- exames complementares, 401
- fatores de risco, 400
- manifestações clínicas, 401
- tratamento, 402
Cerume impactado, 93
- causas, 94
- diagnóstico diferencial, 94
- exames complementares, 94

- manifestações clínicas, 94
- tratamento, 94
Chikungunya, 403
- causas, 403
- crianças, 404
- diagnóstico, 404
- exames complementares, 404
- fatores de risco, 403
- manifestações clínicas, 403
- tratamento, 404
Choque séptico, 559
Chupeta, 174
Citomegalovirose congênita, 406
- diagnóstico, 407
- exames complementares, 407
- manifestações clínicas, 406
- prevenção, 408
- tratamento, 407
Citomegalovírus, 10
Coagulopatias, 290
- causas, 291
- diagnóstico, 291
- manifestações clínicas, 291
- tratamento, 293
Colestase neonatal, 185
- diagnóstico, 185
- etiologia, 185
- exames complementares, 185
- tratamento, 187
Conjuntivite, 72
- alérgica, 74
- bacteriana, 73
- causas, 73
- classificação, 73
- diagnóstico diferencial, 75
- evolução, 75
- exames complementares, 75
- formas clínicas, 73
- manifestações clínicas, 73
- neonatal, 73
- prognóstico, 75
- química, 73
- tratamento, 75
- viral, 72, 74
Constipação intestinal, 188
- causas, 188
- diagnóstico, 189
- manifestações clínicas, 188
- tratamento, 189
Convulsões no recém-nascido, 498
- causas, 498
- diagnóstico, 499
- evolução, 502
- exames complementares, 500
- fatores de risco, 498
- manifestações clínicas, 499
- prevenção, 501
- prognóstico, 502
- tratamento, 501
Coqueluche, 408
- causas, 409
- diagnóstico, 409
- evolução, 411
- exames complementares, 410
- fatores de risco, 409
- manifestações clínicas, 409
- prevenção, 410
- prognóstico, 411
- tratamento, 410
*Cor pulmonale*, 146
- diagnóstico, 147
- exames complementares, 147

- fisiopatologia, 146
- manifestações clínicas, 147
- tratamento, 148
Craniofaringiomas, 352
Criptorquidia, 531
- causas, 531
- classificação, 531
- exames complementares, 531
- fatores de risco, 531
- manifestações clínicas, 531
- tratamento, 532
Crise asmática, 119
- causas, 120
- diagnóstico diferencial, 120
- exames complementares, 120
- fatores de risco, 120
- manifestações clínicas, 120
- tratamento, 121

## D

Defeitos
- complemento, 311
- - causas, 311
- - diagnóstico, 312
- - exames complementares, 312
- - manifestações clínicas, 311
- - tratamento, 312
- primários da imunidade humoral, 313
- - causas, 313
- - diagnóstico, 314
- - exames complementares, 314
- - manifestações clínicas, 313
- - tratamento, 314
Dengue, 411
- diagnóstico diferencial, 412
- exames complementares, 412
- prevenção, 413
- quadro clínico, 412
- sinais de alarme, 412
- tratamento, 412
Dermatite(s), 47
- áreas das fraldas, 49
- atópica, 48
- contato, 47
- - alérgica, 47
- - irritativa, 47
- seborreica, 50
Dermatofitoses, 65
Dermatomiosite juvenil, 366
- causas, 366
- comprovação diagnóstica, 368
- diagnóstico, 367
- exames complementares, 367
- fatores de risco, 366
- manifestações clínicas, 367
- tratamento, 368
Derrame
- pericárdico, 148
- - causas, 148
- - classificação, 149
- - diagnóstico, 149
- - exames complementares, 149
- - manifestações clínicas, 149
- - tratamento, 150
- pleural, 123
- - causas, 123
- - diagnóstico diferencial, 123
- - exames complementares, 124
- - manifestações clínicas, 123
- - tratamento, 124
Desatenção, 356

Desmame do lactente, 245
Despertar confusional, 343
Diabetes
- insípido, 258
- - causas, 258
- - diagnóstico, 258
- - formas clínicas, 258
- - manifestações clínicas, 258
- - tratamento, 259
- melito tipo 1, 215
- - classificação, 215
- - diagnóstico, 215
- - evolução, 217
- - manifestações clínicas, 215
- - prognóstico, 217
- - tratamento, 215
Diarreia aguda, 414
- causas, 415
- diagnóstico, 416
- exames complementares, 417
- fatores de risco, 415
- patogênese, 416
- prevenção, 418
- tratamento, 417
Disfunção do trato urinário, 260
- causas, 260
- diagnóstico, 261
- exames complementares, 261
- manifestações clínicas, 261
- tratamento, 261
Dislipidemia, 249
- causas, 249
- exames complementares, 249
- tratamento, 250
Displasia
- broncopulmonar, 502
- - causas, 503
- - evolução, 505
- - exames complementares, 503
- - manifestações clínicas, 503
- - prognóstico, 505
- - tratamento, 504
- desenvolvimento do quadril, 556
- - causas, 556
- - exames complementares, 557
- - fatores de risco, 556
- - formas clínicas, 556
- - manifestações clínicas, 557
- - tratamento, 557
Distúrbios
- crescimento, 217
- - avaliação, 218
- - diagnóstico, 217
- - exames complementares, 218
- - tratamento, 219
- desenvolvimento sexual, 220
- - classificação, 220
- - diagnóstico, 221
- - exames complementares, 221
- - manifestações clínicas, 220
- - tratamento, 221
- respiratórios do sono, 98
- sono, 342
- - formas clínicas, 342
- - - apneia do lactente, 343
- - - enurese noturna, 263, 344
- - - parassonia(s), 343
- - - - relacionada ao sono REM e NREM, 344
- - - - - bruxismo, 344
- - - - relacionadas ao sono NREM, 343
- - - - - despertar confusional, 343
- - - - - sonambulismo, 343
- - - - - terror noturno, 343
- - - - relacionadas ao sono REM, 343
- - - - - pesadelos, 344
- - - - - sonilóquio, 343
- - - síndrome das pernas inquietas, 345
Doença(s)
- arranhadura do gato, 10
- Bassen-Kornzweig, 340
- celíaca, 190
- - causas, 191
- - complicações, 193
- - diagnóstico, 191
- - evolução, 193
- - exames complementares, 192
- - fatores de risco, 191
- - formas clínicas, 190
- - manifestações clínicas, 191
- - prognóstico, 193
- - tratamento, 193
- crônicas, prevenção, 3
- falciforme, 293
- - fisiopatologia, 293
- - manifestações clínicas, 294
- inflamatória intestinal, 198
- - causas, 199
- - classificação, 198
- - diagnóstico, 198, 199
- - epidemiologia, 198
- - evolução, 201
- - manifestações clínicas, 199
- - tratamento, 199
- Kawasaki, 10, 419
- - causas, 420
- - complicações, 421
- - diagnóstico, 420
- - exames complementares, 421
- - manifestações clínicas, 420
- - prognóstico, 421
- - tratamento, 421
- Louis-Bar, 340
- metabólica óssea no recém-nascido, 506
- - exames complementares, 507
- - manifestações clínicas, 507
- - prevenção, 508
- - tratamento, 508
- mista do tecido conjuntivo, 369
- - causas, 369
- - classificação, 369
- - manifestações clínicas, 369
- - - articulares, 369
- - - cardiovasculares, 371
- - - cutâneas, 370
- - - gastrintestinais, 371
- - - musculares, 370
- - - neurológicas, 371
- - - pulmonares, 369
- - - renais, 371
- periodontal materna, 173
- refluxo gastresofágico, 116, 194
- - causas, 195
- - diagnóstico, 195
- - exames complementares, 195
- - manifestações clínicas, 195
- - tratamento, 196
- renal crônica, 262
- - causas, 262
- - diagnóstico, 262
- - exames complementares, 262
- - manifestações clínicas, 262
- - tratamento, 263
- soro, 10

- ulcerosa péptica, 202
- - causas, 202
- - diagnóstico, 203
- - investigação, 203
- - manifestações clínicas, 203
- - tratamento, 203
- valva mitral, 166
- - diagnóstico, 166
- - fisiopatologia, 166
- - manifestações clínicas, 166
- - tratamento, 166
Dor(es)
- abdominal crônica, 14
- - causas, 14
- - diagnóstico diferencial, 15
- - exames complementares, 15
- - manejo, 15
- - manifestações clínicas, 15
- recém-nascido, 509
- - avaliação, 510
- - causas, 509
- - escalas, 510

# E
Eczemas, 47
Edema, 17
- avaliação, 17
- causas, 17
- diagnóstico diferencial, 18
- exames complementares, 18
- tratamento, 18
Encefalite viral, 448
Endocardite infecciosa, 151
- causas, 151
- diagnóstico, 152
- fisiopatologia, 151
- manifestações clínicas, 151
- tratamento, 152
Enterobíase, 455
Enterocolite necrosante, 513
- causas, 513
- diagnóstico, 513
- exames complementares, 514
- manifestações clínicas, 513
- prevenção, 514
- tratamento, 514
Enurese noturna, 263, 344
- avaliação complementar, 264
- causas, 264
- diagnóstico, 264
- exames complementares, 264
- fatores de risco, 264
- tratamento, 264
Epilepsias, 345
- classificação, 346
- conceito de síndrome, 347
- diagnóstico, 348
- estado de mal epiléptico, 347
- formas clínicas, 346
- tratamento, 348
Eritema
- infeccioso, 422
- - complicações, 423
- - diagnóstico, 423
- - fisiopatologia, 422
- - manifestações clínicas, 423
- - patogênese, 422
- - tratamento, 424
- multiforme, 51
- - causas, 51
- - diagnóstico diferencial, 51
- - evolução, 52

- - exames complementares, 52
- - manifestações clínicas, 51
- - prognóstico, 52
- - tratamento, 52
Erosão dentária, 173, 174
Erros inatos do metabolismo, 35
- apresentação clínica, 36
- associados a intoxicação, 35
- avaliação clínica e laboratorial, 36
- classificação, 35
- envolvendo moléculas complexas, 36
- envolvendo o metabolismo energético, 35
- tratamento, 37
Erupção dentária, 173, 174
Escabiose, 53
- causa, 53
- comprovação diagnóstica, 53
- diagnóstico diferencial, 53
- exame complementar, 53
- manifestações clínicas, 53
- tratamento, 53
Escarlatina, 424
- causas, 424
- diagnóstico, 425
- exames complementares, 425
- fatores de risco, 424
- manifestações clínicas, 425
- prevenção, 425
- tratamento, 425
Esclerodermia, 54
- causas, 54
- classificação, 55
- complicações, 57
- comprovações diagnósticas, 56
- diagnóstico diferencial, 56
- em golpe de sabre, 55
- em placas, 55
- esclerose sistêmica, 56
- evolução, 58
- exames complementares, 56
- formas clínicas, 55
- generalizada, 56
- linear, 55
- patogenia, 54
- prognóstico, 58
- tratamento, 57
Escoliose, 327
- causas, 328
- diagnóstico por imagem, 328
- epidemiologia, 328
- fatores de risco, 328
- manifestações clínicas, 328
- métodos de triagem, 328
- tratamento, 329
Esotropia
- adquirida não acomodativa, 76
- congênita, infantil ou do lactente, 76
Estado de mal epilético, 347
Estenose
- aórtica, 165
- - diagnóstico, 165
- - etiologia, 165
- - evolução natural, 165
- - fisiopatologia, 165
- - manifestações clínicas, 165
- - tratamento, 165
- hipertrófica do piloro, 532
- - causas, 532
- - complicações, 533
- - diagnóstico, 533
- - exames complementares, 533
- - fatores de risco, 532

- - manifestações clínicas, 532
- - tratamento, 533
- pulmonar, 164
- - anatomia, 164
- - diagnóstico, 165
- - evolução natural, 164
- - fisiopatologia, 164
- - manifestações clínicas, 164
- - tratamento, 165
Estrabismo, 76
- causas, 76
- classificação, 76
- diagnóstico diferencial, 77
- exames complementares, 77
- manifestações clínicas, 76
- tratamento, 78
Estrófulo, 58
- causas, 58
- diagnóstico diferencial, 59
- exames complementares, 59
- manifestações clínicas, 58
- prevenção, 59
- tratamento, 59
Estrongiloidíase, 455
Exantema súbito, 426
- causas, 426
- diagnóstico, 427
- exames complementares, 427
- fatores de risco, 426
- manifestações clínicas, 426
- tratamento, 427
Exotropia intermitente, 77

## F

Faringite, 10
Febre, 20
- causas, 21
- clínicas associadas, 21
- fisiopatologia, 20
- origem indeterminada, 428
- - causas, 428
- - diagnóstico, 429
- - exames complementares, 429
- - fatores de risco, 428
- - manifestações clínicas, 429
- reumática, 373
- - diagnóstico, 373
- - evolução, 374
- - manifestações clínicas, 373
- - profilaxia, 374
- - prognóstico, 374
- - tratamento, 374
- tratamento, 21
Fibrilação atrial, 136
Fibromialgia, 383
- causas, 383
- diagnóstico, 383
- evolução, 385
- exames complementares, 383
- fatores de risco, 383
- formas clínicas, 383
- juvenil, 383
- prognóstico, 385
- tratamento, 384
Fibrose cística, 125
- causas, 125
- complicações, 126
- diagnósticos, 126
- fatores de risco, 125
- manifestações clínicas, 126
- perspectivas, 128

- prognóstico, 128
- tratamento, 127
Fimose, 534
- diagnóstico, 534
- evolução, 534
- formas, 534
- prognóstico, 534
- tratamento, 534
*Flutter* atrial, 136
Fraturas, 548
- avaliação inicial, 549
- epidemiologia, 548
- exames complementares, 549
- mecanismo e formas clínicas, 549
- particularidades anatômicas, 548
- tratamento, 549

## G

Gengivoestomatite herpética, 432
- causas, 432
- diagnóstico, 433
- exames complementares, 433
- fatores de risco, 432
- manifestações clínicas, 432
- tratamento, 433
Giardíase, 454
Glaucoma congênito, 78
- causas, 79
- classificação, 79
- diagnóstico diferencial, 79
- evolução, 80
- exames complementares, 80
- manifestações clínicas, 79
- prognóstico, 80
- tratamento, 80
Glomerulonefrite difusa aguda, 265
- causas, 265
- exames complementares, 266
- quadro clínico e laboratorial, 265
- tratamento, 266
Guia alimentar para uma alimentação saudável, 5

## H

Hábitos alimentares na infância, 4
Halitose, 174, 178
- causas, 178
- diagnóstico, 178
- exames complementares, 179
- fatores de risco, 178
- manifestações clínicas, 178
- tratamento, 179
Hematúria, 266
- causas, 267
- classificação, 267
- diagnóstico, 267, 268
- evolução, 268
- exames complementares, 267
- prognóstico, 268
- tratamento, 268
Hemorragia peri-intraventricular, 515
- causas, 515
- classificação, 516
- diagnóstico, 516, 517
- manifestações clínicas, 516
- prevenção, 518
- prognóstico, 517, 518
- tratamento, 517
Hepatite viral, 434
- autoimune, 204
- - diagnóstico, 204
- - manifestações clínicas, 204

- - prognóstico, 206
- - tratamento, 205
- A, 434
- B, 10, 434
- C, 434
- D, 435
- diagnóstico, 435
- E, 435
- etiologia, 434
- exames complementares, 435
- fatores de risco, 434
- manifestações clínicas, 435
- tratamento, 437
Hérnia inguinal, 535
- causas, 536
- complicações, 536
- diagnóstico, 536
- evolução, 536
- fatores de risco, 536
- manifestações clínicas, 536
- prognóstico, 536
- tratamento, 536
Herpes-zóster, 438
- diagnóstico, 438
- etiologia, 438
- manifestações clínicas, 438
- prevenção, 439
- tratamento, 438
Hidrocele congênita, 537
- causas, 537
- diagnóstico, 538
- exames complementares, 538
- fatores de risco, 537
- manifestações clínicas, 537
- tratamento, 538
Hiperatividade, 357
Hiperparatireoidismo primário, 222
- causas, 222
- diagnóstico, 223
- exames complementares, 223
- fatores de risco, 222
- fisiopatogenia, 222
- manifestações clínicas, 223
- tratamento, 223
Hiperplasia adrenal congênita, 224
- diagnóstico, 224
- exames complementares, 225
- manifestações clínicas, 224
- tratamento, 225
Hipertensão
- arterial, 269
- - complicações, 271
- - conceito, 269
- - diagnóstico, 269
- - etiologia, 269
- - exames complementares, 271
- - manifestações clínicas, 269
- - tratamento, 271
- pulmonar, 154
- - causas, 154
- - exames complementares, 155
- - manifestações clínicas, 155
- - tratamento, 156
Hipertireoidismo, 226
- causas, 226
- diagnóstico, 226
- exames complementares, 226
- manifestações clínicas, 226
- tratamento, 226
Hipoglicemia neonatal, 518
- causas, 519

- manifestações clínicas, 519
- prevenção, 522
- tratamento, 519
Hipogonadismo, 227
- causas, 227
- classificação, 227
- diagnóstico, 228
- exames complementares, 228
- manifestações clínicas, 228
- tratamento, 228
Hipotireoidismo, 229
- causas, 229
- diagnóstico, 229
- exames complementares, 229
- manifestações clínicas, 229
- tratamento, 230
HIV, *ver* Síndrome da imunodeficiência adquirida

# I

Icterícia neonatal, 185, 522
- classificação, 523
- diagnóstico, 523
- exames complementares, 524
- quadro clínico, 523
- tratamento, 524
Impulsividade, 357
Imunodeficiências
- combinadas, 316
- - causas, 316
- - exames complementares, 317
- - manifestações clínicas, 316
- - tratamento, 318
- primárias, 318
- - classificação, 320
- - diagnóstico, 320
- - exames complementares, 320
- - imunofisiologia, 319
- - tratamento, 320
Infância, 3
- hábitos alimentares, 4
Infecção do trato urinário, 278
- causas, 278
- diagnóstico, 279
- exames complementares, 279
- manifestações clínicas, 278
- tratamento, 280
Influenza, 439
- classificação, 439
- complicações, 440
- diagnóstico, 440
- epidemiologia, 439
- exames complementares, 440
- manifestações clínicas, 439
- prevenção, 441
- tratamento, 440
Ingestão de corpo estranho, 550
- características perigosas, 551
- exames complementares, 550
- manifestações clínicas, 550
- prevenção, 551
- sem características perigosas, 550
- tratamento, 550
Insuficiência
- cardíaca, 160
- - causas, 160
- - classificação, 160
- - congestiva, 116
- - exames complementares, 161
- - formas clínicas, 160
- - manifestações clínicas, 160
- - tratamento, 162

- hepática aguda, 207
- - causas, 207
- - diagnóstico, 208
- - evolução, 210
- - exames complementares, 208
- - manifestações clínicas, 207
- - prognóstico, 210
- - tratamento, 209
- respiratória aguda, 128
- - causas, 128
- - diagnóstico, 129
- - exames complementares, 129
- - manifestações clínicas, 129
- - tratamento, 129
Insulinoterapia, 215
Intoxicações exógenas, 551
- principais toxíndromes, 552
- tratamento, 553
Intussuscepção, 538
- causas, 538
- diagnóstico, 539
- evolução, 540
- exames complementares, 539
- fatores de risco, 538
- manifestações clínicas, 539
- prognóstico, 540
- tratamento, 539

## L

Leishmaniose visceral, 396
- causas, 397
- diagnóstico, 398
- exames complementares, 399
- fatores de risco, 397
- manifestações clínicas, 398
- tratamento, 399
Leite materno, composição, 244
Leucemia, 10
- linfoblástica aguda, 298
- - diagnóstico, 299
- - exames complementares, 298
- - fatores de risco, 298
- - manifestações clínicas, 298
- - prognóstico, 301
- - tratamento, 299
Linfadenopatia, 9
Linfomas, 10, 301
- causas, 301
- complicações, 302
- diagnóstico, 302
- evolução, 303
- exames complementares, 302
- fatores de risco, 301
- formas clínicas, 301
- manifestações clínicas, 302
- prevenção, 303
- prognóstico, 303
- tratamento, 303
Lúpus eritematoso sistêmico, 10, 375
- causas, 375
- complicações, 378
- diagnóstico, 376
- epidemiologia, 375
- manifestações clínicas, 375
- prognóstico, 378
- tratamento, 376
Luxações comuns, 554
- displasia do desenvolvimento do quadril, 556
- pronação dolorosa, 554

## M

Malária, 441
- causas, 442
- diagnóstico, 442
- exames complementares, 442
- fatores de risco, 442
- manifestações clínicas, 442
- tratamento, 443
Maloclusão, 174
Mau hálito, 178
Meningite
- bacteriana, 445
- - causas, 445
- - diagnóstico, 446
- - exames complementares, 446
- - fatores de risco, 445
- - manifestações clínicas, 445
- - tratamento, 446
- viral, 448
- - causas, 448
- - diagnóstico, 448
- - exames complementares, 448
- - fatores de risco, 448
- - manifestações clínicas, 448
- - tratamento, 448
Miopatias inflamatórias, 379
- causas, 379
- diagnóstico, 380
- evolução, 380
- exames complementares, 380
- manifestações clínicas, 379
- prognóstico, 380
- tratamento, 380
Mononucleose infecciosa, 449
- causas, 449
- complicações, 450
- comprovação diagnóstica, 450
- epidemiologia, 449
- exames complementares, 450
- manifestações clínicas, 450
- patogênese, 450
- prevenção, 452
- tratamento, 452

## N

Nefrolitíase, 281
- causas, 281
- diagnóstico, 281
- exames complementares, 281
- manifestações clínicas, 281
- tratamento, 282
Negligência à criança ou ao adolescente, 488
Neoplasias intracranianas, 349
- astrocitomas, 351
- causas, 349
- classificação, 349
- craniofaringiomas, 352
- diagnóstico, 351
- epidemiologia, 349
- evolução, 353
- manifestações clínicas, 350
- prognóstico, 353
- tumor(ess)
- - embrionários, 352
- - ependimários, 351
- - metastáticos, 352
- - neuroectodérmicos, 352
- - plexo coroide, 352
Nutrição parenteral, 526
- complicações, 527
- contraindicação, 527
- manejo, 526
- monitoramento, 527

# Índice Alfabético

## O

Obesidade, 251
- causas, 251
- diagnóstico, 251
- exames complementares, 251
- manifestações clínicas, 251
- tratamento, 254

Onicomicose, 60
- causas, 60
- classificação, 60
- complicações, 61
- comprovações diagnósticas, 61
- diagnósticos, 60
- evolução, 61
- exames complementares, 61
- fatores de risco, 60
- formas clínicas, 60
- prevenção, 61
- prognóstico, 61
- subungueal distal, 60
- subungueal proximal, 60
- superficial branca, 60
- tratamento, 61

Orquiepididimite, 540

Osteomielite, 329
- agentes etiológicos, 330
- causas, 330
- complicações, 331, 332
- diagnóstico, 331
- evolução, 332
- exames complementares, 331
- formas clínicas, 330
- manifestações clínicas, 330
- prognóstico, 332
- tratamento, 331

Otite, 95
- causas, 95
- classificação, 95
- complicações, 96
- diagnóstico, 96
- exames complementares, 96
- manifestações clínicas, 96
- tratamento, 96

## P

Pan-encefalite esclerosante subaguda, 458

Pancreatite, 210
- aguda, 210
- - recorrente, 211
- causas, 210
- crônica, 211
- diagnóstico, 211
- prognóstico, 212
- tratamento, 211

Paracoccidioidomicose, 452
- causas, 452
- diagnóstico, 453
- exames complementares, 453
- fatores de risco, 452
- manifestações clínicas, 452
- tratamento, 453

Parafimose, 534
- complicações, 535
- diagnóstico, 535
- manifestações clínicas, 535
- tratamento, 535

Parasitoses intestinais, 454
- amebíase, 455
- ancilostomíase, 455
- ascaridíase, 455
- complicações, 456
- diagnóstico, 454
- enterobíase, 455
- estrongiloidíase, 455
- giardíase, 454
- manifestações clínicas, 454
- profilaxia, 456
- teníase, 456
- tratamento, 454
- tricocefalíase, 455

Parassonia(s), 343
- relacionada ao sono REM e NREM, 344
- - bruxismo, 344
- relacionadas ao sono NREM, 343
- - despertar confusional, 343
- - sonambulismo, 343
- - terror noturno, 343
- relacionadas ao sono REM, 343
- - pesadelos, 344
- - sonilóquio, 343

Pediculose
- causas, 62
- comprovações diagnósticas, 62
- diagnóstico, 62
- fatores de risco, 62
- manifestações clínicas, 62
- tratamento, 62

Perda auditiva, 103

Pesadelos, 344

*Piercing* intra/peribucal, 175

Pitiríase versicolor, 63
- confirmação diagnóstica, 64
- diagnóstico, 64
- patogênese, 63
- sinais e sintomas, 64
- tratamento, 64

Pneumonia
- adquirida na comunidade, 130
- - causas, 130
- - diagnósticos, 130
- - exames complementares, 131
- - manifestações clínicas, 130
- - tratamento, 131
- aspirativa, 116
- etiologia bacteriana, 116

Pré-natal, prevenção de doenças crônicas, 3

Prevenção de doenças crônicas, 3

Pronação dolorosa, 554
- causas, 555
- diagnóstico, 555
- evolução, 556
- fatores de risco, 555
- manifestações clínicas, 555
- prevenção, 556
- prognóstico, 556
- tratamento, 555

Pseudoestrabismo, 77

Puberdade
- precoce, 230
- - causas, 231
- - classificação, 231
- - diagnóstico, 232
- - exames complementares, 232
- - fatores de risco, 231
- - manifestações clínicas, 231
- - tratamento, 233
- retardada, 234
- - causas, 234
- - diagnóstico, 234
- - evolução, 234
- - tratamento, 234

Puericultura, 3

Púrpura
- Henoch-Schönlein, 381
- - causas, 381
- - comprovação diagnóstica, 382
- - diagnóstico, 382
- - evolução, 382
- - exames complementares, 382
- - manifestações clínicas, 381
- - prognóstico, 382
- - tratamento, 382
- trombocitopênica idiopática, 304
- - causas, 304
- - classificação, 304
- - diagnóstico, 304
- - evolução, 306
- - exames complementares, 306
- - prognóstico, 306
- - quadro clínico, 304
- - tratamento, 306

## R

Reanimação neonatal, 3
Recém-nascidos, doenças
- apneia da prematuridade, 494
- convulsões, 498
- displasia broncopulmonar, 494
- doença metabólica óssea, 506
- dor, 509
- enterocolite necrosante, 513
- hemorragia peri-intraventricular, 515
- hipoglicemia neonatal, 494
- icterícia neonatal, 494
- prematuridade e nutrição parenteral, 526
Refluxo gastresofágico, 194
- causas, 195
- diagnóstico, 195
- exames complementares, 195
- manifestações clínicas, 195
- tratamento, 196
Retinoblastoma, 80
- causas, 81
- classificação, 81
- diagnóstico clínico, 81
- evolução, 82
- exames complementares, 81
- manifestações clínicas, 81
- prematuridade, 82
- - causas, 83
- - classificação, 83
- - diagnóstico diferencial, 84
- - evolução, 85
- - exames complementares, 84
- - manifestações clínicas, 84
- - prognóstico, 85
- - tratamento, 84
- prognóstico, 82
- tratamento, 82
Rinossinusite, 101

## S

Sarampo, 457
- complicações, 458
- diagnóstico, 458
- epidemiologia, 457
- exames complementares, 457
- manifestações clínicas, 457
- patogênese, 457
- prevenção, 458
- tratamento, 458
Saúde bucal, atenção primária da infância à adolescência, 172
- bruxismo, 174

- cárie dentária, 173, 174
- chupeta, 174
- doença periodontal materna, 173
- equipe multiprofissional, 173
- erosão dentária, 173
- erupção dentária, 173, 174
- gengivite, 174
- hábitos de sucção, 174
- halitose, 174
- maloclusões, 174
- maus-tratos, 174
- *piercing* intra/peribucal, 175
- terceiros molares, 175
- traumatismo bucal, 174, 175
Sepse, 558
- choque séptico, 559
- classificação, 558
- diagnóstico, 561
- fisiopatologia, 560
- grave, 559
- infecção, 559
- síndrome da resposta inflamatória, 559
- tratamento, 562
Serpentes venenosas, acidente(s), 393
- botrópico, 393
- crotálico, 394
- exames complementares, 394
- fatores de risco, 393
- manifestações clínicas, 393
- tratamento, 394
Sífilis congênita, 459
- causas, 458
- classificação, 459
- diagnóstico, 459
- exames complementares, 460
- fatores de risco, 459
- manifestações clínicas, 459
- precoce, 459
- tardia, 459
Síndrome
- amplificação dolorosa, *ver* Fibromialgia
- apneia obstrutiva do sono, 98
- - complicações, 99
- - diagnóstico diferencial, 98
- - etiopatogenia, 98
- - exames complementares, 98
- - manifestações clínicas, 98
- - tratamento, 99
- desconforto respiratório agudo, 566
- - achados radiológicos, 567
- - causas, 566
- - fisiopatologia, 567
- - idade, 566
- - incidência, 566
- - oxigenação, 567
- - pacientes com doenças cardiopulmonares crônicas, 567
- - tempo e fator desencadeante, 566
- - tratamento, 568
- Down, 38
- - acompanhamento, 40
- - - cinco a treze anos, 43
- - - nascimento ao primeiro mês de vida, 40
- - - treze a vinte e um anos, 43
- - - um a cinco anos, 41
- - - um mês a um ano, 41
- - apresentação clínica, 38
- - diagnóstico
- - - clínico, 39
- - - diferencial, 44
- - prognóstico, 44

## Índice Alfabético

- Guillain-Barré, 353
- - causas, 353
- - diagnóstico, 354
- - exames complementares, 354
- - fatores de risco, 353
- - manifestações clínicas, 354
- - tratamento, 355
- imunodeficiência adquirida, 10, 461
- - causas, 461
- - diagnóstico, 463
- - evolução, 464
- - exames complementares, 463
- - fatores de risco, 461
- - manifestações clínicas, 462
- - prognóstico, 464
- - tratamento, 463
- Joubert, 340
- *mono-like*, 10
- nefrótica, 282
- - causas, 282
- - complicação, 284
- - diagnóstico, 283
- - exames complementares, 283
- - manifestações clínicas, 283
- - prognóstico, 284
- - tratamento, 283
- pernas inquietas, 345
- resposta inflamatória (SIRS), 559
Sinusite, 101
- causas, 101
- complicações, 102
- exames diagnósticos, 102
- manifestações clínicas, 101
- tratamento, 102
Sonambulismo, 343
Sonilóquio, 343
Sono, distúrbios, 342
- formas clínicas, 342
- - apneia do lactente, 343
- - enurese noturna, 263, 344
- - parassonia(s), 343
- - - relacionada ao sono REM e NREM, 344
- - - - bruxismo, 344
- - - relacionadas ao sono NREM, 343
- - - - despertar confusional, 343
- - - - sonambulismo, 343
- - - - terror noturno, 343
- - - relacionadas ao sono REM, 343
- - - - pesadelos, 344
- - - - sonilóquio, 343
- - síndrome das pernas inquietas, 345
Sopro cardíaco, 22
- caracterização, 23
- causas, 24
- classificação, 23
- complicações, 27
- diagnóstico diferencial, 26
- evolução, 28
- exames complementares, 27
- fatores de risco, 25
- manifestações clínicas, 26
- prevenção, 28
- prognóstico, 28
- tratamento, 28
Sucção não nutritiva (chupeta/dedo), 174
Surdez, 103
- causas, 103
- classificação, 103
- diagnóstico diferencial, 104
- exames complementares, 104
- manifestações clínicas, 104
- tratamento, 105

**T**

Taquicardia(s), 135
- sinusal, 135
- supraventricular, 135
- ventricular, 135
Teníase, 456
Terceiros molares, 175
Terror noturno, 343
Teste(s)
- coraçãozinho, 3
- linguinha, 4
- orelhinha, 4
- pezinho, 3
Tinha(s), 65
- corpo, 66
- couro cabeludo, 65
- diagnóstico, 67
- formas clínicas, 65
- inguinocrural, 66
- mão, 67
- pé, 66
- tratamento, 67
- unha, 67
Tireoidite, 238
- causas, 238
- diagnóstico, 238
- exames complementares, 238
- manifestações clínicas, 238
- tratamento, 239
Tonsilite, 90
Torção do testículo, 540
- causas, 540
- complicações, 541
- diagnóstico, 540
- exames complementares, 541
- fatores de risco, 540
- formas clínicas, 540
- hidátides de Morgagni, 541
- manifestações clínicas, 540
- tratamento, 541
Torcicolo congênito, 333
- causas, 333
- diagnóstico, 333
- exames complementares, 333
- manifestações clínicas, 333
- prognóstico, 334
- tratamento, 334
Tosse, 29
- causas, 29
- classificação, 29
- complicações, 30
- diagnóstico diferencial, 29
- evolução, 30
- exames complementares, 29
- fatores de risco, 29
- manifestações clínicas, 29
- prevenção, 30
- prognóstico, 30
- tratamento, 30
Toxoplasmose congênita, 10, 466
- causas, 466
- diagnóstico, 466
- exames complementares, 466
- fatores de risco, 466
- manifestações clínicas, 466
- tratamento, 467
Transtorno(s)
- déficit de atenção e hiperatividade (TDAH), 355
- - comorbidades, 357
- - desatenção, 356
- - diagnóstico, 356
- - manifestações clínicas, 356

- - patogênese, 355
- - tratamento, 357
- espectro autista, 358
- - avaliação inicial, 359
- - causas, 358
- - diagnóstico, 359, 360
- - evolução, 360
- - exames complementares, 360
- - manifestações clínicas, 359
- - prognóstico, 360
- opositor desafiador, 361
- - diagnóstico, 362
- - evolução, 362
- - fatores de risco, 361
- - manifestações clínicas, 361
- - tratamento, 362
Trato urinário, infecção, 278
- causas, 278
- diagnóstico, 279
- exames complementares, 279
- manifestações clínicas, 278
- tratamento, 280
Traumatismo bucal, 174
- dentoalveolar, 180
- - causas, 180
- - diagnóstico, 181
- - exames complementares, 181
- - fatores de risco, 180
- - manifestações clínicas, 180
- - tratamento, 181
Triagem auditiva neonatal, 104
Tricocefalíase, 455
Tuberculose, 10, 468
- causas, 468
- diagnóstico, 470
- exames complementares, 470
- extrapulmonar, 468
- fatores de risco, 468
- ganglionar periférica, 469
- manifestações clínicas, 468
- meningoencefálica, 469
- óssea, 469
- pleural, 469
- pulmonar, 468
- tratamento, 470
Tumor(es)
- cerebrais, 12
- embrionários, 352
- ependimários, 351
- metastáticos, 352
- neuroectodérmicos, 352
- plexo coroide, 352
- testiculares, 541

## U

Urticária papular, 58

## V

Vacinas, 5
Valvopatia(s), 164
- doença da valva mitral, 166
- estenose
- - aórtica, 165
- - pulmonar, 164
- reumáticas, 166
- - diagnóstico, 167

- - história natural, 166
- - manifestações clínicas, 166
- - profilaxia, 167
- - tratamento, 167
Varicela, 472
- causas, 472
- complicações, 474
- diagnóstico, 473
- fatores de risco, 473
- manifestações clínicas, 473
- prevenção, 475
- tratamento, 474
Vasculite(s), 385
- associadas ao anticorpo anticitoplasma de neutrófilos A, 387
- - causas, 387
- - diagnóstico, 388
- - exames complementares, 388
- - fatores de risco, 387
- - manifestações clínicas, 388
- - tratamento, 388
- causas, 386
- classificação, 385
- diagnóstico, 387
- exames complementares, 387
- manifestações clínicas, 386
- por IgA, 381
- tratamento, 387
Via respiratória da criança, 570
- intubações difíceis, 572
- laringoscopia direta e intubação traqueal, 572
- manejo, 571
- máscaras laríngeas, 571
- ventilação sob máscara facial, 571
Violência contra crianças e adolescentes, 483
- aspectos conceituais, 488
- atenção integral, 490
- epidemiologia, 487
- física, 488
- formas/natureza, 488
- identificação, 488
- negligência/abandono, 488
- notificação, 491
- prevenção, 483
- problema de saúde pública, 487
- promoção da saúde, 483
- proteção, 483
- psicológica ou moral, 488
- sexual, 479
- - atenção integral, 480
- - continuidade do cuidado, 480
- - definição, 488
- - manifestações
- - - comportamentais e psíquicas, 479
- - - corporais, 479
- - marcos legais no enfrentamento, 481
- - sinais e sintomas, 479
- - tipologia e formas mais frequentes, 488
Vírus Epstein-Barr, 10
Vômitos, 30
- avaliação clínica, 30
- causas, 30
- exames complementares, 31
- tratamento, 31

## X

Xantomatose cerebrotendínea, 340